Chronic Illness
Impact and Interventions
Fifth Edition

Ilene Morof Lubkin
Pamala D. Larsen

クロニックイルネス
人と病いの新たなかかわり

［著］
アイリーン・モロフ・ラブキン, RN, MS, CGNP
パマラ D. ラーセン, RN, PhD, CRRN

［監訳］
黒江ゆり子　岐阜県立看護大学学長・大学院教授

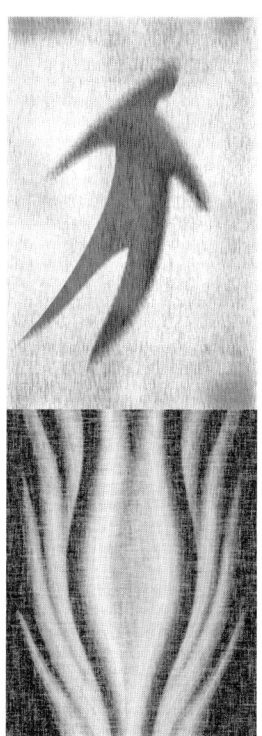

医学書院

[著者]

Ilene Morof Lubkin, RN, MS, CGNP
Professor Emeritus, California State University,
Hayward, California

Pamala D. Larsen, RN, PhD, CRRN
Associate Dean for Academic Affairs,
College of Nursing and Health Professions,
University of North Carolina at Charlotte,
Charlotte, North Carolina

Authorized translation of the original fifth English language edition
"Chronic Illness: Impact and Interventions" by Ilene Morof Lubkin
and Pamala D. Larsen published by Jones and Bartlett Publishers,
Inc., 40 Tall Pine Drive, Sudbury, MA 01776
Copyright © 2002
© First Japanese edition 2007 by Igaku-Shoin Ltd., Tokyo

All rights reserved. No part of this publication may be reproduced or transmitted in any
form or by any means, electronic or mechanical, including photocopy, recording, or any
information storage and retrieval system, without permission in writing from the publisher.

Printed and bound in Japan

クロニックイルネス
― 人と病いの新たなかかわり

発　　行	2007年5月15日　第1版第1刷 2017年6月1日　第1版第2刷
著　　者	アイリーン・モロフ・ラブキン パマラ D. ラーセン
監訳者	黒江ゆり子
発行者	株式会社　医学書院 代表取締役　金原　優 〒113-8719　東京都文京区本郷1-28-23 電話　03-3817-5600(社内案内)
印刷・製本	大日本法令印刷

本書の複製権・翻訳権・上映権・譲渡権・貸与権・公衆送信権(送信可能化権を含む)は株式会社医学書院が保有します.

ISBN978-4-260-00058-1

本書を無断で複製する行為(複写,スキャン,デジタルデータ化など)は,「私的使用のための複製」など著作権法上の限られた例外を除き禁じられています.大学,病院,診療所,企業などにおいて,業務上使用する目的(診療,研究活動を含む)で上記の行為を行うことは,その使用範囲が内部的であっても,私的使用には該当せず,違法です.また私的使用に該当する場合であっても,代行業者等の第三者に依頼して上記の行為を行うことは違法となります.

JCOPY 〈出版者著作権管理機構　委託出版物〉
本書の無断複製は著作権法上での例外を除き禁じられています.
複製される場合は,そのつど事前に,出版者著作権管理機構
(電話 03-3513-6969, FAX 03-3513-6979, info@jcopy.or.jp)の
許諾を得てください.

【訳者一覧（掲載順）】

黒江ゆり子	岐阜県立看護大学学長・大学院教授
河井伸子	大阪大学講師
市橋恵子	訪問看護ステーション堂山・所長
中岡亜希子	大阪府立大学准教授
北原保世	慢性看護研究会
田中克子	大阪医科大学教授
山崎裕美子	前・園田学園女子大学教授
森川浩子	福井大学講師
田中結華	摂南大学教授
鬼塚哲郎	京都産業大学教授
寶田　穂	武庫川女子大学教授
奥宮暁子	帝京科学大学教授
藤澤まこと	岐阜県立看護大学教授
古城門靖子	日本赤十字看護大学講師
グレッグ美鈴	神戸市看護大学教授
普照早苗	福井県立大学准教授

緒言

　医療におけるサイエンスとアートは，これまで急性期ケアに焦点がおかれてきた。近代に発展をみた外科的療法や医療工学，および抗生物質は数世紀にわたってその形を変えながら，いつも主要な手段の常連であった。新しい世紀の幕開けに立っている私たちは，病気の急性期に伴う問題が顕著に少なくなっていることに気づき始めている。医療企業ともいうべき病院の著しい衰退が，急性状況から慢性状況への転換を物語っている。

　このような新時代の変化に伴って明らかになったことは，政策と実践を導くことのできる適切な概念枠組みが欠如しているということである。新しい現実に対応するためには，生理学や社会学，あるいは経済学や市政論では満足な結果が得られない。保健医療改革のために今取り組んでいることのほとんどは，現在の状況に対応するにはこれまでの構造では不十分であるということによるものである。

　出来高払いによる医療は，急性期の問題に対応するためには適切な管理方法であったが，この管理方法は単純かつ直接的であり，時間には無頓着であった。ところが，現在の私たちの死亡率や罹患率を構成している状況は，治癒を目指すことができるものではなく，心臓発作や脳血管障害，糖尿病や関節リウマチ，あるいは肺気腫やアルツハイマー病などのように症状緩和を目指すものなのである。治癒が望めないにもかかわらず，治癒を目指す哲学と実践に私たちは膨大な時間を費やし，努力を払っている。その一方で，疾病予防やヘルスプロモーション，および機能を取り戻すためのさまざまな努力は十分になされているとは言い難い。それは，魅力が示されていないとか高い優先度が与えられていない，あるいは支払い方法が明確になっていないためである。

　クロニックイルネスは，また，チームマネジメントという概念と共にある。急性期の問題は，単純で型にはまった独断的な対応が求められるが，それに対して，だんだん悪化することを特徴とする状態では，多様な治療的パースペクティブやコンピテンスが求められる。このようなチームが真の意味でその機能を発揮することができれば，単独の保健医療職者だけでは提供することのできないような治療プロトコルを開始し，継続することが可能となる。その結果，患者は，生理学的にも心理的にも社会的にも利益を得ることができよう。しかしながら，チームの構造や機能については，いまだ揺籃期にある。このチームの中心には患者と家族が位置づけられるという考え方を，保健医療職者は気持ちよく受けとめることが必要であり，何が機能して，何が機能しないのか，そしてどの程度の費用が必要なのかを明確にする試みが不可欠である。

　十分なパラダイムシフトの礎をなす基本的な要素には，時間の要素が追加されている。これまで，時間という要素は，私たちの一連の出来事の中に埋もれてしまうために，十分に見積もられてこなかった感がある。すなわち，人生というものは今まで，単発的で不連続なエピソードの集まりであるととらえられることが多く，時間に依拠した相互継続的な事柄としてとらえられてこなかったのである。時間という局面を加えることによって，私たちの理解の複雑性は計り知れないほど増すことになるであろう。

　私たちにとって幸運なことは，時間が，人間の状況に寄与する重要な要素として，しだいに明確にされてきていることであり，アウトカムに関するアセスメント技術もまた新しく生まれていることである。このアセスメント技術は，時間という変数に焦点をあて，時間をばらばらに孤立した集まりとしてではなく，一連のつながっているものとしてとらえることを可能にしてくれる。さらに，アウトカムに関する技術は，単一の時間に個人に何が起きているのかを分析するのではなく，時間を越えた一連のアウトカムを個人や集団がどのように感知するかとい

う視点を重視する方向へ移行している。リスク状態にある個人について述べられる時に，単独の出来事における受身的なパートナーとして描かれるのではなく，環境を形作り，また環境によって形作られる自発的な参加者として描かれるのである。このような強調点の転換は，応用力学における時間感受性と言われるニュートン的な物理学から，不確実性と複雑性に焦点をおいた量子力学という拡大された領域への変化に相当するといえるだろう。

私は数え切れないほどの患者と医師との出会いを経験してきた。その中では，今日の問題に対する解決方法やアプローチ方法が提示されていたが，それはまさに明日の新しい現実に溶け込んでいくのである。このような時間の存在は，私たちに謙虚さを保証するものとなる。

本書『クロニックイルネス』の出版によって，新たな認識が生まれるであろう。この中では，時間の流れ，軌跡，発展的プロセス，人生の質，および社会構造の網の目への個人と介護者の包埋などに強調点がおかれている。このアプローチが見事で満足なものであると主張しようとは思わないが，少なくとも現状においては適切であると思われる。

現在の状況に古いモデルを当てはめることはいくら贔屓目にみても愚直なことである。もっと正確に言えば，それは私たちの社会にとって愚かしいことであり，無駄なことであり，危険なことでさえある。私たちの親の時代の解決策は，私たちの子どもたちの問題解決には役に立たないであろう。私たちの視点を広げ，時間に依拠している複雑性を包摂することによって，私たちは自分自身を宇宙的な法則と調和させることができる。本書は，時を越えて人類の病気に関する豊かさの中に私たちをいざなうであろう。そこには多様な課題が提示されており，多くの挑戦が示されている。進歩について知ることができ，不足している部分を知ることができる。さらに，私たちの時代の極めて重要な社会的論題に強調点をおいた枠組みを提供するはずである。

内科医，パオアルト医療財団
スタンフォード・メディカルセンター
臨床准教授
Walter M. Borts Ⅱ, M. D.

序

　本書第5版の編纂作業は，私にとって，クロニックイルネスを持つ私たちのクライエントが直面し続けている諸問題と論題に確実に気づかせてくれるものとなった。疾患に対してどのように対応するかということについては進歩を続けてきたが，私たちの保健医療システムはクロニックイルネスを持つ人々を「ケアリング」することに十分に満足できるものではないという課題が残されている。

　私たちのシステムは，いまだに，急性期ケアを基盤としており，ケアを「提供する」にはどうすれば最もよいかということに焦点があてられている。そのため，ケアを「受ける」人々にとってどのようにあればよいかということには焦点がおかれていない。このようなシステムでは，慢性疾患を管理することはできるであろうが，しかし，病気を体験しているクライエントを支えることからは依然として遠いままである。

　この版では新しい章を加えて構成している。在宅ケア，長期ケア，および上級看護師の役割についての新しい章は，クロニックイルネスと共にある人々にケアを提供する新たなパラダイムによい影響を与えるであろう。また，これらの章を担当した新しい筆者たちはクロニックイルネスについてのかれらの視点を示してくれている。それぞれの章には事例や課題が用意されている。また，ほとんどの章では議論すべき概念とともに文化的な論題が取り扱われている。文化的な論題を含むことで，この分野においては研究や調査がほとんど行われていないということが明らかになるであろう。いくつかの章では，その論題に関係した文化的な視野が文献の中にほとんど見当たらないこともある。さらに，多くの章がアウトカムについて言及している。保健医療システムが慢性の状態にある人々のケアリングにおいて一層効果的であろうとする時，個人にとってのアウトカムとシステムにとってのアウトカム，およびその両方が極めて重要な意味を持つ。看護診断に関する内容は，タキソノミーⅡおよび『NANDA看護診断－定義と分類2001-2002』に基づいている。

　クロニックイルネスと共にあるクライエントと家族を支援するには多くの努力と理解を続ける必要がある。本書はあなたの実践に役立つ枠組みを提供することであろう。

Pamala D. Larsen

監訳者まえがき

　現代に生きる私たちは誰もが病気になる可能性を持っており，病気はどのようなものでも慢性に移行する可能性がある。人はこのような状況の予防を望み，それが不可能であれば状況を管理しようとする。そのためには生涯に渡る毎日の活動が必要となり，その多くは家庭など生活の場で行われるため，医療施設ではなく生活の場がケアの中心となる。

　高度に革新を遂げた医療技術は私たちに病気の急性状況を脱することを可能にしたが，当然ながらそれぞれの人生はその後も長期に渡って続き，その人生の中で，人は病いのある生活の主体者となる。このように考えると現代に生きる私たちにとって，慢性の病い（クロニックイルネス）は，ほかの誰かの事柄などではなく，自分自身の事柄なのである。

　しかしながら，クロニックイルネスと共に現代をどのように生きていくことができるのか，すなわち，生活の中で具体的にどのような調整が必要になるのか，その調整は誰の支援を受けることができるのか，あるいは病いと共にある自分の気持ちを周りの人々とどのように伝えあうことができるのかなどについて，人はどれほど知っているだろうか。

　おそらく，私たちはいつの間にか急性状況の枠組みで事象をとらえるようになり，誰にでも訪れる病いが，老いや死などと同じように人間にとって避けることのできないものであることを忘れてしまったのかもしれない。急性の枠組みでは治癒（cure）が目指されているが，クロニックイルネスは治癒を望むものではなく，病いと共に生きること（living with illness），すなわち，「病いと共に生きる方策を発見すること」が重要な意味を持つ。その意味において，今，人は病いとの新たな関係性を創らなければならない局面を迎えたといえるであろう。

　本書は，Ilene Morof Lubkin と Pamala D. Larsen による『Chronic Illness：Impact and Interventions』（第5版）の翻訳である。原書の初版は，20年以上を遡る1986年であるが，その頃から慢性状況に真摯な目が向けられていたことは驚くべきことである。本書の内容は4部で構成され，第Ⅰ部は，慢性性（chronicity）の概念やスティグマを含む「クロニックイルネスの衝撃」，第Ⅱ部は，家族による介護や無力感を含む「クライエントと家族にとってのクロニックイルネス」，第Ⅲ部は，チェンジエージェントや倫理的課題を含む「保健医療職者にとってのクロニックイルネス」，そして第Ⅳ部は，保健医療政策や長期ケアを含む「クロニックイルネスと社会システム」である。全24章から成り，クロニックイルネスに関わる論題が余すことなく取り上げられている。

　編者である Ilene Morof Lubkin は，カリフォルニア州立大学の名誉教授であり，Pamala D. Larsen はノースカロライナ大学看護学部准学部長である。慢性の痛みを持つ人々のケアに学生の頃から関心を抱いていた Lubkin は，クロニックイルネスの管理と予防にその関心を拡げ，後年はクロニックイルネスに関する書物の出版に情熱をそそいだ。そうして誕生をみたのが本書である。その後，教育と研究に多大な功績を残して2005年に没した彼女の情熱は Pamala D. Larsen に引き継がれることになった。

　Disease（疾患）と illness（病い）は同じような意味を持つ用語としてとらえられているが，これらの用語は区別して用いることが可能である。Lubkin らによれば「疾患」は人体の構造と機能の変化のような生物医学的側面に基盤をおく視点に立つ事柄と関わり，それに対して「病い」は，複合的な体験を示す用語として用いられる。それは個人および周囲の者の体験であり，その疾患をどのように感じているのか，それと共にどのように生きているのか，そしてそれらをどのように受けとめているのかなどと関わる。慢性状況においては生物医学的側面を認識することはもちろん重要であるが，長期に渡る援助を提

供しようとする時は,「その人の病気に伴う体験」を理解することがそれ以上に重要となる。

慢性疾患(chronic disease)ではなく,クロニックイルネス(chronic illness)と表現する時,それは特定の疾患の経過に焦点があるのではなく,病気と共にある個人あるいは周囲の者の「体験」に焦点をおくものとなる。本書の中で紹介されているように,「クロニックイルネスは,戻ることのない現存であり,疾患や障害の潜在あるいは集積である。それはサポーティブケアやセルフケア,身体機能の維持,さらなる障害の予防などのために個人に必要な環境を包摂するものである」としてとらえると,私たちが何について考えなければならないかを知ることができる。

いつの日かわが国の文化において私たちが病いと共にどのように生きるのかについて,多くが語られ著されるであろう。その時まで,本書がクロニックイルネスと共に生活を続けている人々とその人々を支えている人々,そしてクロニックイルネスのケアのあり方を追求している人々にとっての一助となれば望外の喜びである。

最後に,本書の出版にあたり,医学書院の横川明夫,佐藤博両氏には大変にお世話になった。それぞれの章の意味するところと用語の確認を含め,4年という歳月をお付き合いいただいた。また,本書の出版の重要性を支えてくださり,ご支援をいただいた皆様に心より深く感謝申し上げる。

2007年4月

訳者を代表して　黒江ゆり子
（人間環境学博士）

クロニックイルネス　人と病いの新しいかかわり

目次

緒言 ———————————————————————————— iv
序 —————————————————————————————— vi
監訳者まえがき ———————————————————————— vii

第Ⅰ部　クロニックイルネスの衝撃

第1章　慢性性とは　3

- イントロダクション　3
  - 急性と慢性　4
  - 歴史的概観　4
  - 病みの軌跡　5
  - 慢性性を定義することの難しさ　5
- クロニックイルネスの持つインパクト　9
  - 成長と発達という要素　9
  - 人生の質と人生の長さ　12
  - 文化の影響　12
  - 社会の影響　13
  - 慢性性が財政面に及ぼすインパクト　14
  - 保健医療職者の姿勢　14
- インタベンション　15
  - 専門職者教育　15
  - 立法　16
  - 文化に適合したケアを提供すること　16
  - 慢性疾患管理モデル　18
  - 地域における保健医療職者の責任　19
  - 研究　19
- 要約と結論　20
- 課題　20

第2章　病者役割　21

- イントロダクション　21
- 病気行動　22
  - 病者役割　22
  - 障害者役割　23
- 病気役割に関連した問題と課題　25
  - Parsons モデルへの批判　25
  - 求援助行動の遅れ　28
  - 誰が病者役割を求めるか？　30
  - 役割の変化　30
  - 二次的利得　31
  - ライフサイクルによる相違　31
  - 病者役割に対する専門職者の反応　33
  - クロニックイルネスにおける役割規範の欠如　35
- 病気の役割理論に基づいたインタベンション　36
  - 依存への対処　36
  - 役割の補完　37
  - 障害者役割のための規範　38
  - 障害者役割にある人を手助けすること　39
  - 偏見に対処するための学習　39
  - 研究の焦点　40
- 要約と結論　41
- 課題　42

第3章　スティグマ　43

- イントロダクション　43
  - 社会的アイデンティティ　44
  - 乖離としてのスティグマ　45
  - スティグマの類型　47
  - スティグマとしての慢性疾患　48
- スティグマのインパクト　49
  - スティグマを付与されている人による他者への反応　49

スティグマを付与されていない人々の，ス
ティグマを付与されている人々への反応 52
保健医療職者のスティグマへの反応と態度 54

スティグマを付与された人へのインタベンション　54
自己への反応：態度を変えること 55
スティグマとサポートグループ 56
支援者グループの創出 56
アドボカシイ 57
障害の定義の変化 58
仲間に入れないことと参加しないこと 58
専門職者の姿勢：治癒(cure)とケア(care) 59
地域教育プログラム 62

アウトカム　63
要約　63
課題 64

第4章　慢性の痛み　65

イントロダクション　65
痛みに関する理論 65
急性の痛みと慢性の痛み 66

痛みに関する課題　66
専門職者による不十分な治療 67
除去されない痛みの影響 71
ライフサイクルによる違い 72
痛みにおける文化的な影響 74

慢性の痛みに対するインタベンション　74
問題解決の過程 75
痛みの薬理学的管理 75
痛みのコントロールの非侵襲的方法 80
痛みの管理プログラム 91

アウトカム　92
課題 92

第5章　社会的孤立　93

イントロダクション　93
孤立が問題となる時とは？ 93
社会的孤立の特徴 94
社会的孤立の定義および特徴 94
看護診断としての社会的孤立 96

社会的孤立の問題と課題　97
孤立のプロセス 97
社会的孤立とスティグマ 97
社会的孤立と社会的役割 98
社会的孤立と文化的要素 99

社会的孤立の社会的構成要素 100
人口動態と社会的孤立 100
病気の因子と社会的孤立 102
保健医療の展望 103

インタベンション：社会的孤立を和らげる　104
社会的孤立のアセスメント 105
自己の管理：アイデンティティの発達 107
保健医療への文化の統合 108
レスパイト 109
サポートグループとその他の相互援助 110
スピリチュアルウェルビーイング(魂の健康) 110
家族ネットワークの再建 111
コミュニケーション技術 112
身体的触れ合い 112
行動変容 113

要約と結論　113
アウトカム　114
課題 114

第6章　身体可動性の変化と消耗性疲労　115

身体可動性の変化　115
イントロダクション　115
身体可動性の変化に伴う問題と課題　115
身体可動性に変化を及ぼす原因 115
加齢に伴う障害の影響 116
不動化の影響 118
身体可動性の変化のパターン 121

身体可動性の変化を持つクライエントのためのインタベンション　122
身体活動 122
十分な栄養 126
痛みの管理 126
感覚器障害のための補助法 127
心理社会的働きかけ 127
設備管理 128
文化的考慮 128
環境における障害物を取り除く 128

アウトカム　130

消耗性疲労　130
イントロダクション　130
消耗性疲労の意義 130
消耗性疲労の定義 130

消耗性疲労に関する問題と課題　131
消耗性疲労の測定 132

慢性疾患における消耗性疲労　132
消耗性疲労とその他の症状　133
文化的影響　133
インタベンション　134
消耗性疲労のアセスメント　134
支援グループ　135
消耗性疲労の管理　135
アウトカム　136
要約と結論　136
課題　137

第Ⅱ部　クライエントと家族にとってのクロニックイルネス

第7章　クオリティ・オブ・ライフ（QOL）　141

イントロダクション　141
QOLの定義　142
枠組み　143
クロニックイルネスにおけるQOLの問題と課題　144
健康と身体機能の領域　144
心理的およびスピリチュアル領域　145
社会的および経済的領域　147
家族という領域　149
QOLを高めるためのインタベンション　150
健康と身体機能領域における働きかけ　150
心理社会的およびスピリチュアル領域における働きかけ　152
社会的経済的領域における働きかけ　154
家族への働きかけ　155
アウトカム　156
課題　156

第8章　コンプライアンス　157

イントロダクション　157
クロニックイルネスとコンプライアンス　157
用語の定義　158
コンプライアンスの構成　158
コンプライアンスのモデルと理論　159
ノンコンプライアンスの普及　163
問題と課題　164
コンプライアンス研究の障壁　164
ノンコンプライアンスに関わる変数　165
コンプライアンスにおける倫理的課題　170
コンプライアンス達成のためのインタベンション　171
アセスメント　171
コンプライアンス行動の測定　173
コンプライアンスを高める教育方略　175
コンプライアンスを高める行動方略　176
民族文化的インタベンション　177
アウトカム　178
課題　179

第9章　家族介護者　181

イントロダクション　181
家族介護の動向　181
家族によるケアの傾向　181
家族介護者の特徴　182
家族によるケア提供の型　183
介護の歴史的変遷　184
介護における肯定的な側面　184
将来における介護　185
問題と課題　185
社会政策が家族介護に及ぼす影響　187
介護者であることの情動的な効果　187
長期間のケアが要求される時の家族関係　188
高齢者における虐待とネグレクト　189
過剰な介護　189
介護による財政的衝撃　190
インタベンション　191
非公的介護ネットワークと公的介護ネットワークのつながり　191
ケア計画チームメンバーとしての家族介護者　192
生涯における発達と適切なケア　192
家族が対応を学ぶことを援助する　194
スピリチュアリティと介護　194
家族介護者のためのプログラム，サービス，資源　195
文化を配慮した介入に対するニーズ　197
アウトカム　197
ケアレシピエント，介護者，および介護システムにおけるアウトカム　197
社会的アウトカム　198
課題　199

第10章　ボディイメージ　201

イントロダクション　201
- ボディイメージの定義　201
- ボディイメージのモデル　202
- ボディイメージの定義とモデルの問題　203
- 病気とウェルネスへの衝撃　204

クロニックイルネスから派生する問題　204
- 外的変化　204
- 機能の制限　205
- 意味と重要性　206
- 時間の影響　206
- 社会的影響　207
- 文化的影響　207
- ボディイメージの適応に影響するその他の要因　208
- ボディイメージにうまく適応できない時の影響　210

インタベンション　210
- イメージを再形成する段階　210
- アセスメント　212
- 特別な介入　213

アウトカム　214
課題　215

第11章　セクシュアリティ　217

イントロダクション　217
- 定義　217
- 実践の基準　217
- 性反応周期と性生理学　218
- セクシュアリティとクロニックイルネス　220

インタベンション　228
- 性に関するアセスメント　228
- セクシュアリティを看護実践に組み込むには　229

要約と結論　231

第12章　無力感　233

イントロダクション　233
- 歴史的展望　233
- 無力感を定義する　235

無力感に関連した問題　235
- 生理的要因　235
- 医学的養生法の管理　236
- 喪失　236
- 知識不足　236
- 保健医療システム　237
- 社会的問題　237
- 資源不足　238
- 不確かさ　238

インタベンション　238
- アセスメント　238
- クライエントと家族への教育　240
- 気分転換の体験　240
- エンパワメント　240
- サービス　242
- 概念とデータに基づいた研究を進めるための提言　242

要約と結論　242
課題　243

第Ⅲ部　保健医療職者にとってのクロニックイルネス

第13章　チェンジエージェント（変化を促す人）　247

イントロダクション　247
- 変化の概念　247
- 前提　248
- 計画された変化と計画外の変化　248

変化に関連する問題　249
- 変化への抵抗　249
- 変化への障壁　249
- 倫理的問題　250
- 「スリッピング」と逆戻り　251
- 危機的状況における変化　252
- 文化的問題　252

インタベンション　253
- チェンジエージェント　253
- 変化のためのアセスメントと計画立案　254
- 理論的枠組み　256
- 変化の維持　263

アウトカム　263
課題　265

第14章　クライエントと家族の健康教育　267

イントロダクション　267
- 教授-学習プロセス　267
- 看護における教育の役割　267

ペダゴジーとアンドラゴジー　269
学習段階　269
教授-学習プロセスに影響を与える要因　270
発達上の課題　270
性別　272
文化　272
モチベーション（動機づけ）　272
レディネス（学習準備状態）　273
コミュニケーション　273
社会的役割についての考慮　274
身体機能による影響　274
ローカスオブコントロール　274
コンプライアンス　274
教授-学習プロセスに影響を及ぼす看護師の要因　275
インタベンション　276
クロニックイルネスと健康教育の役割　276
教育計画の作成　278
教育計画の実践　279
学習の評価　280
他の方略　282
その他の考慮すべき事柄　283
アウトカム　284
課題　284

第15章　アドボカシイ　285

イントロダクション　285
看護におけるアドボカシイのこれまでの流れ　285
アドボカシイの定義　286
セルフケア看護理論　287
看護におけるアドボカシイの哲学的基盤　287
アドボカシイのニーズ　290
擁護者（アドボケイト）の役割　290
問題と課題　293
アドボカシイに影響するクライエント側の要因　293
アドボカシイに影響する要因：看護職者　295
アドボカシイに影響を及ぼす社会構造上の要因　297
インタベンション　299
4つのアドボカシイモデル　300
要約と結論　303
課題　305

第16章　クロニックイルネスに関する研究　307

イントロダクション　307
クロニックイルネスに関する研究の種類　307
クロニックイルネスの研究を支える理論　308
クロニックイルネスの予防に関する研究　308
クロニックイルネスの管理の研究　311
クロニックイルネス研究における課題　318
クロニックイルネス予防に関する記述的研究における課題　318
クロニックイルネス予防に関する介入研究の課題　318
要約と結論　320
課題　320

第17章　クロニックイルネスにおける倫理的課題　321

イントロダクション　321
クロニックイルネスを持って生きることについて　321
倫理　322
看護における倫理的実践　322
倫理原則　324
倫理的視点　326
影響を及ぼす要因　328
倫理的ジレンマ　329
倫理的意思決定プロセス　329
倫理的課題と懸念　330
コントロール不足　330
苦痛　332
サービスへのアクセス　334
倫理的環境を作るためのインタベンション　337
倫理についての理解を深める　337
アドボカシイ（権利擁護）　338
効果的に意思を通じ合う　339
アウトカム　340
課題　340

第18章　看護師によるケースマネジメント　343

イントロダクション　343
マネジドケアとケースマネジメントの相違点　344
看護ケースマネジメントモデル　349

看護ケースマネジメントによるインタベンション　354
　適切なケースマネジメント方略の選択　354
　個別性重視の枠組み　355
　個別性重視の臨床的方略　356
　個別性重視の要因の枠組みと方略の適用　360
要約と結論　360
課題　360

第19章　クロニックイルネスと上級看護師　361

イントロダクション　361
　上級看護師の教育　361
　役割　362
　理論に基づいた実践　363
　全米看護師協会が定めるAPNの実践基準　364
　実践の規定　364
　上級看護師の実践モデル　365
　経験を積んだ上級看護師の役割　365
　クリニカルナーススペシャリストの実践シナリオ　366
　ナースプラクティショナーの実践シナリオ　366
上級実践看護の問題と課題　366
　学生・教員を引き付けることの難しさ　366
　医師組織による抵抗　367
　実践におけるプロトコルやガイドラインの活用　367
　急性期ケア施設に認められている特権　368
　上級看護実践の償還　368
　処方に関する権限　369
　上級看護師と文化的側面　370
インタベンション　371
　他の専門領域から認められること　371
　上級実践看護の開業　371
　政策の開発　372
アウトカム　373
課題　373

第Ⅳ部　クロニックイルネスと社会システム

第20章　財政的インパクト　377

イントロダクション　377
　保健医療の費用の評価　378
保健医療の費用高騰に関する問題　379
　保健医療費の支払い　379
　保健医療支出　382
　保健医療のお金の行き先　383
　クロニックイルネスと費用　386
　費用高騰の影響　390
保健医療の費用高騰に対する解決策　390
　慢性の状態の管理　391
　連邦政府によるヘルスケアの拡大に対する選択肢　391
　メディケアの拡大　391
　将来　393
要約と結論　394
課題　394

第21章　政治と政策　395

イントロダクション　395
　政策を定義すると　396
現状と課題　397
　米国の保健医療：故障したシステム　397
　財政均衡法　401
　支払い可能で,アクセスしやすく質の高い保健医療の欠如　401
　生活の質(QOL)に関する課題　405
インタベンション：ケアする行為としての政治　407
　政策に影響を及ぼす諸段階　407
　政治的影響(働きかけ)の3つのC　410
要約と結論　412
課題　413

第22章　在宅ケア　415

イントロダクション　415
　歴史的概観　416
　在宅ケアのモデル　418
　在宅ケアへの看護理論の適用　419
　在宅ケアに関連する用語　420
　在宅ケアチーム　420
在宅ケアにおける問題と課題　422
　償還における制限　422
　クライエント放棄の可能性　423
　将来的な支払いシステム：キャピテーション(定額払い)の方向への変化　424
　作成書類の増加　424

ゆがんだアウトカムデータ　426
　　コンプライアンスの落とし穴　426
　　在宅ケア事業所における不十分な人員配置　426
　　ホスピス看護との葛藤　426
　　家族介護者の活用　427
　インタベンション　427
　　多様化する在宅ケアサービス　427
　　ケア提供モデルの変容　428
　　スタッフ不足の埋め合わせ　428
　　看護教育における変化　428
　　在宅ケアとホスピス看護とのギャップを乗り越える　429
　　法的なコンプライアンスの落とし穴を避ける　429
　　コンピュータ化　429
　　立法　430
　　家族介護者の支援　430
　要約と結論　430
　課題　431

第23章　長期ケア　433

　イントロダクション　433
　　歴史的概観　434
　　ケアの連続性　435
　　社会的弱者としての長期ケア利用者　437
　長期ケアの問題と課題　437
　　ケアの提供　437
　　長期ケアにおける倫理的課題　441
　　長期ケアへの適応　442
　インタベンション　443
　　実践のための理論枠組み　443
　　長期ケア施設への入所およびアセスメント　444
　　自律　445

　　アドボカシイ：オンブズマンの役割　446
　　適応　446
　　看護ケア　446
　　長期ケアに関する研究　450
　アウトカム　450
　課題　451

第24章　リハビリテーション　453

　イントロダクション　453
　　定義　454
　　機能付与・能力障害のプロセス　455
　　その他の分類システム　457
　　能力障害の助長　457
　　歴史的観点　458
　　社会政策とリハビリテーション　458
　リハビリテーションの問題と課題　462
　　高くなるケア費用　463
　　ケア提供者の負担　463
　　障害を持つ人々の間の不公平　463
　　能力障害のイメージ　464
　　障害のある人たちの構成の変化　466
　　倫理的課題　467
　　リハビリテーションのアウトカムについての不十分な記録　467
　インタベンション　467
　　リハビリテーションプロセス　467
　　リハビリテーション看護　472
　　リハビリテーションの場　472
　　リハビリテーションの特別領域　473
　　リハビリテーション施設の質の保証　475
　アウトカム　475
　課題　476

文献　477
索引　551

第Ⅰ部

クロニックイルネスの衝撃

第1章

慢性性とは

Ilene Morof Lubkin ■ Pamala D. Larsen
訳：黒江ゆり子

イントロダクション

　慢性疾患(chronic disease)は米国の保健医療が抱えている大きな問題の1つである(Benjamin & Newcomer, 1997)。2000年において米国の総人口2億7,600万人の約50％にあたる1億2,500万人が何らかの慢性疾患を持っており(Partnership for Solutions, 2001)、さらに、複数の慢性疾患に罹患している人が約6,000万人、この中の約300万人が5つ以上の慢性疾患を持っているとされている(Partnership for Solutions, 2001)。

　慢性疾患にかかる保健医療費は、米国の保健医療費全体の60％以上を占め、糖尿病だけを取り上げても、全体の6％に上り、年間920億ドル以上が使われている(Schroeder, Trehearne & Ward, 2000)。

　慢性疾患の増加は、公衆衛生の発達、細菌学や免疫学の発展、および薬学のめざましい進歩によって、効果的な救命が可能となり急性疾患の死亡率が低下するなどの要因が関与している。より長く生きるということは、慢性的な状況に至る可能性のある事故や疾患の発生が起きやすいということでもあり、医療の成果は、同時に慢性疾患の増加の要因ともなるのである。救命は、心臓疾患、がん、脳血管障害のような生命維持に影響を与える事態以降の延期された死という結果に帰結する(Hamerman, 1997)。少し前まで、心筋梗塞は死に至る可能性の高い疾患であったが、しかし、今では慢性のうっ血性心不全として継続的な保健医療を必要とする。また、がん疾患からの生還者は、救命のために行われた治療による医原性の問題のために継続的なケアを必要としている。このように、以前は致死的であった多くの疾患が慢性に移行しているのである。

　このような状況にあるにもかかわらず、米国の保健医療体制はいまだに疾患の診断、症状の治療、および治癒のための体制が続けられ、慢性状況を予防するために整備されているとは言い難い。急性期ケアの提供を目指して整備された保健医療体制では効果と効率が求められるため、慢性の障害を持つ個人に提供するケアには適合しない。

　疾患(*disease*)と病気(*illness*)という用語はしばしば交換可能なものとして保健医療職者には用いられるが、これらの用語を区別して用いることは重要である。疾患は、人体の構造と機能の変化のような生物医学的モデルを基盤とした専門職者の視点に立つ事柄と関わる。その一方で病気は、症状や苦しみに伴う人間の体験であり、個人と家族が疾患をどのように感じているのか、それと共にどのように生きているのか、そしてどのように受けとめられているのかなどと関わる。慢性疾患においては生物医学的な側面を認識することは重要であるが、長期に渡るケアを提供しようとする時は、その人の病気に伴う体験を理解することがそれ以上に重要である。この

ように，本書の焦点は，特定の疾患の経過に焦点があるのではなく，病気と共にある個人および家族の体験に焦点をおくものである。

急性と慢性

急性疾患の多くは，急性発症あるいは劇的発症であり，疾患の経過に伴って生じるさまざまな徴候や症状を伴う。急性疾患は比較的短期間で終結し，快復や以前の活動状態への復帰，あるいは死という転帰をとる。

一方，慢性の病い(chronic illness，以下クロニックイルネス)には終わりがない。死を免れたという意味では歓迎されるかもしれないが，クロニックイルネスは多くの場合，個人にとっても社会にとっても痛しかゆしのものとして受け取られるであろう。さらに，その病気が個人のアイデンティティの一部となることもしばしばである。例えば，何かのがんを診断された人は，寛緩期にあるとしても「がんを病む人」としてレッテルが貼られる(第3章「スティグマ」参照)。

慢性的状況には単一のパターンというものがない。突然発症するもの，知らない間に進行するもの，一時的に症状が強くなったり増悪するもの，あるいは長期に渡って症状がみられず寛緩期が持続するものなど多様な様相を呈する。ウェルネスを維持すること，あるいは寛緩の状態で症状を維持するためには，治療方法のバランスを保ち，生活の質を保つことが必要になる。

1946年から1964年のベビーブーム世代は，65歳に近づいており，高齢期における長期に渡る病気の慢性状況に対するケアの需要が高まっている。加えて，人口構造で急速に膨らみつつある85歳以上の世代は，クロニックイルネスの有病率の最も高い世代である(Sandy & Gibson, 1996)。高齢者では慢性疾患が最も高い比率を示すが，全体的には，慢性疾患患者の1/3が高齢者，1/3が小児，そして1/3が生産年齢層である(Sandy & Gibson, 1996)。

また，少数民族や低所得者層には慢性の障害が多くみられる。社会経済的要因は成人の健康や疾病リスクに大きく関わっており，最も貧しい環境にいる成人は，最も悪い健康状態にある(Kuh et al., 1997)。

以前は急性の状態と考えられていたものが慢性のものに移行し，これが慢性疾患を持つ人の増加に拍車をかけている。HIV/AIDSも今では慢性の状態である。AIDSと共に生きている人の数は増加しているが，死亡率は低下している(CDC, 2001a)。2000年の12月31日の報告では，米国において77万4,467人がAIDSに罹患し，その中の44万8,060人が死亡したとされている(CDC, 2001a)。HIVの予防活動によって社会的な認識が高まると共に，AIDSの流行に対応することによって，1980年代中頃のピーク時に年間15万人あった新感染者が，1992年以降は年間4万人となり減少している(CDC, 2001a)。

しかしながら，もっとグローバルに考えると状況は少し異なる。世界的には3,600万人がHIVに感染していると推定されており，約2,000万人が死亡している(CDC, 2001b)。アフリカではHIV/AIDSは主要な死因であり，世界においても死因の第4位である。HIV/AIDSに伴う問題は，流行の特徴が他の公衆衛生的問題，特に結核などと結びついていることであり，結核は，世界におけるHIV感染者の重大な死因であり続けている(CDC, 2001b)。

歴史的概観

歴史を繙くと人類は病気の存在に気づき，修復を試み，疾病による影響を最小限にくいとめようとしてきたことがわかる。古代にはハップ(湿布)による治療が行われていたことがシュメール文明の楔形文字板(c.2158〜2008B.C.)に残されている。この文字板には疾患についての記載はないが，処方と治療について記載されていることから，最古の医学書であるとも考えられている(Majno, 1975)。1600年代においては，病気の原因と結果についての伝統的な解釈に続いて，医療職者は都市の路地の換気を改善し，肥やしの貯蔵方法に関する法律を定め，ペストの原因と考えられた悪臭と分泌物に対処しようとした(Cipolla, 1992)。

19世紀初頭以降は，疾病の原因と経過が明らかになり，科学的方法が保健医療に適用されるようになった。医学や看護などの保健医療分野では，健康に関する急性から慢性までの多様な出来事が発生し，それに対応すると共に，成功を収めたはずの介

入による医原性問題にも対応しなければならなくなった。

1940年代では，慢性の状態が社会の健康に重大な影響を及ぼすことが全米的な関心事となり，慢性疾患の実態を把握する目的で第1回の全米健康調査が行われた(Commission on Chronic Illness, 1957)。また，1977年には，疾患管理センター(CDC)が開設され，慢性疾患の第一次予防の重要性が強調されるようになった(Benjamin & Newcomer, 1997)。

将来的には，いまだ統合されていないさまざまな手段による保健医療を求める，今は知られていない急性や慢性の健康状態の人々が増えるであろうし，そのために政治家や科学者は，延命ということと，その延長した期間に必要となる経済的・社会的・環境的資源とのバランスを考えなければならないであろう。このような予測に，現在の医療職者は直面しているのである。

病みの軌跡

GlaserとStrauss(1968)は医療施設における臨死期にある人々についての研究に際して初めて軌跡(*trajectory*)という用語を用いた。病みの軌跡(*illness trajectory*)という用語は病気のなりゆきを説明するために自然科学から借りてきた用語である(Corbin & Strauss, 1988, 1992)。軌跡とは，時と共に経過する病気の行路として定義づけられている。加えて，患者や家族，および保健医療職者が病気の行路を管理し，形作るための行為を表現している(Corbin, 2001, p.3)。

過去においては，病みの軌跡はかなり予測可能なものであった。しかし医療技術の進歩によって疾患の経過は劇的に変化を遂げ，さらに，複数の疾患が同時に存在することによって特定の疾患の軌跡が変化し，予測することが困難になっている。

クロニックイルネスはどのようなものでも，その行路の中で疾患の状態は変化し，それによって病気の行路も変化する。疾患に伴う症状は，増強したり減弱したりする。病みの軌跡の中でクライエントは，悪化したり再燃することもあれば，安定した状態を保つこともある。クロニックイルネスには多様な局面とその期間があるため，病みの軌跡には局面移行(*phasing*)という概念が加えられており，9つの異なる局面が明確にされている。それらは，前軌跡期，軌跡発現期，安定期，不安定期，急性期，クライシス期，立ち直り期，下降期，および臨死期である(Corbin, 2001)。

病みの軌跡の考え方を用いると，長期の経過を持つクライエントをケアするのに役立つ。病みの軌跡によって保健医療職者はクライエントが長い連続体のどこにいるのかについて疾患と病気の両面から理解することができる。また，軌跡という枠組みはクライエントの回復についてこれまでとは異なる見通しを提供すると共に，健康を取り戻す能力に社会的環境的な束縛がどのような影響を与えるかを強調するものでもある(Burton, 2000)。

クロニックイルネスにおいて，クライエントと家族は，疾患と病気についての1つの見通しを持つ。しかし，その見通しは保健医療職者が持っているものとは異なる場合が多い。保健医療職者は慢性疾患を管理しようとするので，病みの軌跡についてももっぱら症状と治療に関心を抱くが，クライエントと家族は病気という経験に対処しようとするため，症状をコントロールすることや，状況と病気を管理するために必要な毎日の課題を自分の生活の中にどのように組み入れるかということに関心がある。図1-1と図1-2は，慢性の障害についての保健医療専門職とクライエントのとらえ方の違いを示したものである。

クライエントや家族が担う仕事，すなわち，治療に必要な養生法をやり遂げるとか，障害を乗り越えるとか，家庭で管理するということは，ともすると保健医療職者の目には見えない。特に，入院期間中はこれらの「熟練者たち」によってきちんと認識されないことが多い。しかしながら，クライエントと家族の努力は，低く見積もられるべきものではない。

慢性性を定義することの難しさ

慢性性(クロニシティ：*chronicity*)を定義することはなかなか大変である。クロニックイルネス(*chronic illness*)については多くの人々が包括的な定義を試みている(表1-1)。初期には，慢性疾患委員会が，慢性疾患の特徴を次のように明らかにしている。「あらゆる損傷あるいは正常からの逸脱であ

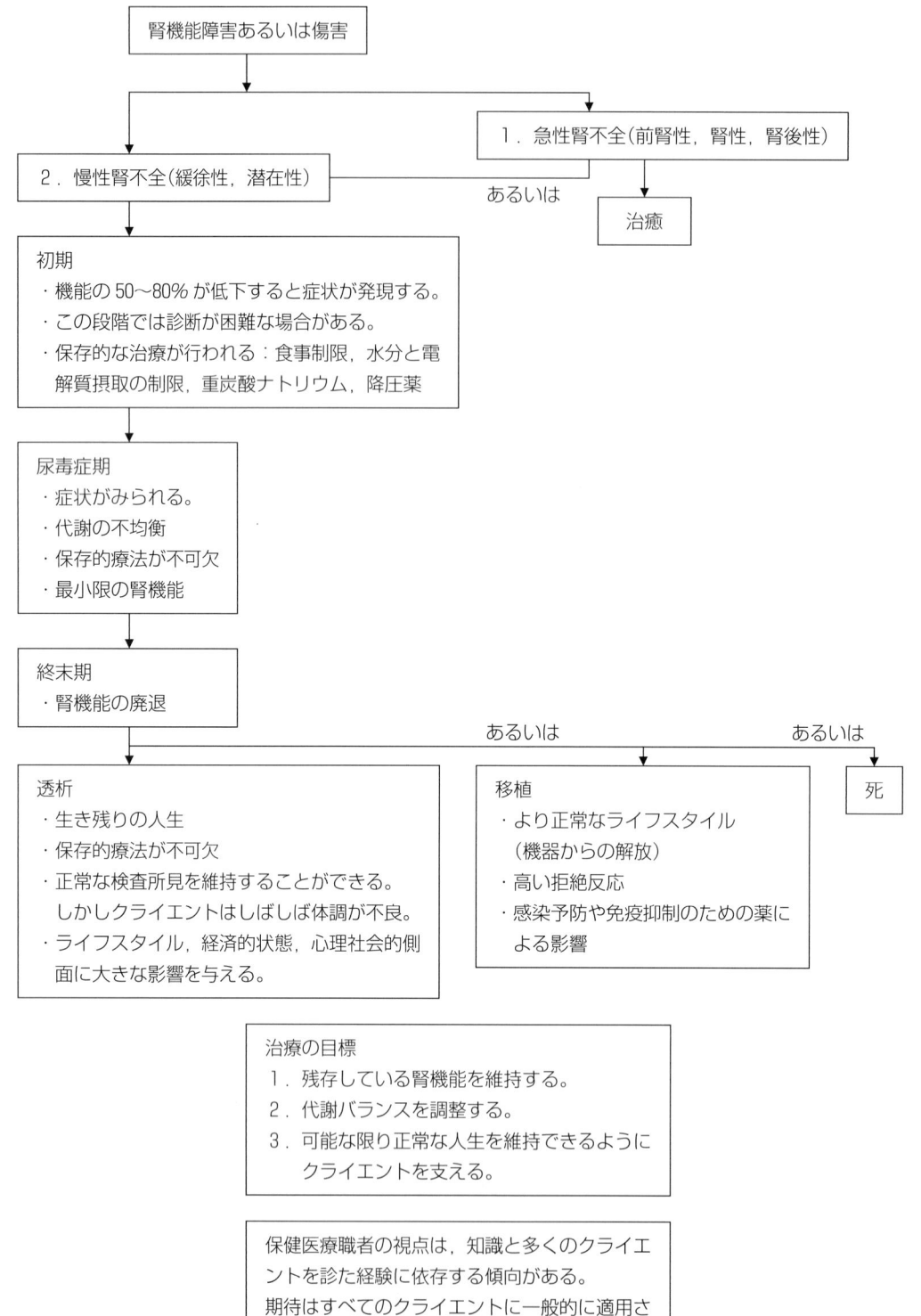

図1-1　腎不全状態における保健医療職者の知覚

出典：Lubkin(1995)

```
┌─────────────────────────┐           クライエント紹介
│ 急速な悪化の原因         │           ・30歳男性
│ ・初期の状況に対応するストレス│           ・既婚
│ ・喪失と悲嘆             │           ・子どもはいない
└─────────────────────────┘           ・営業マン
            ↓
┌─────────────────────────────────────┐
│ 透析（病院あるいは家庭）             │
│ ・自分の結婚生活は大丈夫？           │
│ ・私たちは不確実性を考慮しなくてはならない？│
│ ・検査データは良好なのになぜ体調不良が続くのか？│
│ ・私は仕事を失った：出張の多い営業と透析は折り合い│
│   がつかない。                       │
│ ・役割の逆転：自分は家事をし，妻が働いている。でも│
│   妻の給料は安い。                   │
│ ・食事やその他の制限には落胆させられる。│
└─────────────────────────────────────┘
            ↓
┌──────────────────┐       ┌─────────────────────────┐
│ 自分に何が起こるのか？│──────→│ 1．合併症                 │
│ （選択肢となるそれぞれの帰結は│       │ ・自分にどのような合併症が起きるのか？│
│ 予測不能な側面を持っている。）│       │   自分はそれらにどのように対処すればいいのか？│
└──────────────────┘       │ ・治療を続ける価値があるのか？│
            │               │   治療をやめて死ぬべきか？│
            │               └─────────────────────────┘
            │               ┌─────────────────────────┐
            ├──────────────→│ 2．死                     │
            │               │ ・死ぬまでに何年あるのか？│
            │               │ ・気分は良好でいられるのか？│
            │               │ ・終わりのない制限にどうやって対応すればよい│
            │               │   のか？                  │
            │               └─────────────────────────┘
            │               ┌─────────────────────────┐
            └──────────────→│ 3．移植                   │
                            │ ・機器から解放されるだろう。│
                            │ ・腎臓は手に入るだろうか？│
                            │ ・拒絶反応はどうだろうか？│
                            │ ・薬などからどのような大変な合併症が引き起こさ│
                            │   れるのだろうか？        │
                            │ ・仕事に復帰することができるだろうか？│
                            └─────────────────────────┘

┌──────────────────────┐
│ クライエントの視点は個人的なレ│
│ ベルにあり，時間が経過しないと│
│ 解決されない多くの疑問を含んで│
│ いる。問題解決の選択肢を知るだ│
│ けでは，問題の解決にはならない。│
└──────────────────────┘
```

図 1-2　腎不全状態におけるクライエントの知覚

出典：Lubkin（1995）

表 1-1　慢性疾患の定義

著者	定義	利点	欠点
慢性疾患委員会 1957	あらゆる損傷あるいは正常からの逸脱であり、以下に示す特徴を1つ以上有する：永続的、機能障害の残存、不可逆的な病理学的変化に起因する、リハビリテーションのために患者は特定の訓練を必要とする、および長期に渡る管理・観察・ケアを必要とする。	簡潔、一般的に適用可能	家父長的、医学を基盤にした介入、柔軟性に欠ける、一方的アプローチ
Abram 1972	全般的な適応を必要とする一定の時間を超えた身体的機能の障害	行動志向、簡潔	簡潔すぎる
Feldman 1974	持続的な医療を必要とする状態。社会的、経済的、および行動的合併症、それらは意味のある、継続的な個人の参加あるいは専門職者の関わりを必要とする。	多くの人々の関わりに注目している。多様な専門職者の関わりを基盤にしている。	複雑、クライエントの役割よりケア提供者に焦点がある。
Buergin 1979	長期の経過を辿り、そこからの回復が部分的でしかないような疾患に伴う、さまざまな期間に及ぶ症状と徴候	簡潔、伝統的	疾患志向
Cluff 1981	医学的介入によって治癒しない状況であり、病気の程度を減少させ、セルフケアに対する個人の機能と責任を最大限に発揮するためには、定期的なモニタリングと支持的なケアが必要である。	クロニックイルネスを持つ人を主要なセルフケア役割に導く。柔軟。他の専門職を巧みに引き込む。医学的介入の役割を定義。	いくぶんかは医学志向
Mazzuca 1982	毎日の管理を成功させるために高い水準の自己責任を必要とする状況	自助役割についての知識。未来信奉者的	簡潔すぎる
Vergrugge 1982	退行性の病気		単純すぎる
Bachrach 1992	長期あるいは生涯に渡り重度の機能障害に帰結する主要な精神的病気を体験している個人に関わること。	政策の発展やサービスの計画の促進に対する偏りの均等化	精神的健康志向。用語の適用は失望を意味し、スティグマを招くことがある。

り、以下の状態を1つ以上含むもの。すなわち、永続性、機能障害の残存、不可逆的変化、リハビリテーションおよび長期に渡る管理と観察とケアの必要性である」（Mayo, 1956）。また全米長期ケア協議会は、これらの特徴に時間という側面を加え、「慢性の疾患あるいは障害であり、30日以上の急性期の入院を必要とするもの、あるいはその他のケア提供状況においては3か月以上の医学的な管理やリハビリテーションを必要とするもの」としている（Robert, 1954）。

もし、特定の状況の始まりを明らかにしようとするのであれば、慢性疾患を定義することはもっと難しい。慢性疾患の多くは多様な要因と関連しており、それらが時の流れと共に積み重なってさまざまな症状が出現する。50歳で消化管のがんが発見された場合、その始まりは最初の異型細胞が分裂した30年以上前に遡るのだろうか？　あるいは、それは特定の食事やライフスタイルの結果であるのだろうか？　あるいはまた、生検の時点で始まったのだろうか？　人生そのものがそうであるように、始ま

りの時点を特定することはなかなか難しい。難しいにもかかわらず慢性疾患においては，起こり得る疾患を予防したり，改善する方法を明らかにするためにも，このような始まりの時点は極めて重大な意味を持つ。

　慢性疾患の程度と進む方向がさまざまであることから，慢性疾患を厳密に定義することは，さらに複雑で難しい。機能障害の程度というものは，状況の種類とその重症度によるばかりでなく，その個人にとっての意味によって異なる。10代の若者が骨のがんになった時は，60歳以上の高齢者の場合より，病気に伴う制約に対して多くの調整が必要になるであろう。特定の疾患による機能障害の程度やライフスタイルへの影響は，その疾患についてのクライエントの知覚それ自体に大きく関わっている。

　長期に渡る治療および治療に伴う医原性の影響は，それだけでクロニックイルネスとして定義されるのが望ましい慢性の状態を生み出す。このような状況は，腎不全で人工透析を受けなければならないクライエントに求められる生活パターンの変化によってよく示される。生命を維持するためのさまざまな手段は今までになかった多くの問題を新たに産生する。例えば，30歳の時に消化管がんの転移に対して腹部の放射線治療を受けた人は，その数年後には消化不良という問題を抱え，さらに悪液質と消耗状態に至り，持続的な下痢が続いているかもしれない。そのような場合は，洗面所やトイレの近くに居るということで対処することになる。また，がん治療のための化学療法は，数年後に血液疾患が発症する場合の因子あるいは原因となることがある。

　このようにクロニックイルネスは，その性質上，決して完全に治るものではなく，また完全に予防できるものでもない。生物学的には，人間の身体はさまざまに傷み，磨り減る。医学の進歩によって，高齢者を取り巻く環境は一層複雑さを増し，これまでにないほどの多種類の専門的サービスが必要とされている。Emanuel（1982）の言葉によれば，「人生は，私たちが最終的には屈服するところのクロニックイルネスという重荷の集積である。」

　それゆえ，私たちは看護学の視点から<u>慢性性</u>を定義づけなければならない。私たちは誰もが，慢性性をそれぞれ違ったように定義づけている。そのため，より包括的でより柔軟な定義が必要である。次に示すのは，このような状況における可能性を述べたものである。

> 　クロニックイルネスは，くつがえすことのできない現存であり，疾患や障害の潜在あるいは集積である。それは，支持的ケアやセルフケア，身体機能の維持，さらなる障害の予防などのために必要な，人間にとって包括的な環境を含む。
>
> （Curtin & Lubkin, 1995, pp.6-7）

クロニックイルネスの持つインパクト

　クロニックイルネスは個々人のあらゆる側面に影響を与える。しかしながら，個々人によって感じられる衝撃は，個人のパーソナリティ，個人がその状況の中で持つサポートシステム，および個人に特有のその他の要因によって異なる。進行性の原発性多発性硬化症の40歳代の女性は，同じ病気の他の人と同一の病気体験を持つとは限らない。人はそれぞれ異なる独自の病気体験を持つのである。

成長と発達という要素

　病気の慢性状況に焦点をおく場合は，成長発達が病みの軌跡にどのような影響を与えるかを考えないわけにはいかない。病気の経過と成長発達の相互作用を低く見積もることはできないので，クロニックイルネスを持つ人々をケアする時の包括的な計画には，個人の成長発達段階についてのアセスメントが含まれなければならない。

　個人は年齢の影響を受け，年齢とライフステージは問題の種類や結果に影響を与え，これらの結果は慢性の状態にある個人に影響を与える。病気や障害にかかわらず，個々人は，その人の年齢に伴う特定の発達課題を達成しなければならない。そしてそれは，1つの段階から次の段階へと心理学的および認知的変容を成し遂げることを可能にする。正常な発達は，外に向かう，あるいは開放的な影響を与えるが，その一方で，病気は内に向かう，あるいは内に引き込むような影響を与える。そのため，学童や幼

児のように発達において外に向かう時期に病気を発症すると，それは不調和な出来事となり，その後に問題を引き起こすことが多い(Rolland, 1987)。保健医療職者がクライエントの発達段階をアセスメントすることは重要であり，そうすれば慢性疾患がクライエントや家族に不可逆的な影響を与えることは少ないであろう。

　クロニックイルネスは，個人の成長に大きく関与する自立とかセルフコントロールに否定的な影響を与えることがあり，他者への依存が増大することは不可避であるともいえる。例えば，まだ小さい幼児は，自分で自分の世話を十分に行うことができないであろうし，学童期の子どもは学校の課題をやり遂げることができないかもしれない。青年や若年成人は，自分の目標を達成して自立を成し遂げることから自らを遠ざけようとするかもしれない。また，高齢者はクライシスに直面することで依存的となり，高齢者の発達課題を成し遂げることができないかもしれない。どのような発達段階にあるとしても，治療に必要な養生法を遵守・実行しようとすると，その人は自己コントロールという課題を個人的に抱えることになり，そのため，疾患をうまく管理できなくなったり，病気の経験に対して否定的な考えを抱くことになることがある。

　身体像は，その人の自己概念を構成する重要な要素であり，個人の発達段階と緊密に結びついている。例えば，自分の身体について気づき始める幼児が病気になると，生き生きとした身体感覚(自分の身体の限界を試す幼児のように)を抱くことができないという不利な衝撃を受ける可能性がある。思春期においても同様の影響を受ける。青年期は，慢性疾患による身体像の変化に直面しないとしても，正常な成熟過程に対処するための難しい時期を迎える(第10章「ボディイメージ」参照)。

【小児期から思春期】

　小児期における慢性の状態の発症は，過去20年間に大きな変化はみられていない。慢性の状態を持つ小児の人口比率は，技術革新や治療方法の進歩，公衆衛生の実施，および予防法の制定などによって増加しつつあり(Jackson, 1996)，脳性麻痺，二分脊椎，囊胞性線維症などの慢性の状態に対する新しい治療方法の到来によって，これらの子どもたちの人生はさらに延長している。また，「新生児健診」によって，潜在的な健康問題の発見のために早目に保健医療機関と接点を持つことが可能になっている。しかしながら，その結果，長期の健康問題を持つ幼児，学童，青年の数が増加したのも事実である。また，貧困とか民族の違いが小児期における慢性疾患の発生と重症化に関わっていることも重要である(Jackson, 1996)。

　この集団の持つ潜在的な障害は，家族と地域社会に対する経済的な負担や，充足すべき社会的・心理的要求の形で現れる。この時期の子どもにおいては，特殊な成長発達的ニーズがあるため，そのケアに関しては他の年齢集団とは異なる順番と提供の仕方を必要とする。

　1997年において，1つあるいは1つ以上の慢性の健康状態によって身体活動が制限されている子どもは，5歳から17歳では8%，および5歳以下の幼児では3%であった(National Health Interview Survey, 1997)。さらに，ある水準以下の貧困状態にある若い家族の子どもは，より裕福な家族の子どもより活動制限の比率は有意に高い値を示した。

　両親は通常の成長発達に伴って求められる管理と，病気によって求められる管理の両方にバランスよく対応しなければならない。それらは以下のようである。

- ■社会化と探求に対する子どものニーズ　対　健康リスクと帰結
- ■適切な制限に対する子どものニーズ　対　病気の「埋め合わせをする」願望
- ■自立への正常なプロセス　対　増大する管理へのニーズ
- ■子どもの自然な体験　対　病気による制限と身体の傷つきやすさ
- ■配偶者としての役割　対　親としての役割
- ■医療的な監視者，サービス探求者，ケア提供者としての両親　対　保健医療職者のアドバイス
- ■自立して責任を果たすようになることへの子どものニーズ　対　病気であることによる特別の注目と子どもへの期待の軽減

　兄弟姉妹は，お互いの人生を形成し合い，一人前の人間としての生活を送れるようになるために必要

な多様な役割を果たす。彼らは，自分とは「異なる」兄弟姉妹を持つことで大量の感情的反応を体験する。兄弟姉妹の人生は，病気や障害を持った子どもが必要とする日常の決まりごとにより影響を受ける。兄弟姉妹の病気のために必要となる調整の多くは両親によって行われ，両親の中には慢性の状態とその影響を理解し，ノーマライゼーションを通して状況を統合することのできる人々がいる（Shepard & Mahon, 1996）。ノーマライゼーションは，クロニックイルネスの子どもを持つ家族が用いる管理プロセスの1つであり，状態について知り，社会が家族に与える影響を最小限のものとしてとらえ，その上で自分の家族が正常であることを他者に示すという活動を行う（Knafl & Deatrick, 1986）。

慢性疾患を持つ青年は，新たなレベルにおける自立という発達上のニーズを満たすことはできないかもしれない。しかし制限のある人生を受け入れることを学ぶであろう。この時期に起こるクロニックイルネスは，多様な身体的変化を引き起こすため，身体に対する不快感が生まれ，それは人間関係にもダメージをもたらすことがある。青年を悩ます主要な課題は，「何であり，何になり得るのか」ということであり，「何であったか」ではない。

どのような年齢の小児集団であってもクロニックイルネスの効果的な管理は，必要なケアレベルを明らかにするのに役立つ。それらは，医学的・看護的サービス，レスパイトケアとデイケア，教育，人生設計，経済的・法的サービス，言語療法，移送，レクレーション活動，および人権擁護などが含まれる（第15章「アドボカシイ」，第24章「リハビリテーション」参照）。

【青年期から成人期】

青年および若年成人は高い活動性と生産性を持つ代表的な時期である。個人は自分のキャリアと新しい家族の形成を成し遂げる。また，社会的立場の変化を経験し，退職の準備を行う。慢性の状態の存在は，これらの目標達成や夢の実現を複雑にする。創造的活動がもっぱら外部に向かうこの時期，人は慢性の状態に対応するために内部資源を最大限に活用する必要があるであろう。

【高齢期】

慢性の障害を持つ最も大きな集団は高齢者である。慢性の障害という診断が複数，しばしば特定の年齢層に集中することがある。このような複数の障害が同時に存在する状態は，共罹患（*co-morbidities*）と表現される。クロニックイルネスを持つ高齢者にとって，より長い人生は，障害のある期間の持続，他の健康問題の発症，経済的負担の増大，およびケアニーズの増加を意味する。

2000年において，米国では65歳以上人口が推定で3,500万人であり，この人口の約13%が慢性疾患を持つ。次の30年間で高齢者はその2倍の7,000万人になると予想されている（Federal Interagency Forum on Aging-Related Statistics, 2000）。

米国における高齢者の死因が，心臓疾患，がん，脳血管障害であることは，今後もしばらく続くであろう（Federal Interagency Forum on Aging-Related Statistics, 2000）。45〜75歳の中で最も高い有病率を持つ慢性の状態は，関節炎と高血圧である。

高齢者もまた成長発達の課題を持ち，それを達成しようとするが，慢性の状態があるとそれが困難になる。高齢者は，1つあるいは複数の慢性疾患を持つであろうと一般に考えられており，これらの状況に対応できることが「期待」されている。しかしながら，もし実践の枠組みとしてエリクソンの発達段階を用いるとすれば，すべての年齢層には達成すべき発達課題があり，それは高齢者においても同様である。成人期には，「停滞対生殖性」という発達課題を持ち，「高齢期」は，「絶望対統合性」という発達課題を持つ。にもかかわらず社会は，高齢者とクロニックイルネスを持つ人たちを共に否定的にとらえる傾向にある（第3章「スティグマ」参照）。これは，年齢とか障害について考える時に，国民にどのような負担をかけるかという側面のみから見ているためである。確かに，65歳以降の高齢者は保健医療費の重要な比率を占めているし，高齢人口の増加は保健医療費の額と比率の両者の増大を意味する（第20章「財政的インパクト」参照）。また，小児期とは異なり，高齢者への出資は経済的還元が約束されない（第21章「政治と政策」，第23章「長期ケア」参照）。

人生の質と人生の長さ

　クロニックイルネスに効果的に対応するためには，自分にとって意味のある生活の質（QOL）を闘いとることが重要だという確信がそこに伴わねばならない。ところが，疾患は個人の生活の質に影響を与える無数の要因の1つでしかない。たとえ医学的状態が同じであっても，個人に与える影響はさまざまであり，それに耐えることのできる人もいれば，耐えることのできない人もいる。疾患の特徴，個人の年齢や発達課題，障害の程度，そして疾患に対応するために必要となる医学的介入の種類など，これらはすべて，個人・家族・地域にとって個々別々の意味を持つのである（第7章「クオリティ・オブ・ライフ」参照）。

　医学技術の進歩によって延命のための新たな技法が続々と生み出されているが，それに伴って専門職としてのケア提供者はさまざまな葛藤に直面している。医療界では，誰が生命維持治療を受けるのか，あるいは誰がその治療の費用を負担するのかという議論が長い間続けられている。臓器移植などの複雑な治療方法が行われるようになると，臓器提供者を受け入れるためのガイドラインを作成する必要性が生まれ，現在は，ほとんどの病院が倫理委員会を持ち，誰が生命維持の治療を受けるかを決定する役割を担っている。死のプロセスや死の瞬間でさえ，人体の機能を制御する機械によってコントロールされるようになっている。

　1990年に制定された患者の自己決定に関する法律（the Patient Self-Determination Act）によって，保健医療職者が果たすべき責任は，患者に代わって意思決定するという役割ではなく，教育者およびファシリテータという役割に変化した。この法律は，患者が自分の保健医療について，たとえそこに死が含まれるとしても積極的に意思決定し，指示することに強調点がおかれている。患者をエンパワメントするこの法律は，1つには治療を拒否する権利，2つ目には保健医療における事前意思表明（アドバンスダイレクティブ）の役割という2つの特徴を持つ（第17章「クロニックイルネスにおける倫理的課題」参照）。

　「生命の質と生命の長さ」という論題については，クロニックイルネスを持つ人々がより多くの意見を表明し，自分のケアと治療により多く参画するようになるにつれ，今後とも議論が続けられるであろう。患者は，ケアの受け手でなく，ケアにおけるパートナーとして自分たちをとらえ始めている。

　自殺扶助や安楽死という問題に関して，伝統的な医学分野を越えたところでの議論が始まっている。現在，市民の多くは自分の人生を閉じるにあたって何らかの手助けを得たいという考え方を支持している。しかし人々はいまだに，医師がこのような手助けをあらかじめ承知の上でかつ計画的に行っていることを知れば，心底ぎょっとしてしまう。死の瞬間について自分で決定するということを，医学と法律がどのように受け入れるのかという迷いは，まだ存在するのである。重要なことは，このような論題に対する答えを社会が求めているということである。クライエントが自分の治療をやめるように要求するのがいつであれば尊厳死になり，いつであれば自殺になるのだろうか？

文化の影響

　病気について持っている信念によって，その文化的環境が作り上げられ，それは病気に対するケア提供者や個人の態度を規定する。病気やその治療に必要な資源をどのように認知しているかは，ケア提供者が提案する治療方法を左右し，クライエントがどのような結果を期待するかにも影響を与える。

　最近の米国におけるヒスパニック系の人々は，少数民族としては最大規模の，かつ最も若い集団である。そして，これらの人々に提供されるケアについての文化的アプローチの開発には，大きな関心が寄せられている。民族の違いは，異なる健康状態，異なるニーズ，異なる文化的信念，異なる価値観をもたらすことから，これらの人々に対するケアには特定のガイドラインが必要となる。

　米国の人々の多様性が進むに伴って，保健医療職者は新たな挑戦に直面することになる。それは，民族の異なるクライエントにどのようにすれば文化に適したケアを提供することができるか，というものである。最初の問いは，「文化に適したケアとは何か」であろう。現在の保健医療教育においては，他者の文化，他者の信念，および他者の価値観を理解

するための時間は極めて少ないと言わざるを得ない。それはしばしば，「保健医療においては，1つの規格がすべてに当てはまる」とでも考えられているようである。

　Chin(2000)は，保健医療システムにおける文化に適したケアについて3つの論文を発表している。それらの論文には，ケアへのアクセス，ケアの利用，およびケアの質が含まれている。ケアへのアクセスには，どのようなサービスがどの程度利用しやすく，またどの程度入手可能なのかというその程度が含まれる。アクセスの一部として，集団やコミュニティに基づくのではなく，地理的境界に基づく最近の保健医療システムを含む。アクセスのそのほかの側面としては，2か国語を話すケア提供者がいない場合，英語を話さないクライエントに対する通訳の提供が含まれる。しかしながら，このサービスの実施については，通訳の費用の問題を含め意見が分かれている。また，通訳に頼らなければならない状況では，クライエントはしばしば待たされたり，正しく通訳してもらえなかったり，予約をうまくとれないことがある(Chin, 2000)。さらに，通訳を提供するためにかかる経費は，第三者支払機関では認められていない。

　ケアの利用は，保健医療システムの中でのサービスの有効性，サービスの利用頻度，およびその利用が適切かどうかと関わっている。移民や低所得者層では，諸々のサービス，すなわちケアマネジメント，奉仕活動，移送，および受診時に必要となるベビーシッターなどのサービスが不足していることが多い(Chin, 2000)。

　多くの保健医療職者は，自分たちは質の高いケアを提供していると信じているが，それは彼らの見方に基づくものであり，クライエントの見方に基づくものではない。別の文化からきた個人は，そこで提供されているケアを「質の高いケア」と見ないかもしれない。それは，保健医療職者が，その人の宗教的信念や価値観，あるいは東洋医学やアメリカ先住民の医療の利用について検討することがないからである。保健医療職者の価値観や信念とクライエントのそれとはしばしば大きく異なっているにもかかわらず，現在の保健医療システムの中で個人にケアが提供される時にこれらが考慮されることはめったにない。

社会の影響

　クロニックイルネスを持つ人々や高齢者はさまざまなやっかいな束縛を抱える。このような人々が経過の中で急性期ケアの必要な状況になった場合，そのケアは，回復，症状の軽減，および経費という側面から見て得られるものが少ないと考えられることがしばしばである。高齢者のためのガイドラインを作成するには，年齢ではなく身体機能状態を用いると効果的である。Bortz(1988)は，予防のための方略，身体機能アセスメント，およびリハビリテーション治療を，キュアより重要なものとして位置づけるべきだと提言している。財政的関心が高まり，あるいは経費の合理性が問われる今日，保健医療職者は，経済面での意思決定に先立って，年齢や身体機能，生活の質などの論点を倫理的な展望のもとに位置づける必要がある(Binstock & Post, 1991)。

　今日まで社会は，病気(*illness*)や虚弱(*debility*)について，もっぱら疾病という側面に焦点をあてて定義してきた。このようなモデルは，クロニックイルネスの人々を不利な立場に置くものである。しかしクロニックイルネスの人々は，疾病によって「非生産的」になった存在としてではなく，「変貌をとげる」存在として考えられる必要がある。このような目で見れば，ウェルビーイング，創造性，生産性に関して最大限のものを引き出すことができる。興味深いことに芸術家のJoe Dauleyは，彼の作品の市場性がパーキンソン病によって高められたことに気づいた。手のふるえは，彼のペインティングスタイルを写実派から印象派風のものへと変貌させ，彼の作品の色遣いと主題に新たな生命をもたらした。その作品の後援者は膨大な数に上った。「不思議なことに，パーキンソン病は1つの恵みとなり，私は今，より偉大な画家となった」と彼は言う(Dowling & Hollister, 1993)。

　HameraとShontz(1978)は，クロニックイルネスに対する肯定的側面と否定的側面についての，クライエント，家族，および看護師の態度を調査している。彼らの知見によれば，病気を持つ人と密接に接触している人々は，あまり接触を持ったことのない人々より肯定的な展望を持つというのである。この結論に少し手を加え，社会というものを，望まし

結果が得られないのでクロニックイルネスの否定的側面を強調しがちな部外者になぞらえてもよい。

近年，機能障害やクロニックイルネス，あるいはターミナルの状態にある人々の中で活動的な個人としての提言をしている人々が全米的にみられる。これらの人々の勇気と先を見通す力は，法律家による立法，あるいは財政援助に対する客観的で詳細な評価をさらに押し進める。マイケル・J・フォックスとモハメッド・アリはパーキンソン病，マジック・ジョンソンはHIVの診断を受け，そしてまた，クリストファー・リーブは人工呼吸器を装着しているが，彼らは，慢性疾患に伴う社会のスティグマを取り除くという希望を現実のものとし，かつ法律家たちを奮い立たせ，公的な法律の改正と，研究調査予算の増額を促したのである。

慢性性が財政面に及ぼすインパクト

米国においては加齢が進むにつれ慢性の状態にある人々の数が劇的に増加すると予測されている。2020年までには，1億5,700万人に近い国民が慢性の状態を持つことになり，このような状態に対して直接必要となる医療費は，10兆ドル以上に倍増すると言われている（国民の医療費の約80％を占める）(Partnership for Solutions, 2001)。

このような慢性性の及ぼす衝撃に平均的な国民は驚くばかりであるが，そうなのである。ジョンズホプキンズ大学およびロバートウッドジョンソン基金による成人を対象にしたHarrisの調査では，米国民は次のような意見を持っていることが示唆されている(Partnership for Solutions, 2001)。

- 米国民の72％は，慢性の状態と共に生きる人々が保健医療職者から必要なケアを得ることは難しいと思っている。
- 74％は処方された薬物を入手することが難しいと思っている。
- 89％は適切な医療保険を見つけることが難しいと思っている。

ジョージ・W・ブッシュ大統領就任1年目における立法および経済上の争点の1つは，処方薬に対してメディケアが給付金を支払う件についてあった。保健医療費の増大と，二大政党による基本方針の違いによって，受益者と納税者の双方に受け入れ可能な仕方で，処方薬についてメディケアが給付金を例外なしに支払うという法案の成立は，実現がほぼ不可能になった(Barry, 2001)。2001年の連邦議会予算事務局(Congressional Budget Office：CBO)の見積もりによれば，メディケアを受ける人々に処方される薬にかかる費用は，この10年間で約1兆5,000億ドルになると推定されている（利益はない）。この数値は，CBOが前年に立てた10年予想より31.8％増となる。2001年にブッシュ大統領が実施した減税により，処方薬が財政に及ぼす衝撃は，処方薬に対するメディケアによる給付金の支払いを勘定に入れずとも，これまでになく人々の心肝を寒からしめるものとなった。

保健医療職者の姿勢

保健医療職者はクロニックイルネスを肯定的にも否定的にもとらえ得る。肯定的にとらえると，それは個人・家族・社会にとって継続的な成長の可能性を提供するものであり，否定的にとらえると，それは完全には回復することのない状態である。否定的なとらえ方はもっぱら，病院の多くが一時的なケアのみを提供するため，そこで働く医療職者は状態の悪化したクライエントの症状が緩和するまでのケアにのみ携わるという事実から生まれている。しかし，このような短期の接触から保健医療職者は，痛みの増強や身体機能の低下のために生活全体の障害が増加しているにもかかわらず，クライエントが病気以前の役割に復帰していることに気づくことがしばしばである。

慢性状況を持つ個人をケアする場合には，救急部門でクライエントを救命する時のようにアドレナリンが大量に分泌されることはない。糖尿病における長期に渡る管理方法を教育することは，心停止の時の除細動や，新生児の蘇生術と比較してはいけないのである。残念なのは，保健医療職者が自分の専門性を選ぶ時に，急性期ケアに焦点をおいて選ぶ人が極めて多いため，慢性疾患を持つ人々を肯定的にとらえることが難しくなることである。

インタベンション

専門職者教育

クライエントのために慢性で長期に渡るといった側面に強調点をおくケアモデルが重要であるのと同様に、将来の保健医療職者教育に対して「新しい」モデルを提言することが大切である。もし、現在の医学教育が続けられるとすれば、私たちは将来の医療職者、すなわち医師、看護師、療法士などを、旧来の急性期ケアの医学モデルで教育し続けることになる。慢性疾患に関する討議は数十年に渡って続けられてきたが、慢性的に病む人たちへのよりよいケアのためには変化がもたらされる必要があると、いまだに繰り返されている。しかし、医療職者の教育にはわずかな変化しか起きていない。

保健医療職者委員会（PHPC：Pew Health Professions Commission）は、討議を重ね、保健医療職者の新しい教育方法について提言をしている。1998年の12月には第4回目のPHPC提言が行われた。その提言には21世紀における保健医療職者に求められる能力が示されている（表1-2）。

表1-2に示された能力を見れば、保健医療職者がその姿勢を変えなければならないことがわかる。保健医療職者は、慢性疾患を持つ人々へのケアが急性疾患の人々に対するケアと同様の重要性とやり甲斐を持つ、と考えなければならない。しかしながら、姿勢を変えるということは極めて時間がかかる。メディアはクロニックイルネスと共に生きることの意味について確固たる基盤を築きつつある。慢性疾患に罹っている人々に対して社会が示す共感と関心の低さは、それらの人々との相互作用が不足していることが原因かもしれない。過去においては、病気と障害の程度、病人にとって不便な物理的環境、また就労が不可能といった要因により、クロニックイルネスを持つ人は、社会の主要な一員として迎え入れられることはなかった。今でも時に、クロニックイルネスを持つ人は、その人の持つ能力によってではなく、その無能力によって判断されることがある。

医学部の教員にとっても看護学部の教員にとっても、「慢性疾患のケアのパレードの先頭」に立つことは難しい。いまだに多くの教員は急性期のケアに関心があり、教育プログラムも同様である。しかし、教員はこのような姿勢を変える必要性に迫られ

表1-2　21世紀における保健医療職者に必要な能力

- 社会的責任と社会的サービスに関する個々人の倫理を受け入れる。
- あらゆる保健医療活動に倫理的姿勢を示す。
- エビデンスに基づき、臨床的に効果的なケアを提供する。
- 健康に関わる多様な要因を臨床ケアの中で統合する。
- 新しい科学的知識を活用する。
- クリティカルシンキング、とらえ返し、および問題解決技法を活用する。
- プライマリケアの役割を理解する。
- 予防的な保健医療を確実に実践する。
- 実践の中で特定集団に基づくケアおよびサービスを統合する。
- 健康に関するニーズが充足されていない人々のための保健医療へのアクセスを改善する。
- 保健医療に関わる決定において地域と協働する。
- 文化の異なる人々へのケア提供では文化に適したケアを提供する。
- 保健医療に関わる決定においては地域とよりよいパートナーとなる。
- コミュニケーション技術や情報技法を効果的かつ適切に用いる。
- 他の医療職の人々と連携してチームとして機能する。
- 個々人のニーズ、専門職者のニーズ、組織のニーズ、および社会のニーズに対してバランスの取れたケアを確実に行う。
- リーダーシップを発揮する。
- あらゆる段階におけるケアの質と健康のアウトカムについての責任を持つ。
- 保健医療システムの継続的な改善に貢献する。
- 人々の健康を保持し、増進することのできる公的政策のために貢献する。
- 自分で学び続けると共に、他者が学ぶことを助ける。

出典：保健医療職者委員会（Pew Health Professions Commission, 1998）。http://www.futurehealth.ucsf.edu/pewcomm/competen.html

ている。そうしなければ，教育を受けて卒業する将来の人々の姿勢は変わらないからである。

また，保健医療職者の教育にはもっと「予防的」要素を含める必要がある。保健医療は科学技術の進歩によるところも大きいが，しかし，重要なのは予防的ケアである。紀元前350年頃にまとめられた中国の医学書『黄帝内経』は，予防的医療について次のように紹介している(Majno, 1975)。

> 「優れた医者は，病気の初期段階より前に援助を開始している。一方，腕の悪い医者は，病気が発症してから治療を行う。そのため，治療を始める時には，すでに障害が始まっている。」

それゆえ，疾病予防は医療における気高い努力であると理解されてきた。ウェールズ地方では，35年以上も前から労働者階級の人々における高血圧のスクリーニングと，生活習慣改善のためのケアが日常の診療の中で行われてきている。これらの医療は，治療可能な問題を初期の段階で明らかにすることによって，症状が出現する前に個人の健康状態を高めようとするものである。事例を発見することは比較的容易である。しかし重要なのは，その後の管理を継続することであり，高いコンプライアンスを維持することである。それこそ挑戦すべきことなのである(第8章「コンプライアンス」参照)。このPHPC提言はそのまとめの部分で，これらの教育改革の結果について監査を受けるべきであり，関連情報は年次報告としてその地域に伝えられ，また，そのような報告に基づいて地域の政策立案者による法整備がなされなければならないと指摘している。加えて，保健医療契約に基づき，医師は最低でも10分間患者と話をすることが可能でなければならないと指摘している(Hart et al., 1991)。

立法

公共政策の変更は，慢性の状態を持つクライエントとその家族を支援するためにまずなされなければならない介入である。国レベルでの政策決定と，疾病予防とヘルスプロモーションのための財政的支援を確立させる必要がある。また，医療職者が保健医療機関の混迷した制度とその混迷を作り出す財政とを明確に区別して考えることができるようにならない限り，クライエントは自分たちが必要とする長期に渡るケアにアクセスすることは難しいであろう。本当の意味でのケアの継続性がこれほど必要とされていることはこれまでなかった。このようなケアの継続性が実現するまで，クライエントにとって大きな変化はもたらされない。

保健医療の財政的支援の問題は深刻で関係者を唖然とさせている。疾病予防とヘルスプロモーションの予算は切り詰められている。例えば，メディケアによる股関節手術の入院では，1人の患者に1万ドルが費やされる。しかし転倒予防のために家の中にサイドレールを設置するのにかかる費用500ドルは支払われないのである(Sandy & Gibson, 1996)。予防と健康増進，そしてクロニックイルネスを持つクライエントを継続的にケアするためにメディケアとメディケイドの変革がいかに必要とされているかは明らかである(第20章「財政的インパクト」，第21章「政治と政策」参照)。クロニックイルネスを持つ人々に影響を与える立法や政策に変革をもたらすことが私たちにとって目指すべき目標といえるであろう。

文化に適合したケアを提供すること

2050年までに，米国におけるアジア系の人々の人口は，3%から11%に増加することが予測され，アフリカ系の人々は12%から16%へ，また，ヒスパニック系の人々は，9%から21%に増加するとされている(Norbeck, 1995)。このような状況の中で文化に適したケアの提供は一層強く求められている。よりよいケアを提供するためには，多様な民族の集団がどのような保健医療ニーズを持っているかということに焦点をあてる必要がある。多様な集団のニーズに焦点をあてることの重要性は，文化の適合性についてのChampinha-Bacoteのモデルでも強調されている。このモデルでは，その文化が持つ気づき，文化が持つ知識，文化が持つ技術，文化における出会い，そして文化が求めるものが文化の適合性を構成する要素として重要であるとしている(Champinha-Bacote, 1999)。これらの構成要素は相互作用的である。保健医療職者がどこからこれらのプロセスに入るかは問題ではないが，5つの要素す

> 表1-3　文化と言語の点で適切な保健医療を提供するための基準

　文化および言語は，患者がどのように保健医療サービスにアクセスし，どのように反応するかということに大きな影響を与える。異なる特定集団が質の高い保健医療にアクセスすることを確実なものとするために，保健医療機関とその提供者は以下のようでなければならない。

1. 文化の異なる患者と相互に尊重し合って効果的に活動するために必要な態度や行動，知識そして技術をスタッフが持つことができるように促進し，それをサポートする。
2. 文化と言語の点で適切なサービスに強調点をおくことのできる総合的な管理方略を持つ。それには方略的目標，計画，政策，手順，および実践に対するスタッフの責任が含まれる。
3. サービス提供のデザインと実行については，コミュニティと利用者にとって公的な機構を利用する。それには，計画立案，政策策定，操作，評価，訓練，および必要時，治療計画が含まれる。
4. 文化に適した効果的で質の高い管理および臨床を実践することのできる人材を引き抜き，保持し，促進する方略を発展させ実践する。このような人材は，ケアを提供するコミュニティの民俗的倫理的ニーズを強調することのできる訓練を受けた質の高い人々である。
5. 文化と言語の点で満足のゆくサービスの提供に必要な継続教育と管理的・臨床的・支持的訓練の継続を要求し，調整する。
6. 英語能力に限界のあるすべてのクライエントには，多言語能力を持ったスタッフを紹介するか通訳を紹介する。
7. 費用のかからない通訳サービスを受けることのできる権利に関する情報を提供する。クライエントの第一言語で提供するため，連絡方法のキーポイントを口頭および文書で伝える。
8. 患者教育のために通常用いている資料およびその他の資料は，クライエントの第一言語に翻訳し，利用可能なものとする。
9. 通訳および多言語能力を持つスタッフは実践を重ね，かつ必要な訓練を受けることができるようにする。その訓練には，通訳の技術と倫理，単語についての両言語における知識，および臨床あるいは臨床以外の出会いにおける適切な概念についての知識が含まれる。家族あるいは友人は，通常このような能力を持ち合わせていないので，適切ではない。
10. クライエントの第一言語とアイデンティティとしての人種や民族は，保健医療機関の管理的情報システムおよび医療職者が用いる記録の中に確実に含まれなければならない。
11. サービスを提供するコミュニティにおいては，人種的民族的集団に関する的確な人口統計学的，文化的，疫学的，臨床的データを多様な方法で収集し，活用する。周辺のコミュニティについての民族的／文化的ニーズ，資源，および資産についての情報を得る。
12. 文化的および言語的能力についての継続的で組織的なアセスメントを行う。また，「文化と言語の点で適切なサービス(CLAS: culturally and linguistically appropriate services)」のためのアクセス方法，満足度，質，およびアウトカムを内部監査で検討し，プログラムを改善する。
13. 保健医療提供における相互の文化の倫理的葛藤および法的葛藤，あるいは不平等で文化的配慮に欠けた差別的な治療やサービスに対する，患者とスタッフによる不平や苦情に対応する構造と手順を開発する。
14. 文化と言語の点で適切なサービス(CLAS)を実践するために，組織として取り組んだ経過について年次的に報告する。それには，プログラム，スタッフ，資源についての情報が含まれる。

出典：保健福祉省(Department of Health and Human Services, 1999)。少数民族の健康および相互文化健康ケアに関する部門。http://www.omhrc.gov/clas/index.htm

べてを経験し，それに取り組むことが必要である(Champinha-Bacote, 1999)。

　米国保健福祉省の少数民族関連部門(DHHS：The Office of Minority Health of the U.S. Department of Health and Human Services)は，文化と言語の点で適切な保健医療を提供するための基準案を作成している。表1-3は，保健医療への平等なアクセスを実現するための道筋を示したものである。

慢性疾患管理モデル

　慢性疾患を持つクライエントは，保健医療システムに時間的負担，サービス上の負担，および経済的負担をもたらしていると考えられる。そのため，それぞれの保健医療システムの目的に沿ったケアを提供するための諸モデルを開発する必要が生まれた。このようにして開発されたモデルは，個々のクライエントの目標達成を可能にすると期待されている。

　慢性疾患の疾患管理(*disease management*)のために開発された数多くのモデルが文献で紹介されている。疾患管理の定義は諸説あるが，それらの中でも次に示す定義が最も的を射ていると思われる。疾患管理は，「一連の予測に基づいて計画された介入を，患者の疾患の経過を変化させ，期待されるアウトカムを導き，患者のQOLを高め，同時に医療費を削減するために用いるものである」(Powell, 2000, p.5)。疾患管理の領域は，最近急速に発展してきた分野である。アウトカムの指標や基準は，常に修正が加えられ，そのようにして，新たな「最も適切な実践」が発展する。

　Wagnerら(2001)は，革新的であると同時に効果的であると思われる72の慢性疾患管理プログラムを調査し，それらを検討してケアの効果を評価するための1つのモデルを開発した。このモデルは，組織化された適切な保健医療システムを必要とし，その保健医療システムは地域の政策や資源と密接なつながりを持ったものでなければならないとされている(p.289)。地域の政策や資源は，保健医療システムの中では得られないサポート的サービスや教育的サービスにアクセスすることを可能にするだろう。このモデルの最も中心的な鍵となるものは，患者中心で，かつ協働的なケアプランを作成することにある(図1-3)。それは，時宜にかなったアセスメントに基づくケアプランであり，個々の患者に焦点をしぼったものでなければならない。

　Wagnerらによって開発されたモデルは期待を抱かせるものであるが，本当に役立つかの鍵はその実践の中にある。このモデル，およびその他の類似のモデルは，本質的に疾患管理モデルであり，病気管理モデルではない。特定の慢性疾患を持つクライエントは，クリニカルパスウェイやクリニカルマップ上に「当てはめ」られなければならず，それは，あらかじめ決められている介入を提供されるということでもある。Wagnerらのケアモデルは，医療費削減の面では効果的であるかもしれない。しかしながら，それは病気の管理における個人的な側面という点から考えると不十分である。ケアには質と量が含まれることが重要であり，またクライエントが直面している個人的なニーズに関心を持つことが重要なのである。

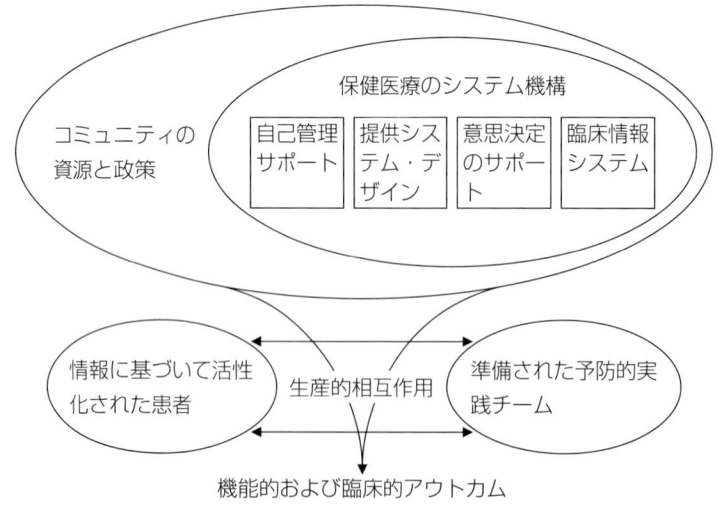

図1-3　クロニックイルネスに対する効果的なケアのためのモデル

出典：Wagnerら(2001)

地域における保健医療職者の責任

地域の保健医療に携わる専門職者は，地域住民の良識に働きかける予防的方策に責任を持たなければならない。保健福祉省の *Healthy People 2010* では，健康状態の改善のための体系的なアプローチ方法が提供されており，それには個々人の健康，地域の健康，そして国の健康が含まれている（DHHS, 2000）。*Healthy People 2010* の目指す目標には，質の高い健康生活を長く続けられること，および健康格差を減少させることが含まれている。これらの目標は 28 の焦点領域における 467 の行動目標群を通して管理されるようになっている。行動目標群の多くは，地域に住む人々の病気や障害，そして若年死亡を減少させるために作成されたものであり，その他の行動目標群は保健医療の質，公衆衛生サービスの力，健康関連情報の利便性と蓄積性の改善などのより広い領域に焦点があてられている（DHHS, 2000）。さらに，焦点領域の多くは，慢性疾患とその予防に関連したものである（表 1-4）。

研究

慢性疾患を持つ個人についての思考を深め，ケアリングの新しいパラダイムを提示するための研究を続ける必要がある。看護研究は記述的研究においては大きな一歩を踏み出しているが，介入研究はまだまだ不足している。クロニックイルネスを持つクライエントの QOL を高めるような看護介入とは何であろうか？

看護介入に関する研究と並んで，ますます必要とされているのがアウトカムを明らかにする研究である。実際のところ介入研究のいくつかは，アウトカムを明らかにするもの，すなわち特定の看護介入が特定のアウトカムをクライエントにもたらすことを明らかにするための研究である。思いがけない保健医療費の高騰に伴い，システムおよび個人にとっての肯定的なアウトカムを明らかにすることに対する関心が高まっている。マネジドケア組織は，特定の対象者にとっての臨床的なアウトカムを提示している（例えば，急性期ケア施設への再入院，薬物にかかる費用，あるいは常習など）。しかし，看護職者だけにしか測定することができないアウトカムがあるはずである。特定の看護介入によってクライエントにもたらされるアウトカムとは何であろうか？ そのような特定の介入は，個々人の生活の質にどのような違いをもたらすのであろうか？

アウトカムに関心を寄せるということは，なにも新しいことではなく，例えば，フローレンス・ナイチンゲールはクリミア戦争における兵士の罹病率と死亡率を用いて患者のアウトカムを示している。現在との違いがあるとすれば，クライエント個人にとってのアウトカムとクライエント集団に対してケア

表 1-4　*Healty People 2010* における焦点領域

- 質の高い保健医療サービスへのアクセス方法
- 関節炎・骨粗鬆症・慢性的腰部障害
- がん
- 慢性腎障害
- 糖尿病
- 機能障害および二次的障害
- 地域を基盤とした教育的プログラム
- 環境的健康
- 家族計画
- 食品の安全性
- 健康に関するコミュニケーション
- 心臓疾患と脳血管障害
- HIV
- 免疫と感染症
- 外傷予防と暴力防止
- 母性・新生児・幼児の健康
- 医療製品の安全性
- 精神的健康と精神障害
- 栄養と肥満
- 職場の安全と健康
- 口腔衛生
- 身体的活動と運動
- 公衆衛生の下部構造
- 呼吸器疾患
- 性感染症
- 薬物依存症
- 喫煙
- 視力と聴力

出典：保健福祉省（Department of Health and Human Services, 2000）。*Healthy People 2010*. 健康増進のためのシステム的アプローチ。http://www.health.gov/healthypeople/Document/html/uih/uih_2.htm

を提供する保健医療システムにとってのアウトカムにしばしば食い違いがみられることであろう(Mitchell et al., 2000)。

保健医療提供システムという概念枠の中では無数のアウトカムが示されている。例えば、サービスのアウトカム(患者の救急治療室到着から血栓融解治療開始までの時間)、臨床的な質のアウトカム(再入院率)、財政的アウトカム(平均在院日数、費用、再入院率)、および健康状態(長期的アウトカム)などである(Brown, 2000)。これらのアウトカムはそれぞれ明快であるが、しかし、それらは集団全体について示すものでしかない。しばしば個人は、これらの混乱の中で見失われてしまう。このような方法では、個人と家族の生活の質を測定することはできない。

要約と結論

クロニックイルネスを持つクライエントと家族に提供するケアは、保健医療において継続的に取り組むべきチャレンジであると言えよう。保健医療職者がいかにケアの質と量のバランスをとるかということは、今後も1つの論題として討議が続けられるであろう。米国における保健医療体制においてクロニックイルネスの人々に対する一貫したケアを発展させることは非常に重要である。過去から現在まで続けられてきた急性期ケアシステム、人によっては「非システム」と呼んでいるものは、クライエントに対するよりよいケアへと再定義されなければならない。一層増加を続ける高齢者人口とクロニックイルネスを持つ人々は、現在のケアパラダイムには適合しない。クロニックイルネスを持つ人々に必要なケアのための新たなパラダイムの開発が不可欠なのである。

課題

1. 今日において慢性性が増大する要因と影響因子を述べよ。
2. 統計データがクロニックイルネスについて私たちに与える肯定的な側面と否定的な側面について述べよ。
3. 慢性性(*chronicity*)を定義することの難しさを説明せよ。どのような要因が慢性性の定義では考えられなければならないか。
4. クロニックイルネスに対する個人の反応に人々の発達段階はどのような影響を与えるか。
5. 病みの軌跡は、クロニックイルネスを持つクライエントに提供される心理社会的側面のケアにどのような影響を与え得るか述べよ。
6. 私たちの社会はクロニックイルネスを持つ人々にどのように対応し、どのように反応しているか。
7. クロニックイルネスを持つ人々に対してより適切なケアを提供するためには、保健医療職者の教育にどのような変革が必要か。
8. *Healthy People 2010* の目標群とクロニックイルネスはどのように関連しているか。
9. 慢性疾患とクロニックイルネスを比較して考えよ。
10. クロニックイルネスを持つ人々のニーズによりよく適合するためには、現在の保健医療体制にどのような変化を起こす必要があるか。
11. クロニックイルネスに伴う体験に個人の文化はどのような影響を与えるか。また、保健医療職者は個人の文化に適したケアをどのように提供しているか。

第2章

病者役割

Patricia Ryan Lewis ■ Ilene Morof Lubkin
訳：河井伸子

イントロダクション

　私たちのほとんどが社会集団の中で共に生活しているが、そのためには相互作用が無秩序とならないような手引きが必要である。言い換えると社会は、集団メンバーの反応や行動に影響を与えるような指針を定める。これらの指針を理解する手段となるのが役割理論(role theory)であり、この理論は、人はほぼいつも最も重要な状況を大体同じように特徴づけるということを前提としている。役割理論によると、社会は社会的に承認されるすべての立場を定義し、役割を定めるが、それには一連の規範(norms)や行動のルールが含まれる(Berger, 1963；Wu, 1973)。

　役割は、行動、活動、情動、および態度についての規範を含み、他者から認識され自己像を保持することのできるアイデンティティの出現を導く。社会的に割り当てられるアイデンティティを習得するメカニズムは社会化(socialization)と呼ばれ、Mead(1934)は個人が自己と社会とを同時に発見するプロセスであると説明している。重要他者(両親、先生、友人、その他の人々)との相互作用や、重要他者からの指示は、社会の期待や承認を細かに反映したものである。役割は他者との関係の中に存在しており、例えば親という役割は子どもを必要とし、看護師という役割は患者を必要とする。相補的な役割の中でどのように振る舞うかという期待が、常に役割の習得と結びついている(Andrews, 1991)。

　子どもたちはそれぞれの役割に特有の行動を実践しながら、異なる役割を演じる。やがて人は、劇場の俳優と同じように、与えられた状況にふさわしい役割行動を演じることができるようになり、多様な役割を果たすようになる。例えば、母親であり看護学生でもある若い女性は、生活のそれぞれの場面にふさわしい異なる役割行動をとる。

　役割の社会化は、ライフサイクルを通して持続する累積的なプロセスである。通常の発達や人生の出来事は役割の推移(role transitions)や役割の変化をもたらす(Hurley-Wilson, 1988)。役割が出現した時、それらは重要他者にとってどのようなものかという視点から判断され、重要他者の受け入れによって承認される。

　病気の間は役割期待が変化し、それによって病気の人は、日々の責任から自分の健康状態に必要な行動へと移行することができる。完全に回復した人は、以前の行動や役割に戻るが、部分的な回復であったり、症状が残っているような場合は、以前の役割を社会的な期待と病気に適合するように修正して順応しなければならない。病気の間に生じる役割、これらの役割にふさわしい行動、これらの役割の推移の間や後にクライエントをサポートする介入について意識している看護師は、クライエントや重要他

病気行動

症状の発現は病気行動(*illness behavior*)と呼ばれる反応を引き起こし，その反応は人が自分の健康状態を認識し治療が必要であるとを決心するのを助ける(Wu, 1973)。病気行動の定義は，「異なる人々によって，症状が異なって知覚され，評価され，それに基づいて行動がなされる(あるいはなされない)様式」とされている(Mechanic, 1961)。

このような観点から見ると，病気行動は，起こっている変化を明確にしアセスメントすることや解決策を探し求めるなどの求助行動に限られる。病気行動は健康を求めるものであるため，個人が症状の説明を求めている時，症状をもたらしている障害を管理する手段を必要としている時，または現在の治療に意見が合わないと感じる時などにいつでも誘発される。例えば，頻発する非特異的な神経症状に悩むクライエントは，最終的に多発性硬化症と確定されるまでに，複数の医師を受診し，さまざまな診断上の意見や治療計画を聞くであろう。もしくは死の迫っている自分の子どもが現代医学では助からないと感じた親は，レアトリル療法[1]のためにメキシコに引っ越すかもしれない。

1996年に健康信念モデル(health belief model)を構築したRosenstockは，健康や病気についての個人の信念から保健医療サービスの消費を予測できることを説明しようとした。健康信念モデルは，態度，個人の価値観，信念，これまでの生活体験，および現在の生活のストレスなどによって，行動や選択および病気に対する反応が変わることを示している(Rankin & Duffy, 1983)。健康信念モデルは，予防的健康教育の評価や治療計画コンプライアンスのアセスメントに有用であるが，病気行動をも明らかにする。Rosenstockのモデルによると，個人は，①問題となっている疾患に罹りやすい，②その疾患は有害であり，自分の生活に重大な影響をもたらす，③特定の行動がその疾患に罹患する可能性を減少させる，あるいは疾患の重症度を減少させることができる，④行動することは疾患に罹患することほど脅威的ではない，といった信念を持たない限り，健康を増進するような行動を選択しない傾向にある(Rankin & Duffy, 1983；Redman, 1993)。

社会文化的な要因もまた信念や病気行動に影響を与える。人は本来的に自分の文化システムに合致した行動をとるものだが，そのような一貫性は，ある特定の文化を持つ地域住民の価値観や信念と，保健医療職者の価値観や信念の間にギャップを生じさせ得る(Redman, 1993)。例えば，病気はライフスタイルの結果で，身体の「冷」と「熱」の不均衡だと信じているメキシコ系アメリカ人は，在宅で治療を実行するだろう。外部のアドバイスを求めるのは，このような治療が効果的でないと証明された時だけである(Gonzalez-Swafford, 1983)。Germain(1992)は，双方にとって望ましい治療計画を立てるためには，保健医療職者は自分たちの説明モデルと患者の説明モデルとの相違を明らかにする必要性があると強調している。

健康行動に影響を与えるもう1つの要因には，教育レベル，家計，家族構造などに影響を与える経済状態がある。貧困者は，予防に関する知識が不十分で，サービス資源についてほとんど知らないため，症状によって日常の自立や通常の役割を果たす能力が妨げられるまで，医療的な援助を求めないことがある(Helman, 1990)。表2-1は病気行動に影響する決定因子とその作用を示したものである。

病者役割

病者役割(*sick role*)はTalcott Parsons(1951)によって医者役割と共に紹介されたが，この2つの役割は同等なものとして見られていたのではない。医師は，クライエントの行動を健康へ向けて前向きに変化させる力を持っているとされていた(Cockerham, 1989)。事実，医師とクライエントの関わりは，親と子の関わりと比べると限られたものであるにもかかわらず，Parsonsによって紹介された医師-クライエントの二者関係には，親子関係的性質が含まれている(Parsons & Fox, 1952)。

Parsonsは病気を社会的な圧力に対する反応(例え

訳注1　レアトリル療法　杏または桃の核から調製された薬剤で，制がん剤として論争を呼んだ。シアン化物を含むため，FDAが販売を禁止した。

表 2-1　病気行動の決定因子

異常の再発	症状が頻繁に起こるほど，人は援助が必要であると感じる。家庭での治療で軽減されるのであれば，外部の援助が求められることは少ない。
可視性とその影響	症状が明瞭であるほど，より多くの病気行動が引き起こされる。しかし，障害がスティグマに結びつくと感じると，援助を求めることは少なくなる。症状や疾患に対する偏見が援助を求める行動を強いているが，特定の症状を社会が容認するようになれば援助を求めることは少なくなると考えられる。症状が生命に関わると考えられている時は他の要因にかかわらず援助が求められる。また，他の役割や重要他者の重要性は，援助を求めようとする意欲に影響を与える。
深刻さや重大さについての知覚	症状はどの程度明白で生命に関わるものか。それらは社会的関係あるいは仕事上の関係にどのような影響を与えるか。それらはスティグマや罪悪感と結びついているか。どの臓器が関係しているか。予後や回復率はどのようなものか。障害が重大であると考えられると，素早い病気行動が引き起こされる。人が病気をどの程度深刻で重大なものととらえるかは社会的な立場や健康信念システムによって異なる。さらに，症状の深刻さが他のニーズや欲求のヒエラルキーにおいて優先度の低いものとして考えられることがある。
保健医療システムと利用のしやすさ	距離，経費，利便性，時間，努力，およびアウトカムへの恐れなどは援助を求めようとする意欲に影響を与える。保健医療システムは個人のニーズを後回しにし，従順さを要求し，個人のアイデンティティやプライバシーを取り去り，患者を親子関係に似た状況におく。このような従属関係は病気行動を始めようとする意欲に影響を与えるだろう。
症状についての知識と意味づけ	症状の意味についての知識の欠如は援助を求めることに影響を与える。例えば，症状を呈している高齢者は自分の症状を病気として解釈することもあれば，加齢の過程として解釈することもある。
文化的期待と社会的期待	症状の解釈における文化的特徴や民族的特徴，および受容し得る保健医療についての見解は，援助を求める方向あるいは遠ざける方向に導く。社会経済的階級，年齢，性別はどのように症状が解釈されるかに影響を与える。低い社会的階級では重要な役割が妨げられる症状に注目する。高齢者は保健医療サービスをよく利用し，女性は男性よりも医療的ケアを求めることが多い。

出典：Wu(1973)とAlonzo(1980)からの編集。

ば，責任を回避すること）としてとらえ，したがって病気とは本質において，生物学的であると共に社会学的なものであるとみていた。人は誰でも，よい状態を保つことに失敗することで病者役割を担う可能性があり，それゆえそれは偶然(contingent)にもたらされる。さらに，その役割には自分は自己を助けるのに十分でないという意味が内包されている（Parsons, 1951）。病者役割の4つの主要な要素と特性を表2-2に示す。

すべての役割と同じように，病者役割も習得され，他者からの評価や正当化に影響を受ける（Alonzo, 1980）。人は病気であることを受けとめた時，病者役割をとり，いくつかの行動を開始し，またよくなりたいという欲求を表す。もし，自分にとってもっと受けとめやすい診断や治療を求め続けるなら，病気行動はさらに続けられる。

障害者役割

病者役割は，急性疾患や回復に焦点をおく医療社会学において，妥当かつ重要なものとされている。しかしながら，慢性の病気においてはほとんど適用

表 2-2　病者役割の特徴

役割の構成要素	関連する期待と行動
権利	
通常の責任からの免除	病気の性質や重大さによる。他者や医師からの正当化が必要であり，それによって詐病を思いとどまらせる。正当化が得られると，個人の通常の責任は免除される。
ケアを受ける権利	個人は意思あるいは決意に基づく活動によってよくなることを期待されてはいない。病気になったことへの責任はなく，それゆえ個人はケアを受ける権利を持つ。そのため，身体的依存や精神的サポートの権利が受容される。
義務	
よくなりたいと望む義務	病気であることは望ましくないととらえられている。病者役割の特権や義務の免除が二次的利得になり得るので，患者が回復への動機を持つことが最も重要であるとされる。
専門職者に適切な援助を求め，それに協力する義務	患者は医師や他の保健医療職者が持つ専門的知識を必要とする。よくなるための共通目標へ向けて，これらの専門職者との協働が不可欠である。

出典：Talcott Parsons' *The social system*, 1951. New York：The Free Press, a Division of Macmillan, Inc. より許諾を得て改変．

の例がない。

　Gordon（1966）は，重症度や罹病期間の異なる病気の人々を対象に，多様な社会経済的状態にある集団の反応と期待について調査した。これは，クロニックイルネスを持つクライエントに適用できる行動を明らかにした最初の研究であった。調査したすべての集団において，「病人」であると定義する際の主要な要因は予後であり，病人と定義されたのちの好ましい行動はParsonsのモデルと一致することが見出された。そして予後が悪くなると，どの集団においても病人は社会的責任から免れるよう勧められる。誰を病人とするかは社会経済的条件によって異なり，社会経済的条件の劣悪な集団では，病気を機能的な無能力状態と同一視していた。Gordonは，病気が重くない初期段階あるいは回復の段階において，個人と家族は病気に対する決定を基本的に行っているが，極めて依存的な段階になると，そのような決定はほとんどなされないことを見出した。

　Gordonは2つの病気役割のあり方を明らかにしている。1つはParsonsによって提案された病者役割（sick role）であり，予後が重大で不確かである時に有効とされている。この役割がふさわしいと思われる状況では，どのような社会集団においても，通常の役割責任からクライエントを外すために強制力が適用されるべきだと考えられている。2つ目の役割は，Gordonが障害者役割（impaired role）と呼んだものであり，予後がわかっており，重大でない障害にふさわしいと考えられている。個人が障害者役割をとっていると考えられる時，社会は個人が通常の行動や通常の役割への参加を期待し，それを支持する（Gordon, 1966）。すなわち，社会的圧力は，もし個人が病人とみなされれば，通常の行動から外そうとし，身体障害を持つが病気を経験していない個人は，制限の中で通常の行動を維持するように期待する。

　障害者役割には以下のような特徴があるとされている。

1. 個人は永続的な機能障害を持っている。
2. 個人は通常の役割責任をあきらめるのではなく，健康状態の制限の中で，通常の行動を維持することを期待される。障害によっては，生活場面の修正が必要となる。
3. 個人は必ずしも「よくなりたい」と思う必要はなく，むしろ，残されている能力を最大限に活かすように奨励される。個人は機能障害を受容し，限界と障害にふさわしい振る舞いを認識する一方で，自分の持つ可能性を自覚しなければならない（Wu, 1973）。

　障害者役割には，人が病者役割行動をとる限り自分自身のケアの管理を責任を持って行うことが妨げられるという考え方が含まれている。しかし，障害者役割が受け入れられると，病状の維持管理，合併

症の予防，役割責任の回復，および十分な自覚を導くようないかなる活動も受け入れられる（Wu, 1973）。障害者役割にはリハビリテーションとウェルネスの最大化という両者が含まれる。もし，このような時期に個人が病者役割行動を維持しようとすると，その行動は医学的病状から逸脱し矛盾したものとなる（Wu, 1973）。

　<u>リスク調整</u>（*at risk*）という用語も，クロニックイルネスと共にある個人が引き受ける役割を表すために提案されてきた（Loveys, 1990；Meleis, 1988）。これは，障害のリスクが増加した人の健康や最適の機能に主眼をおいている。クロニックイルネスを持つ人は，病気行動に関わってもいれば健康行動にも関わっている。リスクを知覚すれば，それが予防的な健康行動の前兆となることが示されている（Janz & Becker, 1984）。リスク調整役割には不確かさがつきものである。病気の悪化や再発の可能性が存在するのと同様に，勧められた治療法の有効性もまた存在している。このことは，健康信念モデルにおけるリスクの知覚と利益の知覚の概念に関連している。

　人は，健康が続く可能性に対して，病気のリスクの確率を考える。リスク調整役割は，移行期の状態と考えられており，その中で個人は，病気に先立って演じられてきたさまざまな役割行動を変化させる。この役割は，いくつかの義務（養生法や食事療法など）を携えており，病者役割ほどではないが他の社会的役割を減少することを要求する。しかしながら，リスク調整役割は病者役割よりも不確かである。それは，病者役割でみられるような明確な兆候，症状，および時間の境界などが欠けているからである（Meleis, 1988）。

病者役割に関連した問題と課題

　理念型として提案されたParsonsの病者役割モデル（Segall, 1976）は，その妥当性と論理性によって受け入れられた（Cockerham, 1989）。急性の病気に関連するさまざまな要素の検討を続けた多くの研究は，Parsonsの基本的な前提を支持する傾向にある（Steward & Sullivan, 1982）。しかしながら，いくつかの病気は，病者役割がいつ認められるかという社会的合意が明確でないという特徴を持つ（Segall, 1976）。Parsonsが明確にした行動は，病者役割を引き受ける過程や，その過程で観察される変数についての知見を提供する。しかしながら，病者役割と病気行動の概念は疾患志向であり，短期間の役割変化に焦点をおきすぎているという批判もある（Kasl & Cobb, 1966；Meleis, 1988）。

Parsonsモデルへの批判

　病者役割モデルの大きな欠点は，急性疾患に基づいているということである。クロニックイルネスは，一時的というよりむしろ長期間という特性，完全な回復は期待できないという現実，管理の多くはクライエントや家族の責任であること，および個人は永続的な変化に順応しなければならないという特徴を持つが，Parsonsモデルではこのような特徴が無視されている。クロニックイルネスを持つ人は，以前の役割を完全に取り戻すことができないため，疾患による制限に伴う最適の役割遂行を保つことに焦点をおく必要がある（Kassenbaum & Baumann, 1965）。しかし，社会はこの集団のための明確で好ましい役割を提供していない（Segall, 1976）。

　Parsonsのモデルはまた，病気の「外部者的視点（outsider view）」であり，観察を通して病気の経験を「客観的に」理解しようとする試みであるとして批判されてきた。最近の「内部者的（insider）」研究では，個人の体験の意味を探求することを通した病気の理解に価値をおき，質的なアプローチが用いられている（Crossley, 1998）。

【社会文化的限界】

　病者役割モデルの適用は，社会文化的集団によって病気に対する態度に違いがある場合にも限界を持つ。それぞれの集団は，病気を定義づける方法，および自分や他者にとって有効な社会文化的行動についての異なった考えを持つ（Helman, 1990）。唯一の普遍的な合意は，病者役割は望ましくないということである（Segall, 1976）。Parsonsのモデルで描かれた行動は，中流階級に当てはまることであり，貧困が人々に与える影響は無視されている。生きるために働かなければならない貧困者はしばしば，自分の

身体が言うことをきかなくならない限り病気を否認する（Helman, 1990）。貧困者は症状にかかわらず病者役割に移行しないことがある。

病気に対する反応の社会文化的な違いが明らかにされているにもかかわらず（Helman, 1990），研究ではいまだに病気行動に焦点がおかれ，病者役割それ自体や，病者の役割期待と病者が相互作用を持つ人々の役割期待の関係には焦点がおかれていない。文化的な感受性を獲得するために提唱されたFacione（1993）のモデルは，健康行動と病気行動について調査をすると同時に，帰結についての価値観，社会的影響，および環境的資源などの要素を含んでいる。このようなモデルは，ジェンダーや社会階級はもちろん民族集団による相違について説明できることが期待されている。

【適切な援助を求め協働すること】

病者役割の4つの要素（表2-2参照），とりわけ適切な専門職者を探して協働することについては，広く研究されている。しかし，この議論に欠如しているものがある。それは，自分が「病気である」とすることは社会的プロセスであり，そこには身体的変化や感情的変化などの主観的な体験と，それらの変化についての他者による承認が関与するということである（Helman, 1990）。すなわち，どのような症状や兆候が異常と知覚されるか，また何が期待される反応かを決定するのは，文化的要因なのである（Buchwald et al., 1994；Mechanic, 1992）。その他の批判は，行動が過度に簡略化されていること，および個人のパーソナリティや特性，依存に影響を与える側面，知識，精神的ニーズなどが考慮されていないというものがある（Helman, 1990）。

さらに，このモデルに欠けているのは，病気の治療以外の目的で個人が保健医療システムに接触する「健康な段階」についてである（Hover & Juelsgaard, 1978）。多くの人々は，Parsonsのモデルが示しているような依存的存在ではない（Hover & Juelsgaard, 1978）。Mechanic（1961, 1972）は，専門的ケアを求めることや正当化は常に病者役割を担うための条件であるという前提に異議を唱え，医学的治療を含むとか含まないにかかわらず，人は病者役割をとり得ると論証している。

【役割責任からの免除】

役割責任と遂行についての研究は，医師の意見を積極的に聞こうとする人は病者役割をとる準備があると仮定している。しかしこれは，そのような人が果たして通常の自分の仕事の責任を諦めたり他者に依存することを積極的に望んでいるかどうかの検討がなされないままの仮定である（Segall, 1976）。

役割責任からの免除はまた，病気でない人の詐病を防止するために，他者からの正当化や実証を必要とする（Cockerham, 1989）。Parsonsのモデルでは，個人は無力な病気の犠牲者で，ケアされることを求め，ケアに協力しなければならない存在であるととらえているように思える。しかしながら，米国の保健医療における価値観の変化によって，健康に関する責任の大部分は個人にあるという考えが導かれた。しかし，健康の問題は個人に責任があるとする社会的問いかけの正当性については，研究調査による分析がいまだなされていない。

アルコール依存症や精神障害は，両者とも，役割責任からの免除を得ることが難しいことがある（Segall, 1976）。アルコール依存症は，今では治療が必要な疾患と考えられているにもかかわらず，保健医療職者を含む多くの人々が，この障害を正当化することによってアルコール依存症者が自分の行動について取るべきだと社会が信じている責任を，免除することになると感じている。その結果，アルコール依存症者は病者役割をとることをしばしば否定される（Finerman & Bennett, 1994）。

精神障害における社会的役割の免除は，これとは少し異なる。精神障害を持った人がよくなろうと努力している間は，通常の役割や責任の遂行から免除されないことが文献で示されている（Segall, 1976）。病院の治療プログラムには，地域の中でも見出されるような仕事や活動が含まれている。精神障害を持った人は，医師やその他の保健医療職者との相互作用の中で活動的で自立的で自己管理的であることを期待されるのであり，無力で受動的で服従的で依存的であることは期待されていない。うつ病のような病気を持つ人が地域の中で治療を受ける時，彼らは外来治療を受けながら通常の役割を維持することを奨励される。精神障害を持った人は，特に入院していた場合などは，回復しても，「かつての精神病者」というレッテルを貼られるなどのスティグマや拒絶

事例　正当化を得ようとすること

症状がはっきりしなかったので、24歳のAさんはほとんど注意を払っていなかった。数週間に渡って左足の脱力感としびれが続き、一旦、治まった。それが再発した時、医師に相談しようと決めた。医師は彼女の病歴や臨床所見がはっきりしなかったので、生理学的な問題はないと感じ、彼女もその診断を受けとめた。その翌年、彼女は視野欠損とめまいを伴う複視と左脚の痙攣を二度経験した。いずれも症状は持続しなかったが、徐々に強くなった。家庭医の受診を繰り返していたが、診断には至らなかった。Aさんが長くつき合ってきた恋人と最近になって別れたことから、医師はそのトラウマによる「詐病」であると考え、精神科医の受診を勧めた。彼女は最初の症状がみられたのは失恋の前であったことと、再発した症状がそれぞれ顕著であったことから、その医師の所見は違うと考え、他の医師を受診した。今度の医師は何かの感染症と診断した。治療は当初効果があるように思われたが、症状は再発し、彼女は効果がないとしてその治療を受けるのをやめた。

Aさんの両親は家庭医である医師の能力を疑ったことがなかったので、再発するたびに症状が悪くなっていくにもかかわらず、精神科医の受診を勧める医師の見解を支持した。両親のこのような態度にAさんはとてもがっかりした。それは、何が悪いのかを見出そうとする彼女の努力への重要なサポートを失ったように感じたからであった。彼女は所見や検査の記録をとり、多くの質問をするようになった。彼女の目標は医師の助けとなることであり、妨害することではなかった。

しかし時間が経過し、不確かさが続くことで、彼女は自分の精神状態を疑い始めた。自分の探求が無駄なのではないかという彼女の悩みは続いた。最終的に彼女はメディカルセンターで多発性硬化症という診断を受けた。その時の彼女の反応は安堵感であった。しかしその治療は治癒ではなく、いくつかの症状の軽減だけであることに彼女はすぐに気づいた。最終的に診断がついた時、Aさんは28歳であった。

出典：Lubkin(1995)

に備える必要がある(第3章「スティグマ」参照)。

【誰がクロニックイルネスを正当化するのか】

Parsonsのモデルでは、病気を正当化する医師の役割が強調されており、そのプロセスにおける看護師やソーシャルワーカーなどの保健医療職者の役割については言及されていない。また、家族や他者による正当化は重要でないと考えられている。急性の病気の場合に最終的な正当化を与えるのは医師であろうが、クロニックイルネスや永続的な障害についてもこの特権が適用されるかどうかには疑問の余地がある。

クロニックイルネスの健康管理が行われるのは主に家庭であり、それはクライエントの状態を評価するために非専門職者への依存が増すという状況を意味する。Helman(1990)は、個人が病者役割の権利や利益を得るためには、所属する社会集団の協力が必要であると指摘している。社会集団のメンバーが、その人を「病人」ととらえると、ケアを提供する義務を感じる。Honig-Parnass(1981)は、「個人の治療における重要な役割は、専門家にではなく素人の重要他者に患者によって割り当てられる」ことを見出した。すなわち、素人のケア提供者によるケアやサポートは、日常生活を管理することに関して、クロニックイルネスを持つ人にとっては医学的ケアよりも重要な正当化の基準となっている。

病気によっては、とりわけ初期症状が十分に確認されない時、医師やその他の保健医療職者、非専門職者からの正当化を受けることは難しく、失望することにもなりかねない。病者役割に移行する機会が否定されると、「ドクターホッピング[2]」につながる。その結果、クライエントは自分1人で解決策に「取り組む」よう強いられるという困難な状況におかれる(Steward & Sullivan, 1982)。こうして、症状のある人は、自分自身の知覚を疑うことになりか

訳注2　(doctor hopping)医師を次々と渡り歩くこと

ねない。上に示したAさんの事例は、その例である。

多発性硬化症は正当化を得ることが難しい。この病気は、一般的に症状の始まりから診断まで約5年を要する。第1に、確定できる検査がないため診断が難しく、医師を受診してもしばしば誤診に終わる。重要他者がこのような初期の診断を受け入れると、まだ訴えのあるクライエントは心気症や詐病とみられる。病気であると社会的に認知されないため、症状が増強して病者役割をとる必要性が増しているにもかかわらず、診断と正当化の欠如によってその役割をとることが妨げられる。

それゆえ最終的に診断がなされた時、クライエントは再発する厄介な症状に名前がついたことにいくぶんかの喜びに満ちた反応を示すことが多い。このような反応は、わからないことへのストレスが減少した結果である。さらに、専門家による正当化や重要他者からの多大な社会的サポートが、この時から始まる。

新しい疾患の正当化に社会的な活動が役割を果たすことがある。近年では、慢性疲労性症候群の人々が自分たちの状況についての生物学的な説明を普及させるために組織的に活動している。これらの人々は、病気とその原因がどのように理解されるかについて大きな利害関係を持っている。彼らは共感を導き、スティグマを退け、自分たちの自己概念を守るための正当性を獲得しようと努力している(Mechanic, 1995)。

求援助行動の遅れ

症状のある人々は、しばしば医療的ケアを求めるのに乗り気でないことがある。このような遅れは不利益となることがある。それは、早期診察と診断を必要とする病気が明確にされないため、効果的な治療や救命のための治療を開始することができないからである。遅れはまた、経済的な不利益をもたらす。それは、遅れによって治療が長引いたり効果が現れなくなるからである。また、病状をよくしたり最小限にするための時間が長引くからである。さらに、遅れは地域全体の健康にも影響を及ぼすことがある。例えば、活動期の結核が治療されないままであれば、他の人が罹患する可能性がある(Blackwell, 1963)。

心理的なストレスは活動の引き金として作用することがある。適応能力の減少に伴い、危機は不均衡を引き起こし、そのため援助を求めずにはいられなくすることがある(Stoeckle, Zola & Davidson, 1963)。ケアを求めることはまた、状況についての家族や友人の評価、すなわち、その症状は適切な医学的介入を必要とする病気のせいであるとする判断と関わっている(Alonzo, 1980)。

保健医療を求めるようにクライエントを動かす要因があるにもかかわらず、疾患のプロセスに逆効果をもたらすような遅れが生じることは避けられない。患者になるか、患者にならずにいるかの選択は、必ずしも、苦痛の種類や質、苦悩の深刻さ、障害を治す能力にはよらない。ある社会文化的集団は症状が人間関係を妨げるまで、またある集団は身体的活動や機能的活動が妨げられるまで、さらにある集団は家族や集団が承認し決定するまで、遅れを許容している(Stoeckle, Zola & Davidson, 1963)。

Backwell(1963)は、がん患者における遅れに関する研究を分析し、遅れが確かに存在すること、および多くの人々が診断や治療を求めるのが遅れたために救われなかったことを指摘している。精神的な問題を持つ人々は、しばしば家にとどまっており、治療を求めようとはしない。家族の我慢が限界に達すると、家族は医学的ケアを受けるように個人に要求し、それによって治療に向かうことがある。

援助を求めることには3つの特徴が影響していると思われる(Stoeckle, Zola & Davidson, 1963)。それらは、クライエントの、①客観的な臨床上の障害や症状についての知覚、知識、信念、および態度、②医師や医療サービスに対する態度や期待、そして③健康や病気についての個人的定義と、医学的ケアがいつ必要であるかについての信念などである(表2-3)。

援助を求める行動は、文化的かつ社会的に学習された反応であることは明らかであろう。個人は、自分の状況に対する個人的な定義に応答する(Cockerham, 1989)。保健医療職者は、クライエントの行動を理解するためには、状況についての個人の見解を理解しなければならない。

表 2-3　求援助行動が遅れる要因

症状が通常の生活の一部である	特定の症状やその他の症状が大部分の人に広まると，それは標準となる。実際には，「健常者」でさえも，長期間に渡って病気が全くないということはほとんどない。呼吸器，腹部，および筋肉-骨格の症状は日常的にみられ，個人や家族は民間療法や市販薬で治療する。医療を必要とする「病気」として個人が同定するのは，保健医療職者が兆候や症状から病気と同定するものとは異なる。病気を持つ人の多くが医学的援助を求めないことは厳然たる事実である。
症状のタイプ	症状への懸念は，発症が急激か緩慢で潜行性かによって，あるいは症状の重大性についての個人の知覚によって異なる。出血や強烈な胸痛や重度の外傷などの急激に進展する急性症状があると，人は医学的ケアを求める。しかし，緩慢で潜行性の症状があっても，人はケアを求めないことがある。
「主訴」の重大性	症状の医学的重要性は個人が援助を求める際の基準にはならない。主訴（chief complaint）や症状についての懸念がその人を苦しめる場合に保健医療が求められる。例えば，腎臓疾患に伴う種々の兆候や症状はさておいて，もっぱら下肢の不快感を伴う浮腫に注目する人は，身体症状の意味よりも自分の社会的役割の障害について心配しているのかもしれない。症状が治療不可能な障害を示すと考えられる時，人は病気の「真実」を知ろうとはしないことがある。保健医療職者は助けにならないとその人が思っている時は特にそうである。
症状の知覚の相違	文化的・民族的・社会的に異なる集団では，症状に対する知覚や反応が異なる。何が影響を与えるかは，症状を構成するものが何かという定義によって異なる。同じ症状であっても違う活動が行われる。痛みの発現を早急の注意を必要とするものとしてとらえ，病気の身体的・社会的影響を懸念する集団もあれば，疾患の機能的な影響を懸念する集団もある。社会経済的な地位もまた医学的ケアを求めるかどうかに影響を与える。例えば，裕福な人は自分が「神経質」であることに対して治療を求めることがあるが，資金や自由な時間をほとんど持たない人にとっては重大でないとして無視されるだろう。
保健医療提供者への期待	クライエントが特定の保健医療職者を受け入れ利用するかどうかは，保健医療を求める理由と保健医療職者に対して抱いている考え方によって左右される。疾患や症状について安心したいと望んでいる人，あるいは「患者に対する人間的な関わり」が専門的能力より重要であると評価する人は，専門的能力を強調する保健医療職者の援助を求めることが遅れる。クライエントに最初に接触しケアを提供する保健医療職者が，クライエントにとって助けになると思われる保健医療職者より影響力が少ないとみなされることがある。脳梗塞患者のリハビリテーションの中で援助している理学療法士の助言は，医師の助言より重みを持つことがある。
保健医療に対する信念	何かがおかしいと判断することから行動に移すまでの段階は，健康や病気についての個人の定義や信念によって異なる。疾患の予防を達成しようとする人は健診を多く受け，健康に関心のない人は受診が少ない。日常の活動が妨害されることを懸念する人は，そのような病気が発症した時にケアを求めるであろう。

出典：*Journal of Chronic Diseases, 16*, Stoeckle, J. D., Zola, I. K., & Davidson, G. E. On going to see the doctor, the contributions of the patient to the decision to seek medical aid: A selective review. Copyright 1963, Pergamon Press. より許諾を得て要約。

誰が病者役割を求めるか？

　人は，器質的な要素によってではなく機能的能力の崩壊によって病気を判断する。不安や恐怖のような心理的要因は1つの役割を果たす。自分から援助を求めるためには，危機を経験したり，症状によって重要な活動が妨げられたりすることが必要かもしれない（Redman, 1993）。

　もう1つの要因として，以前に経験した病者役割との関連が挙げられるだろう。Whiteheadら（1982）は，子どもの頃，病気だった時に報酬（おもちゃや食べ物など）を受け取った人は，容易に病者役割に移行する傾向を持ち，容易に身体的な訴えを言葉に表し，医師を受診し，より多くの急性や慢性の病気を持ち，より多く欠勤したと報告している。さらなる研究は，両親による病気行動の社会的モデリングによって，同じような状況で子どもが示す障害の程度が異なる事実を指摘している（Schwartz, Gramling & Mancini, 1994；Whitehead et al., 1994）。

　病者役割への移行に影響を与えるその他の要因には，医療費を支払う経済的能力，自分の健康は自分で守るという責任感，医学・医療専門職者・外科的治療・身体についてどのように考えているかという個人的見解などが含まれる（Redman, 1993）。例えば，高齢者は，身体的変化を症状としてではなく「自然な」老化の一部と考え，特に経済的懸念と相まった時には，ケアを求めようとしないことがしばしばある。

　Mechanic（1972）は，病者役割への移行に影響を与える7つの重要な変数を指摘している。それらのいくつかは個人の健康信念とつながっている。

1. 症状の数と持続性
2. 症状を認識する個人の能力
3. 知覚された症状の深刻さ
4. 情報の入手しやすさと医学的知識
5. 人・集団・機関に我慢や禁欲などを強く求めるような文化的背景
6. 症状に伴う身体的障害や社会的障害の程度
7. 利用可能な援助資源，および社会的かつ物理的な利用しやすさ

役割の変化

　病者役割への移行は，突然であっても漸進的であっても容易ではない。この移行には，新しい役割を獲得する一方でこれまでの役割を喪失することが伴う。このような動きは，新しい知識を取り入れて行動を変え，自己を新しい社会的文脈の中に定義づけることを人に要求する（Meleis, 1975；Kubisch & Wichowski, 1992）。

　クロニックイルネスを持つクライエントは，病者役割か障害者役割のどちらかをとるとしても，意識的あるいは無意識的に，ウェルビーイングに向けた個人の目標達成に効果的とは言えない方法でその役割をとることがある。例えば，リハビリテーションをしている循環器疾患のクライエントは，指示された運動療法や食事療法，および労働スケジュールに従わないことがある。もしクライエントが，得られる利益とそのために必要な犠牲を比較検討して，犠牲に比べて利益が少ないと感じている場合，この行動は意識的である。その一方で，無意識的な役割行動は，知識の不足，期待される役割行動についての理解の欠如や役割葛藤などによる。

【役割の機能不全】

　役割への移行の際にさまざまな問題が生じると，役割の機能不全という結果になる。役割の機能不全は，役割行動を理解する困難さや行動を遂行する困難さを表し，遂行される役割が自分や他者にとって不適当であると考えられることを示す（Meleis, 1975）。役割の機能不全は，さまざまな原因で生じ，それには役割葛藤も含まれる。

【役割のあいまい性】

　役割の機能不全はまた，役割のあいまい性とも関連している。役割のあいまい性とは，どのような役割が期待されているかについて明らかでない状況を表す（Hardy & Hardy, 1988）。この状況は，個人が特定の役割における期待された行動についてほとんど情報を持っていないとか，あるいは社会システムのメンバーが特定の役割についての明確な期待を伝えていない時に生じる。

【役割葛藤】

役割葛藤は，人が役割要求の葛藤を経験していることを表す時に用いられる言葉である。役割内葛藤（intrarole conflict）においては，ある特定の役割の遂行について他者が相対立する期待を寄せているため，個人は役割をうまく果たすことができない（Nuwayhid, 1991）。このような葛藤の例は，母親の役割を果たそうとしている若い女性が，育児について実母や義母からの強いメッセージを受け取って葛藤するような場合である。また，役割間葛藤（interrole conflict）は，互いに両立しない2つの役割をとる結果，個人は適切な役割行動をとることに失敗する（Hardy & Hardy, 1988）。このような葛藤は，クロニックイルネスを持つ女性が，自分の子どもの世話に時間がとられて自分の世話をする時間がないと考え，障害者役割として求められるセルフケア行動をとることができないような場合にみられる。

【役割緊張】

役割の不確かさに直面すると，人は役割緊張の心理的身体的徴候を示すであろう。役割緊張は，役割の遂行が難しいあるいは不可能という感覚への反応である。役割緊張の症状には，典型的な身体的ストレス反応はもちろん，不安，いらだち，憤り，敵意，抑うつ，悲嘆，およびアパシーなどがある（Hardy & Hardy, 1988；Meleis, 1975）。

二次的利得

Parsonsのモデルにおいてよくなりたいという欲求は重要な側面であるが，クライエントは時に病者役割にとどまることを選択することがある。病気に対するこのような反応の多くは，病前の性格，ライフスタイル，および心理社会的な能力レベルの影響を受ける（Feldman, 1974）。ほとんどの人がストレスの多い状況からの一時的な解放としていくぶんか病気を歓迎する。幼い子どもは，咽頭痛や腹痛だと言って学校を休む口実にするのがうまいし，大人は「風邪気味」だからと丸1日ベッドで休むのを，通常のプレッシャーから解放された休暇としてしばしば歓迎する。

Byrne, WhyteとButler（1981）は，心筋梗塞後に仕事に戻った患者は全体の85%のみであったことを見出した。梗塞の客観的な深刻さは仕事の再開に関連していなかった。心筋梗塞後8か月が経過しても仕事に復帰していない人は，病者役割にとどまっている傾向にあった。不安は，以前の活動に戻ることに影響を与えていた。不安が心筋梗塞に先行しており，かつ長期間持続している場合，その人々は社会的活動に関わろうとしないことが示された（Byrne, 1982）。このような人々は，身体的症状の認識よりも，身体的機能や情動的反応を反映したウェルビーイングの側面について懸念を示す傾向にあった。Reigel（1989）もまた，心筋梗塞を経験した患者の心理的要因を検討すれば，仕事に復帰するか依存を延長するかが予測できるとした。

クロニックイルネスへの適応は大変長いプロセスである（Davidhizar, 1994）。患者は，病気に適応する必要性と，より高い機能レベルに戻りたいという衝動の間で板ばさみになる。このような動揺の時期に，患者は自分のこうむっている制限から二次的利得を発見することがある。予期していなかったこれらの利得によって，制限や現状の維持が魅力的なものとなる。

「すべての人が健康でありたいと欲している」という盲目的な前提は，健康行動と病気行動についての重要な側面を隠すことがある。いかなる犠牲を払っても健康を求めるという人はほとんどいないし，いたとしてもごくわずかである。健康であるために，あらゆる楽しみを大幅に減少させなくてはならない場合は，特にそうである。病気のかかりやすさを増加させるという圧倒的な数のエビデンスがあるにもかかわらず，毎年何百万人もの米国人が喫煙し，飲酒し，脂肪の多いものを食べている。健康は，健康によくないすべての活動と競合するので，個人の行動は人生の目標というより大きな文脈においてのみ理解することができる。

ライフサイクルによる相違

病気への反応は，発達段階や発達課題，および役割によって異なる。病者役割，中でも障害者役割への対応は年齢によって異なる。このような相違は，病気に対する子どもや高齢者の反応の中に現れる。

【子どもとクロニックイルネス】

　クロニックイルネスを持つ子どもは情動面の不適応という重大なリスクがあることが研究によって示されている(Pless & Nolan, 1991)。問題には，行動上の困難，自己尊重の低下，および発達課題の不十分な達成が含まれる。中枢神経系の障害を持つ子どもは（精神遅滞など），特に高いリスクがあると考えられているが(Breslau, 1982；Breslau & Marshall, 1985)，子どもの心理社会的問題の発生率は，特定の診断名や病気の深刻さと関連しないことをエビデンスが示している(Breslau & Marshall, 1985；Heller et al., 1985)。また，子どもの年齢や発達段階は，クロニックイルネスへの適応プロセスに関与する資源に影響を与える。アイデンティティや自立を確立しなければならない不安定な段階にある青年は深刻なリスクを持つ(Boice, 1998)。

　慢性疾患を持つ子どもは，通常のストレスはもとより，疾患に特有のストレスに対処するためにさまざまなコーピング方略を用いる(Boekaerts & Roder, 1999)。糖尿病の子どもや青年に関する研究は，発達段階が子どもの糖尿病の対処方法に影響することを示している(Grey, Camerson & Thurber, 1991)。前青年期(preadolescent)は，青年期に比べて落ち込みや不安が少なく，積極的な方法で対処し，よいコントロール状態にある。発達段階や役割の変化のためにすでにストレス状態にある青年は，対処を回避する傾向や抑うつ，不十分なコントロール状態を示す。

　クロニックイルネスを持つ子どもにとって，社会的環境，特に家族環境は適応のために極めて重要である(Harris, Newcomb & Gewanter, 1991)。クロニックイルネスの管理は生き方そのものであり，そこで生じる要求に対応するための家族の能力は子どもと家族の生活の質を左右する(McCarthy & Gallo, 1992)。家族メンバーの1人の役割が変化すると（クロニックイルネスを持つ子どもなど），家族という社会システムを構成するすべてのメンバーの役割に変化がもたらされる(Meleis, 1975)。囊胞性線維症の子どもの家族に関するChristian(1989)の研究は，家族システムを理解することが，クロニックイルネスに対する家族の適応を説明するための重要な枠組みであることを示唆している。

　しかしながら，クロニックイルネスを持つ子どもの不適応と家族の問題との関係について何らかの結論を引き出すことはなかなか難しい。このような子どもの情動的問題は家族の機能不全と関係していることを示す研究は存在する(Pless & Nolan, 1991)。しかしながら，これらの研究の多くは，クロニックイルネスに伴うストレスにすでにさらされている家族に焦点がおかれ，問題が始まる以前の家族機能を測定していない。

【高齢者】

　高齢者は多くの役割の変化に巻き込まれており，しばしばそれは否定的なかたちを示すが，病気とライフサイクルにおける役割との相互作用を表現してもいる。私たちの社会は個人を尊重すると語っているが，社会的活動の多くはこの主張を支持していない。社会は，若さや生産性，自立を重んじ，このような価値観においては，多くの役割と責任を徐々に喪失する高齢者に価値がおかれることはない。尊重される役割を喪失することによって，高齢者は自身が価値あるものと考えることのできる肯定的なフィードバックを受け取ることができず，依存的な立場に追いやられる(Kiesel & Beninger, 1979)。高齢であるということは，病気であることとしばしば類似しており，それは身体的能力や精神的能力のある人においても同様である(Gilles, 1972)。事実，加齢や引退に対する社会の態度は，これから先も長い年月のある人たちにではなく，まもなく末期の病気になる人たちにふさわしいものとなっている(Clark & Anderson, 1967)。

　このような役割喪失は，身体的かつ精神的ウェルビーイングに影響を与える(Robinson, 1971)。高齢者には多数の病気がみられる一方で，病者役割が社会的に受け入れられるため，たとえ他者よりも低い地位に甘んじようとも，高齢者は症状にたやすく焦点をあてがちである。

　高齢者において，病気は身体的かつ精神的な低下以外の多くの要因によって引き起こされる。ままならない経済状態，粗末な住宅状態や不十分な栄養状態，社会からの低い評価，および度重なる喪失などは，すべて社会的孤立や病気の一因となる(Robinson, 1971)。急性に発症するものであっても，病気のほとんどは慢性的性質を持つ。病気であるということは，義務が免除されて依存が許されることであ

|事例| 高齢者と病者役割

　Bさん（女性）はこれまで大きな病気をしたことがなかった。キャンディーを作る仕事を定年退職した3年後の68歳の時に夫を亡くした。子どもたちは結婚してずいぶん前に家を離れたが，娘の1人は同じ地域に住んでいた。妻や母としての活動も，仕事で得られるやりがいも，すでに過去のものとなってしまった。ニーズを満たすのに適当な収入があり，時折子どもたちから電話があるにもかかわらず，Bさんは孤独感を抱き，意味ある役割が奪われたように感じていた。

　Bさんは嚥下困難（診断されたことはない）と軽度の冠動脈疾患，そして背部痛などいくつかの長年にわたる症状があった。彼女は医師にかかり治療を受けていた。また，大人になってからはずっと肥満であった。夫を亡くした後の数か月間で，Bさんはわずかな症状でも医師を受診するようになり，それが頻繁になった。このような病気行動は，彼女の家族を心配させる一方で，彼女には話の種と医師のオフィスで待つという社会的に受け入れられる行動をもたらした。彼女はまた，家で掃除したり，テレビを見るなどの毎日のルーチンからの変化として，待合室での他者との会話を楽しみ始めた。体重を減らして活動を増せば，気分がよくなるだろうという家族の提案は効果がなかった。彼女は医師が「よくなる」ように助けてくれるだろうと主張した。1か月から2か月ごとの医師の受診は数年間続いた。

　Bさんが末期の状態になった頃には，脱力感や痛みや倦怠感などの持続する症状に医師は鈍感になっていた。74歳の時，Bさんは他の医師を受診した。その医師は，数か月間にわたって倦怠感が強くなったという彼女の訴えに注目した。精密診断で急性白血病が明らかになり，彼女は本当に病者役割に入ることになった。化学療法を受けてから2週間後に亡くなった。

り，高齢者にとっては自分の生活にすでに存在する多くの特徴を含んでいる。家族がありながら離れて暮らしている高齢者にとっては，症状の発現は家族の注目を集めることを可能にする。この注目は病気によって保証されるようなものではないが，文化的にはしかるべき行動と考えられている（Hyman, 1971）。このような特別扱いは，高齢のクライエントにとって次の2つの点で象徴的となる。それは，①クライエントの位置づけにいくつかの変化が起こったことを示す，②病者役割の感覚を強化するという点である。社会に受け入れられるこの病者役割とその他には果たすべき積極的な役割がないということが結びつくと，高齢者はBさんの事例のように，病者役割を継続的にとるようになる。

病者役割に対する専門職者の反応

　急性期の病気で入院した人に保健医療職者が通常期待することは，病者役割行動に従うことである。病院に初めて入院すると，ほとんどの人は即座に社会化され，治療に協力して回復し，早く通常の役割に戻ることを期待される。保健医療職者の期待とクライエントの反応は，社会的期待と一致しており，急性で治療可能な病気に対する伝統的な医療モデルに合致したものである。それゆえ，退院はしばしば治癒と同一視される。クライエントが従順で協力的であれば，保健医療職者は本人に「よい患者（good patients）」であると伝え（Lorber, 1981），その一方で，クライエントが協力的でない時は，問題がある人と考える。

　現代はクロニックイルネスで入院する人の割合が増加している。このような入院は，症状の再燃や急性疾患の合併などの時にみられる。クロニックイルネスで入院する人々は，不特定の期間に渡って病気にかかっており，入院した経験を持つことが多い。さまざまな保健医療システムと接触することによって，人はシステムに対して以前に持っていた「盲信」を喪失する。クロニックイルネスを持つ人々は，保健医療職者との新しい関係を求めている（Thorne & Robinson, 1988）。そして，クロニックイルネスを持つ人々が自分の治療計画に加わる程度は，その人が治療計画にどの程度責任を負うかに影響を与え，最終的には治療計画の成功を左右する（Weaver & Wilson, 1994）。

　障害者役割をとることは，クロニックイルネスと共にある生活のために不可欠である。人々はケアの

表 2-4　病院における急性と慢性の病気行動の比較

急性	慢性
1. 受動的，依存的，退行的	1. ポジティブな依存[1]
2. 予測可能な症状と結果	2. 変化し，進行的な，アセスメントが難しい症状
3. 病気が一時的である	3. 病気が永続的あるいは長期間である
4. 通常の責任に戻る	4. 修正を余儀なくされた責任
5. よくなりたいという欲求	5. よくならないことへの受容
6. 望ましくはない役割。一時的であるため許容できる	6. 役割の低下，失脚者の地位
7. この環境における限られた役割の経験	7. 病気が常時あるために患者の役割についての知識が豊富
8. 医療職者による意思決定	8. 十分な意思決定能力を保持し，慣れ親しんだやり方に従うことを欲する
9. 医療職者によって強化された病者役割行動	9. しばしば「問題」患者としてみなされる

原注1　最大限の機能を達成するための援助を認識し受け入れること。
出典：Lubkin（1995）より

責任のいくつかは保健医療職者に快く委任しようとするが，自分の養生法のいくつかは可能な限りコントロールを続けることを望む。このようなクライエントは，自分の病気に対処する能力を長い時間をかけて高めてきており，それらの能力が保健医療の中で認められることを期待している（Thorne & Robinson, 1988）。

Thorne（1990）の研究によって，クロニックイルネスを持つ人や家族と保健医療職者との関係は，「無警戒の信用」と呼ばれるものから「幻滅」を通って，「保護された同盟」と呼ばれるものへと発展することが見出された。彼女は，これらの関係を決定するものは，病気は急性と慢性とで全く異なると指摘した。依存という病者役割をとることは，医学的な専門的知識が治癒の希望をもたらす急性状況においては適切であるが，慢性状況においてはそうではない。クロニックイルネスを持つ人は，自分の病気における「エキスパート」であり，長期に及ぶ管理の最終的な権限を持つべきである。

クロニックイルネスを持つ人が入院した場合，状況のとらえ方は保健医療職者とは全く異なる。保健医療職者は目の前の急性の障害を管理することに焦点をあてるが，その一方で，多様な慢性障害を持つクライエントは，不必要な症状を予防するために無症状の状態での安定を維持することに焦点をあてる（Strauss, 1981）。さらに，以前に入院経験のあるクライエントは，自分が望むものや必要なものをシステムから得るために，病院に関する実際的な知識を活用する（Glaser & Strauss, 1968）。これらの人々は入院中に特定の治療，治療時間，および特定の日常業務を求めることがある。自分が重要だと考える目的のための手段として，それぞれの日常業務の時間を記録するとか，保健医療職者の活動について不満を言ったり，報告することがある。このような要求はすべて保健医療職者の仕事とストレスを増やすことになり，クライエントはしばしば「問題のある患者」とレッテルを貼られる（Lorber, 1981）。表 2-4 は，病院内でみられる急性と慢性の病気行動を比較したものである。

保健医療職者もまた，仕事から二次的な利得を得る。それは，クライエントの回復を見ることによる達成感や個人的な満足である。急性期ケアの目標（治癒やすべての機能の回復）は，多くの看護師に自らが治療者であると感じさせ（Wesson, 1965），全能感や自己達成感を生み出すような動機や報酬をもたらす（表 2-5）。回復したクライエントが感謝すると，保健医療職者にとって病院の仕事はやりがいのあるものとなる。

しかし，クロニックイルネスにおいて可能なのは治癒ではなく安定である。同じ問題の再発によって入院が繰り返されると，保健医療職者は意気消沈し，骨の折れるケアを繰り返すことが退屈に思えるかもしれない。長期目標の焦点は，機能的能力を最大限に維持することと，機能の低下を最小限にとど

表2-5 急性および慢性の病気における専門職者の役割

	急性	慢性
責任	患者の健康管理についての責任	ケア計画を方向づけるが責任は負わない
説明責任	ケアについての説明責任が課せられる（訴訟などにつながる）	患者に自分のケアを管理する説明責任を持たせる。患者による操作や患者の要求に苛立ち，患者を問題とみる
二次的利得	医療職者にとって多い： 1. 患者が感謝することで満足する 2. 他者を「救う」ために援助した時の全能感 3. 比較的急速に回復することを通して，努力の結果を目の当たりにすること	医療職者にとって限界がある： 1. 治癒はなく，状態を安定させることだけが可能である 2. 繰り返す再発は医療職者にとって骨の折れるものとなる 3. 長期間の相互作用によって，貴重な関係が導かれることがある

出典：Lubkin（1995）より。

めることにある（第24章「リハビリテーション」参照）。これらは，急性期ケアがもたらすような劇的な二次的利得を提供しない。

　保健医療職者の意気消沈や欲求不満は，クロニックイルネスを持つ患者を避けることにつながる。そのことにより保健医療職者は，長期に渡る病気が持つクライエントにとっての意味や，クライエントにとって最も関心のあることに気づくことができないかもしれない。治療の帰結を予測することは難しく，保健医療職者の能力感や達成感は傷つけられる。その結果，クライエントと保健医療職者間の権力争いが起こる（Thorne, 1990）。

　保健医療職者と満足な関係を作り維持することは，クロニックイルネスを持つ人にとって病気に適応するための主要な課題である。しかしながら，これが簡単でないことも明らかである。Thorne（1993）は，クロニックイルネスを持つ人とその家族は，慢性の健康問題の管理に必要なことを理解するに際して保健医療職者はほとんど頼りにならないと感じていることを見出した。患者（と家族）は病気を管理する自分の能力に自信を持つ必要があることを考え合わせれば，このような信用の欠如はある程度までは適切なものであろう。当事者たちによって示唆される最も生産的なケア提供者と受け手の関係は，ケア提供者が自分の専門的知識の限界を認識し，かつ患者と家族の専門的知識を尊重することができる関係であろう。

クロニックイルネスにおける役割規範の欠如

　クロニックイルネスを持つ人は，医学的な養生法と個人のライフスタイルという両方の要求を満たすために，さまざまな課題に取り組む必要がある。いくら活動の制限を伴うような障害が残っていようとも，社会はクロニックイルネスを持つ人を病気に直面している人だとは認めないのである。それゆえ，病者役割行動を勧められることはなく，障害者役割にとどまる。しかし障害者役割は，十分に定義されていないこともあり，その役割に社会が求める行動はあいまいなものとなる。このような役割規範の欠如があればクライエントは，障害の程度（異なった帰結をもたらす異なった障害を含む），障害の可視性（可視性が低いほど，反応は普通となる），障害の自己受容（他者の受容の影響を受ける），経済的に依存しているか生産的であるかについての障害者に対する社会的な見解，によってそれぞれ影響をこうむる（Wu, 1973）。役割の定義がなければ，障害があろうとなかろうと，個人はその能力を最大限に発揮させることはできない。人は，自分自身の定義を自

表2-6 クロニックイルネスを持つ人が達成すべき課題

1. **医学的養生法の実行**：養生法を実行するために必要な時間，エネルギーの量，およびその際にしばしば伴う不快感を学習する。養生法を守るかどうかは，目にみえる成果や症状を抑える効果に左右される

2. **症状のコントロール**：事前に計画すること，環境を修正すること，および症状がなくなった時に活動を計画することができるようになる

3. **危機（クライシス）の予防と管理**：危機とは何かを学習すること，兆候や症状を認識すること，その発生を予防すること，およびそれらに対処するための計画を展開すること

4. **時間の調整**：健康のための養生法を生活体験に沿って管理しようとする際に，時間の過剰または時間の不足に対処できるようスケジュールを調整する

5. **疾患の経過における変化への適応**：予測できるあるいは予測できない状況に対処できるようになる，および悪化に適応する

6. **社会的疎外の予防**：自分から引きこもったり，他者によって避けられることを予防する

7. **普通の人として振る舞うこと**：障害を隠すこと，症状を管理すること，および普通の人として扱われる方法を見出すことができるようになる

出典：Strauss, A. L., et al. (1984). *Chronic illness and the quality of life* (2nd ed.). St. Louis: The C. V. Mosby Company. より許諾を得て改変。

分の限界に順応させ，慢性の状態によって課せられた要求や予期される未来に順応させなければならない（Watt, 2000）。表2-6は，クロニックイルネスを持つ人が達成しなければならない課題の概要を示す。

病気の役割理論に基づいたインタベンション

病者役割と障害者役割は，病気に対する個人の行動反応についての社会学的な説明である。それらは人のあり方を示すものであって，それ自体が介入を必要とするような問題ではない。保健医療職者はこれらの役割を知ることによって，クライエントが自分に適切な依存をより効果的に受け入れるよう援助することができる。また，これらの役割と社会的期待の関係のみならず，クライエントと保健医療職者の関係について理解することができる。病気の役割理論の臨床実践への適用はまだ十分に探求されておらず，研究にとって実り多い領域が広がっている。病者役割モデルは，「妥当性と論理性」によって承認されたものであり，実証的に有用性が確認されたものではない。これと同様に，ここで述べる介入の活動はもっぱら個人の経験に基づいており，包括的なものではない。提案された活動の有用性を支持する研究がある場合は，それを示す。病気の役割理論が読者のさまざまな臨床実践に適用されることを望む。

依存への対処

先に指摘したように依存は病者役割に本来備わっている。しかし保健医療職者は，クライエントが自立を取り戻す努力をせずに依存的役割をとり続けることについて，常に快く思っているわけではない。例えば重病の人に対してさえも，入院後すぐに退院計画を実施することがあることを例に取り上げてみよう。このような行動にはいくつかの要因が関与している。第1に，病気の人はよくなりたいと思わなければならないという社会的期待，第2に，詐病や二次的利得のために病気のままでいたいと思うことへの懸念，そして第3に，クライエントを可能な限り早く退院させなければならないという保健医療システムの経済的側面が創り出したプレッシャーである。疾病が期待通りに改善している場合は，一般的に詐病は問題とならない。しかし，病気が急性であろうと慢性であろうと，期待されているよりも長く依存状態にとどまることがある。

病気が深刻な患者においては，心理的側面よりも身体的側面に関心が集中し（Hover & Juelsgaard, 1978），また，多くの意思決定をすることができない状態になる（Stiggelbout & Kiebert, 1997）。このような人々をケアする時に身体的側面を強調することは，まず身体的ニーズを満たし，その次に安全のニーズ，さらに心理社会的ニーズの充足を重視するというMaslowのニーズ階層（*hierarchy of needs*）モデルと適合する。クライエントの中には入院中に

何としても生き延びたいと願う十分なエネルギーを持てずに，自分の状況を改善する努力が全くできない人もいる。これらの要因を考慮すると，保健医療職者は完全な依存であってもそれを認識し受容することができなければならない。

Miller（2000）は，クロニックイルネスを持つ人の依存について，人がしばしば直面する無力感（powerlessness）と結びつけて論じている。クロニックイルネスは予期できないような葛藤をはらんでいる。急性期が過ぎたとしても，病気の予後や医学的な養生法の効果，通常の生活パターンの崩壊などへの不安から，回復へのエネルギーが徐々に失われることがある。専門職者が，クライエントにどのような行動反応がいつ起こるかということに気づいていれば，クライエントが通常の役割への復帰に向けて専門職者と協働できるようになるまで待つことができ，自立を時期尚早に強調することを避けることができる（第12章「無力感」参照）。

Miller（2000）は，クライエントが自立に向かう時に，その無力感を減少させるいくつかの方略を示している。

1. 環境を改善し，クライエントがより多くのコントロールができるようにする。
2. クライエントが現実的な目標と期待を設定できるように援助する。
3. 病気とその管理方法についてのクライエントの知識を高める。
4. クロニックイルネスに伴う無力感について保健専門職者と重要他者の感受性を高める。
5. 感情を言葉にして表現するよう勧める。

病気の役割に関する知識を介入計画に取り入れると，保健医療職者は多くの時間をクライエントと共に過ごすことができる。病気の役割についての統合的な知識から得られる介入方法の1つは教育である（第14章「クライエントと家族の健康教育」参照）。高度な依存状態が続いているクライエントには教育は効果的ではない。身体的状態が改善するにつれて通常の役割に戻ろうとする欲求が高まり，それが自分の現在の状態や最良の健康状態になるために必要な手順を学ぶ動機づけとなる。クライエントが障害者役割に移行し，残存能力を最大限に発揮する必要性に気づくと共に，教育は病院においても在宅においても効果的なものとなる。

役割の補完

役割の補完は，計画された介入によって病者役割や障害者役割が明らかにされる過程である（Meleis, 1988）。役割の補完という方略は，それぞれの役割を明らかにする意図を持っているので，個人が役割内葛藤に直面している時に助けとなる。両立しない役割期待の問題に対処している個人に代替案を提示し，「それらを試してみる」ことを援助するこの方略は有用であろう。新しい役割が首尾よくとれるように保健医療職者が援助する際に使用できる役割補完の方略にはいくつかのものがある。

【役割の明確化】

役割の明確化は，ある1つの役割についての知識や技術，境界を明確にすることに関わる（Meleis, 1988）。新しい役割に期待される行動に関する教育や説明を通して，新しい状況における自己の期待と他者の期待を明確にする。クロニックイルネスを持つ人が新しい役割に期待される行動のいくつかを練習しうまく身につける時，役割の明確化は一層促進される。例えば，糖尿病と診断された人が，インスリンの自己注射を練習するような場合である。

【役割の練習】

人は役割の練習によって，新しい役割に伴う行動や気持ちを予測することができるようになる（Meleis, 1988）。このプロセスは，重要他者が練習に加わると一層促進される。役割について互いに同意が得られれば，その後の展開は順調となる。

【役割のモデリング】

人は，役割とそれに伴う新しい行動に関する情報によって役割に関する考えを明確にすることができるが，役割モデルと接することもまた，役割をとることに役立つ。役割のモデリングは，役割が演じられているのを見ることで役割を理解し，見習うものである（Hardy & Hardy, 1988）。保健医療職者は，役割モデルの役目を果たすことができ，また適切な役割モデルとの接触を促すこともできる（Meleis,

1975)．このような接触の例には，乳癌患者の回復プログラム（Reach to Recovery）やアルコール依存症者の断酒会（AA：Alcoholics Anonymous）などがある．

【役割取得】

役割取得（role taking）は，自分の行動に対する周りの反応を予想する能力（Meleis, 1988），自分の行動を他者の目を通して見る能力，および状況に合わせて実行する能力（Hurley-Wilson, 1988）を高めることに焦点がある．人は役割取得を通して，心の中で場面を思い浮かべながらさまざまな行動を練習する．そして，自分が新しい役割をとっていることを想像し，重要他者の反応を予想する．他者の反応を予想することは，新しい役割をとるために重要な要素である．それは，役割は決して1人では演じられないからである．そのようにして人は状況に応じた自分の役割に順応する（Hurley-Wilson, 1988）．

【役割間葛藤への対処】

人が経験する役割間葛藤に対しては，葛藤解決のための方略が必要である．適切な介入は，問題解決プロセスや時間管理に関する教育，重要他者への教育，問題解決プロセスの間の保健医療職者によって提供されるサポートなどである（Nuwayhid, 1991）．

障害者役割のための規範

先に指摘したように，クロニックイルネスを持つ人は自分を社会的に定義できるような明確な役割規範を持っていない．病状や障害が残存している限り続く障害者役割が，さまざまな形で活動を制限するため，特にそうである．クロニックイルネスを持つ人が適応するためには，新しい行動を学習すること，古い行動と新しい行動の間の一致に気づくこと，および新しい役割をとるように動機づけられることが必要である．

適応の必要性は，クロニックイルネスを持つ人に特殊な役割を発展させることになった（Wu, 1973）．ハンディキャップのある人（<u>handicapped performer</u>）としての役割は，健康な人の持つ役割とは異なる限られたものになる．目標達成には刷新的なアプローチが必要であり，この役割の持つその他のニーズのためには活動の修正が必要になる．仕事を自分の手で完成させることに関して手段的依存（*instrumental dependency*）を持つ人は，援助を受け入れることに否定的な感情を抱いているにもかかわらず，援助の対象になるという課題を満たさなければならない．共同管理者（*co-manager*）の役割をとる人は，意思決定し，コントロールの責任をとり，現状を維持するあるいは改善するなどによって，ケアに積極的に関わる．最後に，広報（*public relation*）の役割とは，自分の健康状態を必要に応じて説明することである．適切な広報を維持することは，援助を受けることや，他者の好奇心を満足させることを可能にする．それはまた，自分と障害者でない他者との間の不調和を解決し，雇用や大学入学に関連する能力に焦点をあて，教育を通して社会の偏見を減らし，個人の可能性を最大にすることに役立つ（Wu, 1973）．

しかしながら，役割の自己規定では，社会の要求に対応するには適切ではない．私たちは誰もが，社会が期待し受け入れる行動が何であるかを知る必要がある．身体障害者（disabled）や障害者（handicapped），高齢者などを擁護する団体の政治的行動主義は，新たな規範を創り出している．これらの団体は，社会でのより大きな発言権や意味のある生活を要求している．これらの行動主義は，障害を持つ市民が法の下に平等であることを保障するものとして1992年に施行された米国障害者法（Americans with Disabilities Act：ADA）などの法律制定という結果を生み出した．それぞれの分野の専門職者は，障害者という増え続ける人口の生産性を高めるような規範の発展を促すことができる．

近年，障害（*disability*）という概念は，個人の特徴を表すものから，個人の能力と個人が機能する環境との適合性の欠如として定義されるものへと変化してきている（Institute of Medicine, 1991）．このような広い視点は，障害が全く新たな役割の学習を必然とするという考え方に代わって，障害プロセスに関わる多くの側面が社会政策や環境改善の主題となることを示唆している（Verbrugge & Jette, 1994）．さらにMechanic（1995）は，人が機能を高め，望ましい役割を維持することのできる生活環境をデザインすることが可能であると指摘している．

障害者役割の規範は変化しているように思われ

る。クロニックイルネスを「内部者の視点」で探求しようとする流れは，自分の病気について患者が権威者としての役割を持つことを認めるものである。「意思決定の共有」や「エンパワメント」は，患者をケアの受け手としてではなく，ケアのパートナーとすることである(Crossley, 1998；Thorne & Paterson, 1998)。しかしながら，すべての患者がよろこんでこのような提携的な役割をとるわけではない(Stiggelbout & Kiebert, 1997)。

障害者役割にある人を手助けすること

病気に対する反応，性格，およびストレスの関係についてのいくつかの研究は，病気に対する情動的反応や認知的意味の多様性を指摘すると共に，特定の病気においては特異的な反応が存在することを明らかにしている(Byrne & Whyte, 1978；Pilowsky & Spence, 1975)。これらの研究は，例えば心筋梗塞になった人は，自分の身体機能や病気の重大さについての認識，ストレスへの反応に関して，手に負えない痛みを経験した人とは異なるパターンの懸念を持っていることがわかった。実際に心筋梗塞の患者は，病者役割を受け入れることに対して最初はかなりの困難があることが指摘されている(Byrne & Whyte, 1978)。このような情報は，ケアの計画立案，およびリハビリテーションや予防プログラムの企画の際に役立てることができる。また，実践家はこのような手段を用いて，他のクロニックイルネスを持つ人々の特徴を明確にし，短期のあるいは長期のケアを計画することができる。

その他の研究は，障害者役割への適応について，病気を越えた共通点を見出している。Viney と Westbrook(1982)は，クロニックイルネスを診断されたばかりのクライエントを対象に心理学的反応を調査し，病気の種類がクライエントの反応を決定するのではないことを見出した。クロニックイルネスに対する個人の情動的反応についての最適の指標は，病気がどのようなハンディキャップをもたらしていると患者が知覚しているかということであった。これは，症状は意味を含んでおり，この意味と病気の体験の文脈に触れることは，クライエントをケアするために不可欠であると指摘した Benner と Wrubel(1989)や，Place(1993)の見解と一致する。

Pollack, Christian と Sands(1990)は，病気の種類にかかわらず慢性の病気を持つ人の心理的適応は，身体的ウェルビーイングの程度と一致しないことを指摘している。そうではなく，心理的適応は，特定のストレス対処方法と一致しており，それは「ハーディネス特性」(hardiness characteristic)として知られている。ハーディネス特性とは，ストレスに対応するために積極的に関与・統制・挑戦するという特定の態度であり，クロニックイルネスへの適応に個人的相違をもたらす(Pollack, 1989)。

障害者役割にある個人は，持続した治療が必要であるだけでなく，「障害に伴う機能低下に絶えず脅かされて」いる(Monohan, 1982)。このような特性は，先に述べた障害者役割の変形であるリスク調整役割(at-risk role)に導く。自分が合併症を持つリスク状態にあると知覚しているクライエントは，治療法に対するコンプライアンスの増大へ向けて動機づけられる(第8章「コンプライアンス」参照)。症状の増大や合併症発現の可能性がある場合，最大の健康とウェルネスを得るためにはコンプライアンスが必要であることを保健医療職者はクライエントに説明し，リスク調整役割に移行できるように促す必要がある。目標は，身体機能を保持することであって，最適の身体機能を取り戻すことではない。クライエントが合併症のリスクを低減できるように，専門職者は次のような要因をアセスメントして援助する必要がある。それらは健康信念，環境的要因(家族環境・役割・構造，医療的支援と社会的支援，社会文化的要因)，および現在の機能的状態と症状である。

偏見に対処するための学習

病者役割に気づいていない専門職者は，病気の役割，その意味，および自分の反応がクライエントによってどのように影響され，クライエントにどのように影響するかについて鈍感である。病院で働く保健医療職者は，個々の症状を基盤としてクライエントに対応しているため，クライエントが毎日を送るその生活の全体像についての知識が乏しい。このような狭い視点は，クロニックイルネスを持つ人が回復やリハビリテーションのためにする努力を妨害することがある。

クロニックイルネスで入院した経験のある人は，いつも従順であるわけではないので問題はさらにこじれる（Thorne, 1990）。このような人々は家庭において自己管理の責任を負っているため，他の理由で入院したとしても自分のケアのコントロールをすべて任せることは望まず，自分が重要だと考える養生法を続けようとする。クロニックイルネスを持つ人は，急性状況にある時以外は，決して完全に病者役割の依存状態に移行することはないであろう。このようなクライエントに対応する保健医療職者は，期待する「病者役割」をクライエントがとらないために，欲求不満になることが多い。保健医療職者とクライエントの間で力の対決が生ずることがある。

同じ健康問題で再発を繰り返す人をケアしていると，保健医療職者に無力感をもたらすことがあるが，これはクロニックイルネスを持つ人が感じている無力感と同じものである。完全には回復しないだろうということにどちらも気づいている。保健医療職者は，クライエントを非難することによって，自分の欲求不満を表現することがある。クライエントに対して抱くこのような否定的感情は，クライエントとの相互作用にも影響を与える。

保健医療職者は，自律を保持したいというクライエントのニーズによって引き起こされる感情や反応に注目しなければ真の援助はできない。これらの感情がケアにどのような影響を与えるかということに気づけば，保健医療職者は状況を客観的に見ることができ，クロニックイルネスを持つ人々が自分の症状と生活を管理しようと努力していること，および残された可能性を最大限にしようとしていることを認識することができる。自律への要求は，クライエントがホリスティックなウェルネスを達成しようとしていること，および病気とそれに付随する役割に適応してきていることを示すということに，保健医療職者は気づかなくてはならない。

保健医療職者が自分の見解を柔軟にすることができれば，共同での目標設定と計画立案が可能になる。保健医療職者とクライエントの間で活力が共有され，相互に信用できる満足な関係が確立される（Thorne & Robinson, 1988）。信用され尊敬されてもいるという感情によって，関係は満足なものとなり，これはクロニックイルネスを持つクライエントの能力を高め，維持する助けとなる。

研究の焦点

クロニックイルネスに関する研究は増加しているが（第16章「クロニックイルネスに関する研究」参照），病者役割に関する研究の多くは理論的な視点を強調している。臨床の専門職者は病気の役割の臨床適用に関する研究をもっと行う必要があるだろう。

【性格と病気行動】

理論的な研究は，臨床適用のためにデザインされていないとしても，臨床に適用することができる。例えば，心筋梗塞を経験した人についてのタイプA性格と病気行動との関連を分析した世界的規模の研究などである（Byrne & Whyte, 1978；Byrne, Whyte & Butler, 1981；Heller, 1979；Hackett, 1982；Byrne, 1982；Appels, Jenkins & Rosenmann, 1982）。これらの研究は，心筋梗塞という病態と性格特性の関係を立証し，開発した調査手法が国際的に適用できるかどうかを決定するという目的を持ったものであった。その結果，タイプA性格のための予防プログラム，これらの情報を活用した心筋梗塞後の教育，および性格を考慮した患者ケアあるいはリハビリテーションプログラムが発展した。

【明確にされた下位役割】

臨床実践への役割理論の適用に焦点をおいた研究の中で注目すべきものは，透析患者が病者役割をとる場合と拒否する場合の患者の特性を検討した質的研究であり，この研究ではいくつかの下位役割が明らかにされている（Artinian, 1983）。未決定者の役割（*undecided role*）は，診断されたばかりで透析の必要性についてまだ疑っている人によるものであり，人は徐々に他の役割へと移行する。働き人の役割（*worker role*）は，病者役割を拒否し，自分を普通だと定義し，生活活動に透析を合わせる方法を見つけようとする人によるものである。患者は透析と協働し，ライフスタイルに最も適した透析の種類を選択することでこれを成し遂げる。待ち人の役割（*waiter role*）は，病者役割を受け入れず，生活のあり方として透析を受け入れようとしない人によるものである。このような人は移植あるいは死を待って

いる。経過について何も知らされず，不平を言わず，未来を奪われたと感じている。誠実な透析患者（*true dialysis patient*）は，病者役割を受け入れ，自分の仕事となった透析を生活の中心におく。この人は，疾患とその管理について精通しており，治療のために早く到着し，社交のために遅くまで留まっている。解放された者の役割（*emancipated role*）は，透析者の役割ではない。それは移植によって透析から解放された人がこの役割をとるからである。

Artinian は，それぞれの役割集団の身体的ニーズや自己尊重のニーズを満たすためにケアの個別化が不可欠であると述べている。未決定者は，透析を受け入れるというプレッシャーのない時間を必要とする。迅速なサービスは，働き人がコントロールしていると感じることを可能にする。待ち人は，従順でない時であっても，敵意のない環境が必要である。誠実な透析患者は，仲間同士の付き合いの機会だけでなく，透析という治療法を上手に管理していることへの賞賛を必要とする。

【内部者の視点による研究】

クロニックイルネスの体験に関する最近の研究は，観察することで患者集団の行動について結論を得ようとする「外部者（outsider）」の視点から，クロニックイルネスに対する個人の反応を検討する「内部者（insider）」の視点に移行している。Throne と Paterson（1998）はこれらの研究をレビューして次のような指摘をしている。内部者の視点を持つ研究では，患者は，クロニックイルネス体験の分析者として，また，望ましいアウトカムを達成する積極的なエージェントとして一貫して描かれている。保健医療職者は，その提供する専門的技量において限界があるとみられている。そして，ケアの受け手としてクロニックイルネスを持つ人をとらえるという見方から，保健医療における積極的なパートナーとしてとらえるという見方への移行がある。

このことは，多くの HIV 陽性患者の体験によって示されている。Crossley（1998）の研究は，長期間に渡る HIV 陽性患者による病者役割の拒否について指摘している。これらの人たちは，しばしば好戦的な集団となったり，医学的な知識や専門性について疑い深くなったりする。この研究の対象者は，病者役割によって課せられる依存を積極的に拒否する要求を明らかに示し，「エンパワメント」の焦点は，医療のルールや社会のルールを拒否することにあった。このことが懸念をもたらした。なぜなら，これらの患者は，自分のリスク行動を少なくすることで病気から他者を守るという義務を，しばしば拒否するからである。

Crossley（1998），および Thorne と Paterson（1998）は，クロニックイルネスを持つ個人が示すこのような「積極的なエージェント」としての役割に関連して「自助」グループが出現したと指摘している。また，これらの「自立した」かつ「活動的な」人は，生存のために医学的なケアを必要とすることから，依然として保健医療システムと結びついていると述べている。保健医療職者と患者のパートナーシップという固定的な解釈は現実的ではない。この研究は，クロニックイルネスを管理することはしばしば圧倒的なものとなり，クロニックイルネスを持つ多くの人々は，絶え間なく専門職者の助けを求め期待していることを明らかにしている（Cahill, 1996；Stiggelbout & Kiebert, 1997）。研究者らは，患者がいつコントロールすることを欲し，いつパートナーでありたいと欲し，およびいつ依存する必要があるかを明らかにする臨床的専門知識と技量を保健医療職者が開発する必要性を指摘している。

要約と結論

病気を持つ人は，症状が出現した時に原因を明らかにし，治すための行動をとる。このような病気行動は，クライエントの健康信念を含む多くの変数の影響を受ける。病気行動の延長線上において急性の病気になった人は，病者役割をとる。それにより社会的責任が免除され，他者に依存することが受け入れられる。同時によくなりたいと思い，技術的に適任の専門職者を探し，協力することが義務となる。この役割は，慢性というよりむしろ急性の障害に適用することができる。障害者役割モデルによると，慢性の病気や障害を持つ人は，自分の健康管理に責任を持たなければならず，健康状態に伴う制限の範囲内で，通常の役割期待に応えることができる。言いかえると，障害者役割は適応したウェルネスを

伴う。

　病者役割は，研究に基づいたというよりも妥当性と論理性に基づいて仮定されたものである。4つの要素が調査され，いくらかの欠点はあるが急性の病気については有効であるという結果が示されている。しかし，クロニックイルネスを持つ人の数が増加していることを考えると，クロニックイルネスへの有効性が示されていないことは重大な欠点である。障害者役割については，障害者の社会的統合を最大限にする役割規範を社会が明確にしなければならないという課題がある。看護師は，病気を持つそれぞれの人に個別的なサポートを提供することによって，このような統合を促進することができる。

　保健医療職者は，クライエントとの関係を認識することを通して，病院における急性の病気のクライエントと慢性の病気のクライエントの行動の違いを受けとめなければならない。臨床実践のための基礎として病気の役割を用いることは，現在のところは研究データが限られているため，かなり実験的な様相を呈する。しかしその一方で，病気の役割についての知識は保健専門職者にある方向性を提供する。

　病気は個人的な問題であるだけでなく，生物学的かつ社会学的な出来事であることは多くの理論家が認めている。社会システムは個人によって構成されるため，メンバーの健康状態はその集団の懸念となる。病気に対する社会の反応は，多くの社会文化的要因によって決定され，それは論理的でなかったり，科学に基づかないこともある(Helman, 1990)。クロニックイルネスにおける保健医療は，疾患のみならず，心理社会的サポートに対する基本的ニーズやコーピングスキル，コントロール感を管理できるように保健医療職者が援助する時に効果的なものとなる。急性の病気の時，あるいは残存する障害がある時にとられる役割など，クロニックイルネスを持つ人に影響を与える多くの要因に保健医療職者は気づく必要がある。

課題

1. 病気行動とは何か。また，症状のある個人が病気行動をとるようにさせる要因は何か。
2. 病者役割の特徴は何か。症状のある人はいつこの役割をとるか。
3. 障害者役割は病者役割とどのように違うか。障害者役割の特徴は何か。
4. 病者役割とその特徴に関して，どのような問題があるか。それについて議論せよ。
5. 援助を求めることが遅れたり，病者役割への移行が遅れる原因には，どのようなものがあるか。
6. 病者役割や障害者役割に移行する時に個人が直面する役割の困難は何か。それぞれについて述べよ。
7. 子どもの場合は，病気に対する役割反応はどこが違うか。高齢者の場合はどうか。
8. 専門職者の期待は，クライエントへの対応にどのように影響するか。
9. 障害者役割の役割規範における明確さの欠如は，クライエントの行動にどのように影響するか。
10. 病院であなたがケアをしているクライエントを考えなさい。その人が依存の役割にいるかどうかを判断する基準は何か。自立へ向かう準備ではどうか。
11. 病者役割についての知識は，あなたの時間や仕事を計画する際にどのように役立てることができるか。病者役割をとることができるようにクライエントを援助する時はどうか？　障害者役割ではどうか？
12. 看護師が自分の偏見について理解することはなぜ重要か。
13. 慢性の病気や障害を持つ人にとって，不適当な社会的役割から生じる問題は何か。
14. 病者役割を臨床実践に適用しようとする時，研究はどのように大切か。研究が必要な領域を明らかにせよ。

第3章

スティグマ

Coleen Saylor ■ Marian Yoder ■ Rosemary J. Mann
訳：市橋恵子

　交差点の信号が赤だったので私は車を止め，周りの車に乗っているみんなを見渡した。しかし，私のような人はどこにも見つからなかった。みんなは私とはかけ離れ，遠くにいて，異なっていた。もし，みんなが私を見ても，私のキズを見ることはできないだろう。でももし，私のキズを知ったなら顔をそむけることだろう。私は自分で見渡すことのできる誰からも区別され，異なっている。もう二度と同じにはなれないと思う。

（がん患者）

イントロダクション

　この章では，スティグマという概念がどのように変遷してきたか，数多くの慢性疾患や障害における重要な因子としてこの概念がどのように作用しているかを明らかにする。スティグマが一般的な概念としての偏見，ステレオタイプ，およびラベリングなどとどのような関係にあるかを探る。社会的に構築されたものなので，スティグマは状況によって変化し，個人や集団はスティグマ化の過程に対して異なった反応を示す。慢性の状態にある人たちの生活の質を高めるための方略を練る際には，このような反応を考慮に入れなければならない。

　スティグマ化が極めて一般的であるとしても，疾患や身体障害に対してすべての人がスティグマを付与されるわけではない。この章は，障害やクロニックイルネスを持った人と接したすべての人が彼らを劣ったものとみなすことを前提としているのではない。むしろこの章で言いたいことは，私たち1人ひとりが自分の思いと行動を注意深く検討しなければならないということである。

　Merriam Webster Dictionary On-Line（2000）によると，スティグマ（*stigma*）は，「恥もしくは不信用のしるし」と定義されている。また，スティグマの類義語として *blot*（汚点），*slur*（侮辱），*disgrace*（不名誉）を挙げている。Goffman（1963）はスティグマという言葉の歴史を古代ギリシアまで遡っているが，それによるとスティグマは古代ギリシアにおいて，「その印を携えている者が倫理的に何か異常で悪いものがあることを表すためにつけられた身体上の印」と考えられていた（p.1）。こうした印は，奴隷，罪人もしくは裏切り者を表すものとして人の身体に刻みつけられたか，焼きつけられたかした。こうした印の持つ倫理的で懲罰的な性格に注目していただきたい。スティグマのもたらす恥と不名誉は，その身体上の印以上に重要なものとなった。

　古代ギリシアにおいて用いられた概念がどのように慢性疾患と結びついたかをわかりやすく示すため，社会的アイデンティティ，および期待と現実の間に存在する乖離についてこれから探求しようと思う。スティグマは，損なわれた社会的アイデンティ

ティであると見るGoffman(1963)のスティグマ観も検討する。

この章において<u>正常な人々</u>(*normals*)という言葉は，論じられている当のスティグマの特徴を持たない人々を示している。もしある人が関節炎の診断を受け，別の人はそうでなかったとしたら，「正常」と呼ばれるのは関節炎を持たない人のほうである。しかしながら「正常な」人は一方で，高血圧や肥満，あるいは異常に背が高いなどの特徴を持っているかもしれず，またそのことによってスティグマを付与されるかもしれない。それに，スティグマを付与されていない人が，そうでない人より「よりよい」とか「身体的に完全な状態」などと考えるべきではない。もっとも，スティグマという概念が生まれた段階においては，このような価値判断を下す傾向があったことは明らかである。

社会的アイデンティティ

社会がその構成員に教えることは，人々をカテゴリーに分類することと，それぞれのカテゴリーに所属する人々の属性や特徴を定義づけることである(Goffman, 1963)。毎日の決まりきったことの繰り返しが，私たちにとって通常のものや期待される事柄を作り上げている。私たちが見知らぬ人に出会った時，その人の風貌から私たちはGoffmanのいう「社会的アイデンティティ」を理解する鍵を手に入れる。このアイデンティティには，能力のような個人的な特質や職業のような社会構造的な特質が含まれる。例えば，大学生は教授たちの奇矯な振舞いにはおおむね寛容だが，吃音や身体障害や病気には，無能力という社会的アイデンティティを付与するかもしれない。こうしたアイデンティティは専門家的な価値基準を踏まえたものではないが，スティグマを付与することにつながる。

人の社会的アイデンティティは，①身体活動，②仕事上の役割，③自己の概念の3つを含むと考えられている。例えば身体障害のように，これらのうちのどれかを変化させるものは，その人のアイデンティティを変化させ，そうやってスティグマを生じさせるのである(Hooper, 1981)。

1950～60年代に著名だった社会学者による壮大な社会学理論とは異なり，Erving Goffmanの著作はむしろ個人に焦点をおいたものであった(Alaszewski & Manthorpe, 1995)。Goffman(1963)の研究では，スティグマに関する先行研究を一層発展させるため，社会的アイデンティティという概念が用いられた。彼の理論によると<u>スティグマ</u>とは，ある個人が社会的に完全に受け入れられるために必要な資格の一部を奪う何かと定義される。Goffmanによれば，社会的アイデンティティこそがスティグマを生じさせる力となる。なぜなら，1人の個人が持っているアイデンティティこそがその当人をカテゴリーに分類するからである。社会的な環境と毎日繰り返される事柄を見れば私たちは，自分がどのようなカテゴリーに分類されるのが望ましいかおおよそ見当がつく。したがって，自分の特質が他人のそれとは異なっておりかつ好ましいものではなく，あるいはそのいずれかの理由で期待に応えることができない時，その人は受け入れられた状態から無視された存在へと格下げされる。すなわちスティグマを付与されることになる。

安定し，首尾一貫したアイデンティティを育てることは，思春期にある若者たちが抱える最も大きな課題の1つである(Erikson, 1968)。若者たちはこれを成功裡に導くために，社会での広い経験という文脈の中で形式と運用の両面で有用な思考法を使えるようにならなければならない。そうすることで，自分と他者との間にみられる共通点のみならず相違点をも取り込んだ自己という感覚を発達させていく。何が好ましく何が好ましくないのかについて社会・文化的環境からメッセージを受け取り，相互作用を通して学習する。そのようにして好ましい共通点を取り込み，好ましくない相違点をはねのけるようなアイデンティティの形成へと導かれるのである。思春期の若者たちがこうした新たに発展させたアイデンティティを受け入れようとする時に，彼らの仲間が持つ志向とそれが及ぼす影響は重要である。許容できない相違点を持つ個人をどのようにラベリングし，どのようにスティグマを付与するか，人は驚くべき力でその技を行使するし，時として恐るべき結果をもたらす。1999年にコロンバイン高校(コロラド州)で起きた殺戮はその一例である。

エリックとディランはアウトサイダーとしての自分たちの役割を慈しむふうだった。……彼らが

そういうふうにラベリングされたというわけではなかった。彼ら自身が選び取ったものだった。そうした選択は学校中に名の知れた札付きの……不良グループのあざけりを買った。グループのいく人かとその友人たちがエリックをロッカールームに連れ込み，彼を「オカマ」と呼んだ。……ジェシカはコロンバインのことをこう描いている……「基本的に2種類の人々がいる。持てる者と持たざる者。持たざるものは互いにくっつき合い，持てる者は持たざる者を馬鹿にするけど，どうしようもないわ。」 （Bartels & Crowder, 1999）

乖離としてのスティグマ

個人的な特質，業績，健康状態など，普通の人々に期待される特質の数々を社会は明確に示す。こうした社会構造的な期待に応えられた時，人々はその人を「よい」「評価できる」「立派だ」などと評価する。期待に応えられなかった場合，評価は否定的となる。したがって，こうした評価も特質と同様に社会的アイデンティティの中核をなすのである。

期待が満たされないような事態が生じるまで，個々人はこうした期待になかなか気づかないものである（Goffman, 1963）。教員が吃音であったり，車いすで現れたりしてはじめて，学生は自分たちがかなえられることのない期待を抱いていたことに気づくだろう。同様に私たちは，他の人々が健康であり，身体が弱っていくような状態から自由でいてほしいと願う。どのような状況であっても，このような期待されている規範から逸脱が生じた際に，現実と期待との間の乖離が脚光を浴びることになる。このような期待される特質は<u>仮想の社会的アイデンティティ（*virtual social identity*）</u>（Goffman, 1963）と呼ばれ，当の本人が実際に持っている特質とは区別される。後者の実際に持っている特質が，<u>個人の現実の社会的アイデンティティ（*actual social identity*）</u>をなす。

<u>スティグマ</u>は，仮想の社会的アイデンティティと現実の社会的アイデンティティの乖離もしくは差異として定義される。当の本人をして自分と同じカテゴリーの他の人々とは違ったものとし，かつまた他の人々より好ましくないものとしている特質が明らかに存在することと言い換えてもよい（Goffman, 1963）。さらに具体的には，スティグマは，「いわゆる正常な人々と違っている人物が，正常な人々から受ける否定的な印象とか振舞いなどを指す」と考えられる（English, 1977）。Goffman（1963）は微妙に違った表現を用いて言う。スティグマとは，「ある特定の人物の持つ，その人物がかくあるべしという私たちのステレオタイプに合致しない，好ましくない特質のこと」（p.3）である。特質とステレオタイプの間にある特別な関係をこれら2人の著者は見抜き，スティグマとは期待されているものと現実との乖離であるとみなしたのである。この乖離は，自己受容および社会の受容から個人を遠ざけ，その人の社会的アイデンティティを「損なう」（Goffman, 1963）。

【損なわれたアイデンティティ】

かつてスティグマに似た概念，すなわち行為や特質と理想的な標準との間に見出される差異として用いられてきたのは，恥（*shame*）および罪（*guilt*）という言葉であった。スティグマの視点からみると，罪は自分に対する批判と定義されるし，恥は他者から承認されないことから生じる。罪は自分自身を失格とされたと見ることに近く，恥は他人のさげすみや軽蔑によって引き起こされる痛みを伴う感覚である（Hynd, 1958）。例えば，アルコール依存症者は飲むことに対して罪の念を抱くであろうし，他の人々が自分の行為を好ましからざるものとみなすことを恥ずかしいと感じるだろう。

スティグマの多くは，それを持たない人々にとって脅威とみなされる。私たちは犯罪者や社会的逸脱者にスティグマを付与するが，それは彼らが私たちの価値観や安全を脅かすことで不安を掻き立てるからである。同様に，病気や障害を持つ人たちと出会うと私たちは不安とか懸念といった感情を抱くが，その抱き方は少し異なる。彼らとの出会いは，人生は公平だという幻想を打ち砕く。病者は，私たちが死すべき，傷つきやすい存在であることを思い出させる。したがって，身体的に健康な人は病者や障害者に対して否定的な価値判断をしがちなのである（Katz, 1981）。例えば，視覚健常者の一部は，目の見えない人を依存的もしくは自分の世話をしたがらない人とみなすかもしれない。しかしそれは，目の見えない人が実際に何をしたいかもしくは何ができ

るかを踏まえたものではない。AIDS患者はしばしば，病気であること以外に倫理的価値判断にさらされ，精神の病気を患っている人々は中世の頃からずっとスティグマを付与されてきた(Fabrega, 1991)。その結果，こうした人々は喪失や症状以外のものとも闘わなければならなかった。彼らを価値の低い存在と見る人々がいるということは，彼らがスティグマを付与されていることを示している。

期待に沿わない行為あるいは差異は本人みずからが招いたものであるから援助の対象にはなり難いという理由で，スティグマを付与されている人々がいる。アルコール依存症，薬物関連の事例，および精神障害などがしばしばこのカテゴリーに含まれる(Crisp et al., 2000；Ritson, 1999)。ヒト免疫不全ウイルス(HIV)，AIDS，B型肝炎などの感染症の場合，感染に至った経路が社会的に受け入れ難い行為の結果としてみずから招いたものとみなされ，その結果これらに罹っている人々はスティグマを付与される(Halevy, 2000；Muyinda et al., 1997)。

スティグマへとつながる特質は，必ずしもそれ自体が好ましくないものである必要はない。もし街に住むすべての住民が糖尿病であるなら，糖尿病であることは期待されるものとなり，どのような乖離も存在しない。その状態は正常となり，スティグマも存在しないだろう。期待されるものが現実の体験と異なる場合にのみスティグマは生じ得る。期待される特質と現実の特質との差異が欠損を生み出し，アイデンティティを損なうのである。

文化がスティグマを決定することもある。頭部外傷(Simpson, Mohr & Redman, 2000)，HIV/AIDS (Muyinda et al., 1997)，てんかん(Baker et al., 2000)などの疾患に関しては，スティグマと社会的孤立は文化の境界を越えてみられるが，その一方で，ヨーロッパの11都市で行われたホームレスに対する態度に関するBrandonら(2000)による研究では，国によって態度が大きく違っていること，特にかつてのワルシャワ条約機構加盟国においては，ホームレスに対するスティグマの付与が高レベルにみられることが指摘された。特定のマイノリティグループが民族的あるいは文化的もしくはその両方において劣位であると支配的集団から決定づけられると，人種優生思想，差別，スティグマにつながることがある(Williams, 1999)。

スティグマの知覚においては宗教も一定の役割を果たしている。ロンドンで行われた，うつ病と統合失調症に対する態度をめぐる5大宗教別の研究において，非白人グループではスティグマへの恐れが拡がっていること，とりわけ宗教の異なる白人の保健医療職者から誤解を受けることに対する高い恐れを持っていることが明らかにされた(Cinnirella and Loewenthal, 1999)。

さらにいえば，逸脱(*deviance*)対正常(*normality*)という概念は社会的に作られた概念である。言い換えると，特定の人物が劣位とみなされるのは，彼らがそのコミュニティにおいて逸脱とみなされる特質を示すからである(Katz, 1981)。コロンバイン高校において，ジョック(*jocks*)と呼ばれる十代の若者たちが，別の若者たちのことを「持たざる者」であるからあざけられて「当然だ」とみなして，スティグマを付与した(Bartels & Crowder, 1999)。現実には，いつか私たち全員の特質となるはずの老齢でさえスティグマの対象となる(Luken, 1987)。さらに言うと，スティグマは社会的に定義づけられるものであるため，状況によってそれぞれ異なる。例えば，気晴らしのために薬物を利用することが，あるグループにおいては正常であっても，別のグループにおいてはタブーとされる。

スティグマが存在するところでは，対象の価値を低めるような特質が前面に押し出され個人に対する評価の焦点がそこにおかれるため，その他の特徴は覆い隠されてしまう(Volinn, 1983)。このような特質ないし差異は極めて強力であり，当人の他のあらゆる特質の存在を覆い隠す(Goffman, 1963)。ある看護師が糖尿病で低血糖を頻回に起こすとすれば，その人がどんなに優秀な医療職者だったとしても，そうしたアイデンティティはすっかり見えなくなることがある。また，吃音のある教授は学術面での能力が見えにくくなることもある。

スティグマは時として強力なものとなるのだが，特定の条件のもとで生じるスティグマの広がりを予見することはできない。特定の疾患を持った人々がどこにおいても同程度のスティグマを感じるわけではない。その一方では，障害が異なっていても同一のスティグマが付与されることがある。ダウン症の患者に関する研究においてDudley(1983)は，彼らの知的能力は個人差が極めて大きいことを指摘して

いる。しかし知的障害を伴わないなどの多様性は考慮されない。そのため，ダウン症を持つ人々は，その能力の差にかかわらず精神遅滞という同一のスティグマを共有することになる。このことから，人々が反応したのは個々人の持つ身体的能力に対してというより，ダウン症候群というステレオタイプに対してであることがわかる。

　同様にPinerとKahle（1984）は，<u>精神病（*mental illness*）</u>あるいは<u>精神障害（*mental disorder*）</u>というラベルが及ぼすスティグマ効果について報告している。それによると，被験者の半数は自分の話している相手が精神病であると告げられ，もう半数は話し相手が身体的障害があると告げられた。研究の結果，精神病というラベルは患者の行動に全く異常が認められない場合でもスティグマの付与に結びついた。残念ながら，精神科の医療を受けている人々を否定的にとらえる傾向は相変わらず根強い（Lyons & Ziviani, 1995）。

　社会からの反応を引き起こすのは，実際の身体的障害や精神的障害の有無だけではない。「特殊なニーズ」を持った児童（精神遅滞の児童が含まれる）が最近になって教育現場の主流に取り込まれたことで，これまでずっと個々人の能力にかかわらずこれらの児童をひと括りにして付与されていた思い込みとスティグマは，再評価を余儀なくされている（Waldman, Swerdloff & Perlman, 1999）。

　この点はスティグマという概念を理解する上で重要である。ラベリングされていない人々から否定的な反応を引き出すのは，異常行動や不適切な行動というよりむしろラベルそのものである。したがって，何がしかの障害や疾患というラベル，そしてそれに結びついたスティグマは，当人たちの知的，身体的障害の如何にかかわらず，社会における相互作用から個人を排除するのである（Hainsworth et al., 1993）。損なわれたアイデンティティがスティグマにつながるこのような例は，いとも簡単に期待されていたはずの社会的相互作用から個人を引き離す。スティグマに付随して起こる社会的孤立と苦痛が当事者の健康志向を損なわせ，治療を遅らせることがある（Baker et al., 2000；Kelly, 1999；Searle, 1999；Williams, 1999）。

【顕在型と潜在型】

　Goffman（1963）は<u>顕在型</u>（*discredited*：失格とされた）と<u>潜在型</u>（*discreditable*：失格とされ得る）という2種のスティグマを区別して示している。現実の社会的アイデンティティと仮想の社会的アイデンティティとの乖離は，明白な場合もあればそうでない場合もあるからである。顕在型は目に見える手がかりを伴う場合であり，足を引きずる，呼吸困難，身体の変形，および車いすの使用などは目に明らかである。こうした手がかりによって，その個人は期待される規範からはずれているとみられ，私たちは，こうした手がかりから即座にその個人を失格とみなす傾向がある。顕在型のスティグマの例は思春期の若者たちにはっきりとみられる。正しい服装をしない者，ふさわしい色の服を着ない者，身内で通用する隠語を使わない者，通説を支持しない者はたやすく失格の憂き目に会うのである。

　これと異なる状況においては，乖離は隠されている場合がある。はっきりと欠陥が見えない場合は<u>潜在型</u>とみなされる。糖尿病，HIV抗体陽性，聴覚障害などはすぐにそれとはわからない。違いは眼に見えない。隠れた状態を他人が知るに至った時，スティグマが付与されることがある。しかし状態が隠されている限り，個人は失格とみなされることはない。

　潜在型の場合，欠陥を人に告げるかどうかという問題が生じる。これはそのような情報をどのように管理するかという問題とつながっている。個人は欠陥を表明するかどうかの選択に迫られる。言うべきか？　あるいは嘘を言うに値することか？　などである（Goffman, 1963）。情報管理に関わるこうしたディレンマについては，この章の後半で論じることにする。

スティグマの類型

　スティグマは普遍的な現象である。どんな社会であれスティグマのない社会はない。Goffman（1963）はスティグマには3つの類型があるとする。第1は<u>身体の変形についてのスティグマ</u>（*stigma of physical deformity*）である。このスティグマは，期待される完璧な身体的状態と現実の身体的状態の間にみられる欠損というかたちをとる。例えば，慢性の

状態は身体的外見や機能に変化をもたらすことが多いが，これらの変化はしばしば，自己認知と他者認知における違いを生み出す（第10章「ボディイメージ」参照）。このような変化は加齢に伴っても起こる。通常の加齢プロセスにおいて，個人の身体はテレビコマーシャルなどで示される若さの「規範」や身体的美しさ，あるいは痩身といった状態からしだいに遠ざかっていく。もっとも，こうした規範自体も，人口構成比が変化するにつれしだいに成熟したもしくは初老の世代を取り込み変化しつつある。

スティグマの2番目の類型は性格上の欠点（char-acter blemishes）である。この類型はAIDS，アルコール依存症，精神障害あるいは同性愛などにみられる。例えばHIVに感染した人は少なからぬスティグマに直面するが，それは感染に至った行為を本人がコントロールできたはずだと多くの人が信じているからである（Alonzo & Reynolds, 1995；Halevy, 2000；Mosier, 1994；Muyinda et al., 1997）。

性格上の欠点とみなされるような特性は文化から派生する。例えば多くのアフリカの文化において，肥満は美しさと社会的地位の表現とされる。若い女性は，社会的地位を上げるためもしくは頭痛や体重減といった症状を治療するために「肥満部屋」に入れられることがある（Brink, 1989）。

3番目のスティグマの類型は種族に起源があり，一般的に偏見（prejudice）として知られているものである。1つのグループが自分たちの社会規範と比較して別のグループの人種や宗教，国籍の特徴を欠けたところのあるものとして知覚する場合に，この類型のスティグマが起こる。私たちの社会は女性やアフリカ系アメリカ人，あるいは他の少数者グループへの雇用差別に対しては急激に敏感になってきているが，障害を持つ人や精神病を患ったことのある人の差別に対する配慮は少ない（Katz, 1981）。

ほとんどの保健医療職者は，保健医療サービスの場には偏見がないということに同意する。専門職者の中には巧妙かつ公然の不寛容を示す者もいるが，その他の者は個々の感性に応じて，すべての年齢や人種，国籍の人に対応しようと努力している。そうであっても，人種や宗教への偏見と同じようにクロニックイルネスを持つ人に対しても偏見が存在することに私たちは驚かされるであろう。

3つの型のスティグマは重複し，それぞれが強化される（Volinn, 1983）。人種や年齢，貧困が原因で社会的孤立状態にある人は，別のスティグマによる孤立によって二重に傷ついている。経済的に困窮している人や独特な文化（この場合は社会の主流派によってスティグマを付与される）を持つ人は，障害や不利な条件を持つ前から困難を感じている。

さらにスティグマは，現在スティグマが示されていなくても一度生じると不可逆的である（Link, Mirotznik & Cullen, 1991）。もしスティグマの原因が取り除かれたとしても，スティグマによる影響は容易には克服することができない。個人の社会的アイデンティティはスティグマ化されたという歴史によって影響を受ける。アルコール依存症や精神病の既往を持つ人は，刑務所に収容されていた人と同じ方法で継続してスティグマを付与される。個人のアイデンティティが一時的に損なわれるのでなく，それは永久に損なわれるのである。

スティグマとしての慢性疾患

慢性疾患を持つ人々は，日常の社会生活におけるやり取りで多くの人々が期待していることからの逸脱例を示してくれる。日常の個人的あるいは仕事上の付き合いにおいて，車いすの人やインスリンポンプを携えた人に出会うことはそれほど多くはない。例えば，視力障害を持つ人は社会的機能を担うことをあまり期待されていない。

米国の価値観では，スティグマを付与された状態として慢性疾患をとらえる傾向にある。米国で主流となっている文化は，若さや魅力あるいは個人の成功といった特質を強調するものである。西部開拓精神の労働観や遺産は，生産的で強く健康なヒーロー像を示している。テレビや雑誌は毎日，身体的完璧さがあらゆる比較の基準となると喧伝している。しかし，このような社会の価値観と慢性疾患の現実は衝突する。関節リウマチやAIDSのような慢性の状態にみられる現実と身体的完璧さに対する社会の期待の間には，大きな溝が存在している。

病因を特定できないという特徴は，多くの慢性疾患においてスティグマの一因となる。事実，アルツハイマー病（Jolley & Benbow, 2000）や不安神経症（Davies, 2000）のような，原因を特定できず治療効

果の明らかでない疾患は何であれ怪しいとされる。ハンセン病のように何かしら謎めいていて、同時に恐ろしいとされている疾患は必ず伝染すると思われていることも多い。

　スティグマは不公平な治療に結びつく可能性があるといえよう。それがどの程度不公平であるかは，付与されているスティグマの度合いによって異なる。例えば，深刻な精神障害を持つ人々は公的医療保険と個人加入の医療保険の両方が使えて，個人が支払う医療費は身体の病気の場合より安価である。このような状況はスティグマに根ざしているのみならず，その一方ではスティグマを一層深く刻みつけている（Domenici, 1993）。また，スティグマを付与されている人々が抱く恥の感情や罪悪感あるいは社会的孤立などにより，その家族が不公平な治療へ導かれることもある。例えば，HIV陽性者であるということを秘密にしておくために，その家族は精神保健プログラムや薬物依存回復プログラム，伝染性疾患治療などの必要な治療を利用できない場合がある（Salisbury, 2000）。

　以上のように，本章においては，期待されている特徴と現実の特徴との間に知覚される欠陥として<u>スティグマ</u>を定義した。本章で残されているのは，身体的な変形や平均より短い寿命，縮小された活動力や制限つきの治療法と食事療法といったものを抱えたクロニックイルネスを持つ人々にとって，スティグマのインパクトがどれほどのものかを想像することである。

　スティグマはどのようなものであっても共通の関係を持っている。すべての事例において，これまで個々の社会状況で容易に交流できていた個人は，今や失格という特性を与えられることにより，そのように行動できなくなってしまう。特性は，注目の的になり，その結果人々の顔をそむけさせることになる。次の項では，多くの人々がスティグマへどのように反応するかを紹介しようと思う。

スティグマのインパクト

　人にスティグマを付与するような状況は，その影響を受けている人にも，そのような特別な状況を抱えていない人にも共に深いインパクトを与える。その影響に直面することになるのは，これらの人々が出会った時である。スティグマを付与されている個人は，自分に対する相手の態度がよくわからないため，相手によい印象を常に与える必要性を感じるであろう。その一方で，スティグマを付与されていない個人は，スティグマが付与された状況を承認するかどうかについて心を悩ませる。つまり自分が相手に非現実的な要求をしているのではないかと心配する（Goffman, 1963）。慢性の状態にある個人はこのようなグループには含まれないであろう。なぜなら，他者は彼らに対してどのように行動すればよいかわからないからである。スティグマに対する反応は多様であり，スティグマを付与されている人，付与されていない人，および専門職者それぞれの立場からの議論が必要である。

スティグマを付与されている人による他者への反応

　個人がスティグマから引き起こされた反応にどのように対処するかはさまざまである。それは個人の特性やその状況が続いている期間の長さや性質に左右される。Dudley（1983, p. 64）はスティグマを付与されている人々がどのように感じているかを明確に訴えている。

　　蔑まれた意見，冷たい視線，あるいは故意に無視を決め込んだ視線は，想像を絶する方法で個人を傷つける。痛みは，スティグマを生みだす個々の出来事のみならず，過去に起きた数々の出来事の累積，そして自分が底辺にあるという状況をさらに一層想起させる至近の事態からも引き出されるのである。

　スティグマを付与された個人に加え，その結びつきから二次的にスティグマを負う家族は，スティグマを付与されていない人々に対する自分たちの反応に対応しなければならない（Goffman, 1963）。例えば，自分の兄弟姉妹がクロニックイルネスを持つ場合は，このことを他者にどのように打ち明けるかを学習しなければならない（Gallo et al., 1991）。同様に，AIDSを持つ人をケアする家族は，AIDSのス

ティグマを共有することによって，失格とみなされ，拒絶を受け，友人を失うなどさまざまなことに悩まされる（Gewirtz & Gossart-Walker, 2000；Powell-Cope & Brown, 1992；Salisbury, 2000）。スティグマを付与されている人々は他者の反応にさまざまな仕方で応答する。

一方，失格とされ得る人は，しばしば世界を2つに分ける。1つは大きな集団で，それらの人たちに対して自分のことについては何も語らない。もう1つはスティグマを付与する状況の存在に気がついている人たちからなる小集団である。過去には，医療職者はしばしばこのタイプの情報管理を推奨し，そしてその実践はいくらかの広がりを続けている（Gofman, 1963）。例えば，らいの診断はハンセン病あるいは細菌性神経皮膚炎として記載されるだろう。クライエントはそこから歴史的なスティグマを伴う leprosy（らい）に代わる名前を明らかにする選択を持つ。別のよくある例として，虐待を受けている配偶者が，打撲傷や脹れ，外傷について適当な言い訳を用意していることがある。このような「パッシング（素姓を隠すこと）」の実行は，虐待を受けた人の健康行動に重要な障害をもたらす。情報開示に対する社会文化的障壁がある場合は特にそうである（Bauer et al., 2000）。

【無視】

スティグマを付与しようとする動きに対する各人の最初の反応は無視（disregard）であろう。別の言葉で言えば，彼らは痛みを伴う出来事について表現したり，討論したりしない。自分のアイデンティティに満足しそれによく適応している人は，すでに長い時間をかけてスティグマに対処してきている。そして，他者の反応に応答することに力を注がず，それを無視することを選択する（Dudley, 1983）。例えば，慢性の状態にありながら，誇り高く自信にあふれた個人は，彼らに寄せられた品格を落とすようなコメントを無視することを選ぶ。

これとは異なる無視の例は車いすのスポーツ選手によって示されることがある。彼らは，障害がスポーツ競技の厳しく真剣な修練に参加するには邪魔になるという一般の認識を無視する。コンディションを十分に整えたこれらの選手たちが車いすで丘の上まで駆けのぼる姿を見れば障害を持たない人の誰もが，彼らのことを障害者だからと割り引いて考えるわけにはいかなくなる。

AIDSという診断を受けて一般社会の中に入っていくことは，否定的な結果に直面した上での行動であり，別のかたちの無視といえよう。家族介護者に関する研究によれば，社会に出るということは，適切な人を選びながら真実を語ること，そして，この行動のリスクと利益を考えながらアプローチを練り上げることを伴う（Powell-Cope & Brown, 1992）。社会に出ることの1つの積極的な側面は，政治活動に対する主張を通して，社会変化をもたらす可能性があるということである。ベティ・フォード[1]は自分の薬物依存症の問題を公表することによって社会表明への力強い効果を演出した。同様に，モハメッド・アリ[2]，マジック・ジョンソン[3]，クリストファー・リーブ[4]，マイケル・J・フォックス[5]，その他の有名人たちは自分の健康問題に触れることによって社会の関心をとらえ，スティグマの軽減に向けて積極的に行動した。

スティグマをどのように知覚するかは，そのスティグマが自己概念にどれほどの影響を与えるかを左右する。そしてこのことは，無視という対処法の有効性を支持している。HIV/AIDSを持つ人とがんを持つ人206人に対する調査で，FifeとWright（2000）はスティグマの主観的な知覚はスティグマが自己概念に与える影響に大きな違いをもたらすことを明らかにした。しかし彼らはまた，スティグマの否定的なインパクト（社会的拒絶，内面化された羞恥心，社会的孤立，そして経済的不安定）は病気のタイプにかかわらず持続することを見出している。

【孤立】

人間は自分たちを小さな集団へと分ける傾向にある。このような傾向は必ずしも偏見を意味するものではない。なぜなら，自分自身の属する集団にとど

訳注
1 フォード元大統領夫人
2 元ボクシング世界チャンピオン，オリンピック金メダリスト。パーキンソン病と闘う姿を公の席で見せている。
3 バスケットボールの花形選手。AIDSに感染していることを公表。啓発運動を行っている。
4 元俳優（代表作スーパーマン）。脊髄損傷者として医療技術開発の倫理的問題について発言。
5 俳優（代表作バックトゥザフューチャー）。パーキンソン病であることを自伝「ラッキーマン」で述べている。

まることは簡単でほとんど努力を必要とせず，また，ある人たちにとっては自分たちにふさわしいと感じるからである。しかし，小集団に分けるということは類似点より相違点を強調することになりがちである(Allport, 1954)。

一旦グループに分けられると，そこでは親密な相互作用(closed interaction)が生じる。このプロセスにおいて内部集団が部外者の参加を招くことは稀である。相互作用は集団内部でのみ継続して共有される。グループ内での親密な相互作用は，似たような人々に囲まれているため自分は正常であるという感覚を強める。このような感覚はコロンバイン高校6の「トレンチコート・マフィア」に特徴的である(Bartels & Crowder, 1999)。部外者が脅威に思われたり，部外者のいる世界が自分たちの世界とは別世界であると思い知らされたりすると孤立のプロセスが生じる。

ある人が同類者と共にいることはその人を支援する1つの資源となる。同類者(similar)は障害や病気を持った人たちであるとは限らない。障害を持つ人やクロニックイルネスを持つ人の中にはそうでない人々に囲まれている時のほうが心地よいと感じる人もいる。ある若い女性は出生直後から障害を持っているが，障害を持たない人々に囲まれているほうが心地よいと感じている。それは彼女が自分のことを正常だと思っているからである。彼女のこのような態度は，私たちが他者の認識を推量するに際して注意深くなければならないことを思い起こさせてくれる。

【二次的利益】

そのほかに起こり得る反応としては二次的利益(secondary benefits)を求めることが考えられる(Dudley, 1983)。逸脱とスティグマが十分に大きい場合，人はせめてその状況から得られる最大限の利益を引き出そうとするであろう(Lemert, 1972)。例えば，Dudley(1983)は，従順で依存的な精神遅滞の人がそのようなやり方で優遇を得ることがあると述べている。保健医療職者は，自分の状況を利用して特別待遇を得ようとする人たちによく遭遇する。このような態度を保健医療職者が評価することは少ないが，しかし，これもスティグマを付与されている人にとっては選択肢の1つである。

慢性の状態においては，手に入れることが望ましいいくつかの二次的利益がある(Dudley, 1983)。例えば，障害を持つ人を受け入れている支援的な職場では社会的関係性を育てるという重要な二次的利益がある。その上にそのような支援的な職場では障害者に宿泊施設を提供することで経済的な自立を促し，「福祉」を受け入れなければならないというスティグマを低減させる。教育機関は学習障害を持つ人たちに勉強の機会と便宜を提供するのみならず，そのようなスティグマを付与された生徒に雇用を保証する実質的な手助けをしている。このような二次的利益の例はスティグマを付与された個人を目に見えるものとすることで，スティグマに付着している否定的なステレオタイプの威力を軽減させることになるであろう。

【抵抗】

スティグマを付与しようとする状況でのもう1つの反応は抵抗(resistance)である(Dudley, 1983)。人は自分たちのニーズを満たさないような規則や手順があれば，それに対して抗議するとか挑戦するであろう。数年前まで車いすに乗っている人々にとって公衆電話は手を伸ばしても届かなかった。この状況に対して車いす利用者と一般の人々が一致協力して抗議し，現在では低く設置された公衆電話が階段の灯りや滑り止めと同じように見慣れた光景になった。怒りはしばしば変化を求める人たちにとって触媒となる。Dudleyはこのような抵抗は，少なくとも精神遅滞を持つ個人にとっては自立への重要な第一歩になるとみている。

【パッシング(隠すこと)】

重要な反応の1つとしてパッシング(passing)があり得る。これはスティグマを付与された存在でない振りをすることである(Dudley, 1983 ; Goffman, 1963)。もし，スティグマの特質が潜在型(discreditable)で容易に目に見えないもの(不可視性)であれば，例えば2型糖尿病であるとか，AIDS抗体検査

訳注6 1999年コロラド州にあるコロンバイン高校で，トレンチコート・マフィアという少数派の集団に属していた2人の高校生が銃を乱射し，自分たちも自殺するという事件が起きた。彼らは学内で主流であった集団「ジョック」の対極にいた。

が陽性で無症状であるような場合には，パッシング（素姓を隠すこと）は実行可能な選択肢である。それは偶然に始まることもあるが，その後増強される。時間の経過と共に，人は普通であるかのように活動することに熟練する。例えば，字の読めない人が新聞を買ってそれを抱えながらごく普通にバスに乗るとか（Dudley, 1983），あるいは聴覚障害を持つ人が夢を見ている振りをしてやり過ごそうとする（Goffman, 1963）などである。このようなパッシングには，スティグマの印になるものを隠すことも含まれている。人々の中には補聴器のような身体機能を補う器具の使用を拒否する人たちがいるが，それは他者に自分の障害を伝えることになるからである。

目に見えること（可視性）に加え，目立ちすぎはパッシングの能力に影響を与える。別の言い方をすれば，それがいかに通常の状況を妨害するかということである。例えば車いす利用者が机や会議テーブルの後方にいる場合，それを見ている人たちにはわからないことがある（Goffman, 1963）。また，言語障害を持つ人は目に見えるようなスティグマのシンボルはないが，彼らがひとたび話を始めると人々はその障害に気づくことになる。

パッシングを学ぶことはスティグマを付与されている人々にとって必要な一側面であるといえよう。しかし，受容と自尊心があれば状況を隠す必要は減少する。自発的な公表は，こだわりのない晴れやかな境地（state of grace）である（Goffman, 1963）。

文化は対処方法の選択肢に制限を加え，特に精神障害を公表することについて，そのような制限がみられる。Schreiber, Stern と Wilson（2000）は西インド諸島のうつ病の女性に関する調査において，うつ病への対処法はそれを打ち明けることではなく，「強くあること」がその文化の中で許容される行動であることを見出した。

【偽装工作】

スティグマが付与されるような違いを他人に明らかにすると，脅威や不安が引き起こされることがある。そのため人々は，そのような違いができるだけ目立たないように工夫する。このような反応は偽装工作（covering）と呼ばれ，現実には違いがあっても他人の目にはあまり違わない，あるいはさほど意味がないようにする試みである（Goffman, 1963）。パッシングと同じようにこのプロセスには可視性と目立ちすぎの相違についての理解が関わる。つまり，その状況は誰の目にも明らかなのであるが，それが持つ意味は極小化される。偽装工作の目的は緊張を和らげることである。例えば，特殊な食事療法を必要とする人は，社会的付き合いの中で，食事療法の重要性を否定することがあるだろう。たとえ本人がそれをきちんと守っていたとしてもである。このように重大性をあえて過少評価することが，スティグマや欠陥から目をそらさせ，人々に居心地のよい状況を作り出す。

目に見えるスティグマが作り出す不安を軽減する別の方法は，慣れた，そして快活な物腰であり，スティグマを付与されている人々はしばしばそのような上手な振る舞いをする。冗談めいて語られることによってその状況が重要視されなくなり（*de-emphasized*），その場に居合わせる他の人々の不安が軽減される。「まず僕の車いすについて冗談を言うんだ。他の連中にそのことについて話しても OK なんだというサインを出すんだ」（S. Saylor, 個人的会話, 1988）。不安を引き起こすような事柄はもはやタブーではなく，人々はそれに容易に対応できるようになったのである。

スティグマを付与されていない人々の，スティグマを付与されている人々への反応

スティグマを付与されていない人がスティグマを付与されている人に対して示す反応は，それがどのようなスティグマかによってさまざまであり，また「スティグマを付与されていない」人がこれまでどのような状況にあったかによっても異なる。さらに，どのような特性にスティグマが付与されるかは社会によって規定され，社会の成員はそのスティグマに対しどう反応するかも教えられる。例えば，ある研究では，男性は女性よりも AIDS 患者を避けようとすることが明らかにされた（Herek & Capitanio, 1993）。

国籍や文化が異なる集団の間には，障害に対する態度に違いがあることが示されている（Brandon et al., 2000 ; Cinnirella & Loewenthal, 1999 ; Westbrook, Legge & Pennay, 1993）。子どもたちが異文化の人たちとの交流方法を学ぶのは自分の周囲にい

る人たちを見たり聞いたりすることによってである。同じ方法で，子どもたちはクロニックイルネスや障害を持つ人との関わり方についてその社会の見解の中から学ぶ。残念なことに，子どもたちが学ぶ反応の多くは否定的なものである。なぜならスティグマはそれを付与された人を失格とされた存在としてみなすからである。

【価値の値引き】

　スティグマを付与されていない人々はスティグマを持つ人々をしばしば低く評価し，人として軽視し，あるいは望ましくない人だと思っている。不幸なことに私たちの多くは1つ以上の差別をし，そうすることによってスティグマを付与されている人々の生きるチャンスを奪っている（Goffman, 1963）。多くの人々はスティグマを付与されている人は劣等あるいは危険であるととらえ，*cripple*（かたわ），*moron*（まぬけ）などの差別用語で呼ぶ傾向にある。身体的変化によってその人の持つ価値が値引きされる事態を許容する人々は，スティグマを付与されている人々を社会的アイデンティティが損ねられた人であると見ている。

【ステレオタイプ】

　カテゴリーに分けることによって私たちの生活は容易なものとなる。私たちは特定の状況下でそのつどどうするかを決めるよりも，状況をカテゴリーに当てはめて反応する。人生上の出来事はほとんどカテゴリーに分類されており，そのことによって私たちの対応は容易なものとなる（Allport, 1954）。大学の講義は時間通り始まり，教会に行く人々はきちんとした身なりを求められる。しかしながら，このようにカテゴリー化する傾向は，障害のある人々が無能であるというような不正確な思考に結びつくことがある。

　ステレオタイプは否定的なカテゴリーの型である。それは曖昧な状況に対する社会の反応であり，個々人に対してではなく集団の期待に対して私たちが反応することを可能にする。障害のない人々が障害を持つ人々と出会った時に期待されていることは，明白ではない（Katz, 1981）。障害のない人々はどのように反応するのか途方に暮れることが多い。ステレオタイプのカテゴリーにクロニックイルネスを持つ個人を位置づければ，そのような個人に対する際の曖昧さは軽減し，ステレオタイプ化する人にとって状況はより心地よいものとなる。カテゴリーを変えることは困難である。バイアスを持ち続けることは，それを考え直すとか変更することよりも容易だからである。

　人々を理解しようとしてカテゴリーやステレオタイプを使うと，人々の持つその他の特質にあまり関心が向かなくなる（Hynd, 1958）。そのため，もし私たちが人々の肯定的な態度や特性に敏感に気づくことがなければ，否定的な性質がそれらの人の主な社会的アイデンティティとなる。ある人が特定のカテゴリーに分類されると，そのカテゴリーに属さない人々は，現実がどうであろうとその人に対して素早い評価を下す。カテゴリー化されるということは二分された世界を見るようなものである。例えば精神遅滞の人と，そうでない人の2つにカテゴリー分けされる。それは，私たちの精神的能力は一定の線上に沿って連続するものであり，私たちはその線上のどこかに位置するものであるにもかかわらずである。

　AIDSを持つ人をスケープゴートにして追放するという反応は，この疾患のインパクトを増大させ，治療の開始を遅らせた（Distabile et al., 1999；Rehm & Franck, 2000；Salisbury, 2000）。事実，このような反応は予防を目指した適切な健康教育の妨げとなった。カテゴリーにかかわらず，異なる集団の個人間には類似した部分と異なる部分がみられるというのが，私たちを取り巻く現実のありようである。

【レッテルを貼ること】

　個人の状況に対してレッテルを貼ることは，その人についてどのように考えるかに重大な影響を与える。例えば，AIDSという診断は大きなレッテルとなり，症状や感染の可能性のせいで人間関係を喪失したり，何の保障もない仕事にしか就けないという帰結をもたらす。

　学習障害を持つ人はゆっくり学ぶ人（*slow learner*）と呼ばれることは時として気にしないが，知恵遅れ（*mentally retarded*）と呼ばれたらぎくっとするに違いない（Dudley, 1983）。彼らの反応は，後者の言い方はタブーであることを示している。学習障害を持つ人は，自分たちが仕事をし，食事を準備

し，あるいはよごした所を掃除することを示すなど，知恵遅れでないことを説明するためにはどんな苦労も惜しまない。これらができないということは彼らによれば，人間以下ということである。「知恵遅れという言葉は，非常に劣った人々のためのものである」(Dudley, 1983, p.38)。すなわち，ある種の活動がうまくできないことは，これらの人たちにとって，否定的なレッテル貼りが持つ意味よりもトラウマを与えるところが少ないのである。

保健医療職者のスティグマへの反応と態度

保健医療職者は社会の価値観や期待を共有している(Allen & Birse, 1991)。ほとんどの看護師や理学療法士，その他の保健医療職者は理想の実現，どこから見ても魅力的であること，そして結束した健康的な家族というアメリカンドリームを共有している。これらの価値観は，障害やクロニックイルネスを持つ人々，また自分たちが「普通より劣る」と見られている人々の認識に影響を及ぼす。

社会のスティグマの定義や価値観が保健医療職者の態度に反映されることは驚くことではない。これらの態度は専門職教育によっても影響を受ける。なぜなら保健医療を専攻する学生は教員やスタッフに感化されやすいからである(Cohen et al., 1982)。Cohenらは，がん患者に対する教員たちの態度から医学生がどのように影響を受けたかについて調査している。学生は，自分たちの周囲の医療職者と同じ態度を患者に対してとるようになる。したがって，もし教員が不寛容にあるいは邪険に患者に対応すれば学生はそのように振る舞う。一方でもし指導者たちがあらゆる患者に思いやりをもって対応する場面を見れば，その態度はそのまま模倣されるだろう。

教員やスタッフの持つ影響力に加え，学生たちの態度はクライエントとの相互作用やクロニックイルネスを持つクライエントと知り合いになることによって変化する(Cohen et al., 1982; Vail et al., 1996)。クライエントが病気に対処する能力を持っているという確信は，学生が専門家としての経験を積むにつれ増大する。同じように，慢性の状態にある人を知ることを通して学生はより肯定的な態度を身につける。

医学生の病気の認識に関する別の研究では，スティグマの驚くべき局面が示されている。それによると，医学生は自分の個人的健康問題に付与される社会的スティグマを過度に認知し，それを開示すると自分の専門職としての立場が危ぶまれるのではないかと深い懸念を示した(Roberts, Warner & Trumpower, 2000)。これからわかることは，保健医療職者は自分が大きなリスクにさらされていると感じると，スティグマを付与されはしないかという恐れが大きくなると同時に，スティグマを軽減させようと努力することはかなり困難になるということである。

保健医療職者は，スティグマを付与されていない人が何らかの欠陥を持つ人たちに対して示すあらゆる反応をみずから示す。それゆえ，援助者は，スティグマを付与された人に対して示される多様な反応を余さず理解する必要がある。そうすれば，スティグマを付与する行動のもたらす影響を乗り越えることができる。スティグマの概念を理解することは，慢性疾患についての介入計画を立案する能力を高めるであろう(Siminoff, Erien & Lidz, 1991)。

スティグマを付与された人へのインタベンション

クロニックイルネスや障害は人の生活に多様な種類と程度の制限を負わせる。障害に由来するスティグマはしばしば障害そのもの以上に，過剰な重荷を付加する(Domenici, 1993)。慢性の状態にある多くの人々は医療を受けているが，しかしスティグマに伴う影響を軽減するような介入が提供されることはほとんどない。

スティグマの影響に対処する援助は容易ではなく，しかも注意深いアプローチでなければならない。うまくいったとしてもその変化はゆっくりであり，進む道は平らではない。しかしながら，スティグマによる衝撃（インパクト）を軽減することについて熟知して行われる介入は，血圧を下げるとか慢性的な痛みを軽減することと同程度に重要である。以下では，スティグマに対する適切な対処について述べる。

自己への反応：態度を変えること

社会的規範と価値は，個人の自尊心や自己価値に影響を与える主要な要素である。子どもたちは自分が属するグループに特有の社会文化的な属性を身につけることで社会生活に適応する。私たちの社会において，何が正常かという基準や社会からの期待はこの社会化（socialization）から導かれる。Goffman の用語を借りれば，私たちは自分が属する特定の社会カテゴリーの中で期待されていることを自らに期待する。特に米国においては，業績と人間的魅力は一般に価値あるものと考えられている。

期待された属性を持たない人は，自分が社会の中で平等かつ望ましい人物として認められる資格に欠けることを，はっきり認識している。さらに，慢性の状態にある人は，自分の障害や弱点によって自尊心が低下させられることを知っているだろう。スティグマを付与された個人は，他者の反応に対処するのみならず，自己価値に関わる否定的な感情を強めるような自分の経験にも対処しなければならない。このような内面的な知覚は，病気や障害以上に対処することが困難なものである。

それとは対照的に，慢性の状態にある人の中には，期待される規範からの逸脱をあまり傷つくことなく受け入れることができる人がいる。このような人々は人生の優先順位を整理し直し，もはや疾病や障害が自己価値への主要な尺度となることはない。言い換えれば，「標準的」なイデオロギーに代わるイデオロギーを有することで，強いアイデンティティが彼らを守り，スティグマの実態を受け入れることを可能にする（Goffman, 1963）。独特の文化を持つ人々，例えばユダヤ人やメノナイト[7]のような人々は自分たちがその集団の一員であることに誇りを持っていることも真実である。同様に，拡大家族としての誇りや文化的誇りは，アフリカ系アメリカ人やヒスパニック，その他のコミュニティに強いアイデンティティをもたらしている。

このようなアイデンティティ信念システムは<u>認識的信念パターン</u>（*cognitive belief patterns*）とも呼ばれ，人の総体的な見方と関連する。すなわち，個人の認識，精神的態度，信念，経験の解釈がそれには含まれる（Burns, 1980）。社会の主流をなすものからスティグマを付与された個人は，自分が所属する集団はそれより格が上であるとか，少なくともまともな集団であると信じ，理解するであろう。このような信念パターンは，スティグマ化された他者の反応からその個人を守る。

慢性疾患において認識的信念パターンは，個人がそのアイデンティティを受容することを助け，スティグマを付与された状態に直面する時の防御となる。例えば，がん摘出術を受けた患者は，手術で失ったものは病巣であり，不要なものであるから，自分は満足な人間だと始終自分に言い聞かせる。自分の身体は形が変わったとしても，今は健康で，完全かつ全面的に受容できるものである。同様に車いすのスポーツ選手は自分の見事な身体的コンディションと競争力に誇りを持っている。すなわち自分の価値についての知覚が，疾病や障害に対するその人の反応に影響を与える。「私は価値のある人間だろうか？」という問いの答えは，自分の価値観とものの見方によって決定される。それゆえ，自分についての定義は，クライエントが自己に満足するかどうかを左右する重要不可欠な因子である（第 10 章「ボディイメージ」参照）。

脳性麻痺，がん，顔面奇形，リウマチ，多発性硬化症の患者に関する諸研究を検討した Shontz (1977) は，それぞれクライエントにとっての疾病や障害の意味が，これらの研究においては一律に重要なこととして評価されていると指摘した。例えば，健康で身体の調子のよいことに自分の価値を置いている人は，慢性の状態に陥ると自分がつまらない存在に感じられる。しかし，糖尿病を持つ人は治療計画とそのための道具なしにいることはあり得ず，視力障害者は決して再び普通にものを見ることがない。そのため，これらの不足や欠陥と折り合いをつける個人の反応と能力が，自分の価値やかけがえのなさに対する態度を決定する。

最近の社会変化は，社会的規範の広がりに基づいたスティグマの内面化によって，いくつかの健康問題が変化しつつあることを示唆している。薬物乱用の回復プログラムは今では保険が適用できるようになった。これは活発な消費者運動の要求の結果では

訳注7　キリスト教プロテスタントの一派。

あったが，社会の態度を変化させる根拠となっている(Garfinkel & Dorian, 2000)。妊娠中絶や，乳がんによる乳房切除術など女性に関わる健康上のスティグマも軽減されつつある(Bennett, 1997)。このような変化は，可視性と開示性が，否定的な意味を持つステレオタイプ化の過程に肯定的な影響を与えた証拠となるであろう。

スティグマとサポートグループ

Goffman(1963)はスティグマを分かち合う人々を同類(the own)という用語で表現した。スティグマを共有する人々は，スティグマを付与された人に「巧妙なコツ」，受容，および精神的支援などを提供することができる。自助あるいはサポートグループは同類の手本となる。例えばAA(Alcoholics Anonymous)[8]は，参加メンバーに生き方を提供すると共に同類の人々にコミュニティを提供する。メンバーは，公共の場で話をすることで，アルコール依存症は治療可能であり，どうにもならない人々ではないと訴える。Goffmanの用語によれば，彼らは調整のヒーロー(heroes of adjustment)として行動する。

同様の条件を持つ人々で構成されるグループには公式のものも非公式のものもあるが，極めて有益である。第1にピアグループ[9]では，抵抗やパッシングなど，上で議論された潜在的な反応をすべて隠さず明らかにすることができる。第2に，このグループの問題解決セッションでは，よくみられる状況において可能な解決策を明らかにする(Dudley, 1983)。そうすることで第3に，スティグマを共有する人々は，慢性の状態にある個人とその家族のために受容と支援の資源を提供する。

ここでも注意が必要である。スティグマを付与された人々は，スティグマを付与されていない人々と共にいるほうがアイデンティティの似ている人々といるより快適だと感じることがある。例えば，すべての女性がReach to Recovery(乳がんのサポートグループ)に肯定的な反応を示すわけではなく，不快に感じる人々もいる。「最良」の解決は，人それぞれなのである。

支援者グループの創出

支援者(supportive others)とは，自分自身はスティグマにつながるような特性を持たないが，知識があり，スティグマを付与された人々に繊細な理解を示す人々(専門職者あるいは非専門職者)である。これらの人々はGoffman(1963)によって事情通(the wise)と呼ばれており，スティグマを付与された人々の集団に受け入れられる。事情通は，スティグマを付与された人々と普通に接し，相手に恥を感じさせることがない。それゆえ，彼らはそのような人々と普通の流儀で接する。障害を持った女子学生が他者に希望する行動は何かと聞かれた時に，自分のことをよく理解して受け入れてくれることが望ましいと，次のように答えている。

> 私は人と目と目を合わせるのが好きなの。でも，そのためにはみんながここにきて座り，私に近づいてくれることが必要なの。私は人に触れてもらうのが好き。他の人たちは互いに背中を叩き合うのに，なぜ私にはそうしないの。他の人たちが私に，一緒に車いすでホールを行ったりきたりしていいかいと頼んでくる時に，私は本当に受け入れられていると感じるの。私を見てくれる人がいる。私の車いすじゃなくてね。
> 　　　　　　　　(S. Saylor, 個人的会話, 1988)

このような望ましい行動は友人や知人の間で当たり前になされるものである。スティグマを付与されている人は，完全な人間，すなわち変化した身体や歩行器具以上の，つまりスティグマを付与された状態を越えた1人の人間として見られ，対応されなければならない。

AIDSの流行は，支援者グループの立ち上げに弾みをつけた。多くの都市で，AIDSと共に生きる人たちへのケアモデルがボランティアによって支えられ，地域密着型のサポートグループが食事や交通手段，在宅ケア，受容，サポートを提供した。このようなコミュニティネットワークは，病院ケアの補助的役割を果たすと共に，これらの人々のケアにとっ

訳注
8　アルコール依存症を持つ人たちの自助グループ
9　ピア(peer)は同じ立場にある人々を指す。

て事情通の人々がいかに重要な存在であるかを示す代表的な例となった。

　事情通になるプロセスは簡単なものではなく，自分自身を捧げ，受け入れられるのを待たなくてはならない。クロニックイルネスを持つ人と出会う保健医療職者は，自分自身が事情に精通していることをすぐに証明することはできない。受け入れられるためには専門職としての敏感さと豊富な知識，受容的態度を持った地道な行動が求められる。

　人が事情通になる1つの方法は，障害の状態についての率直な問いかけや繊細な質問を行うことである。多くの障害者は多かれ少なかれ自分のことを話す機会を持つことを喜ぶ。なぜならそのような機会は，障害がもはやタブーではないことを意味するからである。例えば，障害を持った人にとって杖や歩行器具について尋ねられるほうがそれを無視されるよりも望ましいことがある。尋ねられれば，障害を持つ人は自分が望む通りの仕方で説明することができる。このようにして障害は認知されると共に，無視されることがない。言うまでもないが，このような質問は興味本位によってなされるのではなく，人間関係が確立されてから行われるべきである。

　特定のスティグマを持つ人々の周辺で働くことによって事情に通じることができる。保健医療職者は，特定の病気に関する諸問題や効果的な方略，関心事について，現実の生活に根差した知識を得ることができる。このような知識は，クロニックイルネスを持つ人々に細やかな理解と実践的な示唆を提供することを可能にする。例えば，AIDS患者のために働く看護師は，どのような行為が本当に効果的であるかを見出す機会を得ることができ，また，クライエントの反応と成果について学ぶことができる。このような情報は，類似した状況のクライエントや家族にとって極めて貴重である。

　相手を気遣う親しい友人や親族は別の形の事情通である。兄弟姉妹や配偶者，両親は頼り甲斐のある事情通となる機会を持っている。なぜならこのような人々は表面の障害ではなくそのもとにある人間を見ることができ，また病気の人としてでなくまず人として見ることができるからである。しかしながら，すべての親族や友人が事情通になるわけではない。多くの人はスティグマを付与されるような状態に馴染めず，病者から距離をおこうとする。

保健医療職者も常に事情通であるわけではない。クロニックイルネスを持つ人や障害を持つ人のために働く保健医療職者の多くは，受容する力の不足や鈍感さによってクライエントのスティグマ化を促進する。

　事情通であることは看護師やその他のケアワーカーにとって決して新しい役割ではない。看護師は伝統的に，医療の手薄な領域で相手にされない人々のために働いてきており，クライエントを症状としてとらえるのではなく個人として対応している。正当に評価されない人々のために，看護師は保健医療システムにおける門番として重要な役割を担うと考えられている。慢性疾患を持つクライエントは，このような事情通としての役割を果たす絶好の機会を得た看護師や保健医療職者から，効果的で手際のよいケアを受けることがしばしばである。

アドボカシイ

　アドボカシイ（権利擁護）は事情に通じていることの証明である。それは権利擁護と事情通という2つのプロセスはどちらも個人を貴重で価値がある存在とみることが求められるからである。クライエントの擁護者（アドボケイト）とは，クライエントが情報を提供された上で意思決定を行い，受けることのできる治療を決定する権利をサポートする人のことである。また，必要な時は個人またはグループの細やかな理解についての知識を生かして代理人として発言する（第15章「アドボカシイ」参照）。

　アドボカシイの活動は，例えばAIDSあるいはHIV抗体検査陽性者の権利を不当に奪うために提案される法案や保健政策に一般人や専門職者が反対する時，誰の目にも明らかである。また，英国精神科医グループが，うつ病についての社会の関心を高めると共に専門職者の知識を増強することによって，うつ病のスティグマを軽減するキャンペーンを開始したことも同様の例である（Sims, 1993）。

　スティグマを付与された人々は，アドボカシイを利用してスティグマを払拭し，問題に対応するための1つの手段とするかもしれない。精神保健の利用者に関するヴァージニア州の調査は，クライエント密着型アドボカシイはクライエントにとって効果的なコーピングメカニズムであると報告している

(Wahl, 1999)。しかし一方，抗議の形をとるアドボカシイは，否定的なステレオタイプを抑制する効果よりもむしろ，増幅した跳ね返り効果を持つ場合がある(Corrigan & Penn, 1999)。

障害の定義の変化

最初に述べたように，スティグマを付与されている人が自分の価値についての認識を変える1つの方法は，正常についての尺度を査定し直し，身体的にも精神的にも健康な人でさえ人生を満喫することができなければ障害があると感じるということに気づくことである(Goffman, 1963)。このアプローチはスティグマを付与されていない人にも応用することができる。

スティグマを付与された個人と相互作用を持つ家族や友人および保健医療職者は，価値や重要性について個人が持つ自己認識に大きな影響を与える(Becker, 1981)。かけがえのない人として対応されることや，重要他者によって受け入れられることは，個人の自己尊重を高める。そしてスティグマを付与された個人は，このような健康的な自己知覚があれば，他者の否定的な反応によく対抗できることを見出すだろう。障害を持つ人でもいつも価値ある存在として対応されるのなら，自分たちをつまらない存在だと感じることはない。

自己尊重やアイデンティティが自分の職業や趣味に依存している人々は，慢性の状態がもたらす結果としてこれらの特質を失うことがある。子どもが大きくなると，親がそれまで持っていたアイデンティティの喪失感を満たすために，まだ手つかずの自分の特質を見出そうとするのと全く同様に，慢性の状態にある人々の多くは，失われた機能を補うためにアイデンティティの新しい源を見つけようとするであろう。

人は何らかの条件を満たせば価値があるというのではなく，自分にはもともと備わった価値があると感じるべきである。例えば，慢性の状態のためにこれ以上働けなくなった看護師は，自己のアイデンティティの喪失に苦しむことなく，専門職仲間や同僚とレジャーを楽しむことができていいのである。同様に，ボディイメージの変化があったとしても，身体的な特性よりもむしろ自分にもともと備わった価値に基づいて「私って誰？」という質問に答えることができれば，悲劇的になる必要はないであろう。

仲間に入れないことと参加しないこと

非受容と不参加を区別することは，スティグマを付与された人々をケアする上で重要なことである。不参加(参加しないこと)(*nonparticipation*)は社会活動からの自粛であり，障害や病気に伴う制限が根拠になっている。一方，非受容(仲間に入れないこと)(*nonacceptance*)は否定的な態度であり，障害を持たない人が障害者とのさまざまな種類や深さでの社会的関係を持つ上で示す抵抗あるいは乗り気ではない態度である(Ladieu-Leviton, Adler & Dembo, 1977)。キャンプ旅行に参加しないと決めた障害者は不参加である。その人にとって身体的障害が不参加を決める基準となっている。参加できるかできないか明らかでないのに，グループへの参加を誘わないことは非受容であり，これは個人の選択を先取りしてしまうことになる。

障害を持たない人は，障害を持つ人や病者の参加の可能性と限界について正しく推し量ることができないことが多い。一般に，障害がもたらす身体的限界は，過剰に推量されることが多い。もし障害を持たない人が，障害を持つ人について参加するのは無理であると間違った推量をする場合，それは非受容となる。このような非受容は，実際に参加が可能な程度と，障害を持たない人によって推量されるその程度のくい違いによってつくられる。もし，このような違いが解消されれば，非受容は問題ではなくなるだろう。

修復は簡単である。障害を持たない人は，障害者に参加の決定を委ねながら，参加してほしいと率直に伝えればよいのである。障害者は，おそらくさまざまな方法で参加することになるだろう。例えば，若年性関節リウマチを持つ青年は，もし友人との楽しい時間を過ごすことができれば，釣りに行けなくともそれを後悔したりはしないだろう(Ladieu-Leviton, Adler & Dembo, 1977)。

専門職者の姿勢：治癒(cure)とケア(care)

これまで保健医療のゴールは，クライエントの治癒にあった。今日においても保健医療職者は成功の尺度を治癒におく傾向にある。しかし，急性疾患や感染症より慢性疾患が多くなった現在は，このような尺度はもはや適さない。治癒はクライエントの利益にとって重要でもなければ必要でもない（Kübler-Ross, 1969）。それに代わって，ケアリング，すなわち尊重し助力することが新たな尺度となるべきである。慢性疾患の増加に伴い保健医療職者は慢性疾患の特質－不確かな疾患の行路，再発，および複合的な治療－についてよく把握すべきである。今日の保健医療サービスにおける中心的課題は医療費の抑制である。しかし保健医療職者は，クロニックイルネスをスティグマとするような現実に対して，人間性の観念と保健医療の公正性を忘れない保健医療政策という視点を，決して失ってはならない（Gewirtz & Gossart-Walker, 2000；Mechanic, 1991；Roskes et al., 1999；Salisbury, 2000）。

【保健医療サービス提供のための適切なモデルの選択】

保健医療サービスの提供方法は，スティグマの影響を増強することもあれば減少させることもある。保健医療ケアにおける意思決定にクライエントの参加を奨励することは，個人への尊敬と尊重を誰の目にも明らかにする行動である。目標を設定する時にパートナーとしてクライエントに参加を促すことは，重要な人として個人を受け入れていることを表す。その一方で，保健医療職者がクライエントに確認することなしに治療や目標を決定する時，それは失格とみなされているという感覚をクライエントに改めてもたらす。逆に言えば，クライエントに参加を促すサービスはどのようなものでも，クライエントの自己価値を高め，それによりスティグマの影響が減少する。

保健医療職者とクライエントの関係は，次に示す3つの基本的なケア提供モデルに分けることができる（Szasz & Hollander, 1956）。慢性疾患の管理と同様に，スティグマ管理においては，どのモデルが慢性の状態に最も適切であるかを決定することが重要である。

能動-受動モデル

能動-受動的出会いは，相互関係とはいえない。クライエントは受身的で意思決定に関わろうとせず，積極的な参加者は保健医療職者のみだからである。このモデルは非力な新生児と両親の関係に似ている。緊急の状態ではこのモデルは適切かもしれないが，このような関係においては本質的にクライエントは意思決定に参加することができないであろう。

指導-協力関係モデル

クライエントは保健医療職者からの助けを求めており，指導-協力モデルに参加したいという意思を持っている。この関係では，クライエントは保健医療職者を尊敬し，その言うことを聞くことが期待されている。力関係は対等でなく，保健医療職者が推奨した事柄についてクライエントが質問することは期待されていない。このモデルは大多数の伝統的なクライエント-保健医療職者関係の基盤であり，急性期疾患においては重要であった。しかしこれは，保健医療職者のそれとはおそらく異なるクライエントの期待や目標を，十分に考慮することはほとんどないであろう。

相互参加モデル

相互参加は，クライエントと保健医療職者の間で対等に力を配分し，相互が満足するような関係を導く。別の言い方をすれば，クライエントは推奨された方法や意思決定に関して保健医療職者と同じ満足を得るはずである。さらに，双方が満足する解決のための情報は相互に依存している。クライエントは保健医療職者の経験と熟練を必要としており，保健医療職者はクライエントの現病歴や症状のみならず，優先順位や期待，目標を知る必要がある。時には，例えばがん治療における外科的治療と放射線治療のように，治癒率がほとんど変わらない場合の選択をする必要がある。医師は，放射線治療に伴う長期の副作用や，外科的治療に伴うボディイメージの変化に関する専門的な知識を提供することができる。クライエントは提案された治療法の副作用につ

いて相対的重要性を判断しなければならない。「正しい」判断とは，最終的には個人に委ねられたものである。したがって，双方に受け入れ可能な行動指針を作り出すためにはクライエントと保健医療職者の両者からの情報が必要である。

スティグマと闘うための重要な要素は，障害を持った個人に「闘いの中心的参加者」になる機会を提供することである(Dudley, 1983)。もし，保健医療職者が相互作用において優位を占めるのであれば，クライエントの十全な参加は実現しない。保健医療職者に意思決定の権力と権利が与えられていた伝統的なクライエント-保健医療職者関係は，今後はクライエントの参加を促進する方向へ変わるべきである。

保健医療職者がクライエントに一層幅広い参加と意思決定を促すことに満足を感じるといった関係が成立する時，障害のせいでスティグマが付与されるという可能性は減少する。事情に精通している保健医療職者は，慢性の状態にある人々が進んで協働するだけでなく，自分たちの懸念や観察，期待，限界を表出することのできるような環境を作り出す。

相互参加モデルは，クライエントの自己価値の感情を高めることができることから，スティグマを付与されている慢性疾患にとって最適のモデルである。クライエントは長期にわたる疾患管理に責任を持ち，保健医療職者はクライエントの自己管理を支援する責任を持つ(Szasz & Hollander, 1956)。クライエントと保健医療職者は共に，方略の選択肢を探し，双方が承諾できる方略を決定する。クライエントの考える優先順位や目標が尊重され治療法の中に組み込まれると，承認されているという感覚が強まる。このモデルが可能にするクライエントの活動に対する尊敬と評価は，病気のもたらすスティグマの影響を打ち消す効果がある。

クライエントを必要以上にかばったり保護することは，クライエントの参加を減少させ，参加により得ることのできる価値や重要性の認識を低減させるであろう。

相互参加モデルのもう1つ別の利益は，医学的治療法のコンプライアンスを高めることである。慢性疾患においてクライエントのコンプライアンスは，治療を継続するために極めて重要な課題である（第8章「コンプライアンス」参照）。クライエントと保健医療職者が同等の権限を持つ関係は，権威主義的関係よりコンプライアンスを高める。コンプライアンスのニーズは，相互参加モデルの利用をさらに推し進め，ヘルスケアに対するクライエントの責任を増すことになる。このようにすれば保健医療職者は，なぜクライエントは推奨された治療に従わないのかと疑問に思う前に，受け入れ可能な計画を推奨することに集中するであろう。

【現任教育】

保健医療職者の態度は，社会全体の視点を代弁し，偏見もそれに含まれると考えられる。保健医療職者はクロニックイルネスを持つ人と長期間の関係を持続するため，このような偏見による影響は大きなものがある。カテゴリー化やステレオタイプは保健医療職者に意識化されていない場合が多いので，これらを明確にして修正するための教育プログラムが優先して行われる必要がある(Dudley, 1983)。

非専門職者の態度についても同様に検討する必要がある。なぜならこれらの人々は地域や事業所で多くのケアを担っているからである。介護者の態度によってスティグマ化が促進したり低減したりする(Vail et al., 1996 ; Volinn, 1983)。

すべての職員のスティグマを低減することを目的とした集中的なスタッフ教育はどのような事業体においても有益である。さらに，保健医療職者は，適切なマナーでクライエントに応対できるように一般職員をサポートする役割モデルとして行動すると共に情報を提供する立場にある。

現任教育プログラムが助けになるということは多くの調査研究が指摘している。スティグマを促進する行動に関する研究では，態度を変えたいと願っている保健医療職者にいくつかのアイデアを提示している(Dudley, 1983)。Dudleyの研究では，スティグマを促進させる行動として，睨みつける，クライエントが考えを述べる機会を拒絶する，クライエントについての不適切な言語，不適切な行動制限，秘密の暴露，身体的虐待，およびクライエントを無視することなどが指摘されている。

別の研究は，公衆の意識を高めるために企画されるヘルスコミュニケーションという方法が，実際には社会的スティグマを増強する作用を持つことを明らかにしている(Wang, 1998)。多くのヘルスコミ

事例　スティグマへの処し方

Jさん(44歳)は2人の子どもを持つ主婦である。自動車事故で下肢に神経損傷の後遺症が残り、起立や歩行などの日常生活訓練の目的で、事故後10日目にリハビリテーション施設へ移った。完全な回復は難しかった。これまでのJさんはジョギングを日課とし、家族と一緒の旅行や登山を楽しんでいた。今は車いすや歩行器を使用し、知覚や動作の低下がみられ、自分のケアも家族のケアもできない事態に直面している。彼女のアイデンティティや自己尊重、満足感は危機的な状況にある。

Jさんにとって幸運なことは、介護者の多くが率直で、彼女と現実的な情報を共有したことである。彼らは彼女を失格した人としてではなく、普通の人として対応した。リハビリテーションセンターのカウンセラーは継続的な心理療法を開始し、「事情通」として行動した。セクシュアリティの葛藤やボディイメージ、自己尊重などのどんな話題も2人の間ではタブーではなかった。看護スタッフから拒否されていると感じることもなければ、障害を理由にした特別な恩恵(二次的利得)をこうむることもなかった。彼女は、スティグマを付与されている人としてではなく、自分の能力の範囲で自分ができることを精一杯やることを目指している人として対応された。

彼女の家族は、熱心にケアにあたった。家族は理学療法に参加することで、何を期待できるか、何を心配しなくていいか、あるいは保護過剰にならなくてすむかを知ることになった。家族とJさんは長期計画にも関与した。例えば筋肉けいれんのための運動メニューや薬物療法は、Jさんの<u>ために</u>ではなく、Jさんと<u>一緒に</u>立案された。

時間がたつにつれ、ゆっくりとぎこちなくではあるが、杖や補助靴で歩くことができるようになった。この段階では、整形外科的用具がスティグマをもたらすことはほとんどなかった。しかし、みんなが、もう二度と走れないと感じていた。彼女はいろいろな悲劇的な出来事の経験を持つ「同類」の人たちによって支えられていた。友人と家族は、彼女の本質的な部分は変わっていないことをきちんと認め、そうし続けることで「事情通」となった。身体的制限は、彼女の対人関係の質に何ら影響を与えていなかった。彼女は、おつかいや掃除、あるいは食事の支度などをやってくれる家族や友人に支えられていたが、だからといって、彼らの親切に息の詰まるような感謝をしなければならないわけではなかった。さらに、これらの適応に取り組むことを通して、ずっと支えてくれた夫に対する大きな情緒的負担からも解放された。

当然のことながら、すべての人が支援的に接したわけではなかった。杖を突いて歩いている彼女を見て、精神的な障害を持つ人だと思って話しかけてきた人もいる。また、杖のことを完全に無視する人もいた。おそらく無意識のうちにそれが親切だと思ったのであろう。Jさんは人々が杖について聞いてくれることを望んでいた。質問されることは彼女が選んで説明できる機会となり、「気づいてほしい、無視しないで」と彼女は思っていた。

それから4年が経った今も筋力低下と筋肉けいれん、そして痛みが続いている。彼女はローヒールの靴で歩き、ときどき杖を使用する。簡単な料理や軽い家事をこなし、最近は大学院でカウンセラーになるための勉強を始めた。家族はその後、音楽会に出かけたり、レストランで食事するようになったが、それらはすべてJさんにもできることである。彼女は再び教会活動に参加するようになり、近所付き合いも始めた。

今も続いている痛みと活動制限は些細なことではない。そうであってもこれらの問題はもしスティグマの重荷を伴うならば複雑な様相を呈したことであろう。幸運なことに、保健医療職者や家族、友人の反応は、スティグマを大きく軽減させた。このような率直かつ受容的反応は、肯定的側面や積極的側面に焦点をあてようとJさんが決心することに貢献している。

ュニケーションアプローチでは、明白な障害を持つ個人に関して「こんなことにならないように」というメッセージが伴う。そのため、公衆の意識の高まりは、障害を持つ個人に対するスティグマ化の促進という犠牲の上になされる。

公衆の意識を高める効果的な方法の1つは、スティグマを付与された人と計画的に接触を持つことである(Vail et al., 1996)。このアプローチは、知識の

豊富なリーダーによるグループワークによって準備される。そこではリーダーは，態度や反応について参加者が明確にし検討できるよう援助する。例えば，看護学生の多くは老人保健施設が好きではない。それは，高齢のクライエントが魅力的な存在には見えないからである。老人看護学の専門看護師の1人は，老人保健施設実習の前にそのような学生と共に時間を過ごす。この看護師は，人柄が刻み込まれたような高齢者たちの顔をスライドで見せながら，学生たちが高齢者をかけがえのない人間としてとらえることができるように，これらの人々が体験した興味深い話を語る。専門看護師と学生たちは，加齢というスティグマに関する俗説とステレオタイプについて話し合う。その結果，学生たちは老人保健施設の実習において，より肯定的な経験をすることになる。スティグマを付与された人々との接触のために役立つ知識を準備することが，すべての問題の解決につながるわけではない。しかしそれは，ステレオタイプのようなスティグマ化された反応を明らかにし，それについて調べ，その情報を介護者に提供するための1つの方法となる。このようなグループでの話し合いは，地域や事業所で働く専門職者と一般の介護者の双方にとって有益である。

地域教育プログラム

スティグマの影響を低減する教育は，地域全体で実施することができる。全米がん協会や全米糖尿病協会などの多くの団体が地域に向けて講演者や冊子を提供している。社会化の過程にある幼い子どもたちを対象にした教育プログラムは，スティグマを作り出す態度を子どもたちが持たないように予防する効果がある（Dudley, 1983）。多くの優れた価値と性格を持ちながらもいくつかの健康問題を抱えている人を注意深く紹介するのに，学校やボーイスカウト，ガールスカウト，教会などは理想的な場である。例えば，AIDSと共に生きる人々は，グループディスカッションを継続して行ってきた。子どもたちはその中で，これらの人々が他の人々と同じであることを学んでいる。このような教育プログラムは，また，アルコール依存症が不道徳な病気であるという信仰を一掃し，スティグマによる影響を低減している（Moore, 1992）。

慢性の状態に伴うスティグマの多くは，今もなお社会のありようと政策に浸透しているが（Susman, 1994），状況は大きく変化した。1970年代には障害を持つ人々とその権利擁護者との間に行動主義の大きなうねりが沸き起こり，社会的および構造的な大きな変化が引き起こされた。障害を持つ人々が語り始めたが，それは雑誌を発刊すること，映画やビデオを製作すること，そして中央あるいは地方において政治的活動を組織することなどを通してであった。彼らの活動は，画期的な変化に大きな影響を及ぼし，米国障害者法（ADA）と名づけられた法律が1990年に制定された。この法律は，行政および民間の事業体に対して，障害者の雇用機会，教育，交通手段の確保，および公共施設へのアクセスの確保などの提供を要求したものである。

公式の地域教育プログラムに加えて，障害者と触れ合う機会を増やすことによって社会の見方は変化する。障害を持つ人，障害を持たない人，そしてクロニックイルネスを持つ人の相互作用は，サービス事業やインターネット接続，およびそれらの活動を奨励することによって増えるであろう。

メディアもまた，慢性の状態にある人を肯定的に描くよう社会から影響されることがある。保健医療職者であれ他の人たちであれ，障害を持つ人たちがよく適応している様子を放映するようテレビ局に手紙を書いたり，あるいは彼らのありのままの姿をテレビ局に推薦することができる。

その他の考慮すべき課題としては「抱え込み」と「排除」の問題がある。それらがスティグマにどのような影響を与えるかということである。また，技術革新と補助手段は重要な因子である。それは「生活の質（QOL）」が静的で変化しないものではないことをはっきり示すからである。

ほんの数年前まで電動車いすは存在しなかった。しかし現在は脳性麻痺を持つ子どもに適したサイズの電動車いすがあり，運動場の片隅で見学するのではなく，人々の間を走り抜けることが可能となっている。

また，上腕麻痺の人は，以前であれば頭部にスティックを固定してゆっくりとタイプライターのキイを打ったものである。しかし今では，音声入力のパソコンが登場し，話した内容をそのまま活字にすることができる。同じように，発音の不明瞭な人が表

示板の符号を押すだけでなめらかな人の声で語りだすことも可能になっている。

　補助者を採用することも重要なことである。障害を持つ人やクロニックイルネスを持つ人は補助を受けることで，補助が得られない時より充実した生活が可能になっている。多くの権利擁護者が主張しているのは，公的な資金を老人ホームや施設に使うのでなく，障害を持つ人やクロニックイルネスを持つ人が自宅で暮らせるようにするために使うべきだということである（第20章「財政的インパクト」，第21章「政治と政策」参照）。

アウトカム

　スティグマに関するクライエントのアウトカムを定めることは，クロニックイルネスに関連する多くの社会心理的概念の場合と同様に難しい。繰り返しスティグマを付与されるクライエントの中には，それに伴う個人的感情を乗り越え淡々としている人がいる。スティグマに関するクライエントのアウトカムは，クロニックイルネスに共通な社会心理的影響をこうむらないことであるといえる。例えば，

- クライエントは社会的に孤立していない。通常の日常生活活動に困難はない。
- クロニックイルネスや身体症状があっても，クライエントは高い自己尊重を維持している。
- 家族や友人および援助者との良好な関係が継続している。
- クライエントは落ち込んでいないし，他者との適切な交流ができている。

要約

　スティグマは，古代ギリシャにまで遡る古い歴史を持つ社会的概念であり，何らかの違いを持つ個人に対して，負の価値判断を付与するものである。古代ギリシャにおいて，スティグマは奴隷や罪人，裏切り者たちを自分たちとは永遠に「異なるもの」とするために，消えない印を皮膚につけることであった。スティグマは社会学的に3つに分類される。それらは実際の身体的相違，性格上の欠点，および偏見である。このいずれにおいても，スティグマは欠陥の知覚（*perceived*）であり，敵意に満ちたものとなる。

　今日においてもスティグマは不名誉な烙印であり続ける。「正常な人々」は誰でも，故意にあるいは別の方法でスティグマ化する傾向にあり，そうすることで異なる人々を社会として確認し，社会の中での自分の安定感を最大限に確保しながら自分たちの不安を最小限にしようとする。ここで使われたように，正常（*normal*）という言葉は，人がスティグマを付与される特徴を持っていないと判断される時に用いられる。

　スティグマはしばしばクロニックイルネスを持つ人や，障害を持つ人に付与される。長くは生きられない生命，身体的変形，身体可動性の障害，易疲労，医学的あるいは栄養学的制限，およびその他の制限などは正常とはとらえられない。失格とみなしたり社会的に孤立させたりというスティグマの影響は，実際の疾病や障害によってもたらされるいかなる制限よりも人を不自由にさせる。価値の低減は，他の特性にも暗雲を投げかけ，その人の評価を決めてしまうことがある。

　残念なことに，人は他者にスティグマを付与するのみならず，自分にもスティグマを付与することがあり，これは人として価値の下がったという感覚を生じさせる。さらに，社会全般の否定的な認識は，クロニックイルネスを持つ人をケアする保健医療職者の行動や態度にも反映されることがある。専門職者によるスティグマ化は，その人の状態の悪さや機能的能力を考慮しない，不適切な処置をもたらすことになる。

　スティグマの連鎖を破るために，私たちは数多くの行動を行うことができる。最も重要なことは，個人や専門職者，社会の態度が大きく変化するプロセスである。人が他者を価値づけ，自分たちを価値づける基準は，個人の価値をどのように明確にするかという視点から再検討することが必要である。スティグマを付与された個人は，同じような経験をした他者からのサポートや，周りの否定的な反応に対処することを学ぶということから恩恵を受けている。

保健医療職者は慢性疾患や障害のスティグマを持つ人のために「事情通」になり，豊富な知識を持ち，慎重な権利擁護者として行動することを期待されている。さらに，権力や成果がより公平に分配されるような保健医療サービスのモデルが，今後開発されなければならない。専門職者および非専門職者の現任教育においては，スティグマを作り出す態度を素早くキャッチする鋭敏さを養うことができる。また，社会教育は，スティグマにつながる潜在的な原因をなくすために必要である。

課題

1. 非白人，低所得であり，高血圧と糖尿病を持つクライエントにおけるスティグマの潜在的可能性について，Goffmanの理論を使ってどのように明確にできるか？
2. スティグマの影響を軽減するために特定のクライエントの家族に用いる方略にはどのようなものがあるか？ 例えば，最近AIDSと診断された個人の兄，夫，父親，および祖父にどのように働きかけるか？ 家族にどのようにアプローチをし，どのように働きかけるか？
3. 障害者が屋外で食事やゲームなどを行う夏休みのキャンプに参加する時に，どのようなスティグマ化された状況が起こり得るだろうか？ どのような行動がその影響を予防し，軽減するだろうか？
4. 保健医療職者はスティグマの壁をどのように破ることができるか？ 他の保健医療職者の中でその方法は生かされるか？
5. クライエントが保健医療サービスに参加することは，どのような利益と費用をもたらすだろうか？ クライエントの参加が増加するとクライエントが感じているスティグマにどのような影響を及ぼすか？
6. クロニックイルネスを持つ人が経験するスティグマは何か？ 車いすの人は？ 視力障害のある人は？ 彼らが感じているスティグマを減らすためにどのような方略を用いることができるか？

第 4 章

慢性の痛み

Janet E. Jeffrey ■ Ilene Morof Lubkin
訳：中岡亜希子

イントロダクション

痛みの体験は人々が保健医療を求める1つの大きな理由である（Ashburn & Staats, 1999； Lehmann, 1998； Loeser, 2000； McCaffery & Pasero, 1999； Zagari, Mazonson & Longton, 1996）。Melzack（1973）によれば，痛みは「文化についての知識や状況の意味，および個人によって異なるその他の要因により左右される個人的な体験」（p. 22）であると述べられている。国際疼痛学会（IASP）は，痛みを不快な知覚的感情の体験と定義している（Merskey, 1996）。つまり，痛みは主観的な体験（Diamond & Coniam, 1991； McCaffery & Beebe, 1989； Turk, 1999）であり，真には測定することのできないものである（McCaffery, 1979）。

痛みに関する理論

痛みの伝達や知覚の明確なメカニズムについての知見は限られているが，ここではいくつかの理論を紹介しようと思う。ここで紹介する詳細については，Portenoy や Kanner（1996）の文献を参照していただきたい。

特異性の理論（specificity theory）は，痛みの伝達について説明する最も古い理論の1つであり，常に原因と結果の間には関係があるという概念に基づいている。特異性のある痛覚受容器は，特異的な神経の痛覚経路（Aδ線維とC線維）によって脊髄を介して脳まで刺激を送ることが示されている。

パターン説（pattern theory）は，侵害受容器が痛みだけではなく，圧迫や温度のような刺激に反応するということが論証されて，発展をみた。この理論は，痛みに特異的な侵害受容器はないということと，刺激の強さと脊髄の後角における刺激の中心的累計パターンのコンビネーションから痛みが生じると想定している。

今日臨床実践において広く用いられている理論は，Melzack と Wall（1965）によって提唱されたゲートコントロール説（gate control theory）であるが，明白かつ十分な実験的根拠によって支持されているわけではない。この理論によると，脊髄の後角におけるゲーティング機構により，痛み刺激伝達は，許容されたり抑制されたりする。後角の灰白質でシナプスを形成する末梢神経線維が，ゲートとして機能しているという想定がされている。ゲートが閉められている時，痛み刺激は脳へ伝達されない。この場合，他の神経線維を経由した認知作用が痛みの知覚に先行する。もし認知作用を制御できれば，知覚を低下させたり排除することができる。

急性の痛みと慢性の痛み

痛みは，急性か慢性かのどちらかである。急性の痛みは，私たちの身体に何か不都合なことが生じた時にそれを知らせるという，保護的な生理的メカニズムとして働く（Bonica, 1985；Chinyanga & Kalangu, 1999）。もしくは，傷ついた部分の動きを制限することによって，損傷を受けた組織のさらなるダメージを防いでいる（Diamond & Coniam, 1991）。急性の痛みは自律神経系の反応や行動的反応を伴い，持続は数秒から数週間を限度とする（Portenoy & Kanner, 1996）。治癒が始まると，与薬やその他の介入によりコントロールされ，たいていは急性の痛みは治る。痛みが激しい時でさえ，痛みを体験している人はそれが一過性であると知っているので，耐えられることが多い。

以下のような場合の痛みは慢性である。それらは，①一般的に3〜6か月という長期間に渡り持続する（Burckhardt, 1990；Emmelkamp & van Oppen, 1993；Russo & Brose, 1998），②数か月もしくは数年の間に繰り返し生じる（Bonica, 1985），③慢性の病状を伴っている（Bonica, 1985），である。人が慢性の痛みを有している時，適応のための生理的・自律的反応はたいてい欠如している。慢性の痛みは，継続的で，難治性で，間欠的ないし周期的に繰り返す可能性がある。痛みが軽い時でさえも，それは全身に影響を及ぼすので独自の病状を形成し，そのため日々の管理が要求されることになる。

現在の用語では，慢性の痛みを進行性の終末期疾患と関連した悪性（*malignant*）と，終末期疾患との関連はないが，治療が困難な非悪性（*nonmalignant*）とに区別している。非悪性の慢性の痛みは，良性の慢性の痛み（*chronic benign pain*）もしくは，難治性の痛み（*intractable pain*）としても知られている。慢性の痛みを持つ人々は，しばしば「絶望的な」状況にある自分自身に気づく。なぜなら，彼らの痛みはもはや，急性の痛みに対する治療では効果を示さず，通常の薬物治療にも適切に反応しないからである。

クロニックイルネスを持つ人は，急性もしくは慢性の痛みに悩むことがあるが，彼らの人生の大部分を支配するのは，瞬時も解放されないという特徴を持つ慢性の痛みである。この章では，非悪性の慢性の痛みを持つ人々が直面するいくつかの問題を検討し，介入に対する一般的なガイドラインを示す。慢性の痛みから生じる無数の問題を克服する努力は今まで何もなされず，あらゆる可能な介入についても示されてこなかった。これらの介入の多くは，悪性の痛みを持つ人々に対しても適用することができる。焦点は，基礎的な教育を受けた保健医療職者が，慢性の痛みを体験するクライエントを援助するのに役立つ情報，および必要に応じて参照できる治療についての情報を提供することにある。

痛みに関する課題

慢性の痛みは，世界で3番目の大きな問題として評価されている（Natinal Institutes of Health；NIH, 1982）。罹患率は総人口の11.2％であり（Crofti et al., 1993），多くの人々に多大な影響を及ぼしている。慢性の痛みは，米国やカナダにおいては機能障害の大きな原因であり（Austin, Lawton & Hirst, 1996；Osterweis, 1987），結果として労働生産力の損失や保健医療費の増加を含む二次的な経済的問題を引き起こす（Austin, Lawton & Hirst, 1996；Ferrell & Griffith, 1994；Fishbain et al., 1996；Latham & Davis, 1994；NIH, 1982）。経済学者はこれまで，慢性の痛みがクライエントや家族，友人，介護者に与える心理社会的な影響を金銭的な価値として算出することができていない（Felts & Yelin, 1989；Wigle et al., 1991）。

非悪性の慢性の痛みのタイプはさまざまで，身体のどの部位にも起こり（Merskey, 1996），軽度なものから激しい強さのものまである（Portenoy & Kanner, 1996）。慢性の痛みは，しばしば結果として機能的活動の障害（Austin, Lawton & Hirst, 1996；Eccleston & Crombez, 1999；Ljungkvist, 2000；Rigge, 1990），心理社会的な変化（Herr & Mobily 1992；Herr, Mobily & Smith, 1993），家族生活の変化（Smith & Friedemann, 1999；Snelling, 1990, 1994）を生む。

非悪性の慢性の痛みを持つ多くの人々は筋骨格系の障害を持ち（Badley, Rasooly & Webster, 1994；

Pincus, Callahan & Burkhauser, 1987)、それは、長期間の機能障害をもたらす可能性がある（Badley, Rasooly & Webster, 1994；Cunningham & Kelsey, 1984；LaPlante, 1988；Martin, Meltzer & Elliott, 1988；Statistics Canada, 1986)。実際に64歳以上の高齢者における骨格筋の障害は、長期に渡る機能障害や制限される活動の日々、薬物処方の必要性をもたらす原因の第1位である（Badley, Rasooly & Webster, 1994)。このような人々の約3分の1は腰痛に苦しんでいる（Deyo, 1996；Fishbain et al., 1996)。

慢性の痛みは、人生のあらゆる場面に影響し得る、複数の側面を持つ複雑な現象であり（DePalma & Weisse, 1997；Grant & Haverkamp, 1995；Hart, 1997；Kelley & Clifford, 1997；Loeser, 2000；Marcus, 2000；McCaffery & Pasero, 1999；Schofield, Davis & Hutchinson, 1998；Wells-Federman, 1999a, 1999b)、成人にも小児にも共通する（Rapoff & Lindsley, 2000)。慢性の痛みの<u>生理学的側面</u>（*physiological dimension*）では、痛みの原因に焦点をあてると共に、痛みの部位や痛みの始まり、持続時間に焦点をあてている。<u>知覚的側面</u>（*sensory dimension*）では、人々はどのように痛みの強さや質、パターンを表現するかということに焦点をあてている。<u>感情的側面</u>（*affective dimension*）は、痛みに関するクライエントの感じ方を基盤としており（すなわち、気分の状態、不安、恐れ、抑うつなど）（Fernandez & Turk, 1995)、事実、感情的な苦痛（Turk, 1999）や恐れ（Crombez et al., 1999）は、しばしば慢性の痛みが体験される時に生じる（Strahl, Kleinknecht & Dinnel, 2000)。<u>認知的側面</u>（*cognitive dimension*）は、痛みの意味や、その他痛みに関する思考プロセスを扱う（McGuire, 1992)。<u>行動的側面</u>（*behavioral dimension*）は、痛みの程度をいくらか緩和すると共に、痛みの存在を他者に伝える役割を果たす（Davis, 1989)。最後に、<u>社会文化的側面</u>（*sociocultural dimension*）は、個人の民族文化的背景－その人の、①家族や社会的人生、②仕事や家庭的責任、③レクリエーションやレジャー、④環境的因子、⑤社会的、文化的影響、に注目している（McGuire, 1992)。

専門職者による不十分な治療

痛みは、保健医療職者によって十分に治療されていないのが通例である（Breitbart et al., 1996；Cassidy & Walco, 1996；Greenwald, Narcessian & Pomeranz, 1999)。不運なことに保健医療職者の間では、クライエントの痛みの表現をコントロールすることに比べ、痛みの除去は高い優先度を与えられていない（Fagerhaugh & Strauss, 1977；McCaffery & Pasero, 1999)。臨床においては、痛みを引き起こす原因となる健康状態を明らかにし、治療することに専門職者は焦点をあてている。しかし多くの保健医療職者は、痛みそのもののアセスメントや疼痛管理についての理解が乏しく（Brunier, Harrison & Carson, 1995；Clarke et al., 1996；Davis, 1996；Sieppert, 1996；Sloan et al., 1996；Wallace et al., 1995)、痛みの兆候をはっきり表さないクライエントや、治療にうまく反応しないクライエントに対して挫折感を抱くことがしばしばである。

麻薬の必要性が明らかに示されているにもかかわらず、十分に使われていない。もし麻薬が適切に使用されているならば、腎疾患の終末段階で急性あるいは持続する痛みを持つ患者のおよそ85～90％は、苦痛なく過ごすことができるであろう（McCaffery & Pasero, 1999)。

医師が鎮痛薬を十分に処方しないというパターンは、20年以上にも渡り報告され続けてきた（Andersen & Leikersfeldt, 1996；Grossman & Sheidler, 1985；Marks & Sacher, 1973；McCaffery & Ferrell, 1999)。加えて、看護師は、痛みの薬物療法を実施するに際して極めて保守的である傾向があり、投与の間隔を延ばしたり、処方された最小投与量を満たさない場合もある（Marks & Sacher, 1973)。問題を複雑にするのは、薬物療法が首尾一貫せずに管理され、そのため、緩和が継続的でなく、不適切となることである（Fagerhaugh & Strauss, 1977)。さらに、クライエントの中には、薬物を要求しなかったり与薬を拒否することによって、麻薬を適切に使用しない人もいる（Cleeland, 1987；Sriwatanakul et al., 1983)。

多くの保健医療職者が抱いている慢性の痛みを持つ人に対する否定的な固定観念は、クライエントの

痛みの訴えを低く見積もることにつながる。専門職者は、明らかな病理的所見や明らかな自律神経的もしくは行動的な反応がクライエントにみられなければ、痛みの訴えに必ずしも常に信憑性を持つわけではない（McCaffery, 1988；Turk, 1999；Weinstein et al., 2000a）。専門職者はしばしば、すべてのクライエントが同程度の知覚閾値を持ち、それゆえ、同程度の刺激から同じ痛みの強さを感じると仮定している（Hardy, Wolff & Goodell, 1943）。さらに、多くの専門職者は、クライエントの痛みの体験に対して鈍感になってきており、クライエントが体験しているほど痛みを重要なものと評価しない（Cassidy & Walco, 1996；Fagerhaugh & Strauss, 1977；Larue, Fontaine & Golleau, 1977）。多くの専門職者は、慢性の痛みを持つ患者にみられる抑うつ状態が、鎮痛処置の有効性を低減させることにつながると誤解している（Taylor, Skelton & Butcher, 1984）。プラセボが効果を示した時も、痛みはもともと心理的なものであるに違いないからと仮定された。研究者が、プラセボによる無痛法はエンドルフィン（生体内モルヒネ様物質）、つまり体内の生理学的な麻酔薬が増加した結果かもしれないと説明していたにもかかわらずである（Greevert, Albert & Goldstein, 1983）。

多くの専門職者は、特に病理学的な根拠がないのであれば、慢性の痛みは急性の痛みほど強いものではないと思っている。しかし、研究により、その正反対のことが真実であると明らかにされた。長年に渡る痛みはエンドルフィンの減少を招き、同程度の刺激に対する痛み知覚を増強させる（Koster & Kleber, 1987）。不運なことに、多くの保健医療職者は、もし治癒が可能でないなら、「犠牲者に責任を負わせる」傾向にある（Flor & Turk, 1984）。

【中毒/常習性の依存】

多くの保健医療職者はクライエントが麻薬中毒になることを恐れている（Andersen & Leikersfeldt, 1996；Greenwald, Narcessian & Pomeranz, 1999；Hansen, 1999；Sees & Clark, 1993；Sloan et al., 1996；Weinstein et al., 2000a）。彼らは、誤ってクライエントの行動を中毒として解釈する（表4-1）。中毒/常習性の依存（*addiction*）は「治療的な理由に基づくのではなく、心理的効果を求めて薬物を入手し使用することに対し不可抗力的に関与する行動」と定義されており（McCaffery & Pasero, 1999）、慢性の痛みを持ち、その痛みの緩和のために薬物を使用している人にはあてはまらない。常習者（addicts）は、痛みを除去するために薬物を使用するのではなく、精神的な理由で使用し、脅迫感にとらわれて薬物を求め、身体的な離脱を経験した後でさえも、再発する傾向にある。

痛みの緩和のために薬物を使用している人が常習者となることは稀である（Savage, 1999）。痛みを持ち適切に麻薬を使用している人々は、痛みが除去されれば薬の使用をやめるだろう。MarksとSacher（1973）は、慢性の痛みを持ちメペリジン（Demerol）を投与されている入院患者で麻薬常習者になるのは1％に満たないことを報告した。少なくとも1つの麻薬を投与されているほぼ12,000人の入院患者の研究においては、わずか4人が常習者として報告されているにすぎない（Porter & Jick, 1980）。薬物を継続するニードとは、痛みの除去が得られず、与薬がまだ必要であるということを示している。保健医療職者が中毒と混乱していることは、たいてい身体的依存（physical dependence）もしくは薬物耐性（drug tolerance）のどちらかである。

【身体的依存】

身体的依存は、常習者としての兆候ではないが、麻薬の繰り返された投与に対する生理学的反応（*physiological response*）である。もし麻薬を突然やめるなら、離脱症状が生じるだろう。麻薬が中止されると最初の6〜12時間は、不安、鼻漏、発汗、悪寒振戦、食欲不振、嘔気、嘔吐もしくは腹部痙攣が現れる可能性がある。2日目から3日目までには、クライエントは興奮、落ち着きのなさ、不眠、筋肉の痙攣、腰痛、高血圧、頻脈、脱水、ケトーシスや白血球増加症を示すことがある。あらゆる人が、顕著な離脱を経験するとは限らない。また、麻薬量の増加が離脱の苦しさを増すということにはならない（Hodding, Jann & Ackerman, 1980）。もし麻薬が徐々に中止されるなら（これは痛みが治まるにつれて一般的に起きることであるが）、離脱症状は避けることができる（McCaffery & Pasero, 1999）。

【薬物耐性】

薬物耐性は、麻薬が繰り返し処方された後でその

表 4-1 麻薬常習であると誤認しやすい行動

麻薬常習の指標としてしばしば誤解される行動	正しい解釈と説明
1. 患者は鎮痛薬を要求する時に，薬剤名，投与量，投与間隔，および投与方法を言う。例えば，「私は4時間ごとに2錠のVicodinを必要とします。」「私の頭痛にはモルヒネ10 mg静注が最適です。」	患者は十分に教育を受けたことがあり，おそらく以前から痛みを抱えている人である。患者は鎮痛薬を含むすべての薬物について説明を受ける必要がある。もしこの患者がインスリンについて話している糖尿病患者であるなら，このような行動は歓迎されるものであっただろう。患者は痛みの治療計画立案についての有用な情報を提供している。
2. 患者は「頻回に医療機関を訪れる人」であり，しばしばオピオイド系の鎮痛薬を得るためにいくつかの救急部門を訪れている。	このことは，望ましい行動ではない。しかし，不適切な痛み治療によって生じる可能性がある。もし救急部門での治療による痛みの除去が不十分であったり，スタッフがその患者はあまりにもしょっちゅう来ているということを伝えているなら，患者はさらに痛みの除去のためや，同じ1つの救急部門を訪問する回数を減らそうと別の救急部門を訪れる可能性がある。 患者は開業医によっては十分に管理されていない慢性の痛みを持っている可能性があり，救急部門に助けを求めることを余儀なくさせられている。 もし患者がしばしば救急部門を訪れるのであれば，治療計画を改善するべきであり，過去のアセスメント，治療の効果，今後救急部門で行われる痛み除去についての提案を詳細に記録するべきである。
3. 患者は複数の医師からオピオイドを得ている。	このことは，望ましい行動ではないが，前述のように，不十分な痛みの管理を反映している。例えば，患者の担当医は，オピオイドあるいは非オピオイド系の経口鎮痛薬(例；PercocetやTylenol No.3)を処方しているかもしれない。患者は，朝の1錠が効果的に痛みを取り除き，活動を助けるので，その結果1日を通して働くことができることに気づく。この場合，もし担当医が3か月ごとに30錠以上を処方することを拒否し，痛み除去の他の方法を提案しないのであれば，患者は別の医師から薬物を求めるだろう。 非オピオイド系の薬の使用やその他の方策などを含め，アセスメントや痛みの治療を改善すれば，この状況は解消されるであろう。
4. 患者は他の患者よりも多量のオピオイドを要求する。「彼はPCA(患者による痛み除去装置)のボタンを頻回に押している。」	すべての患者に当てはまる安全で効果的なオピオイドの規定量というものはない。定期的にオピオイドが投与されていない患者でさえも，別の患者の6倍ものオピオイドを要求する可能性がある。オピオイド鎮痛薬に耐性のある患者は，耐性のない患者の100倍も多く要求する可能性がある。 鎌状赤血球貧血症に伴う急性の出血性の発作は，他の状況以上に痛みがある。鎌状赤血球貧血症に伴う発作を起こした患者は大半の腹部手術を受けた患者より多くのオピオイドを要求する可能性がある。 PCAボタンの頻回な使用は，ポンプのパラメータを調整する必要があることを示している。
5. 患者はこれまで長期間，頻回にオピオイドを服用していた。	オピオイド投与期間の延長は，常用を助長することにはならない。がん性もしくは非がん性の痛みを持つ多くの患者は，数か月もしくはそれ以上に渡ってオピオイドを使用するが，痛みが治まれば使用をやめる。身体的な依存や耐性は，長期の使用を助長させるが，それは麻薬常用と同じではない。

6. 患者は,「いつも時間ばかり見て」いる。そして明記してある時間より前に鎮痛薬を求めることがある。患者は,「私には30分以内に次の薬が必要です」と言うことがある。	鎮痛薬は,持続時間よりも長い間隔で処方されることがある。患者が処方されている間隔より短い間隔で投与を希望するなら,医師は待たなければならない時間がどの位かを患者に伝える。例えば,「あなたは,2時間は次の薬を飲むことはできない。」患者は,2時間痛みが持続したまま待たなければならないので,2時間が経過するやいなや薬物を求めようとするだろう。患者は,その時に,看護師が薬物を運んでくるのに30分以上かかることに気づくかもしれない。患者は,このような現実に対応するため,30分前もって次の薬物を要求することがある。 この状況は,より長く作用するオピオイドに処方を変更するか,投与間隔が短縮されるべきであるということを強く提示している。
7. 患者は,「錠剤より注射を好む」。	非経口的に投与されていたのと同じ投与量が経口的に投与される場合,痛みの除去は大きく低減する。鎮痛薬チャートを参照すればこの問題が説明できる。例えば,モルヒネ10 mgの筋注もしくは静注による4時間ごとの投与を,オピオイド/非オピオイドのコンビネーション(Tylenol No.3のような錠剤)に変更すれば,患者は6分の1から5分の1の痛み除去しか得られなくなる。 この解決はモルヒネのような単一の経口オピオイドを使用することかもしれない。30 mgの投与量で同じ鎮痛効果を得ることができる。もし痛みが50%軽減したなら,モルヒネ15 mgの経口投与が指示される。
8. 患者は,「デメロールを楽しんで」いる。	ひとたび痛みが除去されると,患者は幸福感を感じ,話をしたり歩き回るなど,より多くの活動をしようとする。これは当然のことである。それどころか,患者が「ハイ」になったり多幸感を持つように見えることがあるが,それは単に普通の状態に戻っただけである。おそらく軽減した痛みのせいで高揚感を伴っているのである。
9. 患者は特定のオピオイド以外は合わないと言う。	オピオイドに対するアレルギーは稀であるが,患者はしばしば嘔気や嘔吐,痒みのような副作用をアレルギーと誤解する。これらは副作用が十分に管理されていなかったり,患者が他の薬物よりもオピオイドの持つ副作用に敏感であるのかもしれない。もし患者が特定のオピオイドに対して多くの副作用を示すのであれば,そのオピオイドは避けるべきである。 また,もし患者が他の薬物ではなく特定のオピオイドの効果に確信を持っているなら,アレルギーがあるという理由で他の薬物を避けようとするかもしれない。鎮痛効果がほとんどない時でさえも,患者は悪化するのを恐れて他の鎮痛薬を試そうとしないことがある。 もし,他のオピオイドに変更する必要がないなら,患者は望むものを受けとるべきである。もし患者が好むオピオイドの活性代謝産物が蓄積しているために変更が必要であるなら(メペリジンに伴う一般的な問題),他のオピオイドの選択にあたっては,患者にアレルギーがあるかどうか,あるいは管理できないような副作用を経験したことがないかなど注意深いアセスメントが必要である。

臨床で使用する目的での複製を許可する。McCaffery M, Pasero C:*Pain : Clinical manual*, pp.52-53. Copyright © 1999, Mosby, Inc. より。

効果を失い始める時に生じる<u>不随意な生理学的反応</u>（involuntary physiological behavior）である。その結果，適切な痛みの除去を得るためにより多くの麻薬が必要となる（Portenoy & Kanner, 1996；Sees & Clark, 1993）。どの麻薬にも最大投与量が決められていると保健医療職者は信じているので，痛みの除去が不適切だからといってさらに麻薬が必要なのかどうか迷うことになる。保健医療職者はまた，麻薬の増量によって呼吸抑制や過剰な鎮静が生じることを恐れている。彼らが忘れてならないことは，麻薬に対する耐性が生じれば，呼吸抑制や鎮静に対する耐性も同時に生じるということである（Flor & Turk, 1984；McCaffery, 1988；Portenoy & Kanner, 1996）。慢性の痛みを持つ人は，鎮痛のためにより多くの投与を必要とし，また，それで問題を生じることはない。

除去されない痛みの影響

慢性の痛みを持つ人々は多くの役割（例えば労働者，友人，家族の一員など）を持つあり方から，痛みにのみ同一化したあり方への変化を経験することがある。痛みは目に見えないものであるから，クライエントは保健医療職者や他者に信じてもらうために，痛みについて説明したり，痛みが嘘でないことを証明する必要性を感じるかもしれない（Seers & Friedli, 1996）。周りの人々の懐疑に直面したなら，彼らは自分の痛みの経験を疑問に思い始めるかもしれず（Finer & Melander, 1985），保健医療システムに「不満を抱き，支えを見出せず，無気力に」なるかもしれない（Lane, 2000）。

慢性の痛みを持つ人の中には，自分の生活のその他の側面を維持できる人も多いが，自分の病気に対処する一連の方法に限界を持ち，症状に対応する唯一安全な方法は主治医を呼ぶことであると思う人々もいる。痛みは，「置き忘れることができない」ものなので，このような人々の生活は，痛みを中心に動き，彼らの生活のあらゆる面は痛みに対する反応によって支配される（Egan & Kanton, 1987）。さらに，不安は痛みの体験において重要な役割を担う可能性がある（Aldrich, Eccleston & Crombez, 2000）。

【抑うつ】

慢性の痛みと抑うつの間には明らかな関係があるが，成人においても小児においても（Scharff & Turk, 1998），この関係がどのようなものであるかについては合意が得られていない（Pincus & Williams, 1999）。生活を思い通りにコントロールできないという感覚は，反応性の抑うつと説明することができるだろう（Brown, Nicassio & Wallston, 1989；Herr & Mobily, 1992；Herr, Mobily & Smith, 1993）。慢性の痛みを持つ人々に対するサポートグループを対象にした全国的な調査において報告されている最悪の問題は抑うつであり（Hitchcock, Ferrell, & McCaffery, 1994），およそ半数の人々がこの問題を抱えている（Ruoff, 1996）。抑うつは慢性の痛みに併存することの多い病的状態であるが，しばしば認識されず，結果的に治療されないことが多い（Harris, 1999）。

抑うつは慢性の痛みを持続させる。なぜなら否定的な思考が抑うつをもたらし，この否定的な思考と抑うつの両方が慢性の痛みに影響を与えるからである（Gaston-Johansson et al., 1990；Holzberg, Robinson & Geisser, 1993；Ruoff, 1998；Sist et al., 1998）。疼痛管理を目指した介入では認知と抑うつを同時に扱う必要があるので，重症な抑うつではないにしろその兆候は，いかなるものでも無視されるべきではない。クライエントが抑うつを管理できるように，薬や介入によって援助することは，慢性の痛みの苦しさやその影響を軽減するのに効果的である。

【睡眠と倦怠感】

倦怠感それ自体は仕事や社会生活，気分など，人の生活の多くの面に影響を及ぼす（Hastings et al., 1995；Kaasa et al., 1999；Liang et al., 1984；Nelson et al., 1987；Tack, 1990）。慢性の痛みを持つクライエントの多くが抱える睡眠障害は，不十分な痛みの除去もしくは精神的な不安定が原因であることを示している（Finer & Melander, 1985；Smith et al., 2000）。クライエントが不適切な睡眠を経験すると，疲労を感じ，筋骨格の痛み，抑うつ，集中力の欠如，退屈さなどがみられるが，これらはすべて睡眠に悪い影響を与える（Belza et al., 1993；McKinley, Ouellette & Winkel, 1995）。睡眠障害を

治療することは，身体面および感情面での症状に有効であろうし（Pilowsky, Crettenden & Townley, 1985），それは成人のみならず小児にとっても重要である(Lewin & Dahl, 1999)。慢性の痛みの治療と睡眠障害の治療を両方行うと，倦怠感がもたらす影響を減少させることができる（NIH, 1995；Richardson et al., 1996）。倦怠感の管理については，この章の範疇を越えるものである（第6章「身体可動性の変化と消耗性疲労」参照）。

【ボディイメージ】

ボディイメージは，身体の痛みのある部分が嫌なものであるとか魅力的でないととらえられたり，あるいは身体全体がボディイメージの点で醜いとか嫌悪すべきものに感じられる場合に，変化をこうむる可能性がある（第10章「ボディイメージ」参照）。痛みが生じるかもしれないという恐れは身体的接触に対する感受性を高め，夫婦間や性的関係によくない影響を与えたり，さらには孤立をもたらす可能性がある（Finer & Melander, 1985）（第11章「セクシュアリティ」参照）。

ライフサイクルによる違い

子どもと高齢者における慢性の痛みは，その他の年齢層もさることながら，十分に管理されているとはいえない。子どもや高齢者が，効果のある十分な投与量を受けていないとか，その他の治療法に十分な関心が払われていないということはめずらしいことではない。そのため，彼らは中程度から重度の痛みを抱えたまま放置されている。

【子ども】

幼い子どもたちの治療において特によくみられる不十分な痛みのコントロールは，関心の欠如というより知識の欠如からくるものであろう。小児の痛みにまつわる多くの神話は事実に基づくものではない（Jeans & Johnston, 1985；McCaffery & Pasero, 1999）。例えば，新生児や乳児のような幼い子どもたちは，何らかの痛みがあってもほとんど感じず，成人よりも痛みの経験は軽度で，成人よりも痛みに耐え，成人よりも速やかに回復するというように誤って信じられている。また，麻薬の常用や乱用による副作用が考えられるので，麻薬の使用は小さな子どもたちにはあまりにも危険であると受けとめられている。痛みは，幼い子どもたちにとって生命に対する恐れではないし，幼い子どもたちは痛みを記憶しないと思われている。しかし，小児における痛みに関する最近の幅広いレビューは，「痛みは赤ちゃんにとってストレスを引き起こす」ということと，痛みは神経学的な発達において長期的な影響をもたらすということを結論づけている（Whitfield & Grunau, 2000）。この年代の痛みは決して無害なものではない。

多くの詳細な研究がこれらの神話に異議を唱えている。より幼い子どもたちは，年長の子どもたちよりも痛みの感受性が高いということが明らかになっている（Fowler‐Kerry & Lander, 1987；Haslam, 1969；Katz et al., 1982）。ターミナル状態にある1歳から4歳までの年齢の子どもたちは年長の子ども以上に，治療中の痛みに対して多量のフェンタニールの静注を必要とする（Billmire, Neale & Gregory, 1985；Maunuksela, Rajantie & Siimes, 1986）。子どもは年齢に関係なく痛みを表し，新生児や乳児は痛みに対して顔で反応し，痛みがある時はそれとわかる泣き声をあげる（Jeans & Johnston, 1985）。幼児についての系統的な研究はなされていないが，彼らは，非言語的な行動で痛みを示す。つまり，歯を食いしばったり，目を大きく見開いたり，身体を揺らしたり，こすったり，動揺や攻撃性を示すなどである。幼稚園児に言語を操るスキルが備わると，たとえ痛みが適切に管理されないとしても，痛みの表現にはさらに信憑性が備わる。

小児と家族の痛みに焦点をあてた最近の文献レビューにおいて，Palermo（2000）は，痛みは，睡眠や身体機能，学校や遊びや友だち関係，そして親としての苦しみに多大な影響を及ぼしていると結論づけた。抑うつに関する同様の問題や病気役割という想定は，小児と成人の両方にあてはまり，「痛みのパズル」の全体像は，成人にとっても小児にとっても入り組んだものになっている（Rapoff & Lindsley, 2000）。

【高齢者】

小児の場合と同様に，高齢者における痛みについても誤解がある（Gagliese & Melzack, 1997；Lansbury, 2000；McCaffery & Pasero, 1999；Scharff & Turk, 1998)。痛みは，加齢に伴う自然な成り行きだと思われている。痛みに伴う行動がみられなければ，痛みはないとか，それほど痛くないと思われる(Lansbury, 2000)。また，もし高齢者が抑うつ状態にあり，痛みの原因がはっきりしない場合は，抑うつの治療によって痛みが鎮静すると信じられている。さらに，麻薬の潜在的な副作用は，高齢者に使用するには余りにも危険であると信じられている。これらの神話は真実ではない。慢性の痛みを正しく診断することができず，痛みと現在生じている抑うつの治療に消極的になれば，高齢者に対して「きちんと診断できておらず」，「十分に治療できていない」という結果をもたらし続けることになる(Scharff & Turk, 1998)。

多くの研究が，このような誤解に異議を唱えている。痛みは，高齢者にとって避けられないものではないし，痛みの存在はアセスメントと治療を必要としている(Butler & Gastel, 1980；Gagliese & Melzack, 1997；Gibson et al., 1994；Lansbury, 2000；Monti & Kunkel, 1998；Roy, 1995)。さらに，高齢者は，痛みを引き起こし得る多くの障害を持っており(Rowe & Bresdine, 1982)，それにはさほど一般的でないが痛みを伴う多くの問題が含まれる(Butler & Gastel, 1980)。別の研究は，痛みに対する感受性が年齢によって異なることを報告しようとしたが，結論づけることができなかった(Harkins, Price & Martelli, 1986；Harkins & Chapman, 1976)。

高齢者が若年者集団と異なっている点は，慢性の痛みに対する非定型的な表現にある(Clinch, Banerjee & Ostick, 1984；Roy, 1995)。それには，状況によってほとんど痛み行動を示さないということも含まれる(Lansbury, 2000)。しかしながら，このことはすべての状況や慢性の痛みを持つすべての高齢のクライエントに一般化することはできない。KlingerとSpaulding(1998)は，「沈黙は金ではない」とし，高齢者はあからさまには痛みを訴えず，また保健医療職者にどのように治療されたかによっては痛みを過小に報告することを学習しているため，高齢者の痛みのアセスメントは多大な挑戦となると結論づけている。

測定の基準が小児と高齢者の間ではいくらか異なるが，痛みの性質や治療の成果について，アウトカムの測定方法を考慮した上で若年者と高齢者を比較したところ，包括的なプログラム(運動や認知的な介入を含む)の効果は，同等であるとされた(Cutler et al., 1994 a；Sorkin et al., 1990；Turk & Okifuji, 1998)。また，若年者と高齢者に対する同一の疼痛管理が等しく効果的であるという研究結果が示されている。

【家族の役割】

痛みは家族全体に影響を及ぼす(Kopp et al., 1995；Seers & Friedli, 1996；Smith & Friedemann, 1999)。家族の1人が病気になったら，その人は病者役割を負う(第2章「病者役割」参照)。このことは，子どもにおいてもあてはまる(Palermo, 2000)。病人ができない家事は，家族の残りの人の仕事になる(Strauss et al., 1984)。役割や責任における変化は一時的であると思われているので，それらは容易に引き受けられる。しかし，状態が慢性的であれば，そのせいで果たせなくなった役割の理解は十分になされない。率直に意思を伝え合うことができる家族は，病気や痛みに伴って生じた課題に対応するために必要な変化について話し合えるが(Strauss et al., 1984)，すべての家族がこのようにできるわけではない。

配偶者は自分のパートナーの慢性の痛みによって大きな影響を受けることが多い(Subramanian, 1991；Sullivan, Turner & Romano, 1991)。配偶者が慢性の痛みを持つ状態にどう対処するかは，痛みを持つ本人がどのように対処するかによく似ている(Schwartz & Slater, 1991；Snelling, 1990)。痛みを持つ人とその配偶者は，心理的苦悩や抑うつ(Ahern, Adamms & Follick, 1985；Flor, Turk & Scholtz, 1987；Flor, Turk & Rudy, 1987；Schwartz et al., 1991)，自分たちの結婚に対する満足感の減少(Ahern, Adamms & Follick, 1985)，あるいは健康問題の増加(Flor, Turk & Scholtz 1987；Flor, Turk & Rudy, 1987)に対する懸念を抱えている。実際，痛みがどのように管理されるかということこそが，疾病の性質やパートナーにとっての痛みの強さよりも，配偶者の対処能力により大きな影響を与える(Ahern, Adamms & Follick, 1985；Flor et al., 1987)。

慢性の痛みを持つ家族員に対する家族の反応は，その人がどのように対処するかにも影響を及ぼす。例えば，配偶者は一般に痛みを持つ本人が痛みを訴える行動を強化することが多い。その強化は痛くてたまらないというような否定的な合図に反応したり，本人の痛みや苦悩に選択的に注目することによってなされる（Jeffrey, Nielson & McCain, 1993；Snelling, 1994；Schwartz & Slater, 1991）。介入が効果的であるためには，家族員間の相互関係を把握しながら，家族全体をアセスメントしなければならない。クライエントにのみ焦点をあてた介入は，効果的ではないであろう。なぜなら「患者」に期待されている行動や方略が，家族によってサポートされず，また強化されないからである。

痛みにおける文化的な影響

文化が痛みの知覚にどのように影響するかということに関してコンセンサスはないが，痛みの意味や痛みがどのように表現されるか，あるいは提案される痛みの治療がどのように受け入れられどのように効果的であると認められるかということは，文化によって明らかな違いがある（Bates, Edwards & Anderson, 1993；Bates, Rankin-Hill & Sanchez-Ayendez, 1997；Beck, 2000；Celia, 1997；Elliott et al., 1999；Johnson-Umezulike, 1999；Juarez, Ferrell & Borneman, 1999）。痛みの表現は，クライエントがおかれている環境や社会的事情，とりわけ家族の反応を通して学習され，影響を受ける。文化によっては，言語的にも非言語的にも痛みが表現されないことがある。また別の文化において，痛みは，大きな叫び声と共に顔をゆがめ，痛みのある身体的部位を抱きかかえるというような痛み行動によって表現される。

一例として，クライエントは，保健医療職者が痛みについて尋ねるように仕向ける生理学的反応（例えば，速く浅い呼吸や心拍数の増加や固い姿勢）を示す可能性がある。しかしその際，表情には何の変化もみられず痛みに関するどんな言語的表現もないかもしれない。実際，クライエントが理解可能な言葉に家族が言い換えて質問した場合でさえ，クライエントは経験している痛みを否定し，差し出された鎮痛薬を拒否することがある。Jorgensen（2000）は，保健医療職者が自分たちのパターナリズム的実践を見直し，クライエントが健康や身体に対してどのような概念を持っているかに気づくことの重要性を指摘している。ボディイメージや痛みがどのように知覚されているかということは，痛みの適切なアセスメントや，クライエントに受け入れられる治療計画の発展にとって重要である（Korzinski, 1997）。

保健医療職者は，「患者集団や医療スタッフ集団」を構成するグループの信念や態度について学ぶ前に，痛みに関する自分自身の信念や態度をしっかり知る必要がある。ある文化に属する人々が痛みについて示すステレオタイプな反応には一定の真実が含まれている。しかし，クライエントが保健医療職者の業務所管地区へ転居しなければならなかった場合，明らかに移民が発生する。また世代をまたげばそこにはしばしば大きな違いが生じる。こうして，痛みをアセスメントし管理する場合に忘れてならないポイントは，個人の民族文化的背景を十分に考慮するということである。

いくつかの最近の研究では，世界中で，また北米の中でも，治療に対する痛みの経験と反応における違いがあることが示されている（Bates, Edwards & Anderson, 1993；Bates, Rankin-Hill & Sanchez-Ayendez, 1997；Celia, 1997；Cope, 2000；Essoka, 2000；Hiscock & Kadawatage, 1999；Johnson-Umezulike, 1999；McDermott, 2000；McDermott et al., 2000；Natapoff, 2000 a, 2000 b；Rendon & Pique, 2000；Soares & Grossi, 1999；Tornkvisk, Gardulf & Strender, 1998）。痛みがどのように表現されるか（例えば，痛みの強さ），痛みの意味，および受容される痛みの範囲には違いがある。例えば，オジブエ族の高齢者は痛みを，10段階評定尺度において6以上を示す場合にのみ報告する。痛みはがんを病むことの一部であり，取り除くことができないと彼らは信じている（Elliott et al., 1999）。

慢性の痛みに対するインタベンション

痛みの管理においては，保健医療職者とクライエントとの間に信頼関係が発展することが望まれる。

言語的もしくは非言語的になされるコミュニケーションは，肯定的にも否定的にもなり得る(Twycross, 1985)。敵対的な関係を引き出すような否定的なコミュニケーションは避けられるべきである。保健医療職者は，痛みについてのクライエントの言葉を信じるか，あるいは少なくとも，クライエントに「疑うことの利益」を保証しなければならない。Katz (1998)は，痛みを持つクライエントは尊重されなければならないと指摘している。クライエントの言葉を信じないということは，結局クライエントに対して，あなたは嘘を言っていると返事することに等しい。これは非倫理的な反応であり，また専門職にあってはならない反応である。一方クライエントは，保健医療職者が誠実であると感じると，その専門職者と協同し，勧められることに従い，自分の慢性の痛みを管理する方法をさらに探し続けようとする。

問題解決の過程

非悪性の痛みの管理目的は，痛みの強さを緩和し，QOLや機能的能力を最大限にすることである。問題解決過程は，アセスメントと診断が治療計画の立案と実施に先行して行われ，最終段階では計画の効果を見定めるために評価が行われる1つのプロセスである。これらの諸段階は，連続して行われるというよりは，むしろしばしば部分的に重なりあう。看護師によって用いられる問題解決の過程は，<u>看護過程(nursing process)</u>と言われている。

初回のアセスメントには，これまでの経過についての問診，観察，および身体診査が含まれる。客観的所見があればそれと主観的因子を明らかにする必要がある。主観的因子とは，痛みに対するクライエントの知覚や反応などである。ケアの提供においては，小児や成人，高齢者の違いを考慮しなければならない。痛みのアセスメントツールは(図4-1)どんな場合でも役に立つであろうし，クライエントのニーズに容易に対応することができ，さらにどのような種類の痛みにも有用である。また，家族はクライエントに大きな影響を与えるため，他の関連因子と共に家族システムもアセスメントに含むべきであると指摘する報告がある(Flor, Turk & Rudy, 1987)。

収集したデータを分析することによって診断が可能になる。適切なアウトカムと介入を決めるにあたっては，それらがどのように達成されるかについてと共に，保健医療職者とクライエントが協同で行うべきである。

非悪性の痛みを管理する介入は，この章で紹介する以外にさまざまなものがある。この章で紹介する介入は，さらなる教育やトレーニングを必要としないもので，臨床の実践者に有用なものである。ガイドラインや一般的指針は，薬物によるコントロールのためのものであると共に，痛みの再発を減少させ，解決し，防ぐための非侵襲的な方法のためのものである。痛みの管理プログラムに関する情報も含まれている。それらの資料の多くは，McCaffery と Pasero (1999)によるものである。出典が他の場合は，そのように示した。

痛み管理に関する研究の多くは，慢性の痛みを持つその人に焦点をあてているため，家族を巻き込む介入についてはほとんど知られていない。そのような中でも慢性の痛みの治療に家族を巻き込んで調べた研究結果は，行動療法に見込みがあることを示している。消極的な痛みの表現や否定的な痛み行動の家族メンバーによる強化は，痛みを持つ人の適切な行動の強化へと変化しなければならない(Fordyce, 1976; Jeffrey, Nielson & McCain, 1993; Schwartz & Slater, 1991; Snelling, 1994)。適切な行動が強化されるなら，クライエントは仕事に復帰したり，活動レベルが改善したり，あるいは保健医療システムの利用が少なくなるなどの改善を示す(Anderson et al., 1977; Cutler et al., 1994a)。

抑制的で混乱した家族では，クライエントは消極的な考えを持つことが多く，個別の介入を必要とするハイリスクな集団となる(Tota-Faucett et al., 1993)。痛みの問題が家族の対立によって悪化しているとか，ストレスが家族の発達上の重要段階で生じているなら，家族療法が有用であろう(Clarkin, Allen & Moodie, 1979)。しかし，家族を巻き込んだ治療法のアウトカムに関する比較研究は行われておらず，また，どのような治療法が有用であるかを示す基準はない。

痛みの薬理学的管理[1]

痛みの薬理学的な管理は，保健医療チーム全体の

初回の痛みのアセスメントツール

日付＿＿＿＿＿

患者名＿＿＿＿＿＿＿＿＿＿＿＿＿＿＿＿＿＿　年齢＿＿＿＿　部屋番号＿＿＿＿

診断＿＿＿＿＿＿＿＿＿＿＿＿＿＿＿＿＿＿＿＿　医師＿＿＿＿＿＿＿＿＿＿＿＿＿＿＿

看護師＿＿＿＿＿＿＿＿＿＿＿＿＿＿

部位：患者もしくは看護師が記載

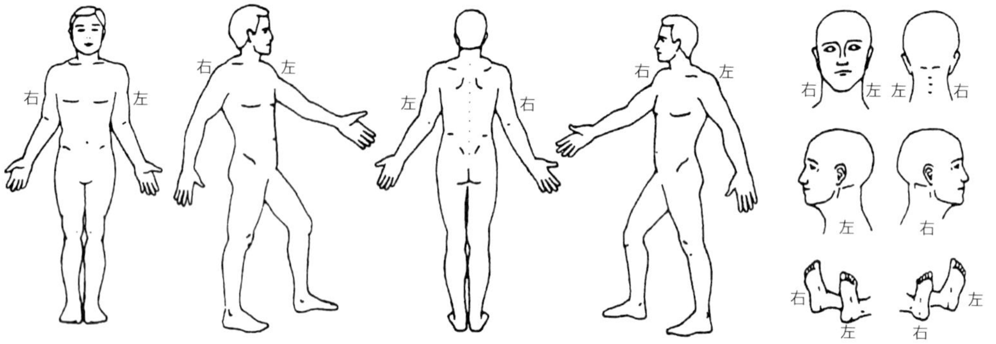

II. 強さ：患者が評価する痛み，スケールを用いて＿＿＿＿＿＿＿＿＿＿＿＿＿＿＿＿＿＿＿＿＿＿＿＿

現在：＿＿＿＿＿＿＿＿＿＿＿＿＿＿＿＿＿＿＿＿＿＿＿＿＿＿＿＿＿＿＿＿＿＿＿＿

最も強い痛み：＿＿＿＿＿＿＿＿＿＿＿＿＿＿＿＿＿＿＿＿＿＿＿＿＿＿＿＿＿＿

最もよい状態の痛み：＿＿＿＿＿＿＿＿＿＿＿＿＿＿＿＿＿＿＿＿＿＿＿＿＿＿

受容可能なレベルの痛み：＿＿＿＿＿＿＿＿＿＿＿＿＿＿＿＿＿＿＿＿＿＿＿＿

III. 質：（患者自身の言葉を用いて。例；ちくちく痛む，うずく，ひりひりする，ずきずき痛む，引っぱられる，強烈な）

＿＿＿

IV. 始まり，持続時間，変動，リズム：＿＿＿＿＿＿＿＿＿＿＿＿＿＿＿＿＿＿＿＿＿＿＿＿＿

V. 痛みを表現する方法：＿＿＿＿＿＿＿＿＿＿＿＿＿＿＿＿＿＿＿＿＿＿＿＿＿＿＿＿＿

VI. 痛みをやわらげるもの：＿＿＿＿＿＿＿＿＿＿＿＿＿＿＿＿＿＿＿＿＿＿＿＿＿＿＿

VII. 痛みを生じさせる，もしくは増強させる原因は何か？＿＿＿＿＿＿＿＿＿＿＿＿＿＿

VIII. 痛みの影響：（機能低下，QOLの低下を記載）

随伴する症状（例；嘔気）＿＿＿＿＿＿＿＿＿＿＿＿＿＿＿＿＿＿＿＿＿＿＿＿

睡眠＿＿＿＿＿＿＿＿＿＿＿＿＿＿＿＿＿＿＿＿＿＿＿＿＿＿＿＿＿＿＿＿＿＿

食欲＿＿＿＿＿＿＿＿＿＿＿＿＿＿＿＿＿＿＿＿＿＿＿＿＿＿＿＿＿＿＿＿＿＿

身体活動＿＿＿＿＿＿＿＿＿＿＿＿＿＿＿＿＿＿＿＿＿＿＿＿＿＿＿＿＿＿＿＿

他者との関係（例：怒りっぽい）＿＿＿＿＿＿＿＿＿＿＿＿＿＿＿＿＿＿＿＿

情緒（例；怒り，自滅的な，泣き叫ぶ）＿＿＿＿＿＿＿＿＿＿＿＿＿＿＿＿

集中力＿＿＿＿＿＿＿＿＿＿＿＿＿＿＿＿＿＿＿＿＿＿＿＿＿＿＿＿＿＿＿＿

その他＿＿＿＿＿＿＿＿＿＿＿＿＿＿＿＿＿＿＿＿＿＿＿＿＿＿＿＿＿＿＿＿

IX. その他のコメント：＿＿＿＿＿＿＿＿＿＿＿＿＿＿＿＿＿＿＿＿＿＿＿＿＿＿＿＿

X. 計画：＿＿＿＿＿＿＿＿＿＿＿＿＿＿＿＿＿＿＿＿＿＿＿＿＿＿＿＿＿＿＿＿＿＿＿

図4-1　痛みのアセスメントツール

臨床で使用する目的での複製を許可する。McCaffery M, Pasero C：*Pain : Clinical manual*, p.60 Copyright © 1999, Mosby, Inc. より。

責任であり，これには慢性的な痛みを持つ人とその家族が含まれる。達成すべき管理の目標は，最大の効果で痛みをコントロールすることであり，また副作用を最小限にとどめることである。この目的を達成するためには，保健医療職者が，薬の薬理学的特質や，その他の方略や介入に知識を持ち，コミュニケーション技術を効果的に活用し，推奨される治療計画を支持し裏づける研究調査や情報源を示すことができなければならない。すでに述べたように，痛みのアセスメントが最も重要である。

麻薬は，痛みの管理にとって重要な薬物である。麻薬は，中枢神経系の知覚を変化させるだけでなく，痛みを引き起こすメカニズムを遮断し，痛みの閾値を高め，末梢神経系への入力を遮断し，不安や抑うつを取り除く働きがある。痛みのコントロールは，非麻薬剤，補助鎮痛薬（抗うつ薬，抗痙攣薬，筋弛緩薬，コルチコステロイドなど），抗生物質，および血管拡張薬によって行われる。麻薬，非麻薬，抗うつ薬，抗痙攣薬に関するごく一般的な情報をここで紹介する。

【痛みのコントロールにおける麻薬と非麻薬の処方に関する重要な概念】

痛みに対する薬の処方において，心に留めておくべき3つの主要な概念は，①予防的アプローチの活用，②効果をもたらす量の滴定，③最大限の痛みコントロールである。

先に示したように，年齢やクライエントの性格を考慮しなければならない。また，クライエントについてアセスメントした内容が，薬物投与に対するその人の反応にどのように関連しているかについても同様である（Shimp, 1998；Rutledge & Donaldson, 1998a, 1998b）。

予防的アプローチ（*preventive approach*）を用いることは，痛みが始まる前，あるいは痛みが増強する前に薬を投与することを意味する。鎮痛薬の指示に確実に従うことが推奨される（McCaffery, 2000）。予防には，24時間通して薬を投与すること（ATC；around the clock），あるいは「必要時に」投与する

原注1　薬理学的および非侵襲的方法についての情報は以下による。McCaffery, M., & Pasero, C. (1999). *Pain：Clinical manual* (2nd ed.). St. Louis：Mosby. 出典が他の場合は，そのように示した。

こと（PRN；pro re nata）が含まれる。「必要時に」とは痛みが生じるとすぐに対応することで，そうすれば痛みは増強しない。予防的アプローチには多くの優れた点がある。痛みの持続が短時間になり，鎮痛薬の使用量が少量になる。また副作用が減少し，痛みの再発についての不安が減り，活動をする能力が増すなどである。PRNスケジュールのクライエントには，痛みが生じるとすぐに，もしくは痛みが増す前に鎮痛薬を要求すること，あるいは鎮痛薬を自己投与するように勧める。

効果をもたらす量の滴定（*titration to effect*）の実施により，最も少ない副作用で望ましい鎮痛を得るために十分な投与量が明らかにされる。滴定は，クライエントのニーズに応じて鎮痛薬の種類を調節することによって，以下の方法で実行される。すなわち，量の調節（増量もしくは減量），投与間隔の変更，投与方法の変更，および望まれる結果を最も効果的に得ることのできる薬物の選択と組み合わせ，である。

滴定に際しては，効果的な結果が安全に得られることを確認するため，クライエントの反応を継続的に評価する必要がある。もしクライエントが過剰に鎮静され，呼吸抑制がみられるなら，過剰の薬物（*too much medication*）が投与されていることになる。鎮痛が得られず，痛みがあまりにもすぐに再発するなら，投与量が不足（*too little medication*）している。クライエントが鎮静状態にありながら鎮痛が得られていない場合は，不適切な薬物（*wrong medication*）の投与が疑われる。痛みの除去は適切であるが，その効果が十分に持続しないのなら，投与回数が不適切（*inadequate frequency*）である。同等の鎮痛効果をもたらすのに必要な投与量について知識が不足していると，痛みの治療に不十分な量しか投与しないという誤りを犯しかねない（Foley, 1985）。鎮痛薬チャート（たいていの薬理学テキストにみられる）の活用は，痛みのコントロールに使用される薬物量と投与方法についての指針として役立つ。鎮痛薬チャートは，明確に表示され，通常業務で活用され，定期的に更新されるべきである。

痛みの管理において，可能な限りクライエント自身によるコントロールを実施することは，3つ目の重要な要素である。このための方法には，患者が鎮痛薬をコントロールする方法（PCA；*patient-con-*

trolled analgesia)がある。これは，クライエントがすべての鎮痛薬を自己管理することである。PCAは安全であると考えられており，クライエントによるコントロールを可能にする（McCaffery & Pasero, 1999）。しかしながら，すべてのクライエントがPCAの対象となるとは限らない。方法を理解することができず，自分の痛みの状況を管理するのに必要な自信を欠いている人もいる。理想的には，すべてのクライエントが，自分の鎮痛薬の調節を決定する機会を提供されるべきである。少なくとも，クライエントは，自分が対処できていると感じる程度のコントロールが許されるべきである。

【麻薬性鎮痛薬】

先に述べたように多くの保健医療職者は，慢性の痛みを持つ人に対して麻薬性の鎮痛薬を処方することをあまり好まない。保健医療職者はしばしば，麻薬投与に対するクライエントの反応ではなく，麻薬の投与量そのものに，より多くの関心を向ける。その結果，治療が不十分であったり，不適切な痛みのコントロールしかできないという不都合が生じる。薬に対する反応はクライエントによってそれぞれ異なるので，投与量，投与間隔，投与方法，および薬物の選択については個別の計画が必要である。反応を観察することは，鎮痛薬の使用を効果的なものとするために重要である。薬物耐性が増強すると，投与量の増量が必要となる。しかし幸運なことに，呼吸に関しても耐性が同時に発生するため，多くの保健医療職者が関心を寄せる呼吸抑制という副作用が排除される。意識のある人に麻薬性の呼吸抑制が生じた場合は，呼吸法に関する指示を与えることにより呼吸は持続される（Jaffe & Martin, 1985）。

痛みフローシートは，どんな場面においても薬物の効果を継続してアセスメントすることができるツールとなる。フローシートは，内容を変更することが可能であるが，以下に示す因子を含むことが望まれる。それらは，アセスメントの実施時間，痛みに関するクライエントの評価，薬物名，投与量，投与方法，与薬時間，およびクライエントの身体的反応（特に呼吸状態）などである。

麻薬は，非経口的に投与されるほうが，同じ投与量が経口的に投与されるより2～6倍効果的であるということを保健医療職者は覚えておく必要がある（Wright, 1981）。クライエントが経口薬を拒否する場合，それは常習者だから「注射」を望んでいるのではなく，経口薬だと不十分な鎮痛しか得られないからということである（McCaffery & Pasero, 1999）。薬が非経口投与から経口投与に変更される場合に同等の投与量が処方されることがしばしばある。このような処方の原因は，同等の鎮痛効果をもたらすのに必要な投与量に関する知識の不足である（Foley, 1985）。

薬物の安全な投与に関心を持つ保健医療職者は，クライエントが有害な影響を体験していないことを確認するためにフローシートを活用することが望ましい。専門職者は，必要な時の薬物の減量には困難を示さないが，クライエントが適切な鎮痛を得ることができなかったり，通常の使用量以上の増量が必要ならば，心配することなく投与量を増加できなければならない。フローシートは，投与薬の増量や減量，クライエントの反応および補足的な方法の活用についての参考として手軽に利用することができる。そのように何度も確認することによって，痛みの管理を強化することができる。

また別の方略がFishmanら（1999）によって推奨されている。それは，90の疼痛センターのレビューに基づくオピオイドに関する指針あるいは契約書である（McCaffery & Pasero, 1999）。この契約書によって保健医療職者は，計画されたオピオイドの投与がクライエントにリスクを与えないことについて自信を持つことができ，また，あらかじめクライエントも同意した痛みの管理の方法の全体像についてクライエントに明確に提示することができる。契約書の形式は異なっているが，目的は同じであり，それは痛みの管理の質を上げることである。

専門職者は，クライエントを麻薬常習者にしてしまうのではないかという恐れから解放されるために，再教育が必要であるかもしれない。麻薬が痛みをコントロールするために使われている限り，クライエントは常習者とはならない。薬物の効果が低下した時は投与量の増量が必要となるが，それは薬物耐性が生じたからである。圧倒的多数の人々は，痛みが治まれば麻薬の使用を止めるということを忘れてはならない（Anderson & Leikersfeldt, 1996；Schofferman, 1993；Sees & Clark, 1993）。

モルヒネは，急性の激しい痛みとがん性の慢性の

痛みに対する標準的な強い麻薬であり（American Pain Society, 1987；Gourlay, 1998），痛みの除去に等しく有用である一般的な薬物としての4つの麻薬（モルヒネ，ヒドロモルホン，レボルファノール，メタドン）の1つである。薬物を選択する理由には，クライエントの過去の痛み体験，過去に経験した副作用の数と重症度，有効な投与量と濃度，求められる吸収の速さ，持続時間や蓄積の性質，などが含まれる。

メペリジンは，広く使用されているが，問題を起こす可能性があるために推奨されない（American Pain Society, 1987；Foley & Inturrisi, 1987；McCaffery & Pasero, 1999；Pellegrini, Paice & Faut-Callahan, 1999）。メペリジンは，他の麻薬よりも作用が短く（Beaver, 1980；Jaffe & Martin, 1985），特に若い人々（Kaiko, 1980）や喫煙者にとってそうである（Jick, 1974）。それは，組織を刺激し，筋の線維化をもたらすことがある（Beaver, 1980；Jaffe & Martin, 1985）。また，神経精神病的な影響や（Miller & Jick, 1978），活性代謝産物による多くの毒性をもたらす（Kaiko et al., 1983）。さらに，経口投与では不適切な投与量が指示されることが多く，痛みコントロールは結果として十分ではない。

コデインは便秘や耐性の副作用があるため，慢性の痛みを管理するには，あまり使用されない。しかし，Pelosoら（2000）による骨関節症の成人を対象にした研究で，コデインは制御放出のかたちで使用されると，長期に渡る痛み治療に高い効果があることが明らかにされた。

麻薬性の鎮痛薬を使用する新しい方法が実行されつつある。フェンタニールは，経皮的に投与することのできる薬物の1つである。しかしその効果の評価は，術前にも痛みを経験したことのあるがん患者の術後の痛みの管理に限られている（Grond, Lukas & Lehmann, 2000；Jeal & Benfield, 1997）。メタドンもまた，慢性の痛みの治療に効果があるかどうか評価がなされてきた（Jamison, Kauffman & Katz, 2000）。メタドンは選択肢の1つとして，またはモルヒネからの変更に際して利点がある（McCaffery & Pasero, 2000）。

短期作用のオピオイドと長期作用のオピオイドを交互に用いることは，副作用を減少させる一方で，痛みのコントロールを向上させるので推奨される（Thomsen, Becker & Eriksen, 1999）。読者は以下のガイドラインを参照するとよいであろう。WHO，AHCPR（医療政策研究局），全米疼痛学会，全米麻酔学会，全米老年学会（1998a, 1998b）。

麻薬の増量に対する必要性を減ずることを推奨する他の指針は，デキストロメトルファンやケタミンのようなNMDA（N-methyl-D-aspartate）拮抗薬を同時に使用することを勧めている。モルヒネの投与量を減らすのに用いられるNMDAは，慢性の痛みをコントロールすると報告されている（Chevlen, 2000；Katz, 2000；Rabben, Skjelbred & Oye, 1999；Sang, 2000；Weinbroum et al., 2000）。

【非麻薬性の鎮痛薬】

非麻薬性の鎮痛薬は，非ステロイド性抗炎症薬（NSAID）として言及されており，抗炎症作用が最も知られているが，痛みのコントロールのためにも処方されることがある。これらの薬剤は，末梢神経系で優先的に作用する。読者は，NSAIDの多様な作用のメカニズムに関する薬理学のテキスト，およびWinzelerとRosenstein（1998）の文献を参照していただきたい。

NSAIDの鎮痛作用については，一般の人々も専門職者も，これらの薬物が鎮痛薬としていかに効果的であるかということを理解していないため，過小評価され，十分に利用されていない。McCafferyとPasero（1999）によればNSAIDは，術後の患者（Reasbeck, Rice & Reasbeck, 1982；Slavic-Svircev et al., 1984），がんの患者に単独で使用した場合（Kantor, 1984；Ventafridda et al., 1980），および麻薬と併用した場合（Beaver, 1984）に，顕著な鎮痛効果があることが研究で示されていると指摘している。NSAIDは関節炎のような筋骨格系のさまざまな疾患を管理するのに効果的に使用されているが，その他の悪性もしくは非悪性の痛みを幅広く治療するためには使用されていない。それらは，時に腰痛に効果的であり（Brena, 1983；Davis, 1996；Kantor, 1982），片頭痛を取り除き，予防的に防ぐことができる（Bernstein, 1982）。その他の薬剤よりもNSAIDによりよく反応する人もいれば，別の非ステロイド系の薬剤に良好な反応を示す人もいるので，痛みの除去の程度はさまざまである（Aronson, 1997；Beaver, 1988；Pace, 1995；Portenoy & Kanner,

1996）。

　適切な NSAID の選択は，個人における効力や副作用などによって異なる（Brooks, 1998；Hansen, 1999；McCaffery, 1998；McCaffery & Gever, 2000；Portenoy & Kanner, 1996；Williams, 1986）。新しい Cox-2 NSAID は，胃腸系の副作用を減らし効果的な痛みの管理を可能にするものとして有望視されている。これまでは胃腸系の副作用が NSAID の使用を妨げる第一の理由だった（Portenoy, 2000；Simon, 2000）。鎮痛薬チャートによれば，非麻薬性薬剤の平均的投与量が，経口投与による麻薬の低投与量と同等の効果を持つことを示している。アスピリン（ASA）やアセトアミノフェン（Tylenol）など医師の処方箋を必要としない非麻薬剤，特にアセトアミノフェンは，効果的で安全に痛みを除去するために，自宅で使用することができる。

　痛みの強さが中程度範囲までのゆるやかなものであるなら，NSAID は，最初に用いられるべきである。また，必要であれば，それらは 24 時間を通して与えられるべきである。麻薬を必要とする場合に，副作用により併用に禁忌を示さないなら，NSAID を継続するべきである。麻薬と非麻薬の併用は，薬理学的な作用と副作用が異なっているので，痛みの除去に安全で，論理的な方法である。非麻薬は，麻薬に付加的な効果を追加することができる。それらを共に投与することは，それらを入れ替えるより危険性は少ない。非麻薬の最大効果発現時間は，経口投与後約 2 時間であり，その時間は麻薬を筋注で投与した場合に効果が減少を示す時間である。すなわち両者を併用すると，麻薬の投与量を減量することができ，それに伴い副作用も減少するであろう（Beaver, 1981, 1988；Portenoy & Kanner, 1996）。

　もし経口の麻薬による十分な鎮痛効果が得られないのであれば，非麻薬の投与量を 24 時間を通して追加するべきである。複合薬においてそれぞれの薬の効果を最大限にするためには，非麻薬を追加して使用する。なぜなら，複合薬においては，非麻薬はその最大量より少量しか含んでいないからである。麻薬の継続的な非経口投与を受けているが，薬剤の経口投与も可能なクライエントが継続する痛みを訴える場合，あるいは突然の痛みに麻薬を使用する場合には NSAID を与えるとよい（McCaffery & Pasero, 1999；Portenoy & Kanner, 1996）。

【抗うつ薬】

　抗うつ薬は慢性の痛みの管理において麻薬性鎮痛薬や非麻薬性鎮痛薬と併用して使用されることが多くなってきた。抗うつ薬の作用メカニズムは論議が多いが（Stein & Floman, 1990），抑うつ状態でも，非抑うつ状態でも痛みを減少させることが立証されている（Portenoy & Kanner, 1996；Richeimer et al., 1997；Stein et al., 1996；Watson, 1994）。三環系，およびセロトニンの再摂取抑制体は効果的であるが，その結果は，個人や使用される薬剤によって異なり，これは多くの投薬群にみられる通りである（Ansari, 2000；Hansen, 1999）。興味深いことに，慢性の痛みを持つクライエントが睡眠困難を訴える場合，抗うつ薬の副作用として，それが低量であっても，夜間の入眠効果と睡眠持続効果がある。もし，これらの薬剤が，鎮痛薬の処方や痛みの管理の指針に取り入れられて使用されるなら，一層効果的である（Jeffrey, 1996）。

痛みのコントロールの非侵襲的方法

　慢性の痛みをコントロールするためには，非侵襲的で，薬物を用いない多くの方法や様式がある。表 4-2 は，痛みに対する薬物を使用しないアプローチに対する誤解を示している。一般的に，物理的方法（*physical methods*）には，誘導刺激法，振動，叩打，局所への温罨法や冷罨法，反復刺激による神経疲労，トリガー点刺激，はり療法，セラピューティックタッチ，理学療法，作業療法，および神経系の調節などが含まれる。物理的方法の多くは，治療や方式の局所的な適用であるが，全身性の効果が生じる可能性がある（例えば，はり療法など）。中枢法（*central methods*）は，人々が痛みを受け入れ，痛みと共に生活できるように援助する方法であるが，ヨガや超越瞑想法，気晴らしやリラクセーション（連続的な筋弛緩や誘導的イメージ），心理療法，オペラント条件づけ，および行動療法などが含まれる。これらの方法は効果があると思われるが，成果についての研究の数は限られている。Vessey と Carlson（1996）は，このような方法が，慢性の痛みを持つ小児にとって有用で効果的であると指摘して

表 4-2 薬物を用いないアプローチについての誤解

誤解	訂正
1. 非薬物的な方法によって多くの患者は痛みが和らげられる。	痛みの緩和は，非薬物的な方法の当然のアウトカムではない。しかし，非薬物的な方法の多くには別の利点がある。例えば痛みをより我慢できるようになること，気分がよくなること，苦痛が軽減すること，患者がコントロール感を持つこと，そして睡眠を助けることである。
2. 痛みの管理における非薬物的な取り組みの有効性は研究を通して十分証明されてきた。	研究は限られており，結果は矛盾していて確定的でない。痛みに対する非薬物的な取り組みのほとんどは患者の証言と臨床医の経験に基づいて進められている。
3. 非薬物的な方法は鎮痛薬の代わりに，あるいは鎮痛薬の服用の間隔をのばすために用いられるべきである。	非薬物的な取り組みは適切な鎮痛薬や麻酔の代用ではない。それらは，鎮痛薬の処方が患者のニーズにぴったり合致したことが確定されたのち，鎮痛薬に加えて使用される。
4. 痛みの管理のための非薬物的な方法の多くは，身体の自然なオピオイドであるエンドルフィンレベルを増すことによって痛みを取り除く。	これは単なる推測である。非薬物的な痛み除去の方法によってエンドルフィンが増加したとする研究はまだない。たとえエンドルフィンの放出があったとしても，ほんのしばらくの間しか鎮痛できないだろう。
5. 皮膚刺激の技法は痛みのある部位に使用されなければならない。	温罨法や冷罨法，振動のような皮膚刺激の技法は，痛みからずっと離れた所で使用されれば効果的であるかもしれない（例：対側性に）。
6. 痛みから気をまぎらわせることのできる患者は，あまり激しい痛みがないか，痛みが患者の言うほどひどくない。	痛みが激しい時，気晴らしは用いられにくいが，気晴らしを用いることのできる人は，激しい痛みが耐えられるようになり，またコントロール感を得ることができると気づくであろう。患者が気晴らしを用いることができるという理由だけで，激しい痛みではないと考えることはできない。

臨床で使用する目的での複製を許可する。McCaffery M, Pasero C：*Pain : Clinical manual*, p.401. Copyright © 1999, Mosby, Inc. より。

いる。

　個人のクライエントにとっての非侵襲的な方法の効果を判定するには，それぞれの特殊な状況下で何が有効かを見極める試行錯誤のアプローチが必要とされる（表 4-3）。方法を決定し，効果を評価するためには，クライエントと専門職者の間で率直な意見交換がなされることが不可欠である。クライエントを信じることは最も重要である。複数の様式や技術を用いることは，単一の方法よりも，より効果的である。ここで紹介するのは，無数にある方法の一部である。詳細については，McCafferyとPasero（1999）などの文献を参照していただきたい。

【皮膚刺激】

　皮膚刺激とは，痛みの中でも，特に局所的な痛みを除去する目的で皮膚を刺激することをいう。正確なメカニズムは知られていないが，ゲートコントロール説は，細い神経線維によって伝達される痛みのメッセージのゲートを，太い神経線維が閉じるように皮膚刺激が作用する可能性を提示している。皮膚刺激は，エンドルフィンを増加させたり，痛みに対する感受性を低下させる機能もある。

　たとえ，皮膚刺激が多くの物理療法に含まれるとしても，どのような状況に，どのような方法を用いると反応があるか，どのくらい長くその方法を用いるべきかについては，ほとんど知られていない。温罨法や冷罨法，あるいはその他の方法の使用につい

表 4-3　薬物を用いないアプローチ

1. 痛みの非薬物療法と鎮痛薬の使用の間の関係を明確にする。
- ほとんどの臨床治療の場で（例；外科手術後の痛みやがんの痛み），鎮痛薬に加えて非薬物療法が用いられるべきである。
- 非薬物療法は鎮痛薬の代わりになるものでないことを患者に強調する。

2. 患者の非薬物療法に対する態度とその治療をした経験を評価する。
- もし患者が非薬物療法を使用したことがあるなら，それがうまくいったかどうか，また，患者がどんな問題に直面したかを知る。
- 非薬物療法における個人的な試みが底をつき，より一般的になされている痛みの治療が今適切であると患者が感じているかどうかを知る。
- 鎮痛薬の使用を避けるために患者が非薬物療法を使用しているのかどうかを知る。鎮痛薬の使用が適切である場合，患者の心配事について検討する。

3. 鎮痛薬の服用のほかに，何が痛みをやわらげるかを患者に尋ねる。
- 患者のコーピングスタイルに似た非薬物療法を明確にする。
- 痛みやその管理についての情報を単にほしがっている患者もいれば，痛みから注意をそらしたがっている患者もいる。
- 多くの患者は痛みに立ち向かうために当然気晴らしになるものを使う。これらの患者にとって，利用できる音楽やビデオ一式があれば役立つ可能性がある。

4. 患者の疲労の程度，認知の状態，指示に集中し従う能力をアセスメントする。
- 患者の疲労が少なく，認知の状態もよく，また指示に従うことができる状態であれば，リラクセーション法やイメージ法のような技法を学び用いるのが望ましい。しかし，例えば冷湿布が使用されるなら不要である。
- かろうじて日常生活に必要な活動を行っている患者もいる。そこに長時間のリラクセーション技術を追加することは単に患者のストレスを増し，自分で生活をコントロールできているという気持ちを減少させる可能性がある。

5. 患者の家族および友人に痛みの非薬物療法に関わりたいかどうかを尋ねる。
- 在宅ケアにおいて，主介護者にはすでに重い負担がかかっており，マッサージのような技法で患者を助ける時間もエネルギーもない。
- 患者に触れ，何かができるということでマッサージのような技法を歓迎する家族や友人がいる。しかし，タッチを伴う技法をすべての患者や家族が心地よいと感じるとは限らない。

6. 患者や家族に適切な介助品を提供する。
- 最も単純な技法であっても，指示はできるだけ書面か録音されたもので提供する。
- 適切な用具類が入手できるかどうかを決める。もしできないなら，患者がそれを購入できるか？　もしできないなら，より費用のかからない非薬物的な方法を見つける。

臨床で使用する目的での複製を許可する。McCaffery M, Pasero C：*Pain : Clinical manual*, p.404 Copyright © 1999, Mosby, Inc. より。

ての信仰は，文化や個人的な経験から引き出されたものであり，十分に吟味された科学的データに基づくものではない。ある人々とその痛みに対して効果があったとしても，その他の人々にとって助けになるとは限らない（Long, 1998）。

皮膚刺激には，治癒力はない。その効果は，多様で予測できないものであるが，刺激の間もしくはその後では，痛みはたいてい和らぐ。ある種類の刺激は，急性の局部の痛みに高い効果がある。また，慢性の痛みに効果的な方法もある。皮膚刺激の多くの方法は，クライエントの参加や行動がほとんど必要でないため，身体的もしくは精神的なエネルギーが低減している人々に適している。得られるであろう効果として，痛みの軽減，筋肉痙攣（骨格や関節の病理学的変化，もしくは神経根の炎症に伴う）の除去，および身体的活動の増加がある（Kubsch, Neveau & Vandertie, 2000）。

クライエントに有用な最適の皮膚刺激を選択することは容易ではない。最適の方法が選択されなくてはならないばかりでなく，用いる部位，持続時間，頻度を決め，最大の鎮痛を得るために必要な改良がなされなければならない。温罨法や冷罨法のような方法が禁忌でないなら，それらを交互に用いることができる（Minor & Sanford, 1993；Owens & Ehrenreich, 1991；Snyder, 1985)。方法を選択する時には以下のような因子を考慮するべきである。それらは潜在的な効果，起こり得る副作用，安全性，費用，所要時間，入手可能性，禁忌，クライエントにとっての受け入れやすさなどである。可能であれば，クライエントが自分で選択できる方法を示すべきである。

経皮的電気刺激法のような皮膚刺激は，特別な教育やトレーニングを必要とする（Gadsby & Flowerdew, 2001）が，多くはそうではない。表4-4は，臨床現場で容易に用いることのできる技法を示している。これらの技法を実行する「具体的方法（how to）」は含まれていない。読者は，ErnstとFialka（1994），McCafferyとPasero（1999）やSnyder（1985）の文献を参照していただきたい。

【気晴らし法】

痛みからの気晴らしは痛みの感覚よりも刺激となる他のものに注意を向けることによってもたらされる。ちょうど子どもが他の活動にのめり込むことによって，気を散らすことができるように，家族は慢性の痛みを持つ成人か子どもに気晴らしを提供することができる（Rapoff & Lindsley, 2000）。読書，歌うこと，音楽を聞くこと，ユーモアなどは気晴らし法の例である（Mobily, Herr & Kelley, 1993）。気晴らしは，痛みを認識の周縁部へ追いやる効果があるが，痛みを取り除くことはできない。気晴らし法は，身につけるのは容易であり，気晴らしをさせる刺激ができるだけ長く存在すればするほど効果的である。この技法は，腰椎穿刺や骨髄穿刺，熱傷や創傷のデブリードマン，あるいは包帯交換や痛みを伴う注射などのような，痛みの持続時間が1時間かそれ以下の場合に適している。気晴らし法は，薬物に取って代わることはできないが，痛みを伴う処置や急性の痛みの発現の前やその間に，補助的に用いられるなら効果的である。

たとえ痛みが激しいものであっても，圧迫や温かさのような，他の感覚や軽度な性質の痛みの感覚などに注意が集中すれば，痛みはやわらぐ。気晴らしは，痛みを軽減するのみならず，楽しいことに注目することで，気分を盛り上げる。また，気晴らしは，憂うつな気分を防ぎ，痛みの経験をコントロールできているという感覚を導く。痛みが強くなるにつれて，気晴らしの複雑さは増すものである。強度の痛みを伴う場合，単純な気晴らしは，クライエントの活力を維持するために必要になる。

どのような形式の気晴らしも，指示を理解すること，身体的能力や活動を実行する活力を持つこと，刺激に集中する能力を持つことがクライエントに要求される。気晴らしは，有用な痛みコントロール技術であるが，時間やエネルギーが必要であるため，長い期間では不適切となる。さらに，片頭痛や髄膜炎を伴うような，刺激に過敏なクライエントには効果的ではない。先に述べたように，気晴らしの技法を処方するためにはクライエントの能力や限界を考慮することが重要である。以前から用いられていた刺激やクライエントが興味を持っている刺激を選択することによって，個別に気晴らしの技法を選別することが必要である。どのような技法を用いるかを，クライエントと共に事前に計画すれば，定期的に実践する機会をクライエントに提供することができる。

気晴らしは，手に負えない痛みを持つクライエントにはあまり有用ではない。しかし，もし退屈さや単調な環境，意味のない過度の刺激により，通常の感覚入力が得られていないのなら，感覚入力を平常に戻す単純なアプローチが，知覚されている痛みの強さをやわらげる可能性がある。あるクライエントは，自分の環境を変える高い動機づけを持つかもしれない。その一方で退屈は，さらなる退屈を招く傾向があり，そのためクライエントは，まさに解決すべき問題にとらわれて抜け出せない犠牲者となる可能性がある。

退屈な日々は，クライエントにとって楽しめる活動を計画することによって通常に戻すことができる。選択すべき活動は，クライエントが最小限の努力で実行することができるか，ある程度の手助けによって実行できる活動である。スケジュール表によって，過剰の運動を避け，一定のペースで活動するよう整えることができる。クライエントに対しては，このような計画を立て実行することは1つの挑戦であるが，励ましや成功が繰り返されることで，より容易になるということを，よく話しておく必要がある。先に述べたように，選択する活動は，可能な限り多くの感覚様式を組み合わせるべきである。例えば，やさしい運動プログラム（運動感覚性）は，

表 4-4 皮膚刺激方法の選択

・マッサージ	最小の副作用と禁忌。背中をさすることまたはボディマッサージは時間がかかる傾向があり，軽い痛みしかやわらげないかもしれないが，痛みは局所的であるとは限らないし，ほとんどの患者は喜ぶ。控えめな患者は触れることあるいは服を脱ぐことを嫌がるかもしれない。手や足のマッサージはより受け入れやすく，より喜ばれ，より一層効果的である。
・指圧，時にマッサージを伴う指圧	刺激ポイントつまり鍼のつぼへのマッサージ・指圧はとても効果的だが一時的に不快もある。初めはそのポイントを探すのに時間がかかる。しかしその後患者は自分で鍼のつぼを押さえることができるようになる。
・バイブレーション	マッサージよりも強力でより効果的かもしれない。組織ダメージのリスクは低い。バイブレーターの入手可能性や費用を確認する必要がある。トリガー（刺激）ポイントに使えるかもしれない。もしバイブレーターの調整がうまくできないなら，刺激音や激しさのために受け入れられないことがある。時にこれは費用のかからない TENS（経皮的電気神経刺激法；transcutaveous electrical nerve stimulation）の代替になる。
・温罨法，冷罨法	局所的な痛みには最もよく効くだろう。両方とも最小限の準備品でできる。両方とも気持ちのよい範囲内で利用されるべきである。冷罨法は温罨法より利点がある。温罨法は冷罨法よりも副作用を起こしやすい（例；やけど，禁忌ー出血と腫れ）。痛みをやわらげることに関して，冷罨法は温罨法より効果的であることが多い。しかし，患者は冷罨法より温罨法を好むことが多く，冷罨法の場合にはしばしば説得が必要である。
・氷の利用／マッサージ	皮膚へ凍った物質を当てがうのは不快であるが，それは感覚が麻痺するまでの数分間だけである。連続使用は 10 分間かそれ以下。痛みは局所に集中していなければならない。激しい痛みをやわらげることができる。これは，短時間しか効果がなく痛みを伴う手技に代わる，単純で低リスクの技術である。特に針で刺されるような痛みを取り除くのに効果的である。トリガー（刺激）ポイントに用いてもよい。時にこれは TENS の，費用のかからない代替になる。
・メントール	皮膚に適用するメントール含有の物質を参照。メントールの量に応じて強さが増す。高濃度では不快なことがある。においが不快感を与えることもある。文化を考慮して利用する。アジア人よりアメリカ人に利用が限られる。費用がかからない。一度用いるとその後の努力をしないで継続的刺激が与えられる。夜間利用に適している。
・TENS（経皮的電気神経刺激法）	上記の方法に比べて，はるかに値段が高く，入手しにくく，看護師や患者に使用法を指導するのに多くの時間を要するが，多くの研究で支持され，多くの人に「科学的」とみなされている。

出典：McCaffery, M., & Beebe, A. (1989). *Pain : Clinical manual for nursing practice*. St. Louis：The C. V. Mosby Company より許諾を得て掲載。

友人と一緒に（言語を使う），音楽を聞きながら（聴覚），あるいは書かれた指示やビデオテープを見ながら（視覚）行うことができる。計画自体が退屈なものとならないように，活動は一定の間隔で変化させ，スケジュールは毎日変更するべきである。

気晴らしの技法は，複数の感覚様式の組み合わせを用いると効果的に機能する。例えば，視覚を動かない物に注ぎながら，ゆっくりと呼吸するとか，身体の一部をマッサージするとか，静かにもしくは大きな声で歌うなどの組み合わせが可能となる。クラ

イエントに絵を描いてもらうことは，気晴らしにおける3つの感覚（視覚，言語，および聴覚）が含まれる。カセットテープや音声テープに録音された音楽の音量は，痛みが増強している時は大きくし，痛みが軽減している時は小さくする。

興味深いことに，Cousins（1981）によれば，20分以上続く笑いは，繰り延べ効果を持つ気晴らしとなる。つまり，笑いが止まった後で痛みが取り除かれる。笑いは，リラクセーションの補助として用いることができる。しかし，何をユーモラスととらえらるかは人によって異なる。笑いの影響力についての文献は，がんのクライエントに焦点をあてたものが多い。しかし，笑いは，痛みや不快感を持つすべての人にとって意味がある。家族に気晴らしとして笑いを利用するようにすすめることは，痛みを持つ人にとってのみならず，一緒に住んでいる人にとっても有益となる。

クライエントが，調整された感覚入力を他の鎮痛方法（薬物のような）と組み合わせて用いるように励ますことが望ましい。このように鎮痛方法を組み合わせることは，日常的な生活行動に参加する機会を増やす。保健医療職者は，クライエントが必要とする支援を得ることができるように援助するべきである。

【リラクセーション法】

リラクセーションは，痛みの緩和法の補助として用いられるべきである。これは直接的に痛みを除去するわけではないので，薬物療法や他の方法の代わりになるものではない。リラクセーションの目的は，身体的緊張（筋肉や他の組織）の緩和を助長し，心理的な平静もしくはくつろぎを提供することである。リラクセーションは，ストレス，痛み，筋緊張，不安という連鎖を断ち切る（McCaffery & Beebe, 1989；Harkapaa, 1992）。理想的には，クライエントはリラクセーションにより次のような反応を獲得する。それらは，正常な血圧，呼吸数と心拍数の減少，酸素消費と筋緊張の減少，脳のα波の増加などである。

リラクセーションの方法はどのような方法も，ある時ある人にとって効果を見出されてきた（Bowman, 1991；Carroll & Seers, 1998；Cutler et al., 1994a；Cutler et al., 1994b；Flor & Birbaumer, 1993；Mehta, 1986）。しかしながら，効果をあげるためには毎日実践されなければならない。毎日運動しないと筋肉が弱くなるように，これらの方法は定期的な実践がなければ効果が得られない。

文献レビューにおいて，Linton（1986）は，リラクセーション技法の使用は，痛みの顕著な減少，要求される薬物量の減少，および活動レベルや気分の改善が導かれると報告している。リラクセーションは，非悪性の慢性の痛みを持つ人々にとって管理プログラムにおける不可欠の要素であるべきだと，痛みの専門家たちは合意している。小児でも成人でも，痛みをコントロールし対処するためにこれらの技法を用いたいと願い，その方法を理解し，指示に注目し，従うことができるのであれば，リラクセーションを用いることを考えてよい。気晴らしの技法のように，保健医療職者は，リラクセーションの選択について体系化された方針を示すべきである。クライエントによっては，もっぱら1つの方針を用いることを好む人もいれば，複数のリラクセーション方法を用いることを好む人もいる。

リラクセーションを推進する多くの方略がある。それらは，①感覚や行動による介入：バイオフィードバック，筋肉のリラクセーション，音楽，マッサージ，およびセラピューティックタッチなど，②認識的介入：瞑想法，イメージ法，感覚的情報など（Snyder, 1985）である。ゆっくりとした呼吸法などを学ぶのは簡単であるが，ヨガなどは，技術修得のためのトレーニングプログラムが必要である。気晴らし法と同様に，リラクセーション技法を用いる場合も，クライエントの能力，状況，および環境を考慮し，個別的なものとするべきである。

リラクセーションの技法の選択において考慮すべきさまざまな要因がある。表4-5は，クライエントに適した技法を用いるための実践的なガイドラインである。表4-6は，臨床の場で簡単に用いることのできる多様なリラクセーション技法の例を示している。慢性の痛みを持つ人が1人で実行することができるもの（筋肉の漸増的なリラクセーション法や音楽の演奏）もあれば，他者の手助けを必要とする場合（マッサージやセラピューティックタッチ）もあることを覚えておく必要がある。

クライエントは，リラクセーション技法に積極的に関わることができ，また受動的に用いることもで

表4-5 リラクセーション技法を適用するための実践ガイドライン

1. 患者が痛みを覚える時間の総量(*amount of time*)に対して，技法を教えたり用いたりするための時間を考慮する。
   - 短期間の痛みには余り時間のかからない技法を使う（例：処置中あるいは術後の痛みには顎のリラクセーションあるいはゆっくりしたリズミカルな呼吸）。
   - 慢性の痛みを有する患者には進んでより多くの時間を使う（例：がんの痛みあるいは繰り返す頭痛には平穏な過去の経験や瞑想的リラクセーション）。
   - すでにかなりのストレスがかかっている患者に時間のかかる技法を導入することはできる限り避ける。慢性の痛みの上に，さらにストレスをかけることになる。

2. 痛み，疲労，心配，および他の因子が患者の一般的な学習能力や活動に従事する能力にいかに影響するかを考慮する。
   - 腎臓の仙痛のように麻酔薬が使用されている時，激しい痛みや集中力の欠如している時は，他の痛みの緩和方法（例：深く息を吸う／緊張する，息を吐く／緩める，あくびする）と共に，短時間の単純な技法あるいはマッサージを使う。
   - 患者の意識がはっきりしており，気分がよい場合には，さらに時間を要する技法を指導する（例：激しい背部痛が小康状態の時に瞑想的リラクセーション）。
   - リラクセーションは，痛みがある間には助けにならないとか，予想される痛みがひどすぎて使えないと患者が言った場合でも，痛みの前後に用いるように勧める。

3. 放散させることが必要なエネルギーを患者が持っているかどうかを注意深く観察する（例：落ち着きがない，「いらいら」している，あるいは「攻撃・逃避」反応－患者は闘ったり逃げたりする活力を発生しているが，それを向けるべき相手がないことを意味している）。エネルギーを発散させる技法を使う（例：漸進的なリラクセーション）。

4. リラクセーションの目的を誤解している患者には他の専門用語を用い，ユーモアや平穏な過去の経験，あるいは背中をさするというような消極的技法をそれとなく用いる。

5. 関心が身体の内にあるのか穏やかな外部にあるのかを考える。内なる関心によって，ボディイメージの変化についての苦悩あるいは身体的制約での衰弱の感情を増すことがある。身体の外観や機能の変化に悩んだり，ひどく抑うつ状態にあったり現実と接するのに苦労している患者に対しては，身体の内にもっぱら関心を向けることは避ける。

出典：McCaffery, M., & Beebe, A. (1989). *Pain : Clinical manual for nursing practice*. St. Louis : The C. V. Mosby Companyより許諾を得て掲載。

きる。積極的なリラクセーションは，特にそれが予防的に用いられる時は，骨格筋の緊張を減少させ（痛み感覚の構造に対する緊張や圧迫を減少させる可能性がある），睡眠を改善し，倦怠感を減少させ（そのことによって，活力が高まる），他の痛み除去の方法の効果を高め，気分を向上させ，悩みを取り除き，痛みに対処できているというコントロール感を伴って自信を増すことができる。過去に身につけた技術は，リラクセーションプログラムに組み込むことができる。理想的には，保健医療職者は，クライエントに新しい技法を段階的に指導し，さらに外部からの指示が引き続き必要であるなら，クライエントの家族にどのようにサポートあるいはコーチすればいいかを説明する。指示はテープに録音し，専門職者がいない場合のガイドや覚え書としてクライエントと家族に提供してもよい。

受動的な方法は，身体的活力や感情的活力に限界がある人々に適している。幼児あるいは高齢者，突然の困難や痛みの経験で混乱し，動揺している人，過度に疲労し，沈んでいる人などである。家族は，このようなクライエントがリラクセーションを得るために簡単なタッチ，マッサージ，身体を温めるなどの方法を活用することを学ぶことができる。

漸増的な筋肉リラクセーションは，有用であると証明されている技法の1つである。それは，何世紀もの間，瞑想(黙想)の一部分として実践されてきたが，現在は鎮痛のためにも用いられている。独学で修得することも可能であるが，言葉で指示をしてくれる人がいると容易に学ぶことができる。指示書を読んでくれる人がいない場合は，大きな書店の健康部門で見つけることができる本やビデオテープを活用することができる。参加者は，特定の筋肉に意識

表4-6 リラクセーション技法の特徴と使用法

技法	特徴と使用法
深く息を吸う／緊張させる，息を吐き出す／緩める，あくびする	これには数秒しかかからない。患者が容易に覚えられる。患者がすでに痛みのために緊張している時（例：処置中）に導入するのに適している。また短時間の痛みを伴う処置に先立ち，または手術前に教えてもよい。
ユーモア	患者にそれとなく言うのに看護師にとって時間はほとんどかからない。患者は使いたいだけの時間を使ってよい。次のような患者に適しているだろう。年配の人，リラクセーションの考えに抵抗したり誤解している人，気落ちして現実との接触を容易になくす人，リラクセーション技法を学ぶ時間や活力がほとんどない人，文化の異なる人（その文化の言語によるテープが手に入る場合）。制限された状況の下で長引く痛みにうんざりしていることを軽減するのに用いられてもよい。また処置に伴う短時間の痛みに適切である。
ハートビートブリージング（心拍と呼吸を合わせる法）[1]	看護師は患者に橈動脈の脈拍を探して測定する方法を教えなければならないが，うまくいかず苦労する患者がいるかもしれない。うまくいけば，看護師や患者の時間はほとんどかからない。ハートビートブリージングには精神的な集中が必要であり，短時間しか使えない。この方法は，恐怖や不安が突然，急に増すことを軽減するだろう。そして他人に気づかれずに使えるだろう。ストレスによって心拍数が突然増加するのに気づいている患者にとても役に立つ。
顎のリラクセーション	これは看護師が指導するのにも，患者が用いるのにもほとんど時間を要しない。漸進的なリラクセーションの短縮された形と考えられている。その効果は身体の一部分に対するものであるが，身体の他の部分のリラクセーションへと続く。特にひどい痛みや緊張がない時に教えられるなら，ひどい痛みになるのを短時間やわらげるのに効果的である（例：術後の痛み）。年配の患者に効果的である。
ゆっくりしたリズミカルな呼吸	看護師が指導するのにほとんど時間を要しない。とても融通が利く。患者は30～60秒間使える（他人が気づかずに2, 3呼吸），または20分間まで。さらに複雑なリラクセーション技法に入る前の初期のリラクセーションのために有効な技術でもある。
心安らぐ過去の経験	患者がすでに心安らぐとわかっているものであるため，リラクセーション方法の中で一番よいかもしれない。通常それは外に焦点をあてている（すなわち，現在の身体の状態に焦点があわされていない）。心安らぐ経験を思い出すことはしばしば治療のプロセスとなり，このアプローチは慢性の痛みがある患者，特にターミナルの患者に適切である。過去の経験を思い出すことは多くの目的にかなうだろう（例：大切に記憶されている出来事を表に出し解放すること，あるいは貴重な出来事が再び起こるだろうという確信を強めること）。しかし，貴重な過去の経験を分かち合うためには，看護師と患者の間の信頼関係が必要である。これにはかなりの時間を要することもあれば，そうでないこともある。 ターミナルな病状の患者にはこれを優先し，そしてそれをテープに録音する。
瞑想的リラクセーションスクリプト	これには患者と最低3回の接触がいる。1回目と2回目は，それぞれ15分かける。2回目にはスクリプト（手順）を録音したテープを用いる。3回目は追跡検査で，もし問題が起こらなければ1分しかかからないだろう。このスクリプトは，英語を話す中流階級のアメリカ人たちの中でリラクセーションを引き起

訳注1 リラクセーション技法の1つであり，ヨガ等の呼吸法と同様の技法である。呼吸と心拍の両方を感じ，合わせることを数分間続けることでリラックス状態を得る。

	こすのに大変効果的である。患者は自分自身でそれに手を加えることができる。そして内なる焦点（呼吸法と漸進的リラクセーション）と外なる焦点（穏やかな場）を統合する。スクリプトの一部分は役に立たないと患者が言ったとしても，改めてテープに録音することはめったに必要ない。なぜなら自分たちに役に立たないものはただ無視すればいいからである。 長引く痛みのある患者には，これ（または心安らぐ過去の経験や漸進的リラクセーション）を優先する。あなたが思っているより時間がかかるし，奇跡を起こすことはないが，しばしば大きな変化をもたらす。
漸進的リラクセーションスクリプト	これにも通常全体で35分間かそれ以上の患者との接触が最低3回は必要である。1回目と2回目はそれぞれ15分かける。2回目は技法を録音したテープを用いる。3回目は追跡検査で，もし問題が起こっていなければ，数分しかかからないだろう。 この技法の潜在的利点は，「何かする」（例：筋肉収縮，活力を消散する）という気持ちにさせるような身体活動を伴うことである。また，目を閉じている必要もなく内に集中することができ，全く精神的活動にだけ頼ることなく，そして患者に特定の課題をするように頼んで容易に患者の注意を引くことができることである。 長引く痛みのある患者で，中等度から高度は不安または「攻撃・逃避」反応を示し，また特に習慣的な身体的な運動ができない場合，これを優先する。彼らはその筋肉の活力を取り除く必要がある。こうしたあとで，より瞑想的なアプローチから恩恵を受けることができる。
簡単なタッチ，マッサージ，ぬくもり	これは看護師や患者の家族や友人によってなされる。余り時間をかける必要はなく，リラクセーションへ導くために何であれ自分でする時間や活力を持たない患者に必要である。役に立つと感じたい最愛の人たちは身体（例：背中，足，手）をたった3分さすることで，自分のためにも患者のためにもなる。家族や友人が体をさする時間を見つけるための援助をしなさい。これにより患者と愛する人々の関係が構築される。

出典：McCaffery, M., & Beebe, A. (1989). *Pain : Clinical manual for nursing practice*. St. Louis：The C. V. Mosby Company より許諾を得て掲載。

を集中させ，その筋肉を5秒間伸展したり引き締めたりし，それからリラックスさせ，リラックスさせた筋肉に意識を集中する（Snyder, 1985）。この方法を身体全体で，系統的にパターンで繰り返す。

リラクセーションの効果を実証するためには，リラクセーション技法の実践前・中・後に，言語的スケール（改善したか，変化がないか，悪くなったのか）や，10段階のスケール（1は痛みがないことを示し，10は強い痛みを示す）を用いることによって，痛みの強さや鎮静のレベルを評価するようにクライエントに依頼することができる。バイオフィードバックは，リラクセーション技法そのものではないが，心拍数の減少や皮膚体温の上昇，筋肉の弛緩を目に見えるようにすることができる。

【イメージ法】

イメージ法は，すべてのクライエントに効果があるわけではなく，また，すべての保健医療職者が教えることができるわけでもない。痛みからの気晴らしとして用いられる場合，それは耐性を増すことができ，リラクセーションを生むために用いられる場合，それは苦悩をやわらげることができる。イメージ法は，痛みが取り除かれたというイメージを得ることができ，それは痛みの知覚を低減させる。心象形成（*visualization*）は，象徴的な方法で現実を理解し解釈する能力を活用するイメージ形態である（McKay, Davis & Fanning, 1981）。催眠（*hypnosis*）は，専門職者のほうでは特別なトレーニングを必要とするが，その中でしばしばイメージ法が用いられ

る（Chaves, 1994；Holroyd, 1996）。イメージ法は，抵抗を示すクライエントには保健医療職者の善意に基づくものであっても，用いるべきでない。

その他の非侵襲的方法と同様に，イメージ法はその他の痛みのコントロール法に代わるものではなく，痛みに対する補助的な治療法として考えられるべきである。イメージ法を鎮痛に用いることは，2つの関連した考えに基づいている。第1の考えは，イメージは，意識や理性的な思考によってコントロールされない身体的機能を部分的に制御するということである。第2に，身体は，実際の出来事で身体が示す機能や反応に似た仕方で，イメージや記憶に反応するということである。後者は人に，活動を観察したり欲したりするのではなく，自分がまさに活動しているところをイメージすることを求める（Jones & Johnson, 1980；Mast, 1986）。

痛みの管理にイメージ法を用いれば，個人の想像力によって痛みの強さをやわらげ，痛みを喜ばしいもの，より受容できるもの，もしくは，麻痺や冷静さのような痛みのない他のものに置き換えることができる。イメージ法を用いると，痛みの経験をコントロールもしくは癒す能力に大きな自信を導き，その他の鎮痛方法の効果を超え，痛みの強さを和らげ，追随する苦痛を減らし，痛みの感覚をより受け入れられるものに変化させることができる。

イメージ法は，身体的な原因を特徴とする痛みを持つ人に有効であると考えられている。それは，痛みの身体的原因を変化させたり，痛みの生理学的な面に影響を与えることなしに効果的であり得るからである。個々人は痛みを除去する何かをイメージすることによって，この活動を治療的なものにすることができる。この意味において，イメージ法は，鎮痛薬や麻酔薬として作用する。鎮痛のために体系的に用いられたイメージ法は，治療的イメージ法（*therapeutic guided imagery*）と呼ばれている。

瞑想的イメージ法のような技法は，特殊なトレーニングを受けた専門職者によって指導されるべきである。なぜなら，意図とは逆の結果を招くことがあるからである。長時間のイメージ法は，それを望まない人，深刻な感情的問題もしくは精神的病歴を持つ人，薬物反応や感覚的抑制などを含めどんな理由であれ幻覚が報告されている人，長時間のイメージ法に対する時間的余裕もしくは活力のない人，集中することができない人などには不適切（*inappropriate*）である。

定まった形式の発言や質問による，繊細な（*subtle*）もしくは談話によるイメージ法は，すでに保健医療職者のレパートリーに含まれている。このようなシンプルな形式は効果的であり，ほとんど時間を要さず，リスクも少なく，基礎的な教育以上の知識や技術を必要とすることもない。繊細なイメージ法をより自然に，より簡単に用いるための能力を高める方法がある。まず，特殊な痛み除去方法を説明するにあたっては，リラクセーションの心象を描く言葉を用いるか，立体感や運動感覚のある言葉を用いる。それらは浮遊感（*floating*），柔らかな癒し（*softer healing*），悩みのない（*dissolving*），より楽しげな（*lighter*），解放された（*releasing*），忘れ去る（*letting go*）などである。次に，どのように痛みが鎮静するかというイメージを示し，痛みの原因となるものに対するイメージを調整する。何よりも専門職者は，心安さや安楽を自然に感じることのできるイメージや描写を用いるべきである。

単純で，簡潔な症状の代用法は，短期間の痛みを除去するための選択肢として用いる場合に最適である。それにより，クライエントはその期間の痛みを受け入れられる感覚としてイメージすることができる（痛みの代わりに圧迫のような）。その場合，クライエントが受け入れることができ，不快感を持たないような言葉を用いるべきである。もう1つの技法は，クライエントが痛みとは異なる感覚に意識を集中させるものであり，身体の他の部分で感じる痛みでなく，氷を握っている時に感じる冷たさや麻痺した感覚に焦点をあてるものである。その状況が，以前経験したこともないような痛みに関係する場合，それを表現するのに燃えるような熱さ（*burning*）というよりは暖かい（*warm*）というような，より不快でない言葉を選ぶことができる。

標準化されたイメージ技法や体系的に個別に設定したイメージ法は，より幅の広い技法であり，クライエントの参加の度合いは中程度に必要となる。これらの両方の技法は，数分間かそれ以上に用いられ，技法の内容に関してクライエントの同意を必要とし，定期的に，もしくは頻繁に用いることができる。

標準化されたイメージ法は，クライエントに肯定

的な感覚を視覚化し経験させるためにイメージを活用する。リラックスした状態で，「痛みを息と共に吐き出したあなたを見てください」というような指示が与えられる。体系的に個別に設定したイメージ法は，痛みが何であり，どのように除去されるかについて，クライエントによって創り出された個人のイメージである。それは，保健医療職者の指導により，個人が明確に細やかに創り出すものである。例えば，抗生物質は，バクテリアを効果的に殺している兵士という精巧なイメージに発展させることができる。

　これらのどの技法であれ，使われるイメージは，クライエントにとって痛みの除去法として意味を持つものでなければならない。選択されたイメージは，生物学的あるいは医学的に正しくある必要はない。それらは，多様なものを含むことができる。静かになっていく音，より小さくなる形，どう猛な動物が慣れてくる様子，宗教的なもしくは霊的な性質の何か，などである。クライエントは，心地よい姿勢をとり，邪魔をするものがないようにする。選択されたイメージに集中することは重要であり，目は閉じても開いたままでもよい。なかなか集中できないようであれば，呼吸を１回ずつ数えることが役に立つ。１日に１時間以上か，一度に20分以上費やすことが必要なクライエントは，さらに別の鎮痛方法を用いる必要がある。イメージ法は痛みを完全に除去することはめったにないのであり，その技法は，定期的な痛みの再発を防ぐため，あるいは痛みの増強を防ぐために用いられるべきである。

【認知行動療法】

　認知行動療法の目標は，士気喪失と闘い，アウトカムの効力を高め，セルフエフィカシーを促進し，無意識的な不適応パターンを変え，新しいコーピングスキルを獲得し，効果的なコーピング方略の持続性を目標とする(Slater & Good, 1991)。認知行動的プログラムの効果は，万人に共通するものではない。慢性の痛みを持つ人々に対するその他の介入方法と同様に，特定の人々にとってより効果的である場合がある。認知行動的介入は，自分の痛みをコントロールしたいと考えている人に対して，非侵襲的な方法のような他の介入との組み合わせで最適に作用する。多くの臨床医は，臨床的な抑うつ症状やその他の気分や感情の問題など，精神的な問題を持つ人々を対象外にするよう，勧めている(Nielson, Walker & McCain, 1992；Richardson et al., 1994)。

　認知療法は，訓練された専門職者によって実施され(例えば，精神科医など)，自分の痛みや病気についての否定的な思考パターンを変化させるようにデザインされている(Pilowsky, 1999)。このような認知の再構成は，前向きな思考を発展させるための過程であり(Rapoff & Lindsley, 2000)，痛みのコーピング方略を増し(Haythornthwaite et al., 1988；Keefe et al., 1996)，そして痛みをやわらげる(Wiskin, 1998)。認知行動的介入やプログラムの効果を評価するための無作為化比較研究のレビューやメタ分析によれば，気分，感情，機能，コーピングのすべてが向上することが指摘されている(Morley, Eccleston & Williams, 1999)。これらのタイプの介入は，この章の後で述べられる痛みの管理プログラムの一部分をなす。

【補完療法もしくは代替療法】

　補完療法もしくは代替療法は論議を残すところであるが，慢性の痛みを緩和させるという科学的な根拠が示されてきている(Berman & Swyers, 1999；Lee, 2000；NIH, 1997)。「東洋医学」において何世紀も用いられてきた鍼療法は，痛みの強さを緩和させることができる(Ezzo et al., 2000；Woolam & Jackson, 1998)。セラピューティックタッチは，変形性関節症の高齢者の痛みや不安を減少させることが示されている(Lin & Taylor, 1998；Peck, 1997)。

　一般の人々も保健医療職者も，多様な療法への関心の広がりと使用に驚いている。伝統的な西洋医学は注意を促しているものの，どのような療法においても人に適用する時は，潜在的な利益と潜在的なリスクを慎重に比較検討しなければならない(Owens, Taylor, & DeGood, 1999)。代替療法は他の方略，様式，技法に対して補足的に用いると最適に作用する。

　保健医療職者は，クライエントが行う決定を理解し，サポートすることができるように，一般的な治療についての情報を得る必要がある。開放的なコミュニケーションを維持することは重要であり，そうすればクライエントは痛みの管理に用いているすべての介入や方略について安心して話し合うことがで

きる。

【家族の参加】

慢性の痛みを持つ人の家族は，しばしば，クライエントの痛みと共にどのように暮せばよいのかを学ぶことになる。慢性の痛みを持つ人と共に暮らすことは，1つの挑戦であるからである。クライエントと家族は，何が起こっているのかと，痛みの管理のために何をなすべきかを知る必要がある。家族は，痛み管理プログラムにおいて重要な役割を担うことができ，患者が痛みを管理するのをどのように援助するかを学ぶことから利益を得ることができる。家族が手伝うことのできる介入には，温罨法，冷罨法による皮膚刺激，気晴らし，指導されたリラクセーション，認知的方略，痛みに注目しない支持的態度が含まれる。家族は，痛みを悪化させる行動や活動をどのようにすれば特定し，また避けることができるのかを学ぶ必要がある。すなわち，クライエントに利益をもたらす情報はすべて家族にも利益をもたらすのである。

痛みの管理プログラム

痛みの管理プログラムの数と種類の増加は，クライエントの慢性の痛みに対する通常の薬物治療が不十分な効果であることによるものである。痛みの管理プログラムは，絶望感を抱き，痛みをよりよく管理したいと感じている多くのクライエントを助け，彼らの生活の調節を取り戻すものである。プログラムは，痛みの強さを我慢できるレベルにまでやわらげ，気分を改善させ，抑うつ症状を減少させ，保健医療システムや薬物の使用を減らし，日常生活活動における自立を高め，家族との関わりを増やし，社会的活動を増やす。治療は，生活のすべてにおける機能的能力の回復に焦点がある(Osterweis, 1987)。

痛みの管理プログラムは多様であり，ペインクリニック(pain clinics)は，外来患者用の施設であり，小さな単独の部門を持つクリニックであり(例えば神経ブロックを行うような麻酔医など)，疼痛管理センター(pain centers)は，複数の部門を持つ大きなセンターとしての機能を持ち，多くは大学を基盤とし，入院患者と外来患者の両方を対象にした施設である。多くのプログラムは，この両者の間のどこかに位置づけられる(Linton, 1986)。

痛みの管理プログラムの効果を指摘する文献は多く，十分にデザインされた研究が行われている(Barkin et al., 1996；Bone, 1996；Burckhardt, 1990；Hubbard et al., 1996；Jensen et al., 1994；Keefe & Van Horn, 1993；Landel & Yount, 1996；Leibing et al., 1999；Ljungkvist, 2000；McGuire, 1992；Nielson, Walker & McCain, 1992；Parker et al., 1993；Richardson et al., 1994；Scheer, Watanabe & Randack, 1997；Slater & Good, 1991；Turk & Okifuji, 1998；Williams et al., 1993)。

痛みの管理プログラムの成功に寄与する鍵となる要素の1つは，このようなセンターでの多くの専門分野からなるチームである。これらのチームは，医師，看護師，理学療法士，作業療法士および顧問などの多様なメンバーによって成り立っている(Coughlin et al., 2000；Jensen et al., 1999；Lofland et al., 1997；Marcus, 2000；Weitz, Witt & Greenfield, 2000)。チームすべてのメンバーがクライエントの身体的，精神的，心理社会的状態をアセスメントし，診断する姿勢を持っており，それによって総合的な治療計画が発展する。クライエントは，チームメンバーの1人であり，すべての決定に参加する。なぜなら，クライエントは治療に対する多くの責任を持つからである。また，クライエントの家族もできるだけ多く参加し，そうすることによって治療管理をサポートすることができる。しかし，クライエントと家族は奇跡を期待しないように注意する必要がある。

痛みの管理プログラムは，生理学的な介入と認知行動的な介入の両者を含むことが多い。プログラムを開始するのに先立って，薬物療法について十分に再検討を加え，単純化する必要がある。複数の様式が用いられる。生理学的介入には，身体的な再調整(ストレッチからエアロビックフィットネスや持久力の強化まで)(Jensen et al., 1994；Nielsen, Walker & McCain, 1992；Slater & Good, 1991)，個人の耐性に応じて1つずつ修得できるよう要素に分解された活動や運動(Nielson Walker & McCain, 1992)，痛みの耐性を高めるような一定のペースで行う活動(Nielson, Walker & McCain, 1992)などが含まれる。進歩の具合がクライエントに示されるが，それには「プログラムを守ること」の大切さに焦点をあ

てたグラフやチャートなどがしばしば用いられる（Slater & Good, 1991）。

クライエントにとって，痛みが生活することの中心的な関心事になってきているなら，痛みの管理プログラムが提供する幅広い助けが必要となる。しばしばクライエントは，これらのプログラムのどれが自分のニーズに最も適しているのかを決定するために助けを必要としている。そのため保健医療職者は，選択をする時に手引きを示すために呼ばれることがある。プログラムに関する情報は，プログラムが示す文献や出版されている書籍，またプログラムの見学や，それらに参加したことのある人と話すことによって得ることができる。勧める前に，痛みのタイプ，クライエントのタイプ，用いる様式，提供されるサービス，プログラムの目標，およびクライエントやプログラムにこれらの目標を提示するかどうかを理解しておくことが重要である。さらに，プログラムの認定書もしくはスタッフの資格証明書，そのプログラムが行われている機関，スタッフがどの程度長くそこにいるかという情報も重要である。

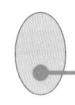

アウトカム

痛みの管理は，JCAHO（Joint Commission on Accreditation of Healthcare Organizations；米国医療機能評価機構）が2001年1月1日に履行した基準にバイタルサインの5番目の項目として含まれている（Douglas, 1999；Krozek & Scoggins, 2001 b；JCAHO, 2001）。クライエントは，痛みがあるかどうかを尋ねられるべきであり，もし痛みがあるのなら，その強さが極微か，中程度か，もしくは激しいものかが評価される。中程度もしくは激しい痛みは，治療されなければならない。

このような「痛みの基準」は，6つあるJCAHOマニュアルのいくつかの章で示されている。権利と倫理の章（JCAHO, 2001）によると，患者は「適切な痛みの管理とアセスメントを受ける」権利を持つ。このアセスメントは，患者の機能アセスメントに関する章で補強され，患者の機能のケアについての章や患者の機能の教育の章でさらに詳細に強調されている（www.jcaho.org/standards_frm.html）。

痛みの管理もしくはコントロールは，クライエントによって評価されなければならない。急性の痛みでは，痛みのないことが達成すべき目標であるが，慢性の痛みでは，達成可能で受け入れられる痛みのレベルは，10段階尺度において0ではないことがある。クライエントは，保健医療職者に励まされて目標を設定する。目標設定が痛みの軽減である人もいれば，痛みがあっても日常生活活動を行う能力が目標である人もいる。

課題

1. 専門職者はどのようにして痛みの管理を弱体化させるのか？
2. 常習（アディクション；*addiction*）と，薬物耐性（*drug tolerance*）または身体依存（*physical dependence*）との区別を明らかにせよ。
3. 緩和されない痛みの精神的，心理的な影響を明らかにせよ。
4. 子どもや高齢者の痛みについてどんな誤解があるか？ どのようにして誤りを証明できるか？
5. 麻薬系鎮痛薬と非麻薬系鎮痛薬を使った薬理学的管理において考慮されるべき考えについて議論せよ。
6. アセスメントツール，フローチャート，鎮痛薬チャートは痛みの管理を高めるためにどのように用いることができるか？
7. 非侵襲的な痛みの管理方法について，効果，クライエントにとっての利点，費用，実行の容易さなどを比較せよ。
   a. 皮膚刺激法
   b. 気晴らし法
   c. リラクセーション法
   d. イメージ法
8. 痛みの管理プログラムの利点と不利は何か？ 適切なプログラムを選択する時に，保健医療職者はどのようにクライエントを手助けできるか？

第5章

社会的孤立

Diana Luskin Biordi
訳：市橋恵子

イントロダクション

　私たちの多くは人間同士の付き合いや結びつきを強く求めている。世捨て人や隠遁者の人生，ひとりぽっちの存在は尋常ではない。そのような人々は，人と人とのつながりを分かち合うことで人生が豊かになることを私たちに想い出させる。私たちが幅の広い交際をする時，それは人生における価値がある時であり，それと同様に私たちが，1人のための時間を確保することもまた，「自分の居場所」で休息や沈思する機会を得るために必要である。このような社会との付き合いや孤独といった個々の可能性を共に織り合わせる時，個人と個人の関係性にも，また，地域との関係性にも独自性と風合いがもたらされる。付き合うことや付き合わないことについての個人独自の姿勢は，その人の仕事や社会生活に影響を与える。それゆえ保健医療職者は，社会との付き合いおよび孤独の価値について十全に理解する必要がある。

孤立が問題となる時とは？

　社会的孤立（social isolation）には，多様な理由で社会的関わりからの解放を求めて長期間に渡って自発的に孤立するものから，他者によって不本意に課せられる孤立までさまざまなものがある。プライバシーあるいは1人でいることは，それがもし積極的に選択されたものであるのなら個人の精神性を高める可能性を持っている。その一方で，社会的な接触やコミュニケーションについての個人の要求が他者あるいは状況の能力を超えたものである時は，知らず知らずのうちに社会的孤立がもたらされる。不本意な孤立は，社会的交流の終結や，個人やサポートシステムに提供される支援の終結を結果するので否定的な見方をされる。認知能力に障害のある人々は，自分たちが孤立していることを理解していない。しかし，その人々の両親や配偶者あるいは重要他者は，不本意な社会的孤立が，介護をする人にとっても介護を受ける人にとっても深い否定的な影響を与えることを十分に理解している。

　個人と重要他者によって社会的孤立が否定的に経験されると，それはマネジメントを必要とする問題となる。実際に多くの文献によれば，クライエントとその社会的サポートネットワーク（家族や友人，同僚など）に衝撃を与える点において社会的孤立と匹敵するのは身体機能の障害だけだとされている。それゆえ，社会的孤立は，クロニックイルネスのケア計画においてマネジメントされるべき2つの重要な要素のうち1つである。

社会的孤立の特徴

　社会的孤立は，人との関わりの数，頻度，質，長さ，期間，および孤立に伴って個人が抱く拒絶感などの観点からとらえることができる。社会的孤立は数百年もの間ずっと人類の主題であり続けている。John Donne[1]の「何者もそれ自身で1つの島であるものはいない」という叫び，あるいは逆に人は結局1人なのだという実存主義は誰でもが知っている。社会的孤立の概念が系統的に研究されてからまだ50年しか経っていない。実存主義者や社会科学者たちと異なり，問題指向や臨床的アプローチに立つ保健医療職者は社会的孤立が積極的な意味を持つというよりは否定的なものであると考える傾向にある。

【孤立の本質】

　孤立は社会の(social)概念の4つの層で派生する。最外側は地域(community)であってそこでは人がより大きな社会構造に融合しているとか孤立しているとか感じる。次は組織(organization)(職場，学校，教会)の層であり，これはその次の層である相談相手(confidantes)(友人，家族，重要他者)の層に続き，人の層に近いものである。最後に最内側は，人格や知的能力を有し，関係性についての気遣いや説明のできる感覚を持っている個人(person)の層である(Lin, 1986)。

　保健医療に関する文献における第一義的焦点は，臨床における二者関係にある。そのため社会的孤立の検討は，相談相手と個人のレベルに限定されがちで，個々のクライエントにとっての組織や地域の問題はそのつど1つずつ検討されるにすぎない。保健医療職者にとって，ほとんどすべての関係性は相互依存，相互関係，ケアリング，および責任に関する個々人の期待と結びついている。一方で，健康政策に関する論文では，地域や組織と，住民集団との相互依存に焦点をおく傾向にあり，そのためそれは集団の社会的孤立を扱っている。

　臨床における二者関係においては，社会的孤立あるいは相互作用の4つのパターンが明らかにされた。それらは本来，高齢者を対象に組み立てられたものであるが年齢を考慮することによって若者へも容易に適合する。

1. 一生を通して社会集団と結びついている人。
2. 「初期の孤立」といわれるもので，成人期には孤立していたが老年期には関係作りに活発な人。
3. 「最近の孤立」といわれるもので，成人初期には関係作りに活発であったが老年期にはそうではない人。
4. 「終生の孤立」といわれるもので，人生そのものが孤立している人。

【孤立がもたらす感情】

　社会的孤立は退屈(boredom)あるいは境界性(marginality)や除外の感覚によって特徴づけられる。退屈は自分の仕事や日課の有効性が確認できないことが理由で起こり，その結果これらは単に忙しくこなさなければならない仕事と化してしまう。境界性は，切望するネットワークや集団から除外されているという感覚である。

社会的孤立の定義および特徴

　社会的孤立の存在は，人が互いに心から親密な関係をつなぐことのできる相手を求める気持ちを強める。その親密な関係はケアリングとして特徴づけられることもあれば，怒りのような感情によって特徴づけられることもある。社会的孤立を語る時，私たちはまず社会的孤立にある人のことを考える。それからすぐに，その人が持っている個々の関係性について注意を払う。この章では，ライフサイクルを通してさまざまな病気や障害における1つの特徴である社会的孤立を検証しようと思う。

　人間は病気になるとネットワークの縮小や参加への辞退をより一層意識するようになり，悲しみ，怒り，落胆し，あるいは自己尊重の低下を感じるようになる。これらの感情は，社会的アイデンティティや個人的アイデンティティを変化させる原因となるにもかかわらず，クロニックイルネスを持つ人とは切り離された課題となっている。さらに，友人や知人は，自分たちの感情的ニーズや身体的ニーズに振

訳注1　シェイクスピアより少し後に登場した英国の形而上派詩人(1572〜1631)。

り回され，最も忠実な人を除いて，サポートシステムから離れてしまうだろう（Tilden & Weinert, 1987）。しかし家族はソーシャルネットワークにとどまることが多い。ソーシャルネットワークが限界に近づくとネットワーク自体が介入を必要とするようになる。例えばクロニックイルネスの子どもを持つ親のためのレスパイトケア（休息を取るためのケア）や，小児がんを持つ子どものきょうだいのためのサポートグループなどである（Heiney et al., 1990）。

【社会的孤立と，類似した分離の状態】

社会的孤立は独立した現象として，あるいは，人間の分離に関連する状態と結びつけて，またはそれと等価のものとして考えられてきた。文献は社会的孤立の定義が極めて多様であることを明らかにしている。定義の多くは互いに関連し，同義性を持つと共に，他の独自の，しかし関連する現象と混同されている場合もある。

社会的孤立と疎外　社会的孤立と疎外（alienation）は共につながっていたり，保健医療の文献の多くでは同義語として扱われていたりするが，互いに異なっている。疎外は無力感，無規範，孤立，自己離反，そして無意味などを包含している（Seeman, 1959）。無力感（powerlessness）は，個人の行動がその欲するところや捜し求めていることにつながらないという考えのことを言う。無規範（normlessness）においては，社会的に承認されていない行動が目標達成になくてはならないという強い信念を人は持つ。孤立（isolation）とは，他の人が多くの場合高く評価する目標あるいは信念を自分は評価することができないことである。自己離反（self-estrangement）は自分の仕事や創造の可能性から自分自身が離反していることを意味する。最後に無意味（meaninglessness）は，行動のアウトカムについて意味のある予測をほとんど抱くことのできない感覚である。したがって，孤立は疎外の心理的状態の1つでしかないと見ることができる。それにもかかわらず，論文の著者たちは，疎外の5つの側面の1つあるいは1つ以上のより細かいポイントを合流させ，それを孤立と呼ぶことがしばしばである。

社会的孤立と孤独　今日，社会的孤立は社会的関わりの剥奪という見方が一般的にされている。PeplauとPerlman（1986）はそれを社会的孤立ではなく孤独であるととらえ，孤独は自分の欲している社会的関わりの質あるいは量が保持されていないと個人が知覚する時に生ずると指摘した。さらにもっと巧緻な区別として例えばHoeffer（1987）は，単なる相対的な社会的孤立の知覚（perception）こそが，実際の孤立というよりはむしろ孤独を予測させるとした。孤独（loneliness）は，自己疎外ととらえられ，全世界的な，一般化された，同意できない，不快で，そして不安よりも恐ろしいこととしてみられることがある（Austin, 1989）。また，孤独は抑うつとは異なる。孤独な時，人は新しい関係の中に自己を統合させようと試みるが，抑うつにおいては，人は悩みの中に溺れるとされている（Weiss, 1973）。

それにもかかわらず，孤独は社会的孤立と関連を持つ。事実，孤独は社会的孤立について考察する際に最も引き合いに出される概念である（Dela Cruz, 1986；Hoeffer, 1987；Mullins & Dugan, 1990；Ryan & Patterson, 1987）。しかしながら，社会的孤立と孤独を置換可能な用語として使うと，混乱をきたす。明快さを保つために，孤独は，個人に影響を与える主観的感情（subjective emotional affect）と考えるべきである。これに対して社会的孤立は，社会的関係とその内実の剥奪という客観的状態（objective state of deprivation）である（Bennet, 1980）。このように，孤独は個人の心理的状態について述べられるもので，一方，社会的孤立は社会的状態に関連したものである。社会的孤立が孤独をもたらすことはあり得るが，孤独それ自体が社会的孤立の必要条件ではない。両方の状態は別個に存在することができる。

PeplauとPerlmanによる孤独についての見解は，ほぼ同一用語で定義された看護診断の社会的相互作用障害（Impaired Social Interaction）と混同されるかもしれない（NANDA, 2001）。しかしながら，この看護診断は，社会的交流の量または質が効果的でないといった社会的関係の否定的状態を表現するものである（Gordon, 1982；Tilden & Weinert, 1987）。社会的相互作用障害と社会的孤立は，同様の原因を持ち，それぞれの診断結果は重なり合うので，あることから互いに絡み合う。

興味深いことに，Carpenito(1995)は，1994年にNANDAのリストに加えられた<u>孤独感のリスク(*Risk of Loneliness*)</u>はひとりぼっちでいることの否定的な状態を描写するものとして優れた診断名であるとしている。Carpenitoの定義では孤独とは「主観的状態であり，個人が孤独だという時にはいつでも存在し，また他者から押しつけられたと知覚している状態である」とされている。NANDAの看護診断名は，人間の反応を重んじることから，Carpenitoは看護診断として社会的孤立を挙げることは適切ではないと論じている。なぜならば，社会的孤立は皆から離れていることに対する反応ではなく，むしろその原因だからである。彼女は社会的孤立を診断カテゴリーから外すよう勧めている。しかしながら孤独についての彼女の議論には曖昧さが残り，しばしば社会的孤立を孤独の代用としてしまう。さらに，この章で明らかにしているように，分析の方法や状況によっては，社会的孤立が原因や経過あるいは反応として理解されるのである。社会的孤立に影響を与える複雑な一連の変数は，幅の広いアセスメントや診断および介入を行うのに役立つ。孤独は社会的孤立の単なる1つの様相でしかない。

　社会的孤立とひとりぼっち　社会的孤立と深く結びついているのは，ソーシャルサポートを求めるニーズである。ソーシャルサポートは人間が生きることを促進する環境あるいは社会的文脈を意味する(Lin, 1986)。人間が生きることの促進は，社会的，情緒的，物質的サポートを，それを必要とする個人，とりわけクロニックイルネスを持つ人に提供することによってなされる。ソーシャルサポートの文献では，サポートの道具面や物質面での利益に焦点がおかれているのに対して，社会的孤立に関する論文によれば，ひとりぼっち(aloneness)でいる時の否定的な感情に多くの焦点があてられている。この感情はソーシャルサポートネットワークの欠如や，ネットワークへの参加および社会的関わりの減少，あるいは拒絶や取り残されているという感情に付随している。

看護診断としての社会的孤立

　看護文献における<u>社会的孤立</u>は「個人によって体験されるひとりぼっちの感情であり，否定的状態あるいは恐ろしい状態として知覚され，他者によって強いられたように感じるもの」と定義されている(NANDA, 2001)。すなわち，個人にとって必要であり，個人が望んでいるにもかかわらず，また強いられている状況のせいで，社会的付き合いに十分にあるいは有意義に参加することができない状態を示す(Carpenito, 1995)。Carpenitoの論文では，社会的孤立が他者によって課されるという部分は含まれていないのである。社会的に孤立した人がソーシャルネットワークから身を引くこともあれば，他者がその人から身を引くこともある。誰がまずそれを始めるかにかかわらず，社会的孤立はしばしば相互関係的なあり方をとる。

　もともと，3つの重要な特徴がこの診断のための必要十分条件とされた。それらは，①支持してくれる重要他者の不在，②他者によって強いられたひとりぼっちの感情の言語化，および③拒絶されている感情の言語化である(NANDA 2001)。その後追加された特徴としては，無感覚，分離，仲間との接触がほとんどない，孤立に気づいていることの言語化，重要他者あるいは地域との接触の欠如や不足などである(Gordon, 1989)。

　少なくとも，社会的孤立に関する20の主観的および客観的特徴が多数の看護職者によって明らかにされている。その多くは拒絶や疎外あるいは重要他者の不在を表している。この看護診断に関する1つの重要な研究は高齢者について実施されたものである(Lien-Gieschen, 1993)。そこでは社会的孤立を定義づける18の特徴が明らかにされ，そのうちの5つは高齢者に特有のものであった。しかし，高齢者に最も顕著な特徴は，支援してくれる重要他者の不在であった。この研究で看護職者が認定した社会的孤立という特徴は，75歳以上の高齢者に限ってのものだった。

　社会的孤立という看護診断を検証したこの唯一の研究では，看護職者は社会的孤立そのものの実質的な特徴に焦点をおいていることが指摘されている(Lien-Gieschen, 1993)。前述したように最も主要な特徴として認定されたものは，支援をしてくれる重要他者の欠如である。しかし，以下のような広いカテゴリーに収まるさらにいくつかの関連する特徴が明らかにされた。すなわち，ほんやりした感情，自

分の考えに対する固執，人生の目的や意味の喪失，コミュニケーションの不足，個人的な感覚または行動としての分離，感覚欠如などであった。これまでに明らかにされた記述からみられるように，社会的孤立の看護的視点はかなり全人的で，疎外と孤独という概念の初期の局面に強く共鳴している。

社会的孤立の問題と課題

社会的孤立がどのように起こるかにかかわらず，それは，真の親密さに対する基本的ニーズが満たされていない状態をもたらす。一般的には，社会的孤立は疎外あるいは不快として知覚され，社会的孤立が起きるとそれは抑うつや孤独を導き，さらにその他の社会障害や認識的障害に結びついて孤立を悪化させる。

社会的孤立に至るいくつかの理由が提示されている。それらは身体的障害や病気などによる状態の変化，加齢や発達遅滞に伴う脆弱さ，人格障害や神経障害であり，また，物理的環境を指すことが多いが，人的資源や物質的資源の縮小までも含むとされる環境的制約などである（Tilden & Weinert, 1987）。

孤立のプロセス

病気や障害が明白になることによる孤立への典型的な経緯は，ソーシャルネットワークの変化である。友人や家族が孤立している人から去っていくこともあれば，孤立している人が友人や家族から去ることもある。このプロセスは例えばリウマチを持っている人のようにゆっくりあるいは知らぬ間に進むこともあれば，エイズを持つ人のように急に進むこともある。残念ながら，孤立のプロセスは正確なあるいは根拠のある情報に基づいて進むわけではない。例えば，がんの女性は，グラスで飲み物を振る舞われているパーティ会場で，自分にだけはプラスティックのコップで飲み物が出されたと語っている（Spiegel, 1990）。

重大なクロニックイルネスを持つ人は自分が他者とは異なっていて，普通の人生の主流から外れていると感じている（Williams & Bury, 1989）。他者とは異なっているというこの感覚を他者と分かち合えることができれば，これらの障害や異和感をはねつけることができるかもしれない。異なっているという感覚の一部は，病気の進行に伴ってもたらされる。例えば，家族や友人は必要な治療を一般的な社会的活動に適合させることができない。そのような現実的な出来事と社会の認識から社会的孤立が生じる。それは，1つのプロセスである時もあれば，1つのアウトカムである時もある。

クロニックイルネスを持つ人は，しばしば他の人々よりも明確に自らの死に対峙する。例えば，独身のまたは若いがん患者は人生についての喪失感を表出する。がんが生命を脅かすものであるがゆえに，彼らは人生の意味と取り組むことが求められる。そして彼らが自分たちのネットワークから撤退するか，あるいはネットワークが彼らを遠ざけることになる（Noyes et al., 1990；Weisman & Worden, 1977；Woods, Haberman & Packard, 1993）。

たとえクロニックイルネスを持つ人にとって死が怖れることではないとしても，ソーシャルネットワークの中にいる人々は死を怖れることがしばしばで，それが罪悪感に結びつき，重苦しい沈黙や引きこもりを生じさせることになる。がん患者（Burnley, 1992；House, Landis & Umberson, 1988；Reynolds & Kaplan, 1990）や，心臓病を持つ人（Kaplan et al., 1988；Orth-Gomer, Unden & Edwards, 1988）にとってソーシャルサポートは彼らの生存を左右するほどに重要なことである。ソーシャルサポートが不足している人にとって社会的孤立は単に死の隠喩ではなく，それを促すものである。

社会的孤立とスティグマ

社会的孤立はスティグマの1つの影響として起こることがある。多くの人は批判的な聴衆に身をさらすのではなく，匿名でいることのほうに賭けるだろう。なぜなら，クロニックイルネスはスティグマを付与されやすく，失格とされた自己や失格とされ得る自己を人目にさらす可能性を懸念するため，社会的相互作用が活発ではなくなり，機能しなくなるからである（第3章「スティグマ」参照）。クロニックイルネスを持つ人あるいはその家族は，クロニックイルネスという診断に関するどのくらいの情報を誰

と，いつ，共有すべきかという問題に取り組む(Gallo et al., 1991)。もし，病気が管理可能であったり，外からそれほど見えないのであれば，限られた人以外の人々には数年間は隠し通せるだろう。クロニックイルネスを持つ子どもの親は，隠したり保留したりあるいは他者への伝達を制限するなどによって，ストレスのかかる出会いや不確かさを管理していると語っている(Cohen, 1993)。このような行動は自分たちのソーシャルネットワークをさらに制限することになる。JessopとStein(1985)は，外見からはわからないクロニックイルネスを持つ子どもは，不確かな多義性(明らかにするのか，素姓を隠すのかについての不一致，あるいはどのように行動するのかなど)のせいで，社会的交流が一層困難になることを見出している。例えば，嚢胞性線維症を持つ子どもの両親は，子どもが消化器系の障害を抱えているので食事と一緒に薬を服用しなければならないと教師に伝えることがある(Cohen, 1993)。

また，がんを持つ子どもの孤立は，そのきょうだいが皆で分かちあう。それは彼ら自身が社会的孤立のために傷つくことでもある(Bendor, 1990)。社会的孤立はクロニックイルネスを持つ人の重荷となるばかりでなく，家族のダイナミクスにまで影響を与えるため，保健医療職者は家族が病気や孤立をどのように調整するかについて配慮することが求められる。クロニックイルネスを持つ子どもの家族の孤立について看護職者は明確な計画を立てなければならない(Tamlyn & Arklie, 1986)。

例えば火傷のような目に見える傷跡や大腸炎による臭いなどの場合は，スティグマを付与される障害が極めて明白であるのに対し，クロニックイルネスを持つ人は理解を示してくれる人々との小さな集まりでしか思いきって言うことができないだろう(Gallo et al., 1991)。雇用される可能性があるとしても，それは社会的相互作用の少ないところ，例えば夜勤や保護的環境(保護された作業所や在宅ビジネスなど)の中での仕事になる。障害を周りに気づかせるものが何であるかにかかわらず，障害は孤立した人の自己感覚に組み入れられ，その人の社会的アイデンティティと個人的アイデンティティの一部になる。

社会的孤立と社会的役割

社会的役割や社会的関係が減弱したり減少したりすると，個人や重要他者の社会的孤立が作り出される。家族や友人や地位や権力を喪失したクライエントは，拒絶や無益を感じ，自尊感情を失う傾向にある(Ravish, 1985)。このような感情は，地域に価値をおく文化にクライエントが帰属している場合に一層強くなる。社会的孤立がクライエントと介護者の双方に生じる例としては，アルツハイマー病の夫を持つ妻の場合がそうである。夫婦が2年以上も都会のアパートに閉じこもっており，それは妻によれば夫が頻回に徘徊するためである。「私は妻でもないし，独身でもないのよ」という妻の言葉は，ソーシャルネットワークが縮小していることと，妻としての義務は残りながらその特権は喪失していることを反映している。この両義性は病気により能力を奪われた配偶者を持つ人々に共通してみられる。さらに配偶者が亡くなると，寡婦あるいは寡夫は，配偶者の喪失を悲しむと同時に，しばしば既婚者としての役割の喪失もまた悲しむのである。

社会的役割の喪失は，病気や障害，生涯における社会的変化(例えば学校の仲間の変化，転職，共同体に受け入れられないなど)，結婚の解消(死別や離婚)，あるいは「悪い」グループのメンバーになったことに対する締め出しなどに伴って生じる。社会的役割の喪失および結果としての孤立は，加齢，配偶者喪失，身体損傷，あるいは精神病理学の課題を検討する上で有用な分析手段になる。

【高齢者と社会的孤立】

高齢者は，身体的健康や社会的役割，経済的基盤など多くの喪失を伴うため，ソーシャルネットワークへの参加の減少が引き起こされ，社会的孤立が増加する可能性がある(Creecy, Berg & Wright, 1985；Ryan & Patterson 1987；Trout, 1980)。自宅の場所，交通機関や建物へのアクセス方法および身体運動性の障害はこの年齢層における社会的孤立に関連する。

厳密に言えば，社会的孤立は場所だけに限定されるものではない。社会的に孤立している人は，単に家とか一定の場所に結びつけられているわけではな

いが（Ryan & Patterson, 1987；Stephens & Bernstein, 1984；Watson, 1988），過疎地のような隔たった環境や犯罪多発地域のような危険な環境は社会的孤立を促進するといわれている（Glassman-Feibusch, 1981；Kivett, 1979；Krause, 1993；Lyons, 1982）。このようなところでは交通手段が欠如しているとか，暴力の襲撃を恐れるため高齢者は家から出ることができない。そのためしだいに他の人々から孤立することになる。このような状況は，不信感や教育レベルの低さによって増大され，また，高齢者がクロニックイルネスを持っていると状況が悪化する。

　計画的な高齢者向け住宅の目的の1つは，地域内に既成のソーシャルネットワークを提供することである（Lawton, Kleban & Carlson, 1973；Lawton, Greenbaum & Liebowitz, 1980；Lawton, Moss & Grimes, 1985）。この目的はいつも達せられるわけではないが，そのようなソーシャルネットワークを通してこの地域に住む高齢者の社会的孤立が緩和できると期待されている。しかし病弱な高齢者は，より活動的で健康な高齢者と余り交流することがない。それは，健康な高齢者が，より少ない資源しか持たない病弱な高齢者に提供できる資源を持たないからか，あるいは健康な高齢者が健康とネットワークに恵まれていても，それを病弱な高齢者に当てはめたり，関係づけたりできないからかもしれない（Heumann, 1988）。

　老人ホームにおいて，クロニックイルネスや感覚障害を持つ入居者はそうでない入居者より社会的に孤立する傾向にある。例えば英国では，病気や障害を持ち施設でケアを受けている人は社会的な死の状態にあると考えられている。それは収容施設には特有の不活発さがあり，社会生活が貧弱で，地域における積極的で価値のある役割を果たすことができないからである（Watson, 1988）。StephensとBernstein（1984）は，病気を持つ高齢入居者は健康な高齢入居者より社会的に孤立していることを見出した。研究者によれば，同様の入居者よりも家族や長年の友人のほうが，入居者の社会的孤立を緩和する緩衝としてすぐれて機能することが指摘されている。

　社会的孤立は，とりわけクロニックイルネスを持つ高齢者にとって，混乱とつながっていた。しかし，社会的孤立をきたしている人が自力で移動できなくなった場合は，孤立と不動が，知覚の変化や行動の変容といったより大きな障害を招くのである（例えば，ノンコンプライアンスや時間感覚の歪みなど）（Stewart, 1986）。物理的障壁（施設のデザインなど），あるいは建築上の特徴（重すぎるドアなど）もまた社会的孤立あるいは閉じこもりの要因となっている（DesRosier, Catanzaro & Piller, 1992）。これらすべての制限がそれぞれの社会的孤立の要因となっており，動機づけのみでは容易に克服することはできない。

社会的孤立と文化的要素

　グローバリゼーションが進むにつれて，多民族，多言語，多宗教の人々が異文化に入り込み，吸収され，保健医療システムの中でそれらが重なりあう。多文化集団が主たる文化へ同化することはないということは極めつきの事実とされている。言語の違いや伝統的な生活様式は社会的適応を遅らせることがある。付け加えると，多くの移民，特にクロニックイルネスを持つ人は，長時間の労働，低賃金の仕事，医療保険への未加入，および家族のライフスタイルと生活手段の変化を経験し，サポートネットワークを確保することができにくい。変化は二世や三世に対しても起こるだろう。しかし，アメリカとメキシコの国境に住むメキシコ系アメリカ人のように，出身地の文化と地理的に接近しているとか，あるいは伝統を思い起こさせるような目に見えるものに囲まれている場合は，このような変化が起きにくい（Jones, Bond & Cason, 1998）。

　保健医療に関する文献を広範囲に検討したところ，文化との関係において次のような2つの重要な課題が見出された。①文化という定義には概念的な幅があり，かつ不明瞭である，②保健医療は，成功の程度が一様ではない多文化の集団を統合することに苦闘している，という2つである。人が「文化」について語る時，それには多くの概念が混ざり合い，混乱さえしている（Habayeb, 1995）。米国の支配的な白人社会とその保健医療システムは，世俗的，個人主義的，科学技術指向，および男性主体の傾向にある（Borman & Biordi, 1992；Smith, 1996）。その他のヨーロッパ系文化も似たような状況にある。社会的孤立は，文化についてのクライエ

ントの定義に基づいて考えるべきであろう。例えば，人との関わりの回数，頻度，質，長さ，永続性，あるいは孤立に対して本人が感じている拒絶感などである。

　過去10年間に実施された研究調査は，女性，少数民族，貧困者などの集団では，主流派である中流あるいは上流階級の白人男性が享受しているケアと同一のケアを受けていないことを指摘している（Fiscella et al., 2000）。幸運なことに文化と保健医療に関する最新の文献は，多文化集団とその価値観について，より深い認識を示している。このような変化に影響を与えた因子の1つは，過去20年間に看護師や臨床心理士，およびケースマネジャーや多様な技術者などが保健医療における変化を次々と起こしたことである（Biordi, 2000）。

　米国においては，多民族集団と宗教団体は地域の結束と家族の絆，地理的近接，および社会的コミュニケーションに価値をおいている。彼らは主流のあるいはそれに代わるケアを受ける権利の承認を求めている（Cheng, 1997；Helton, 1995；Keller & Stevens, 1997；Kim, 1998；Kreps & Kreps, 1997）。文化的に満足のできる「手作り」のケアを多くの集団に届けることは大変で，すべての集団を通じてアピールできる統合された方略を欠いている。現在では多くの文献が，主流をなす保健医療職者に対しヒントやこつ，あるいは文化的集団に対する洞察力を提供している。

社会的孤立の社会的構成要素

　社会的孤立は単にその人を取り囲む人の数で解消することはできない。もし，自分にとっての重要な社会的ネットワークを失ったら，たとえ人ごみの中にいてもその人は社会的に孤立した状態にある。こういった状況は，保護作業所，長期療養施設，または刑務所のような場で生活したり，働いたりする人々にとって事実である。社会的孤立の危険なところは，自分にとって重要な人々との意味ある語りから分離されていると感じる（perceive）状況におかれることである。

　社会的孤立に関連しているのは相互利益とか相互関係であり，それは孤立した人々とその人のソーシャルネットワークのあいだに起こり得るギブアンドテイクの量である。さまざまな人々に対して情動面のサポートや情報提供，物質的支援を行う非公式なソーシャルサポートネットワークの有効性に関しては，数年間を通して多くの根拠が積み重ねられてきた。これらのサポートシステムは健康を促進し，適切な行動の維持を助け，そしてストレスを緩和することが明らかにされている（Cobb, 1979；DiMatteo & Hays, 1981；Stephens & Bernstein, 1984）。主要な支援提供者が家族メンバーであることは，民族性の違いにかかわらず，一貫した結果として得られている（Stephens & Bernstein, 1984；Weeks & Cuellar, 1981）。

　ソーシャルネットワークの関係性における相互依存については，社会的役割と交換内容にのみ焦点があてられているのではなく，孤立した人とネットワーク内の「他者」との同意がどの程度であるかについても焦点があてられ，検討されている（Goodman, 1984）。ソーシャルネットワーク内のやりとりに不調和がみられる時，保健医療職者は両方の応答者の情緒的ニーズおよび物質的ニーズを明らかにすることができる。例えば，筆者が看護師の在宅訪問に同行した時，家に引きこもっている老婦人が，子どもたちは何もしてくれないと訴えるのを観察した。しかし実際には，子どもたちは毎日彼女を訪ね，食事を届けると共に，彼女に代わって家計を管理していた。この例では老いた母は子どもたちの訪問や援助にもかかわらず孤立を感じていたのである。

人口動態と社会的孤立

　人口動態的要素と社会的孤立というテーマに焦点をあてた研究はほとんどみられない。このテーマは多様な病気に関する他の研究の論点に埋めこまれている。それでも，これらの互いに異なる研究が一緒に考察される時，クロニックイルネスを持つ人の社会的孤立に人口動態的要素が与える影響は明白である。ジェンダーや婚姻状態，家族地位や背景，そして社会経済的立場（学歴や就労など）は社会的孤立に影響を与えることが示されている。

【社会経済的因子】

　例えば雇用のような社会経済的状態の変化は社会

的孤立と相関関係を示している。介護者と介護を受ける者双方における雇用の不足は悪影響をもたらすことが介護者に関する多くの文献に示されている。脆弱な高齢復員軍人の介護者を対象にした調査では，高齢で障害を持つ復員軍人は他の高齢者集団に比べ，より少ない長期ケアサービスしか受けないため（Dorfman, Homes & Berlin, 1996），介護者は他の集団より身体的，感情的，および経済的にリスクが高いと指摘されている。

　高齢者が退職するということは，成熟の一局面であるにすぎないが，クロニックイルネスを持つ子どもの両親は，子どもの雇用と保険の潜在的な不安を抱えている（Cohen, 1993）。低所得は，健康状態によくない影響を与える。低い教育を伴う場合は特にそうである。それらはソーシャルネットワークの制限や深刻な孤独の両方に結びつき，それがさらに健康状態や社会的孤立に影響を与える（Cox, Spiro & Sullivan, 1988；Williams & Bury, 1989）。例えば1つの調査によれば，頭部外傷を受けたクライエントの約半数は働くことができず，それが家計に影響し，さらに社会的孤立を憎悪させるということが報告されている（Kinsella, Ford & Moran, 1989）。

　雇用に関する潜在的な問題には，保健医療に伴う経費，雇用差別，保険の度重なる失効，および職場での潜在的な友情ネットワークの喪失などについての経済的社会的憂慮が含まれる。それらはすべて，社会的孤立を強めるか，あるいは社会的交流を減少させる因子となる。事実，経済はクロニックイルネスに伴う経費を過大視している。障害と共に生きる人は，雇用市場の不公平さに苦しむ。そしてそれは彼らの家族との絆や地域のソーシャルネットワークに影響を与える（Christ, 1987）。

【一般的な家族因子】

　慢性の状況が続き，管理しなければならない課題を抱えると，クロニックイルネスを持つ個人は関係性が枯渇し，社会的孤立の高いリスク状態に置き去りにされる（Berkman, 1983；Tilden & Weinert, 1987）。孤立が生じると，クロニックイルネスを持つ個人と家族にとってそれは長期間に渡る現実となる。しかし，もし，ソーシャルサポートや関わりあいがあれば，これらの人々は心理学的に健康な状態に向かう。ここで重要なのは，社会的関係が入手できるかどうかというよりも，その適切性である（Wright, 1995；Zimmer, 1995）。

　社会的孤立はすべての状況において必然的に起きるものではないと言われている。実際，クロニックイルネスの子どもを持つ家族の場合，社会的孤立が与える悪影響については疑問視されている。大きな地域を対象に無作為抽出を用いた調査では，クロニックイルネスを持つ子どもの家族は，健康な子どもを持つ家族より深い社会的孤立を経験することもなく，また母性的な機能不全がわずかに増加することを除いては，家族の機能が異なることもないと指摘されている（Cadman et al., 1991）。Cadmanらは，先行調査の対象となった家族は病院や施設にいる集団であったためにバイアスがかかったと論じている。すなわち，対象となっていた集団は困難な問題の集積に苦しんでいるのであり，それらの病気や病気への反応に対するケアを受けるために診療所や病院にいるのである。だから，そのような家族は地域を代表する家族とは言えない。また，別の調査では，がんの子どもや鎌状赤血球症の子どもとその対照群を比較したものがある。それによると，クロニックイルネスを持つ子どもたちは学級内ではつらつとしているのに対し，脳腫瘍から回復し通常の授業に出席できるようになった子どもは，より敏感で孤立していると感じていることが示されている（Noll et al., 1992）。

　同様に，高齢者を対象にした調査では，孤立は常に起きるわけではないことがわかっている。また，子どものない高齢者のほうが，子どものある高齢者よりも社会的に孤立する傾向にあるが，成人した子どもが近所に住んでいる場合は子どものうちの少なくとも1人と高齢者は頻回に交流していることが示されている（Mullins & Dugan, 1990）。興味深いことに高齢のアフリカ系アメリカ人女性が独居の場合，子どもの訪問は同じアフリカ系アメリカ人男性の場合より多い傾向がみられた。この違いは，ニーズや資源，あるいは子どもの性別などでは説明がつかなかった（Spitz & Miner, 1992）。また，高齢者は自分の子どもよりも，その他の親戚や友人，仲間との交流に影響される傾向にあることも興味深い（Berkman, 1983；Ryan & Patterson, 1987）。ある研究では，高齢者の感情面のウェルビーイングと彼らの子どもとの交流の頻度には全く関係がみられない

ことが示されている(Lee & Ellithorpe, 1982)。

結論が示すところによれば30歳代から70歳代までのすべての集団で，社会や地域との絆が少ない人々は死亡率が高く，それは絆の多い人々に比べて約3倍であった(Berkman, 1983)。別の言い方をすれば，社会との関わりを維持していれば寿命を長らえられると言えるであろう。絆の少ない人々は配偶者を喪失したり公的な集団のメンバーからはずれ(Berkman, 1983)，結果として社会的な付き合いの範囲が狭められている。また別の研究では，高齢者向け集合住宅に住む人たちは友だち付き合いのパターンと人生の満足感に関して，他の人たちとほとんど変わりのないことが示されている(Poulin, 1984)。これらの研究は独居や独身，あるいは家族を持たないことが必ずしも社会的孤立につながらないことを示している。むしろ，もし高齢者がソーシャルネットワークを持っているのであれば人生を通して多くの展開があり，そしてそのネットワークが存在する限り必要な時にサポートが準備されるのである(Berkman, 1983)。

【ジェンダーと婚姻状態】

一般的に女性は男性に比べてネットワークが広く多様である(Antonucci, 1985)。そうであっても，もし配偶者がクロニックイルネスを持っていれば，夫婦は2人だけで過ごす時間のほうが多くなり，外部のネットワークや活動に使う時間は少なくなる(DesRosier, Catanzaro & Piller, 1992 ; Foxall, Eckberg & Griffith, 1986)。介護にはジェンダーによる違いがみられ(Miller, 1990 ; Tilden & Weinert, 1987)，女性介護者は男性より大きい孤立を示し，孤独感を増し，人生への満足感を減少させる。しかし男性も女性も，電話や人に会うことで社会的な関わりが増せば心理学的な改善がみられる(Foxall, Eckberg & Griffith, 1986)。

女性介護者が，障害を持った配偶者への対応に役立つ専門家や地域のネットワークや，その他のソーシャルネットワークを持っていたとしても，時間と共にこれらのネットワークへのアクセスは減少していく。身体的労働，社会的損失や障壁，ケアや散歩に必要な時間，および介護に求められるその他の事柄が多くなると，女性は外部のサポートネットワークへのアクセスと利用を切りつめることになる。そうなると介護者によるソーシャルネットワークの利用が狭まり，それは同時にクロニックイルネスを持つ配偶者を孤立させることにもなる。女性がほっとするための個人的時間あるいは心理的に1人の時間が欲しいと話しているとしても，彼女たちの孤立の原因であるクロニックイルネスを持つ人が彼女たちの最良の相談相手とならざるを得ないのであり，そうやって2人は共に孤立状態の中で苦闘しなければならないのである(DesRosier, Catanzaro & Piller, 1992)。

病気の因子と社会的孤立

クロニックイルネスは多重的側面を持っているため，クロニックイルネスを持つ人およびそのネットワークは多様な課題を引き受けることになる。それらは，治療計画管理，症状コントロール，危機状態の予防と管理，時間の整理，病みの軌跡の管理，保健医療職者との交渉，生活の常態化，適切なセルフイメージの保持，感情バランスの維持，社会的孤立との折り合い，保健医療費の確保，そして不確かな将来への準備などである(Strauss et al., 1984)(第2章「病者役割」参照)。クロニックイルネスを持つ人は自分の身体の不具合を理解しようとし，また個人的アイデンティティと社会的アイデンティティを維持しようと苦闘するが，そうするうちに疲労し，衰弱し，あるいは簡単に希望を失うようになる。このようになれば，彼らはソーシャルネットワークから容易に身を引いてしまうであろう。

孤立は個人のソーシャルネットワークに大きな影響を与えるのみでなく(Newman et al., 1989)，抑うつや自殺さえも招くことがあると指摘されており(Lyons, 1982 ; Trout, 1980)，それは高齢者において顕著である(Frierson, 1991)。多くの身体介護を必要とし，かつ症状の管理に追われる病気を持つ女性はより多く抑うつ状態にあることが報告されている。しかし，パートナーとの関係性に対する影響はみられない。自分の病気の意味について懸念を抱いている女性は，婚姻について深刻な悩みを持ち，家族ネットワークには余り満足していないことが報告されている(Woods, Haberman & Packard, 1993)。

HIV感染者やAIDS患者は，診断によってのみでなく年齢によっても心理的影響を受ける。高齢者

は，社会的孤立をはじめとする多くの変数において重要な違いを示す（Catalan, 1998）。さらに，HIV陰性の男性は，パートナーや友人をケアすることによって，ケアを受けている人と共に社会的孤立の中に生きることになる（Mallinson, 1999）。

　重症の頭部外傷を受けた人の例では，家族の結束を混乱させるのは身体的な障害ではなく，社会的障害のほうである（Kinsella, Ford & Moran, 1989）。クライエントにとっての最も大きな重荷は，頭部外傷によって失ったセルフコントロールと社会経験から学ぶことができないことによる社会的孤立であった。しかし，社会的孤立が特に重荷となったのは家族にとってであった。なぜなら，クライエントは頭部外傷によって認知能力が縮小し，社会との関係性が欠如し，さらに新しい親密な関係の構築が不可能であったからである。友情や雇用の可能性が減少するのはクライエントであるとしても，現実的な影響を実感するのはそれを強いられる家族なのである（Kinsella, Ford & Moran, 1989）。

保健医療の展望

　クロニックイルネスを持つ人は，自分の身体の不具合や，それが日常活動や人生にどう影響するのかを理解しようと必死である（Corbin & Strauss, 1987）。それは，セルフイメージの変調や莫大な経済的負担，および心理的社会的障害などと直面しながら，自分の個人としてのアイデンティティと社会的アイデンティティを維持しようとすることでもある。もし，クロニックイルネスを持つ人が希望を失ったり，健康を剥奪されると，ソーシャルネットワークから退き，その人と重要他者は孤立するようになる。

　病気を日常の中で管理するということは，保健医療職者と一緒に仕事をすることでもある。しかしながら，保健医療職者は，現実の「新しい」身体に関わる目立たない地味な毎日の努力やケアの課題，および新しいアイデンティティの発達などについて理解していない。（Corbin & Strauss, 1987；Dropkin, 1989；Hopper, 1981）。

　過去30年間における科学技術の進歩や人口の高齢化，経済の変化によって，米国ではクロニックイルネスが大きな割合を占めるようになり始めた。それに伴い，文献では多様なクロニックイルネスが取り扱われ，管理する方法や社会的孤立を含めた社会心理的ウェルビーイングに関するものが多くみられるようになった。ごく最近の文献ではクロニックイルネスとそれに関連する技術発達が，文化の違いによってどのような影響を受けるかが検討されている。

　さまざまの関係者がケアの実施について抱いているパラダイムは大きな影響を与える。例えば，ほとんどの保健医療職者は，「治癒（キュア）」という医学モデルや支配的な保健医療システムのモデルに基づいて，もっぱらクライエントの症状にのみ注目する。一方，子どものがんの場合，子ども自身は自分の障害（年齢によって変化する）に注目し，両親は，子どもの延命と治癒をまず心配し，それから障害や長期に渡る影響に注目する。また，保健医療職者はクライエントの生命維持に注目し，精神保健専門職者は影響や障害や社会的障壁を明らかにすると共に，それらを最小限にすることに注目する。さらに保険支払い機関，雇用主，学友，ビジネスパートナーなどは保険料や経費に注目する。このような視点はすべて，関連するネットワークが果たすべき義務と責任と同様に相互作用や交換を軸に展開する。相互作用は，ネットワークの構成メンバーの一部に撤退の可能性があるとさらに強められる（Christ, 1987）。

　多様なケア対キュアのパラダイムが与えられると，社会的アイデンティティとソーシャルネットワークにおけるクロニックイルネスの日々の些細な課題はしばしば見失われる。発表されている論文の多さは，多くの保健医療職者が関心を抱いていることを証明しており，それらはクライエントやネットワークの孤立の根拠を報告しようとしている。しかしながら，これらの報告は明確でない部分が多く，孤立した人に対する介入として提案されたものが不明確であったり，不適切であったり，あるいは障害になるようなものさえある。例えば，顔面の傷に関する論文では，保健医療職者は手術後1週間のなるべく早い時期にクライエントのイメージ統合を期待したと述べている（Dropkin, 1989）。しかし，その同じ論文の中で，手術はがんの除去に必要なものであり，傷（defect）は解剖学的に小さなものに抑えられたため，外観と機能の変化が個人を変化させるこ

とはなかったと繰り返されている(Dropkin, 1989)。2つの点を強調しておく。この論文にみられる用語法と介入は，手術後の急性期に注目しているのであり，傷を負ったクライエントが手術後1週間よりあとにどのようなことを感じるかということを考慮していない。また，身体の変容を伴う手術は一目瞭然のものであって，否定的な感情をもたらすものであることを理解するために，<u>傷</u>という言葉が強力な手掛かりになることを考慮していないのである。

このような手術の影響をクライエントの視点から明らかにするために，Gambaら(1992)は顔面に傷を持つ術後患者を対象に，セルフイメージ，パートナーとの関係，ネットワークとの関係，および治療に伴う全体的な影響について質問を行っている。広範囲な傷を負った人は，それが「不本意なものを我慢することに似ていた」と語った(p.221)。また，多くの患者が自分の傷に触ったり，見たりすることができなかった。さらに，広範囲な傷を負った人は社会的孤立やセルフイメージの低下，および子どもとの関係は良好であるがパートナーとの性的関係はよくないこと，などが報告されている。また，Gambaらの論文に示された報告では喉頭切除術を受けた人のうち社会的隠遁者になったのは11%であったのに比べて，別の研究では頭部がんや頸部がんのために下顎の半側切除術をうけた人の半数が社会的隠遁者となったと報告されている。このような複数の調査研究で見えてくるように，傷を伴う手術は否定的な意味と結びつけられていることが多い。

潰瘍性大腸炎を病むクライエントにも似たような所見がみられている。急性期ケアの環境では社会的スティグマや医療的スティグマの管理，および手術後の管理がなされているが，そこから家に戻ると，クライエントは最終的には仕事を辞め，社会的な関わりを疎んじてしまう。急性期ケア病棟は家庭とは異なり，臭い，病気，頻回の面会，および社会生活の中断などを管理することでクライエントを支援できるようになっているが，家庭ではこれらの病気に伴う管理はクライエントと家族の責任にまかされ，専門職者のケアやサポートはない。その結果，クライエントは仕事や社会生活を縮小する傾向がある(Reif, 1973)。

そのような所見は，病気と治療についてクライエントが持つ意味を考慮に入れている。言い換えれば，治療や病気(あるいは損傷)に伴う孤立は，客観的な障害の程度と直接的に関係するものではない。事実，孤立の程度と障害の重症度が正比例しないことが，他の研究からも明らかである(Creed, 1990；Fitzpatrick et al., 1991；Maddox, 1985；Newman et al., 1989)。クライエントにとっての病気の意味を無視したり割り引いて考えたりしないことが重要であり，それは保健医療職者が客観的な障害や望ましい治療についてどのような見解を持っているとしても，そうなのである。

インタベンション：社会的孤立を和らげる

社会的孤立に対する介入については，クライエントあるいは介護者の選択にまかされなければならない。この章で述べたように，多くの報告は社会的孤立の定義と関連要因に重点をおいており，介入にはあまり重点がおかれていない。介入についての報告では，地域における住宅計画などの政策に関連した介入としてひとまとめにされている。これら多数の大規模な介入の結果はこの章で述べられている。その他の介入については，そのすべてを網羅しているわけではないが，ここで紹介しようと思う。

クロニックイルネスを持つ人の状況はそれぞれ異なるため，介入には多様性が求められる。しかしそうであっても，確実に効果のある技術と方略が一般化されなければならない(Dela Cruz, 1986)。基本的にこれらの方略はクライエントと保健医療職者がバランスよく責任を果たすことが必要であると共に，次のような意図で行われる。

1. 孤立している人の道徳的自律および選択の自由を増加させること。
2. クライエントの状況にあわせた社会的交流の増加
3. 特定の孤立の行動を少なくすることのできる方略の中でクライエントの認める方略を繰り返し用いる。

その他のポイントとして忘れてならないのは，看護過程でもそうであるように問題解決システムにお

いては評価が重要であるということである。アセスメントと介入の局面を通して，保健医療職者は，介入がどの程度効果的か，あるいは効果的であったかについて明確に考えなければならない。文化と社会の違いも考慮に入れるべきである。非効果的な方略を変える柔軟さとやる気は有能な専門職者の特徴である。

社会的孤立のアセスメント

社会的孤立が起きた場合，介入方法を決定するためには系統だったアセスメントが役に立つ。保健医療職者は介入を実行に移す前にクライエントの承諾を得なければならない。クライエントを支えるためには，保健医療職者は介入を押しつけるのではなく，計画した介入の根拠を示す必要がある。論理的な理由と保証，あるいはサポートを提供できているかどうかを確認すべきである。同時に，文化によっては権威や知識を持つのは当事者ではなく家族メンバーであることを保健医療職者は覚えておくべきである。したがって保健医療職者は計画した介入の根拠をサポートグループの上位の権威者に示す準備をする必要がある。多くの場合，こういう人物は男性であり，より年上であり，いかなる説明をも受けるのに最も適した人として考えられている。母系的な文化であれば上位の権威者は女性ということになる。

社会的孤立のアセスメントにおいて鍵となるのは，以下の3つの明白な特徴である。孤立した人の①消極性(negativity)，②不本意に他者によってもたらされた隔絶(involuntary, other-imposed solitude)，および③ソーシャルネットワークの質と量の低下(declining quality and numbers within the isolate's social networks)。社会的孤立は他の孤独や抑うつといった状況と区別して考えなければならない。孤独や抑うつはしばしば不安や自暴自棄，あるいは自己憐憫や倦怠に付随しており，また過食や薬物常用，買い物依存，盗癖などの空虚感を満たそうとする兆候を伴っている。さらに，抑うつはしばしば怒りが内部へ向かったとみなされるのに対し，孤独はしばしば喪失と関連している。社会的孤立や孤独，抑うつはすべて破壊的になり得るので，保健医療職者はどの課題がどの時点で支配的であるかをアセスメントしなければならない。

アセスメントが適切に行われると，よい反応の期待できる介入計画が導かれる。例えば，クライエントは人生の長きに渡って孤立しており，将来的にも孤立はクライエントの欲するところであり心地よいライフスタイルであるというアセスメントが示されるかもしれない。このような事例において，保健医療職者がとる最良の介入はそばにいて見守り続けることであり，干渉しないことである。

しかし一方，クライエントが孤立し，助けを求めている場合は，その人の現在のニーズとこれまでの経過に矛盾しない方向で介入が構築されなければならない。文化を考慮した研究デザインの中でNorbeckら(1996)は，ソーシャルサポートネットワークの不足しているアフリカ系アメリカ人の妊娠女性を対象に，委託した個人による電話を用いた介入および人対人の介入を標準化して実施した。彼らの研究の結果は，低体重出生児の著しい減少を示した。

サポートネットワークによるクライエントへの電話や接触が不足していることがわかれば，保健医療職者はサポートネットワークとクライエントの双方に橋をかけ直すよう援助することができる。ソーシャルネットワークの中には，援助のために照会できるサポートグループがあることを心に留めておく必要がある。例を挙げれば，もしネットワークが手一杯であれば，レスパイト(休息)プログラムに関する情報を提供する。このような介入は，ソーシャルネットワークのメンバーがクロニックイルネスを持つ親類あるいは友だちを支援するのに必要なエネルギーレベルを維持するのを助ける。

アセスメントは一般的に介護者とクライエントの二者関係を巻き込んでいる。アセスメントが適切かつ効果的な介入のために重要なのはこの二者関係においてである。十分に考慮された適切なアセスメントがなければ，介入は非効果的で不完全なものとなる。

以下に示すWさんの事例は，このクライエントをどのようにアセスメントしたかという点を示している。すなわち，Wさんが孤立を望んでいないことを明らかにし，その知識に基づいて，彼のニーズに見合った満足できるサポートにつなげたのである。

事例 社会的孤立

Wさんは76歳の男性。子どもはいない。3年前に妻を亡くした後も同じ家に1人で住んでいる。家は市街地にあり平屋である。妻が亡くなった当時、Wさんはリウマチのために身体の動きがやや緩慢で、軽い聴力障害と視力障害がみられた。妻の死は、治療の合併症による予期せぬ突然の出来事だった。彼らは物質的にもソーシャルサポートの面でも互いに依存しあっていた。また、数人の友人や近隣の人たち（その中の2人は最近配偶者を亡くしたばかりだった）との付き合いの中で静かに暮らしていた。同年代の親戚との付き合いはあっても稀であった。彼は自分の小さなソーシャルネットワークを次のように表現している。「私たちには沢山のものは必要なかった。自分たちだけで十分だった。」

妻が亡くなった最初の年、Wさんは深い悲嘆と喪失の中にあり、家族や友人さえも遠ざけ、引きこもっていた。2年目は、絶望から解放されつつあったが、しかし、食器や銀器や他の物品を人に差し出して、「あげるよ、もう私には必要ないんだ」とつぶやいていた。この時期に、彼の身体活動能力、視力、聴力がさらに衰えを見せ始め、外出すると疲労し、身体的にも外出が難しくなってきた。その結果、彼は食料品の買出し、散髪、礼拝、その他の付き合いを避けるようになった。寂しさがつのると電話で友人に連絡をとったがそれでさえも自分からすすんでることは稀だった。

妻の死から3年が過ぎ、健康状態の悪化がみられ、訪問看護師会に照会された。訪問看護師は月に2回の訪問により、彼のリウマチと聴力障害や視力障害、そして心理的状態をアセスメントしながらケアを行うことになった。訪問看護師に彼が語ったことによれば、彼は痛ましいほどに妻をなつかしみ、家族に会うこともなくなったし、友人もいなくなってしまった。食料や薬を買うために外出することさえ今は難しい状態である。家に引きこもった状態が悪化しており、長い期間の孤立によって、彼自身の社会的孤立は問題化し、望ましくないものであった。

看護師はケア計画を立案するためにWさんの孤立の要素とアイデンティティのレベルを調べ始めた。彼にとっての最良の計画とするために看護師は何をマネジメントするのかを共に考えながら決定することにした。すなわち、この計画の目標は、彼自身が自分のケアを受け持つことであった。

看護師はまず、Wさんは中度から重度の社会的孤立状態にあると診断した。そしてそれは、彼に孤独感がみられると共に、限定されてはいるが存在しているソーシャルネットワークから孤立し、家に閉じこもっており、彼はそれを望んでいないし、不快に思っているということに基づくものであった。その後、看護師は自分と彼の間に価値観の違いがあることに気づいた。例えば看護師はWさんに比べ家族に対してより重きを置いていた。次に看護師は、Wさんにとっての他者との関係性とその意味について考え、優先順位をつけた。それはWさん自身にとっての重要な関係性であった。彼にとって現在の状況は、寂しく、楽しくなく、閉じ込められ、そしてやっかいであるということが、彼自身によって明らかにされた。

相談相手というレベルへ移行するために看護師は、彼の社会的な関わりと彼にとってのその重要性を調べることにした。Wさんの場合、人生でもっとも重要な人物は妻だった。続いて重要なのは友人、隣人、そして家族メンバーの何人かであった。妻はもうすでに彼のソーシャルネットワークのメンバーではない。では誰がWさんの孤立を解消することに成功する重要他者となり得るのかと看護師は考えた。近くに住む友人がWさんを訪問すると表明しており、看護師はWさんにその申し出を受けるように勧めた。その後、友人は2週間ごとに彼を訪問し、また毎週電話で話をした。同年代の親戚との付き合いは彼の限られたソーシャルネットワークの1つであることから、看護師はWさんに彼らと連絡をとるよう支援した。Wさんはその後従兄弟を家に招待した。従兄弟はトランプゲームをしに10日毎に来るようになった。それでもまだWさんをドライブに連れて行く人は見つからなかった。訪問者は皆どこかしらに故障を抱え、Wさんを車に乗り降りさせるのが難しかったのである。

看護師は、精神的かつスピリチュアルの面でWさんの視野が広がる方法を模索した。地域の図書館が大きな活字の本を定期的にWさんに貸し出すことになった。看護師はWさんの教会と連絡をとり、教会のメンバーが彼を訪問し礼拝出席のための送り迎えを引き受けてくれるよう調整した。こうしてWさんは、これまでの小さなソーシャルネット

ワークに加え，しだいに自分が属していた組織と再び関係を結ぶようになった。

最後が地域レベルで，Wさんのネットワークを拡大することを看護師は考えた。それは，彼の身体的限界，ニーズ，そして障壁を考えた上でのことであった。看護師は地域の社会福祉協会に食料の買出しや薬の受け取りのための足の便を調整してもらうだけでなく，隣人に1日1回，電話や訪問をしてもらうことでWさんの様子を確認してもらうように調整した。隣人にそういうスケジュールはちょっと重荷だと言われたので，別の2人ほどの隣人にも頼み，交替でしてもらうことをお願いすることにした。そのことでWさんが転倒やその他の緊急事態においても確実に援助を得られるようになった。さらに，看護師は郵便配達人に連絡をとり，Wさんの郵便受けが手紙や新聞で溢れていないか，道に散らばっていないかを見てもらうことにした。そうすることでWさんが郵便や新聞を取り込めない状況にないかを確認できるようになった。一度，動機づけがなされると，Wさんはポケットベルで地区病院や消防局に通報できることに気づいた。彼はそのサービスを得るために動いた。

看護師はWさんが以前のアイデンティティの要素を依然として保持しているにせよ，救い出されたアイデンティティに向かっていると判断した。ケア計画を通じて，長い期間の社会的孤立からWさんが自分で心地よく管理できる社会的活動へと移動するという以上の目標があったわけではなかった。重要なのは，診断とケア計画を通して，看護師とクライエントがそれぞれ計画を話し合いながら評価することができたことである。新しい介入のそれぞれについて看護師はアウトカムを評価した。例えば，Wさんはソーシャルネットワークのメンバーの訪問後にどのような感情を抱いたか？ 彼は礼拝に出席したか？ Wさんがやっていけるペースを超えて急ぎ過ぎていないか？ などである。最終的には期待されたアウトカムに達した。Wさんは彼の気質と資源に見合った計画の1つひとつの段階に沿って適応することができた。このような適応は，介入の開始時より現在のほうが孤立を感じることが少なくなったという彼の発言，および彼のソーシャルネットワークが拡大されたことによって確証された。

自己の管理：アイデンティティの発達

アイデンティティに対するニーズは，どこでその人がスティグマを克服したり回避したり，あるいは内面化することができるかという探求を導き，それは付随的に，結果として生じる社会的孤立を管理することにつながる。さまざまな関心事を管理しようとすると，クロニックイルネスを持つ人々は，自分の障害についての新しい自己観を育てることが求められる。この「新しい」人生はその人のソーシャルネットワークのメンバーの人生とも互いに絡み合い，保健医療職者とクロニックイルネスを持つ人々の双方を巻き込む。人々は新しい身体が要求することと，関連した行動に対処することを学ぶ必要がある。クロニックイルネスを持つ人々は以前の自分とは異なる規範でアイデンティティを再構築しなければならない。

異なったそして未知の規範へ向けてうまく変化することが第1段階である。それは，大変な勇気と時間を要する。例えば，頭頸部の手術を受けたクライエントを対象にした研究では，術後1年を経過しても，身体的問題や経済的問題および医学的ケアの問題が社会的孤立を継続させていることが指摘されている（Krouse, Krouse & Fabian, 1989）。アイデンティティ変化のためにどれほどの時間が必要であるかを示唆している文献は1つもない。しかし逸話的な情報では，それは数年間続き，ある人々にとっては生涯に渡る経験であるとされている。

【アイデンティティの変化】

ネットワークがどのようにつくられ，どのように機能するかを明らかにすることは，クロニックイルネスを持ち孤立状態にあるクライエントの苦闘に対応するために重要である。クロニックイルネスを持つ人によって行われる管理やネットワークによる管理のほとんどは保健医療職者には見えず，また十分に理解されていないことを専門職者は知っておくべ

きである(Corbin & Strauss, 1987)。そして個人のアイデンティティレベルをアセスメントする時や，潜在的な引きこもりなのかあるいは実際の孤立なのかを理解しようとする時は，Charmazの見解をガイドとして使用することができる。

　Charmaz(1987)は，中年期の女性を対象として，アイデンティティの変化に関する階層的概念枠組みを開発した。これは，クロニックイルネスを持つ個人のソーシャルネットワークに対する傾向を診断することや，どのソーシャルネットワークが最も有効かを見出すために有用である。この階層的アイデンティティは，過去と現在の自己に基づいて，将来のそうありたい自己への再構築を考慮に入れたものであり，個人の特定の大望を達成する際の相対的な困難さを反映するものである。Charmazの分析は，これまでと変わらない依存性を承認した上で「救い出された自己」に向かうのであり，それは重要な価値や属性に支えられた過去のアイデンティティを保持しているとされる。

　最初に，個人は普通以上のアイデンティティ(supernormal identity)を抱くが，これは過去におけるすべての価値ある成功，社会的承認，努力，そして競争心を保持する能力があるということを示すためである。このアイデンティティレベルにおいては，クロニックイルネスを持つ人は病気のために制限があるにもかかわらず，健康で不自由のない人以上に熱心に物事に取り組もうとする。第2のアイデンティティレベルは，回復された自己(restored self)であり，人はクロニックイルネスに伴う厳しさにもかかわらず，最終的には以前の自己に戻ることができるという期待を持ちながら前に進む。保健医療職者はこのような自己を心理学的な否認と同一視することがあるかもしれない。しかし，アイデンティティの視点で考えると，これは以前の自分が決して中断するのではないという考えを個人が引き受けることを意味する。第3のレベルは，不確定な人格アイデンティティ(contingent personal identity)であり，人は潜在的なリスクや失敗を考慮しながら自分自身を定義する。これは，将来の自己とまだ折合いがついているわけではないが，普通以上のアイデンティティはもはや現実的ではないことを悟り始めることを示している。最後のレベルは，救い出された自己(salvaged self)である。現在の状況では以前のアイデンティティは無効であることを認識した上でなお，価値あるものとして自己を定義しようと試みる(Charmaz, 1987)。

　社会的孤立はスティグマと関連しているだけではなく，今となっては非現実的な普通あるいは普通以上の自己を求めるという大きな望みの喪失に伴って，それは助長される。クロニックイルネスを持つ人が，後悔や失望，怒りを表出すると，重要他者や保健医療職者も同様に喪失や怒り，それに続くさらなる社会的孤立という下降螺旋を辿るであろう。階層的アイデンティティというこの考えは，アイデンティティの転換が期待されるプロセスについて介護者に気づかせる。

　クロニックイルネスを持つ人の反応や健康についてのアドバイス，および経験は，当人のアイデンティティの管理に取り入れられるであろうし，同時にそのアイデンティティを形作るさまざまな要因も考慮されるべきであろう。ソーシャルネットワークと適用される規範は，アイデンティティ変化のそれぞれの段階で有効な役割を演じている。普通以上のアイデンティティというレベルにおいては，クロニックイルネスを持つ人は，医療職者とは限られた接触しか持たないのに対し，このアイデンティティを体現している健康な人々とは，より大きな接触を持つであろう。一方，救い出された自己のレベルにおいては，在宅ケア事業所が活用されているのが一般的である(Charmaz, 1987)。

保健医療への文化の統合

　孤立は，その定義が示すように文化的な振るい分けが含まれており，それはどのような社会的接触が望まれているかを規定する。今，ある人が特定の民族グループの社会的孤立について話すとする。その場合，接触の数やタイプあるいは質は，その人が属する文化のフィルターを通ってふるいにかけられるに違いない。クライエントだけでなく，保健医療職者のコミュニケーションパターンや役割，関係性，伝統もアセスメントや介入のために考慮すべき重要な構成要素である(Barker, 1994；Cheng, 1997；Groce & Zola, 1993；Kim, 1998；Treolar, 1999；Welch, 1998)。

　クライエントの文化と類似する文化を持つ保健医

療職者を担当者に据えると，ニーズを効果的に達成する1つの介入方法となるとする見方がある（Welch, 1998）。しかしながら，健康教育者やサービス提供者は，多文化に対応しようと悪戦苦闘している支配的な保健医療システムにおいて，サービス提供者の入手不足と多数のクライエントの存在という問題に気づいている。需要と供給という課題と共にクライエントの文化的ニーズを満たすために，文化に関する能力の育成が重要視されている。文化に関する教育は，2つの異なった集団の価値観を互いに交差させる効果的な介入への鍵として進められている（Davidhizar, Bechtel & Giger, 1998；Jones, Bond & Cason, 1998；McNamara et al., 1997；Smith, 1996）。文化に関する教育は，その文化への順応というアウトカムをもたらすだけでなく（Davidhizar, Bechtel & Giger, 1998），クロニックイルネスに伴う孤立を緩和する助けとなる（Barker, 1994；Hildebrandt, 1997；Treolar, 1999）。

このような文化に基づいた教育を利用することができない場合や，あるいは保健医療職者が理解できる範囲を超えたグループや伝統がある場合は，安全を保障するための方略を用いることができる。このアプローチ方法は，保健医療職者が，さまざまな文化を持つ個人の1人ひとりに尊敬と尊厳を持ち，明らかに誠実な姿勢で尋ねることによって働きかけ，クライエントの文化や，ニーズ，および個人を十分に理解し適切な反応を示すことが求められる。保健医療職者は偏見とステレオタイプを脇に置き，その代わりにクライエントの信条やウェルビーイングについて信頼できる配慮を持った質問をするべきである（Browne, 1997；Treolar, 1999）。

相違を理解しようとすることによって，相違を喜ぶことができ，そしてそれらを超えて私たちすべての同質性を楽しむことができる。このアプローチは「ケアリング」の文化によって強化され，また，アイデンティティ，平等性への関心，および必要なケアを交換するグループ参加活動モデルへと向かう（Browne, 1997；Catlin, 1998；Keller & Stevens, 1997；Treolar, 1999）。そうすることによって社会的孤立は，保健医療職者にとっての存在理由であるクライエントの，最も心地よい範囲内で管理することが可能になる。

レスパイト

レスパイト（ケアの休息）は高齢の孤立したクライエントとその介護者（彼らの多くも高齢者）にとって大いに必要であると述べられている（Miller, 1990；Subcommittee on Human Services, 1987）。その目的は介護者をクライエントから一定期間解放することである。そうすることにより介護者は自分自身を支えることができると共に，ケアの受け手である自分の家族を支えることができる。レスパイトは4つの基本的要素を含んでいる。それらは，①目的，②時間，③活動，④場所である。時間は短い場合も長い場合も（そうはいっても短期間には違いないが）あるが，どちらも介護者をその責任から一時的に解放するものである。活動は，食料品の買い出しなどの実際的なもの，レクリエーションや自己充電といった心理的なもの，あるいは休息の時間をとるとか医療や看護を受けるなどの身体的なものなどがある。

レスパイトは，家庭でも，あるいは高齢者センターやデイケアセンター，または長期ケア施設などいたるところで可能である。高齢者センターは通常，ある程度自立し柔軟性のある高齢者のための施設であり，しばしば社会的な集会や催し物，食事会，健康アセスメント，運動，活動維持などが行われている。デイケアセンターは機能障害を持つ個人を受け入れている。その他の長期ケア施設は重度機能障害を持っているクライエントを受け入れている。

さらに，レスパイトは有給あるいは無給で友人や専門職，家族，従業員，あるいは隣人が引き受けてくれる場合がある。クライエントの多くはこのような交替を介護者のために歓迎するが，遺棄される恐怖を感じる人もいる。遺棄されないことをクライエントに保証するためには，家族介護者と専門職者は共同で働きかけなければならない（Biordi, 1993）。したがって専門職者は，孤立した介護者とクライエントのさまざまなニーズに見合った介入を工夫するために4つの要素を使用する幅広い裁量を持っている。

サポートグループとその他の相互援助

　サポートグループは多様なクロニックイルネスや状況において認知されてきている。例えば，乳がん（団体名：Reach to Recovery），死別（団体名：Widow to Widow），アルコール依存症（団体名：Alcoholics Anonymous）などがそうであり，また，多発性硬化症や中途失明などのグループもそうである。これらのグループはクライエントが自分の病気に対処する時に役立つと共に，病気に伴うアイデンティティの変化や社会的役割の変化に対処することを援助する。サポートグループは，クライエントの自己尊重を高め，病気に関する新たな意味を提供し，対処法を教え，他の人に効果的だった特定の介入方法を支援し，あるいは孤立しているクライエントまたはその家族にケアやサービスを提供する。

　大きな都市や国では，ほとんどのところがアクセスできる社会資源のリストを持っている。例えば，保健省やソーシャルワークセンター，学校，図書館などである。電話帳のイエローページからでさえ，それらのグループや関連情報を見つけることができる。インターネット検索でもサポートグループと社会資源リストを探し出すことができる。いくつかの情報源ではグループ入会要件あるいは資格を掲載している。サポートグループの種類と数は千差万別なので，サポートグループがすべての地域に存在するわけではない。そのため，保健医療職者がサポートグループの設立に関与することにもなる。地域アセスメントの1つとして，専門職者は現存するサポートグループを把握するだけでなく，必要とされているサポートグループを誰が立ち上げようとしているかを確認すべきである。また，専門職者は集会場所の確保，クライエントにグループを紹介すること，ケアの障壁についてクライエントが討論すること，および必要な場合はあらかじめ決められた活動計画（リウマチを持つ人の運動メニューなど）の開発を手助けすることになるだろう。さらに，写真やビデオ，録音テープ，回想，ゲームなどで動機づけをすることは討論を深めるのに役に立つかもしれない。運動や補助衣類，あるいはボディメカニクスなどの病気の療養に必要な方法の実習も役立つ。

　専門職者は孤立した人がグループに加わろうとする際に起こり得る問題に注意すべきである。例えば，初めての人に会うためらい，低い自己尊重，新しい活動に参加することへの懸念，あるいは移動手段や建物へのアクセス方法の問題，都合をつけにくいミーティングの時間がなどがそうである（Matteson, McConnell & Linton, 1997）。

　社会活動グループは，施設の中で孤立させられている個人を1つにまとめたり，病院によって引き起こされた混乱を転換する方法の1つである。そのようなグループとは，レクリエーション治療を受けるグループであったり，特別な問題関心（例えば，わが子の死に直面している両親）に取り組むために開発されたものである。クロニックイルネスを持つ人の財源はいつも限られているので，経費のかからないサポートグループはクライエントと家族に歓迎される。

スピリチュアルウェルビーイング（魂の健康）

　多くの人にとって，宗教や霊的な信仰は重要な社会的つながりを提供し，人生への大きな意味を与える。魂の健康は人に自分と環境が一体化していることを確信させ，しばしば自分と神（神々）との一体化として表現される（Matteson & McConnell, 1988）。したがって，宗教的サポートとの結びつきは，人生や病気における新しい意味を見出したり，その意味を分かち合える他者との出会いを手助けするであろう。保健医療職者はクライエントにとっての宗教の意味をアセスメントし，クライエントが慰められる霊的な集会の場，および地域における宗教的サポートの有無を見出すことなどに務めるべきである。宗教的なグループには広く知られている宗教団体もあれば，宗教的支援を受けている社会的グループまで幅広くある。

　よくみられるのは，教会や寺院の救済活動や社会的グループによる訪問や外出，文通やその他の方法での関係づくりなどがある。看護師やその他の専門職者はこれらのグループと孤立している人との間の接触を取り持つことができる。

家族ネットワークの再建

　家族ネットワークの維持や再建が提供できるものはたくさんある。しかしながら，崩壊している家族には壊れやすい関係性の歴史がある。保健医療職者は真に有効な介入を展開するためにこれらの家族ネットワークを注意深くアセスメントするべきである。

　保健医療職者は，クライエントの孤立の種類を考慮に入れるべきである（長年に渡ってなのか，それとも最近のものなのか）。そして孤立している人の願い，つまり，孤立している本人は家族の誰と接触したいのか（もし，誰かいるのなら）？　どの程度頻回に？　家族メンバーの誰が居るのか？　あるいは孤立している本人に手を差し伸べるのは誰なのか？孤立している本人との関係は？　両親，きょうだい，子ども，あるいは家族同然の友人，他の親戚は？　などである。保健医療職者はそのようなことを知った上で，本人に最も好意を示している家族メンバーに連絡し，状況を説明し，本人を含めた家族をもとに戻す将来計画を立て，その後のアウトカムを評価する。しかしもし，このようなことに関心のない家族メンバーであれば，そのような人を孤立した人のソーシャルネットワークに戻すことはできないかもしれない。

　ネットワークの再建に関心と意志を持っている家族にとっては，専門職者が家族メンバーの位置や本人との距離について考慮することが重要である。彼らが互いに近くに住むのであれば，「その人だけの空間」は人間にとって重要なニードであるため，テリトリーのニーズと個人のニーズのバランスを管理することが必要になる。もし本人が家族と共に住むことになれば，安全性やアクセス方法，および個人空間など家族を取り巻く物理的環境をアセスメントする必要がある。それらは，寝室や暖房や換気などの重要な要素のみでなく，個人空間や自分の持ち物を所有することなどであり，これは病人を抱えた家族にとっても，また病気の本人にとっても重要なことである。家族と本人には，互いを尊重しプライバシーを守ること（例えば，部屋に入る時や人の持ち物を見る時には，直接声をかけて許可を得ることなど）を教育することは，彼らの相違点の橋渡しをする援助となる。

【家族関係を理解すること】

　孤立した本人と家族との関係がどのようなものであるかを理解しなければならない。愛情や権力や葛藤に対する家族の意味と行動，およびそれぞれのメンバーが操作する方略の頻度などを観察することは，介入のための情報を専門職者にもたらすであろう。例えば，ひとり暮しのクライエントの中には，落ち込んでいる時のサポートに満足を感じる人がいる。その一方で，同居者と共にいるクライエントは，自分をケアしてくれるサポートメンバーに対して，より満足を感じている（Foxall et al., 1994）。初老の婦人が，他の点では申し分ない好意的な家族に対して罪悪感を感じながら接していた例が以前にあったが，看護師はこれを思い出すことによって最もうまくいくと思われる働きかけについて情報を得ることができた。

　愛は家族の絆を示すものだと考えている家族がある一方で，愛は自立を促すものだと考えている家族もある。愛と力はトップダウン式の関係か，あるいは平等の輪のかたちか，どちらかであると考えられると共に，繰り広げられる。葛藤はつながりの一方法であるかもしれないし，距離をおく手段かもしれない。また，叫び声や侮辱によって表現されることもあれば，静かな主張によって表現されることもある。

【家族関係を維持させるための地域資源】

　サポートグループのような地域資源の利用は家族を維持することの助けとなる。それぞれの家族は対処のお手本としてお互いの体験に頼る。例えば，がんを持った子どもがいる家族は，化学療法によって引き起こされる孤立に対処する方法を見つけようとする。専門職者は必要に応じて，孤立している本人と家族を精神科看護師あるいは専門看護師，カウンセラー，精神科医，あるいはソーシャルワーカーに紹介し，乗り越えられるように援助する。家族に関わる幅広い介入が成功するためには，孤立している本人のみならず，相互作用を起こすそれぞれの家族メンバーのニーズに注意深く気づくことが求められる。

　孤立の潜在的な問題を家族に明確に示してくれる

2つの興味深い地域資源がある。それは郵便配達と新聞配達サービスである。これらの配達人が，取り入れられずに積み上げられている新聞や郵便物を見つけたら，家の中にいる孤立した高齢者に何か起こっているのではないかと，呼びかけたりチェックしたりすることができる。孤立した独居者のいる家族は郵便局や郵便配達人や新聞配達人にその独居者のことを伝え，何か問題が発生した時にその情報を役立ててもらうことができる。当然ながら看護師やソーシャルワーカーも郵便配達人や新聞配達人と連絡をとったり，この方法を家族に伝えることができる。このような介入は，いつも訪ねてきてくれる人，家賃を管理している人，管理人，あるいは近所の人たちの中で協力してくれる人たちにも広げることができる。

地域によっては，孤立している可能性のある高齢者に対して銀行員や店員たちも働きかけを行っている。いつもと異なるお金の出し入れや，買い物の内容の変化などがあれば本人たちに働きかけ，十分にうまくやれているのか確認する。その一方で，地域によっては郵便配達人も新聞配達人も，銀行員も店員も関わらないところがあるが，これらの資源は何処にでもあるものであり，地域資源としてどこでも活用すべきである。

コミュニケーション技術

【電話】

電話は外出できない人の孤立による影響を緩和することのできる機器であるが，その根拠は曖昧である（Kivett, 1979；Praderas & MacDonald, 1986）。それでもなお，電話は外出できない人の孤立の解消をはかるために必要であると考えられている。

【コンピュータ[1]】

外出できない高齢者や障害者をはじめとして多くの人々にとって，コンピュータはインターネットにアクセスして家族や友人，あるいは新しい友人と交流し，活動や他の興味にも参加することができ，社会的孤立や孤独を埋め合わせる助けとなっている。

原注1　ここで筆者はRossmoorコンピュータクラブ（在カリフォルニア州）に謝意を表わす。Rossmoorは退職者によって運営されている。

コンピュータは，また，コンピュータゲームのような楽しい活動をもたらしてくれる。米国は他のどの地域や国よりもコンピュータが普及しており，高学歴かつ高収入の階層においては一層そうである。

コンピュータ技術は進化を続け，カメラ，呼吸チューブ，あるいは特殊キーボードなどの特別付属品を用意することによって孤立している人や障害を持っている人の要求に応じている（Imel, 1999；Salem, 1998）。フォントサイズも変更可能だから，文字や数字を十分な大きさにすることによって視力障害の人が手紙や記事を書いたり，読んだりすることを可能にする。インターネットに接続する，ワープロを使う，Eメールで文通する，講座を受講する等などによって孤立した人の多大な空白の時間をさまざまな活動で満たし，知的で社会的な生活が広がることで，退屈さを取り払うことができる。警告すべきことは，コンピュータを使用することによって，特にインターネットなどは多くの人の孤立の原因になるということである。それは実際の現実を超える仮想現実の危機を生み出すため，そのような場合の孤立は複雑なものになる。しかしそうであっても，コンピュータは孤立のいくつかの要素を克服するための可能性を提供すると言われている。

身体的触れ合い

身体的触れ合い（タッチ）が重要だととらえる文化圏では家族や専門職者は身体的触れ合いのもたらす満足とその使い方を知るべきである。米国における研究では，タッチはとても快適なものであると認識されているにもかかわらず，高齢者は最も身体的触れ合いの少ない集団であることが示されている。ペットは人との触れ合いや交流に替わる物として使えるであろう。ペットセラピーは家族や老人ホームなどにおける介入の1つとして活用頻度が増えている。身体的触れ合いを通して愛されていると感じ，またそれを表現することによって孤立とそれにしばしば付随している低い自尊感情を軽減することができる。その一方で，身体的触れ合いを不快に感じる人々もいるので，専門職者は身体的触れ合いについての家族や本人の反応を（たじろいだり，しかめっ面をしたり，あきらめたりしている様子を観察したり，率直に尋ねたりすることで）アセスメントしな

ければならない。

行動変容

　行動変容は熟練した専門職者によって用いられる技術である。行動変容には，反応に対する系統的な分析やそれらの前提となる刺激と結果，意識や知覚および行動を変える認知療法，および現実的で測定可能な目標や実際の行動を明確にすることなどが含まれる。また，報酬の構造と支援者を理解することは問題の明確化とその解決のために必要である。安定した反応パターンのためには一貫性が必要である。このような変容の時間枠はその問題によって異なる。

　行動変容は典型的な特定の問題に対して利用される。例えば，外出が怖いために孤立している人の場合などである。さらに，施設における介入のように安定した環境で行われることが重要である。Mattesonら（1997）は，グループが小さいかあるいは熱心な動機づけのあるところでは，施設や家庭において社会的に孤立した人に対する有効な介入が実施されたことに注目している。

要約と結論

　社会的孤立は文献において，その定義が常に明確になっているわけではなく，しばしば，孤独（loneliness），疎外（alienation），ひとりぼっち（aloneness），および時には社会的相互作用の障害（impaired social interactions）と混同される。社会的孤立は，隔絶された状態で人の心を休養させるものという前向きなとらえ方がされる場合もあれば，否定的なとらえ方がされている場合もある。不本意であり，否定的にとらえられていて，ソーシャルネットワークが関わりの質あるいは量の面で縮小している場合，それは社会的孤立として定義される。

　社会的孤立が存在するところでは，それは孤立している本人にとっても，その人のソーシャルネットワークにとっても，そして保健医療専門職者にとっても重要な問題となる。社会的孤立の存在と程度についてのステレオタイプ的な判断を避けるよう気をつけなければいけない。一方で，臨床における体系的な観察は，現実に社会的孤立が存在し，それは孤立している人を損なっていることを明らかにしている。これはクロニックイルネスの事例において典型的な真実である。どのような状況であっても（がん，心疾患，神経難病，あるいは外傷など），社会的活動や社会的役割を伴う，どのような人生の時期であっても，社会的孤立は死亡数や罹患率に大きく影響している。不自由を感じているのが個人レベル，相談相手レベル，組織レベルあるいは地域レベルのどれであるかにかかわらず，社会的孤立は潜在的に存在する。

　相互関係の質は孤立者を再統合するための最も重要な変数である。保健医療職者はクライエントが自分の置かれた状況，および身体的活力や情緒的気力への影響を管理するのを援助することができる。そのために専門職者は，孤立している人にとっての社会的孤立の意味に気づき，その人のソーシャルネットワークを理解することが必要である。さらに専門職者は，クロニックイルネスと社会的孤立が孤立している人の文化圏の中で本人のアイデンティティにどのような意味を持っているかを理解する必要がある。

　これらの1つひとつの課題はそれぞれ考慮されるべきである。クライエントについてのアセスメントは，常にクライエントによる確認が必要である。そして同意の得られた方略は，専門職者による継続的な評価が必要である。このような行動は，孤立したクライエントあるいはソーシャルネットワークを平等主義の関係へ取り込んでいく。そのような関係では倫理的な力や権威を発揮する十分な機会がある。なお，孤立の知覚は多様であるため，専門職者はその症状に常に注意を払うべきであり，介入を試みる際には融通を利かせなければならない。

　可能な限り，保健医療職者は，孤立している人は真空状態に存在しているのではないことを認識しなければならない。その人の持つソーシャルネットワークの影響を考慮するべきである。ソーシャルネットワークの情緒的資源，物質的資源，および財源が消耗しているような時は，それらを支援する手段を保健医療職者は考慮するべきである。

　最後に，社会的孤立は人間の断絶の1つの例である。それを系統的に検証することによって，保健医

療職者は，望まれない社会的孤立の悲惨を縮小するために有効な介入を開発することが可能になる。

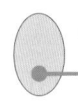

アウトカム

理想的には，社会的孤立の縮小，およびクロニックイルネスを持つ人とその介護者の統合性の維持は，介入の望ましいアウトカムである。しかしながら，社会的孤立には非常に多くの要因が関わっており，アセスメントや介入に影響を与えるため，構造とプロセスおよび結果の間に直線的な関係を想定することはできない。本章の全体に渡って示されているように，専門職者はクライエントとそのサポートネットワークが身を置く文化に適した介入に注意を払い，それを優先しなければならない。

社会的に孤立しているあらゆる人を取り囲んでいる情緒面の問題を取り扱うためには，専門職者は自分自身のみならずクライエントの中でどのような価値観が働いているかを知り，クライエントにとってよりよい生活のために文化的にも個人的にも有効なケアをもたらす解決策を計画することが必要である。

課題

1. 孤独は社会的孤立と同じか？　そうであってもそうでなくてもその理由も述べよ。
2. 手動式の車いすあるいは電動車いすで行ける距離と社会的孤立とはどのように関連しているか？
3. クライエントが社会的孤立の傾向をきたす6つの特徴的な事柄を挙げよ。その際に使用した基準は何か？
4. 保健医療職者が新規患者について「ジョーンズ夫人は夫を亡くしているので，彼女を支えてくれる人がいるか確認しましょう」と言ったとする。社会的孤立に注目した時に，どのような議論を展開するか？　この意見に賛成か，反対か？
5. クライエントの社会的孤立をアセスメントするために適切と思われる質問を少なくとも5つ作成せよ。クライエントのアイデンティティレベルや具体的な孤立，ネットワークのアセスメント，孤立している人の感情にどのようにアクセスするかを検討せよ。そして，追加したいその他の優先事項と，その根拠を示せ。
6. クライエントの社会的孤立を軽減するために利用できる地域資源を3つ挙げよ。
7. 孤立しているクライエントへの介入のために保健医療職者の手引きとなる2つの原則は何か？　これらはなぜ重要か？
8. クライエントが次のように述べている。「長年，手と指のリウマチを患っています。今までできていた簡単なことすらできなくなってきました。台所の戸棚に新しい取っ手をつけました。今までの取っ手では手が痛いんです。それから服はボタンを留められない人たち用の特別のものを買いました。私の娘が買い物に行った時にそれを見て私に話してくれたんです。娘たちと一緒にいて，孫の顔を見ている時は気分がよいです。」このクライエントのアイデンティティはどの段階にあると考えるか？　それはなぜか？　この人は孤立しているか？　あなたの意見を述べよ。
9. あなたのクライエントは10代の同性愛者である。彼は最近同性愛者であることをカミングアウトした。そして今落ち込んでいる。それは，友人たちは彼を避け，両親は彼がカミングアウトしたことに悲嘆しているからである。彼には自分の性的指向や興味について話しのできる友人は数人しかいない。彼は社会的孤立のリスク状態にあるだろうか？　彼のソーシャルネットワークについてどのようにアセスメントするか？　もし必要なら，どのような介入が考えられるか？　以上の問いについてあなたの考えを述べよ。

第6章

身体可動性の変化と消耗性疲労

Sandra Bergquist ■ Geri B. Neuberger
訳：北原保世

　身体可動性と体を動かすことは，人生全般の健康と幸福に必須である。日常生活において活動的であることは，自由に行き来すること，歩くこと，走ること，遊ぶこと，運転すること，家庭の内外にかかわらず働くということ，そして他者との相互作用に関係する。幼児は動きを通して周りの環境について学ぶ。人は年齢を重ねるにつれ，活動能力と動作を支える能力が自立を維持するためにますます不可欠になってくる。

　健康上の問題，心理社会的要因，加齢および身体の不使用により，身体可動性は変化し，消耗性疲労が生じ，動作を含む日常生活に支障が及ぶ。同様に，身体可動性の変化と消耗性疲労により，既往疾患の悪化や一連の臓器系の機能低下が起こり，その結果，さらに身体可動性は制限を受け，疲労は募ることになる。本章では，身体可動性の変化と消耗性疲労に伴う問題と課題に焦点をあて，それらの影響を予防あるいは改善するためのインタベンションについて議論する。

身体可動性の変化

イントロダクション

　身体可動性の障害（*impaired physical mobility*）とは個人が体の運動の制限を経験する状態として定義されている（Carpenito, 2000）。身体可動性の障害を持つ人は，身体の中の1つまたはそれ以上の部位を動かすことができないか，環境内で自由に動くことができない，あるいはその両者である可能性がある。米国においては，施設に入所することなく身体可動性を助けるための補助機器を使用している人の数は約700万人であり，そのうち65歳を超えている人の数はかなりにのぼる（Russell et al., 1997）。

身体可動性の変化に伴う問題と課題

身体可動性に変化を及ぼす原因

　身体可動性に変化を及ぼす原因は多数あり，しばしば多元的である。筋骨格系と神経系の障害は，身

体可動性に変化を及ぼす最も一般的な原因であるが，循環器疾患，糖尿病，感覚障害，医原性要因，痛み，心理社会的条件や環境条件といったものも原因となることがある。身体可動性に対する脅威はよく認識されているが，過去数十年間で，身体可動性の変化があまねく広がり，そして身体可動性の変化を持つ人々の集団も変化した(Jones & Sanford, 1996)。これらの変化については複数の要因が考えられる。最も顕著な要因には，①医療技術の進歩（これは出生時死亡率の低下，外傷からの生存率の上昇，多様な障害を引き起こす疾病や負傷による死亡率の低下につながった）と，②米国の高齢化，の2点が含まれる(Zola, 1993)。

【出生】

新生児医療の進歩と技術の発展により，低出生体重児(LBW；low-birth-weight＜2,500 g)と超低出生体重児(VLBW；very-LBW＜1,500 g)の死亡率は低下した(Jones & Sanford, 1996)。LBWおよびVLBWの乳児で児童期や青年期にまで生存する例が多くなっている。脳性小児麻痺における生存年齢の上昇も工業化諸国において注目されてきており，この状況がさらに広まっていることは，これらの乳児の生存率の上昇と関連づけられている(Hack & Fanaroff, 1999)。脳性小児麻痺は，拘縮，半側麻痺および四肢麻痺を伴うことが多いので，身体可動性の障害を持つ幼児数は増加している可能性がある。

【外傷】

重篤な傷害による死亡率は外傷医療の進歩と技術の発展により，過去数十年にわたり減少し続けてきた(Jones & Sanford, 1996)。脳障害はしばしば外傷時に発生する。米国防疫センター(CDC)は毎年約150万人のアメリカ人が外傷性脳障害(TBI；traumatic brain injury)をこうむっていると推定している(Sosin, Sniezek & Thurman, 1996)。救命救急治療室をTBIで訪れた人のうち，年間10万人のうちの40人が中程度から重度の頭部外傷で入院している(Thurman & Guerrero, 1999)。TBI関連で救命救急治療室を訪れた人の約40％は15歳未満であった(Guerrero, Thurman & Sniezek, 2000)。生存率の上昇により，多数の子どもと成人に身体可動性の障害が残されることになった。同様に，脊髄損傷を乗り越え，対麻痺や四肢麻痺を持ちながらもさらに長生きしている人が増えてきている。

【年齢】

身体能力の多少の衰えは通常の加齢過程の必然的な結果である。例えば年齢と共に筋線維数が減少し，最終的に筋力と持久力の低下をきたす(Carlson et al., 1999)。骨と軟骨の増殖能力にもまた加齢に伴う変化がみられ，これらの細胞独自の機能を果たす能力は低下する(Buckwalter & DiNubile, 1997)。軟骨における軟骨細胞機能の減退が，軟骨基質を修復する能力の低下や軟骨表層の状態の悪化を招く(Dieppe & Tobias, 1998)。膠原線維は太くなり，架橋結合(cross-linking)が増えれば，組織の硬化と共に強度は低下し，関節可動域は縮小する(Dieppe & Tobias, 1998)。40歳代から骨のカルシウムは徐々に減少し始める。女性の場合，骨喪失は閉経後に加速される。骨の再吸収が骨形成を超える場合に起こる骨重量の減少が骨強度の低下を招く。

過去においては65歳を超えて生存している例はほとんどなかったが，今日では平均寿命は男性で73.8歳，女性では79.5歳である(Murphy, 2000)。この平均余命の上昇は，65歳以上ならびに85歳以上の人口のかつてない増加につながった(Desia, Zhang & Hennessy, 1999)。「前期高齢者」はこれまでより長期間，クロニックイルネスを管理しつつあり，したがって一層長年に渡って身体可動性の変化に向き合って暮らすことになる(Jones & Sanford, 1996)。全体として，よい健康状態で長寿を保っている高齢者が多くなってきている(Liao et al., 2000)。これらの要因は身体可動性の変化を持つ高齢者の増加，さらに，重度の障害を持つ85歳以上の人々の大規模な増加という結果を招いた(Jones & Sanford, 1996)。身体可動性に及ぼす加齢の影響は，ベビーブームコホートが85歳を超える時に最大に達するであろう。21世紀半ばまでには，地域社会に暮らす米国人のうちの相当数に身体的機能の障害がみられると考えられる。

加齢に伴う障害の影響

【神経系】

脳血管障害による発作は米国における主要な死因

であり，また高齢者に身体可動性の変化をもたらす重要な原因である。過去数十年に渡り，脳血管障害による致死率は低下しており，1970年に10万人あたり66.3人であったものが1998年には25.1人に低下している(NSA, 2000)。この致死率の低下は，高血圧や心臓疾患，糖尿病の治療における医療の進歩によるものであった。残念ながら，致死率は低下したものの脳血管障害自体の発生の減少とはならなかった。毎年，約73万人の米国人が初回発作または再発を経験し，これらの2/3は65歳以上の人々に起こっている(NSA, 2000)。脳血管障害を患う多くの人々には後遺症が残るため，発作後の生存率の上昇は，身体可動性に変化が残る個人数の増加を示唆している。このような傾向はパーキンソン病や認知症に関しても認められた。

【筋骨格系】

関節疾患や筋骨格系の変形，骨粗鬆症，骨折は，身体可動性に変化をもたらすことがよく知られた病態である。腱膜瘤や胼胝などの足病学上の問題は，疼痛や歩行の躊躇あるいは歩行不可能な状態を引き起こす(Kane, Ouslander & Abrass, 1999)。変性関節疾患として最も一般的なものは骨関節炎であるが，関節リウマチは身体可動性を大いに低下させる(Jones & Sanford, 1996)。また，これらの障害は米国内のほぼ3,700万人に影響を及ぼしている(Dalton, 1995)。高齢者数の増加と共に関節炎の罹患率が高まり，その結果，身体可動性に変化がみられることが増えている。

毎年推定20万件発生していると言われる股関節骨折は，特に65歳以上の人々が身体可動性の変化を抱える期間が長引く主な原因となっている(NCIPC, 2000)。股関節骨折はしばしば骨粗鬆症を伴い，50歳以上の女性に最もよくみられる。高齢女性の数が増加するにつれ，股関節骨折の発生件数も増加傾向にあることがすでに報告されている(Stevens et al., 1999)。今後米国の高齢化が一層進むにつれ，この数は増え続けるであろう。

【循環器疾患】

狭心症の頻発を伴う冠動脈疾患，うっ血性心不全へと進行する心筋梗塞，および跛行の頻発を伴う末梢血管障害は体力と持久力を低下させ，結果的に活動レベルに影響を及ぼす。医科学のたゆみない進歩により循環器疾患の致死率は低下した。その結果，慢性の循環器疾患を持つ人々は，現在では一層長期に渡って疾患を管理している。

【不使用】

加齢に伴い，人が座りがちでほとんど動かない生活様式を身につけることはよくあることである。通常の活動の減少により，筋萎縮，柔軟性の低下，持久力の低下が起こる(Carlson et al., 1999)。このような不使用(disuse)による障害はさらに活動を低減させ，不使用と機能低下の悪循環に至る。

【糖尿病】

糖尿病は足の変形と脚の切断の一般的な原因であり，しばしば身体可動性に重大な変化をもたらす(Sinacore, 1998)。2型糖尿病は年齢に関連があるため，この疾患に由来する身体可動性の障害を持つ人々の数は増加すると考えられる。思春期年齢層における肥満が増えたことに付随して，同年齢層での2型糖尿病も増加している(Pinhas-Hamiel et al., 1996)。2型糖尿病におけるこの変化は，長期に渡って身体可動性の変化を抱える人々が増加することを意味する。

【感覚障害】

視力と聴力の低下は個人のおかれた環境内での動きの自由に対して劇的に影響を及ぼす。視力障害は障害物や危険物など危険に対する個人の認識を低下させ，偶発事故や転倒の危険性を高める。実際，偶発事故や転倒が起きると，その後動けなくなってしまう場合がある。転倒または危険に遭遇することを恐れていると，人は活動レベルを自己制限する傾向にある。医療施設では，視力障害を持つ人はベッドまたは椅子に不適切なほどに制限されることがある。また聴力障害のある人も警告信号を聞くことができないため危険をこうむりやすい。

【医原性要因】

処方薬とその副作用は身体可動性に影響を及ぼす可能性がある。麻酔薬，鎮静薬，催眠薬は嗜眠状態や運動失調を引き起こすことがある。抗精神薬，特にフェノチアジン系の薬剤は錐体外路系に大きく影

響を与え，筋固縮を招き，身体可動性を低下させる可能性がある。

【痛み】

痛みはあらゆる年齢層の人が経験する一般的な症状である。痛みの臨床管理に関する国のガイドラインは示されてきたが，痛みを体験している人々にとってはいまだ不十分な軽減にすぎないと指摘する調査報告がある（Ducharme, 2000）。乳児や幼児における痛みの管理もまだ不十分なままである（Berde, 1997）。

慢性の痛みは最も単純な作業でさえ困難にしたり，不可能にし，活力を枯渇させる（第4章「慢性の痛み」参照）。痛みを抱えている人は，歩行や日常生活活動の際に痛みを覚える場合にはとりわけこれらに難色を示す。痛みを最小限にとどめるために身体の一部を動かさないようにする人もいるし，苦痛を排除するために身体を動かすことを完全にやめてしまう人もいる。慢性の痛みは，痛み，不安，不動という果てしない循環を招き，その循環は破綻するまで続く。

【心理社会的要因】

社会的な規範や期待が身体可動性のレベルに影響を及ぼすこともある。身体可動性が自分より高い人たちと触れ合う人は，機能的な能力において同様のレベルを達成しようと努力するが，他方，障害の程度が自分より重い人と触れ合う人は，身体可動性の低い状態を受容してもよいとする可能性がある（Mobily & Kelley, 1991）。同様に，身体可動性の高いレベルを期待される場合，人はより高いレベルを目指して励み，逆に，個人や家族，文化が依存性を助長する場合には，身体可動性に関してより低いレベルを受容する可能性がある。他者と交際する機会が減少することにより無活動状態や身体可動性の変化，社会的孤立が助長される（第5章「社会的孤立」参照）。身体可動性の低下はうつ状態においても一般的にみられる兆候である。

【環境要因】

身体可動性を制限する環境要因には，滑りやすい床や通路の障害物などがある。身体可動性を助けるもの（例えば，杖，歩行器，適切に設置された手すり）が不十分であると，施設や在宅環境における身体可動性は低下する。身体可動性に対する建築上の障害物には，長い階段とか狭い廊下や出入口などが含まれる。公共の環境では，高い踏み段や縁石，利用しにくい公共交通機関，険しいスロープや狭いトイレなどが身体可動性を低下させる。不動化の危険性とその悪影響を防いだり最小限にとどめたりするためのインタベンションや法制度に関して，政策立案者と介護者がどのような知識や能力，意欲を持つかが，不動化を改善するか，あるいはさらに身体可動性を損失させるかを分ける（Mobily & Kelley, 1991）。

不動化の影響

病因に関係なく身体可動性の変化は，心身の健康に悪影響を及ぼす。生理学的にみて，身体可動性の変化は，循環器系の調節障害，呼吸器系の障害，筋骨格系の悪化，および消化器系，尿路系，代謝系の変化をもたらし得る。心理社会的には，不動化（immobility）は社会的孤立や抑うつ，感覚知覚の変化をもたらし得る。不動化による最も大きな影響は，個人が安静臥床を強いられる場合に起こり（表6-1），生理的状態が悪化している場合には特に，身体可動性の変化が軽微であってもマイナスの結果が明らかになる。

【循環器系への影響】

循環器系の調節障害は不動化の影響の1つである。安静臥床に伴って心筋は急速に萎縮し最大仕事量が減少する（Convertino, 1997；Levine, Zuckerman & Pawelczyk, 1997）。安静時心拍数は増加し，また安静臥床前よりも安静臥床後の運動負荷時心拍数が増加する（Convertino, 1997）。

不動化により，末梢静脈での骨格筋拍動作用が低下する。静脈うっ滞と下肢に血液が貯留することにより，静脈血栓症が発症することがある。4日以上の安静臥床は，血栓症の危険性がある（Gress, 1997）。深部静脈血栓は遊離または小片化され，肺へと運搬され，その結果肺塞栓症を起こす。

循環器系反射の調節障害と血漿容量の減少が組み合わさると起立性低血圧に至る（Kane, Ouslander & Abrass, 1999）。クライエントが安静臥床を開始す

表 6-1　安静臥床による影響

循環器系への影響
1. 心臓負荷の増加
2. 低血圧
3. 血栓形成

肺への影響
1. 胸郭拡張の制限
2. 不十分な換気およびガス交換
3. 分泌物の増加および貯留
4. 細胞内の酸素需要の低減

筋骨格系への影響
1. 筋緊張の低減と筋重量の低下
2. 関節可動域の減少
3. 拘縮
4. 骨粗鬆症

皮膚への影響
1. 褥瘡

代謝系への影響
1. 代謝率の低下
2. 体温の上昇
3. 副腎皮質ホルモン産生の減少

消化器系への影響
1. 負の窒素バランス
2. 便秘

尿路系への影響
1. 尿路感染
2. 尿結石

心理的側面への影響
1. モチベーションおよび学習能力の低下
2. 不安定な情動
3. ボディイメージの変化
4. 感覚遮断
5. 役割の変化

出典：Olson et al.（1967）からの要約。

ると，まず血液は下肢の血管から胸腔へと運搬される。還流血液量の増加は，一時的に心臓負荷を高める。4日後，血漿バソプレシンが減少し，それにより血漿量は低下する（Sigaudo et al., 1996）。圧反射機能障害や自律神経バランスの変化もまた，安静臥床4日目に始まる（Pavy-Le Traon et al., 1997）。末梢静脈での骨格筋拍動作用の低減と組み合わさったこれらの反応は，起立性低血圧を生み出すことがある。不動化に伴う姿勢の影響を元に戻すには長い時間を必要とする。

【呼吸器系への影響】

呼吸機能は不動化により低下する。仰臥位では，横隔膜は頭部方向に移動し，機能的残気量は減少する。呼吸負荷は増加し，深呼吸やため息が減少する。換気低下により無気肺が起こり，血中酸素濃度が低下する。仰臥位では，咳はあまり有効ではなく，分泌物は微小気道に貯留し，肺炎を発症しやすくなる。不動化は，長期入院の高齢患者における気道感染症の重大な危険因子として指摘されている（Loeb et al., 1999）。

【筋骨格系への影響】

不動化から短期間で，関節硬化がひどくなり，関節可動域が漸次減少する。短縮位における筋の固定から8時間以内で，筋線維は萎縮し，付随する関節の最大可動域が制限される（Corcoran, 1991）。動物モデルにおいては，不動化から2週間後に関節可動域に測定可能な変化が認められる（Trudel, Uhthoff & Brown, 1999）。

身体可動性の低下はまた，骨格筋重量の減少（萎縮）を引き起こす。骨格筋は体重負荷が減少すると7日以内で急速に萎縮する（Bloomfield, 1997）。筋重量は不動化4週間後に7〜14%減少し，筋力と持久力の低下を伴う（Berg et al., 1991）。背筋や腕の筋肉においてよりも，脚の筋力が大いに低下する。筋力と筋重量は安静臥床の後でも回復するが，1週間の不動化に対して少なくとも1週間のリハビリテーションが必要である（Berg et al., 1991）。高齢者の場合は回復に2倍の期間を要する（Brummel-Smith, 1996）。

【骨への影響】

身体可動性の変化は骨の結合性に有害な影響を及ぼす。体重負荷の減少により，骨喪失の生物学的

マーカーであるカルシウムの排出が増加する。骨喪失は不動化から7日以内に始まり，安静臥床の最初の数週間で最大となる(Bloomfield, 1997；LeBlanc et al., 1995)。骨喪失の程度は不動化の期間の長さに正比例する(del Puente et al., 1996)。高齢者では，長期の安静臥床による骨喪失は，加齢や閉経による骨喪失をさらに促進する。

骨ミネラルの低密度は骨粗鬆症による骨折に強い関連がある。Pluijmら(1999)により，不動化期間が4週間を超えると，その後高い確率で股関節やその他部分の骨折が起こることが見出された。安静臥床後，骨ミネラル量は徐々に回復するが，回復速度は喪失速度よりはるかに遅い(Bloomfield, 1997)。後遺症は動けるようになった後も残存する可能性がある(Jorgenson et al., 2000)。

【皮膚への影響】

褥瘡の発生は不動化による深刻で代価の高い結果である。体位や身体の一部の位置を変えたり，調節することができない場合，骨が隆起した部位とベッドのマットレスや椅子の座面などとの間にある皮膚の軟組織が圧迫される。毛細血管内の血流が障害され，その結果，組織の虚血と低酸素症を引き起こす。長期にわたり強い圧を受けるか，長時間持続的に弱い圧を受け続けることによって細胞死が引き起こされ，褥瘡が発生する(Husain, 1953；Kosiak, 1961)。加齢による皮膚変化，低栄養状態，中枢あるいは末梢性の感覚知覚の低下もまた，不動化や皮膚の圧迫と影響し合って褥瘡を発生させる。

【代謝への影響】

不動化は細胞とその代謝過程のエネルギー必要量を著しく低減させる。耐糖能障害は，安静臥床開始後わずか3日で発生しかねない(Yanagibori et al., 1994)。血清カルシウムレベルは破骨細胞の活動(骨再吸収)が骨芽細胞の活動(骨形成)を超える場合に上昇する。通常，カルシウムは尿中に排出されるが，腎機能障害がある場合，高カルシウム血症が生じる。カルシウムおよび窒素の負のバランスが，筋重量の低下のために起こる不動化の後7日以内に発生する可能性がある(Ferrando et al., 1996)。

【消化器系への影響】

身体可動性の障害は，消化器系の3つの機能，すなわち摂取，消化，排泄機能の1つ以上に影響を及ぼす(Olson et al., 1967)。不動化は結腸の蠕動運動を低下させる。筋の弱化や，排便時に重力を補助的に活用できないことによって便秘は悪化し，宿便の危険性が高まる。代謝率の低下と結腸運動の低下は食欲を減退させる。栄養供給が不十分であると，最終的には消化と細胞代謝を阻害する。

【泌尿器系への影響】

不動化は生理学的な尿排泄を変化させ，尿路感染と結石形成の危険性を高める。尿は重力によって腎盂から排泄される。安静臥床により腎杯からの尿排泄が障害され，膀胱を完全に空にすることができなくなることがある。腎臓および膀胱での尿停滞により，細菌が増殖し，骨格系から排出されたカルシウム晶質の沈降と凝集の時間を早める(Ruml et al., 1995)。

【神経系への影響—心理的・社会的影響】

身体可動性の変化と活動の障害によって社会的相互作用が減少し，感覚刺激が低減する。不動化や社会的孤立，感覚遮断はこれまで多数の神経心理学的変化に関連づけられてきた。成人の入院では，1週間の安静臥床が聴覚と視覚の変化や，時空間の知覚の変化をもたらすことが指摘されている(Stewart, 1986)。不安感や敵意，抑うつや神経症もまた認められた(Ishizaki et al., 1994；Ryback et al., 1971)。睡眠の質が悪化する可能性もある(Monk et al., 1997)。これらの変化が，可動性を一層低下させ，社会的相互作用を減少させ，孤立感を高めることもある。身体可動性に慢性的な変化がみられる場合には自己知覚に影響を及ぼしかねない。身体可動性に変化がある場合，一般にボディイメージも変化する。身体可動性の障害により社会的地位や雇用状況，なじみのある生活様式や個人の目標が変化すると，それは自尊心を傷つける可能性がある。

身体可動性が障害されると，日常生活活動の遂行のために家族または介護者へ依存することが多くなる。こうしてクライエントと介護者は，機能と役割の変化に直面する。介護者は身体可動性の障害によって過保護的になったり当惑したりすることがあ

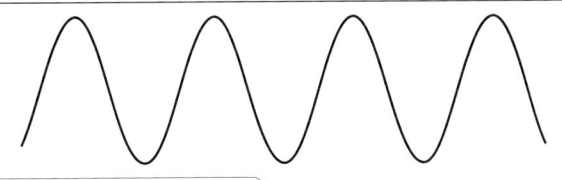

図 6-1　身体可動性における間欠性の変化パターン

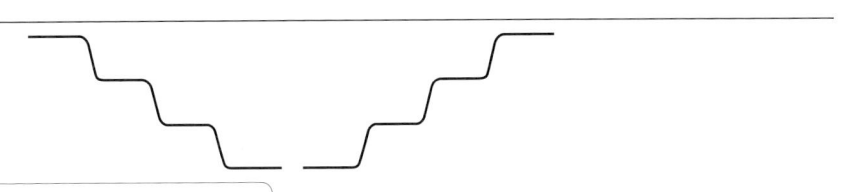

図 6-2　身体可動性における進行性の変化パターン

り，これはクライエントの自立の必要性と矛盾する。他方，クライエントは，介護者が最大限の自立を促しているにもかかわらず，不要で無力な行動にふけることがある。

自立性とコントロールの低下は心理的ストレスを高め，悲嘆の過程の引き金となる。心理的なストレスは疾患の活動性や関連の痛みを悪化させ，身体可動性にさらに影響を及ぼしかねない。身体可動性の障害によってこうむっている喪失に関する悲嘆は持続し，さらに身体可動性は低下し続ける。

身体可動性の変化のパターン

多くの慢性疾患では，活動や身体可動性の変化のレベルに動きがみられないことはほとんどない。クロニックイルネスを持つ人々は，しばしば活動や身体可動性の変化において複数のパターンを示すが，そのパターンは疾患状態を説明する特徴である場合もある。これらのパターンは，身体可動性における間欠性の変化，進行性の変化，永続的な変化として分類することができる。これらのパターンの各々は，別個の存在であるかのように本章では記されるが，疾患の活動性に応じて，人はこれらのパターンの間を揺れ動くであろう。

【身体可動性における間欠性の変化】

クロニックイルネスを持つ人は急性の間欠性悪化を経験することがある。活動と身体可動性のレベルは，急性症状に応じて一時的に低下する可能性がある（図 6-1）。例えば，うっ血性心不全（CHF；congestive heart failure）のクライエントは，重度の息切れを生じた場合，適切な治療法に変えるまで椅子に活動を限定されることがある。一旦症状が軽減し，クライエントの気分がよくなれば，エネルギー，活動性，身体可動性が高まる。慢性疾患の悪化は稀であるかまたは頻繁であるが，しばしば突発的に起こる。この予測不可能性により，クライエントや家族は，どのような種類の活動であっても計画を立てるのが難しくなる。というのも，将来，何が起こるかわからないという曖昧性があるためである。

【身体可動性における進行性の変化】

進行性の変化は，時間と共に一定の階段状の変化が続く（図 6-2）。負の進行は継続的な下方への階段である。正の傾向はある種の改善を示している。身体可動性の変化のレベルはその過程のある時期，安定するかまたはプラトーに達する可能性がある。

病状によっては，進行性の不動化が身体の衰えや機能低下，痛みの増加，疲労に伴って起こることがある。多発性硬化症（MS；multiple sclerosis）を持つ人は，例えば，身体的能力と機能的能力の急激な低下を体験するが，それは治療計画への順応と共に安定化され得る。しかしながら，これらの人は，時間が経つにつれて身体可動性が段階的に悪化する。一方，人工膝関節置換術を受ける人は，その後おそらく活動性と身体可動性のレベルを次第に高めるであろう。

身体可動性の下方への軌道にうまく対処すること

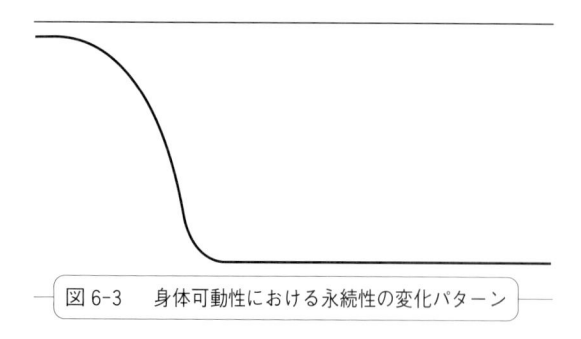

図6-3 身体可動性における永続性の変化パターン

はしばしばクライエントや家族にとって困難である。プラトーでの安定は，他の変化が起こる前に調節するための機会を与える。正の進行でさえも時に逆効果を持ちかねない。引き続き改善がみられることへの期待がクライエントの潜在能力または能力を上回ることもあり，クライエントや家族はその希望が実現しない場合には非常に失望することになる。

【身体可動性における永続性の変化】

永続性の変化とは，適切なリハビリテーションケアが提供されてもなお不可逆的である身体可動性の喪失を意味する（図6-3）。永続性の変化は，間欠性変化または進行性変化の時期の後に起こり得るが，しばしば脊髄損傷または脳血管障害のような突発的な外傷や傷害に起因する。身体可動性における永続性の変化は，クライエントと重要他者に，経済的・感情的・心理社会的要求の重荷を課すことがある。にもかかわらず，家族はその障害に対する必要な調節が一旦達成されると，かなり安定した仕方で機能することができる。

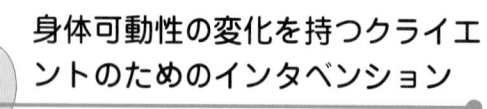

身体可動性の変化を持つクライエントのためのインタベンション

保健医療職者の主要な目標は，クライエントが最大の身体可動性を達成できるよう援助することである。これは身体可動性の障害に伴う合併症，身体可動性を制限している生理学的要因や心理学的要因，環境要因の詳細なアセスメントを必要とする。環境アセスメントは在宅環境ならびに施設環境の両者において行われるべきである。

インタベンションは原因として働く要因を把握し，合併症を予防するか改善すること，心理的支援を提供すること，および環境的障害を取り除くことに焦点をあてる。不動化の程度が最もひどいクライエントであっても，身体可動性の改善が可能である。身体可動性が少しでも改善されれば，それは合併症の発生や重篤さを減少し，健康の増進，クライエントとその介護者の生活の質の向上につながる (Kane, Ouslander & Abrass, 1999)。

身体活動

身体活動は，身体可動性の変化に伴って起こり得る多くの弊害を予防するか，最小限にとどめるか，または改善することができる。特に，身体活動は筋骨格系の強度や機能的能力，自己充足を高める。さらに，身体活動により，循環，食欲，消化，排泄，呼吸，気分，睡眠，自己概念が改善される。運動が習慣化されると，それは循環器疾患や脳血管障害，骨粗鬆症，糖尿病など多くの身体可動性を障害する慢性疾患の予防と治療に重要な役割を果たす。

身体活動(_physical activity_)とは2つのタイプの活動，すなわち，通常の身体活動と運動を含む広義の言葉である。通常の身体活動とは，日常生活活動を完遂することを意図した活動であり，運動とは，良好な健康状態を維持することおよび向上させることを意図した活動である(Carlson et al., 1999)。

【安静臥床にあるクライエントにおける活動の増加】

安静臥床は，時に身体の機能的要求を抑制するために必要となることがある。しかし，安静臥床は必要最小限にとどめるべきである。安静臥床が必要な場合は，2時間ごとに体位を変え，咳嗽をして，深呼吸をするべきであり，30°側臥位が勧められる。それは，90°の側臥位は大転子を覆う組織に過剰な圧をかけるからである。クライエントを30°または40°の側臥位から，反対側の側臥位へと向きを変えることが，分泌物の移動に役立つ。体位変換と咳嗽，深呼吸を組み合わせることにより心血管反射に対する刺激を与え，血管内圧を変化させ，骨隆起を覆う組織にかかる体圧を緩和し，尿の停滞を予防する。クライエントは，呼吸機能を最大にし，拘縮形

事例　身体可動性の変化

　G氏は，右下肢の深部静脈血栓の治療後，退院して間もない62歳の男性である。彼は2週間前から左膝下切断術を受けるために入院していた。糖尿病と循環器疾患の既往があり，ほとんど身体を動かさない生活様式を持っている。G氏には妻と3人の子どもと8人の孫がおり，古い2階建ての家に住んでいる。妻は看護師に，退院後の2，3日は安静臥床とし特殊トイレを使用するよう指示されていること，下肢の創部疼痛のため，左脚を動かしたがらないことを伝えた。

　看護師はアセスメントを行い，G氏の身体可動性の変化は年齢，安静臥床，ほとんど身体を動かさない生活様式，糖尿病に伴う下肢の切断と疼痛が原因であると判断した。対応が必要な最も重大な事態として，循環器系の調節障害，そこに加わった血栓形成，関節の硬化と筋の萎縮，骨喪失および耐糖能障害が含まれていた。

　G氏に適切な疼痛緩和と身体活動を計画するため，看護師は医師とリハビリテーション担当者と話し合った。当面の身体活動計画には2時間ごとの体位変換，抵抗負荷による関節可動域訓練および1日に複数回のエアパンチならびにいくつかのアイソメトリック運動（等尺性運動）が含まれた。トイレの移動時には垂直位が必要であることから，G氏は十分な量の水分摂取を勧められた。歩行器の使用法が実演説明された。長期活動計画には，抵抗負荷を増やしながら行う関節可動域訓練や水泳などの運動にかける時間を徐々に増やし，少なくとも1日30分にすることが含まれた。左下肢の補助具の装着後には，ウォーキングとサイクリングがG氏にとって実行可能な有酸素運動の選択肢になるだろう。

　G氏は，糖尿病食事療法に従うと共に，カルシウム摂取補給を勧められた。G氏がさらに動けるようになるまでの間に，補助器具を入手するよう手配された。リハビリテーション担当者による補助器具の正しい使用法の説明が行われたり，日常生活活動の遂行に関する指示が与えられたりした。また，作業環境の改善についても検討を行った。G氏と妻は，住居がもたらす身体可動性に対する障害を取り除くよう促され，身体可動性の障害を持つ人のための事業や施設を利用する方法を教わり，さらに身体可動性の変化が強いる生活の変化を克服するための積極的な支援を受けた。

成を避けるための適切なアライメント（身体配列）に置かれるべきである。

　クライエントを一側から対側へと体位変換させることと同じぐらい重要なのは，クライエントの体位を水平から垂直へと変えることである。骨喪失の予防には立位が必要である（Mahoney, 1998）。クライエントを毎日数分間，自分の足で立つよう援助するだけで，呼吸器系や消化器系，泌尿器系の作用を刺激し，安静臥床に伴う骨喪失や起立性低血圧の予防が可能になる。起立が不可能な場合は，定期的に体軸を垂直にした座位をとるべきである。

　クライエントは，ベッドから椅子，椅子から支持歩行へと援助されることによって高次レベルの活動へと促される。援助を必要とする人は，少しずつレベルを上げながら支持歩行をすべきである。ベッドから椅子への移動および漸進的な歩行は，短い間隔をあけて毎日数回行われるべきである。活動エネルギーや活動耐性が低いクライエントの身体的能力の維持と不動化による負の結果の低減のためには，頻度が1つの鍵となる。

　専門職者は，クライエントを励ましながら，できるだけ早期に更衣や入浴，トイレの使用ができるように援助を提供する。日常生活活動の実施は，関節の運動訓練となり，作業特異的な筋肉のトレーニングを維持し，かつ制限内での自立を促進する（Carlson et al., 1999；Mahoney, 1998）。

【運動】

　通常の身体活動は不動化による悪影響の多くを低減させ得る。しかし，そこにさらに運動を加えることは，心身の健康の維持と増進に必要である。運動は柔軟性のトレーニング，抵抗性または筋力トレーニング，持久力または有酸素トレーニング，およびバランストレーニングに分類できる。身体能力を全体的に向上させるには，一種類の運動だけでは十分ではない。望ましいアウトカムを得るためには異な

る種類の運動を組み合わせる必要がある。

柔軟性のトレーニング　柔軟性のトレーニングは関節動作と筋肉の柔軟性を維持または改善する。柔軟性の運動では，各関節の関節可動域全般を動かす。同時に，各関節に関連する筋を伸展および屈曲し，さらにストレッチを行う。関節可動域訓練と筋のストレッチはゆっくりと拍子をとるようにして行い，数回にわたる反復を1日に何回も繰り返す。股関節伸展，膝の伸展，足首の背屈，肩部の屈曲は特に強調されるべきである。関節動作はこれらの方向においては一層制限を受けやすいからである(Mahoney, 1998)。

受動的な関節可動域訓練は，身体部分を自発的に動かすことができない人に頻繁に行うべきである。動くことが可能なクライエントには，上肢と下肢の関節可動域訓練を積極的に行う。また，可能な限り座位にて行う。そうすることにより，呼吸器系や消化器系，泌尿器系の作用を最大限にし，また脊椎に望ましい負荷を課すことになる。

柔軟性の運動は筋肉と関節の拘縮を予防し，また安静臥床に伴う筋力と筋重量の低下を部分的に予防する可能性もある(Mahoney, 1998)。さらに関節可動域訓練は，静脈血栓形成の予防に役立つ。運動は骨格筋の収縮を起こし，それにより静脈に圧力が加わり，静脈還流を促し，さらに静脈のうっ血を低下させる。

レジスタンス運動と筋力トレーニング　筋力トレーニングは外からの力に抵抗しながら筋が収縮する積極的な運動である。筋力トレーニングは筋力と筋線維を維持または改善し，また機能の遂行能力を向上させる(Pyka et al., 1994)。レジスタンス運動は加齢に伴う筋力と筋重量の低下を予防する可能性がある(Buckwalter & DiNubile, 1997)。十分な強度のトレーニングにより若者の筋力が上昇すると同程度に，高齢者においても筋力が増強する可能性があることはいくつか報告されている(Evans, 1995)。

レジスタンス運動は，等尺的，等速的かつ等張的に行われる。等尺性運動(アイソメトリック運動)は，筋は収縮するが短縮しない静的運動である。筋緊張度は筋収縮に伴って高くなる。しかし，筋長は変化しないので，関節の動きは起こらない。四頭筋や腹筋の収縮は等尺性運動の例である。等尺性運動は，股関節や膝関節の術後，またはギブスにより不動化されている筋群のために指示されることが多い。筋収縮は，6〜10秒間維持されなければならない。5回の反復を10セット行うことが一般に推奨されている。WelshとRutherford(1996)により，等尺性収縮を用いた筋力トレーニングは筋力を維持するかまたは控えめながら増強することが示された。等尺性運動はまた，極端な骨喪失を予防するとも考えられている(Holm & Hedricks, 1989)。

等速性運動(アイソキネティック運動)は，運動機器によってコントロールされる一定速度の筋の動きによる動的運動である。動きに対する抵抗負荷が加えられ，抵抗負荷量は関節可動域における筋張力能力に合わされる(Kisner & Colby, 1996)。広範囲にわたる膝部の手術を受けたクライエントは，患側の下肢の運動をこの機器を用いて行うよう指示される。関節可動域運動は，指示された速度・抵抗負荷量・時間に応じて自動的に行われる。等速性運動機器は，四肢または体幹の筋肉のトレーニングに利用可能である。等速性運動は筋力と持久力を高める有効な方法であることが示されてきた。

等張性運動(アイソトニック運動)では，一定の負荷または可変的な負荷に対し，筋は短縮または伸張される。クライエントが開いた手掌を閉じて握りしめる運動は，安静臥床の間にできる等張性運動の一例である。安静臥床の間にできる一層積極的な等張性運動には，四肢におもりなどの抵抗を負荷して関節可動域運動を行うことや，頭上に設置されたブランコに向けて直接身体を上方へ引き上げるベッド懸垂を行うことが含まれる。歩行可能なクライエントについては，手におもりを持つとか，スイミングプール内の歩行あるいはウェイトマシーンの使用は，筋力を向上させるだけでなく，骨喪失を低減させるであろう。等張性運動は強度にかかわらず，屈曲および伸展の時間を均等に配分してゆっくりと行われなければならない。1日をかけて1〜3回の反復を数セット行うことは，持久力の少ないクライエントにとっては，多数回の反復を少数セットで行うより好ましい(Mahoney, 1998)。持久力が向上するにつれ，強度と持続時間を増加し，頻度を控えめにすることも可能である。

等張性運動が高齢者の筋力を改善することは研究

により示唆されている。高齢者における12週の筋力トレーニングプログラムの効果を調べた研究では，参加者は膝伸展筋力と収縮速度において顕著な改善を示した(Trappe et al., 2000)。1週間に3日，45分間にわたる腰部と膝部の伸筋の漸進的抵抗性トレーニングを行った介護施設入所者は，すべての筋力テストと筋断面積において顕著な改善を示した(Fiatarone et al., 1994)。この運動プログラムはまた，歩行速度や階段昇降力，自発的身体活動レベルを改善した。筋力トレーニングの実質的効果は100歳代の人にさえも認められた。8週間の抵抗負荷運動に参加した86～96歳の身体の弱い10人の介護施設入所者においては，そのプログラムにより，徐々に四頭筋の強度が増加し，また筋重量についても同様に増加した(Fiatarone et al., 1990)。参加者は全員顕著な機能的改善と歩行速度の増加を示し，そのうち2人は歩行時の杖が必要ではなくなった。

持久力および有酸素運動トレーニング　有酸素容量または持久力は，身体が酸素を取り込む能力，酸素を筋細胞に運搬する能力，および運動の間に細胞代謝のために酸素を効率よく使う能力によって決定される。有酸素運動はこれら一連の過程を有効に行う身体能力を維持または増強する。ウォーキング，ダンス，トレッドミル，自転車，ランニング，水泳，ハイキング，クロスカントリースキー，縄跳びはすべて有酸素運動の類型である。

安静臥床のクライエントについては，パンチの真似や仰向けサイクリングのような有酸素運動が有益であろう。座位では，腕の旋回または鋏様交差，脚の蹴り上げおよび椅子の前に45 cm離して置いた低い段やクッションの上に交互に足をのせるといった軽度の運動を行うことができる(Eliopoulos, 1997；Mahoney, 1998)。

クライエントは実行可能な限り，いつでも歩くことを奨励されなければならない。ウォーキングといった体重負荷行動は下肢における骨喪失を予防する。最近の研究では有酸素運動もまた，閉経後の女性において腰椎の骨ミネラル密度を維持することが示唆された(Kelly, 1998)。さらに，ウォーキングは関節の柔軟性を高め，静脈血栓の形成を低減させ，窒素およびたんぱく質の負のバランスを逆転させる可能性がある。

1週間に3～5日，30分以上の中程度の強度の有酸素運動によって，換気量の増加，循環器系の機能と血圧の改善，体脂肪・体重・血清トリグリセリドの低下とインスリン耐性の改善などの健康上の利点が得られる(NIH Consensus Panel, 1995)。Beerら(1999)は高齢者において，1週間に3回，30分の自転車運動が最大酸素消費量を高め，下肢の血流量を増やすことを見出した。有酸素運動を30分以上行えない場合は，有酸素活動を1日数回，10分間ずつ行えばある程度の健康上の利点が得られるであろう(Surgeon General, 1996)。プログラム化された運動に興味がない人にとっては，ガーデニング，ウォーキング，階段昇降などが有酸素活動を提供する。週3回，1日20分，きびきびと歩くことが，心血管機能の調節によい効果を及ぼす。

バランストレーニング　バランスとは，多様な状況下で，直立姿勢を制御する機能である。通常のバランスは，体軸を垂直に背筋を伸ばして座ったり，歩行したりする能力の主要な決定要素の1つであり，したがって身体活動に必須のものである。太極拳の型における動的バランス運動は1人で行うことのできる運動であり，転倒の危険性を有意に減少させることを明らかに示す唯一のものである(Wolf et al., 1996)。バランストレーニングは他と異なり，関節可動域や筋力または持久力を増大させることはない(Province et al., 1995)。しかし，他の運動と組み合わせることによって，安定性の向上と転倒の減少に有効であると思われる(Carlson et al., 1999)。

【運動の指示】

柔軟性，筋力，持久力，およびバランスは，身体可動性を変化させる原因やその結果を予防したり改善するのに重要である。そして，最も効果的なのは運動プログラムが2つ以上組み合わされた場合である。2つ以上が組み合わされた運動の実施には多くの人が難色を示すかもしれないが，最大限の効果を得るためには，できる限り多くの型の運動をするよう勧めることが不可欠である。

外傷の危険性が低くかつ有効な運動プログラムの作成には，学際的な連携が重要である。運動プログラムは，合併症の状態，本人や家族の既往，その他の機能的な制限の存在および動機づけにより，除外

したり修正する必要がある。看護師，医師，理学療法士，作業療法士はクライエントの必要性に合わせた運動プログラムを作ることができる。また，新規活動の開始時には，指示された運動に対するクライエントの耐性をチェックすることができる。これらのチェックには，活動耐性に関する主観的データと共に，活動の開始時と終了時ならびに活動終了3分後の血圧および脈拍測定が含まれる。心臓疾患や呼吸器系疾患，糖尿病を持つ人の場合は，より厳重な管理が必要となる。

　クライエントや家族，介護者には，身体可動性の変化を予防または最小限にするための身体活動の重要性を伝えるべきである。新規の身体活動を開始する前にはクライエントの健康診断を行い，運動の強度と頻度を徐々に高める医学的に適切なプログラムを計画すると共に，成果を得るまでには時間がかかることをクライエントに伝える。クライエントが急速かつ劇的な改善を望んでいると，落胆して運動プログラムを中止することがある。クライエントにはまた，心臓の異常兆候(胸部圧迫感，めまい，浮遊感，呼吸困難，心悸亢進，悪心，発汗)が出現したらすぐに活動を停止し，助けを求めるよう伝える。家族と介護者は，クライエントに関節可動域訓練の実施や椅子に座ること，できる限り歩行することを勧めるのに重要な役割を果たすことができる。彼らはまたクライエントに，指示された通りの手順で運動を実施するよう奨励または援助することができる。

十分な栄養

　十分な栄養は身体構造と機能を維持するために不可欠である。推奨される日常の食事の摂取には，肉・豆・卵・ナッツ群から2～3品目，牛乳・チーズ群から2～3品目，野菜群から3～5品目，果実群から2～4品目，パン・シリアル・米・パスタ群から6～11品目，油脂類および糖類の少量の使用が含まれる(U. S. Department of Agriculture, 1995)。この日常の食事は，活動と動作に十分なカロリー，たんぱく質，ビタミン，ミネラルを提供する。

　身体可動性の変化により，基礎代謝率が低下すると，カロリー必要量は減少することがある。しかしながら，身体可動性の変化を持つ人は，負の窒素バランスを改善し，通常の組織修復を維持するために十分なたんぱく質を摂取する必要がある。

　十分な栄養素は運動訓練を効果的にするためになければならない存在である。Meredith, Frontera と Evans (1992)によると，膝の屈筋および伸筋に抵抗性トレーニングを行っている高齢男性を対象に十分な栄養補給をした場合とそうではない場合を比較したところ，栄養補給をした人は筋力と筋断面積について改善を示したことがわかった。栄養面の対応は，栄養不足の発生および熱量たんぱく質と微量栄養素の補給に焦点を当てるべきである。

　十分なカルシウム摂取は骨吸収を予防し骨量を維持する。推奨される1日当たりのカルシウム摂取量は，青年から中年の男性および閉経前の女性で800 mg，ホルモン療法を受けている閉経後の女性で1,000 mg，65歳を超えているすべての女性と男性，またホルモン療法を受けていない閉経後の女性では1,500 mg である(Yen, 1995)。カルシウムの吸収を促進するために，毎日ビタミンDを400～800 IU 摂取することも推奨されている。

　十分な水分補給は食物と同様に重要である。通常，平均的な成人は1日1,500 ml の摂取を必要とするが，代謝が亢進するとそれ以上の量が必要である。十分な水分摂取は脱水を予防し，尿を希釈し，沈殿を制限し，尿の停滞を減少させるのに必要である。また不動状態の人においては，電解質バランスや血液の粘性，肺からの分泌物の粘性を適正に保つためにも必要である。

痛みの管理

　痛みの管理は身体可動性の変化を予防または最小限にし，また痛みから不安，不動状態に至る循環を破るために必要である。アセトアミノフェン，サリチル酸塩，非ステロイド性抗炎症薬(NSAIDs)などの非麻薬性鎮痛薬は軽度から中程度の疼痛を管理するために処方されることがある。モルヒネ，コデイン，フェンタニールなどの麻薬性製剤は，通常一層重度の痛みのために使用される。抗炎症性治療薬は筋骨格系の障害に伴う炎症を低減させるために必要となる。関節痛の軽減にはまた，炎症のある関節へのステロイド注入を必要とするかもしれない。

　痛みの緩和のためには鎮痛薬以外の方法もある。

これには，リラクセーション療法，マッサージ，バイオフィードバック，鍼療法ならびにイメージ法などが含まれる。バイブレーションや温罨法・冷罨法もまた，急性および慢性の痛みを軽減することがある。

最も効果的となる痛みの管理では，薬物療法やそれ以外の療法を行うことも多く，どの療法を組み合わせれば最大の効果を得られるかは個々人により異なる。保健医療職者は最も有効な行為をとるために，経験されている痛みの型と質についてのクライエント自身による表現に積極的に耳を傾けることを学ばなければならない（McCaffery & Pasero, 1999）。痛みに関する注意深いアセスメントは子どもと高齢者にとって特に重要であり，年齢に即した手段を用いるべきである。痛みの管理には，処方薬の副作用のチェックも含まれる。

感覚器障害のための補助法

専門職者は感覚器障害を持つ人に利用可能なサービスや補助技術について精通していなければならない。視力障害がある場合には，照明の改善，特に床照明が転倒の機会やその他の在宅事故を減少させるのに役立つ。階段や段差は，高さや位置の変化を明示するために縁を明るい対照色で色づけるかまたは拡大文字表示をつけると周囲環境に対する警告となり，身体可動性を高めることができる。さらに，物はあちこちに移動させるのではなく，決められた場所に置くべきである。置く場所を変えるとそれが新たな支障になるからである。

触知または聴覚への対応は一般的に有用である。例えば，出入り口，会社の場所，エレベーターの階などを示す浮き出し文字や点字を用いた触知板がある。本のテープ録音や拡大印刷物は容易に入手可能であり，コンピュータは音声入力と出力を有しており，また点字プリンターは視覚障害のある人に役立つ。聴覚情報は，警告音を鳴らすベルや，信号が変わったことを知らせるためのスピーカーなどの音声システムによって提供することができる。

聴力障害を補うための有効な方法としては，視覚的合図（明かりの点滅，手や表情や身ぶり）または触知的合図（注意を引くために人に接触すること，テーブルや床をたたくなどの振動性接触）などがあり，これらを通して聴覚障害を持つ人に注意を喚起することができる。一般的な手段としては，聴覚障害のある人には向き合って話すことで，話者の顔や身ぶりに注目できるようになる。発話は自然であるがゆっくりと，明確に発音するが誇張せず，簡単な言葉と短い文章を用いて行われなければならない。聴覚障害者用電気通信装置（TDD；telecommunication devices for the deaf）により，聴覚障害または発話障害を持つ人が簡単に電話で意思疎通をはかることができる。

心理社会的働きかけ

保健医療職者は，クライエントが身体可動性を維持し，身体可動性のさらなる損失を予防する責任を負うことができるように支援する必要がある。クライエントには，身体可動性の変化を予防したり最小限にとどめたりするために必要な働きかけを行い，安静臥床の原因と結果について教育すべきである。知識やコントロールできているという認識がクライエントにとってセルフエフィカシィ（自己効力）の感情を高め，気分や抑うつを改善する。心からクライエントの話に耳を傾ける態度は，保健医療職者がクライエントの抑うつや無力の感情を認識しているということを伝える。クライエントにとって調整が困難な作業であることを認めることも積極的な支援の1つである。自己概念の変化，喪失や悲嘆を乗り越えるのを助けるためには，カウンセリングや心理療法を提供する必要があるかもしれない。

以前の役割を果たすことはもはや不可能であり，著しく変えざるを得ないかもしれない。雇用，職業，家庭での責任や日々の日課を変えることが必要なこともある。また，社会に出ることを支える必要があるかもしれない。社会復帰サービスへの委託は，新たな生活様式の確立のための支援をクライエントと介護者に提供できる可能性がある。

介護を必要とするクライエントのネットワーク全体が支援されなければならない。クライエントの限界や能力および何を目標とするかについて現実的に理解することによって，支援する人々が緊密に協働できるようになる。保健医療職者は家族状況や重要他者の感情状態を適切にアセスメントすることによって，1つのまとまりとしてそれらの人々のニーズ

に応えることができる。介護者は介護から離れる時間をもつため，レスパイト（休息）タイムが必要であるかもしれない。経済的な状態が逼迫している場合はさらなる不安を喚起するので，適当な機関へ援助を委託することが必要なこともある。信仰している宗教もまた，見逃してはならない。牧師や司祭，ラビと呼ばれるユダヤ教指導者または宗教団体からの支援が身体可動性に変化を受けたクライエントの心理的社会的適応を促進する場合がある。

設備管理

身体可動性を最大にするために補助器具と設備が必要な場合がある。ベッドに取り付けたリフトを使って，自分で体位を変え，懸垂ができるようになる人もいる。身体可動性の補助具には，歩行器，車いす，杖，リフト昇降機，装具が含まれる。これらは適切な大きさであること，手入れが行き届いた安全な機器であることに注意するべきである。保清用具には浴槽ベンチやシャワーチェアーが含まれる。位置を高くした便座は，立位をとろうとする時に覚える困難を減らし，腰部や膝部の負担を軽くする（Alexander, Koester & Grunawalt, 1996）。家庭用備品および家を改造して設置する機器には，特殊テーブル，手すり，エレベーター，階段リフトやスロープが含まれる。クライエントには身体可動性を助けるための物品について正しい使用方法を伝える必要がある。

文化的考慮

文化と民族性は身体可動性の変化における多くの側面に重要な影響を及ぼす。身体可動性に変化を及ぼすことにつながる慢性疾患の罹患状態は，文化や民族により異なる。例えば，米国のアフリカ系アメリカ人は，コーカサス系アメリカ人やスペイン系アメリカ人よりも高血圧と脳血管障害の発症が多い。糖尿病はスペイン系アメリカ人とアメリカ先住民に多い。さらに，疼痛への対応は，文化によって異なることがしばしばである。

平均余命も文化によって異なり，発展途上国において最も低い。米国では，コーカサス系アメリカ人の平均余命はアフリカ系アメリカ人やスペイン系アメリカ人およびアメリカ先住民の平均余命より長く（Murphy, 2000），集団によっては身体可動性の変化を抱えつつ長生きすることになる。

文化間の生物学的変異は，身体可動性の変化の影響の多少に関わることもある。例えば，骨密度はアフリカ系アメリカ人が最も高く，特定の筋の筋重量に関しても同様である。高齢のコーカサス系アメリカ人女性の長く薄い骨は，骨粗鬆症および不動化に伴う骨喪失の危険性をより高くしている。

身体可動性の変化に対する対応は文化によって異なる。例えば，女性が特定の身体活動に関わることが不適切だと考えられる文化もある。ウォーキングやジョギングなどの指示された運動が安全でない地域もある。その一方で，文化的活動に参加することで身体活動性が高められる人々もある。

健康についての信念や健康に関わる行動や，身体可動性の変化をもたらす病気に与える文化の影響の例などは，多数の文献の中で言及されているにもかかわらず，文化が不動化の認識や管理にどのように影響を及ぼし得るかについての具体的情報はいまだ報告されていない。そのため，本領域における研究が必要であることが示唆されている。

環境における障害物を取り除く

保健医療職者は身体可動性に影響を及ぼす障害物に気づく必要がある。クライエントは動きを妨げないような衣類の着用を奨励されるべきである。履物は踵が低く，靴底がすべらず，足にフィットするものでなければならない。敷物はしっかり固定するようにし，濡れていたり，ワックスで磨かれて滑りやすくなっているなどの床の危険を取り除くこともまた重要である。歩行を奨励すると共に，転倒を予防するため，通路には障害物などを置かないようにする。治療に伴う静脈針留置や膀胱内留置カテーテル，酸素供給装置による身体可動性の制限は，静脈内ロックやレッグバッグ，携帯用酸素供給装置などの便利な代替物を使用することによって改善することができる。

不動化の影響や身体可動性に対する身の周りの障害物を取り除く重要性については，個人，集団，連邦政府，州，ならびに地方機関を対象にした教育が重要である。1990年に採択された米国障害者法

（ADA；Americans with Disabilities Act）によって，障害を持つ人々の雇用機会均等，常勤での勤務，生活の自立，および経済的な自己充足を確実にする法的手段が提供された。連邦法ならびに州法は，公営事業や職業訓練施設ならびに民営事業に対しても障害を持つ人のアクセスの保証と雇用差別の禁止を命じている。

保健医療職者は，複数の機関に対し利便性を高めることを奨励し，またクライエントとその関係者に創意工夫に満ちた代替物を提案することによって擁護者の役割を果たすことができる。JonesとSanford (1996)は，高齢の人々の身体可動性の制限について，既存のさまざまな対応の利便性を吟味する必要があることを指摘している。彼らは，高齢社会における住居に関して，スロープの勾配を下げる必要があることや，信号合図・警告システム・扉や窓などのハードウェアを設計する必要があることを示した。利便性の改善に関連して，個人的な援助者の依頼や援助技術に関する一層詳しい説明の実現などが必要とされるかもしれない。現在，車いす利用者と介護者の双方の希望を取り入れた浴室を設置したバリアフリーの家屋の設計などもされている（Blaney, 2000）。

表6-2　身体可動性の変化に対するインタベンションのアウトカム

循環器系
1. 心筋調節の維持または改善
    ・最大仕事量
    ・十分な心筋重量
2. 血液循環の維持または改善
    ・十分な静脈循環
    ・静脈血栓がみられない
3. 循環器系反射の維持または改善
    ・良好なバイタルサイン
    ・起立性低血圧がみられない

呼吸器系
1. 肺活量の維持または改善
2. 酸素と二酸化炭素のガス交換
3. 分泌物の除去
4. 呼吸器感染症がみられない

筋骨格系
1. 筋力の維持または改善
2. 筋重量の維持または改善
3. 持久力の維持
4. 関節柔軟性の維持または改善
    ・最大関節可動域
    ・拘縮がみられない
5. バランスの維持または改善
6. 骨重量と骨密度の維持または改善
7. 機能的能力の維持または改善

皮膚
1. 皮膚統合性の保持

代謝
1. 糖耐能の維持
2. 血清カルシウム値の維持
3. 負の窒素バランスの改善
4. 体重の維持または改善

消化器系
1. 栄養状態の維持または改善
2. 蠕動運動の維持または改善

泌尿器系
1. 通常の排泄パターンの維持
2. 腎結石がみられない
3. 尿路感染症がみられない

心理社会面（ウェルビーイング）
1. 気分の改善
2. 睡眠の維持または改善
3. 自己概念の維持または改善
4. 社会活動
5. 役割統合

その他
1. 痛みの緩和
2. 実行可能な運動訓練計画への参加
3. 補助設備の使用
4. 補助機器の適切な使用
5. バリアフリー環境
6. 自立性の向上

アウトカム

身体可動性の変化に対するインタベンションの効果は，クライエントの以下のようなアウトカムに基づいて確認することができる。

- 循環器系の調節力
- 筋力および持久力
- 骨格の強度およびアライメント（身体配列）
- 呼吸機能
- 消化機能
- 代謝機能
- 泌尿器機能
- 補助機器の適切な使用
- 自立性の向上
- ウェルビーイング

詳細なアウトカムのリストは表 6-2 に示すとおりである。

消耗性疲労

イントロダクション

消耗性疲労（fatigue）とは，慢性疾患の人または慢性の状態にある人に一般的にみられる非特異的症状である（McPhee & Schroeder, 1999）。これらの疾患の多くは常にある程度の疲労が伴い，疾患の活動性が高まるにつれて悪化することもしばしばである。疲労はクライエントの生活全般に影響を及ぼし，家族としての役割や社会における役割を果たすための能力はもとより，セルフケアに関連する日常生活活動を実行する個人の能力を阻害することがある。

易疲労感を持つ人をケアする時の目標は，疲労を軽減する方法を見つけること，あるいは疲労の影響を管理するためにクライエントを援助することである。慢性疾患を持つ人のケアには，日々病気を管理する責任を負うクライエント自身の積極的な参加も含まれる。

消耗性疲労の意義

消耗性疲労に関する初期の研究は産業界（Grandjean, 1968, 1969, 1970；Kashiwagi, 1971）および航空宇宙学研究者（Burton, 1980；Schreuder, 1966）によって行われた。両研究は労働者の疲労と生産性ならびに安全性との関係に焦点をあてて行われた。看護師によって行われた疲労に関する初期の研究には，がんを持つクライエントの研究（McCorkle & Young, 1978；Haylock & Hart, 1979）と，多発性硬化症を持つクライエントの研究（Freel & Hart, 1977；Hart, 1978）が含まれていた。

消耗性疲労は一般的に痛み，発熱，感染，下痢，安静臥床，極度のストレス，睡眠障害，不安や抑うつを伴う病気にみられる。消耗性疲労を誘発する一般的な病状は，甲状腺機能低下症，慢性腎不全，悪性腫瘍，うっ血性心不全，貧血，栄養障害，慢性閉塞性肺疾患（McPhee & Schroeder, 1999），AIDS（Barroso, 2001），多発性硬化症（Stuifbergen, Seraphine & Roberts, 2001）である。Chen（1986）は25〜74歳までの多数の成人を対象（n＝2,362）にしたデータを用いて消耗性疲労を分析した。男性の消耗性疲労は，関節炎，喘息，肺気腫，貧血という4つの慢性の状態と関連し，また女性の消耗性疲労には，関節炎や貧血との関連がみられた。男性女性とも，身体を動かすことができない状態にある者は活動的な状態にある者より，消耗性疲労の危険性が倍以上であることを示した。身体活動が低減すると消耗性疲労が発生し，また逆に消耗性疲労は身体活動を低減させる。

消耗性疲労の定義

消耗性疲労に寄与する要因は多数あり，それが生

じるパターンや持続時間および経過は個々の障害によって異なる（Piper, 1997）。疲労は多数の要因が関連しているので，定義することは困難であるが，多くの異なる視点から説明されてきた（Aaronson et al., 1999）。細胞レベルにおいては，筋の疲労と休憩後の回復に関して研究が行われた（MacLaren et al., 1989）。神経学的視点からは，疲労は中枢性（中枢神経系の機能不全）あるいは末梢性（神経伝達機構の障害）として説明されてきた。心理学的視点では，疲労とは退屈の産物あるいは動機の減退として説明されている（Lee, Hicks & Nino-Murcia, 1991）。それにもかかわらず，多くの慢性疾患において疲労がなぜ引き起こされるのかというメカニズムは解明されておらず，このことが消耗性疲労（fatigue）の定義を困難にしている。疲労は主観的にも客観的にも表現され得るが，病態生理学的な関与についてはほとんどわかっていない。

　長く，忙しい1日の後には誰もが疲労を経験する。Carpenito（2000）はこの型の疲労を「倦怠疲労（tiredness）」と表現し，「一過性の一時的な」状態であるとし，休息によって回復できるとしている。Piper（1989）はこのような通常の「急性の疲労」と慢性の疲労を区別している。彼女は慢性の疲労を，未知の目的ないし機能を持ち，病気を持つ患者に何よりもまず影響を与え，多数の習慣性原因または未知の原因と関連し，活動や労作の程度としばしば関係のないものとして説明している。Piperの疲労の統合モデルでは疲労の6つの特性を示している。

1. 一時的であること
2. 感覚的であること
3. 認知的/精神的であること
4. 感情的/情緒的であること
5. 行動に関するものであること
6. 生理学的であること

このモデルでは疲労の発生に寄与する13の危険因子が示されている（表6-3）。

　消耗性疲労の身体的および精神的側面を統合するために，Carpenito（2000）は消耗性疲労を「患者が，抗しがたい，力尽きたという感覚の持続と，休息によっても回復しない身体的および精神的な作業に対する能力の低下をきたしていると自ら認識している

表6-3　疲労に寄与する危険因子

- 生活行事
- 社会的要因
- 環境的要因
- 制御/伝達パターンにおける変化
- 酸素化のパターン
- 心理的要因
- 症状
- 先天的要因
- 代謝物の蓄積
- エネルギーおよびエネルギー基質パターンにおける変化
- 活動/休息パターン
- 睡眠/覚醒パターン
- 治療的要因

出典：Piper et al., 1989 からのデータ。

状態」（p.371）と定義した。消耗性疲労には多数の要因が寄与しているが，クライエントと保健医療職者の両者にとっての関心事は，身体全体に広がった倦怠疲労の症状またはエネルギーの欠如として疲労が感じられているというそのことである。

消耗性疲労に関する問題と課題

　消耗性疲労は消耗性のあらゆる症状であり，以下のように通常の生活を乱すものである。

- **身体機能に影響を及ぼす**：消耗性疲労は更衣や入浴，食事などの日常生活動作の実施を妨げかねない。クライエントは他者からの援助を必要とするかまたはこれらの動作を規則的に行うことができなくなることがある。消耗性疲労が食事の用意または摂取を妨げるなら，栄養不足と体重減少が発生し，さらに疲労を増大させることになる。多様な身体活動を行う積極的な生活様式からの撤退により，便秘や筋力低下および全般的な持久力低下などの不動化に伴う問題が，早期に出現する可能性がある。
- <u>役割/関係を変化させる</u>：消耗性疲労はクライエントに深遠な心理的影響を及ぼす。個人の自尊

心，気分，意欲および他者との関係はしばしば悪影響を及ぼされる。消耗性疲労は料理する人，親，家事・家政をする人，友人，妻，または大黒柱などの役割を果たす能力を阻害し，クライエントはこれらの役割のいくつかまたはすべてから身を引いてしまうことがある(Dzurec, 2000)。

■ 社会的孤立の原因となる：消耗性疲労したクライエントにとっては，効果的に意思疎通をはかり集団活動に参加することが多大なエネルギーを要するとして負担に感じられ，他者との接触を避けることがある。このような典型的な反応は，おそらく最も協力的であるだろう人からもクライエントを遠ざける可能性がある。社会的な行事への参加はするよう働きかけても，クライエントが断わり続けているようであれば，その機会は徐々に減少し，皆無になることもある。そのような場合，人は喪失感を抱いて孤立し，悲嘆の過程をとり始める。悲嘆は，否認・痛み・抑うつ・食欲減退・睡眠障害・罪悪感などを伴う。

■ 性的機能へ影響を及ぼす：消耗性疲労はまた，クライエントの生活の極めて個人的な側面にも影響を及ぼす可能性がある。関節リウマチを持つ130名を対象にした性的満足に関する調査の結果によれば，関節リウマチを持つ群はコントロール群に比較して，疲労や関節痛，関節硬化によって性的機能に支障をきたすことが多かった(Blake et al., 1987)。

消耗性疲労の測定

消耗性疲労の測定は，特に臨床医や研究者にとって重要である。というのは，彼らはインタベンションがクライエントの疲労の軽減に有効であったかどうかを判断する立場にいるからである。疲労を測定するための用具は多数開発されている。研究者は疲労のいずれの側面の測定に関心を抱いているのかを判断しなければならない。疲労の側面としては，例えば，疲労の程度，疲労が引き起こす苦痛，疲労が妨げる活動，などが挙げられる。これについて質問することは，保健医療職者がどの測定用具を使うのが適当かを決定するのに役立つ。測定用具には症状苦痛スケール(Symptom Distress Scale)(McCorkle & Young, 1978)，疲労スケールと観察チェックリスト(Fatigue Scale and Observation)(Rhoten, 1982)，疲労自己報告スケール(Fatigue Self-Report Scale)(Piper et al., 1989)，疲労に関するビジュアルアナログスケール(Visual Analog Scale for Fatigue)(Lee, Hicks & Nino-Murcia, 1991)，疲労の多次元アセスメント(Multidimensional Assessment of Fatigue)(Tack, 1991)が含まれる。これらの測定方法の各々について詳細に言及することは本章の範囲を超えているが，Aaronsonら(1999)が各々の利点と欠点について詳細に述べている。

慢性疾患における消耗性疲労

関節リウマチとがんという2つの慢性疾患を挙げ，疲労による影響や予兆，関係要因の特徴を示す。

【関節リウマチ】

Tack(1990)によれば，関節リウマチ(RA；rheumatoid arthritis)を持つ人は，疾患を抱えることによって最も問題となる3つの側面の1つとして疲労を挙げていることがわかった。クライエントは疲労を全体的な倦怠感および無気力感であると表現し，それらは睡眠のニーズにつながっていた。消耗性疲労の兆候が発現したのは，関節痛，睡眠障害，環境上の障害物への対処，感情的ストレス，ある種の家事労働，および長時間労働がある状況であった。消耗性疲労の影響には，いらいら，欲求不満，無力感，疼痛および絶望感の増大が含まれた。

他の研究において，関節リウマチを持つ133名のうちの40%が消耗性疲労を毎日感じていることが示された。この報告によれば，痛み，睡眠の質，身体活動レベル，合併症，機能的状態，および罹病期間が疲労のレベルに影響を及ぼすとされている(Tack, 1991)。

Crosby(1991)は関節リウマチを持つクライエントの消耗性疲労に関連する要因を研究し，消耗性疲労には疾患の活動性，睡眠障害，および疲労の増大に伴う肉体的努力の増加が関連していることを見出した。最近の研究においては，Huyserら(1998)が，重度の痛みと抑うつ症状，さらに性別が女性であることが高い確率で疲労を生じさせる要因であり得ると指摘した。加えて，関節リウマチの罹患期間が長

いほど，そして社会的支援の適切性の認知が少ないほど，一層激しい消耗性疲労と結びついていた。

Neuberger ら（1997）は，運動プログラムに参加した関節リウマチを持つ25名を対象に調査を行った。調査目的は，疲労に関連する要因を調べることと，12週間の軽度の運動クラスが疲労体験に及ぼす影響を調べることであった。データを分析した結果，消耗性疲労は抑うつ，睡眠障害，怒り，緊張との間に有意な正の相関を示した。運動クラスにより多く参加している対象者では，疾患の活動性に変化がなくても疲労が有意に減少した。概して全対象者において，有酸素運動能力が高まり，左右の握力が増え，痛みは軽減し，50フィートの歩行にかかる時間が短縮した。現在は220名を対象に，2つの実験群と1つのコントロール群によるさらに大規模な研究が進行中である。

【がん】

Irvine ら（1991）は，がんを持つ人における消耗性疲労体験に関する24の研究論文を検討し，化学療法や放射線療法を受けているがんを持つ人において，広く認められる問題であることを見出した。彼らの検討により，消耗性疲労は化学療法を受けている人の80〜96%に発生することがわかった。消耗性疲労は，痛みや消極的な気分，インターフェロン療法を累積的に行うことと正の相関関係にあった。放射線療法を受けているクライエントでは，治療が進むにつれて消耗性疲労が増大し，治療後徐々に減少した。クライエントのわずか数パーセントではあるが，治療終了後3か月まで疲労が続く場合もあった。また，放射線療法を受けているクライエントでは，疲労は体重減少，消極的な気分，疼痛，治療期間と関係があった（Irvine et al., 1991）。

その後 Irvine ら（1994）により行われた研究では，放射線療法や化学療法を受けているクライエントの消耗性疲労が測定され，健康なコントロール群との比較検討が行われた。がんを持つ人では，5〜6週間の放射線療法の間や，化学療法後の14日間で疲労は有意に増加した。また体重の減少に伴って疲労の増大がみられた。苦悩，気分障害（不安，錯乱，抑うつ，怒り）および通常の機能的活動における変化といったものはすべて，消耗性疲労との間で有意な正の相関を示した。

消耗性疲労とその他の症状

消耗性疲労はクロニックイルネスに伴う他の症状と無関係に起こるものではなく，それらの症状もまた消耗性疲労に影響を及ぼす。体重減少をもたらす食欲不振や悪液質などの症状は，日常活動のために利用できるエネルギーに影響を及ぼす。クライエントの疲労体験に関係するあらゆる要因を評価するためには全体論的な取り組みが必要である。例えば関節リウマチを持つクライエントに関する研究では，抑うつは疲労レベルと正の相関にあり，疲労レベルの増大を予想することができると指摘している（Belza, 1993；Huyser et al., 1998；Neuberger, et al., 1997）。抑うつ症の人には活動や社会的相互作用のためのエネルギーと動機が欠如していることが一般によく知られている。疲労していることや多数の活動が計画されている1日のためのエネルギーに欠けることは抑うつへとつながる。一方，抑うつもまた疲労へとつながる。

疼痛に対応するためには身体的かつ精神的エネルギーを要する。関節リウマチを持つクライエントにおいて，痛みと消耗性疲労に正の相関関係があることが示されている（Belza, 1993；Huyser et al., 1998；Neuberger, 1997）。関節炎などの多くの慢性の状態に関しては，痛みの愁訴が病気の活動性を示す関節の腫脹や赤血球沈降速度等の観察可能な兆候と，いつも合致するわけではない（Dworkin, Van Korff & LeResche, 1992）。心理社会的な要因が痛みの体験に及ぼす影響は，関節リウマチを持つ人における痛みの研究によって明らかにされている（Bradley, 1989；Cavalieri, Salaffi & Ferraccioli, 1991）。

文化的影響

クライエントの文化的背景は個人の疲労の知覚や治療を積極的に求めることに影響を及ぼす。疲労を一般的な症状として有する慢性疾患の種類は人種や文化によって異なる。例えば，ラテン系の高齢者における主要な健康上の懸念は，糖尿病や冠動脈疾患，脳血管疾患，がんであるが，それらはすべて疲労を伴うことの多いものである（Brangman, 1997）。

事例　疲労

　Jさんは1年前に関節リウマチ（RA）と診断された45歳の白人女性である。彼女には2人の子どもがあり，学業やスポーツ，教会活動に積極的な中学生である。

　彼女には診断される前から，両手近位指節間関節の複数と右肩関節に痛みと腫脹があった。血液検査の結果は赤血球沈降速度の上昇とリウマチ因子の存在を示した。彼女は秘書の仕事をしているのだが，関節痛に加えて，いつも昼頃には疲れ切ってしまうと語った。彼女にとって最も辛いことは，朝のうちによく起こる関節の硬直ではなかった。1日のうちの非常に早い時刻に疲労を味わうという，普通ではない経験こそが最も辛いことであった。Jさんは自分の仕事を続けることができるのだろうかと不安に思った。血液検査の結果を得た後，リウマチ専門医が彼女に紹介された。リウマチ専門医は，現在，関節リウマチの完全な治療法はないが，症状を緩和するために利用できる有効な新しい薬剤が多数あることを彼女に説明した。彼女に非ステロイド性抗炎症薬と遅効性予防維持薬による治療が開始された。

　治療を開始した6週間後，Jさんは気分がかなりよくなった。リウマチ専門医と共に働く看護師は，疲労の対処についていくつかの提案をした。例えば，毎日外食する代わりに弁当を持っていくことを勧めた。これにより，Jさんは休憩室で足を上げながら昼食をとり，食後は15分ほど昼寝をすることができるようになった。また，彼女の子どもたちをスポーツや教会，その他の学校活動へ連れて行ってくれる他の親たちと一緒に，車の相乗り（カープール）を始めてはどうかと提案した。さらに，特に彼女にとってストレスが多く疲れる仕事（掃除機をかけるなど）は家族と相談して協働で行うことを提案した。Jさんはまた，週末の夕刻から催される社会活動の前には昼寝をすること（ペーシング）も学んだ。これらにより疲労は緩和され，薬物治療を開始し，自分の生活の中で調整を行うようになってからは，以前に比べて疲労への対処がしやすくなった。看護師は次回の診察時に，彼女の筋力と持久性を増強するための運動について話すつもりでいる。

文化が疲労の知覚やその管理にどのような影響を及ぼし得るかについての具体的な情報はいまだ報告されておらず，本領域における研究が必要であることが示唆されている。

インタベンション

消耗性疲労のアセスメント

　保健医療職者はクライエントの疲労の現状を評価し，ついで疲労を軽減するための方法をクライエントと共に計画する必要がある。前述のとおり，疲労を測定するには，定量的な測定用具をいくつか利用することができる。しかしながら，クライエントにインタビューすることにより，多くのデータを収集することが可能である。疲労に関するインタビュー内容として考えられるものは以下のものである（Dzurec, 2000）。

- 消耗性疲労についてあなた自身の言葉で表現してください。
- 消耗性疲労に悩まされてどのくらいになりますか？
- 消耗性疲労は，家族や重要他者などとの関係に影響を及ぼしましたか？
- あなたの消耗性疲労は1日のうちの何時頃に生じますか？
- どんな活動によってあなたの消耗性疲労は増しますか？
- あなたの消耗性疲労をやわらげるものは何かありますか？

　クライエントに日常活動と疲労の生じた時刻について1週間記録するよう勧める。これらのデータは保健医療職者とクライエントが適切な対応を計画する際の助けとなる。忙しい臨床状況でのフォローアップでは，クライエントに自分の疲労レベルを0から10の段階で評価するよう求めるとよい。これら

に基づくアセスメントは，インタベンションが疲労を軽減するのに役立つか否かを評価する時に手助けとなるであろう。

支援グループ

支援が十分になされないと，クライエントが必要なケアを求めようとしない可能性がある。社会的支援が健康行動や心身の健康状態の調整を促進することは研究により明らかにされている（Hubbard, Muhlenkamp & Brown, 1984；Langlie, 1977）。多くの研究により結果に影響を及ぼすのは，実際に受ける支援というより，利用可能であるとクライエントが認識している（perceive）支援であることが示されている（Cohen & Wills, 1985；Kessler & McLeod, 1984；Wethington & Kessler, 1986）。

保健医療職者はクライエントの社会的支援（ソーシャルサポート）に対する理解を評価する必要がある。クライエントは地域社会の多様な場所で利用可能な支援グループを創設したり，発展させるのを手伝うよう奨励されることも望ましい。支援グループは，クライエントが同様の健康上の問題を抱える他者と共に問題やその解決法を話し合う場となる。現代のIT技術により，クライエントがインターネット上で他者と相互作用を持つことができるような支援グループ機構も可能である。 Computers in Nursing 誌に掲載された"Cyber Solace"と題した論文は，がんを持つ人のためのインターネット上の支援グループについて報告している（Klemm et al., 1999）。

消耗性疲労の管理

消耗性疲労を抱えるクライエントのための看護介入は，ペーシング，優先事項の設定，エネルギー保存についての原則を伝えることが基本となる。ペーシング（pacing）（Carpenito, 2000）とは，短い休息を配分しながらその日の活動を計画することで，過剰な活動により生み出される疲労の蓄積を防ぐことを意味する。ペーシングの例としては，仕事から帰宅してから家族のために夕食を準備する場合に，その前に20〜30分ほど横になることが挙げられる。

優先事項の設定（priority setting）（Carpenito, 2000）とは，毎日成し遂げなければならない仕事を優先し，それらを調整することにより，達成できるようにすることである。最初の頃は，しなければならない仕事の数をクライエントは過剰に見積もるかもしれないが，しだいに現実的になるであろう。エネルギーレベルが最高潮に達している時に優先度の高い仕事を完遂することができる。

エネルギー保存（energy conservation）とは，仕事の実施にあたっての障害物を最少にし，同類の仕事をまとめて実施することができるように家庭と仕事環境を整えることである。例えば，家庭であれ仕事場であれ，頻繁に使うものを作業場所近くに配置することである。作業療法士はこれらの領域に特別な専門知識を持っているので，必要に応じて相談するべきである（Mahowald & Dykstra, 1997）。

ペーシング，優先事項の設定，エネルギー保存に関する原則を用いると，消耗性疲労を効果的に軽減することができるであろうが，しかしさらに，仕事のうちのいくつかを他者に依頼することも必要となるであろう。仕事によっては消耗性疲労だけでなく痛みや嘔気といった症状を悪化させることがある。家族内の役割を時折修正するとバランスを維持することができる。特定の仕事がクライエントにとって厄介である場合，家族の別の人に割り当てる必要がある。例えば，手首や指の小関節に関節炎を持つ人にとっては，掃除機をかけることは多大な努力を要する仕事なので，クライエントが独居の場合は，掃除サービスを利用したり，隣人や友人との間で掃除機をかける仕事と他の仕事を交換することが望ましい。

配偶者または重要他者としての役割を維持することは，性関係を含めクライエントとパートナーの両者にとって重要である。性行為の時や場所，および体位についてパートナーと率直に意見を交わすことにより，カップルが一緒に生活するための重要な側面を保護することができる。

特定のクライエント集団における消耗性疲労に関する調査結果は，看護師が消耗性疲労を軽減したり管理するのに有効な要因を評価する手助けとなる。例えば，看護師や保健医療職者はがんを持つクライエントに，どんな時に消耗性疲労が起こりそうかを予測することや，その影響を軽減するにはどのような手段を取ればよいかを伝えることができる。クラ

イエントには痛みが消耗性疲労を増大させることや，痛みを適切に管理することの重要性を説明し，痛みのコントロールができない場合は，助けを求めて強く訴えることが重要だと念押しする。また，治療日には休憩をとるようにするが，治療日でない日には，筋力と持久力を維持するためにウォーキングなどの軽微な運動を続けるように提案してもよい。気分を高揚させるもの，例えば音楽，読書，美術館の訪問などをクライエントと共に検討し，気分を高め，積極的でいることに役立つ活動を計画するように勧める。また，嘔気を伴うような問題は報告し，疲労を増大させる体重減少を避けるために，健康によい，栄養のある食事をとることを思い出すように援助する。少量の軽食を頻回にとるほうが，多量の食事を3回でとるより適切な場合もある。

薬物治療やその他の治療が消耗性疲労を減少させるメカニズムをクライエントが理解することは重要である。クライエントは疲労などの諸症状が改善すると服薬を減らすことがある。時には，費用を節約するためや，規則的な服薬を嫌がって服用を減らすクライエントもいる。したがって，どのように治療法が疲労を減少させるのに役立つのかをクライエントに伝えることは重要である。

クライエントが痛みやその他の不快な症状からくる不眠や睡眠障害を抱えていれば，これが疲労の原因となることがある。この場合，クライエントが適切に鎮痛薬を服用しているかどうかを確認する必要がある。痛みが軽減されない場合は，新規または追加の治療薬の指示を求める。また，クライエントに音楽や視覚心象，リラックス法やマッサージ，温罨法や冷罨法などの補助的な痛みの緩和方法について説明する(痛みに関する徹底した議論については第4章を参照のこと)。カフェインを避けること，睡眠または仮眠のためにのみベッドを使用し，読書や作業をするためには使用しないこと，および就寝と起床の時刻を確立することなどの睡眠健康法についても説明する。もしこれらの方法が有効でないなら，クライエントは睡眠を促進するために抗うつ薬や非習慣性鎮痛薬を必要とするであろう。

疲労がある場合，クライエントは身体活動を減らし，休憩期間を取り入れることによって，疲労を取り除こうとする。しかしながら，活動しない状態は，疲労レベルを一層高めることになる。そのため

筋力や持久力を高めるための<u>有酸素運動</u>(*aerobic exercises*)を実施するように勧める必要がある(Mahowald & Dykstra, 1997)。治療のための特定の運動が指示される場合(例えば，脳血管障害による発作や多発性硬化症の既往を持つクライエントの場合)は，理学療法士に相談するとよい。

疲労をもたらしているのがどのようなクロニックイルネスであるかにかかわらず，栄養バランスのよい健康的な食事が不可欠である。体重過少や体重過多は疲労の一因となりかねない。それゆえ，適切な栄養摂取が疲労に対して持つ効果を伝えることは重要である。栄養士と相談することが指示されることもある。

アウトカム

消耗性疲労を管理することから期待されるアウトカムは疾患にかかわらず同じである。これらには以下が含まれる。

- クライエントの疲労が減少する，または疲労の出現を遅らせる。
- クライエントと家族は日常活動に優先順位をつけることで疲労を回避または減少させる方法を説明することができる。
- クライエントは熟睡感のある睡眠をとる。
- クライエントは適切な体重を維持する。
- クライエントの筋力と心肺機能が向上する。
- クライエントは抑うつ感を抱くことなく積極的な感情を示す。

要約と結論

活動や動作は毎日の生活の一部である。健康上の問題や心理社会的な要因，加齢は身体可動性に変化を与え，疲労を誘発し得る。身体活動や活動の管理，栄養状態の改善，痛みの緩和は，身体可動性の変化と疲労による生理的心理的影響を最小限にする。合併症は急激に発症し，以前からあった身体状

態の回復を遅らせるので，早期の対応が重要である。

身体可動性の変化や疲労を抱える人は，多くの心理的調整や社会的調整に直面する。心理面では，喪失への対応や，自己イメージの変化に向き合わなければならない。社会面では，役割や生活様式の変化を余儀なくされることがある。保健医療職者は身体可動性の喪失や疲労に伴って必要となる心理社会的調整に敏感でなければならず，また調整を促す必要がある。

課題

1. 医療技術の進歩によって，身体可動性の障害を持つ若者の数はどのように変化したか？
2. 加齢に伴うどのような障害が身体可動性に影響を及ぼすか？ これらの障害のそれぞれについて，医療技術の進歩はどのように身体可動性の変化を持つ人の数を増加させたか？
3. どのような心理的要因が身体可動性に影響を与えるか？
4. 身体可動性の変化によりどのような生理学的システムが影響を受けるか？ これらの影響を説明せよ。
5. 身体可動性の変化は心理的健康にどのような影響を及ぼすか？
6. 身体可動性の変化は個人の社会的環境にどのような影響を及ぼすか？
7. 身体可動性の変化はどのようなパターンで特徴づけられるか？ 慢性疾患を1つ選び，その疾患はどのようなパターンで特徴づけられるか？
8. 安静臥床にある人の身体活動では，どのようなインタベンションを行うことができるか？
9. 身体可動性が高い人の身体活動では，どのようなインタベンションを奨励すべきか？
10. 安静臥床にある人には，どのような運動(柔軟性運動，抵抗性運動，有酸素運動)を行うことができるか？ 身体可動性の変化がより少ない人にはどのような運動(柔軟性運動，抵抗性運動，有酸素運動，バランス運動)を行うことができるか？
11. 運動に参加している人は，その運動について何を知る必要があるか？
12. 感覚障害は身体可動性にどのような影響を及ぼすのか？ どのようなインタベンションがこの影響を低減できるか？
13. 痛みは身体可動性にどのような影響を及ぼすか？ どのようなインタベンションが疼痛管理に役立つのか？
14. 身体可動性にとっての環境上の障害物とは何か？ どのようなインタベンションがこれらの障害物を取り除き，身体可動性を高めることができるか？
15. どのような疾病状態が疲労を誘発するのか？
16. どのような心理社会的要因が疲労に関係しているのか？
17. 急性疲労と慢性疲労を区別して述べよ。
18. 消耗性疲労はどのようにアセスメントすることができるか？
19. 関節リウマチを持つ患者は何によって消耗性疲労がもたらされるのか？ がん患者における消耗性疲労にはどのような因子が関連しているのか？
20. 消耗性疲労を緩和するためにはどのようなインタベンションが可能か？

第Ⅱ部

クライエントと家族にとってのクロニックイルネス

第7章

クオリティ・オブ・ライフ（QOL）

Victoria Schirm
訳：田中克子

イントロダクション

慢性的に身体に障害を持つ状態で生活する米国人の中には，治療や延命だけを重視する医療制度から，クオリティ・オブ・ライフ（QOL；quality of life；生活の質）の向上へと視点を変える人々が増えている。また，QOLの問題に対する比重の増大は，医療の知識と技術の進歩と併行している。治癒率の向上により過去の致命的疾患は慢性的なものに移行し，延命技術によって人々は他の多くのクロニックイルネスと共存しながら生きることが可能になった。つまり，寿命が伸びるにつれて，QOLの問題が本格的に問われるようになってきたのである。

高齢化社会とは，慢性の状態が増え，身体障害と医療サービスの利用が増大する社会である。このような要因は，QOLに対する高齢者の認識に大きな影響を及ぼし，自分たちの健康に関わる事柄については特にそうである。65歳以上の高齢者のうち，自分の健康状態がすぐれない，あるいは普通であると評価したのは27％であるのに対して，一般集団では9.7％となっている（Administration on Aging, 2000）。クロニックイルネスを持つ他の年齢層の人々に関しても同様の傾向がみられる。すなわち，慢性の状態にある人々は自分の健康をすぐれない，あるいは普通であると評価する傾向がある（Chronic Conditions, 1999）。

このような傾向により，クロニックイルネスのケアにおいてQOLを考慮する必要性が高まり，また看護においては重要な概念としてQOLに注意を向けるようになってきた。その理由は，個々人のQOLに関する知識を持つことによって，包括的（holistic）な看護ケアが計画できること，クライエントのために実施する看護介入については，クライエントにとってのウェルビーイングを理解することにより，よりよい計画と評価が可能になること，および治療の目標や，治療に対する反応をクライエントのQOLの成果と関連づけて観察できることなどである。

臨床実践においては，QOLをアセスメントすることにより，クロニックイルネスがクライエントと家族に与える影響を理解することができる。クライエントのQOLを総合的に認識することによって，クロニックイルネスのもたらす苦しみの複雑な相互関係を深く理解することができる。

クロニックイルネスに関する看護の研究においては，病気や障害のあるクライエント特有の問題とニーズを特定したり評価するために，QOLの研究が行われる。このような研究には，クライエントのQOLに対する看護介入の効果を検討することも含まれる。その結果から，臨床実践の情報が得られ，最終的には，クライエントのQOLに影響を与える看護介入についての情報が得られることになる。

また，臨床での意思決定にクライエントが関与することは，QOLの問題を前面に押し出すことになる。クライエントは，インターネットから多くの知識を入手するなどして，治療や後遺症がQOLにどのような影響を及ぼすかに関する情報をさらに一層求めている。クライエントは，治療のプラス面（健康や身体機能の改善，苦痛や症状のコントロール，延命など）が，治療のマイナス面（経済的負担，心配，ライフスタイルの崩壊など）を上回るかどうかを知りたいのである。こういったクライエントのニーズを充足するには，クロニックイルネスとQOLがどのように関係するかということを，保健医療職者が認識する必要がある。

保健医療制度の多くの場面では，クライエントのニーズにどの程度対処できているかを観察するためにQOLの評価が用いられている。QOLを高めるアウトカムは，とりわけ結果が効率よく，なおかつ低コストで達成される場合に高い評価を受けることになる。

看護・医療技術関連の文献データベース（CINAHL）によれば，1983年に初めて「QOL」という用語が見出し語として使用され，それ以来QOLに関する多くの研究や考察が発表されてきた。CINAHLの副題には，QOLに影響を及ぼすと考えられるいくつかの分野が取り上げられている。例えば，経済的要素，教育，倫理的問題，評価，組織，心理社会的要因，基準，動向などである。本章では，クロニックイルネスの影響を受けるQOLについての文献を紹介する。QOLを概説するために，まず定義から取り上げる。QOLの主要な構成要素や領域についても述べる。また，クライエントと家族のQOLを改善するためのケアを看護師が行う際の枠組みと介入（インタベンション）についても述べようと思う。

QOLの定義

QOL（生活の質あるいは人生の質）の定義には，極めて主観的な要素が含まれる。QOLは，個人特有の状況や経験によって形成される。個人にとって，QOLの広く一般的な意味合いは，社会経済的，人口統計的，ライフスタイル，人格特性，地域環境や社会環境，および心身のウェルビーイングなどの要素と深く結びついている（Abeles, Gift & Ory, 1994）。健康に関わるQOL（健康関連QOL）（*health-related quality of life*）に限定すれば，それは健康と身体機能，情緒面のウェルビーイング，健康の知覚および社会的役割機能などと関連して定義される。しかし，一般的なQOLと健康に関わるQOLを簡単に区別することはできない（Haas, 1999）。一般的なQOLに関わる要素は，必ずしも健康関連QOLを判断する要素には含まれないし，また，健康関連QOLについて述べる場合，それは疾患に対して優位に立つことを意味することが多い。看護師は特に，QOLの諸領域の区別と重複を理解する役割を担うが，それはQOLがクロニックイルネスにおける看護研究と看護実践に影響を与えるからである。

一般的QOLであれ健康関連QOLであれ，定義づけには主観的あるいは個人的視点が重要になる。René Dubos（1959）によれば，「人は本来，健康と幸せを願うものである……人が一番望む健康というのは，必ずしも身体的活力やウェルビーイングを実感する状態でもなければ，長寿に恵まれることでもなく，個人が自ら設定した目標の達成に最適な状態のことを言うのである」という表現で，QOLの主観的な性質と多次元性について述べている（p.228）。Haas（1999）は，QOLの多次元性という認識に基づき，QOLを，ウェルビーイングや生活の充足感，あるいは身体の十全な機能とは異なるものとして定義づけ，QOLとは，「人々が生活する文化や価値体系，および人々の持つ価値観を背景とした現在の生活環境」についての個人の評価であるとしている（p.219）。

健康関連QOLなど，QOLの客観的な測定方法については，文献の中によく見ることができる（Abeles, Gift & Ory, 1994；Faden & German, 1994；Haas, 1999；Lawton, 1997）。アセスメントの標準化によって，QOLについての「外的」判断の客観的指標を得ることができる。Ferranの研究（1996）では，QOL測定法の1つの例が示されているが，これは客観的アセスメントであると同時に，個人の判断や価値観，人生経験および生活の満足感とのつながりを持ったものである。アセスメントツールには，健康と身体機能，精神心理的要素，社会経済的要素，および家族という4つのQOL領域

が含まれる。これを用いて個人のQOLを評価することによって，各領域でどれほどの満足感を得ているかがわかる。アセスメントは，人々の考え方の類似点と相違点を理解するのに役立つ。そういった情報を用いて，クライエントの経過のモニタリングや確認を行いながら治療方法を決定することができる(Faden & German, 1994)。看護師はQOLについての情報を活用してクロニックイルネスを持つクライエントに対して介入の計画，実施，評価を行うことができる。

枠組み

看護師は，クロニックイルネスの軌跡がQOLに影響を及ぼす諸要素の複雑な相互関係を説明するために，理論，枠組み，モデルを用いる。こういった概念化を行うことで，クロニックイルネスを持つクライエントに適切な看護介入を提案し，看護を向上させることができる。

Peplauの理論(1994)は，「人間関係はQOLの主要な決定要因である」として，QOLに対して対人関係が果たす役割について示している(p.10)。Peplauの理論では，対人関係は個人のウェルビーイングにとって，ひいてはQOLにとって重要であると強調されている。このような対人関係の枠組みを利用して，QOLを高めるために看護師が行う行為には，傾聴，コーピング技能の促進，およびサポートシステムの強化などがある。

Parseの「人間生成(human becoming)」理論(1994)は，個人のパースペクティブという観点からのQOLに着目している。Parse(1996)は，このような概念化を用いて，アルツハイマー病のクライエントにおけるQOLの意味を調査した。この研究では，初期アルツハイマー病のクライエントを対象に，QOLについての聞き取り調査が行われた。25名の協力者は，思いを言葉にする難しさがあるにもかかわらず，自分のQOLがどのようであるかを表現することができた。人間生成理論の枠組みから理解された協力者の語りは，アルツハイマー病におけるQOLに関する看護師の認識を高めるものである。

LeeとPilkington(1999)は，Parseの理論をもとに，緩和医療を受けているクライエントのQOLについての深い洞察を示している。人間生成理論で提案されている他者の経験を積極的に受け入れる姿勢により，看護師は死にゆく人と共に生きることのプロセスについて深く理解することが可能となっている。Plank(1994)はParseの理論をもとにして，がん治療を受けるクライエントに治療の選択肢を提示しながら，カウンセリングや情報提供を行うための看護の指針を示した。クライエント個人の観点に立ったQOLの向上が看護の目標であるという認識に基づくことにより，看護師は，インフォームドコンセントがクライエントの個別の問題に応じたものであるようにするために，このような概念化を活用することができる。こうした看護介入により，クライエントはQOLを高めるような治療方法，対症療法，あるいは化学療法などの多様な選択肢の中から選択することができる。

Watsonのヒューマンケアの理論(1985)では，個人が不調和と苦痛に直面した場合，どのようにして存在意義を見出すかを理解することができる。精神的存在としての自分の可能性に気づくほど，人間性が高まり，身体的限界に打ち勝ち，存在意義とQOLを維持する可能性が広がる。Watsonの概念と同様に，BennerとWrubel(1989)も，個人のウェルビーイングは行為やアウトカム，意義，関係を自由に選択できることに基づいていると指摘している。病気と共に生きることは，人生が病気に支配されることや，病気に打ち勝とうとすること，あるいは病気を征服することを意味するのではない。むしろ，クロニックイルネスを持っていても，存在の意義と調和を見出すことによって人生を歩み，できる限り大きな実りを獲得することを意味しているのである。このように，意義や調和やより高いウェルビーイングの達成こそが，QOLを形成する。

個人の観点に立った生活の満足感と幸福感がQOLには重要だということを前提にする枠組みがある(Oleson, 1990)。生活がどの程度満足できるものであり，どの程度の幸福感が得られるかということについての個人の判断は，QOLとの関連において行われる。この場合，例えば健康と身体機能，心理社会的ウェルビーイング，スピリチュアリティ，家族の絆などが基準となる。このような枠組みでは，個人が主観的に認識しているQOLが，医療での意思決定を行うに際して重要になる。看護師は，

個人の主観的QOLに関する知識によって、適切な看護介入計画を策定することができる。

もう1つのモデル(Stuifbergen, Seraphine & Roberts, 2000)として、クロニックイルネスを持つクライエントに対してどのようにヘルスプロモーション介入が展開でき、それによってどのように個人のQOLを強化できるかという方法を示したものがある。QOLのためのヘルスプロモーション行動モデルで提示されている要素は、クライエントの持つ人的資源、QOL達成の障害となるもの、健康に関わる活動をする際の自己効力、および病気を受け入れることなどである。このような要素は、相互に関連し合っており、クロニックイルネスを持つクライエントのQOLの認識に影響を与え得る。看護師は、これらの要素がどのように関連しているかを理解することによって、クロニックイルネスにおけるQOLを高める介入を決定することができる。例えば、社会的支援の改善、障害となるものを取り除くこと、および自己効力を高めることなどがヘルスプロモーション行動を可能にするという知識は、看護師がクライエントに対する適切な介入を決定する際に役立つであろう。

ヘルスプロモーション行動は、Oremのセルフケアモデル(1990)でも取り上げられている。Oremの枠組みは、クロニックイルネスにおける看護の有効な指針となる。NesbittとHeidrich(2000)は、ストレス要因に対処する手段を持っている高齢の女性は、クロニックイルネスによる健康上の制限があっても、セルフケアを促進する情報を得ることで、QOLを確保できるという例を提示している。

痛みとQOLのモデルでは(Ferrell et al., 1991)、身体的苦痛は個人の身体的、心理的、スピリチュアル、社会的なウェルビーイングに深刻な影響を与えることを示している。痛みがQOLに影響を及ぼすことを理解することにより、看護師のクライエントに対するより適切な判断、計画、評価が可能になる。このようなモデルを念頭におけば、看護師は身体的苦痛の症状を判断するだけではなく、クライエントの心理社会的およびスピリチュアルウェルビーイングを判断できるようになるであろう。

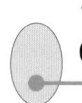

クロニックイルネスにおけるQOLの問題と課題

クロニックイルネスにおけるQOLの問題点と課題は、いくつかの領域に分けて検討するのが最も効果的である。Ferrans(1990, 1996)の研究では、QOLの概念が4つの主要な領域、すなわち健康/身体機能、心理的/スピリチュアル、社会的/経済的、および家族という領域に体系化されている。それぞれの領域において、生活の諸要素が多角的に考察されている。以下に示すように、QOLのより広い概念、主要な領域、および諸領域に含まれる要素の関係には、かなりの重複部分がある。しかし、Ferransの行った概念化は、クロニックイルネスと共にある生活の中で人々が直面する問題と課題を検討する、実用的な方法を提示している。

健康と身体機能の領域

クライエントが感じている健康や活力、痛みやストレスの程度、自立や責任を果たす能力、保健医療施設へのアクセスと利用、および他者の役に立つことなどはすべて、健康と身体機能の領域におけるQOLに対して寄与する要素である。ナーシングホームの居住者は、施設での生活と身体機能の低下により月並みなQOLしか得られないと考えられる場合がある。しかし、GuseとMasesar(1999)の研究では、研究対象者であったナーシングホーム居住者の60%は、自分の健康状態を良好・非常に良好・あるいは極めて良好と評価している。多くのクロニックイルネスや深刻な身体機能の制限があるにもかかわらず、このような楽観的かつ主観的な評価が得られている。85歳以上の高齢者を対象にしたその他の研究(Liao et al., 2000)では、昔の高齢者と比べて、人生の晩年においてよりよいQOLを経験していると信ずるに足る理由があることを指摘している。これらの研究におけるQOL評価は、ナーシングホームの居住期間、認識能力と身体機能、病気の程度などを含む客観的方法に基づいている。

以上のような研究とは対照的に、Carroll, HamiltonとMcGovern(1999)は、重症不整脈を乗り越え

たクライエントにおいては，健康状態が改善したにもかかわらず，社会経済的および精神心理的側面におけるQOLに著しい低下があり，全体としてQOLの低下がみられたとしている。その他の研究（Nuamah et al., 1999）では，がんのクライエントで重篤な疾病を併発している場合に，QOLの低下がみられたとしている。このようなQOLの低下は，症状に伴う苦痛や身体機能の低下を引き起こす治療の副作用によるものであった。

クロニックイルネスにおいては，検査データ，身体機能，および身体的健康などの臨床的指標のみに依存するアセスメントでは，クライエントの健康やウェルビーイングの全体像をとらえることはできない。関節リウマチを持つクライエントの健康に関わるQOLについての研究（Kosinski et al., 2000）では，クライエントと治療者の全般的QOLと疼痛の程度は，関節の腫脹や痛みというような身体面の指標ではなく，QOLについてのクライエントの認識と照応する傾向が大きいことを示している。このような知見は，QOLのアセスメントが，治療効果の判定に利用できることを示唆している。他の研究では，高血圧や狭心症のクライエントの服薬管理について，症状とそれに伴う苦痛の把握に基づくQOLのアセスメントによって，評価が可能なことを示唆している（Hollenberg, Williams & Anderson, 2000）。

クロニックイルネスを持つ人がたとえ「良好」なQOLにあると認識しても，疾患に伴う症状により大きな影響を受ける可能性はある。クライエントの健康や身体機能に症状がどのような影響を及ぼすかを把握すれば，クロニックイルネスにおけるQOLをよりよく理解することができる。多発性硬化症に伴う衰弱や協調運動失調，あるいは糖尿病に伴う口渇や多尿などの症状が発現した時，人は医療を求める。さらに，クロニックイルネスにおいては，受けている治療の副作用が発現することもある。何が原因であっても身体的苦痛は，健康と身体機能に影響を及ぼし，ひいてはQOLにも影響をもたらす。

症状とそれに伴う苦痛をどのように知覚するかは，クライエント，家族，保健医療職者によってそれぞれ異なる。そのため，クライエントのQOLに関する情報は間違ったものとなり，治療の決定に影響をきたすことになる。保健医療職者は，がんを持つ高齢者は若年者と比べてQOLが低いという誤った仮定をする場合がある（Kahn, Houts & Harding, 1992）。300組の医師とクライエントを対象にした研究では，がんを持つ高齢者について医師は，若年者と比べて身体的にも，経済的にも，また通院や在宅医療においても困難が大きいと感じていることが示された。このような認識のずれは，クライエントの身体的および感情的なニーズが満たされず，また病気がクライエントに及ぼす影響を過小評価するという結果につながる。また，冠動脈疾患におけるQOLを男女間で比較した研究では，積極的な治療をより多く行っているのは男性に対してであったことが示された（Lukkarinen & Hentinen, 1998）。病気を持つ女性は，同年齢の健康な女性と比べて，睡眠，活力，痛み，身体可動性などの要素に関するQOLが著しく低下しているという報告がある。この報告ではさらに，若年女性は，男性と同様の冠状動脈疾患であるにもかかわらず，QOLが低いことを指摘している。

長年に渡って個人をケアしている家族や保健医療職者は，クライエントのQOLを評価する能力が向上するようである（Grassi et al., 1996；Larson et al., 1993）。看護師の専門的判断と，QOLに関するクライエントの主観的経験とが一致すれば，より正確な情報が得られ，ケアの向上に結びつくであろう。こういった両者の判断と経験の一致は，特に緩和医療やアルツハイマー病，あるいはそれに伴う認知症などのクロニックイルネスにおいて重要である。それは，症状を緩和することでQOLの向上に結びつく介入についての情報が，クライエントと家族にとって必要だからである。

心理的およびスピリチュアル領域

クロニックイルネスにおいては健康と身体機能が複雑に絡み合っている。健康状態が良好であることや身体機能が最適な状態にあることのいずれも，それだけでQOLの必要条件であったり十分条件であったりするのではない。Ferrans（1996）によるQOLモデルでは，心理的およびスピリチュアル領域にその他の必要な要素が含まれている。それらは，満足感，幸福感，心の平和，コントロール感，目標達成，および信念体系などである。そのほかのモデルでは，心理的ウェルビーイングの中にスピリチュア

ル領域が含まれている（Haberman & Bush, 1998；Padilla et al., 1990）。Patrick と Erickson（1993）は，「健康に関わる QOL は宗教的信念によって影響を受けるであろうし，スピリチュアル領域におけるウェルビーイングはそれぞれの治療グループにとって重要なものとなるであろう」（p.108）と指摘している。明らかに，心理的ウェルビーイングとスピリチュアルウェルビーイングには，かなりの重複部分がみられるため，クロニックイルネスにおける心理的ケアの問題点と課題を適切に網羅するには，別個に検討する必要がある。

【心理的要素】

健康に関わる QOL の基本的要素としての心理的ウェルビーイングは，クロニックイルネスという病気の調整全体に影響を及ぼす。心理的領域は幸福感や満足感，目標達成や心の平和などの感情的要素だけでなく（Ferrans, 1996），認知機能を含み得る（Patrick & Erickson, 1993）。実際，認知機能の喪失は，身体機能の喪失や激しい痛みよりも主観的および客観的 QOL に有害な影響を及ぼすことが報告されている（Lawton et al., 1999）。Lawton らの研究では，70歳以上の600名を対象に多様な病気状況を提示し，どのくらい生きたいと思うかという質問をしている。クロニックイルネスや衰弱の状況を想像するという独特の難しさにもにもかかわらず，Lawton らは，他の QOL 研究と同様に，人は QOL が損なわれる場合に長く生きたいとは思わないという知見を得た。

Ryan（1992）は，在宅ホスピスのクライエントと主介護者の QOL を高めるためには，心理的ウェルビーイングという感情的要素のケアが重要だとしている。主介護者は，看護師がクライエントに対して行う活動の中で，身体的な要求を満たすことより，心理的要求を満たすことをより重要であると評価した。つまり，看護師がそばにいてサポートし，不安に耳を傾け，情報のやりとりをすることに大きな価値をおいたのである。看護師もまた，クライエントと家族への心理社会的介入の重要性を積極的に評価した。安心できるように話を聞き，クライエントが大丈夫だと感じられるよう手助けし，一貫した看護サービスを提供することが，最も有益な看護活動であるとされた。

人がクロニックイルネスと共に生きる時に必要となる調整は QOL にも影響を及ぼす。Murdaugh（1998）の報告では，現実的な期待を持ち，仕事のやり方を変更し，自分の健康や身体機能に合わせて目標を調整し直した HIV/AIDS のクライエントは，QOL が高まったとしている。Murdaugh は，「人生の質を確保するには努力と資源の間のバランスを保つことが必要である」，そして「このようなバランスを保つプロセスは HIV 特有のものではなく，他のクロニックイルネスにおいても同様である」と指摘している（p.69）。

QOL の心理的領域における感情的要素は，他の領域とも密接な相互作用がある。心臓病のリハビリテーションプログラムに参加する人々を対象にした調査では，身体機能が向上し，活力が増進し，健康認識が高まるにつれて，不安や抑うつや消極性が減少するという知見が得られている（Engebretson et al., 1999）。乳がんを克服した人を対象にした QOL の研究でも，心理的，スピリチュアル，身体的，および社会的領域の密接な関係が示された（Wyatt, Kurtz & Liken, 1993）。この研究の協力者である女性たちは，がんという病気に伴う身体的な心配に対する生活レベルでの対処は，心理的，スピリチュアル，社会的要素に左右されると述べている。協力者の多くは，健康に関する意思決定を行う上で家族や友人との密接な絆が重要な精神的指針となり，人生に対してよりよい認識が得られたとしている。乳がん克服の問題が，1つの領域にとどまらずより多くの領域に渡る問題であることは疑いのないところである。QOL の複数の領域間には相互関係が明らかに存在し，このことはクロニックイルネスにおいてホリスティックな医療プログラムが重要であることを示唆している。

【スピリチュアリティの要素】

看護学の文献では，スピリチュアリティ（spirituality）とは一般に「愛，思いやり，気遣い，超越性，神との関係，身体と心と霊のつながり」を包括するものとして広く定義されている（O'Brien, 1999, p.6）。大方の定義では，スピリチュアリティが人のウェルビーイングのあらゆる要素に影響を及ぼすことを考慮に入れている。スピリチュアリティは，1人ひとりの内面的なものであり，希望を与え

関係性を強化し，ウェルビーイングを提供するものと見なされている。文献の多くは，スピリチュアリティが信仰とは別のものという点で一致しているか，あるいは，スピリチュアリティは信仰上の姿勢と実存的な姿勢の2つからなるという点で合意が得られている(Landis, 1996)。Hicks(1999)は，スピリチュアリティを「人の一生を通じて培われるダイナミックな理念であり，個人の世界観の指針となるもの」(p.144)と定義づけている。Berggren-ThomasとGriggs(1995)は，個人の持つスピリチュアリティの要素が人生に意味を与え，寛容と愛の源泉となることを指摘している。またスピリチュアリティは1つのエネルギーであり，個人のウェルビーイングに寄与もすれば，身体的，精神的，情緒的なウェルビーイングに与える影響によっては，病気の引き金になったり健康を阻害する原因ともなり得ると説明されている(Isaia, Parker & Murrow, 1999)。スピリチュアルウェルビーイングがQOLに大きな影響を及ぼすことは明らかである。当然のことながら，スピリチュアル面での苦悩が身体的あるいは情動的疾患を引き起こす可能性がある(Heriot, 1992)。

個人とその家族がクロニックイルネスにおける危機に直面した時，特に死が差し迫っているような場合は，周りの人にスピリチュアルサポートが求められる。例えば，WilsonとDaley(1999)は，教会に出向くことから聖職者の訪問を受けることまで，どのようなスピリチュアルサポートであれ，家族はそれらに感謝することを指摘している。また家族は，スタッフが共に祈りをささげ，看護師が共に泣いてくれることにも感謝する。祈りと涙は，愛する家族を看護師が気遣い思いやっているという気持ちをもたらす。

スピリチュアリティの実存的部分は，HIV/AIDSのクライエントにおけるQOLにとって，重要な考慮すべき事柄である。文献を検討すると，O'NeillとKenny(1998)は，クライエントはAIDSというクロニックイルネスに特有の誤解や，葛藤，罪の意識の中で際限なく生存へチャレンジし，人生の意味と目的を見出すために必死に模索していると指摘している。よりよく生きようと決意するには，スピリチュアルウェルビーイングが本来的に必要である。Landis(1996)によれば，スピリチュアルウェルビーイングが高い場合は，クロニックイルネスの発症が減少するとされている。より高いレベルのスピリチュアルウェルビーイングは，クロニックイルネスに伴う不安の軽減にもつながっていた。

社会的および経済的領域

QOLの社会経済的領域は，感情面のサポート，家庭，仕事，経済力，隣人，友人といった特有の要素を持つ(Ferrans, 1996)。これらの要素には，社会的支援と文化的影響も含まれる(Patrick & Erickson, 1993)。この領域の問題と課題は多岐に渡り山積している。

【感情面のサポート】

知人や親友から受ける感情面でのサポートは，いろいろな点でQOLに寄与する。すなわち，病気を意味づけし，ストレス管理の対処方法を立て直し，適応行動の動機づけを強化し，自尊感情を高め，気分転換によってストレスの悪影響から身を守ることを可能にする(Wortman, 1984)。実際，大方の人々は，困難に直面した時に「精神的な支え」や人との交流からプラスの影響が得られることを知っている。Wilson, HutchinsonとHolzemer(1997)は，HIV/AIDSの人たちにおいて，社会的支援，特に知人からの支援が最も価値あるものだという知見を得た。他の研究(Baxter et al., 1998；Landis, 1996)では，友人や身内，グループ活動への参加，そして人を訪問して過ごす時間などの社会的ネットワークが，クロニックイルネスがあっても高いQOLを得られることにつながることを指摘している。

【文化的要素】

QOLは世界的に共通の概念のように思われるが，QOLの内実はそれぞれの文化で独自に解釈がされる(Bullinger, 1997)。社会的条件，個人的行動の期待，および文化的制限により，QOLに影響を及ぼす領域と要素が決まる。しかしながら，多様な民族のQOLを十分に評価するには，文化を超えてまず全体の意味を理解する必要がある。

がんを持つヒスパニック系移民にとってのコンフォート(慰めや心地よさ)の意味を調査すると，「一体感」と「大切にされている」という2つの感情がみられる。一体感とは，身体的様相を超えた内面の

安らぎと完全さが複合された感覚を意味する。大切にされているというのは，家族や保健医療職者から，辛抱強さと相互関係に根ざしたケアを受けることを意味する。QOLは，クライエントが重要だと考えるコンフォートのニーズに含まれる6つのカテゴリーの1つであり，物事をクライエントにとって意味あるものにするものとして説明されている。もう1つのカテゴリーであるánimo[1]は，病気に直面した時の，前向きな気質，意欲，活力などとして説明される。ánimoはスペイン語を母国語とするクライエントに特有のものであるが，このようなカテゴリーの必要性が訴えられるということは，それが人間にとって不可欠であることを示している(Arruda, Larson & Meleis, 1992)。地中海沿岸諸国のクライエント（イタリア人やポルトガル人），およびカナダのアングロサクソンのクライエントを対象に，民族性と，慢性的な痛みと，実生活での役割の満足感を調査した研究(Baptiste, 1988)では，地中海沿岸諸国の人々が，目立って情緒過剰な反応をインタビューの中で示し，生活での満足，特にスピリチュアルそのものの満足に，より高い評価をおくことが示された。

Leininger(1994)は，QOLが文化に左右され，日常生活の行動で示され，個人の価値観に影響を受けるものであると指摘した。米国の例を見ると，個性の尊重や自己信頼，自立の価値，テクノロジーと競争を重視すること，および自己主張などが，自己決定や，病気であるかどうかにかかわらない自己信頼，個人主義などの活動の源泉となっている。このような価値観や行動はメキシコ系アメリカ人の文化圏では大きく異なる。そこでのQOLの意味は，親に対する子の愛，権威の尊重，神の思し召しの受容といった価値観を重視したものである。メキシコ系アメリカ人の文化圏の人々にとっては，このような価値観を遵守することがQOLを維持する上で重要になる。アメリカ先住民を対象にしたLeiningerの研究では，人間と環境の調和を保つ価値観が重要であることを示している。このような価値観は，年長者の話を聞き尊敬し，また人と自然の相互関係を維持するための日常のさまざまな儀式やタブーを守るといった，QOL維持の行動にみられる。

【仕事と経済力】

　クロニックイルネスが本人と家族に与える経済的影響は大きなものがある。経済的負担を与え財源を使い尽くすという影響が生じる。経済的負担とその影響はさまざまに異なる。クロニックイルネスによって，人は仕事が減ったり，職を失ったり，収入が減少したり，無収入になることさえある。さらに，クライエントが介護を必要としたり，見守りを必要とするような場合は，家族の主介護者も仕事をやめなければならない。このように，クロニックイルネスを抱える家庭は，家族のうちの2人が職を失うことがあるため，大きな経済的負担に直面する。クロニックイルネスによって早期退職した人々は，そうでない人々と比べて退職に満足していない。このような状況は，労働への従事が減少することでQOLの低下を招くと共に，生産力の低下となってクロニックイルネスにかかるコスト全体を引き上げることになる(Workers and Chronic Conditions, 2000)。

　クロニックイルネスを持つ人々は医療保険への追加費用や，保険で支払われない自己負担費用によって経済的に苦しむ。例えば，受診のための交通費や，特別な食品や栄養補助食品の出費がかさむことも多い。これまでの治療では期待する効果の得られない人々は，民間医療などに多額の費用をかける場合もある(Cassileth et al., 1991)。HIV/AIDSにおいてはクライエントの経済的負担は特に深刻である。Wilsonら(1997)によれば，HIV/AIDSのクライエントは，治療や副作用にうまく対処しなければならないだけでなく，医療保険の入手から病院への交通手段を探すにいたるまで，経済的障壁と実務的障壁の両方を超えなければならないことが指摘されている。

　QOLの諸領域とそこに含まれる要素との間に相互関連性があることは，精神の病気を持つ人々の就労と非就労の研究で示される(Van Dongen, 1996)。就労している人々にとって，仕事は症状や不安から前向きに気をそらす効果があると報告されている。

訳注1　「ánimo」とは，「精神，心，意志，勇気，元気」などを意味するスペイン語である。Arrudaらの行った調査では，ヒスパニック系移民は，このánimoという語を自分たちの心地よさを伝える際に使用することがあった。なお，Arrudaらは，ヒスパニック系の文化でánimoと表現されるものを，異なる文化圏の言語である英語に的確に訳すのは難しいと述べている。

さらに，慢性の精神の病気を持つ就労者は，非就労者よりQOLの全領域において（生活状況を除いて）高い評価をしている。就労者は，非就労者より自尊感情が高く，家族関係と社会的関係に恵まれ，健康状態がよく，高い経済力を有している。

収入の減少と支出の増加が同時に起こった時，QOLへのどのような影響を与えるかは，必ずしも明らかではない。しかしながら，看護師は，経済的負担がQOLの低下の原因となることを認識しておく必要がある（Arzouman et al., 1991）。クライエントは，処方された薬の費用を支払う余裕がなければ，ほとんど薬を服用しないであろうし，家族の介護者も手助けを頼む余裕がなければ，介護負担により疲労困憊することになろう。高いQOLと適切な収入の間に明確な関係があることがすでに知られていても（Artinian & Hayes, 1992），そのような条件が満たされればあらゆる面で状況がプラス方向に向かうと仮定するのは要注意である。QOLの評価に主観性の占める割合が高いことは，QOLに対する個人の判断が，他の諸々の要素によって影響を受けることを示しているからである。

家族という領域

QOLにおける家族という領域は，家族の健康，夫婦関係，家族の幸福，および子どもという要素を含む（Ferrans, 1996）。クロニックイルネスが与える家族への影響についての研究は大きな注目を集めている。家族の誰かが病気になれば，それは必然的にその人と家族のQOLにも影響を与えずにおかない。家族のQOLに影響を及ぼす要因には，家族構成と相互作用のパターン，社会的ネットワークやサポート資源の利用可能性，適応可能性，家族の価値体系（信仰，生活信条，価値観，認識されるストレス要因），および病気の影響などがある（Jassak & Knafl, 1990）。

クロニックイルネスを持つ人の主介護者が家族である場合は，役割の変化が生じ，責任が増し，ストレスが増大するため，家族のQOLに影響が生じる。これらによるQOLへの影響は，さまざまな領域や要素において現れる。ArtinianとHayes（1992）は，冠状動脈のバイパス手術を受けたクライエントの配偶者が，健康と身体機能，あるいは社会的・心理的・スピリチュアル的要素に対してよりも，家族との生活に対してより大きな満足を得ていることを指摘した。QOLに対する影響は，クライエントのQOLについて介護者がどのように認識しているかによってさまざまに異なる。それは，介護者自身が自分の健康に関わるQOLをどのように認識しているかに関連するからである。例えば，McMillanとMahon（1994）は，家族介護者が自分の健康に関わるQOLをどのように評価するかということと，ホスピスケアを受けているクライエントのQOLの評価との間に明確な関連性があることを見出した。

明らかに，クロニックイルネスに伴う苦しい症状はクライエントだけでなく家族のQOLにも影響を与える。クロニックイルネスを持つクライエントへの家族によるケアは重要であるため，主介護者自身の健康に対する影響は，QOL研究における重要な要素となっている。例えば末期の腎疾患は家族にストレスをもたらすことが指摘されている。Wicksら（1998）は，末期の腎疾患を持つクライエントのケアをする家族は，いかに良好に病気に対処しているとしても，軽度から中程度の負担がかかっていることを見出した。さらに，腎移植を受けることにより，ケアの責任が減少しても，負担が軽減したりQOLが改善されることはなかった。Wicksらは，移植後の拒絶反応や厳格な服薬管理などの新たな心配が家族に生じるため，移植前に必要であったケアと変わらぬ負担があることが原因であろうと考察している。

心臓移植を受けるクライエントの配偶者のQOLを調べると，Wicksら（1998）の研究と同様の傾向がみられる。自分の健康に対する配偶者の評価は，心臓移植後の最初の年に大きく低下する（Collins, White-Williams & Jalowiec, 2000）。クライエントの健康状態が悪い場合は特に，移植後のストレスの対処に配偶者はより大きな困難を感じていることが示された。介護者がストレスや不安への対応に関して何らかの援助が得られる場合は，クライエントも介護者もQOLが良好になることが証明されている。WelkとSmith（1999）は，ホスピスケアを受けているクライエントのストレスや不安への対応がうまくいかない場合，それは家族のストレスと不安を増すことになると報告している。ホスピスの医療職者が介護者のストレスと不安に注意を払うと，ケア

を受けているクライエントの痛みのコントロールの満足度が高くなるという報告は興味深い。以上のことから，クロニックイルネスが家族全員のQOLにいかに影響を与えるかということが明らかであろう。

QOLを高めるためのインタベンション

本節では，健康と身体機能領域，心理的およびスピリチュアル領域，社会経済的領域，並びに家族の領域のQOLに着目した看護について概説する。このようなQOL領域の体系化については，クライエントと家族への看護師による効果的な働きかけの例を含めて紹介しようと思う。クライエントのQOLは，いくつかの領域に渡る重要なアウトカムの指標であることが頻繁に述べられている。ここではアウトカムとしてのQOLを促進する方法について，4つの領域に分けて個々に検討する。このような方法は，看護ケアを体系的に検討するのに適してはいるが，看護ケアは，複数の領域に影響を及ぼすことによってQOLに影響を与えるということも考慮に入れなければならない。

全体的にみて，看護ケアの適正なアウトカムとは，クライエントのQOLの向上を意味する。クロニックイルネスにおいては，このような目標が一層顕著である。クロニックイルネスを持つクライエントにとって重要な保健医療職者としての看護師は，QOLを向上させるケアの計画，実施，評価の助力となり得る。長期に及ぶ病気により衰弱しつつあるクライエントにとって，QOLを向上させる方法を見つけることは，特に意味があるといえよう。したがって，クライエントの文脈でQOLをとらえることが，臨床における介入の効果を示すアウトカム指標となる。

健康と身体機能領域における働きかけ

従来，健康と身体機能のアセスメントとケアは，病気や障害の程度，あるいは死亡率に大きな焦点があてられていた（Cheater, 1998）。このようなアウトカムについての考え方は，クロニックイルネスにおける健康と身体機能に含まれるその他の要素，例えば，クライエントが認識する健康，活力，痛みの経験，ストレス，自立，責任を果たす能力，医療施設へのアクセスと利用，他者の役に立つことなどの要素を無視するものである。クライエントは，こういった要素にケアがどのように影響を及ぼすかを知りたいと願っており，最良のアウトカムを生む方法を選択するための指針を望んでいる。さらに，介入の利点が明確でない場合は，治療を決定するに際してクライエントのライフスタイルや好みが考慮されるべきである（Cheater, 1998）。

健康と身体機能の向上，ひいては個人のQOLを高めるために看護師がいかに働きかけることができるかについて，4つの階層構造で説明しようと思う（Cella, 1991）。第1は，病気の治療と原因への対処である。第2に，症状への対応と治療に伴う副作用への対応がある。その病気が治療不可能な場合は苦痛を緩和する必要がある。第3は，クライエントと保健医療職者とのコミュニケーションの強化である。そして第4は，クロニックイルネスの経過予想がクライエントの実際の経験とかけ離れないように，病気の苦しみに対する姿勢を立て直すことである。十分なコミュニケーションによって，クライエントが病気の苦しみを新たな文脈において理解するためのあり方を見直すことができる。4つの階層を持つこのモデルは，クロニックイルネスの状態にクライエントが適応できるようにする開かれたコミュニケーションと，症状に対する適切な治療を行うことで，クライエントのQOLが向上することを示している。

慢性の状態に対する適切な働きかけには，治療の効果に注意することも含まれる。症状のコントロールのためにクライエントが受けるケアの質や，治療中のサポート，治療に関する情報などは，クライエントと家族双方のQOLにとって重要である（Rieker, Clark & Fogelberg, 1992）。看護師が行う働きかけには，予測される副作用のモンタリングを行い，他の保健医療職者とコミュニケーションをとり，クライエントと家族のニーズをサポートすることなどが含まれる。他の研究では，適切な服薬管理が健康および身体機能のQOLのアウトカムに欠かせないことが報告されている。例えば，無作為化比較対照試験に参加した狭心症，あるいは高血圧症のクライ

> **事例** QOL：生きることと死にゆくこと

一見健康そうにみえる70歳の女性Mさんは，大腸がんと診断された。診断される前，彼女は疲労を覚え，呼吸器感染症に頻繁にかかっていた。それにもかかわらず，教会の礼拝に歩いて通い，地元の食料品店でパートタイムの仕事をし，近所に住む娘と孫たちを訪れていた。5年前に夫を亡くし，そのことを非常に悲しんではいたが，子どもの家族と過ごしたり，兄弟姉妹を訪問することで喪失感を埋め合わせていた。

大腸がんの摘出術を受けたところ，リンパ節への転移が広範囲に広がっていることがわかった。病状が深刻であったにもかかわらず，娘の献身的な看病を受けて，彼女は勧められた放射線化学療法を恐れずに受けた。その数か月後，Mさんの状態は悪化した。娘は彼女が1人で生活することは困難だと判断し，自分たちの家に引っ越してもらう計画を立てた。彼女はこの計画を喜び孫たちと充実した毎日を送った。

引っ越して間もなく，今の治療はそれ以上の効果がないとわかりホスピスケアを受けることにした。兄弟姉妹や隣人や友人が彼女を訪問した。特に，夫の突然の死後，精神的に支えてくれた教区司祭の訪問は彼女の心を高揚させた。また，聖餐式の奉仕者を務める嫁が家で聖餐式を行った時にも，同様に精神的安らぎを得ることができた。家族の支え，適切な痛みの管理と医学的処置，ホスピスケア，精神的ケアを受けながら，彼女は最後の数か月を満足して過ごしたのである。

エントに，身体症状に伴う苦痛の軽減とQOLの向上がみられた（Hollenberg, Williams & Anderson, 2000）。すなわち，偽薬を用いたクライエントと比べて，治験参加者は，QOL評価の高い症状緩和を報告した。変形性関節症の高齢者に対する薬物治療の研究では，治療群のクライエントは，対照群に比べ，痛みがよく緩和されて身体的機能が改善された。このような改善はクライエントのセルフケア能力と自立心を高め，QOLに積極的な考え方をもたらした（Lisse et al., 2001）。看護師は，クライエントが遭遇する数多くの場面を利用して，現実的なセルフケアの実施や安全な薬物使用について検討することができる。

クライエント自身が健康と身体機能にとって重要だと考えていることを，看護介入に活用しなければならない。QOLにとって望ましい健康上のアウトカムが何かということについて，保健医療職者間で食い違いが生じることは珍しいことではない（Cheater, 1998）。しかし，効果的な治療や適切な症状コントロールを実現するためには，病気に対するクライエントの解釈と保健医療職者の解釈の双方を考慮すべきである。

クライエントと家族と保健医療職者の間に，QOLの考え方に食い違いがある場合は，多角的な介入を行うことになる。クロニックイルネスを持つ人々は，回復不可能な衰弱を伴うような延命治療を選択する場合もあれば，このような副作用を嫌って成功の可能性のある治療を拒否する場合もある。Dean（1990）は，「クライエントが人生の目標を実現することができるような最高のケアを提供する」ためには，看護師に十分な情報が必要だと指摘している（p.308）。

糖尿病は，クライエントのQOLの指標として健康と身体機能をアセスメントすることの複雑さを例証するために用いられることが多い。一般的に，客観的な健康状態とクライエント自身のQOLに対する考え方との関係は低いとする文献が多い。このような関係は，糖尿病にも当てはまるが，糖尿病では合併症の存在や血糖値の管理がうまくいっていないにもかかわらず，クライエントが積極的に自分のウェルビーイングについて評価する場合が多い（Snoek, 2000）。こうした事態が観察されるのは，QOLに影響を及ぼす他の要素（社会的支援や社会経済的状態，および人格特性）によって決定される，クライエントの対処様式や対処能力によるところが大きい。Snoekは，健康状態が良好であったり治療が有効であること以外に，病気の対処を促進する教育や行動療法からも，クライエントは恩恵が得られると指摘している。

QOLの決定要因としての健康と身体機能は，クロニックイルネスの状態のアウトカムを評価するものとして，臨床および疾病の指標と共にこれまで頻

繁に用いられてきた。高齢者の場合はQOLを高める適切な介入の基礎を作るために，健康と身体機能のアセスメントは医学的診断と合わせて行われることが必須である。(Faden & German, 1994；Foreman & Kleinpell, 1990)。臨床実践においてQOLをアセスメントすることは，どのような治療を選択するのがよいかについて理解を深めることができる。QOLについてのクライエントの価値観を考慮することにより，望ましい治療と頻度の決定をうまく行うことができる(Faden & German, 1994)。ForemanとKleinpell(1990)は，がんを持つ高齢者の臨床実践においてQOLの情報がどのように利用されるかという点をまとめている。アセスメントデータは，治療の計画，実施，評価に用いることができ，治療が著しい衰弱を招くことがわかっている場合には，QOLのアウトカムに基づいて高齢者では治療の変更を考慮しなければならない。同時に，がん治療の現状に関する情報を把握して高齢者のQOLに及ぼす影響を正確に判断することも重要である。QOLのための看護ケアには，コンフォート，休息，痛みと症状の管理，および最大限の身体機能を得るための介入が含まれる。

糖尿病，変形性関節症，関節リウマチ，ストーマを持つ成人を対象にした研究から，看護師がQOL促進のための介入を行うことができる，特定の健康および身体機能領域が明らかになった(Burckhardt et al., 1989)。すべてのクライエントグループが，自立，身体活動，セルフケア，安全性，他者との積極的な関係などの必要性を訴えた。また，変形性関節症の人は痛みからの解放の必要性を強調し，糖尿病の人はコントロールの必要性を強調した。このような領域に焦点をおく介入により，慢性の病気を持つクライエントのQOLを上げることができるであろう。

心理社会的およびスピリチュアル領域における働きかけ

クロニックイルネスにおける心理社会的ウェルビーイングには，自己を肯定的にみる能力を必要とする。楽観的な見通しの基本となるのは，コントロール感，自尊感情，および意味と目的などである。看護師は，クライエントや家族がクロニックイルネスの状態に心理的に適応するために行う方策とその効果を，アセスメントすることができる。看護師が提供できる介入の例をいくつかの研究から紹介しようと思う。

慢性白血病と共にある個人についての研究では，看護師がクライエントの自尊感情を高め，それによりQOLを高めることができる方法についての洞察が得られる(Bertero, Eriksson & Ek, 1997)。保健医療職者が，病気に関してクライエントに知らされた情報に対して開放的かつ誠実に対応する時，クライエントは尊敬され価値を認められていると感じる。その結果，クライエントはより高い自尊感情を抱き，さらにウェルビーイングを感じる。慢性の精神障害を持つ人々もまた，心理的ウェルビーイングを促進する看護介入の恩恵を受けている。FisherとMitchell(1998)は，意味，関係，希望などを看護師がクライエントと共に探求することによって，クライエントは新たな自己認識を形成できると報告している。こういった新たな洞察は，クライエントがQOLを高めることのできる選択肢の明確化に役立つ。

Forbes(2001)は高齢者の例から，生活の要求を満たすための資源が得られるというコントロール感や自信などの心理的変数は，健康とウェルビーイングにとって重要であると指摘している。このような知見は，看護師が心理面のアセスメントを行うことと，その後の援助を行うことの重要性を示すものである。例えば，高齢者においては，高齢者が求める資源が彼らの能力に合致したものであるかを評価することが重要となる。また，介入においては，情報や感情面でのサポートを行いながら自立に焦点をあてたサービスを提供し，医療情報にアクセスすることができるように援助したり，家族介護者のニーズに対応したりする。クロニックイルネスを持つ高齢者の否定的感情についての研究では，ストレスを感じやすいクライエントの場合に心理的支援の効果がみられることを示している(Kressin, Spiro & Skinner, 2000)。クライエントの中には，怒りや恐れ，罪意識や抑うつ状態などの否定的感情が増大することにより，苦悩を経験する人もいる。このようなクライエントは，良好な健康と身体機能があるにもかかわらずQOLを低く評価する傾向があるため，まず否定的感情に対処することが役に立つ。クライエ

ントが健康状態について知り，心配しなくてもよいことが納得できれば，QOLが万全ではないと感じる原因となっている自己の否定性を克服することができる。同様に，健康と身体機能に関連する臨床的指標がまあまあ良好であるにもかかわらずQOLの低下を訴えるクライエントには，ストレスへの否定的反応に対処することをサポートするような介入が効果を生む。

　人生の最後のQOLを高め，難しいことではあるが，それを維持するための心理的介入は，看護師にとって特別に大きな課題となる。クロニックイルネスを持つクライエントにとって，QOLは死が近づくにつれて低下するという仮定は正しいものではない。ある研究によれば，病気の末期状態において，クライエントがその状態を認識しているとしても，それがQOLを良好と判断する妨げには必ずしもならないとされている(Waldron et al., 1999)。こうした知見は，クライエントの価値観，目標，および好みは，自分の人生の意味を見つける上で重要だということを示している。これらの情報は個々に異なるため，看護師がこれらの情報を生かすことができれば，死に面したクライエントが治療計画について決定することや，事前意思表明(アドバンスダイレクティブ)を作成すること，あるいは行うべきことの優先順位を決めることを手助けすることができる。

【スピリチュアル面での働きかけ】

　科学技術に基づいた働きかけの計画と実施が強調されるあまり，スピリチュアルに関連した働きかけの存在が見えなくなっている場面が多くみられる(Donley, 1991)。そのためクロニックイルネスのように科学技術がその解決策とならない場合は，クライエントが日々苦悩しているという現実がある。そのような現実の中でクライエントが障害と共に生きることに意味と目的を見出すために，保健医療職者は，スピリチュアルケアを求めるクライエントのニーズに注目する必要がある(Muldoon & King, 1991)。Donleyは，看護師がスピリチュアルアセスメント行う場合の3つの構成要素について説明している。まず第1は，思いやりを持つことがクライエントの苦悩や痛みを理解するためには不可欠であるということ，第2に，看護師はクライエントが苦悩に意味を見出すことができるように手助けすべきだということ，第3に，看護師はクライエントの苦悩を取り除く方法を見つけなければならないということである。第3の要素は，必ずしも従来の方法で対応できるものではなく，むしろ思いやりのあるスピリチュアルなあり方を通して実施できるものである。

　ホスピスケアでなされているスピリチュアル面での働きかけもまた，クロニックイルネスのケアに適している。それには，クライエントが神について語る話に耳を傾け，聖職者を紹介し，共に祈り，スピリチュアリティの意味を共に探り，聖書を読むことなどが含まれる(Millison & Dudley, 1992)。LarsonとKoenig(2000)は，クロニックイルネスを持つクライエントはスピリチュアル面での慣習に頼る傾向が強いと指摘している。そのクライエントにとって宗教がどのくらい重要かとか，辛い時に宗教によってどう乗り切ることができるかなどについての話を聞くことは適切である。クライエントの話が，自分にとって宗教は重要であり，宗教やスピリチュアル面での慣習が助けになるというものであるなら，その意向を積極的に支援するべきである。Heriot(1992)は，スピリチュアルウェルビーイングのアセスメントには，その人が愛をどのように表すか，愛が受け入れられているかどうか，および許しが与えられる源などの質問が含まれるとしている。スピリチュアル面での介入の目標は，クライエントが罪意識や後悔の念を克服することができるように援助し，自尊感情をより確かなものとすることにある。AIDSクライエントへの介入の例は，このような目標の重要性を示すものである。この場合，クライエントは罪意識や不安や拒絶に対処しなければならないだけでなく，病気を超越した人生の意味と目的を見出さねばならない。看護師は，意味を探すクライエントの旅を配慮を持って支えることにより，死と死にゆくことに向き合う手助けをすることができる(O'Neill & Kenny, 1998)。

　看護師はスピリチュアル面での働きかけに必要な技能を培っていく必要がある(Nagai-Jacobson & Burkhardt, 1989)。自分を知ることと，個々人が持つスピリチュアリティについて理解することが不可欠である。他者の痛みに気づき，耳を傾けようとする意識も重要である。また，性急に答えを求めようとするのではなく，あいまいさや葛藤の中で努力を

続けることのできる能力が重要となる。クライエントこそがその人の人生の旅における最もすぐれた達人であるという認識が，クライエントの個性豊かな経験を探る助けとなり得る。

社会的経済的領域における働きかけ

QOLを高めるための社会的および経済的領域における働きかけの焦点は，社会的支援と感情面の支援，および財政面での考慮にある。本節では，QOLのための介入に影響を及ぼす文化的要素を含めて考察する。

【社会的要素への働きかけ】

クロニックイルネスを持つ人々が必要とする社会的支援および感情面での支援には，サポートグループによる活動，気力を維持する方法の提案，社会的関係の継続を励ますことなどが含まれる。電話サポートやオンラインでのチャットグループ，あるいはクロニックイルネスを対象にしたグループなどが役に立つ。

社会的感情的要素における一層複雑な問題についてクライエントと家族を支援することは，さらに大きな課題となる。Paterson（2001）は，クロニックイルネスを持つクライエントが求めることの多いサポートの種類を示している。クロニックイルネスは，良好な状態が続く期間とそうでない期間があるなど常に変化している。通常は良好な状態が続くが，体調のすぐれない時期は病気が生活の中心となる。このような変化は，そのクライエントがクロニックイルネスの状態をどのように評価し，どのように反応するかを特徴づける。病気を診断されたばかりの頃は病気を前面に持ち出すことが多いが，これはクライエントの意識が病気であること，苦しみ，喪失感，そして疾患の重荷などに集中するためである。このようなクライエントは病気に打ちのめされていると言えるだろう。一方，自分の健康な面にクライエントの意識が集中すれば，病気を1つの機会としてとらえる。Patersonは，健康な面に意識を集中するクライエントは，「疾患についてできる限り学び，支援的な環境を整え，身体の反応パターンとうまく折り合いをつけ，疾患についての知識を他者と共有する技をはぐくむ」ことにより，病気を1つの機会と考えるような視点を得ると指摘している（pp.23〜24）。看護師はクロニックイルネスにおけるこのような変化の特性を認識することによって，適切な介入を通してクライエントをサポートする能力が備わる。

【経済的要素への働きかけ】

QOLのための財政的要素への働きかけにおける看護師の責任は立場によって異なり，また，クロニックイルネスのQOLに関わる財政的問題は無数に存在する。そのためクライエントと家族が直面している難題を認識することが，看護師にとって役立つ。クロニックイルネスに関連する資源やサービスや機関などについての知識があれば，クライエントと家族の経済的なウェルビーイングを維持するために適切な機関に適宜紹介することが可能になる。

【文化的要素への働きかけ】

QOLは，ウェルビーイングにとって何が大切だと感じているかという個々人の認識によって大きく影響される。この認識は，所属する文化における健康と病気についての解釈によって形成される。そのため，QOLを高めるための介入を行う際は，所属する文化における症状，パターン，および相互作用の意味を十分に理解することが重要になる。例えば，文化によっては痛みの意味が身体的な痛み以上の意味を含むことがある。この場合，痛みとQOLとの関連は，貧困のために十分な治療が受けられない時のようには顕著ではない（Corless, Nicholas & Nokes, 2001）。QOLのとらえ方は文化によってさまざまであり，正反対の意味を持つことさえある。このことは，健康や病気に対してその人自身が持つ意味が極めて重要であることを示している（Padilla & Kagawa-Singer, 1998）。したがって，QOLを高めるためのアセスメント・計画・評価においては，所属する文化の中でその人がクロニックイルネスに対してどのような意味を抱いているかを知ることが重要になる。スピリチュアル要素への介入は文化的要素にも適用することができる。それは，こういった介入によりクライエントが苦悩の中に意味を見出し，絶望を克服し，精神力を高めることを支援することができるからである。

> **事例** 役割の変化：Gさんの場合

　Gさんは，米国南西部に住む40歳の独身女性である。両親は東海岸に住んでいたが，数年前に退職し，彼女の近くに住むことを決め，車で1時間以内の場所に引っ越してきた。彼女は，ケア提供者としての役割を引き受ける準備のないまま，両親のケアをすることになった。

　父親は慢性の心臓病を抱えており，あまり状態がよくなかった。母親は虚弱ではあるが，身体的健康は損なわれていなかった。両親は自分たちのケアの管理ができないため，彼女に親のような役割を委ねてきた。彼女にとってこれは厄介な役割であった。転居した数年後に，父親の心臓病の状態が悪化した。Gさんは別の州に住む妹に相談し，自分の住居から歩いて行ける小さな家に転居させることに決

めた。Gさんの妹は，両親について何か決める際の，支援ネットワークとしての重要な役割を果たした。

　住む場所と主治医を変えたことで，父親の症状は安定したが，母親は物忘れがひどくなり，アルツハイマー病と診断された。このような状況によって，Gさんは自分と両親の両方のQOLを維持するための能力を向上させなければならなかった。

　母親の認知症が悪化し，父親も衰弱したため，それぞれのQOLを維持するためには，家族の役割を再度調整し直すことが必要であった。Gさんの支援ネットワークは，彼女にとってより重要なものとなり，健康状態の変化する両親に対処できる資源を見つける手助けとなった。

家族への働きかけ

　クロニックイルネスは，家族全体のQOLに影響を及ぼす。そのため家族についてのアセスメントと働きかけは不可欠である。看護師が家族にどのくらい関わるかということが，働きかけの範囲を決定する。クロニックイルネスを持つクライエントと家族は，事実に即した情報を得たいというニーズがあり，多くの看護師はこのニーズを満たすことができる。情報には，疾患や治療，予後に関するものが含まれる。クライエントと家族の質問に答え，実際的な助言をすることが重要である。このような基本的な介入は，家族との信頼関係を築き，継続的支援を容易にする。安心できる支援的な環境があると，家族は病気についての感情を表出することができる。必要な時には，家族がケアに参加できるように援助する。複雑な事情を抱えた家族には，専門家を紹介することが必要な場合もあれば，クライエントと家族介護者に適した支援グループを提案することもできる（Doherty & Campbell, 1988）。クロニックイルネスを持つクライエントと家族のQOLを最適なものに維持し促進するためには医療チームが必要であり，看護師はそのメンバーである。

　クロニックイルネスは経過が複雑なため，QOLを高めるための介入のみを厳密に区別することは難しい。家族への看護介入が，同時に，健康と身体機能を促進する介入となって当然である。しかし一旦家族を巻き込むと，クロニックイルネスを持つクライエントは，病気が経過するにつれて行わなければならない調整をさらに大規模なものにせざるを得ないかもしれない。HIVの事例は，病気の経過中に行われる複数の介入の相互作用についての示唆を与えてくれる（Murdaugh, 1998）。例えば，愛する人々や他のHIVの人たちからの支援がクライエントに病気への調整を手助けするということを看護師がわかっていれば，家族や他者からの社会的支援を促進するという方法で介入することができる。乳がんを持つ女性を対象にした調査では，クライエントを手助けし支援することについての知識と技術をもっている家族がいる場合，クライエントのQOLが高いと報告されている。Northouseら（1999）は，家族がクライエントのケアに参加でき，病気について学ぶことができるように手助けすることは，看護介入の一部にすべきであると指摘している。さらに，移植クライエントと配偶者の場合には，家族全体の健康を評価し促進することがQOLにとって重要であることが示されている（Collins et al., 2000）。

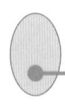

アウトカム

　クロニックイルネスが増加するのに伴い，症状を取り除き安楽を提供するだけでなく，クライエントのQOLを高めるための働きかけがより重要になってきている。また，それぞれの働きかけがどの程度までQOLを高めたかを評価することが重要になりつつある。治療の開始や継続，そして変更や中止に関する意思決定は，QOLアウトカムに基づいて行われることが多い。臨床における実践活動の効果も同様に，クライエントのQOLへの貢献度に基づいて評価される。研究において，働きかけの効果を検討する場合にもQOLアウトカムが用いられている。働きかけの効果は今後一層，QOLと共に経費効率という面からも検討されるようになるであろう(Kliempt, Ruta & McMurdo, 2000)。

　本節では，QOLにおける諸領域の相互関係と重複を繰り返し強調してきた。クロニックイルネスを検討する場合は，特に健康状態が一般的QOLの重要な決定因子となる。実際に，社会的特性や環境的特性が疾患や身体障害の脅威を増大させている場合がある。また一方，人的資源，地域社会の結束，教育の機会，および社会サービスや健康サービスへのアクセスなどは，全体的なQOLの主要な要素であると同時に，健康に関わるQOLの特性も内包している(Albert, 1997)。

　看護のアウトカムをQOLを用いて評価することは，クライエントの経験するウェルビーイングの力動性を説明する助けとなる。クロニックイルネスにおけるQOLに影響を与える個々の事情を認識することで，よりよいケア計画の策定が可能になる。働きかけの焦点を個人のQOLにおけば，クロニックイルネスを持つクライエントのケアにおいて，予防的かつ治療的なアプローチを成功させることができる。また同時に，看護師は自分自身の人生の意味と価値を認識し，その価値観が自分の行うケアにどのように影響するかを理解することが不可欠である。クロニックイルネスにおけるQOLに影響を及ぼす多くの要素を常に認識することによって，看護師はより効果的な介入をすることができるであろう。

課題

1. クロニックイルネスとQOLの関係について説明せよ。一般的QOLと，健康関連QOLとの相互関係はどのようなものか。
2. クロニックイルネスを持つクライエントの看護において，QOLの問題に役立つ枠組みを明らかにせよ。その枠組みが，QOLケア計画の策定に，どのように役立つか検討せよ。
3. 症状コントロールは，クライエントや家族のQOLにどのような影響を与えるか。
4. クロニックイルネスにおけるQOLを説明するために，領域という考え方を用いることの重要性は何か。それぞれの領域における要素の相互関係について検討せよ。
5. QOLと病気の意味について，ケアを受ける人の定義を理解することはなぜ重要なのか。
6. 文化はQOLにどのような影響を与えるか。
7. QOLが良好であることを示すアウトカムについて説明せよ。QOLに関する決定はどのようにすべきか。
8. クライエントと家族のQOLを高めるために，看護師はどのようなスピリチュアル面での介入を用いることができるか。

第8章

コンプライアンス

Jill Berg ■ Lorraine S. Evangelista ■ Jacqueline M. Dunbar-Jacob
訳：山崎裕美子

イントロダクション

　治療に伴う指示とクライエントの実際の行動との不調和についての研究がここ50年の間に広がり，指示された治療計画とクライエントの実行にしばしば不一致が生じているという事実が明らかにされている（Sackett & Snow, 1979）。治療指示へのコンプライアンスは，すべての慢性疾患で乏しく，このことは医療費の増大を招くと共に，クライエントが介入から十分な利益を得ることを妨げている。

クロニックイルネスとコンプライアンス

　科学と技術の発展に伴い，病気は急性の病気からクロニックイルネスへと変化してきた。治療計画はより複雑になり，同時にクライエントと家族介護者は，支援を受けずに家庭で実践しなければならないことが多くなっている。そのため，保健医療職者は，治療計画の立案時やそれを評価する時に，クライエントのコンプライアンスがどの程度であるかを見極めなければならない。

　慢性の状態を管理する上でのクライエントの責任は増大している。例えば，1型糖尿病の人はコンピュータ制御のインスリンポンプや血糖測定器具を持っており，血液透析や腎移植の予備軍でもある。クライエントがこれらの治療器具を用い，最小の危険で最大の利益を手に入れるためには，手順どおりの操作が必要とされる。

　マネジドケアもまた，クロニックイルネスを持ったクライエントに衝撃をもたらす。保健医療におけるマネジドケアの影響は，早期退院，通院の短縮化，在宅ケアの減少として現れている。そのため，クライエントと家族は，しばしば孤立した状況で，より重大な治療計画上の責任を負うことになる。健康維持機構（HMO；Health Maintenance Organizations）が疾患の管理計画について規定しているが，現在までのところ実施されかつ批判的に評価がなされている計画はごくわずかである。マネジドケアシステムの中で仕事をする保健医療職者は，クロニックイルネスの管理と治療計画に対するコンプライアンスに十分な時間をかける余裕はほとんどない（Miller et al., 1997）。

　実際，コンプライアンスについては数百の研究があるが，コンプライアンス行動を顕著に変化させるような効果をもたらした報告はみられない（Dunbar-Jacob, Burke & Puczynski, 1995；Haynes, McKibbon & Kanani, 1996）。Conrad（1985）は，クロニックイルネスを持つクライエントが，常にコントロールできるとは限らない事柄を少しでもコントロールできるようになりたいと考えて自己調節しようとすることは，もっともなことだと主張している。Rosenstock（1988）は，保健医療職者は，「クライエ

ントが説明を受けた上での決定，それもあくまで自分自身による決定ができるように援助する」べきとしている(p.72)。彼はまた，保健医療職者がいつも正しいわけではなく，処方した治療によっては，予想していなかった副作用が生ずる可能性もあると付け加えている。

クロニックイルネスにおける処方は明らかに複雑であるにもかかわらず，クロニックイルネスを持つ個人を援助する資源は限られていることが多い。クロニックイルネスを持つクライエントと共に働く保健医療職者は，治療計画に応じる個人の能力を左右する変数について理解しておくことが重要である。この章では，まずコンプライアンス行動に影響を与える要因について述べる。また，治療計画に必要な行動変容がどのようにして起こるかを説明し，関連する理論と技術について検討する。最後に，コンプライアンスを高めるための介入について示す。

用語の定義

コンプライアンス(compliance)は，保健医療において推奨される指示に調和するすべての行動を包括する用語である(Holroyd & Creer, 1986)。ノンコンプライアンス(noncompliance)は，このような推奨される指示に調和しない行動を意味する。医師は，クライエントが実際に治療に従っているかどうか(コンプライアンス)を考慮せずに治療効果の決定を行うことがしばしばある(Cramer et al., 1989)。

アドヒアランス(adherence)とノンアドヒアランス(nonadherence)は，通常，コンプライアンスとノンコンプライアンスの同義語として用いられている。これらの用語の意味について，注目すべき例外を提示したのは Barofsky(1978)であり，クライエントのヘルスケア行動の3つの段階，すなわちコンプライアンス，アドヒアランス，治療的アライアンス(協調)の形で，セルフケアが連続的に変化することを示した。このモデルでは，コンプライアンスは強制力と関係しており，アドヒアランスは従順と，セルフケアは提供者とクライエントとの治療的協調に関係しているとされている。Misselbrook(1998)は，コンコーダンス(合意)(concordance)という語を用い，医療職者とクライエントが健康に関するアウトカムを得るために行う協力を含むものとして表現した。

コンプライアンスの学問には，異なった学派が存在する。1つは，クライエントを治療計画に完全に従わせることは絶対に不可能だとするものである。それと反対の学派は，教育やそれに類することによって，クライエントを処方の要求に従わせることができると考えている。このような考え方の違いは，健康計画をどのように作成するかに影響を与える(Dunbar, 1980)。もし計画がクライエントと熟練した保健医療職者との協力で作成されたなら，計画に対するクライエントの「アドヒアランス」の可能性は増加する。クライエントが計画に参加することなく，熟練した保健医療職者が自分だけで作成した計画に従うことがクライエントに期待されていると，クライエントは「従う(comply)」こともあれば，従わないこともあるであろう。

Creer と Levstek (1996)，および Dunbar - Jacob (1993)は，コンプライアンス行動に関して「クライエントを責める」のはどの範囲までのことなのかを問うている。そして，責任の一部は保健医療職者にあること，また処方によってはクライエントのノンコンプライアンスが賢明な場合もある，と主張している。Trostle(1997)は，治療計画を進めるにあたって，医師の持つ権威を強調しすぎると主張している。彼はさらに進んで，ノンコンプライアンスは「医療的な助言に対する非同調」(p.116)とみなされていると断言し，クライエントが自分の病気の文脈の中で行っている行動について，保健医療職者は広い目で見る必要があると提案している。彼はまた，クライエントに言うことを聞くよう動機づける試みが，強制や操作とみなされる場合があると警告している。

コンプライアンスの構成

コンプライアンスと，ウェルネス-病気連続体との関連性については，1970年にMarstonが述べたことが最初である。Marstonは，コンプライアンスとは，個人が健康の増進，病気の予防，診断された病気の治療とリハビリテーションのために勧められる行為に従うことを引き受けることとしてのセルフケア行動であると考えた。

しかし，コンプライアンスは，セルフケア行動以

上のものとして，すなわち，しばしば共同で行われる行動としてより援助的と考えられている。なぜなら，どちらに責任があるかは常に明らかとは限らないにせよ，クライエントは他者の協力なしには必ずしも常に治療計画を実行することはできないからである。例えば，Wade ら(1999)は，市中の喘息を持つ児童に処方される治療の責任が誰の手にあるかについては誤解があり，この誤解はしばしばノンコンプライアンスをもたらすと指摘した。このことは特に，クライエントの依存と自立の状態が変化する際に現実となる。例えば 10 代では，ヘルスケアにより大きな責任を持つようになり，高齢のクライエントでは，家族からの助言や手助けがそれまで以上に必要となるようにである。

Strauss ら(1984)によれば，家族は，クライエントが治療計画を遵守するように援助や制御を行う役割をしばしば果たすとしている。さらに，カップルがどのように慢性疾患を管理するかについての研究では，治療計画を実行する上で，カップル間での調整や協力が必要であることが示された(Corbin & Strauss, 1984)。このような責任分担があり得るのであれば，コンプライアンスを増大する方略は治療計画に関係するすべての人たちに向けて示されるべきであり，また，家族成員間の責任分担について話し合う必要があって当然だと思われる。

コンプライアンスのモデルと理論

理論的枠組みと概念モデルはアセスメントの焦点や切り口を定めると共に，クライエントと保健医療職者の相互関係の構造を規定することを通して，保健医療職者に方向を示す。モデルや理論は，実践家がコンプライアンスに影響を与える個々の要因について関心を向けるように促している。

コンプライアンス現象に焦点をあてた研究においては，それらを統括するような 1 つの理論的枠組みが見当たらないと指摘されている(Becker & Maiman, 1975；Dracup & Meleis, 1982；Connelly, 1984)。コンプライアンスに関する研究を導くために特定の理論名を挙げることは難しいが，ケアによるクライエントの満足は，重要な概念の 1 つである。クライエントの満足は，保健医療職者との間の関係性だけでなく，クライエントに提供される情報や，診察室のスタッフ，実践のプロトコルとも関わっている(Ley, 1988；Goldstein et al., 1998；Dimatteo et al., 1993)。コンプライアンス研究で最もよく用いられる枠組みは，クライエントの信念に焦点をあてたものである。

【健康信念モデル】

動機は，個人が持っている信念や態度と明らかに関連している。健康信念モデル(health belief model；HBM)は，Hochman ら(Rosenstock, 1974 からの引用による)によって開発されたもので，健康に関連した行動，特に予防的な健康行動を解明することを目指し，それには一連の関連する信念と態度が含まれる(Becker & Maiman, 1975)。このモデルは一般的な健康の動機(Becker, 1976)(図 8-1)を含むものとして修正され，さらに病者役割行動を説明するものとして修正されている(第 2 章「病者役割」参照)。図 8-2 は，修正を加え簡略化した要因である。これらはクロニックイルネスにおけるコンプライアンスに影響する病者役割行動に関して，個人がどのような状態にあるかを示している。

HBM が提唱していることの中心は，個人がすすんで行う健康行動は，①病気の重大さへの気づき，②特定の行動が脅威を軽減する可能性についての個人の判断，③勧められる行為に従おうとする時の障壁への気づき，に基づいているということである。HBM は，コンプライアンスの態度と行動との関係を説明する際によく用いられる。このモデルを使った研究では，指示された処方についてのコンプライアンスを説明するというよりも，予防的健康行動についてのコンプライアンスの説明に対し，より予測する力があることが示されてきた(Horne & Weinman, 1998)。健康信念とコンプライアンスは，同時に測定した場合には，やや関連がみられるが，一般的には，健康信念が特定のコンプライアンスと結びつくことはないことが認められている(Dunbar, 1990)

【ヘルスプロモーションモデル】

HBM から導かれた看護学モデルとして，ヘルスプロモーションモデル(health promotion model；HPM)がある(Pender, 1996)。Pender は健康を 1 つの目標として概念化し，健康でありたいという欲求

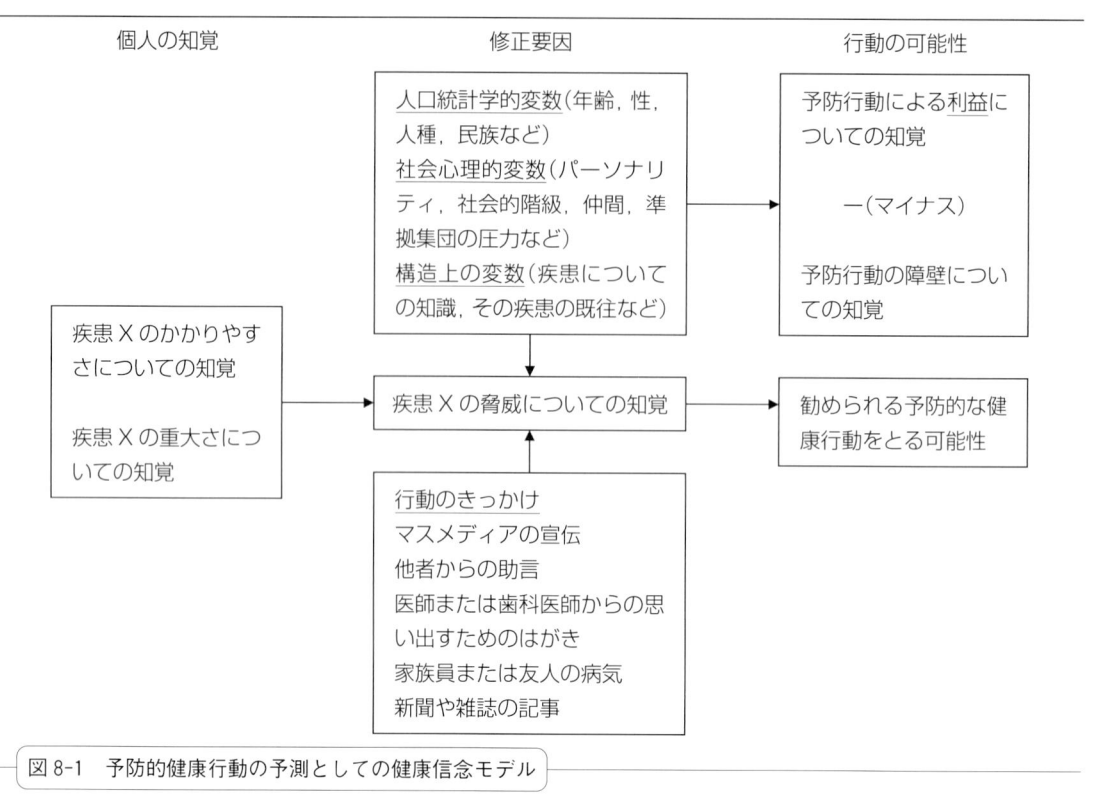

図 8-1　予防的健康行動の予測としての健康信念モデル

出典：Becker, M. H. (1974a). A new approach to explaining sick-role behavior in low-income populations. *American Journal of Public Health, 64*, 205-216. より。

だけがヘルスプロモーション行動を導くと考えた。Penderは，個人の特性と経験，特定行動の認知と感情，そして行動の成果という枠組みによって概念を構成した（図8-3）。健康促進のための生活様式プロフィール（Health Promoting Life-style Profile）は，ヘルスプロモーション行動のアセスメント用具である。

【一般常識モデル】

病気についての個人の信念を検討しているもう1つのモデルは，一般常識モデル（common sense model；CSM）である。このモデルを用いた研究は，主として無症状の病気の人を対象に行われているので，他の人々にどのような価値があるのかを判断するのに役立つデータはない。CSMは，個人が病気に関連した事象を処理する仕方が，治療にうまく対応し，それに従う方法を磨くことになると主張している（Leventhal, Meyer & Nerenz, 1980）。CSMを用いた研究では，主体は常に，病気についての自分の考えに合う症状を探していることを示した（Baumann et al. , 1989；Meyer, Leventhal & Gutmann, 1985）。

【自己調整理論】

自己調整理論（self-regulation theory）はLeventhalら（1987）によって提案されて，フィードバック機構を持つ点で他の理論と一線を画している。このモデルでは，クライエントは健康行動管理の過程における積極的な参加者である。病気に対する信念を中心に配置し，その周りを5つの構成要素が取り巻く。それらは，同定（アイデンティティ），経過の長さ，原因，結果，および治癒あるいはコントロールである（Horne, 1998）。この理論は，病気の管理について説明することを目的とする多くの研究で，さまざまなクロニックイルネスに関して応用されてきた（Williams et al., 1995b；Christensen et al., 1996；Clark & Starr, 1994）。このモデルは使用するのに複雑すぎるという批判がいくらかあるが（Horne &

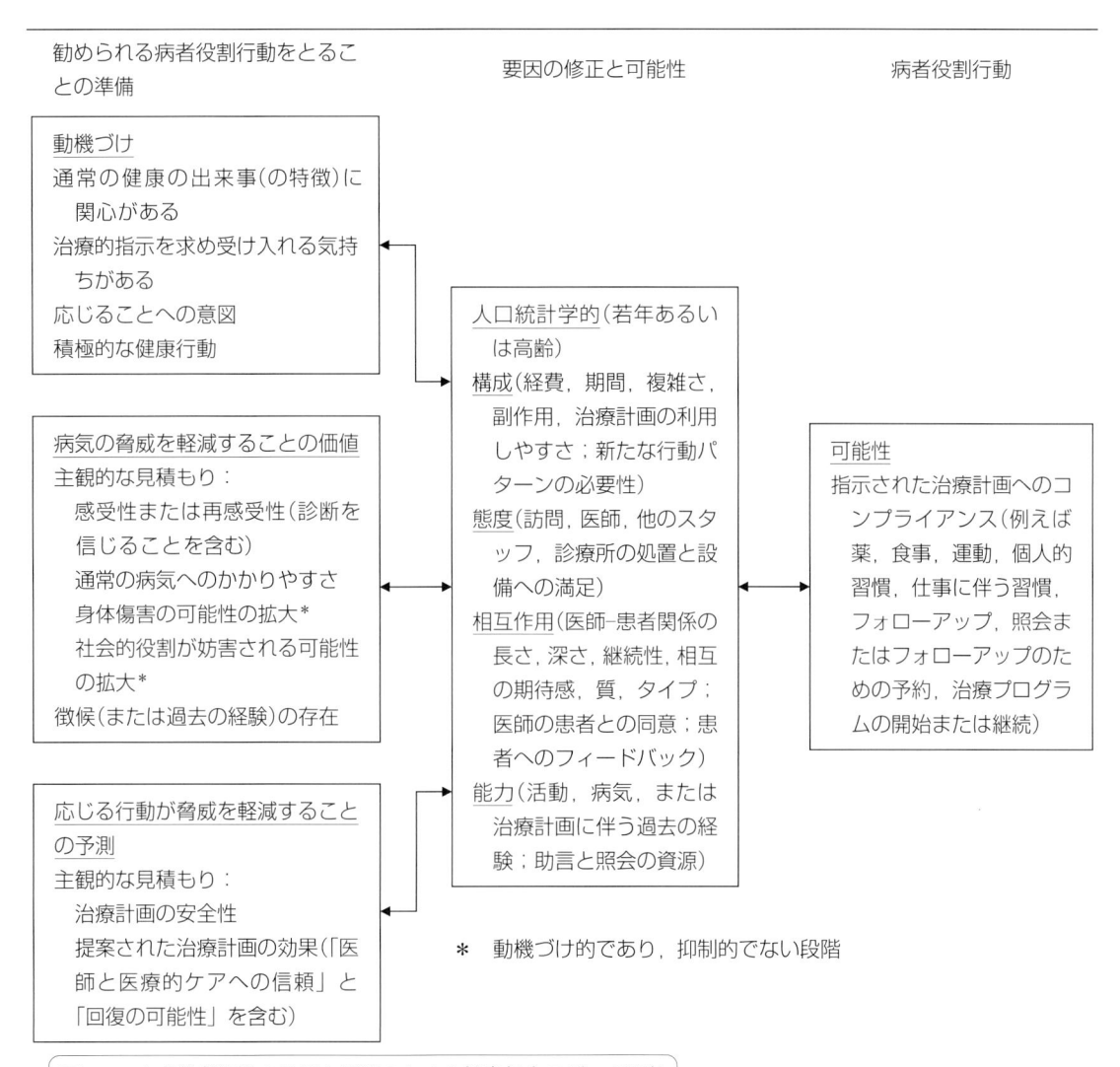

勧められる病者役割行動をとることの準備	要因の修正と可能性	病者役割行動
動機づけ 通常の健康の出来事(の特徴)に関心がある 治療的指示を求め受け入れる気持ちがある 応じることへの意図 積極的な健康行動	**人口統計学的**(若年あるいは高齢) **構成**(経費,期間,複雑さ,副作用,治療計画の利用しやすさ;新たな行動パターンの必要性) **態度**(訪問,医師,他のスタッフ,診療所の処置と設備への満足) **相互作用**(医師-患者関係の長さ,深さ,継続性,相互の期待感,質,タイプ;医師の患者との同意;患者へのフィードバック) **能力**(活動,病気,または治療計画に伴う過去の経験;助言と照会の資源)	**可能性** 指示された治療計画へのコンプライアンス(例えば薬,食事,運動,個人的習慣,仕事に伴う習慣,フォローアップ,照会またはフォローアップのための予約,治療プログラムの開始または継続)
病気の脅威を軽減することの価値 主観的な見積もり: 　感受性または再感受性(診断を信じることを含む) 　通常の病気へのかかりやすさ 　身体傷害の可能性の拡大* 　社会的役割が妨害される可能性の拡大* 徴候(または過去の経験)の存在		
応じる行動が脅威を軽減することの予測 主観的な見積もり: 　治療計画の安全性 　提案された治療計画の効果(「医師と医療的ケアへの信頼」と「回復の可能性」を含む)		

＊ 動機づけ的であり,抑制的でない段階

図 8-2 病者役割行動の予測と説明のための健康信念モデルの要約

出典:Becker, M. H. (1974b). The health belief model and sick-role behavior. *Health Education Monograph, 2,* 409-419. Sage Publications, Inc. の許諾を得て掲載。

Weinman, 1998),病気に対するクライエントの信念を考慮している点で魅力がある。

【理由づけのある行動の理論と計画的行動の理論】

理由づけのある行動の理論(Fishbein & Ajzen, 1975)と計画的行動の理論(Ajzen, 1985)は,主要な構成要素として意図(*intention*)を取り上げている。個人は,行動と社会的影響に対する自身の態度を基礎として,意図的に健康行動にたずさわる。計画的行動の理論は,さらに「知覚的行動制御」という構成要素をモデルに加えている。これは,与えられた行動についての個人の制御範囲をとらえるものである。この両理論は,運動プログラムへの参加(Norman & Smith, 1995),コンドームの使用(Chan & Fishbein, 1993),禁煙(Norman, Conner & Bell, 1999)などの予防行動を検討する際に有用であり,意図という構成要素は,望ましい行動を行う時に重要な要素とされている。しかし,クロニックイルネスへの対処に関しては,これらの理論を使用することには限界がある。

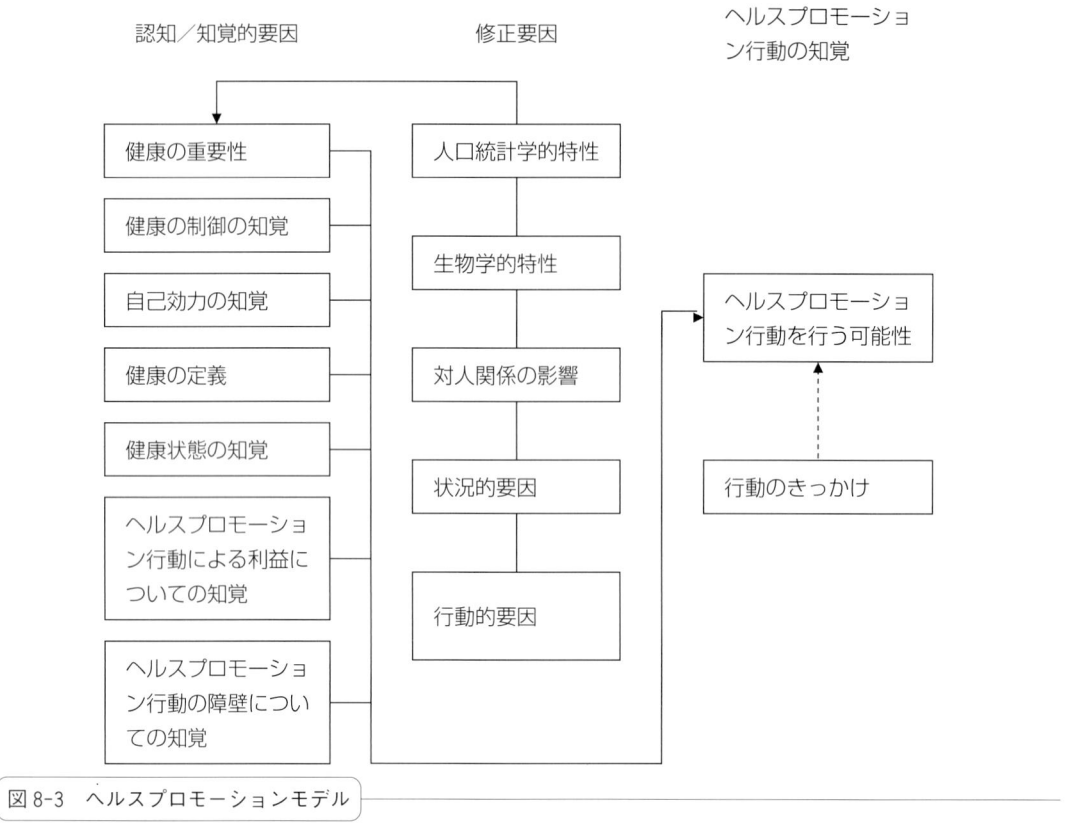

```
           認知／知覚的要因        修正要因         ヘルスプロモーショ
                                              ン行動の知覚

           ┌─────────────┐    ┌─────────────┐
           │  健康の重要性  │    │人口統計学的特性│
           └─────────────┘    └─────────────┘
           ┌─────────────┐    ┌─────────────┐
           │健康の制御の知覚│    │ 生物学的特性  │    ┌─────────────┐
           └─────────────┘    └─────────────┘    │ヘルスプロモーショ│
           ┌─────────────┐    ┌─────────────┐    │ン行動を行う可能性│
           │ 自己効力の知覚 │    │対人関係の影響│    └─────────────┘
           └─────────────┘    └─────────────┘           ↑
           ┌─────────────┐    ┌─────────────┐    ┌─────────────┐
           │  健康の定義   │    │  状況的要因  │    │ 行動のきっかけ │
           └─────────────┘    └─────────────┘    └─────────────┘
           ┌─────────────┐    ┌─────────────┐
           │ 健康状態の知覚 │    │  行動的要因  │
           └─────────────┘    └─────────────┘
           ┌─────────────┐
           │ヘルスプロモーショ│
           │ン行動による利益 │
           │についての知覚  │
           └─────────────┘
           ┌─────────────┐
           │ヘルスプロモーショ│
           │ン行動の障壁につい│
           │ての知覚      │
           └─────────────┘
```

図8-3　ヘルスプロモーションモデル

出典：Pender, N. J.(1987). *Health promotion in nursing practice*(2nd ed.), p.58. © Pearson Education, Inc., Upper Saddle River, NJ. の許諾を得て掲載。

【認知的社会学習理論】

　認知的社会学習理論は，アウトカムと効果についての期待によって影響を受ける行動を予測しようとするものである。この理論は，健康行動を理解する上で，環境，認知，情動を一連のものとして考えることを可能にする(Perry, Baranowski & Parcel, 1990)。健康行動を変容させるための3つの前提は，ライフスタイルが害をなすかもしれないことの認知，行動の変更が有益であることの認知，新しい行動を身につける能力(セルフエフィカシィ；自己効力)を持っていることの認知である(Schwarzer, 1992)。どのような変化であれそれを達成するには，個人は健康行動を自己監視(セルフモニタリング)し，自己規制することができなければならないとされている。自己規制というこのような視点は，病気に対処するさまざまな自己管理方略を導く。自己効力として追加された構成要素は，推奨される活動を達成する自分の能力(*ability*)に対するクライエントの期待や信頼と定義されるが，それはまた健康行動の変容において重要な，効力感を高める方略を検証する研究を促進する。自己効力感は，自己管理行動を予兆させる1つの重要な要素として，AIDS(Chesney et al., 2000)，がん(Eiser, Hill & Blacklay, 2000)，冠動脈疾患(Jenkins & Gortner, 1998)，抑うつ(Harrington et al., 2000)，糖尿病(Ott et al., 2000)の治療に有用であることが見出されている。

【ステージ理論】

　ステージ理論あるいは変遷理論モデルは，ProchaskaとDiClemente(1983)によって開発されたものであり，人々が特定の健康行動に適応するための希望と能力において異なった段階にあることを基本的な前提としている。それぞれの段階で，最も効果的な介入が異なっている。階層的に提示されているが，階層の前後移動は可能である。それぞれのステージの内容は，以下のとおりである。

1. 前熟考期：行動変容の意志がない
2. 熟考期：先の行動を考えている
3. 行動準備期：行動の予定表がある
4. 行動期：行動変容の渦中にある
5. 維持期：変容が行われた後。逆戻りの可能性がある

　健康行動のステージモデルは，もともと嗜癖行動に対する治療に適用されてきた。範囲を広げて検討しても，クロニックイルネスのアドヒアランス（コンプライアンス）行動の説明のためには明らかな限界を持っている。最近では，喘息（Schmaling, Afari & Blume, 2000）と慢性の痛み（Jensen et al., 2000）に関する領域で応用されているが，さらに検討が必要であろう。

【自己管理（セルフマネジメント）】

　自己管理（*self-management*）は，「予防的および治療的なヘルスケア活動で，しばしば保健医療職者と協同して行われる」（Holroyd & Creer, 1986, 序文）とされ，新しい技術と行動の学習を含んでいる。新しい行動が開始されることについては，いくつかの前提がある。つまり，個人は変容するよう動機づけられねばならないこと，行動を修正できるのはその人自身でしかないこと，困難な行動をモニタリングできるのもその人だけであるという前提である。これらの前提は3段階に分けて考えることができる。第1はセルフモニタリング（自己監視）であり，自分自身の行動に注意を向けることである。第2は自己評価（*self-evaluation*）であり，要求された行動と実際の行動を比較したり評価することである。第3は自己強化（*self-reinforcement*）で，個人が行動変容を生み出すに際しての矛盾を正すよう動機づける。もし個人が自己評価の段階で矛盾を見つければ，それは変容を生み出す十分な動機となる。しかし，これは，自己評価の段階における個人の感情的反応や認知的反応によって異なる。

　自己管理は，クロニックイルネスに関連して行わなければならないさまざまな事柄の基礎をなすとされてきている。近年Lorigら（1999）は，さまざまなクロニックイルネスを持つ人々（冠動脈，肺，神経系，筋骨格系）に焦点をあてた自己管理計画の効果について述べている。952人が参加した7週間の自己管理コースで，身体障害が減少し，入院期間が短縮し，また症状コントロールの改善，合併症による状態の改善が証明された。明らかに，これらクロニックイルネスを持つ人々の自己管理能力については，幅広く統合的に注目することが必要である。

ノンコンプライアンスの普及

　クロニックイルネスに関連する医療状況に苦しむ人は，一連の適応を要求されるなど，さまざまなストレスに直面しなければならない。クロニックイルネスを持つ人は，自立の喪失，疾患の進行への恐れ，および求められる治療計画に合わせて自分の行動を修正する課題などに対処しなければならない。ライフスタイルの修正が必要となり，それには食事の変更，薬物の使用，運動の変更などが含まれるが，それらに限られるものではない。このような修正へのコンプライアンスは，治療の成功と疾患の進行を遅らせることに実質的な影響を持つ。

　クロニックイルネスを持つクライエントは，コンプライアンスに失敗すると合併症が発症し，入院期間が延長し，治療費がかさむばかりか，ライフスタイルや家族関係およびコーピングスキルの混乱を招く。クロニックイルネスのコンプライアンスについて，真の理解を確かめることは難しいが，低いコンプライアンスについて一貫しているのは，ノンコンプライアンスが保健医療の重大な問題であると報告されていることである。近年の研究では，クロニックイルネスにおけるコンプライアンスは，およそ50％と報告されている（Dunbar-Jacob et al., 2000）。

　コンプライアンスの定義が異なっているため，特定の疾患集団の研究を比較検討することが困難で，他の疾患の研究から帰納することができなくなっている（Rapley, 1997）。コンプライアンスに関する研究は，概して特定の疾患を対象に行われている。つまり，研究の対象は特定の疾患を持つ集団であり，ノンコンプライアンスの比率が高く示されている。しかしながら，クロニックイルネスを持つ人々のコンプライアンス行動についての最近のレビューでは，コンプライアンスの問題についての特質と範囲は，疾患や処方，あるいは年齢層を超えて同様であることが示されている（Dunbar-Jacob et al., 2000）。薬物療法へのコンプライアンスを調査した近年の研

究では，条件や測定方法によっていくらか異なった比率にはなっているが，50％以下の比率を示す報告がある（Dunbar-Jacob et al., 2000）。

薬物療法へのコンプライアンスは，疾患群にまたがる1つの調査カテゴリーである。電子モニターは，ここ5年間，多くの薬物療法コンプライアンスの調査に用いられるようになった。その中の1つの，強直性脊椎炎に関する研究では，指示された薬物療法に厳密に従っていたのは，わずか22％であることが示されている（de Klerk & van der Linden, 1996）。てんかん（34％）（Cramer et al., 1995），重症のうつ状態（37〜55％）（Demyttenaere et al., 1998；Carney et al., 1995），統合失調症（55％）（Duncan & Rogers, 1998），糖尿病（47％）（Mason, Matsuyuma & Jue, 1995），高血圧（30〜47％）（Mounier-Vehier et al., 1998；Lee et al., 1996），および虚血性心疾患（38〜45％）（Carney et al., 1998, Straka et al., 1997）のクライエントでは，ノンコンプライアンスの比率は強直性脊椎炎の場合のようには低くはないが，にもかかわらず，これらのノンコンプライアンス行動は症状コントロールの低さと有意に関連していた。

その他の薬物療法コンプライアンスを測定する方法としては，自己記録，錠剤のカウント，および薬局での詰め替えなどが用いられるが，コンプライアンスの比率は同様であるという結果が生じている。結核患者の48％は勧められている薬物療法を履行していないという報告もある（Pablos-Mendez et al., 1997）。自己記録によれば，薬物療法のノンコンプライアンスは，腎移植患者では13〜36％（Hilbrands, Hoitsma & Koene, 1995；Greenstein & Siegal, 1998），心臓移植の患者では37％以上を示していた（Grady et al., 1996）。一般に，生命を脅かす障害を持つ人々は，他の人々よりも治療方針によく従うが，しかし，治療方針のささいな修正であっても，それが臨床面で大きな影響を与えることがあると，研究者は示唆している（Schweizer et al., 1990；De Geest, Abraham & Dunbar-Jacob, 1996）。

Dunbar-Jacobら（2000）はまた，その他のノンコンプライアンス行動についてまとめている。

- 低脂肪，低コレステロール食についてのノンコンプライアンス（15〜88％）
- 減量食についてのノンコンプライアンス（50％以上）
- 治療上の運動についてのノンコンプライアンス（最初の3〜6か月間では50％がドロップアウト，12か月では55〜75％）
- 予約受診のノンコンプライアンス（8.5〜63.4％）

問題と課題

多くの人々がヘルスケアとして勧められた行為に完全には従っていないことが研究によって示されている。ノンコンプライアンスが問題であることは保健医療職者に広く知られるようになったが，コンプライアンスを高めるための適切または効果的な方法についての一致した意見はまだ少ない。こういう事態をもたらしているのは，コンプライアンスの研究が不十分であること，クライエントと保健医療職者それぞれの役割に対する期待に不一致があること，またモチベーションの問題や価値の葛藤などである。保健医療職者が治療方針をクライエントに示し，説明し，相談を受ける際には，与えられた状況でのコンプライアンスやノンコンプライアンスについて軽々に判断してはならず，慎重にクライエントに適した方法を考える必要がある。

コンプライアンス研究の障壁

コンプライアンスの研究について包括的にレビューすることがこの章の課題ではないが，調査者を困らせたり，実践家が研究結果を適用する際の信頼性を制限するいくつかの障壁について，手短かに検討しようと思う。コンプライアンスに関する研究では，方法論的および概念的問題があると共に，首尾一貫した結果が乏しい。ここから，コンプライアンスを高める方略として何を選び，使用すべきかを判断する的確な基礎がないという結論が導かれている。

【方法論的障壁】

多くの方法論的問題がコンプライアンスに関する研究を困難なものにしている（Miller et al., 1997）。

1979年頃，SackettとSnowは，コンプライアンスについての537の原著論文を検討し，方法論的に正しく研究されている報告はわずかに40であったことを指摘している。彼らは研究デザイン，病気や条件についての特定，コンプライアンスの測定，治療計画の記述，およびコンプライアンスの定義について欠陥があると指摘した。

1. 研究では，横断的な対象群ではなく，調査開始時の集団を用いるべきである。このような対象群では，治療計画を開始したすべてのクライエントを追跡することになる。そのため，「ドロップアウト」する最もコンプライアンスの低い個人をも包括することができるだろう。
2. 研究に参加したすべてのクライエントのコンプライアンスを完全なかたちで公表するべきである。そうすれば，コンプライアンスの分散を明らかにすることができる。
3. コンプライアンスのレベルと治療目標の達成との関係が記述されていなければならない。
4. 研究デザインが的確に書かれていなければならない。

アドヒアランスを高めるための介入についての最近のメタ分析において，Roterら(1998)は，今までのコンプライアンス介入研究は「とても狭く限られていた」(p.1153)と述べている。また介入は，コンプライアンスの改善とクライエントのアウトカムの改善の2つを目指すべきであると指摘している。加えて，同一研究における複数の介入が同等の結果を生じていることが多いため，コンプライアンスを高めるための特定の方略を推奨することが困難であると示唆している(Roter et al., 1998)。

【概念的な障壁】

コンプライアンスの概念化が不適切であると，首尾一貫した結果を得ることが難しい。適切な用語は，コンプライアンス，アドヒアランス，コンコーダンスのいずれであるかについて，まだ論争が続けられている。また，推奨されている治療方針に対するコンプライアンスを高めるためには，誰を標的とすべきかについての論議もある(Dunbar-Jacob, 1993)。さらに，コンプライアンスの進歩のためにはクライエントと保健医療職者，および保健医療システムを対象にした異なったレベルでの接近が必要であることについても，指摘されている(Miller et al., 1997)。

ノンコンプライアンスに関わる変数

【クライエントの特性】

コンプライアンスに影響するクライエントの特性については，いくつか調べられてきた。これらには，人口統計学的要因，心理学的要因，社会的サポート，過去の健康行動，身体的要因，健康の信念などがある(Dunbar-Jacob et al., 1997)。SchlenkとDunbar-Jacob(1996)とJoshi(1998)は民族性についてレビューしており，この領域にはさらなる研究が必要であることを示している。

これまでの研究には多くの矛盾が含まれており，年齢とコンプライアンス行動に関して一貫した提言はできていない(Conn, Taylor & Stineman, 1992；Dunbar-Jacob, Burke & Puczynski, 1995；Weinstein & Cuskey, 1985)。例えば，ある研究(Grady, 1988)では，50歳以上の女性は，50歳未満の女性よりも乳房自己診断をよく行っていることを見出した。反対に，Connら(1992)は，冠動脈疾患のリハビリテーションプログラムにおける調査では，年齢が高くなると健康のレベルとアドヒアランスが低下することを見出した。コンプライアンスと年齢については，暦年齢ではなく，発達段階と関連する。しかしながら，コンプライアンスの文献においては発達に関する事柄が十分に扱われていない(Dunbar-Jacob et al., 2000)。

【心理的要因】

保健医療職者は心理的要因がコンプライアンス行動に影響するであろうと直感的に信じている。しかし，研究の結果はこのような想定とは合致しない。例えば，抑うつや不安の状態は，コンプライアンスを低下させることもあれば(Conn, Taylor & Stineman, 1992；Blumenthal et al., 1982)，コンプライアンスを高めることもある(O'Leary, Rohsenow & Chaney, 1979；Nelson et al., 1978)。Fordら(1989)は，喘息や高血圧のクライエントは，抑うつや不安があると薬物の服用に対して負の相関を示すが，症

状が増強するとコンプライアンスが高まることを見出した。最近では，DiMatteo, Lepper, Croghan (2000)は，抑うつとアドヒアランスとの関係についてメタ分析を行い，抑うつのあるクライエントではノンコンプライアンスに陥る危険が3倍になることを見出した。その他の心理的要因では，あいまいさや反感，通常の悩みなどは，単独の要因としてはコンプライアンス行動を予測させるものにはならないが，実際にはおそらく，動機を構成する要素であるだろう(Dunbar-Jacob et al., 1997)。

【ソーシャルサポート】

ソーシャルサポートは，コンプライアンスに関する研究で頻繁に調査されている変数である。しかし，ソーシャルサポートが決定的にコンプライアンス行動を高めることは論証されていない。例えば，小児喘息のクライエントで家族や友人のソーシャルサポートを受けている子どもは，コンプライアンスが高くなると証明されている(Spector, 1985)。対照的に，グループによる喘息自己管理プログラムの実施について見れば，コンプライアンスに与える効果は限られていた(Bailey et al., 1987)。ごく最近では，ソーシャルサポートはAIDS患者に役立つことが見出されている(Brown et al., 1998)。

【初期の健康行動】

ある時点における治療計画へのコンプライアンスが，次のアドヒアランスを予測するかもしれないことが示唆されている(Dunbar-Jacob et al., 1997)。10年間にわたる脂質研究所冠動脈疾患予防試験(The Lipid Research Clinics Coronary Primary Prevention Trial)の研究において，薬物療法に対する初期のコンプライアンスが，調査期間を通じての薬物療法に対するコンプライアンスを正確に予測した。しかし，これはその他の健康行動には波及しなかった。一般に，初期の行動が予測しようとする行動に類似していればいるほど，予測の正確さが高くなることが見出されている(Dunbar-Jacob et al., 1997)。

【身体的要因】

症状の出現が，医療の勧める行為へのより大きなコンプライアンスに導くことが指摘されている。例えば，高血圧の人は無症状であっても，いつ血圧が高いかがわかり，そういう時には治療に従う。それはコンプライアンスが症状を軽減させると信じているためである(Meyer, Leventhal & Guttman, 1985)。その他の研究では，肺疾患の人は呼吸困難の増悪によって吸入療法へのコンプライアンスが大きくなることが予測されている(Turner et al., 1995)。それとは反対に，喘息が重症化しても，吸入療法のコンプライアンスが増大するとは予測できていない(Berg, 1995)。

【治療計画の特徴】

治療計画の種類と複雑さがコンプライアンス行動に関連を持つが，複雑さの持つ意味合いはより重要である(Dunbar-Jacob, Burke & Puczynski, 1995)。複雑さには，薬の多さ，頻回治療，複数の治療計画(例えば，食事，運動，薬物療法)，治療期間，複雑な治療提供システム，辛い副作用などがある(Lemanek, 1990)。文献レビューによれば(Wing et al., 1986)，複雑な治療計画は，低いコンプライアンスを招くことが検証されている。このような結果は，高齢者，腎疾患，喘息のクライエントでも立証されている(Conn, Taylor & Stineman, 1992 ; Berg & Berg, 1990 ; Tashkin, 1995)。治療計画は，しばしばライフスタイルの変更を必要とするため，クライエントがそれを成し遂げるには極めて大きな困難を伴う。

【経済的要因と社会文化的要因】

経済的要因　貧困，英語力の低さ，および保健医療へのアクセスの制限などは，ノンコンプライアンスの予測因子であることが知られている(Gonzalez, 1990)。財政的な負担は，それだけで，保健医療を受けたり，クロニックイルネスを管理するための薬物や物品を入手することへの障壁となる。コンプライアンスにとってのその他の主要な経済的障壁としては資源の不足があり，これには不十分または困難な交通手段，子どものケアの不十分な入手可能性，低賃金労働による時間の不足，仕事の安全性の低さなどが含まれる。

これらの障壁のいくつかは，明らかに慢性疾患管理の非効果的な保健医療システムに関連している。例えば，クロニックイルネスに関連して救急部門を訪れる多くの人々は救急ケアを必要としない状況で

あり，実は慢性疾患の管理に関わるプライマリケアサービスへのアクセスが制限されている人々なのである（Mansour, Lanphear & DeWitt, 2000）。貧困者にケアを提供している能率の悪い不便な診療所では，クライエントに順番待ちの長い行列を作らせ，また同じ医療職者がクライエントと長い関係を保つということがあまりない（Hellenbrandt, 1983）。都心部と農村地域では特に，出稼ぎ労働者，移民，ホームレス，また，AIDSの人たちへのプライマリケアサービスが不十分であることはよく知られている。加えて，政府や第三者支払い機関の方針と規制が迷走することによって，保健医療における予防的サービスや教育的サービスへの支払いが否定され，これが，このようなサービスがクライエントに十分提供されない原因となっている（第20章「財政的インパクト」，第2章「政治と政策」参照）。

文化的要因　文化が健康行動やクライエントと保健医療職者との関係に与える影響については，より多くの関心が向けられている。文化は大人にとっても子どもにとっても，病気や治療を経験し解釈し反応する方法に影響を与える（Munet - Villaro & Vessey, 1990）。にもかかわらず，驚くべきことだが，文化とアドヒアランス行動に焦点をあてたレビューは極めて少ない。文化や民族によるアドヒアランスの相違については，アフリカ系アメリカ人とコーカサス系白人の相違に焦点があてられる場合がほとんどである。

近年，ラテン系移民やアジア系移民の米国への流入増加のため，これらの集団の行動を調査した文献が報告され始めている。このような研究のいくつかは，健康問題を持つ少数民族という側面を取り扱っている。多くの新たな移民は非西欧文化に所属し，資金が少なく，また家族からの社会的サポートにも乏しい（Kleinman, Eisenberg & Good, 1988）。言葉の問題は，保健医療を利用し，保健医療職者との人間関係を形成する能力に影響を与える。文化による異なった規範もまた，アドヒアランス行動を妨げるかもしれない。例えば，ラテン系家族では，結核にはスティグマが伴い，それが薬物療法のアドヒアランスを下げる要因となる（Morisky & Cabrera, 1997）。ラテン系ではまた，たとえ受けるとしても一般に保健医療を受ける時期が遅く，また病気に関しては伝統的なヒーラーに依頼して薬物療法を受けるということが指摘されている（Talamantes, Lawler & Espino, 1995；Zuckerman et al., 1996）。保健医療の利用の遅れのいくつかは，医療保険の問題，言葉の障壁，移民の社会的地位に関連している。

アジア系移民は，治療計画の要求に合わせることや，積極的に関わることが難しいことがある。中国系移民では，糖尿病に対するセルフケアもコーピングも非効果的であることがJaynesとRankin (2001)によって報告されている。同様に，ImとMeleis (1999)の研究では，韓国人女性は，症状に耐えられなくなるまで更年期障害を見逃している。

文化と民族性がアドヒアランス行動にどのような影響を与えるかを説明することは，保健医療職者にとって，ますます重要性を増すであろう。健康行動と文化のつながりを複雑にする問題の1つは，社会経済的状態である。

【クライエントと保健医療職者の相互作用】

ノンコンプライアンスに関連する変数では，クライエントと保健医療職者との相互作用が最もよく取り上げられている（Jones, Jones & Katz, 1987）。Hellenbrandt (1983)は，コンプライアンスに不都合な影響を与えるクライエント-医師間の相互作用の変数を次のように指摘している。

1. 不適切な助言
2. クライエントの不満足
3. クライエントに対して病気の説明がない
4. 医師とクライエントに同意がない
5. クライエントに対する形式の偏重，またはクライエントの拒絶

コミュニケーションの不足は，クライエントと保健医療職者との相互作用において，普通に起こることである。例えば，保健医療職者は，喘息のクライエントに薬物療法について十分な説明を行っておらず（Creer & Levstek, 1996），処方されたとおりの治療を行っているのは50％以下であると報告されている（Creer, 1993）。その他の研究では，明確で十分な指示がされているかどうかについて，クライエントを追跡して調べたものがある（Garrity & Lawson, 1989；Zahr, Yazigi & Armenian, 1989）。ま

た，コンプライアンスは，医師による継続的な説明が少ないことが影響するという報告もあり（Bender & Milgrom, 1996），その理由として，保健医療職者はしばしば，説明を繰り返す必要はないと考えていることが示されている。クライエントと保健医療職者との相互作用については3つの視点から考えてみようと思う。それらは，クライエントと保健医療職者の期待の相違，パーソナルコントロール（個人の制御），およびクライエントと保健医療職者のパースペクティブである。

期待の相違　保健医療職者とクライエントに重要なことは，保健医療職者との相互作用に対してクライエントがどれほど積極的に参加するのが適切なのかということである。保健医療職者もクライエントも，適切な参加についてそれぞれが期待を抱いている。これらの期待は過去の経験からその大部分が形づくられ，これらの期待に基づいて自分たちの適切な行動が判断される。

保健医療職者とクライエントは，多かれ少なかれ，クライエントが病者役割行動をとり，保健医療職者が補完的な役割行動をとることが望ましいというふうに社会化されてきた（Parsons, 1951）。そして，病者役割において，クライエントは援助を求め，指示された治療方針に協力することで回復を目指すことが期待されてきた（第2章「病者役割」参照）。また，保健医療職者の補完的な役割とは，熟練した専門家かつ症状の管理者として確固たるあり方をとることである。Parsons の見方は，医師-クライエント関係の非対称性を強調し，権威者-従属者という関係を詳しく描写するものだった（Hingson et al., 1981）。

治療方針に応じないという決定のいくつかは，クライエントの視点に立てば理にかなったものである。Thorne（1990）は，ノンコンプライアンスには，自己防衛と必要なサービスの維持という2つのテーマがあることを示している。意図的なノンコンプライアンスの理由には，薬物療法によるやっかいな副作用，勧められた方針への不信，複数の医師から勧められる異なった方針をやりくりする必要性などがある。クライエントはよく保健医療職者に自分たちの意思を誤解させることがある。それは，その他の必要なサービスを確保するために保健医療職者との関係を維持したいと思うからである。保健医療職者はクロニックイルネスを持つ人々をその面における熟練者として考えるべきであり，専門家とか権威者としてではなく相談を受ける人としての役割を目指すべきであると Thorne は指摘している。

保健医療職者が，クライエントはこう行動してほしいという既成の観念に焦点をあてるのではなく，受動的から自律的という連続体上を徐々に変化する人としてクライエントをとらえるなら，より効果的なコミュニケーションと相互作用を行うことができるであろう。その結果，それぞれのクライエントの自律や指導，方向づけのために何が必要であるかについて，敏感になることができる。クライエントがどこまで参加すべきかを問うのではなく，「このクライエントにとってはどのような参加が最も有益か」という疑問が相互作用においてはより適切である。この答えは，期待と目標，および知覚されている問題について話し合うことのできる保健医療職者-クライエントという二者関係を通してのみ導き出すことができる。保健医療職者-クライエントの関係性の重要さを強調したよりよいモデルが必要とされている（Trostle, 1997；Thorne, Nyhlin & Paterson, 2000）。

パーソナルコントロール　ローカスオブコントロール（locus-of-control）という概念は，セルフケア行動におけるクライエントの選択に関する研究に用いられている。これは，アウトカムに対する個人の期待（報酬や強化），およびアウトカムを修正するために必要な行動に対する自己効力感に焦点をあてたものである。この概念によると，人はそれぞれ自分が知覚するコントロールに関して，内的から外的まで広がる連続体のどこかに位置するとされる。内的特質の人は，未来の事象に個人が影響を及ぼせると信じており，外的特質の人は，他者の影響に左右されると考える。健康に関わるローカスオブコントロールは，このような一般的な予測を，健康と病気に伴うアウトカムと健康行動に関する特定の予測に適用できるよう修正したものである（Rotter, 1966；Wallston et al., 1976）。

研究報告によれば，ローカスオブコントロールとコンプライアンスとの関係には，矛盾するところがみられる（Wallston, Wallston & DeVellis, 1978；

Dimond & Jones, 1983)。内的特質の人は知識の探求に積極的で，治療計画を操作しようとするのに対し（ノンコンプライアンス），外的特質の人は，治療に対してより従順で（コンプライアンス），情報を探すのに積極的でないという報告がある（Oberle, 1991）。

クライエントと保健医療職者のパースペクティブ

クライエントと保健医療職者は，クロニックイルネスとその治療，およびコンプライアンス行動がもたらす利点について異なった見解を持っているようである。クライエントは疾患と共に生きており，治療はその人の人生における光景の1つにしかすぎない。治療の結果と共に生活することは，保健医療職者が勧める助言や相談，教育，忠告とは非常に異なっている。クライエントは，保健医療職者の言う通りにしようとして援助を求めることはめったにない。むしろ，クライエントはその他の理由，例えば，病気だと感じている，心配している，他者が勧める事柄に応じる根拠がほしい，福祉の受給請求のための証明がほしい，などの理由で援助を求める。他方，保健医療職者はコンプライアンスにとても気をつかっており，それはクライエント-保健医療職者の相互作用における望ましいアウトカムを示すものと考えられているからである（Anderson, 1985）。

Andersonは，クロニックイルネス（このケースでは糖尿病）を持つクライエントの見解が，2つの点で保健医療職者と異なることを見出した。第1は，治療計画の理解における相違であり，個々の治療法や理論的根拠，その結果のみならず，そもそもの問題の根源に関しても異なっていた。クライエントは治療を，糖尿病を持つという問題の一部をなすととらえているが，一方保健医療職者は問題の解決ととらえているのである。第2に，クライエントは「いま，ここ」の体験に関心があるのに対して，保健医療職者は，将来の健康に対するリスクという問題により多くの関心がある。例えば，クライエントは低血糖の予防により多くの関心があり，正常よりも高い血糖値を正しく維持することにはあまり関心がない。その一方で，保健医療職者は，血糖値のコントロールが達成されなかったら重大な長期的結果を招くことがわかっているため，血糖値を正常に近い状態で安定させることにより多くの関心を持っている（Anderson, 1985）

【動機づけ】

伝統的な医学モデルでは，ノンコンプライアンスはしばしば動機づけの不足と考えられている。保健医療職者は治療計画の理解と継続はクライエントの動機づけの結果であると考える一方，動機づけの低さがコンプライアンスの支障となるとしている。

保健医療の決定と行動の動機づけに関する最近のモデルのいくつかは，勧められた健康行動を開始し継続することについてのクライエントの態度や信念，意図，自分の能力についての知覚に焦点をあてた心理学的認知理論から考えられたものである（Fleury, 1992）。これらのモデルでは，動機づけを，達成すべきアウトカムやクライエントの意図，および行動変容を開始し継続する能力についてのクライエントの知覚などに関わる信念や価値に関連するも

事例　Jさんについて

Jさんは52歳のラテン系の女性で，初めて高血圧の診断を受けたのだが，栄養士の説明する2グラムの低塩食を理解することが難しかった。彼女は理解力があるように見受けられたが，近く予定されている娘の結婚式のほうに関心が集中していた。Jさんによると，その結婚式は「自分の人生最大の行事」であった。挙式は2週間後で，それまでは予定がぎっしりと詰まっていた。Jさんには4人の娘があり，末娘の結婚式であった。よき母，花婿にとっての義理の母，そして新しく拡大する家族の一員としての彼女の地位は，結婚式が「完全」に行われてこそ確実なものになるはずであった。Jさんの意見は，「披露宴に参加できないなんて考えられない。そこでは何時間も飲んだり食べたりするのよ」というものだった。栄養士が結婚式の重要性を認めた時に初めて，Jさんは挙式の日の食事の取り方に関する計画をたてることに同意し，特に塩分の多い食べ物を避けることについていくつかの妥協をした。こうしてJさんは，日常生活に食事療法を組み込むことにやっと乗り気になったのである。

のとしてとらえている。

人生についてのクライエントのパースペクティブ

ヘルスケア行動への動機づけは，人生についてのクライエントの見解がわかると理解しやすい。保健医療職者から勧められた治療計画に応じることは，他の重要な仕事や役割あるいは人間関係と競合することがある。クロニックイルネスを持ったクライエントは，社会経済的な特定の条件のもとで日々の生活を管理しなければならない（Strauss et al., 1984）。したがって，ヘルスケア行動を実行する動機づけの強さは，現在の生活において何が求められているかによって変化するだろう。

Jさんの事例は，勧められたヘルスケア行動に対する明らかに低い動機づけを理解するためには，人生についてのクライエントの見解を知る必要があることを示したものである。この事例では，ある時点でクライエントが示す最初の動機づけの力について考慮することが必要であり，これらの力が特定のヘルスケア行動のための動機の強さにどのように影響するかを判断することが重要であることを示している。

クライエントの見解を考慮することなく，動機づけが低いというレッテルを貼ることは，援助のプロセスを遅らせ，どうしたら効果的な援助ができるかというヒントを何も得られなくさせる。クライエントの見解を考慮に入れることによって，保健医療職者は，クライエントが感じているコンプライアンスの障壁についての手がかりを得ることができる。クライエントは，自分たちの見解が考慮されることを知ることで，一層動機づけられ，計画に参加し，より完全なコンプライアンスを長期に渡って達成するであろう。

コンプライアンスにおける倫理的課題

健康行動として勧められる方針に対するコンプライアンスとノンコンプライアンスは，医療費が抑制される中でますます重要な倫理的課題になっている。というのは，保健医療に関わる資源には限界があり，保健医療職者の時間や賃金やエネルギーの最も効率的な活用について決定しなければならない際に葛藤が生じるからである。しかし，コンプライアンスにおける経済的問題と倫理的問題は，別のものである。経済的問題は，最も効率的な資源配給に関するものであり，倫理的問題は最も公平な（*equitable*）配分に関するものである（Barry, 1982）。Connelly（1984）は，クライエントの活動的で効果的なセルフケアを促進する方略は，倫理的にも経済的にも重要であると信じている。倫理的課題としては，保健医療職者とクライエントの相補的な権利と責任，保健医療職者によるパターナリズムとその強制力，クライエントの自律性，提案された治療法のリスクと利益に関連すること，およびノンコンプライアンスが社会に課すコストなどに関心が集まっている（第17章「クロニックイルネスにおける倫理的課題」参照）。

Sackett（1976）は，クライエントの行動変容に先立つ倫理上の3つの前提条件について述べている。それらの前提条件は，インフォームドコンセントの実行と，コンプライアンスを責任をもって共に担う協力体制の発展を必要とする。

1. 診断は正しくあらねばならない。
2. 治療は，害よりも利益のほうが多くなければならない。
3. クライエントが治療計画を受け入れた場合は，コンプライアンスを高めるための方略を実施する協力者でなければならない。

Jonsen（1979）は4つ目の条件として，治療計画へのクライエントの同意の重要性を加え，コンプライアンスの倫理は，自由，相互理解および相互責任に基づくということを強調している。Connelly（1984）は，SackettとJonsenの条件を組み入れ，コンプライアンスへの倫理的アプローチとして3つの段階があるとしている。

1. クライエントの能力の発達を促し，クライエントのセルフケア能力の支援と強化を行う。
2. 相互関係に基づくクライエント-保健医療職者の相互作用を通して，一致した治療計画と達成目標を練り上げる。
3. コンプライアンスを高める方略に焦点をあてて共同で問題を探求し，目標や実施における葛藤について調整する。

脅迫や重圧，適切でない恐れを引き起こすような方法は，倫理的ではない（Jonsen, 1979；Connelly, 1984）。ノンコンプライアンスが明らかである時，あるいは疑われる時に，保健医療職者が示す懲罰的な反応には，クライエントに関わる時間を減らしたり注意を向けないこと，危機管理の利用を減少させること，およびサービスや資源，供給物へのアクセスを限定するなどがある。ノンコンプライアンスの発生頻度が高く，従うクライエントとそうでないクライエントとを区別できないことがしばしばであると，ノンコンプライアンスを明らかに示すクライエントへのサービスの撤回や縮小について意見が分かれる。もし他の人も同様にノンコンプライアンスの状態であるのなら，正直に話すクライエントだけに懲罰的に反応することは不公平なケアであり，社会正義上の問題でもある。

もしクライエントが，ノンコンプライアンスによって保健医療職者が身を引くことがあると知らされ，了解しているなら，関係性の終結は保健医療職者の権利となるだろう。もし経済的条件や社会的条件によって他の保健医療職者を受診することがもはやできないのであれば，保健医療職者が身を引くことはクライエントを見捨てることとして深刻な倫理的問題となる。その場合は一方的かつ突然に終結するのではなく，他の保健医療職者を見つけることができるように，クライエントを支援することが倫理的に望ましい（Jonsen, 1979）。

コンプライアンス達成のためのインタベンション

ノンコンプライアンスに関連した変数がどんなに複雑であったとしても，保健医療職者は，最大限可能な健康のための治療計画と，クライエントのニーズや要求，ライフスタイルを統合するために，クライエントと共に働くことを思いとどまったりしてはならない。最大限のコンプライアンスを達成するためには，コンプライアンスを高める方略を実施しようとする人々は，クライエントの安全と理解を保証する責任を持たなければならない。看護職者はしばしばクライエントと医師とのリエゾンとして働くので，どちらか一方あるいは両者と十分にコミュニケーションをとることで，コンプライアンスを高める特定の方略を明らかにし，選択し，開始することができるようになる。

アセスメント

クライエントのコンプライアンスの測定方法は，どのようなものであれ行動についての1つのアセスメントであるとすれば，どのようにこれらの行動を分析するかを決めねばならない。コンプライアンス行動は，多くの方法でアセスメントすることができる。しかし残念なことに，どの尺度にもそれぞれ，誤差があり，通常はコンプライアンスを過大評価する傾向がある（Burke & Dunbar-Jacob, 1995）。また

事例　A氏について

Aさんは，32歳の男性で，1年前にHIVと診断され，複雑な薬物療法をうまくこなしてきた。彼は登録看護師で，病院の多忙な内科-外科混合病棟で働いていたが，診断されてから勤務日数を制限してきた。彼は最近，BSN（看護学士課程卒業）の学位を取得するための教育プログラムに参加することが認められた。本日受診したところ，ウイルスが増加していることがわかった。質問に対しAさんは，仕事と学校のスケジュールのせいで，薬物処方を守ることが難しくなったことを認めた。

学校が始まってからは，会員になっている近くのジムにも通えなくなった。彼はまた，学校に通い始めてからずっとストレスがあること，深夜まで学習していること，よく夕食を抜くことなどを話した。Aさんは，自分の活動を調整し直して，必要な薬物療法を維持する方略を見つけてほしいとあなたに助けを求めている。彼はコンプライアンスがどんなに大切かわかっているが，あなたの援助を必要としている。

残念なことに，コンプライアンス測定の「金科玉条」はない。結果の正確性と信頼性を増すためには，単独の測定方法を用いるより特定のコンプライアンス行動を測定するいくつかの方法を組み合わせることが勧められる。クライエントの全般的なウェルビーイングと心理的構造をアセスメントすることもまた，コンプライアンス行動をより理解するために不可欠である。

クライエントについての体系的なアセスメントには，クライエントの家族，社会文化的経済的要因，知識，信念，態度，および治療計画についての現時点での理解などが含まれるべきである。また，病気の脅威についてのクライエントの知覚，勧められる方針の効果，およびこれらを実施するクライエントの能力についても注意する必要がある。

コンプライアンス行動を高めるということは，何をすればよいかクライエントに話し，望ましい効果が得られなかった時に，再び話すという単純なことを意味するのではない。クロニックイルネスを持つ多くの人々にとっての関心事は人生の長さなどではなく，勧められた行動が努力に値するという知覚を持つことである。コンプライアンスに関する研究においてはこの点を理解する必要がある（Rapley, 1997）。コンプライアンス行動に影響する社会的・文化的・心理的要因を理解した上でそれらを尊重することは，ノンコンプライアンスの問題を管理するための努力を促進するだろう。

特定のクライエントに処方される内容の「適切さ」を決定するためには，予測される危害や効果についての評価を含まなければならない。アセスメントをすることによって，看護職者は治療計画の管理という視点から以下のことを判断することができる。治療計画の中で，①コンプライアンス行動の達成が全く成功しそうにない側面，②治療的ゴールを達成するために最も重要な側面，③望ましい行動変容を達成するために学習が最も必要である側面，である。次に示す項目は，コンプライアンスを高めるための問診の内容として尋ねるべきことである（Hingson et al., 1981）。

1. この問題に対してすでに何らかの対応をしましたか？
2. 病気について，何か心配なことはありませんか？
3. 勧められている治療法に従わないと，何か起こりますか？
4. それはどのくらい起こりそうですか？
5. 治療法はどのように効果的だと感じますか？
6. 治療法に従うと，何か問題が起こりそうですか？
7. この治療法について，あるいはどのようにそれを行うかについて，何か質問はありませんか？

保健医療職者がいつも正しいわけではなく，さまざまな状況において間違いが起こり得る。例えば，指示，調剤，クライエントや家族介護者とのコミュニケーション，記録を更新して保存することなどにおいてであるが，特に多くの保健医療職者が携わる状況において間違いが起こりやすい。第2に考えておくことは，クライエントないし介護者が単に指示を理解していないか，あるいは指示を覚えていないという可能性である。もしクライエントに，勧められた行動や治療を実施するための知識と技能が不足しているなら，コンプライアンスの実現は無理であろう。コンプライアンス行動を高めるためには，治療計画に関する指示を継続的に強化し続ける必要がある。

クライエントの動機を高めるためには，行動変容を開始し継続しようとする準備ができているかについて，注意深いアセスメントが必要となる。クライエントが必要な技能を身につけるためには，食品のラベルを読み，レストランで自分に適した食事を選び，服薬を日々の日課に組み入れるなどを学ぶ姿勢が必要である。言い換えればクライエントは，日々の日課が妨げられた際に新たな行動に適応し，それを維持するための新しい方略を学ばねばならない（Miller et al., 1997）。

また，保健医療職者は，積極的で，賞賛に値し，賢いコンプライアンス行動をとるのは「よい患者」であり，消極的で，なげかわしく，理解できないノンコンプライアンス行動をとるのは「問題の患者」であると見る傾向があることに気づく必要がある。おそらく，このように見る専門職者は，ノンコンプライアンスの障壁を探し出すことはできないであろう。

アセスメントはまた，コンプライアンスを高める

方略に適切に焦点をあてることのできる決定を導くであろう。セルフケアとしてのコンプライアンスという概念は，他者の援助なしには治療方針に対するコンプライアンスが達成できない状況においては，極めて制限があるということが早くから言われていた。例えば，クロニックイルネスと明らかな身体障害の組み合わせは，セルフケア能力としてコンプライアンスの概念を形成するには不適当である。この例では，ソーシャルサポートネットワークがコンプライアンスを実現させる最も重要な要因であるため，それがコンプライアンスを高める方略の焦点とならなければならない。看護職者は，ソーシャルサポートがコンプライアンスに与える影響を注意深くアセスメントするべきである。重要他者によるサポートであっても，ネットワークによるサポートであってもソーシャルサポートはクライエントがクロニックイルネスに対処する時の助けとなり，コンプライアンス行動を強化することもある（Burke & Dunbar-Jacob, 1995）。しかしながら，クライエントによっては，いつも他者から実際の助けがほしいわけではないので，このことがすべての人に当てはまるというわけではない。

コンプライアンス行動の測定

　コンプライアンスに焦点をあてた方法論的アプローチはいくつかある。この章では，自己記録，治療者の記録，観察，生理学的測定，薬物療法モニタリング，電子モニタリングなどを紹介する。本章ですでに見たように，多くの研究が複数のアセスメント尺度を用い，結果を比較している（Berg, 1995）。

【自己記録】

　クライエントの自己記録は，コンプライアンスに関する情報収集の中で最も簡便で，安価な方法であり，ほとんどすべてのケア環境で実行可能である（De Geest, Abraham & Dunbar-Jacob, 1996；Burke & Dunbar-Jacob, 1995）。自己記録はまた，他の測定方法よりもコンプライアンスの乏しい環境についての詳しい情報を収集することができる（Burke & Dunbar-Jacob, 1995）。それらは，単純な質問を通してであったり，もっと複雑な質問，構造化インタビューを通して導き出されたりする。通常の自己記録には，薬物療法や症状の記録，あるいは日記，構造化された質問項目やインタビュー項目が含まれて

事例　Mさんについて

　70歳の男性で企業の重役であるMさんは，2型糖尿病と診断されたばかりである。彼は教養があり，敏活で，問題解決のできる人物であった。糖尿病教室に出席していたので，「なぜ，どのように処方に従うか」について知ることができた。彼は，自己血糖測定を自宅ですることを決めたが，食事制限に従うことには興味を示さず，甘すぎる砂糖の使用を控える以外は，食事の習慣を変更することにはほとんど熱意を示さなかった。

　日々のスケジュール，生活状況，過去の関心事などの質問をした時にはじめて，彼の注意もエネルギーも時間も，仕事と，そして人工呼吸器に依存している妻にそがれていることが明らかになった。彼は日中のほとんどの時間を仕事に費やし，夜は毎日，そして夕方は1週間に4日，妻への直接的なケアにあてていた。約6か月前に妻が急に呼吸不全に陥って以来，彼は薬剤と呼吸器用機器と酸素の管理と，その他の処置を学ばなければならなかった。夕食時間が「病気以外のことを話すことのできる貴重な時間」であると彼は語った。

　Mさんは，食事療法についてのノンコンプライアンスに影響している多くの要因を確認した。第1に，遅く寝た時に，朝食をときどき抜いていた。第2に，彼のスケジュールは顧客のニーズを中心に計画されているため，昼食をきちんと取ることは難しく，しばしば取り損ねていた。第3に，妻との夕食は，邪魔されずに家族のことに集中できる唯一の時間であり，何を食べるべきかなど彼は考えたくなかった。第4に，妻の病気と必要なケアは，自分の病気より重病で急を要するものであると考えていた。最後に，現在の症状によって強化されることも，3か月ごとの受診によって強化されることもほとんどないことがわかった。

いる。

　いくつかの研究では，自己記録されたコンプライアンスの正確さを評価し，明らかにすることを試みている。これらの多くは，薬（錠剤）を数えることや，血中濃度，生体内の生物学的指標などと，クライエントの記録を組み合わせて用いている。ほとんどの場合，個人は，自分のコンプライアンスを過大評価していることが指摘されている（Bender et al., 1998；Dunbar-Jacob et al., 2000）。本来的な問題があるにもかかわらず，自己記録は今なおコンプライアンス行動をアセスメントする方法として最もしばしば用いられている。

【保健医療職者の記録】

　保健医療職者の記録は，コンプライアンスをアセスメントする間接的な方法の1つである。しかし，研究ではこの方法はそれほど正確ではないことが示されている。なぜなら，ノンコンプライアンスの特徴は簡単には観察できないからであり，保健医療職者は直感や推測に頼っているからである（Steele, Jackson & Gutman, 1990）。しかし，保健医療職者の記録は，早くて自由で相互作用がなく，医学モデルと調和するため，今でもコンプライアンス行動をアセスメントするために用いられている。

【観察】

　クライエントを直接観察することは，いつもできるわけではない。そのため，観察がコンプライアンスをアセスメントするための実践的な方法であるとは言えない。この方法は，コンプライアンス行動の実証的根拠を得るための理論上の理想的な方法ではある。しかし，個人はしばしば「1人の聴衆のように振る舞う」し，誰かが見ているという認識は行動に影響する。例えば，喘息の人々を対象にした加圧式定量噴霧式吸入器（MDI；metered-dose inhaler）の正しい使用方法についての実地説明およびその繰り返しの例がある。喘息の人々は，教えられた治療法を実行する能力と教えられたことへのコンプライアンスでアセスメントされる。看護職者はヘルスケアの管理に関連した課題を実行する行動として，クライエントの行動をアセスメントするのだが，しかし，このような行動が家庭で継続されるという保証はどこにもないのである。

【生理学的尺度】

　コンプライアンスの生理学的な尺度には，薬物の血中濃度，心拍数のモニタリング，筋緊張状態，尿分析，コレステロール値，グリコヘモグロビン値などが含まれる。生理学的方法の強みは，これらの尺度がクライエントの記憶や正直さに関係なく成り立つことである。

　すべての生理学的尺度のうち，薬物血中濃度の測定は最も多く用いられる。血中濃度の測定は，自己記録や保健医療職者の記録に比べてクライエントの状態を正確に反映するが，このようなアセスメントにはいくらかのむずかしさがある。第1に，これらの尺度は，コンプライアンスの程度を反映するものではないということである（Dunbar-Jacob, Burke & Puczynski, 1995）。それらは，一定の治療法に従っていたかいないかを区別するにすぎない（Burke & Dunbar-Jacob, 1995）。第2に，これらの分析はノンコンプライアンスを測定する直接的で客観的なアプローチとなるが，この方法はすべての薬物に利用できるものではなく，長い半減期を持つ薬物にのみ利用することができ，かつ，その値は個々人によって変化する（De Geest, Abraham & Dunbar-Jacob, 1996）。第3に，生理学的な技術では，使用量を判定することは難しい。例えば，多くの喘息の薬物は吸収されるのが極めて速いため，生物化学的分析ではそれらを見つけることはできない（Rand & Wise, 1994）。最後に，血中濃度試験を通してノンコンプライアンスを正確に発見し得たとしても，それはノンコンプライアンスの理由についての説明や洞察にはつながらないのである（Besch, 1995）。

【薬物モニタリング】

　錠剤を数えることや薬局での補充の監視，MDIの缶の重量計測は，薬物コンプライアンスの測定全般に用いることができる。錠剤を数えることを用いた研究では，対象者は一定数の錠剤入りの小瓶を渡され，この小瓶は1か月ごとに新しいものに替えられる。その際，指示どおりに服用していれば残っているはずの数と実際に小瓶に残っている錠剤の数を比べることができる。同様に，クライエントが薬局に補充を依頼すれば，その日が指示どおりの薬物療法が行われた場合の予定日と比較される。しかし，これはクライエントが他者に薬を分けたとか，詰め

替え前に薬を「廃棄」したとかを計算に入れていない。

MDIの缶の重量計測は，呼吸器疾患のクライエントに用いられる。この缶は，クライエントに渡される前に重量を計測され，治療期間中の特定の時点で計測される。このような薬物モニタリングの方法は精度は高いのだが，コンプライアンス行動が過大評価されることがある（Rand & Wise, 1994；Rudd et al., 1990）。近年，Simmonsら（2000）は，「肺の健康に関する研究」において，缶の中身を廃棄する現象について述べている。研究によれば，MDIの使用を診療所訪問よりも優先していたのは被験者のわずか30％であった。薬物モニタリングという方法のその他の限界は，クライエントが実際に薬物を摂取しているか，摂取のタイミングを知っているだけかがわからないことである（Besch, 1995）。

【電子モニタリング】

電子モニタリング装置は，コンプライアンス行動をアセスメントするための新たな技術である。最も一般的なモニタリング装置は，電子薬物モニタリング装置である。電子モニタリングは，運動へのアドヒアランスに関して，心拍数や筋運動をとらえることにも用いられ（Iyriboz et al., 1991），睡眠時無呼吸のクライエントの経鼻的持続陽圧呼吸のコンプライアンスを記録するのにも用いられている（Kribbs et al., 1993）。

薬物アドヒアランスをアセスメントする電子モニタリング装置は，錠剤，点眼剤，およびMDIで用いられる（Dunbar-Jacob et al., 1997；Berg, Dunbar-Jacob & Sereika, 1997）。これらのモニタリング装置は，マイクロプロセッサーを特製のボトルのふたや透明プラスチックの包装に用いることで機能し，それぞれの薬物が手作業で運搬されるごとに日付や時間を監視することができ，日ごとや週ごとの薬物摂取状況の情報を提供するものである。錠剤の服用パターン（または服用しないパターン）を知ることは，治療への反応（またはその不足）や副作用を評価することや，それぞれのクライエントに合わせた援助の導入に役立つ（Besch, 1995）。

コンプライアンスを高める教育方略

クライエント教育の第一の目的は，ヘルスプロモーションについての意思決定を助けることである（Ungvarski & Schmidt, 1995）。教育を受けたクライエントの中には，すべての指導に従う人もいれば，部分的に選択する人もおり，また，その他のクライエントはすべての情報を拒絶するということを心にとめておくことが重要である。最終的な決定はクライエントに属するのであって，従わないからといって看護職者の側の失敗を意味するものではない（Crespo-Fierro, 1997）（第14章「クライエントと家族の健康教育」参照）。

教育的介入は個別的であるべきであり，クライエントの持つ知識や文化的背景，特定の目標についてのアセスメントが含まれていなければならない。教育に関わる情報は，その後の会合における追加の情報や強化と共に管理可能な人数の単位で示されるようにする。看護職者は，治療法の管理の鍵となる問題に焦点をあて，健康の維持管理に最も重要な要素を選択しなければならない。難しい技術は，一度実演し，クライエントが練習し，その後再度実演を行うようにする。またクライエントが受診するたびに繰り返し行うようにするとよいであろう。

文書による資料は，クライエントの言語と読解力に適合したものを用いる。Glazerら（1996）は，乳房自己検診に用いられているプリント教材の評価を行い，対象となっている人々の読解力は小学校6年生レベルであるにもかかわらず，提供されている教材の読解段階は中学校3年生レベルであることを見出した。読み書き能力に関するその他の研究では，薬物療法に関する最も基本的な内容に関わる文書でさえ，クライエントの42％が理解できていなかったと報告されている（Williams et al., 1995a）。これらの報告で，できるだけ多数のクライエントが使用できる教材が必要であることが明らかにされた。また，ビデオテープやオーディオテープ，コンピュータ教材を用いた学習支援も活用できる。

クライエントは，治療法の詳細な説明について家族を頼りにすることが多い。そのため，クロニックイルネスを持つ人々を教育する場合は，家族や重要他者が教育セッションに参加する必要がある。教育

の中で重要なことは，疾患の知識に限らず，治療計画で必要とされる技術についても指導することである（Burke & Dunbar-Jacob, 1995）。加えて言えば，治療計画は可能な限り単純なほうがよい。

【知識と理解を越えて】

コンプライアンスにおいては，知識や理解を越えた能力が必要とされる。そのため，コンプライアンスの教育目標は，知識の習得以外にも拡大しなければならない。コンプライアンスのアウトカムは，単に情報を聞いたり読んだり理解することにとどまらず，それを超えた学習者の参加に依存するところが大きい。臨床医もまた，学習者が自分たちのケアに参加できるように促すべきである。柔軟なセルフケアという治療方針は，個々人にいくらか適合させてあるとはいえ，標準的な治療方針からの選択ではない自律的な方法を人々が実行できるようにする。指導の柔軟性とは，もしあなたにこのような徴候や症状が見られたらこの活動をしてみてくださいというように，説明を受けた上での選択を行う自由を保証するものであり，選択ができるということは，自立を促し，生活の質（QOL）を高める（Rapley, 1997）。

コンプライアンスを高める行動方略

行動方略は，多様なテクニックを用いることで，特定のノンコンプライアンス行動に直接的な影響を与えることを意図したものである。これらの方略は，望ましい結果に到達するための介入として，単独で用いられたり，組み合わせて用いられたりする。

通常，コンプライアンスは，指示された治療法をどのように実施するかについて学び決定することに，クライエントが積極的に参加する際に促進されると信じられている。しかし，最も望ましいレベルの参加ということに関する先入観や固定観念に保健医療職者がこだわるのは適切ではない。権威主義者の保健医療職者と，自己主張的で活動的な学習者との不一致は，コンプライアンスに不都合な影響を及ぼすだろう。反対に，積極的な参加を期待する保健医療職者は，消極的で活動的でない学習者を困惑させることになる。

【個人にあわせた仕立て】

コンプライアンス方略の開発をクライエントが看護職者と共に行うことから得られる最も小さなアウトカムは，クライエントの日々の行動に合わせて治療を仕立てる（テーラーメイド）ということである。この過程がコンプライアンスを促す鍵となるであろうからである（Burke & Dunbar-Jacob, 1995）。日常習慣（儀式とも呼ばれる）にうまく合致するように治療的活動を統合することは，治療計画の個別化と強化のために重要な方法である。食事，起床，就寝，衛生，好きなテレビ番組などを日常習慣としてとらえると，健康行動を日常生活の中に組み込むことができるようになる。

【治療計画の単純化】

看護職者がクライエントと話し合うと，クライエントは指示された複雑な治療計画を管理できないということが明らかになることがある。障壁が明確になった場合は，治療計画の指示者と交渉して治療計画を単純化することができれば，よりよいコンプライアンスにつながるだろう。原則として，薬物治療の回数と錠剤の数は最小にするべきである。

【思い出すための合図の提供】

思い出すための合図（リマインダー）や記憶を助ける工夫は，クライエントが望ましい行動のある側面をし忘れることによって行動がうまくいかないという問題がある時に，有用である。カレンダーや時計，薬や食事を思い出すために個人用に作られたポスターなどがとても助けになる。薬を服用したかどうかを思い出すことが難しい人には，1日分の薬物を取り分けることも助けになる。

保健医療職者は，時々訪問することで，コンプライアンスの重要性を強化することができる。このような強化には，薬を数えることや，クライエントの日記あるいは行動に関するその他の記録を確認すること，およびセルフモニタリングなどが含まれる。このような方法は，クライエントがコンプライアンスの価値を思い出し，参加を促すことに役立つ。

電話をかけることもまた，勧められた健康行動をクライエントが思い出すために有用である。それは高齢者の薬物療法へのコンプライアンスを促し（Cargill, 1992），また，救急病棟から委託されたの

ち，治療継続の予約をとるコンプライアンスへの効果的介入としても有用である(Komoroski, Graham & Kirby, 1996)。Friedmanら(1996)は，電話による継続的なフォローアップを試みたところ，定期的な電話(自動)を受けることで薬物療法のアドヒアランスは17.7%改善したと報告している。電話による介入は，個人的な接触の機会を提供するだけでなく，予約時間の変更を希望する場合は，その時に変更することを可能にする(Crespo-Fierro, 1997)。

【コーピングを高める】

看護職者は，最適な健康行動の学習を妨げるクライエントの感情的な反応の手がかりについて，常に高い感受性を持っていなければならない。状態に伴う不安や著しい抑うつ，拒絶などは，コンプライアンスの低下と結びついていることが多い。これら3つの情動反応は，クライエントのコーピングスキルが不十分であること，およびアプローチ方法の修正が効果的であることを示していると解釈すべきである。

【契約】

契約は，クライエントが学習に参加し，変化を作り出し，自分自身の行動に責任を持つことを可能にする教育方略の1つとみることができる(第13章「チェンジエージェント(変化を促す人)」，第14章「クライエントと家族の健康教育」参照)。契約には，看護職者とクライエントが協同で，特定の目標と方法，および明確に確認された動機などを記した契約書を作成することが含まれる。契約は行動修正を原理としており，新たな行動や行動変容を成し遂げたり維持するためにさまざまな強化を用いている。契約は，さまざまな状況や異なったタイプの行動におけるコンプライアンスを増大させる効果的な方略として用いられてきた(Crespo-Fierro, 1997)。契約はまた，公約という1つの様式を生み出し，それは契約書の中に確認されている行動についてのセルフコントロールを高めることであろう。

民族文化的インタベンション

クライエントの家族のコミュニケーションパターンが保健医療職者のものとは異なると認識することは，効果的な相互作用を実現するために重要である。加えて，文化的要素は，提案されるすべての方略の中にうまく統合される必要がある。

クライエントが持つ民族文化的信念に気づくことができれば，異なる文化を持つ人々のコンプライアンス行動をうまく理解することができるであろう。民族文化的要素をふまえて処方された治療は，西欧の医学および看護における伝統的な信念と相反するものであるが，その地域社会の世界観をよりよく反映している点で，成功を収める確率が高い(Flaskerud, 1995)。MacLachlanとCarr(1994)は，伝統的ヒーラーと現代医療の専門家の両者を予防的行動と健康行動のために用いることが重要であると述べている。

文化の異なる人々との効果的な相互作用を実現するためには，「文化の通訳」が必要である(Murphy, Anderson & Lyns, 1993)。文化の通訳者に求められる条件の1つは，特定のグループの健康に関わる伝統的な儀式や規範についての知識である。求められるもう1つの条件は，両立しない要素のどちらを優先するかやクライエントを取り巻く障害，また知識や技能の程度を判断するために，クライエントの健康行動をその文化の文脈の中で評価することである(Murphy, Anderson & Lyns, 1993)。

保健医療職者は，自分たち自身の信念体系や価値観，保健医療に対する態度もまた文化に左右されていること，そしてクライエントのノンコンプライアンスの原因がイデオロギーや哲学の相違にあるということに気づかずにいるのはそのせいかもしれないということを，しっかり認識する必要がある。西欧の医療システムにおけるセルフケアの強調は，イデオロギー的に西欧文化における個人重視の価値観と全く一致するものである(Anderson, Blue & Lau, 1993)。文化の異なる人々は，セルフケアの価値を身近に感じることはできないであろう。

民族性に伴うレッテルについて知るだけでは，特定の個人やグループの信念を理解するには十分ではない(Friedman, 1990)。アセスメントが必要な他の文化的側面には，伝統的な療法，民間療法あるいは代替療法をクライエントが用いているかどうか，また，指示された処方によって重要な文化的習慣が妨げられていないかどうか，そしてどのような儀式や制限，意味や規範が，食物のような品目の文化

家族のコミュニケーションと権威者のパターンもまた，文化の影響を受けている。アフリカ系アメリカ人にとって，役割の義務は，命令や家族の正義と同様に強固なものである。そのため，西欧で通常実施される個人中心のアプローチよりも家族中心のケアが適している（Friedman, 1990）。アフリカ系アメリカ人の家族のパターンには，拡大家族における強い血縁関係，家族や教会，および宗教と共にある生活に対する価値観，子育てにおける両親の積極的な参加，母方の祖父母による子育ての手伝い，などが含まれる（Friedman, 1990）。

もう1つの例として，ヒスパニック系文化やラテン系文化があるだろう。最近の研究では反論がみられるが（Friedman, 1990），ラテン系文化のステレオタイプなイメージは，男性支配による階層的家族構造である。1990年から1993年まで米国公衆衛生局長官（Surgeon General of the U. S. Public Health Service）だった Antonia Novello は，セルフケアによる西欧的な予防と健康の維持という考え方は，「あなたの唯一の目的が生きることであり，しかし神のおぼしめしは死ぬことである時，病気の原因や病気があなたとあなたの家族に与える影響は大きなものではない」というヒスパニック系文化の宿命論的見方とは，相容れないと記している（Ingle, 1993, p. 45）。さらにまた，ヒスパニック系の女性は，健康に関わる情報とその活用について家族の中で重要な役割を果たしているため，コンプライアンスを高める方略を検討する際には，参加を促す必要がある（Ingle, 1993）。

アウトカム

医学的治療の成功は，ある部分，勧められた治療方針に関して，クライエントがそれを実行する責任を進んで引き受けようとしているかどうかにかかっている。クロニックイルネスを持つ個人にとっての治療方略を評価する時には，多くの重要な要因を考慮に入れなければならない。1つの要因は，もしクライエントが治療計画に従わないなら，医療費が高額になるということである。ノンコンプライアンスはまた，合併症の危険性を高めることもある（Schlenk & Dunbar-Jacob, 1996）。

アウトカムに影響を与えるもう1つの問題は，あらゆる薬物療法における「服用量」について保健医療職者の知識が不足していることであろう。コンプライアンスと用量反応曲線に関する知識は，コンプライアンスを高める方略を実践する上で，保健医療職者の助けとなる（Schlenk & Dunbar-Jacob, 1996）。特定の疾患に対する新しい薬物療法の臨床試験において，クライエントの自己記録によるアドヒアランスに基づいて用量反応分析が行われるならば，その結果が正確であるにせよ，あるいは不正確であるにせよ，治療量として正しくないものになる可能性がある。

「真実」のコンプライアンス行動とは何かを保健医療職者が確定することができないとういうこともまた，治療アウトカムをアセスメントする時の障壁である。それは，特定のアウトカムを生じさせるために絶対必要な行動を助言する能力が限られていることと同様である。Schlenk と Dunbar-Jacob（1996）は，コンプライアンスが良好なアウトカムを導くことを証明するためには，さらに多くの研究が必要であると主張している。保健医療職者がクライエントに対して，どの程度治療計画に従う必要があるかを示すことができないということは，慢性疾患においては極めて重大な意味を持つ。なぜなら慢性疾患の治療計画はクライエントにとって極めて負担の大きいものであるが，それなしには決して済ませられないからである。

クロニックイルネスを持つ人々が多くなってきており，治療計画へのコンプライアンスが重要なことは明らかである。日々の基本的な管理の責任は，クライエント本人あるいは家族の肩にかかっている。しかし保健医療職者は，クライエントや家族に必要な知識や動機，および技術を持てるように保証し，コンプライアンスを高めるための方法を見出すことによってクライエントを援助する責任がある。

課題

1. クロニックイルネスの病気を持つクライエントにとってコンプライアンス行動を高めようとすることがなぜ大切なのか？
2. どんな要因がコンプライアンスに含まれているか？ それぞれについて述べよ。
3. あなたは，コンプライアンスとノンコンプライアンスがアドヒアランスとノンアドヒアランスに対応した用語だということに同意するか？ 同意するとしたら，またしないとしたら，なぜか？
4. ノンコンプライアンスはどれほど広がっているか？ コンプライアンス研究の方法論的障壁は何か？ 単独の変数とコンプライアンスとの関係は何か？ どのような概念的障壁が存在するか？
5. 保健医療職者がクライエントのコンプライアンスを高めようとする時，どんな倫理上の問題が生じるか？ 1つの倫理的アプローチを取り上げ，意見を述べよ。
6. あなたの文化またはクライエントの文化を用い，規範や儀式が健康行動のコンプライアンスにどのように影響するかを考えよ。
7. 動機づけはコンプライアンスにどのような影響を与えるか？
8. コンプライアンスを高めるための1つの手段として教育を考えると，教育の強みと弱みは何か？
9. コンプライアンスを高めるためにあなたはクライエントをどのように支え参加を促すか？ 個人にあわせた仕立て(テーラーメイド)，治療計画の単純化，思い出すための合図(リマインダー)について意見を述べよ。
10. コンプライアンスを高めるための対処をあなたはどのように促すか？
11. 契約の利点と欠点は何か？ サポートグループの利点と欠点は何か？

第9章

家族介護者

Shirley S. Travis ■ Kathy Piercy
訳:森川浩子

イントロダクション

　無償の介護者(*unpaid caregiver*)とは,血縁関係の有無にかかわらず,長期間または生涯に渡り要介護状態にある人を援助するために,課題達成的および情動的な支援の両方を無償で提供する個人を意味する(Shirey & Summer, 2000;Travis, 1995)。家族介護者(family caregivers)は,無償の介護者が大多数を占めており,その価値は年間10億ドルに相当する(Shirey & Summer, 2000)。本書の他章においては,長期間または永久的なクロニックイルネスの本質とクライエントに与える影響について論じているが,この章においては,クロニックイルネスがケアやサポートを提供している家族にどのような影響を与えるかについて検討しようと思う。

　在宅においてクロニックイルネスを持つ人の生活を維持することは,第一義的介護者あるいは主介護者に肯定的にも否定的にも影響を与える。介護者と介護を受ける人(ケアレシピエント)の間は,それぞれが独自の関係であり,相互的であり,介護をしている家族内の力動性に同じものはない。この相違に関わる要因および家族介護を1つとして同じものはない体験にしている要因が,本章における最も重要な論点である。さらに,家族介護者に関してよくみられる課題や関心事について論じる。これらの課題や関心事の検討は介入のプログラム化や,提供されたサービスのアウトカムの監視にとって有用である。

家族介護の動向

　米国では,およそ4,100万人がクロニックイルネスを持ち,日常生活の制限を余儀なくされているが,それらの人々の家族や重要他者がさまざまな程度の介護を直接に担っている(Freudenheim, 1996)。そのうち,およそ1,200万人の人々は,学校や仕事に行くことや,独立した生活を送ることはできないが,施設ではなく地域での生活を送っている(Freudenheim, 1996;U.S. General Accounting Office, 1995)。クロニックイルネスを持つ人において,長期のケアを必要とする人の60%は老年であり,また生産年齢人口は500万人,年少人口は40万人となっている(U.S. General Accounting Office, 1995)。将来的には,ベビーブームに生まれた世代が老年期を迎えるにあたり,多くの支援を必要とする劇的な事態となることが予測される。

家族によるケアの傾向

　要介護状態にある人々の中には入所施設におけるケアを常に必要とする人々が必ず存在すること,および,すべての家族が長期に渡るケアを行う意思が

あるわけでもなく，またそれが可能でもないということを明らかにしておくことは極めて重要である。しかしながら，最も重度の機能障害を持つ人々を除き，クロニックイルネスを持つ要介護状態にあるほとんどの人々は，その長期に渡るケアニーズを在宅で，あるいは地域を基盤としたケア提供により満たしている。地域において生活している要介護状態にある人々の70％は，私的な介護者に支援を受けているが，27％は，私的と公的の両方の支援を受けている（Ettner, 1995）。これらの支援と調整をうまく機能させるためには，家族や友人や隣人がケアの長期計画において主要な役割を担わなければならない。

施設に入所していない人々が支援者を探す行動に関する研究によれば，要介護状態にある高齢者は，親族から一定のヒエラルキーに従ってケアを受けることを好むことが指摘されている。すなわち，通常はまず配偶者および成人に達した子どもであり，次に兄弟姉妹や孫などの家族メンバー，さらに友人や隣人である（Brody, 1985；Suitor & Pillemer, 1990）。

公的な支援を要求する場合，既婚者は，ケアレシピエントの障害の程度にあまりかかわりなく，在宅でのケアを求める。しかし，経済的困難さや介護の負担が増大すると，家族介護者は施設入所を選択するようになる（Keysor, Desai & Mutran, 1999）。

家族介護者の特徴

「家族介護者（family caregivers）」という用語は，1つの社会的な地位を表している。それは義務や，特定の行動と態度への期待，責任，およびそれにふさわしい報いを伴う社会的な立場である（Suitor & Pillemer, 1990）。介護の動機は愛や道徳的な責任，義務などであるが，これらの動機は，中心的存在として介護を担おうとする介護者の意思に最も大きな影響を与える（Neufeld & Harrison, 1998；Stein, Wemmerus & Ward, 1998；Walker & Pratt, 1995）。

【一対の介護関係と介護提供システム】

介護に関する初期の研究は，家族の中に，社会的に介護義務を持つ1人の個人とケアレシピエント（care recipient）からなる一対の関係を見出した。家族の中で介護に第一義的に責任を持つ人は，ケアレシピエントのウェルビーイングに責任を負っていると考えられてきた。今日では，介護者は，一対の関係というより多数の介護者からなる介護提供システムや支援ネットワークの一部であるとされるのが普通である（Keith, 1995；Weitzner, Haley & Chen, 2000）。例えば，寡婦や未婚の独身者が援助を求める支援ネットワークは，既婚者の求める支援ネットワークよりさらに大きい場合が多い（Barrett & Lynch, 1999）。それゆえ，いまや多くの人々が介護者としての立場にあり，特に長期ケアの調整においてはそうである。

介護者はケアの提供と調整においてさまざまに異なる責任を持っている。そういう中でケアプロバイダー（care provider）とケアマネジャー（care manager）という用語を用いることによって，介護者における2つのタイプの存在が明らかにされた（Stoller & Culter, 1993）。これによって，これまで明確にされてこなかった家族介護者の貢献が目に見えるものとなった。もし，要介護状態の高齢者の息子が近くにいるとすれば，特に未婚である場合，その息子は親に必要なケアのすべてを直接自分で提供することができなくても，必要なケアがきちんとなされているかをチェックする責任をとることはできるであろう（Allen, Goldscheider & Ciambrone, 1999；Keith, 1995；Thompson, Tudiver & Manson, 2000）。同様に，成人した子どもが近くにいない場合でも成人した孫がいれば祖父母の援助をすることができるし，また，実の子どもより，姻戚関係の子どものほうがクロニックイルネスを持つ親族を援助するのに適切な場合もある（Peters-Davis, Moss & Pruchno, 1999；Travis & Bethea, in press）。

【人種または民族的な差異】

家族介護者としての経験は，人種あるいは民族によって形づくられる。これら2つの要素は，人生における個人の経験に影響を与えるが，それは，社会経済的状態，教育的背景，夫婦関係，健康状態，生活調整，および一般的な生活様式の側面においてである（Binstock, 1999）。クロニックイルネスにおいて，支援プログラムやサービスの利用，特定の援助に対する好みなどは，人種や民族によって明確に異なっている。白色人種の高齢者に比べて，少数民族

の高齢者のほうが人口増加率が高く，特に非ヒスパニック系の民族は75歳以上人口の増加率が最も伸びている。今後50年間では，アフリカ系アメリカ人の高齢者の増加は少ないが，ヒスパニック系やアジア系の高齢者は，急激に増加するだろう(Tripp-Reimer, 1999)。

老年学の研究者は，アフリカ系アメリカ人，アジア系アメリカ人，ネイティブアメリカ人，ヒスパニック系の高齢者および家族の介護体験と支援の好みに関する大規模な資料を収集している。これらの資料は広範に及ぶが，ここでは民族的な影響の多様性を示す一例を示すにとどめる。

アフリカ系アメリカ人による介護は，文化的な前例，歴史的出来事，および拡大親族や家族のニーズによって形づくられている。公的なプログラムやサービスを受ける上での障害には，貧困や経済的格差，教育的背景の低さ，高齢者差別，人種差別が含まれている(Jones, 1999)。結果的に，公的な支援プログラムを利用しない状態が続き，長期のケアを必要とする要介護状態にある高齢のアフリカ系アメリカ人は，これまでずっと家族や友人に頼るほうを選んできた(Cox, 1999)。

アフリカ系アメリカ人の家族は，自分たちのコミュニティにおける年長者を尊重し，道義的な義務を果たそうとする考えを強く持っている。これは人々が何代にも渡って，目に見えるあるいは目に見えない人種差別に直面しながら，自己信頼と家族信頼を学んできたせいかもしれない(Binstock, 1999；Edmonds, 1999)。その他の介護システムにおけるのと同じく，高齢のアフリカ系アメリカ人における介護は，単一の主介護者，あるいは家族と重要他者を含む構造のどちらかを支援ネットワークに組み入れた複雑なケア調整を含んでいる(Dilworth-Anderson, Williams & Cooper, 1999)。

【性差】

誰が主介護者になるかの選択と，家族介護システムがどのような姿をとるかには，多くの要素が関わっている。結婚している成人した子ども，娘，義理の娘は，高齢の親の主介護者になることが多い(Shirey & Summer, 2000)。娘が介護に巻き込まれることが多いのは，同性の介護者が好まれるということによる部分がある。それは，成人した子どもは同性の親のケアを好み，病気の高齢者は同性の子どもからの援助を好むということである(Lee, Dwyer & Coward, 1993)。介護を要する高齢者の多くは女性であり，夫を亡くしていることが多い。これは，娘が介護に巻き込まれることが多い理由の1つである(Lee, Dwyer & Coward, 1993)。また，介護は多くの場合「女性の仕事」であると考えられている。その理由は，介護を必要とする人のニーズの多くは「家事労働」によって満たされることが多く，家事労働は女性が担うことが多いためである(Walker & Pratt, 1995)。それゆえ，介護の調整においては，妻，母親，および成人した娘が主介護者として指名されることがほとんどである。介護における性差の問題は，長期にわたる介護の重要な特性であり，この問題は将来においてもなくならないであろう(Keysor, Desai & Mutran, 1999；Walker & Pratt, 1995)。

他のすべての条件が同じであるなら，要介護状態にある人の最も近くに住み，日常生活に最も影響を与える人が，介護の実践においても，また介護がどのようになされるかのチェックについても責任を負うことが多い。当然ながら介護者には，夫，義理の息子，兄弟姉妹，孫，姪や甥が含まれる(Greenberg et al., 1999；Kramer & Lambert, 1999；Thompson, Tudiver & Manson, 2000；Travis, Bethea & Winn, 2000；Travis & McAuley, 1998)。これらの人々は，介護提供システムのマネジャーあるいは直接的な介護のプロバイダーとして，第一義的な介護の役割を担う。

家族によるケア提供の型

要介護状態にある人は長期に渡り，2つのタイプのケアを必要とする。その1つが，社会的なケアであり，日常生活における機能的支援および情動的支援が含まれる。もう1つが，健康に関するケアであり，専門職者による特別なケアと服薬管理などのような家族によるケアが含まれる。機能的支援(*functional assistance*)は，ケアレシピエント(ケアの受け手)が，さまざまな日常生活行動をどの程度自立して行うことができるかに大きく関わっており，手段的日常生活動作あるいは基本的日常生活動作に分類することができる。手段的日常生活動作(*instru-*

mental activities of daily living；IADL)は，成人が日常生活の中で遂行することを期待される機能であり，料理，洗濯，食料品の購入，庭仕事，および支払いなどである。子どもの場合は，学校に行くこと，遊ぶこと，あるいは自分の部屋を片付けることなどであろう。基本的日常生活動作(basic activities of daily living；basic ADL)は，基本的な生存と個人的なケアに必要な活動を示す。これらの課題には，食事や入浴，着衣，排泄，清潔，移動が含まれる(Travis, 1995)。情動的支援(affective assistance)は，感情面の支援とも呼ばれ，ケアレシピエントに配慮と関心を伝える行動が含まれる。感情面の支援は主に，自己尊重や安心感，人生の満足感，回復への希望，尊厳，一般的なウェルビーイングを高めることに関わる(Brody & Schoonover, 1986；Horowitz, 1985)。

過去においては，これらのタイプのケアは明確に分離されていた。家族介護者および重要他者などによる非公的ネットワークは，情動的ケアと機能的ケアの両方を提供し，公的な援助者によるケアを監視していた。公的ネットワークは，課題達成的かつ目標指向的な専門的ケアを提供し，ケアレシピエントとの情動的あるいは社会的接触は期待されていなかった。長い経過のうちには，公的ネットワークが機能的支援に組み込まれることもあり得たが，それは非公的ネットワークとの協働という形が多かった。

介護の歴史的変遷

家族介護に関する縦断的研究は，家族介護者の役割が多くの変化を繰り返してきたことを指摘し，家族介護は静的な出来事ではないことに注目している。Pearlin(1992)は，介護は，職業的発達と相等しいものであることを示した。介護のキャリアあるいは介護の発達には，2つの要素が影響を及ぼしている。それらは，時間とともに介護者が成熟すること，および長期に渡るケアの中で生じる不可欠の変化に応じて役割発達が継続することである。

多くの介護者は，長期のケアシステムに関する知識と経験がほとんどない初心者の状態から出発する(McAuley, Travis & Safewright, 1997；Skaff, Pearlin & Mullan, 1996)。時間の経過と共に，介護者は成熟し，メディケアやメディケイドなどの資格に関する用語を用いるようになり，服薬管理や病気の症状管理をマスターし，要介護状態にある人のニーズを介護者の日常生活にどのように組み入れることができるのかを学ぶ(Leavitt et al., 1999)。介護者の中には他の介護者より速やかにかつ容易に成熟する者もいれば，なかなか適切な技術を修得することができず，介護者としての自信を得ることに至らない者もいる。このように，家族介護者が提供するケアはその程度，長さ，および様式において実に多様であるが，それらは，介護者がその役割をうまく身につけているかどうかに，少なくともある程度は原因がある(McGrew, 1998；Selzer & Wailing, 2000)。

ケアは，次の3つの時点で変換が起こり得る。第1は介護の関係に入る時，第2は施設に入所する時(または，他の公的ケアを受ける時)，第3は死別の時である(Seltzer & Wailing, 2000)。急性疾患や偶発的な疾患におけるケアにはエンドポイント(終点)があるが，長期ケアにおける本質的なエンドポイントは，ケアレシピエントの死が唯一のものである。要介護状態にある身内の施設入所を最終的に選択した場合においても，家族のメンバーがその身内を長期間にわたって放棄することは決してない。施設入所を決定した後も多くの介護者は，ケアを管理する者として関わる(Seltzer & Wailing, 2000；McAuley, Travis & Safewright, 1997)。

介護を始めたばかりの人にとって急性期で入院した家族の介護が極めてストレスの大きなものである理由は，介護やそれに伴う意思決定に関わった経験がこれまでなかったことによる(Bowman, Rose & Kresevic, 1998；Kane, Reinardy & Penrod, 1999；McAuley, Travis & Safewright, 1997；Travis & McAuley, 1998)。さらに，介護の形態の変化は，急激かつ一時に集中して起こる。介護責任の全くなかった状況から，わずか数日間で，退院後のリハビリテーション，在宅での長期ケア，あるいは施設での長期ケアが必要な状況へと移行することになる(Kane, Reinardy & Penrod, 1999)。

介護における肯定的な側面

ストレスや重圧，負担，バーンアウトに関する研究は，要介護状態にある家族のケア提供の肯定的な側面に光をあてずにきた。その結果，困難な状況に

おいて介護者がなぜ，どのようにそれらのケアを提供しているのかについてはほとんどわかっていなかった(Farran, 1997)。介護の肯定的な側面についてのKramerによる文献レビューによって，介護者は他者の支援をすることによって利得(*gain*)を経験していることがわかった。利得とは，「介護という役割が個人の人生の幅を広げ，豊かにする程度」を意味する(Kramer 1997, p.219)。

介護者の利得に関する研究は，介護者の満足，介護者が受ける報酬，あるいは介護者のウェルビーイングに焦点をあてたものであった。しかしながら，介護者からは，ケアをすることによってもたらされる肯定的な感情と体験が報告され，それには暖かい気持ち，ケアレシピエントとの親密さ，および達成感が含まれていた。同時に，自分が提供したケアの質の高さを感じ，家族や保健医療職者との関係が深まっていた(Farran et al., 1991；Hinrichsen, Hernandez & Pollock, 1992)。Beach(1997)は，家人を介護している家族のもとで育った青年は，兄弟姉妹との協働作業や分担作業が多く，高齢者に対する共感が高く，母親とのつながりが強く，仲間との共感が高いという特徴がみられ，祖父母の介護から利得を得ていることがわかった。

介護経験においてどのような要素が利得に影響を与えるかについては，現段階では明確にできない。ケアレシピエントとのそれまでの関係の質，ケアレシピエントの機能障害の程度，およびレシピエントとの関係に焦点をあてた介護者の対処方略などが，介護についての肯定的な反応を生み出すと思われる(Kramer, 1993a, 1993b)。さらに，援助についての介護者の動機づけや介護者の思想が，介護者の利得に関係していた(Albert, 1992；Lawton et al., 1992；Motenko, 1989)。縦断的研究，および多様な状況における介護者に関する研究によって，介護者の肯定的な介護体験になるものは何かについてのもっと包括的なとらえ方が提供されることが求められている。

将来における介護

将来を展望すると，ベビーブーム期に出生した壮年期後半の集団は，両親や祖父母の世代とは全く異なり，現在の家族介護に対する依存に関して大いに困惑する事態をまもなく迎えるであろう。ベビーブーム期に生まれた人が壮年後半に入った現代において，離婚率は急増し，出生率は劇的に減少している(Dwyer, 1995)。ベビーブーム世代の親の世代は，支援してもらうことのできる数人の子どもを持っていた。その一方で，ベビーブーム世代は子どもの少ない小家族であり，将来的に幸運であるとは言えないであろう。このような社会的動向がこれらの人口集団にどのような意味をもたらすかは今後も見続ける必要がある。

将来においては，介護における民族的な潮流がますます高まるであろう。特に長期介護の領域では，アフリカ系アメリカ人やヒスパニック系の介護者が，白人系の介護者より多くなるであろう。さらに，白人系の人たちの場合は，要介護状態にある家族に対してより多くの介護サービスを購入しようとする傾向にある(Shirey & Summer, 2000)。しかし，多くの研究者の見解が一致するのは，将来の家族介護についての予測は困難であり，それは政策が世代間でどのように変化するか読み切れないからというものである。唯一はっきり言えることは，ベビーブーム世代が壮年期後半に達しているため，この世代の介護ニーズに合わせた政策が必要であるということである。

問題と課題

家族介護者は自らの介護経験の中で複雑な問題や課題，心配に直面している。以下に示すH家の事例は，責任を果たそうとする多くの介護者がケアレシピエントの要求とニーズに注意を払い，介護状況における身体的要求と情動的要求に自分たちの生活を合わせた典型的なケースである。

家族介護の経験は，社会的な価値観を包摂し，政治的な政策によって形作られてきた。米国において家族介護に大きな影響を及ぼす政策は，要介護状態にある家族の世話は家族が担うべきであり，必要な介護のほとんどを家族が行うという前提から生まれている(Clark, 1993：Montgomery, 1999)。何年もの間，これらの期待と介護者の資源と能力との間に齟齬はなかった。

######## 事例 H夫妻とその家族 ########

　H夫人は冠動脈疾患とうっ血性心不全があり，それが原因で過去5年間にわたり疲労感や呼吸困難，狭心痛に苦しんでいた。上気道感染症を繰り返すことで，呼吸困難はますます悪化していた。彼女は，子どもたちがまだ小さい時に郊外の小さな町に自宅を購入し，そこで夫と共に生活していた。夫のH氏は，4歳年下であった。夫は，料理を引き受け，妻のケアの主介護者であった。彼は，妻の排泄や入浴のための浴室への移動を介助し，清潔で動きやすい衣類を着せ，処方された薬の適切な服用を援助していた。

　既婚の娘と息子は，H夫人の家から車で10分の所に住んでいた。娘と息子は，それぞれ子どもがあったが，週に1回は両親を助けていた。娘は，家の掃除，両親を連れて食料品を買いに行くこと，および医療機関や薬局に連れていくことを主に引き受けていた。息子は，庭仕事と家の修繕で父親を助け，また緊急事態になった時には電話を受け，さまざまな意思決定を行っていた。

　数年後にH夫人の病状が悪化した。疲労がひどくて2階に上がれないため，トイレに行くことができなくなった。居間は彼女の寝室に置き換わった。胸痛症状と呼吸困難が長く続くようになり，そのたびに短期入院をした。入院中は，H氏が毎日病院に行くため，息子や娘が運転を引き受けた。

　それからの5年間は，入院する回数が徐々に増え，家庭でもポータブルの酸素を使用するようになった。最初の頃は，夜間だけの短時間の使用であり，酸素吸入をしながら，娘と買い物に行くことや，ドライブでの「外出」も可能であった。健康状態が悪化し，H夫人は，自室で酸素を持続的に使うようになった。家族は，H夫人が緊急時の助けを呼ぶことができるように，「メディアラート」という緊急用呼び出しボタンを準備した。

　H夫人は入院のたびに衰弱がひどくなった。夫は，妻の病状が次第に悪くなっていくため，もはや自分では世話ができないのではないかと懸念した。室内便器を車いすの傍に移動させたが，それでもH夫人は車いすから室内便器に移動することはできなかった。妻は体重が重いので，もし転倒してけがをしても自分では助けることができないとH氏は心配した。娘はパートタイムの仕事をしていたが，週に2回，これまでより頻回に訪れるようになった。彼女は，兄や友人や夫に，自分の両親の健康について語ることが多くなった。

　H夫人が，胸痛と呼吸困難のために78歳で入院した時，医師はH氏と息子と娘に救命蘇生をしないこと（DNR；Do Not Resuscitate）についての意思決定を求めた。H夫人は，「私はいまいましい機械を使いたくないの」と激しく言ったので，家族は，DNRに同意する意思決定を行った。医師からDNRの相談をされたのは初めてであったので，家族としてH夫人のことを本当に気遣った。

　H氏は著しく機能の低下した妻をもはやケアすることはできないだろうから，ナーシングホームに行かせるのがよいのではないかと子どもたちに話した。家族はこの問題について話し合ったが，結論は得られなかった。病室に見舞いに行ったある夕べ，彼女は起きていて家族と話をすることができた。家族が帰宅したのちに彼女は死を迎えた。彼女の家族は，H夫人が苦悩から解き放たれたことに安堵感を表出した。彼女は自分で望んだように，機械によって延命されることなく解放され，また家族はナーシングホームについての決断に関して心を悩ますことから解放された。

　しかしながら，この10年の間に，長期ケアの責任を誰が担うかということの境界線がしだいにぼんやりしてきた。技術が進歩し，必要な支援が明確になり，適切な介護者を求める競争が生じたことによって，必要なケアとケアを提供する家族介護者の能力の間に不均衡が生じている。家族介護者には，高度な治療的ケアの提供，複雑な薬物療法の管理，集中的な世話の提供，および重篤な病人の医学的状態のモニタリングなどが求められている。家族介護者にこれらのケアが求められることは，10年前には考えられなかった（Travis, 1995）。

　家族介護者が直接的なケア提供者である場合にも，あるいはケア管理者としてケアを調整する場合にも責任の1つとしていつも求められてきたのは，幅広い意思決定である。要介護状態にある家族が意思決定できない場合あるいは選択肢について話し合

うことが難しい場合，日常生活の管理に必要な数限りない意思決定は介護者に任される。これらの意思決定には，私的支援や公的支援の利用・開始時期・支援内容，また介護を仕事や家族生活に統合することや，長期に渡るケアニーズのための計画立案が含まれる（McAuley, Travis & Safewright, 1997；Travis & Bethea, in press）。

社会政策が家族介護に及ぼす影響

医療費の高騰を抑制することは，重要な国家政策の1つである。この目標は，要介護状態にある高齢者の施設入所を予防すること，公的資金による在宅介護サービスを低所得者に限定すること，およびメディケアによる在宅医療の経費を制限することといった政策の中に示されている。これらの政策は，継続的な支援を必要とする人に提供される家族や公的な援助者による支援の量と範囲を制限するものである。経費抑制という最近の政策の実施は，在宅における長期ケアの増加傾向と，まさに時期を同じくしている（Montgomery, 1999）。政府の資金援助に基づくサービスのこれらの変化は，多くの家庭，特に低所得者層から中所得者層にとっては，専門職者によるサービスを最小限しか受けられない中で介護しなければならないという困難に直面していることを意味する。

政府主導による取り組みには，家族介護者のニーズに焦点をあてたものがいくつかある。1993年には，病気家族休暇法（FMLA；Family and Medical Leave Act）が公布された。この法律は一定の条件を満たせば，家族のケアのために介護者が12週間は無給で仕事を離れることを可能にするものであった（U.S. Department of Labor, 1993）。しかしながら，この恩恵を受けようとする人は少なく，FMLAの要件を満たすとされる介護者の7%に過ぎなかった（Scharlach & Grosswald, 1997）。介護のための休暇を与えられるにもかかわらずFMLAを用いなかった多くの介護者は，無給という条件での休職を受け入れる余裕がなかったのである。

家族に対する十分な財政的支援の欠落は，複雑な問題である。最近では，在宅における長期ケアに対する公的資金が制限されており，例外的に終末期におけるホスピスケアプログラムがあるくらいである。多くの個人加入保険は，雇用者，相互扶助組織，退職者団体，および健康管理組織を通して長期ケア対策を提供している。残念ながら過去においては，これらの対策の多くは，家族介護者による個人のケアについての支払いをカバーすることはなかった。そのため在宅ケアは自費で行われていた。今日における長期ケア対策の市場は，以前より包括的になっている。

最近では，家族の介護を行わなければならない人が有給で休暇をとるための独自のプログラムを，各州が策定することが認められている。クリントン政権はまた，在宅で長期間のケアを受けているか行っている家族に対し，1年間で1,000ドル（約10万円）の税金の優遇を行うことを提案した。しかしこの提案は，国会議員の中で大きな論議を引き起こした。その論議は，ナーシングホームでのケアや在宅保健医療サービスなどに対応する長期ケア保険の加入が減るのではないかというものであった（DuPont, 1999）。介護者を支援する政府の役割については，いまだ議論の最中である。

介護者であることの情動的な効果

ケアを提供する時に必ずしもすべての人がストレスを感じるわけではないが，実際には多くの人々がストレスを感じている。介護者が感じるストレスの程度に影響を与える要因にはいくつかのものがある。提供するケアの度合い，ケア提供のタイプ，介護者の性別，介護者とケアレシピエントの人間関係，他の家族メンバーからの支援，および介護者にとって両立し難い義務などが含まれる。介護者のストレスに関する研究は20年をかけて行われたものがあり，研究者らは，介護者のストレスは重圧感あるいは重荷という言葉で言い表せるとしている。

【重圧感あるいは重荷】

重圧感あるいは重荷（strain or burden）は，「介護役割が，個人の生活空間を脅かしたり重苦しくのしかかると判断される程度」と考えられている（Montgomery, 1989, p.204）。介護者の重圧感と重荷は，多面的な要素で成り立っており，介護者の役割過負荷などの主観的な知覚，ケアレシピエントの攻撃的な行動などの客観的な要素の両方から構成さ

介護者の重圧感に焦点をあてて研究が進められている領域は、認知症におけるケアである。特に、認知症やアルツハイマー病の人々を介護する時には、介護者のストレスが増加し、情動的重圧と身体的重圧が大きくなることが知られている（Bowman, Mukherjee & Fortinsky, 1998, Fisher & Lieberman, 1994；Ory et al., 1999）。そのため、認知症の人の介護は、そうでない人の介護に比べて、心理的にも身体的にも多くの問題がもたらされることが報告されている（Ory et al., 1999）。

　中程度から重度の機能的障害と行動的問題（徘徊や攻撃性）を持つ認知症の人をケアする介護者は、そうでない人を介護する人に比べ、抑うつが高率にみられることが指摘されている（Biegel, Sales & Schulz, 1991；Meshefedjian et al., 1998；Schulz et al., 1995）。介護を行うことによる重圧感が高いと介護者が判断する時、抑うつや抑うつ症候群の発症が介護者に多いと考えられる（Aneshensel et al., 1995；Clyburn et al., 2000）。事実、最近の研究では、認知症の人をケアしている人の35～40％は、抑うつによる変調を発症する危険性があると報告されている（Alspaugh et al., 1999）。精神的な変調に加え、認知症の人の介護者にとって、介護は死亡の危険因子の1つであることがわかった。配偶者による介護の重圧感についての調査において、家族介護者の死亡率は介護をしていない人に比べて、4年間の調査ではあるが、63％も高い死亡率であることがわかった（Schulz & Beach, 1999）。

　介護者の重荷には性差もあることがわかってきた。女性の介護者は男性の介護者に比べ、精神的障害を経験することが多いことが明らかになった（Yee & Schulz, 2000）。また、抑うつや不安を経験することが多く、人生に対する満足度が低いことが報告されている。女性の介護者は介護の重荷や役割葛藤、重圧感などが多いにもかかわらず、皮肉にも男性の介護者より長期にわたって介護の責任を果たし続けていることがわかった。女性は、介護について他者から支援を受けることが少なく、介護の期間中、休息や運動、処方された薬の服用などの予防的な健康行動をする機会が男性に比べて少ないことが指摘されている（Burton et al., 1997）。

【燃えつきとあきらめ】

　燃えつき（burnout）は、「情動的にきつい状況に長期に渡って関わったことにより、身体的・心理的・精神的に極度の疲労状態にあること」と定義される（Pines & Aronson, 1988, p.9）。Figley（1998）は、介護者と介護家族の状況を的確に説明するモデルとして、燃えつきのモデルを提唱した。彼のモデルによると、燃えつきは介護者のストレス反応として起こる思いやりのストレス（compassion stress）であり、「苦しみを体験している人にさらされていることに関連するストレス」によるものと考えられる（Figley, 1998, p.21）。この場合の苦しみを体験している人とは、ケアレシピエントである。思いやりのストレスが、長期にわたって苦しみにさらされていることや癒されないトラウマを伴う時、思いやりによる疲れが生じる。思いやりによる疲れは、生活の崩壊の程度によって悪化する。これらの要素は介護者の燃えつきを引き起こし、その結果ケアレシピエントの施設入所、他の家族が主介護者の役割を引き受けること、時にはケアレシピエントに対するネグレクトや虐待をもたらす。重度の障害を持つ子どもを養育している親や、アルツハイマー病を持つ人を介護している他者は、長期に渡る関わりと生活の崩壊によって、燃えつきを引き起こす危険性が特に高い。

長期間のケアが要求される時の家族関係

　他者にケアを提供することは、特にそれが配偶者や親である場合は、家族相互の関係維持の方法にこれまでとは違うやり方が求められる。このような変化を研究者は「役割の反転」と名づけ、それには何種類かの形があることを示している。例えば、夫をケアしている妻は、夫がこれまで行ってきた財政的な管理や家屋の管理を行うことを求められる。成人した子どもは、虚弱な親に対して「親」になるということをよく話題にする。多くの家族介護者は、時間をかけてこれらの役割変化に対応するが、介護者の中には家族関係の変化にかなり苦慮する場合がある（Brody, 1990；Harris, 1998）。

　研究者の中には、役割の反転（role reversal）という用語は、人生の晩期における家族の人間関係を表現するには不正確で不的確であるという指摘もある

（Brody, 1990；Seltzer, 1990）。それによると役割の反転という言葉を使うことは，複雑な現象を表面的に割り切って述べるだけであり，依存状態にある人や特に高齢者に対するステレオタイプ的な否定的考え方を強めることになると指摘されている。もしも親，子ども，配偶者であるということが家族における社会的位置であるなら，家族の中でこれらの位置は終生変わることはない。親は常に親であり，配偶者は常に配偶者である。日常における相対的な行動は，健康や身体的衰えによって変化するかもしれないが，役割が変わることはない。

この主張を裏づけるものとして，成人に達した子どもは，親が可能な限り長く家庭の中心であってほしいという伝統的な考えを尊重していることが報告されている（Piercy, 1998）。この研究において介護者は，親に賛成できない時や，親に認知能力の低下や身体的衰えが現れている時でも，親の希望に対する感受性を表現している。

高齢者における虐待とネグレクト

虐待やネグレクトの加害者の圧倒的多数は家族であり，成人した子どもあるいは配偶者である（Lachs et al., 1997；National Center on Elder Abuse, 1998a）。虐待する理由には，ストレスや欲求不満，家族によっては虐待の連鎖，また虐待する人の個人的な問題（精神障害，アルコール依存や薬物依存，貧困など）が含まれる（National Center on Elder Abuse, 1998b）。

高齢者における虐待やネグレクトの報告は，1986年から1996年で150％の増加がみられる（Tatara & Kuzmeskus, 1997）。米国高齢者虐待センター（The National Center on Elder Abuse, 1998b）は，虐待やネグレクトには，身体的虐待・性的虐待・情動的心理的虐待，ネグレクト，放棄，経済的または物質的搾取，および自暴自棄があることを示している。

一般的には，依存状態にある人は家族から虐待される可能性があると考えられているが，介護者がケアレシピエントから虐待を受ける可能性もある。家族内の機能不全行動は，過去10年以上続いている場合がある。夫が病気になる前や妻の支援に依存するようになる前から妻を虐待していたとすれば，病気になったからといって突然に虐待的な行動を止めると信じる理由は何もないのである。

身体的な虐待（*physical abuse*）は，外傷や身体的な苦痛，あるいは障害を引き起こす身体的な力の使用と定義づけられている。それには，叩く，殴る，打つ，押す，押しつける，激しく揺する，平手打ち，蹴る，つねる，焼くなどが含まれるが，それらに限定されるものではない。家族介護者にみられる打撲傷，切傷，擦過傷は，決して見逃してはいけないものである。情動的な虐待は，言語的・非言語的な行為によって苦痛や苦悩を与えることである。これには，非難や侮辱，脅し，脅迫，恥，悩み，および社会的な孤立を強めることが含まれるが，それらに限定されるものではない。介護者とケアレシピエントの態度や相互関係を観察すると，脅迫や他の種類の情動的な虐待の手がかりが見つかることが多い。

ネグレクト（*neglect*）は，個人が義務や責任を果たすことを拒否すること，あるいは果たすことができないことと定義づけられている。ネグレクトには，安全やウェルビーイングを家族に提供するための経済的な責任が果たせないことも含まれる。家の財産について知らされず，いつもケアレシピエントや他の家族に聞かなければならない家族介護者，特に女性，または他の援助をケアレシピエントの家族にもっぱら頼っている介護者は，ネグレクトを受けやすい状況にあると言える。

さらに，セルフネグレクト（自暴自棄あるいは自己無視）は，個人の健康や安全を脅かす行為であり，心からの深い介護によるストレスや抑うつの反作用であり得る。セルフネグレクトは，通常，自分に必要な食料や水，衣類，および保護を拒否することで表れる。

過剰な介護

極めて主観的な気づきではあるが，要介護状態にある人に過剰な介護が提供されることがしばしば生じている。過剰な介護の1つは，介護者の身体的および情動的な健康が危険な状態に至るような支援である。長期に渡って介護をしている配偶者は，成人した子どもや他の家族介護者に比べ，配偶者を施設に入所させることに消極的であり，また介護の負担を支援するための在宅サービスや地域サービスを利

用することが少ないと言われている(Caserta et al., 1987；Gwyther, 1988；Montgomery & Borgatta, 1989)。すでに触れた介護者に与える影響についての調査において，配偶者が介護者である場合に，過剰なケアが介護者の健康に有害な影響を与えると指摘されている(Schultz & Beach, 1999)。そこでは，認知症の配偶者を長期に渡って介護し，負担を感じている介護者は，4年間の死亡率においてリスクが高いことが指摘されている。

　さらにGivenら(1990)は，認知障害や反社会的行動などの否定的な行動をあわせ持つケアレシピエントのケアをしている介護者は，このような行動のないケアレシピエントのケアをしている介護者と比べて，強い責任を感じると同時に介護役割に否定的な反応を示すことが指摘されている。介護役割に対する否定的な反応にもかかわらず，これらの配偶者が強い責任を感じると，過剰なケアを提供しようとする。そしてそれは，介護の拒絶あるいはレスパイトケア(ケアの休息)の機会を逃すことにつながる。

　過剰な介護の2つ目のタイプは，ケアレシピエントが自分でできるにもかかわらず介護者が責任あるいは課題を引き受けようとする時にみられる。例えば，最近になって親の心臓病を知らされた介護者は，親が適切に遂行することができるような場合にも支払いや料理などを代行することで責任を果たそうとするかもしれない。このような過剰な介護は自立しているという感情を親から奪う。自立しているという感情は，健康を維持し，情動的なウェルビーイングを維持するために重要である。介護は，ケアレシピエントの自立の可能性を最大限に許容する一方で，ケアレシピエントの安全を保証するようにバランスよく提供する必要がある(Piercy, 1998)。AlbertとBrody(1996)は，介護者が抱く負担感が大きいほど，親のケアを子どものケアと同じようなものとして見ていることがあると指摘する。このような負担感を抱えている介護者は，親の自立を高めようとすることはあまりない。これらの指摘は，ケアレシピエントの自立を可能な限り促すことが介護者にとってもケアレシピエントにとっても利得になることを示唆している。Givenら(1990)の結論によれば，ケアレシピエントと介護者の一対の相互作用は，介護者が自分の介護役割に対してどのように反応するかに重要な影響をもたらす可能性がある。

介護による財政的衝撃

　介護はさまざまな程度で財政的な衝撃を家族に与える。その衝撃は，介護状況や財政的資源によって異なる。配偶者が介護者となっている高齢者のカップルでは，その衝撃は小さなものから大きなものまであり，他の家族の支援が得られるかどうか，公的なサービスを活用しているかどうか，どの程度の経済力を持っているかによって異なる。成人した子どもが介護者である場合は，公的支援がもっぱらケアレシピエントの財政状態に応じて提供されるものであることから，事態は不透明なものとなる。

　現在の在宅および地域を基盤とするサービスに対する公的扶助システムは，最も収入の低い人々を対象としている。それゆえ，裕福な家族介護者は，ケアレシピエントの財政状態にかかわらず，在宅あるいは地域を基盤としたケアに自費で支払う。しかしながら，中産階級の家族は，必要なケアに対する公的な扶助を受けることができず，かつ在宅サービスに対して自費で支払うこともできない。White-Means(1997)は，貧困と認定される所得より少し多いだけの低所得層のケアレシピエントは，メディケアによる在宅ケアも州の財源によるプログラムも受けておらず，かつ他の収入層の人々より在宅サービスの利用も少ないことを見出した。すなわち，これらの低収入のケアレシピエントは公的扶助の対象にはならず，またその家族介護者がケアレシピエントのためのサービスを自費でまかなうこともできないのである。

　成人した子どものうち，親のケアに財政的な援助をしている子どもは少ないということが研究によって示されている。1年間に親に財政的援助をしているのは，成人した子どもの5～10％にすぎない(Boaz, Hu & Ye, 1999；McGarry & Schoeni, 1995；Soldo & Hill, 1993)。これらの「財政面の介護者」は高レベルの資産収入を持ち，要介護状態にある親に財政的な援助をしていない人々に比べて，給与のある常勤の仕事に従事している女性が多い。さらに，財政的な援助のほとんどは一人暮らしの親に対するものであり(通常は寡婦である母親)，集中的な個別介護を必要とする状況に対して行われる。すべての世話を家族がするのではなく，必要な援助

に対して費用を支払うという家族の意思決定に最も影響を与える因子は，高齢者の収入(Stoller & Cutler, 1993)，虚弱さの程度(Tennstedt, Crawford & McKinlay, 1993)，および高齢者が一人暮らしか他者と住んでいるか(Stoller & Cutler, 1993)などである。

【仕事と介護】

1980年代半ばに仕事と介護についての最初の全米調査が行われ，介護者であるということが国家の労働力に及ぼしている衝撃的な実態が明らかにされた。妻の14％，娘の12％，夫の11％，および息子の5％が高齢の親族の介護にあたるために職を去っていた。職に就いている介護者のうち，29％は自分の仕事のスケジュールを調整し，21％は仕事を減らし，19％は無給の休みをとっていた(Stone, Cafferata & Sangl, 1987)。介護者についての2回目の全米調査では，34％は介護のために仕事の時間を失っていた(Opinion Research Corporation, 1988)。このような調査結果により，多くの会社が100万人に及ぶベビーブーム世代を対象に親の介護ストレスと重圧を緩和することに焦点をあて始めた。それはこれらの人々は仕事の面で最も生産的な年齢を迎えていると同時に，家族介護の重圧に直面しているからである。これらの試みには現場でのデイケアサービス，ケアマネジメントプログラム，およびストレスの多い疲れた介護者に対するカウンセリングなどの一連の革新的なプログラムが含まれている(Travis, Stremmel & Duprey, 1993)。

就業者の中では，主介護者の役割を果たす人と，介護度の高い高齢者を介護する人が，支援を最も必要としている(Stone & Short, 1990)。女性であること，白人であること，および健康状態がよくない場合などは，自分の仕事と介護の調整のために支援を必要としていることが多い。さらにまた，教育的背景の低い介護者や自分の仕事をキャリアのある仕事としてとらえない介護者は，そうではない介護者より自分の仕事を辞めようとする傾向にある。Dautzenberg(2000)は，最も近くに住み，競合する仕事や義務の少ない娘が，介護責務を果たすべきだとされる危険性が最も高いと指摘している。

明らかに，非公的ケアには隠された費用がある。金銭的なものもそうでないものも含め，介護を受けている高齢者と介護者とその他の家族メンバーは非公的ケアに出費している(Fast, Williamson & Keating, 1999)。残念なことに，これらの費用は政策策定者によって無視されることが多い。それは，彼らがサービスの費用削減にのみ注目しているからである。ケアレシピエントは依存状態であることに伴う複雑な問題と家族への負担という葛藤に直面し，家族介護者は自分の日常生活におけるコントロールの喪失と自立の喪失に直面している。このようなケアレシピエントと家族介護者の情動的ウェルビーイングは，政策策定においては取るに足らない存在となる(Pyke, 1999)。介護者にとっての最も大きな財政的損失は，給与のある仕事をあきらめること，収入を喪失すること，キャリアアップの機会を失うこと，在宅ケアを維持するための自費での支払いなどである。

インタベンション

非公的介護ネットワークと公的介護ネットワークのつながり

家族介護者の情動的健康と身体的健康のためには，家族介護者と公的介護ネットワークとのつながりが重要である。最近では，非公的および公的ネットワークが長期に渡ってつながりを持つ方法を説明する多様なモデルがある。これらのモデルの1つは，二重の専門性モデルあるいは補完モデルであり，公的および非公的ネットワークによるケアの分担について研究する時に，特に効果的に用いることができる(Litwak, 1985)。このモデルは，公的および非公的ネットワークは，それぞれのネットワークに最適な介護の責任と能力を有しているという理解を基盤とするものである。介護者の間には，介護という仕事の特殊性と多様性のために摩擦と葛藤が生まれる可能性がある。それゆえ，それぞれの間の接触の量と関与の程度が最小である時，ネットワークは効果的に機能し，集団はそれぞれの課題を適切に遂行することができるというものである。

仕事の明確な分担についてのこのような概念は，1990年代初期までは十分に機能していたが，それ

以降は，先に述べたように，高度な技術的ケアが家族介護者にも期待されるようになった。長期ケアにおける新しい考え方では家族介護者は，有能な介護者になるためには，公的な援助者によってサポートとエンパワメントを受ける必要があるとされた（Moore，1996）。このような理由のため，補完モデルの解釈は，今日の介護状況に合わせていくぶんゆるやかなものにする必要がある。しかしこのモデルは，家族介護者が公的な援助者に対して抱くストレスや重圧について考えるに際し今でも有効である。

ケア計画チームメンバーとしての家族介護者

　ケアにおける職種連携（*interdisciplinary*）チームと，多職種（*multidisciplinary*）モデルは，時に交換可能な用語として用いられるが，この２つの違いは大きい。チーム作りについての古い概念には，多職種チームが含まれる。このチームは一般的に異なる多様な専門分野からのメンバーで構成され，共通の目標を共有するが，患者への仕事はそれぞれが独立して行う（Tuchman，1996）。家族介護者が多職種チームと接する時は多かれ少なかれ，例えば看護問題あるいは社会的ニーズなどのように，ひとつながりの介護ニーズや問題，関心事をそれぞれ異なる専門職に応じて分割せざるを得ないのである。

　それとは対照的に，現代のチーム作りの概念として職種連携チームがある。このチームは，協働で機能することで，問題を明確にし，分析し，行動と介入計画を立て，ケア計画の結果のモニタリングを行う。チームミーティングが行われ，それにより情報を共有し，クライエントと介護者のアウトカムを達成できたかどうかをチームの努力として評価する。職種連携チームでは専門分野間の境界線は意図して不明瞭にしてあるが，チームメンバー間のコミュニケーションラインは，目にみえる形をとる（Travis & Duer，2000；Tuchman，1996）。家族介護者は職種連携チームのメンバーとして参加し，自分たちの問題やニーズ，関心事を伝え，解決に向けたチームの努力を活性化する役割がある。

　職種連携チームは，長期ケア状況において良好に機能する。それは，要介護状態にある個人と家族介護者の絶えず変化する社会的ニーズとヘルスケアニーズを，個々に切り裂くことなどできないからである。もし，高齢の糖尿病患者とその介護者である配偶者が，お金がなくて食品と薬物を同時期に購入することができない場合，この夫婦の社会的ニーズが充足されるまで保健医療計画も充足されないことになる。同様に，車いすで生活をしている成人でネグレクトの状況にある場合は，病気についてのケアサポートのみでは在宅療養を続けることはできないであろう。

生涯における発達と適切なケア

　介護者は，成長と発達に関する知識によって，要介護状態にある家族メンバーの年齢にかかわらず，病気に伴う変化と正常な状態とを区別することができる。このような知識によって介護者は，意思決定の必要な課題に効果的に取り組むことができ，適切で利用可能な地域の資源を入手することができ，自分たちに必要な情動的サポートを確保することができる（Kahana et al.，1994）。慈善団体マーチオブダイム（the March of Dimes）のような多くの機関が，多様な年齢（子どもと青年）のレシピエントとその家族にこの種の教育的資源を提供している。人工呼吸器を装着しているアンドリューの事例は親のサポートと教育の重要性を示唆するものである。

　アンドリューの事例は，クライエントと家族における重要なニーズのいくつかを示している。アンドリューの成長，発達，および社会的ニーズに対しては母親や拡大家族，看護師，および療法士が対応してきた。成長すると共に彼のニーズは変化し，サービスの個別化が必要になり，また可能な限り普通の人として対応する必要が生まれた。母親は，彼がどのように変化するか，病院やクリニックや学校などの施設とどのように関わるかを学ばなければならなかった。そのためには，多様な支援サービスを受ける必要があった。自分のニーズを充足することによって，彼女は一層効果的にアンドリューの慢性の状態に対応することができた。父親なしで再構成された家族は安定したユニットとなり，アンドリューはうまくそこに統合された。その結果，アンドリューの病気が障害物になることはなかった。

事例　人工呼吸器を装着した子どものケア

29歳のCさんは白人女性である。彼女は離婚し，2歳のアンドリューと住んでいる。アンドリューは中枢性の低換気症候群を持ち（睡眠時は人工呼吸器なしでは呼吸できない），呼気位での無呼吸がみられる（起きている時は何度も低酸素症を起こしている）。離婚の原因はアンドリューの病気であった。誕生後にアンドリューは約3か月入院し，その間母親は病院の近くに滞在し，70マイル離れた家に帰ることができなかった。彼女が帰宅しないということが，夫には無関心とか無視としてとらえられた。自分の子どもの予後が悪いと知らされた時，治療方法についての夫婦の意見は食い違い，喧嘩が絶えず，家庭内暴力が始まり，その結果別れることになった。

家庭環境：Cさんとアンドリューは，小さな町のはずれにある小さなアパートに住んでいる。寝室は1つで，アンドリューのベッドと装置，人工呼吸器，呼吸モニター，酸素タンク，吸引装置などでほぼ占領されている。Cさんはアパートを息子の呼吸に障害が起きないように清潔に保っている。どの部屋にもおもちゃがおかれている。

サポートシステム：Cさんは夫を信頼していない。彼をアパートの中に入れない制限をしている。それは彼がアンドリューの生命維持装置をはずすことを望んでいるからである。夫の母親と姉はアンドリューを家族として認識していない。彼らはアンドリューが生まれた時に一度だけ病院を訪れている。そして，その時に気管切開チューブを抜去しようとしている。彼らの文化では，「正常な」健康な子どもだけが生きることが許されるのである。

　Cさんの母親は毎日訪れ，姉は，1週間に数回仕事が休みの時に訪れる。また，2人の甥も，1週間に1回から2回は来る。このように，彼女は自分の家族からは多様な支援を受け，夫の家族とは葛藤が多い。継続的な情動的サポートが家族から提供され，Cさんは，息子は可能な限り普通の生命として生きる価値があるという自分の信念を強めることができ，息子を家で育てることについての積極的な態度を維持している。

成長と発達に関する課題：この家族における発達課題は，家族としての単位の中に子どもを迎え入れることであった。子どもの生存する権利をめぐる衝突によって両親が離婚したこともあり，アンドリューの誕生後，家族単位そのものが変化した。アンドリューは，母親の拡大家族の中に取り込まれた。Cさんは男性とつき合うようになった。それは，彼女自身のニーズに応えるためでもあり，また長期的には，家族単位にとって意味を持つものであった。

　アンドリューは，発達に適した方法で遊んでもらっていた。アンドリューは，彼の母親や親族から，いつも強く抱きしめられていた。彼は歩行器でアパートの中を自由に移動することができ，専用の人工呼吸器を装着し，看護師とともに，年齢相応の小旅行にも行くことができた。

小児に対する専門的な支援：アンドリューは，24時間体制の看護支援を受けていた。重要なことは，Cさんが看護師のうちの2人を家族と呼んでいたことである。なぜなら，その看護師たちは長期間に渡り，息子の世話をしてくれたからである。さらにアンドリューは，週に一度，特殊教育の教員による訪問指導を受けることができた。そのほか，理学療法士と言語療法士の訪問を隔週ごとに受けることができた。

家族介護に対する支援：Cさんは，自分には支援とカウンセリングが必要であることがわかっていた。彼女は，次のような情報を提供された。米国赤十字会は，高度在宅医療を送る小児の両親を支援するグループを提供している。ニューヨーク州立小児・思春期の健康管理部門は，「特別な健康上の問題を持つ小児と両親に対する自助／相互援助の問い合わせ先一覧（1992）」を提供している。稀な障害に関する全米組織もまた，自助グループの照会を行っている。地域の精神保健協会は，ケアを担っている両親を支援するもう1つの資源の役割を果たす。Cさんは幸運にも，親としての，またケア提供者としての責任から離れて小休止することを，家族が許容してくれた。彼女は，こうして自助グループや支援グループに参加することができた。

出典：この事例はニューヨーク州オールバニーのAlbany Medical Center Hospitalの子ども病院小児集中ケア病棟の看護師Allison M. Goodell, R.N., B.S.N.による。

家族が対応を学ぶことを援助する

　家族介護者と介護システムの成長には，個々のメンバーの能力と限界について現実的な期待をすること，および要介護状態にある人の介護について予測される軌跡を理解することが含まれる。家族介護者と介護システムは，介護における肯定的な感情と否定的な感情にどのように対応すればいいのか，あるいは介護の情動的影響と社会的影響にどのように対応すればいいのかについて学ぶにあたって，支援を必要とする。保健医療職者は，家族介護者のウェルビーイングを高める必要があるが，これは個人的な意味を含む複雑で多面的な概念である（George & Gwyther, 1986）。ウェルビーイングを高めようとする中で，家族介護者は，自分たちのニーズを明確にすることと，それらのニーズを充足するための情報や支援，サービスが得られるような援助を必要とする。保健医療システムは，要介護状態にある人を援助するばかりでなく，その家族介護者をも援助する責任があり，支援の3要素を確実に提供しなければならない。それらは，熟練した公的援助者，適切な内容，および効果的な提供である（Wagner, 1999）。

　家族介護者は，効果的な介入を学ぶために，訓練を受けた公的援助者を必要としている。看護師は臨床的な訓練を受けており，かつ行動やカウンセリング技術についての理解を持っていることから，家族介護者と協働することおよび教育プログラムを監督することにおいて，チームの中で最適のメンバーであると考えられる（Wagner, 1999）。一般に，家族介護者の信頼と技術を確立するプログラムは，知識のみを提供するプログラムより効果的である。すべての事例において，介入プログラムは発達段階や文化的な適切性，学習者の個別の状況に合わせて計画されなければならない。

　利用できる介入プログラムは，介護者に対する個人カウンセリングや専門家をファシリテーターとする集団カウンセリングから，他者との関わりなしに実行可能な自助的なコンピュータ化されたプログラムまで幅がある。多くの家族介護者の時間は限られているため，現代では電話でのカンファレンス，インターネットのチャットルーム，およびe-mailなどが注目されている。もはや，向かい合って行う介入プログラムのみが効果があるというわけではない。重要なのは家族介護者のニーズにあった介入を介護者が必要な時に受けられるようにすることである（Wagner, 1999）。

　介護者はまた介護以外の活動をする機会を必要としており，それはこんなはずではなかったという思いや自己の喪失感，燃えつきを防ぐためである。自助活動に注目することは，ウェルビーイングの感覚を維持し，クライエントにケアを提供することに費やされるエネルギーの補充に役立つ。しかし，介護者は自分自身に焦点をあてた活動については罪悪感を抱いていることが多い（Medalie, 1994）。これは不幸なことである。なぜなら，自分自身のニーズに対応することについて罪悪感を持っていては，うまくいかないからである。

スピリチュアリティと介護

　スピリチュアル的信念と信条に基づく行動は，介護者の人生に多くの役割を果たす。Guberman, Maheu と Maille（1992）は，人が介護者になる1つの動機づけとしての強い信条に基づく信念を明らかにした。さらに，強い信条と信念は，介護役割に伴うストレスに対処する時に用いられることが多い。介護者に関する全米調査において，ストレスに対する介護者の最も一般的な対処方法は，祈りであり，これは介護者の74％が語っている（National Alliance for Caregiving & the American Association of Retired Persons, 1997）。スピリチュアル的行動は，認知症の家族の介護をしている介護者の対処方法として，一般的なものでもある（Kaye & Robinson, 1994；Rabins et al., 1990；Wilson, 1989）。

　スピリチュアルという視点は，さまざまな方法において介護者に利益をもたらす。介護ストレスに対して宗教的あるいはスピリチュアル的信念を活用する介護者は，スピリチュアリティを用いてこなかった介護者よりケアレシピエントと良好な関係を保つことが報告されている。これは，言い換えれば，抑うつや介護役割への埋没の危険性が低いということに結びつく（Chang, Noonan & Tennstedt, 1998）。アルツハイマー病を持つ人やがんを持つ人の介護においては，宗教的な信条によって支えられているという感情や癒されているという感情は，肯定的な情

動体験と結びついていた(Rabins et al., 1990)。このように介護におけるスピリチュアル的アプローチは，ストレスの多い状況に介護者が対応することを援助し，ケアを受けている人にも利益をもたらす。

【ケアに取り組む教会とコミュニティ】

政府資金による介護者を援助するプログラムに加えて，教会は介護者の人生に重要な役割を果たすことができる。高齢者のケアにおける教会の役割について調査したものはほとんどみられないが，Stuckey(1998)は，可能な時にはいつでも教会に参加することを介護者に促すこと，およびケアレシピエントと介護者の必要時にサービスを提供することで，教会は介護者を支援していることを明らかにした。この調査において，聖職者と介護者の間の肯定的な関係は聖職者が家族の状況について積極的に学ぶという役割をとった時に生じることがわかった。しかしながら，介護者は聖職者が自分たちに手を差し伸べてくれるのを待っている一方で，聖職者は彼らからの要請を待っていることがわかった。

教会活動の1つとして，Interfaith Caregivers Organization(宗派を超えた介護者機関)がある。その目的は，買い物，移動，レスパイトケア，家事，食事の準備，および地域サービスとのつながりなどを家族介護者に提供することである。この機関は全米47州といくつかの準州に存在し，介護者にとって極めて役に立つ資源であると考えられている。

コミュニティもまた，ケアを必要とする人々への支援を提供する役割を持つ。この目標を達成するための地域の取り組みとして優れたものは，ワシントン州のスポーカンで発展したゲートキーパーモデルである。地元企業や団体の雇用者で地域住民と協働する人たちが，地域に住む高齢者で介護を必要とする人を明らかにし，照会する訓練を受ける(Florio & Raschko, 1998)。これらのゲートキーパー(門番)による照会によって，地域の精神保健サービスから派遣される職種連携チームが在宅ケアに関するアセスメントを行い，それに基づき必要なサービスの照会がさらに行われる。

家族介護者のためのプログラム，サービス，資源

家族介護(*family caregiving*)をキーワードにしてインターネットでアクセスすると，250,000件が検索される。これには，情報と関連リンク，製品とサービス，教育に関するサイト，オンラインによる介護者サポートグループなどが含まれる。家族介護者のためプログラムやサービス，資源に不足がないことは明らかである。問題は，困っている家族介護者が利用できる便利なプログラムをどのようにして見つけ出すかである。介護者の信念，態度，および価値観は，サービスを実際に活用することができるのは誰かを予測する重要な因子となる(Montcalm, 1995)。

【レスパイトプログラムおよびサービス】

レスパイトとは，介護という責任からの一時的解除であり，一定期間の休養や介護からの解放を意味する(Montcalm, 1995)。家族メンバーは，主介護者の仕事のいくつかを代わることで，主介護者にレスパイトを提供することができる。例えば，娘は主介護者である母親に代わって買い物や掃除などをすることができる。レスパイトには，成人のデイケアや在宅の仲間および週末のレスパイトプログラムなどの公的資源もある。

介護者は，自分たちのコーピングスキルの負荷が過重になっているとか，外部からの援助が必要であることを示す兆候を認識することが重要である。多くの介護者にとって，最も困難な段階は援助の必要性に気づくことであり，次に難しいのは必要な援助を広く求めることである(Harel & Noelker, 1995)。介護者は，レスパイトを求めることにしばしば罪悪感を抱き，そのため公的なレスパイトサービスの活用が遅れ，消耗しきったり衰弱しきったりすることがある。介護者はレスパイトサービスを受ける必要があり，それは個人的な失敗を示すものとしてではなく，身体的および社会的に過重な負担を負うことなく介護を継続するために，介護者の適切な行動として必要である(Kerley & Turnbull, 1998)。

介護が身体的にも情動的にも過重なものとなった時は，ケアの選択肢としてクライエントの短期入所

がある。計画された短期入所は，クライエントへ専門的ケアを提供すると共に，介護者を介護から解放する。これらのプログラムは，家族の耐性を強める最初の出発点でもある。メディケアにおいても他の長期ケア保険政策においても，要介護状態にある家族メンバーのためにナーシングホームを短期に利用することができる。もし家族が自費で支払うことができれば，もっと長期ないしは頻回の一時的入所が可能である(Kerley & Turnbull, 1998)。

【成人のデイサービス】

成人のデイサービス(成人のデイケアとして知られてきた)は，集合的なプログラムであり，要介護状態にある人々に社会化と組織的な活動への参加の機会を提供し，家族にも休息の時間を提供する(Travis, 1997)。これらの施設が提供するサービスの型と量はさまざまである。施設は一般に，ケアの健康モデルや社会モデルによって分類される。社会モデルは，社会化と認知的刺激に焦点をおく。健康モデルは，州のメディケイドプログラムの支援を受けることが多く，デイプログラムの中に健康状態のモニタリングが含まれる。一般に，2つのプログラムの大きな違いは，成人のデイヘルスケア(adult day health care)と呼ばれているセンターの現場に有資格看護師がいるかいないかによるものである(Evans et al., 1999；Travis, 1997)。いつの日か，上級リハビリテーションプログラムを伴う健康プログラムは，専門職者によるリハビリテーションを含む日帰り治療病院としてメディケアの資格を得ることができるであろう。

CampbellとTravis(1999)による研究は，家族介護者が自分たちの非公的な介護の中に公的なプログラムやサービスをどのように組み入れるかという点に焦点がある。彼らの研究では，介護者が配偶者である場合，その他の介護者にとって仕事が休みで介護を手伝えるのは週末であると指摘している。主介護者に対するこのようなサポートは，週末における有料の成人デイサービスに対する関心が低いことの理由になっている。

社会的デイプログラムの財政的基盤は多様であるが，資源の償還は低収入家族あるいは長期ケア保険加入者に限定されている(Respite Report, 1993)。デイヘルスプログラムは，第一義的にメディケイドプログラムあるいは熟練したリハビリテーションプログラムであり，メディケイドによる償還がある。自費によるデイケアの料金は，居住地によってあるいはプログラムによって大きく異なる(Travis, 1997)。

【在宅ケアプログラム】

ここ数年は病院からの退院の時期が早くなっており，また技術的に複雑な治療が多くなっているため，在宅ケアが増加している。在宅ケアプログラムの中には，家族に対するレスパイトサービスを提供するものがある。在宅においては，レスパイトワーカーが日中あるいは夜間の数時間の支援を提供する。それは，介護者の共通の問題に睡眠不足があるからである(Kerley & Turnbull, 1998)。サービスには，家事，クライエントと介護者双方の健康状態のモニタリング，およびバイタルサインの測定やカテーテルの交換など多様な技術の実施が含まれる。残念なことに，これらのプログラムの利用に対する償還はしだいに制限が加わり，財政的なニーズの高い家族に限られてきている。また，自費による支払いが長期に渡る場合は極めて負担が大きい。

【精神療法的アプローチ】

個人，カップル，集団，あるいは家族のカウンセリングは，介護の要求に家族が対応できるよう援助するために必要とされる。個人カウンセリングは，介護における毎日の困苦に対する介護者の対処能力を高めることを目指す。Montcalm(1995)が述べているように，カップルを対象にするカウンセリングは，依存，および関係喪失の悲嘆や恐れなどの多様な問題を包摂しているため，複雑な様相を呈する。家族療法にはしばしば「家族の話し合い」と呼ばれる方法が含まれ，関係する家族が一堂に会して話し合う。さらに，仲間の相互作用やフィードバックが適切と判断される時，介護役割をめぐる内部の葛藤をより前向きに解決できるよう家族介護者に助言するのには，集団療法が効果的である。

【サポートグループ】

サポートグループあるいは自助グループは，特定のクライエント集団や関連する介護ニーズに焦点をあてている。介護者のための自助グループは，米国の多くの地域で組織されている。自助グループに

は，自主的に運営されているものやボランティアによって運営されているものもあれば，ファシリテーターとして保健医療職者が運営に関わるものもある。これらのグループは，情報，情動的支援，アドボカシイ，あるいはこれらのサービスを組み合わせたものを提供する。これらは要介護状態にある人のケアと維持に関わる技術に焦点をおくと共に，家族における問題の管理，加齢に関する情報，ケアに関わる人々の認識と支援についての情動的ニーズ，および資源についての照会や情報に関するサービスニーズの明確化などに強調点がおかれている。電話による支援ネットワークやインターネットのチャットルームなどは，伝統的な対面によるサポートグループを補完するものである（Montcalm, 1995）。

文化を配慮した介入に対するニーズ

前世紀に，米国およびカナダでは，先住少数民族の人口増加ばかりでなく，大量の移民という大きな波を経験した。このような動向のため，人口統計学者の予測は，まもなく白人種が米国における少数民族になるというものであった（Roberts, 1995）。北米における人種，民族，および宗教的グループは多様であるため，援助専門職者は自分たちが働きかける多くの文化グループについて学ぶ必要がある。そうすることによって，クライエントの文化を配慮した介入を提供することができる。このような中で米国においては，多文化的認識が急速に成長してきた。それにもかかわらず，保健医療職者における文化的気づきは，それぞれの文化の人々にふさわしいサービスを提供するには，まだ十分ではない。

家族（*family*）の定義が文化によって異なることに気づくことは，重要である。例えば，白人種の間で支配的な定義は，純粋な家族に焦点がある。しかしながら，アフリカ系アメリカ人は，親族やコミュニティなどの広いネットワークに焦点があり，しばしば家族ネットワークには生物学的な家族メンバーではない虚構の親族も含まれる。中国文化では，家族の定義の中に個人の先祖と子孫がすべて含まれる（McGoldrick & Giordano, 1996）。クライエントが誰を家族として考えるか，そしてケアを提供するのは誰かは，介入のメンバーに誰が含まれるべきかに影響を与えるであろう。

問題にどのように反応するかは，文化グループによって大きく異なり，また自分たちの援助者を探す行動にも違いがある。例えば，ヒスパニック系の高齢者は一般的に家族によって問題を解決しようとし，外部者の援助を受けようとはしない。また，家族が問題を抱えているかどうかを外部に知られることを望まない（Rittman, Kuzmeskus & Flum, 1998）。ヒスパニック系の家族の支援において，援助専門職者は次の要素の上に援助する必要がある。それらは，人格主義（*personalismo*）：高齢者とその介護者は全人格的な存在であることを知った上で，個々人の事柄に焦点をおくこと，尊厳（*dignidad*）：尊厳や自分の価値を高める関係を発展させること，尊重（*respeto*）：援助専門職者とヒスパニック系高齢者が相互に尊重すること，および信頼（*confianza*）：両者の間の信頼，である（Applewhite & Daley, 1988）。

どのような課題であれ，少数民族の家族介護者に対する支援が最も効果的であるのは，その少数民族のメンバーが援助提供者や介入グループの中にいる時である。そのため，隣人を中心としたサービスの中で，介護者が，その民族の言語を話せる専門職者と接することができれば一層効果的である。これらのプログラムは，援助を必要としている家族の価値観と習慣を尊重することができ，文化に配慮した適切な解決策を介護者に提供することができる（Spector, 2000）。

アウトカム

ケアレシピエント，介護者，および介護システムにおけるアウトカム

他者にケアを提供することにおけるアウトカムは，主介護者にとっても介護提供システムにおいても肯定的側面と否定的側面の両方がある。介護は極めて個人的な事柄であることから，要介護状態が求めるものや介護支援に対して介護者あるいはケアレシピエントのそれぞれがどのように反応するかを予測することは難しい。それゆえ，職種連携チームが提供する介入はすべて，状況がうまくいっている時

は最終的に家族介護者を支援することを目指し，望ましくない結果に至る可能性のある場合には介護者が実践を修正することができるように援助することを目指している。長期に渡る家族介護について知られていることによれば，一般的にモニタリングされるアウトカムには，3つのものがある。これらのアウトカムは，介護経験を測定することのできる貴重な基準を同時にもたらす。家族介護者とケアレシピエントの双方にとってのアウトカムには次の3つ，すなわち，生活の質（quality of life）と人生の意味（meaning in life）が高まること，自立とコントロールが強まること，および家族のストレスが減少し対処能力が高まることが含まれる。

【生活の質と人生の意味】

人間は「愛する人に対する利他心と献身を持って行動する時に最良でいられる」ということが言われてきた（Lattanzi-Licht, Mahoney & Miller, 1998, p. 31）。介護経験に伴って生活の質の向上と人生の意味の向上を見出すことは，介護における介護者とケアレシピエントにとっての最も肯定的なアウトカムの1つである（Sheehan & Donorfio, 1999）。

介護におけるこのような肯定的アウトカムを系統的にアセスメントすることは，最近まであまり行われてこなかった。それは実践家が，このような抽象的な事象にふさわしい心理学的な測定方法を発見し利用することが難しかったためである（Farran, Miller & Kaufman, 1999）。その後，新しい測定用具の開発によって，職種連携チームは日々の意味および介護関係の最終的な意味に取り組むことができるようになった。それゆえ，介護についてのこれらの側面は，介護経験についての目に見えるアウトカムの1つとなったのである（Farran, Miller & Kaufman, 1999）。

【自立とコントロールの知覚】

家族介護の1つのアウトカムとしての自立は，長期介護者とケアレシピエントの選択が自己決定に基づくことを意味する。自己決定の原則にとっては，出来事や決断に対してある程度のコントロール力を持つことが必要である。慢性のケア状況において，自立とコントロールは相互に関連しており，共に家族介護者が選択をしたりケアを提供するにあたって，家族介護者を支援する専門職者の能力によって影響される。そして，自立とコントロールは，介護状況の変化に応じて，公的ネットワークや非公的介護システムとの再調整を必要とする。

自分の介護状況の管理においてリラックスと自信を感じることのできている介護者によれば，うまくいくということは，決してすべてがコントロールできていることを意味するのではないとされる（Karp & Tanarugsachock, 2000）。「流れに身をまかせる」ことができるというのは，問題をコントロールする方法について介護者がしばしば口にする言い方である（Travis, Bethea & Winn, 2000）。高齢のケアレシピエントにおいては，ケアレシピエントが家族メンバーに提供できた貢献と，個人としてコントロールが可能だったという表現の間に関係がみられている（Pruchno, Burant & Peters, 1997）。もし，専門職連携チームが介護者とケアレシピエントの価値観と目標を尊重し，それらを実際のケア計画に反映させるのであれば，介護者とケアレシピエント双方の自立とコントロールの知覚が高まるであろう。

【家族のストレスの減少と対処】

先に述べたように，介護に関する望ましくない効果には，長期の介護に対する介護者の情動的な反応が多く含まれる。ケアチームの主要な目標は，介護者にとって許容範囲であると感じられるレベルにまで苦悩を減らすことである。家族のストレスは広範に渡り，多様な側面を持っている。そのため，介入は，例えば負担感や抑うつや心身の疲労など，特定のストレスに焦点をあてる必要がある（Buckwalter et al., 1999）。

社会的アウトカム

ナーシングホームに入所する可能性を持つ人々を対象に，地域を基盤とした在宅サービスの費用対効果について調べた研究はかなりの数にのぼる。在宅および地域を基盤とする長期ケアサービス提供を正当化するために最適な情報は費用の削減であるが，それを明らかにした研究はない（Weissert & Hedrick, 1999）。その理由の1つとして，異なる状況におけるケアの費用を比較する方法が困難なことが挙げられる。例えば，ナーシングホームにおける

ケアは，地域を基盤とするケアより費用が高いとされている。しかしながら，地域を基盤とするケアの費用には，家族介護者がケアを続けるために自分たちとケアレシピエントのために利用しなければならないプログラムやサービスの補助金や，自費による支払いが含まれていない。

【施設でのケアを遅らせたり回避するというあり方】

在宅および地域を基盤にしたケアは，それほど費用対効果が高くないという事実にもかかわらず，このようなケアの提供は，多くの家族あるいは政策策定者にとって重要な目標として残されている。それは，多くの政策策定者が施設ケアの経費が高いと感じていること，および高齢者にとっても政策策定者にとっても在宅ケアが施設ケアより好ましいとされていることによる。長期ケアには施設に入所しない解決策が望ましいと思われている。

サービスの利用が介護者に与える影響についての研究において，Bass，NoelkerとRechlin(1996)は，サービスは社会的支援の1つであるとしている。彼らは，保健医療サービス，個人的ケアおよび家事サービスなどの特定のサービスは，家族介護者のケアの負担感を取り除く効果があると指摘している。

このような型のプログラムは，ナーシングホームへの緊急入所は必要としないが，家あるいは地域での支援を現実に必要としているクライエントにとって有用である(Weissert & Hedrick, 1994)。

費用対効果の高い選択肢の1つとして在宅および地域を基盤としたサービスをとらえる代わりに，入院方式の変更を考えることが，よりよい成功というアウトカムになり得る(Weissert & Hedrick, 1994)。どのような終末を迎えるかとか，いつ入院するかという計画や意思決定により，また，支援の必要な個人が積極的治療から緩和ケアに移行するに際して臨床家と家族が協働することによって，不適切なケアや高価なケアを少なくすることができる(Weissert & Hedrick, 1994)。このアウトカムはさらなる検討が必要である。ケアの決定に際しては，ケアレシピエントと家族との相互の意思決定が必要であり，さらにその意思決定が尊重され遂行されるためには医師とのコミュニケーションが必要である。看護師は，ケアについて話をするように家族を励ますことで，また入院や望ましくない侵襲的な方法に対する意思決定を迫られる前に計画の実施を家族に勧めることによって，このような意思決定を促すことができる。

課題

1 クライエントにとって在宅でケアを受けることの利点は何か？　また家族介護者にとってはどうか？
2 在宅ケアと施設入所における費用対効果に，どのような要因が影響を与えるか？
3 在宅ケアの主要なケア提供者は誰か？　今日の介護者に要求されることはどのようなことか？
4 家族介護に与える民族的な影響はどのようなことか？
5 家族介護に対する情動的な反応は何か？
6 介護者に与える介護の経済的な影響にはどのようなものがあるか？　公共の政策は介護にどのような影響を与えるか？

第10章

ボディイメージ

Diana Luskin Biordi ■ Denise Boville ■ Donna S. King ■ Gregory Knapik ■
Andrea Warner ■ Kathy A. Zartman ■ Dawn M. Zwick

訳：田中結華

イントロダクション

　ボディイメージ（身体像：body image）は，人が自分自身について語る時に用いる基準あるいは枠組みとして役立つものである。ボディイメージ，すなわち自己の身体に対する自分自身の見方は，時とともに変化する。それは，性役割を学んだり，仕事やスポーツをしたり，家族を形成したり，年を重ねたり，あるいは人生の課題によって左右される。ボディイメージは，クロニックイルネスによって変化させられ，かつクロニックイルネスを変化させるものでもある。クロニックイルネスは身体を変化させる力を持つため，人は一般に自分自身のボディイメージを見直すことを余儀なくされる。ボディイメージの見直しはその人の心理状態に影響される。ボディイメージの理想に達するまで<u>頑張る</u>（*persevere*）こともあれば，自分の身体の特徴に合わせて理想を<u>組み替えたり調整したり</u>（*reformulate or readjust*），あるいは自分の身体の理想を<u>あきらめる</u>（*reject*）こともある。

　ボディイメージは1800年代後半にはすでに文献のテーマとして取り上げられていた。しかし，それについて研究が深められてきたのは，最近になってからである。看護学においては，1970年代に最初の研究の波があり，1990年代に2回目の波がみられるが，その内容は大きく異なっている。ボディイメージ理論は，心理学，慢性疾患（特にがんについて），そしてジェンダーの領域の研究で検証されている。それらは看護学，生体工学，職業カウンセリングなどの分野に応用され，それぞれの実践の検証に非常に役立つものとなっている。

ボディイメージの定義

　ボディイメージは，自分自身の身体についての精神的イメージである。それには自分の身体の外観，健康状態，技能，性別についての態度や知覚が含まれている。ボディイメージとは，人が自分自身の身体をどのように知覚しているかということである。そこにはその人にとっての身体の魅力と，それが人間関係や他者の反応にどのように影響するかが含まれている。つまり，ボディイメージは社会的相互作用の重要なデリミッター（区切り，節目）であり，そういうものとして，身体の健康や社会的関係，心理的発達，人間関係に大きな影響を及ぼす。知的という点について言えば，ボディイメージはあくまで概念的なものである。したがって，拒食症の場合のように推論に基づいてでしかボディイメージを把握できないことがあるとしても，研究文献の大部分は認知機能が保たれ，話のできる人から得た情報に基づいてボディイメージを論じている。重度の発達遅滞の人々におけるボディイメージを論じるにあたって

は，例えば，社会的規範や社会的反応からの逸脱という視点から検討されている。

　文献では，ボディイメージは2つの側面から取り上げられている。第1に，ボディイメージは最終的な結果あるいは状態を示しているとするものである（例えば，「Cさんのボディイメージは，たくましい若い男性のイメージである」など）。第2に，ボディイメージとは，その持ち主が検証し続けるプロセスのことをいい，そこにおいて自分の身体が繰り返し定義され直すとするものである。この両方の概念において，ボディイメージに影響を及ぼす多くの要因が存在する。

　このようにボディイメージは複雑な概念である。さまざまな領域からの定義を考慮してGallagher（1995）が示したボディイメージまたはボディスキーマは，次のようなものである（p.228）。

□生理的機能
□意識的モデル，または，精神的な表現
□無意識のイメージ
□身体的経験の統合様式
□人為的に誘発された内省
□一連の考え・感情・記憶
□一連の客観的に定義された身体のあり方
□脳内に位置づけられた神経生理学的な身体地図
□身体の本質に関する高次の概念的知識

ボディイメージのモデル

　ボディイメージは，1880年代から文献で議論されてきてはいたが，1935年にSchilderが発表した著作によってはじめてこの概念についての新しい理解が示された。彼の著作である"The Image and Appearance of the Human Body"（邦題「身体の心理学：身体のイメージとその現象」）では，ボディイメージの諸側面が探求され，「ボディイメージとは，私たち自身の心に形成される自分自身の身体の像である。それは，私たち自身にその身体がどのように見えているかということでもある」と述べられている（p.11）。彼は人の身体の知覚を，生理的経験，心理的経験，社会的経験から構成される三次元的イメージであると考えていた。

　Schilderは後世の研究者に大きな影響を与え，21世紀の今日にまで及んでいる。彼の広く複雑な理論の意義は単にボディイメージの考えを提唱しただけでなく，ボディイメージが「病理学的な事柄のみならず日常生活の隅々にまで中心的な関わり」（p.9）を持つという考え方を示したことにある，とCashとPruzinsky（1990）は主張している。

　今日の多くの説では，ボディイメージは知覚的構成要素と心理的構成要素（Slade, 1994），および社会的構成要素を持つという見方をする。例えば，摂食と体重の障害では，知覚的構成要素は人の身体のサイズについての判断の正確性であり，心理的構成要素は，自分の身体に対する態度と感情，そして社会的構成要素はボディイメージが評価されるその文化的背景になるだろう。

　Sladeは他の研究者と同様に，ボディイメージは単純な知覚的現象ではなく，認知や感情，および態度やその他の変数に強く影響されると指摘している。最近の研究は，これらの知見に基づき，ボディイメージの複雑な身体的・心理的発達は，それぞれに異なる社会的状況の複雑性によってさまざまに変化し得ることを明らかにしている（White, 2000）。さらに，家族や民族性，社会文化が影響を及ぼす。

　クロニックイルネスに携わる保健医療職者にとって，ボディイメージの知覚的要素は入り組んだものであるという経験的に獲得した考えは，特に重要である。Fisher（1986）によれば，人は自分のボディイメージを区分するだけではなく，どのように区分するかは人によって異なるという結果を得た。つまりボディイメージは，身体の限局された部分についてのものか，身体全体についてのものかによって異なることを見出したのである。例えば，身体に重大な不具合がある人は，とりわけ具合の悪い部分を他の部分と切り離して考えようとする傾向がある。その結果，自分の全体的評価にそれが影響を及ぼすことはない。Fisherはこの能力を「重要な防衛能力であり，自分の身体へのアプローチをどのように使い分けるかについての成熟した意味を持つ」（p.635）と考えた。彼はまた，ボディイメージの規定そのものが漠然としており，いくつもの同じような，あるいは異なる構成要素を示していると指摘している。

ボディイメージの定義とモデルの問題

　ボディイメージの定義にはさまざまなものがあるが，それらには共通点がある。多くの定義が持つ共通点は，ボディイメージは複数の感覚入力（視覚，触覚，固有感覚，および運動感覚）に対する反応の中で形成されるという点である。Fallon（1990）は，人々が持つ自分自身についての考えの中で，自分自身の身体についての考えほど本人にとって直接的かつ中心的なものはないと指摘した。すなわち，身体は自己の映像として経験される。ボディイメージとは自分自身についてどのように知覚しているかということであり，また同様に重要なことは，他者が自分をどのように見ているかということでもある。

　ボディイメージには身体性が欠かせないが，それは自分の身体的外観についての見方にとどまるものではない（Stormer & Thompson, 1996）。身体の機能や感覚，可動性などの知覚もまた，私たちのイメージの一部である。身体の一部の感覚がない子ども（例えば二分脊椎など）は，感覚のない身体部分を絵に描かないことがある。ボディイメージには感情や考えといったものも含まれている。人が自分の身体についてどのように考えどのように感じるかは，社会的関係性や心理的特性に影響を与える（Lerner & Jovanovic, 1990）。さらに，私たちが自分の身体についてどのように感じ考えるかは，私たちが世界をどのように感じるかに影響を与える（Cash & Pruzinsky, 1990）。

　ボディイメージには自分の魅力についての知覚が含まれる。この知覚の一部は他者の社会的行動と態度に基づいている。ボディイメージと社会的相互関係についての研究の中で，Nezlek（1999）は，ボディイメージのモデルとその定義に含まれる3つの要因を見出している。それらは身体的魅力，社会的魅力（どのようにして他者が自分たちを魅力的だと思うようになったかについて魅力的な人たちが持っている考え），そして一般的魅力である。男性にとっても女性にとっても身体的魅力と社会的魅力についての自己知覚は，愛情行動と強く相関している。それは，身体的魅力がボディイメージにおいて重要な機能を果たすからであり，この概念はしばしばボディイメージそのものと混同される。しかし，ボディイメージという概念には，魅力以上のものが含まれる。

　Slade（1994）も，7つの要因を持ち，さらに時間性という変数を組み込んだモデルを描いている。それらの要因は，ボディイメージの形成と表出に影響を与える。彼はボディイメージを「身体の姿，形，大きさについての自由な心的表現であり，それらは歴史的要因，文化的社会的要因，個人的生物学的要因によって影響され，さまざまな時間枠において作用するもの」（p.502）と結論づけた。

　ボディイメージを理解するためのモデルの開発の1つとして，Price（1990）が図式化した正三角形モデルがある。三角形の各頂点は，身体の現実，身体の表現，身体の理想を表している。今日の多くのボディイメージの定義には，現実と理想についての考えが含まれているが，自己の理想のイメージと現実のイメージが両立するか，あるいは不協和を起こすかについては，さまざまに議論されている。ボディイメージの現実と理想の間に不一致が生じると，それは葛藤を招き，性格や人間関係や健康によくない影響を及ぼす。

　保健医療職者にとって，ボディイメージの多様な定義は概念の複雑さを示すものであるが，より重要なことは，クライエントの文化的・社会的・歴史的・生物学的要因がボディイメージにいかに深く影響するかという点である。保健医療職者とその専門性にとって重要なのは，ボディイメージとそれに影響を及ぼす要因は，単なる美容上の問題ではないということである。身体についてのクライエントの知覚と態度は，個人の健康や社会的適応，人間関係，全般的なウェルビーイングに影響を与える。これらの知覚は，本章および他の章でも述べているように，クロニックイルネスによって大きな影響を受ける。

　ボディイメージは，クロニックイルネスにとって重要であるばかりでなく，通常の健康問題にとっても極めて重要であるため，ほかの複数の用語と関連し，そのため混同されることも多い。例えば，ボディイメージ，自己概念（self-concept），自尊感情（self-esteem）といった用語は，しばしば互いに置き換えが可能な用語として用いられる。ボディイメージは身体の魅力と同義ではないが，魅力と自尊感情の両者に関連する。すなわち，自己の身体の心

的イメージであり，その人の心理および社会的環境によって調整される。したがって，ボディイメージは自己概念の不可欠な構成要素である。自己概念は個人が自己に抱く総体的知覚——自分が誰であると考え，どのように見えると思い，自分をどのように感じているか，である(Mock, 1993)。自己概念は，単なる自己についての現状の知覚というだけでなく，人の行動の最も重要な調節装置として人の行動を媒介し，制御するものであるということが研究によってわかってきている(Markus & Wurf, 1987)。さらに，自尊感情は「個人の自己概念の評価的要素」に関連している(Corwyn, 2000, p. 357)。

病気とウェルネスへの衝撃

ボディイメージの形成と認識は，個人の機能に広く影響するダイナミックなプロセスである。ボディイメージは人々の職場での成功や失敗にかなりの影響を与えるとみられている(Cusack, 2000)。肯定的なボディイメージは，自信を高め，他者との関係に貢献することが多く，否定的なボディイメージは心理的不適応または対人関係がうまくいかないなどの結果を招くことがある。ボディイメージそのものが，抑うつや(特に思春期における)摂食障害などの病気を導くこともある。ボディイメージとがんの研究においてWhite(2000)は，人が抱く身体的特徴の理想と現実の間に著しい不一致があると，ボディイメージの重大な臨床的問題を引き起こすことを明らかにした。このような不一致が，外見に関する個人の不全感と強く結びつくと，「否定的感情や行動を招き，それは日常生活や職業上の機能，または社会的機能や人間関係の質に重大な影響を及ぼす」(p. 189)。したがってボディイメージは，状態またはプロセスとして，クライエントのウェルネスや病気に影響を及ぼす。

クロニックイルネスから派生する問題

クロニックイルネスから多くの乗り越えねばならない課題が生じるが，ボディイメージの変化に適応することもその1つである。適応の過程は多くの要因に影響されるが，その主なものは，外的変化や機能の制限，変化がその人にもたらす意味や重要性，変化が生じた時期，社会的影響，および文化的影響などである。

外的変化

ボディイメージに影響する重要な外的要因は，問題となる身体部分が他人の目に見えること(可視性)，その部分の機能の重要性，個人にとっての身体外観の重要性，変化の生じる速さなどである(Kleeman, 1977)。慢性疾患で，これらの要因すべてがみられる例としてはてんかんが挙げられる。例えば，てんかんの発作である緊張性強直性発作は，身体全体に及び，誰にでも見え，そして突然に発症する。クライエントはてんかんのために，仕事を続けることができず，車の運転も避けるようになるだろう。また，水泳のようなスポーツや一般的な活動からも遠ざかる。

【外観】

身体の外観は，疾病によってクライエントが予想もしない状態に変化することがよくある。変化に対する耐性，身体の理想の組み替え，あるいは変化への拒否など，ボディイメージと受容に影響する要因はまだ十分に研究されていない。そのため経験や事例から得られるデータは，適切な介入への手引きとなる。例えば，クライエントやその重要他者は，外観の変化がその原因ゆえに周囲の注意を引く時，特にその疾患が不名誉な理由で起きた場合に周囲から排斥されることが多い(第3章「スティグマ」参照)。後天性免疫不全症候群(AIDS)の患者の多くはカポジ肉腫を発症し，それはヒト免疫不全ウィルス(HIV)による腫瘍として一般的なものである。皮膚はカポジ肉腫の好発部位で，その特徴的な紫斑は容易に人目につく。そのために多くのクライエントはこれをHIVの「公然の印」であるととらえている(Moore et al., 2000)。身体が非常に衰弱する重症のケース，例えば筋萎縮性側索硬化症(ALS)では，Helman(1995)は，「病んでいるのは私の身体であるが，私ではない」というように，身体を自分自身と切り離して全体のボディイメージを順応させる場合がある，と述べている。

【目に見えるものと見えないもの】

クロニックイルネスとその治療により，目に見える外観の変化，あるいは見えない変化が生じ，どちらの場合も個人の自己知覚に大きな影響を与える。成人の場合は，例えば，熱傷が顔面にある場合のように，身体の変化が広範囲で目につきやすければやすいほど，その人のボディイメージへの脅威が大きくなることが知られている。脱毛，傷跡，浮腫などの外観が損なわれる変化は，ボディイメージの文献でよく取り上げられている。外観が大きく損なわれた人の生活の記録を読むと，夜勤や他人とほとんど接することのない仕事を選択していることが多い（第5章「社会的孤立」参照）。

子どもではボディイメージやボディイメージの変化の統合という問題は，おそらくもっと不明瞭なものである。子どもは，仲間の基準に大きく影響されることから，自己イメージも仲間うちで優勢な基準に容易に左右される。子どもの目でとらえられる変化や外観の損傷のために，仲間からつまはじきにされることもある。子どもたち，とりわけこれらの「烙印を押された」子どもたちにとって重要なのは，身体の変化を受け入れるように導ける個人や家族，また保健医療職者である。

変化がそれほど目に見えるものではない場合，例えばストーマのように新しい開口部が身体にできる場合やそのケアを始める時（例えばストーマ装具の装着など），その病気を持つ人は，これまで「目にすることのなかった」身体の部分を「目にする」必要がある（Helman, 1995）。新しい治療や処置を他者から隠さなければならない時はかなりのエネルギーを必要とする。そのような処置を管理すると共に，可視性や非可視性に対応することは，個人のライフスタイルにも自己イメージにも劇的な変化を引き起こすだろう。例えば，ストーマを持つクライエントは，定期的に装具の袋を空にし，交換する方法を学習し，必要な場合には洗腸しなければならない。装具にあわせた衣類を着用すること，排泄物の漏れや臭気，不随意的に起こる装具への排泄による音などのエチケットに関する事柄をうまく切り抜けることなど，社会生活に関わる問題に対処しなければならない。慢性の病気を持つ人は，ほとんど情報がないまま，このような問題をひっそりとやりくりしていることがよくある（Kirkpatrick, 1986）。

機能の制限

機能性とは，通常は，個人の役割を演じる中で外から見えるもののことを指すという意味で，「外的な」ものとして概念化される。機能は，性的機能のように，プライベートに行使されるものもある。しかしそもそも機能とは，身体のある部分がそれにふさわしい役割を果たすために使用可能であることをいう。意味のある仕方で機能できることは，ウェルビーイングの感覚に不可欠である。したがってこの機能に何らかの制限が加えられた場合，その人のボディイメージは大きく変化してしまう。多くのクライエントと重要他者にとって，クロニックイルネスに伴う外観と機能の制限は思いもよらないことなのである。

身体の各部分の機能とその重要性，および可視性は，個人のボディイメージにとって重大である。下肢は，移動するためにも生活するためにも重要であり，ボディイメージにとっては，例えば足指よりも重要であるとされている（Brown, 1977）。足指を失うことは，下肢を失うことよりましだと考えられやすく，それは，他の部分が代償するために多くの機能は保つことができ，また足指は外からわかりにくいからである。このような肢切断によるボディイメージの変化への適応は人によって異なり，変化に伴う喪失感とその影響は，人によっても文化によってもさまざまであることがわかっている。実際に，今までに発見されている人工装具の中で最も古いものは，古代エジプトの女性のミイラの足に革ひもで取り付けられた木製の大きな足指である。このよくできた人工装具はサンダルで隠されることもなく，この女性の歩行やバランスの維持を助けたのである。

ボディイメージの重要な3つの側面には，勤労者，ジェンダーによるペルソナ（persona）[1]，および性的存在としてのそれぞれの役割がある。クライエントがこれらの役割を果たそうとする時，クロニックイルネスと治療はその脅威となる。その上，人生のどの段階にいるかによって，脅威の強さについて

訳注1　個人が外界に適応していく際に他者に示す意見・態度など。

の知覚とボディイメージとの結びつきはまったく異なる。10代の若者ではおそらく，仕事や性的機能，およびそれに伴うボディイメージが重要視されるが，人生の経験豊かな高齢者では異なる。しかしながら，クライエントはそれぞれ独自な存在であり，高齢者が仕事や性生活に興味がないと決めつけることは不適切な場合が多い。

性機能の喪失は多くの人にとって，特に性生活を続けている人にとっては，大変な喪失感を招くことがある。がんのために乳房を切除した女性，または性器がんになった男性や女性は，治療後に性的接触を避けることが多い（Golden & Golden, 1986）。クロニックイルネスを持つ男性が，自分のセクシュアリティまたは一家の大黒柱としての役割を果たすことが危うくなったと感じると，強いショックを受けることがある。精巣がんは18歳から35歳の若い男性にもっともよくみられ，原発巣である精巣が切除されることが多い。前立腺がんの高齢男性は両方の精巣を摘出しなければならないことが多いが，そうすると性欲は失われる。このような場合にボディイメージの完全性を保つ方法の1つとして，埋め込み用の精巣がある。看護師は専門的なサポートと教育を担うことによって，こうしたボディイメージを含めた繊細な問題を抱えたクライエントを支援することができる。

意味と重要性

出来事は個人の適応に大きく影響を与えることから，個人にとってその出来事がどのような意味を持っているか（meaning of the event）をはっきりさせることが極めて重要である。保健医療職者はクライエントが出来事の意味と身体部分を関係づけることなく，それぞれを全く別物としてとらえる場合があることを認識した上で，生じた変化や重大性をクライエントがどのように査定するか，その変化を自分たちのボディイメージにどのように組み入れるか（あるは組み入れないか）を理解し，受けとめなければならない。

クロニックイルネスの治療，ボディイメージ，外的な変化，機能性，および外見などは，クライエントや重要他者がそれらに対して与える意味から離れることはできない。多くの文化において身体の部分は機能的な特性を持つと同時に感情的な特性を持っている。例えば，宗教において手は，手を合わせる，親指と人差し指を合わせる，人を招くように開くなど形而上的に重要な意味を表わす。精神は脳とつながり，知識社会においてさまざまな意味が付与されているのに対し，こころは感情を生み出す源泉であると広く見なされている。こころは，多くの人々にとって，愛情や勇気や生命のシンボルであり，喜びや憎しみや悲しみが存在する場所でもある。実際，こころは魂の存在する場所であると見なしている文化もある。感情の重要性を考慮すれば，こころのダメージはクライエントにボディイメージの変化をもたらすと考えなければならない。心筋梗塞の発作を経験したクライエントは，運動をしたり通常の活動をすると死ぬのではないかという強い不安を抱くことがあり，その強度の不安が「活動の抑制」につながると多くの看護職者は教えられてきた。このようなクライエントの自己像は，重篤な傷害をこうむっていることが明らかであろう。そのため，今後の回復について希望を抱くことができれば，肯定的なボディイメージを持ち続けることにつながる。もし，間違った希望を抱けば，間違った確信を招くことになり，おそらくは悪い帰結に至るだろう。したがって，クライエントにとって確信を失うことは希望を失うのと同じほど危機的であることを知った上で，保健医療職者はたくましいボディイメージを持てるようクライエントを励ます方法を見出さなければならない。

時間の影響

身体の変化が起こる時間の長短が，ボディイメージに影響を与える（Cash & Pruzinsky, 1990）。ボディイメージは生涯をかけてゆっくりと変化することもあれば，数時間あるいは数日という短い時間で変化することもある。また，時間が長くかかれば，ボディイメージを組み立て直すのに十分な機会が得られる人もいれば，ボディイメージの変化を決して受け入れられない人がいることも事実である。2型糖尿病などでは，変化はゆっくりと進み，否認や悲嘆を解決するための時間が十分にあるが，それとは対照的に脳血管発作などの突然の病気や外傷あるいは手術などは，予測もしない変化を身体やボディイ

メージにもたらす。突然に損傷を受ける場合は予測ができないため，変化に適応する機会を確保することは難しい(Bello & McIntire, 1995)。肢切断者が，切断肢に感じる幻肢痛とボディイメージの知覚における時間的ずれなどはよく知られた例である。急激な変化に適応するためにクライエントは，喪失を十分に嘆く一方で，身体面の調整を行わなければならない。そうしなければ，クライエントは機能不全に対処することができずに，感染，治療的ケアへのノンコンプライアンス，抑うつ，社会的孤立，およびボディイメージの変化への執着や否認を起こすおそれが高くなる(Dropkin, 1989)。

社会的影響

社会文化的集団は，それぞれ独自の規範を設け，特に身体の外観や個人の特性に関する許容範囲を定めている(Thomas, 1998)。社会は理想的な身体的外観と役割遂行のための基準を持つことで，持続的な視点を持つことができる。これらの基準は，クロニックイルネスを持つ人であれそうでない人であれ，その集団のすべての成員に対し，時に警告を伴う仕方で，適用される。

集団は社会的影響力を持つことを目指し，これは個々人の持つ自己像にも影響を与える。家族関係はクロニックイルネスを持つ個人にとって重要であり，その人の最初のボディイメージがどのように知覚されるかに影響を与える。外観や振る舞い，行動などについて家族が否定的な反応をすると，ボディイメージも否定的なものになることがある(Byely et al., 1999)。仲間関係もまた重要な影響力を持ち，特に自分のライフスタイルをどのように築くのかがまだ不確かな人々(例えば，青年たち)にとってはそうである。仲間という存在が，1つの範型に同調することを促す場合がある。近ごろの若者の間ではやっている筋肉隆々で肥満のない男性という範型がその一例である(Olivardia, Pope & Hudson, 2000)。また一方，仲間集団は，自分たちの世代にこうした範型は適切でないと異議を唱えることもある(例えば，前述のような男性の範型に対する年長者の知覚など)。

外観を損ねた人々は自己のボディイメージと一般的な社会の見方に向き合わざるを得ないが，その際，自分の裁量を発揮する余地はほとんどない。損傷が他者に見えるかどうか(可視性)や，その人のコーピングによっても異なるが，じろじろ見られたり，ささやかれたり，避けられたりするとボディイメージや価値観によくない影響を与える(Cash & Pruzinsky, 1990)。

ボディイメージの問題は，しばしば人生の早い時期から始まる。米国では，8歳の少年少女がかっこいい若者になろうとして自分たちの体重を過剰に意識し，社会が認める理想的な容姿になるためにダイエットを始めた実例がある。また，ボディイメージの問題が成長の早期から始まり，思春期を過ぎて成人期まで続くこともある。(Cash & Pruzinsky, 1990)。

社会や環境がボディイメージにもたらす影響力は相互作用的である。社会の反応はボディイメージに影響を与えるが，個人は全く受け身なわけではなく，社会の基準に反発することもできる。それでもなお，社会の影響は行動やボディイメージに重くのしかかる。それはしばしば，ステレオタイプ的な決めつけを招き，ボディイメージに対する個人の適応に影響を与える。例えば，頭部や顔面に変形がある人あるいは慢性的に肥満している人は，理想の美しさを求める社会の反応や期待に生涯さらされる。理想の身体と現実の身体との間にある明らかな相違に人々が苦しむように，クロニックイルネスにおいても，「理想的な」美しさや痩身と比較されることが多く，自分自身の反応に対応しなければならない。

文化的影響

文化的な側面の多くは，ボディイメージに影響を与える。Helman(1995)によって提唱された文化的地図は，特定の文化集団や社会集団の中で成長した成員に共有されているボディイメージを示している。この文化的地図は，身体がどのように構築され，機能していると考えられているかを示している。それは，理想の身体の定義や，身体の「プライベート」な部分と「公的」な部分，および「健康な」身体と「不健康な」身体の違いなどを示している(Helman, 1995)。

健康と病気の知覚と，それらのボディイメージへの影響は，文化によってさまざまである。理想の身

体的特性とボディイメージに関するAltabeの研究（1998）では，理想の身体的特性については民族集団による違いはみられなかったが，身体特性についての価値づけが異なっていた（例えば，皮膚の色や乳房の大きさについての価値づけなど）。その結果によれば，アフリカ系アメリカ人は自分自身とボディイメージについて最も肯定的な見方をしていた。また，アジア系アメリカ人は身体の外観を重要視していなかった。さらに，白色人種に比べ，非白色人種の一部は肯定的なボディイメージを持っていた。

アフリカ系アメリカ人にとっての健康は，ウェルビーイングな感覚，期待された役割を果たす能力，および痛みがなく過度のストレスがない環境に身を置いている経験である。また，ヒスパニック系アメリカ人にとっての健康は，清潔が保たれていること，幸せを感じること，十分な休息がとれること，期待された役割を果たせることであり，感情や身体，および社会での活動の間にアンバランスがあると，それは病気を引き起こすとされている。ヒスパニック系の人々は，病状が非常に重くなるまで医療を利用しようとはせず，クロニックイルネスを天罰だと考えることがある。（Rhode Island Department of Health, 1998）。

先住アメリカ人にとっての健康は，心・身体・スピリット・自然の間にバランスがとれていることであり，医療は健康を追求するための共同での選択および個人の参加であるとみられている。また，東南アジア文化における健康は，陰陽（バランス）の概念に焦点があてられ，このバランスを保つことでウェルネス状態を達成することができるとされている。そのため，肥満は充実のしるしであり，社会経済的な地位をも表している（Rhode Island Department of Health, 1998）。

ボディイメージの適応に影響するその他の要因

【保健医療チームによる影響】

クロニックイルネスや慢性の障害を持つ人々へのケアは，彼らが社会的圧力に対して適応する能力に直接的な影響を与える。保健医療チームのメンバーは，社会の規範に従っている一方で，病気や障害については客観性や共感性，または倫理的判断のような専門的規範に基づく認識を持っている。クロニックイルネスを持つ人のケアにおいて，保健医療チームの反応はクライエントがボディイメージに関して適応したり受容したりするために重要である。

保健医療チームのメンバーは，クロニックイルネスとその治療によって生じた変化を最初に見る立場になることが極めて多いことを承知していなければならない。その際の反応によって，クライエントがどのようなボディイメージを抱くかの舞台作りが行われる。保健医療職者の反応は，クライエントのボディイメージを強化し，そのボディイメージが肯定的なものであっても否定的なものであっても，長い期間維持される。そのため，保健医療チームのメンバーは，クロニックイルネスを持つクライエントに対して，拒否やさげすみは一切表すことがないように振る舞い，声や調子や身振りを適切に行うことを学ばねばならない。保健医療チームの目標の1つは，クライエントが肯定的なボディイメージを持ち，維持し，自らを受け入れることを援助することである。例えば，乳房切除術に続いて乳房再建術を受けたばかりのクライエントはボディイメージの問題を抱えることがあるだろう。保健医療チームが，手術方法，痛みの除去，セルフケア，前向きな励まし，家族関係，および感情のサポートなどでクライエントを指導し援助することは，肯定的なボディイメージ作りに重要である（Van Deusen, 1993）。

【年齢】

Eriksonの有名な発達理論は，心理社会的発達段階を評価する際に役立つ。この理論では，特に，人生の諸段階において，ボディイメージや価値観がどのように促進したり妨害されたりするのかをみることができる（Erikson, 1963）。若年集団における勤勉性と劣等感との葛藤は，価値と能力の感覚に変化する（Cash & Pruzinsky, 1990）。もし発達の早期に否定的な影響があれば，ボディイメージは悪化する場合がある。

幼い子どもでは，ボディイメージの変化は受け入れやすいと考えられている。それは，思春期や成人期とは異なり，まだ自分自身のボディイメージを十分に認識したり評価するに至っていないからである。思春期では，身体は常に変化を続け，また，仲間に関心を抱くようになる。そのため，クロニック

イルネスに伴うボディイメージの変化に適応することが困難になる。小児糖尿病，あるいは皮膚疾患や神経疾患のような外見からわかる身体の変化がある場合は，不満を解消しようと危険な行動に及んだり，抑うつを示したり，引きこもることがある。

成人期ではボディイメージはしっかり形成され，アイデンティティの基盤の1つとなる。高齢者の場合は，病気が基本的アイデンティティを脅かすため，ボディイメージの変化に適応することが困難になる。また，高齢者がボディイメージの変化を受けとめられるかどうかは，社会の中で機能する能力，自立性や健康状態の喪失，および他者への魅力によって左右される（Cash & Pruzinsky, 1990）。高齢者は気持ちでは若さを保っているかもしれないが，身体の年齢は，皮膚や毛髪，姿勢や筋力，また敏捷さなどに現れてしまう。そしてそれらは，心疾患や呼吸器疾患，骨疾患，あるいは視力や聴力の低下などのさまざまなクロニックイルネスによって悪化する。若さに価値を置く文化の中で，自分は若いと思っていても，外観は年齢相応の加齢現象を示す。そのため，高齢者は社会が求めるボディイメージを保とうとすることがよくある。高齢者のボディイメージが混乱している時は，こうした問題について考えることが重要である。

【性別】

性別は，ボディイメージの変化に対する反応に影響を与える。美しさの規範に左右されるのは，女性であっても男性であっても同じである。しかしながら，例えば熱傷では，一般的に女性のほうが男性より否定的なボディイメージを抱くことが多い。ボディイメージに与える影響は熱傷の部位や範囲（身体表面の何パーセントであるか）によって左右されるにもかかわらずである（Orr, Reznikoff & Smith, 1989）。

概して，男性は「雄々しく強い」という外見に結びつき，女性は「か弱く優しい」という外見に結びつく。今日，役割行動は，1950年代〜1970年代ごろに比べてあまり厳密に分けられていない。しかし，高齢者の多くは，こうした時代を生きてきて，性役割に社会的に適応しており，明確な役割行動をとることを強く期待している。それは，男性は強く，活動的で，理性的で寡黙であり，一方，女性は遠回しに表現し，受け身でよく働き，感情的であるといったものである。こうした考え方は，高齢者の自己概念やクロニックイルネスによって起きる変化に影響する。クロニックイルネスを持つ年配の男性や妻を亡くした男性で料理を学ぼうする人たち，あるいは自分の身体は弱っていてもはっきり自己主張できるようになりたいと考える女性たちは，そうするにあたって自分のボディイメージを変えざるを得ないことが多い。「年はとっても意気地なしではない」（Growing old is not for sissies：アメリカの高齢スポーツマン・ウーマン写真集の題名）というように，高齢者でも見事にそうしたことを実行する人もいる。保健医療職者は，高齢者のボディイメージを支配している社会的規範が作り出された時代に生まれたわけではないので，治療を受ける高齢者のヒストリーについて知っておくことが必要である。そうすることによってこそ，保健医療職者は共感的にクライエントに接することができ，クライエントのボディイメージに利用可能な資源について理解することができる。このことは特に糖尿病を持つ女性にとって重要である。糖尿病では食事が厳しく制限される。しかし女性たちは，自分は有能であるという自己概念に適応するために，料理がうまくできる人であらねばならない。高血圧の男性が，服用する薬物のために性欲や性的活動が制限される場合もその例である。

【それまでの経験とコーピングメカニズム】

ボディイメージは，人が感じている「理想」についての概念を通して，その人が社会の中でそれまで経験したことに基づいて，個別に形成される（Cash & Pruzinsky, 1990）。過去の経験は，それがよかろうが悪かろうが，現在の環境に大きな影響を与え得る。そのため，クライエントが出来事をどのように知覚し，どのように対処するかを理解することは，保健医療職者が行う重要なアセスメントの1つである。このような認識は，特にクライエントが保健医療システムにあまり慣れておらず，保健医療職者の配慮が必要な場合に有用である。

家族，保健医療チーム，または所属する社会集団からの援助を通してすでに形成されているクライエントのコーピングメカニズムは，クロニックイルネスにおけるボディイメージの変化に対する適応を促

進する上で役立つ。クロニックイルネスの診断を受けた時点での，あるいはそれ以前にクライエントが抱えていたボディイメージを理解することは，ボディイメージの変化への適応を容易にするよう援助する上で，保健医療職者に役立つ。ボディイメージは推理による判断であることを認識した上で，クライエントの状況を最もよく反映しているボディイメージがどの段階にあるかをとらえることは保健医療職者にとって重要である。その段階とは，ボディイメージの保持，ボディイメージの組み替え，ボディイメージの否認である。

ほとんどのクライエントは病気になるとそれまでの自分のコーピングメカニズムがうまく働かなくなる。それゆえに，クロニックイルネスによるストレスのもとで，またストレスに対するクライエントの慣れによっても異なるが，コーピング様式の誇張が観察される。その誇張が適切である場合もあるが，いずれにせよ，この変化にまず気づくのは保健医療職者であることが多い。ボディイメージのアセスメントにおいては，この情報を第一歩として，本章で示したボディイメージの連続的変化に照らして評価していくことが，クライエントにとっても保健医療職者にとっても，適切なやり方である。

ボディイメージにうまく適応できない時の影響

ボディイメージの変化に適応できないとか，受け入れることができないために，心理的症状や，身体的症状が現れることがある。ボディイメージにうまく適応できない時は，抑うつや不安，拒否や引きこもり，あるいは怒りや落胆などの心理的徴候が現れる。不安は，その人のボディイメージと病気のために起こった変化の間に相違があることを表している。ボディイメージの変化に対する適応障害は，通常の活動や社会的機能に背を向けることにつながる場合もある。介入の開始時期つまり個人が新しい自分のニーズ（例えば，義肢の調整）に関心を注いでいる時には，それ以外の活動をしなくなることがよくある。FisherとHanspal（1998）は，肢切断術を受け義肢を使用するクライエントを対象に，ボディイメージに与える影響について調査し，クライエントが最初にどのようなボディイメージを抱くかということが義肢の使用と移動に影響を与えることを見出した。ボディイメージの変化に強い不安を抱いた人々は，義肢に満足することがなく，移動においても深刻な問題を抱えた。

インタベンション

介入は，クロニックイルネスの結果生じた身体の構造や機能の変化，または外観の変化に対する自分自身の反応と他者の反応に対して，クライエントがうまく対応できるよう援助するために行われてきた。これらの変化のために，人は仲間とは違う存在となり，社会から離れると共に（第3章「スティグマ」参照），自信喪失，社会活動の回避，自己認識の分裂などがもたらされる。ボディイメージの変化を経験しているクライエントに対する適切な介入を見出すことが必要であり，それによってクライエントは癒され，ボディイメージの変化に適応することができる（Norris, Connell & Spelic, 1998）。

クロニックイルネスによるボディイメージの変化への適応は，ダイナミックな過程である。クライエントは日々の生活の中で，自分の病気とそれに伴う身体の変化について考えさせられたり，思い出させられたりする。悪化や寛解，およびリハビリテーションを通じて，クライエントは，以前の自分を失ったことを悲しみ，クロニックイルネスの見通しの立たない先行きを抱えて暮らし，さらに自己の新たなイメージを作り出すことを学ぶ（Cohen Kahn & Steeves, 1998）。このプロセスは進むこともあれば退行することもあるが，常に変化を続ける。看護職者がこうしたことを知っていれば，ボディイメージの変化にクライエントが適応するのを援助することができる。

イメージを再形成する段階

イメージを再形成する過程は，身体の外観または身体の機能における大きな変化に対応して進行する3つの段階からなる（Norris. Connell & Spelic, 1998）。3つの段階は，ボディイメージの崩壊，修復への願望，自己イメージの再形成である。これら

の段階を，前向きにたどっていくことによってイメージを再形成するが，その速さと方向は個人の持つ姿勢と環境に影響される。この過程は極めて主観的で，人それぞれに違っているが，以前の外観あるいは機能の喪失に対する悲しみと同時に開始される。その人がどのような段階にあるのか，そしてどのような行動をしているのかに気づくことが，適切なアセスメントと実践，および評価を促進し，イメージの再形成のための適切な介入につながる。

【第1段階：ボディイメージの崩壊】

第1段階はボディイメージの崩壊であり，個人が変化を認識し，悲しみが始まる時である。これらの変化は，機能の変化のこともあれば，外観の変化のこともある。しかし，それらはボディイメージを崩壊させ，イメージの再形成が必要となる。この段階

事例　患者になった看護師

看護師のNさんは，今回は患者であった。マンモグラフィーを用いて診断をしてくれる大きな病院の待合室で，彼女は座って順番を待っていた。患者になった看護師は時間つぶしに人々を観察し，所在なげにその部屋で待つ人たちに名前をつけていた。

待合室にいる人々を観察しながら，彼女は若い美しい白人女性に目をとめた。年の頃は35歳くらいで，名前は「ジェーン」。40歳くらいの友人「アン」に付き添われていた。Nさんは，ジェーンが神経質になっていると感じた。にこりともせず，しょっちゅう座り直し，足を揺さぶり，雑誌のページを興味なさげにめくる。そして時折，落ち着かない様子でアンに話しかけていた。

少し向こうに「エセル」という高齢の白人女性が座っていた。彼女は静かに腰掛けておりほとんど話さなかった。2つ3つ向こうの椅子には「マディ」という60歳代半ばのアフリカ系アメリカ人女性が座っていた。中年の白人女性であるNさんは，席を立ってマディのすぐそばに座り，落ち着かない様子で医師が呼ぶのを待っていた。

待ちながら，Nさんはマディに主治医は誰かと聞いた。Nさんとマディの主治医は同じだった。Nさんは主治医の患者に対する態度や説明，自分の病名のことを声高に話した。「乳房の腫瘍切除術を受けたのよ。それで再建術について話し合ったの。あなたどう思う？　したことある？」

マディは彼女を見て，部屋をぐるりと見渡して話した。「それについて聞いたことはあるわ。でも私の年じゃね。いろんなことを経験して，年もとって，疲れたわ。うちのひとに，もう期待しないで，これ以上どうしようもないのよって言ったのよ。」

マディのやりとりにみんなが微笑んだ。おそらくこうしたオープンな打ち明け話のおかげで，他の待っている女性たちも，話に加わってきた。ジェーンは，看護師であり患者であるNさんが予測したとおりのことを話しだした。

ジェーンは乳がんの治療の結果を聞きにきていた。彼女も，他の人たちが乳房再建術をどのように行ったのか尋ねた。彼女の友人アンが，彼女の手を励ますように包んでいた。

エセルは，診断を進めているところで，今のところどうしていいかわからないと言った。しかし，彼女の年齢では，よくわからないことだった。

「私は組織移植も考えていたけど，結局シリコンを入れることにしたわ」とNさんが言った。「皮膚をのばすのなんていやだったの。痛いわよって，友だちに言われたの。それに1年も毎週受診して痛みが長引くのを我慢するのはいやだったの。それで，埋め込みが私にちょうどよかった。今は医師にそれを検査してもらうところなの。」

「腹部からの皮弁手術をしたけど，おなかの真ん中が永久に痺れるなんて誰も言ってくれなかった。感覚がないのは，気に入らないわ。でも私の胸は本物みたいに見えるし，私と主人にとってはとてもよかったわ」とジェーンが言った。

アンは彼女の手をもう一度優しく握りしめた。ジェーンは今回は手術後2回目の受診なのだと皆に言った。彼女はがんの再発が見つからないかと恐れていた。2人の小さい子どもがあり，もしがんが再発したら子どもたちになんと言ったらいいかわからなかった。彼女は静かに泣き始めた。マディは彼女を見つめて，「あなた，へこたれちゃだめよ」と言った。「化学療法や他のことはやった？　ここの医師はほんとにいい人よ。きっとあなたにちゃんとやってくれるわ。」

で，クライエントはショックや驚きの徴候を示し，変化を過小評価したり否認しようとする。また，変化に気づいて苦しみ，最後には，以前の機能や外観の喪失を悲しむ(Norris, Connell & Spelic, 1998)。「腕が無くなってしまった」とか，「前はもっとよく見えていたのに」といった言葉は，失ったことの悲嘆を示し，イメージの再形成の次の段階へと進展することができることを表している。

【第2段階；修復への願望】

修復への願望の段階では，クライエントは希望を表し，期待を理想化し，身体または機能の変化が深刻なものであっても，修復への願望を表現する。手術や義肢，または機能回復のための治療への希望が非常に強く表れ，機能，外観および修復を最大にするための手段に意識が集中する。この段階は感情の起伏が激しいことが特徴で，それは現実と期待がぶつかる時に生じる。変化に同化しようとすると，激しい感情的な苦痛を引き起こし，そういった時には，修復の障害になるような感情は抑制される。修復への努力にはらう犠牲を，その努力を続けるための時間・お金・エネルギーに照らして検討できるようになると，次の段階への転機が訪れる。

【第3段階：自己のイメージの再形成】

第3段階への転換期にさしかかると，理想化された期待は，変化の中での自分と自分の能力についての現実的な見方に置き換わる。この段階によくみられる特徴は，クライエントの関心が身体の修復から自己のイメージの再形成に移行することである。同化よりは適応と解釈がこの段階では大きな働きをする。こうして人は変化を受け入れて生活し，将来の目標や可能性について計画することができるようになる。

アセスメント

ボディイメージの崩壊を招く機能の障害や変化を経験した人の行動をアセスメントすることは，適切な介入を計画するために欠かせない。このアセスメントでは，変化に対するクライエント独自の知覚や意味づけを明らかにすることができ，イメージの再形成と健康への障壁を認識することができる。このアセスメントでは，クライエントを観察したり，面接することによって，脅威となっているものの本質と意味を明確にする(McCloskey, 1976)。保健医療職者はこのようなアセスメントを行い，その的確さを検証した後にのみ，介入を行うのである。

アセスメントを成功させる鍵は，クライエントとの治療的関係にある。クライエントとケア提供者の治療的関係を構築し強化するためには，信頼，クライエントの考えや感情への感受性，および適確で現実的なサポートを行うことが重要である(Hayslip et al., 1997)。

変化に伴いクライエントが経験していることと，その意味をアセスメントする時には，経験に対する知覚，病気とその影響についての知識，病気についての他者の認識などをクライエントに問いかけることによって行われる。こうした点をアセスメントの過程ではっきりさせることによって，適切な介入を選ぶためのクライエント中心の認識基盤が作り出される。さらに，クライエントの心理社会的な経緯と支援システムをアセスメントすることによって，保健医療職者は，クライエントにとってのより大きなサポートを提供することができる。

クライエントが個別に持っている影響要因をアセスメントすることは，介入計画を立てる上で重要である。外観や身体機能にどのくらい価値をおいているかを知ることは，保健医療職者がボディイメージの崩壊の影響を明らかにするために役立つ。自尊感情や他者の態度をクライエントがどのように感じているかをアセスメントすることもクライエントにとっての崩壊の意味や影響を知る上で重要である。クライエントの回復の段階を確認することは欠かせないことであり，クライエント中心の具体的な介入を計画する上で特に重要である。教育的介入や支援的介入，またはリハビリテーション的な介入をいつ行えばよいかがわかれば，そうした介入の効果が高くなる。

標準化されたアセスメントツールを用いて，身体の障害や支援システムの数やタイプを測定することが必要なこともあるだろう。こうしたことに使えるアセスメントツールは数多くある(White, 2000)。身体の障害についてのアセスメントツールは一般的に，外観や身体的能力，外観への他者の反応や外観への価値観などについての質問を含む。これらの

ツールは，例えば自尊感情や自己概念といったボディイメージに関連する概念を組み入れている。最も長く用いられてきたツールには，1953年のSecordとJourardによる身体カテクシス尺度（the Body Cathexis Scale）がある。そのツールはさまざまな身体部分についてどの程度よい感情を持っているかをクライエントに問うものである（Thompson, 1990）。

アセスメントには家族が参加することが望ましい。これは，面接したり観察すること，あるいは言語的・非言語的な相互作用について記録をとることなどによって可能になる（Leonard, 1972）。クロニックイルネス，喪失の感覚，病気による家族のストレスが，家族にとってどのような意味を持つかをアセスメントすることは，介入を計画する上で重要である。

特別な介入

介入は，クライエントについての注意深いアセスメントの後に決定する。前述したように，クライエントとの治療的関係はこのプロセスを開始するために不可欠である。効果的な介入を行うためには，前もって，コミュニケーションの障壁，病気についての感情，病気に伴う変化，および保健医療職者の役割についてのクライエントの見解を知ることに取り組んでおくべきである。保健医療職者がクライエントを援助する際には，疾病の経過についての正確な知識も必要である。さらに保健医療職者は，ボディイメージの変化においては支持的で，受容的で一貫性のある関係が必要であることを認識していなければならない。そうした関係によって，挫折や感情の緊張に耐えることが可能になる。よい関係性を確かなものにすることで，介入の効果はさらに高まる。

【コミュニケーション】

クライエントが経験している変化についての感情や考えを表現できるような機会を作ることは，クライエントと保健医療職者双方にとって有益である。クライエントは話を聴いてもらうことができると共に，クライエントの考えや感情についての注意深いアセスメントが可能になる。ボディイメージの変化に関する経験の意味については，予断するようなことがあってはならない（Cohen, Kahn & Steeves, 1998）。肯定的感情と否定的感情の両方を気楽に表現できることをクライエントに保証することで，治療的関係が強化され，全体性への道のりが促進される。家族が自分たちの考えや感情，および心配事を表現できるようにすることも有益であり，これは回復への過程につながっていく。

【セルフヘルプグループ】

ボディイメージの変化を経験しているクライエントにとってセルフヘルプグループは，変化を経験することに伴うストレスを緩和する助けになるだろう。ある人々にとっては，同じ状況にある人々と経験を分かち合う場を持てることが治療的になり得る。クライエントが進んでグループに参加しようとしているかどうかをアセスメントすることが重要である。クライエントによってはグループの状況が慰めにならない人もあり，それは特にボディイメージの崩壊に取り組んでいる時がそうである。自分にとって助けになると思うならば，有益な点は多い。仲間が回復の過程をたどっているのを目の当たりにし，くじけそうな時は助け合い，その道のりの中に自分自身を見出すことは，回復への過程を助けるであろう（Corey & Corey, 1997）。さらに，これらのグループに参加することで，安全で安心できる環境の中で他の人々と新たに付き合いを持つことができる。

【セルフケア】

クライエントに日常生活の活動を行うように勇気づけることは，自分が普通であるという感覚を取り戻すために意味がある。化粧をしたり，アクセサリーや髪飾りをつけるなど自分自身の整容に手をかけるといったことも，効果的な介入となり得る。セルフケアを行うことによって，クライエントは日々の通常の機能の中に変化を組み込んでいく。このような介入は，クライエントが身体の外観に神経質にならず，日々の活動を行っていくことを促すだろう（Norris, Connell & Spelic, 1998）。

【義肢・装具】

義肢や装具は何世紀にも渡って，身体機能を助け，外観およびボディイメージを整えるために役立つものとして用いられてきた。クロニックイルネス

の多くは目に見えるものであったり，何らかの支持を必要とする身体部分と関連しているため，義肢や装具はさまざまな工夫が重ねられ，幅広く利用されている。義眼，補聴器，義肢（例えば手掌，足部，下肢，上肢など），または乳房，陰茎，精巣の埋め込み具などは保健医療職者によく知られている。

肢切断を伴う慢性の疾患では，クライエントの年齢に特別注意をしなければならない。例えば小児の義手や義足は，その児の社会的発達に合わせて，水遊びや砂遊び，塩素にさらされる水泳などで繰り返し使用できる耐久性が求められる。成人は普通の身体に見えることを望み，機能的な「フック（かぎ爪）」の義手は避けたいと願っている。高齢者では，関節の問題が悪化しがちであり，人工股関節置換などが「ぴったり合うか」どうかが特に問題である。人工股関節置換術の後はリハビリテーションを必要とするが，それがうまくいくかどうかがその後のボディイメージに大いに影響する。

脊椎損傷については，脊椎の治療，電気的刺激，二次損傷の機序，および神経再生の可能性などについて新しい知識に関する研究がさらに進められている。現在そうした領域の研究方法には，倫理的，政治的，イデオロギー的関心が寄せられているが，そうした議論によって他の方法論にも新しいチャンスが生まれつつある。

生体工学，薬物療法の改善，電動義肢，侵襲的・非侵襲的センサーで制御できる義肢，および脳波または瞳孔の収縮でコンピュータを作動させコミュニケーションをとる方法などが現在用いられ，あるいは試用されている。義肢や装具の利用法，それらを動かす新しい技術は，先々もっと発達するだろう。義肢や装具の分野においては，病気についての多くの情報が必要であると共に，クライエントが義肢や装具を試用することができるようになるためのケアと，義肢や装具がボディイメージに及ぼす影響についてのケアが必要であることに，保健医療職者が気づくことが大切である。

【教育と事前指導】

この介入は，クライエントが学ぶ準備ができているとアセスメントされた時に，最も効果的である。病気の経過，症状についての情報，および治療の方法についての知識などは，クライエントが求めるものである。しかし，効果を上げるためには，情報に対する欲求と学習スタイルのアセスメントが必要である（Cohen, Kahn & Steeves, 1998）（第14章「クライエントと家族の健康教育」参照）。

アウトカム

ボディイメージ，すなわち自己概念の身体的側面は，看護成果分類（*Nursing Outcomes Classification*；NOC）によれば，自尊感情の概念と密接に関連している（Johnson & Maas, 1997）。これらの混乱は，個人の自己同一性の混乱，自尊感情の慢性的低下，および自尊感情の状況的低下と同様に，Carpenito（2000）が自己概念の混乱と呼ぶものの一部だと考えられる。これらの変化は，外科手術や熱傷による突発的な外観の変化によって緊急に問題となることもあれば，がんやその治療の副作用，関節炎，あるいはパーキンソン病や脳血管疾患などのクロニックイルネスによる長期的な変化による場合もある。

看護成果分類上に定義された特性には，いくつかの徴候がある。それらは，否認，引きこもり，必要とされるケアの一部を拒否する，問題の身体の部分を見ない，または肉親にも見せない，リハビリテーションについて話したがらない，悲嘆の徴候や症状，飲酒や薬物乱用などの自己破壊的行動，および健康な人への敵意などである。女性らしさや男性らしさの感覚も危機にさらされる。それは性機能の問題を招き，それらが合わさって社会的不安や自意識，抑うつを示す可能性がある（Carpenito, 2000；Otto, 1991；White, 2000）。

NOCにはアウトカムを表す10の指標が挙げられている。それは，
①内的自己像
②身体の実像，身体の理想像および身体の表象との調和
③影響を受けた身体の部位について述べる
④影響された身体の部位を自らすすんで触れようとする
⑤身体の外観に対する満足感
⑥身体機能に対する満足感

⑦身体の外観変化に対する適応
⑧身体機能の変化に対する適応
⑨健康状態の変化に対する適応
⑩外観と機能を向上させるための方法を活用することへの意欲

そのほか、「ボディイメージの障害」に関連し得るアウトカムとして挙げられるのは、コーピング、希望、ウェルビーイング、ケア提供者-患者関係、生活の質（QOL）、生きることへの意志、悲嘆の解消、自尊感情、心理社会的適応および生活の変化、などである（NOC, 1997）。しかし、人にとって最終的な目標またはアウトカムは、変化に適応することであり、「自分の外観および身体の機能について、肯定的な考えを持つこと」である（Johnson & Maas, 1997, p.86；Craig & Edwards, 1983）。

課題

1. ボディイメージに関する概念を2つ以上挙げ、それらの関連について説明せよ。
2. 事例「患者になった看護師」のようなことがもしあれば、あなたは看護師としてそこに何を見るか？ あなたならどうするか？
3. ジェーン、マディ、エセル、Nさんのボディイメージはどんな段階にあると推測されるか？
4. ジェーンの言葉から、彼女の病気にはどんな意味があると考えられるか？ マディの言葉からはどうか？
5. あなたは看護師として、泣いているジェーンに何を話すか？ それは看護師としてか？
6. ボディイメージが変化したクライエントをどのようにアセスメントするかを述べよ。
7. 年齢、性別、文化がボディイメージにどのように影響するかを述べよ。

第11章

セクシュアリティ

Margaret Chamberlain Wilmoth
訳：鬼塚哲郎

イントロダクション

　人間は生まれてから死ぬまで性的な存在である。セクシュアリティ（sexuality）とは，私たちの個性を形作る1つの局面であり，性的な接触や性的満足を得るための機能にとどまるものではない。セクシュアリティには，自分自身のことを男もしくは女と感じること，自分のからだをめぐる感触，それに自分にとって慰めとなるものを言葉もしくは他の方法を用いて他の人々に伝えるそのやり方，が含まれる。セクシュアリティにはまた，1人で，もしくは誰かと共に性行動をやり遂げようとする能力が含まれる。セクシュアリティはある一定の年齢に達したら終わるようなものではないし，クロニックイルネスという診断が下されたからといってなくなったりもしない。実際，そうした診断が下された場合にこそ，セクシュアリティや親密さといったものはますます重要になるかもしれないのである。そうしたものを通じて私たちは人と人との関わりや生きている感覚を再認識することができるし，相変わらず人の目に好ましく思われるよう振る舞ったり，他人のことを気にかけたりするのである。セクシュアリティは生活の質（QOL）の重大な局面の1つであるが，残念ながら保健医療の専門家からはしばしば無視されている。

　この章では，セクシュアリティ，性的・生理的機能，よくみられるクロニックイルネスとその治療・看護介入によってもたらされたセクシュアリティ上の変化などと結びついた看護実践の基準を概観する。看護師はこの章から，セクシュアリティの話題を自分たちの業務にどう取り込めばよいかについての提言を受け取ることになる。

定義

　セクシュアリティとは専門用語によって複雑に構成された概念であるが，すべての人に受け入れられるような定義はいまだ存在しない。クライエントや他の専門家とセクシュアリティについて話し合う場合，セクシュアリティの持つさまざまな局面を記述するのに用いられる多くの用語に関して，全員が同じ見解を共有していることが肝心である。この章においてセクシュアリティを論じる際に用いられている定義については，表11-1を参照されたい。

実践の基準

　実践の基準とは，実践に関わる法的な基準のことを意味すると同時に，拠って立つべき倫理的責任のことでもある（Andrews, Goldberg & Kaplan, 1996）。全米看護師協会（ANA；American Nurses Association, 1998）による看護実践基準は，クライ

表11-1 定義

セクシュアリティ	私たちを男性あるいは女性たらしめているものすべて。その中には，触れ合うことへのニーズ，自分自身の身体に関する感覚，親密な方法で他者と交わるニーズ，性行動に携わりたいという気持ち，自分の感情やニーズをパートナーに伝えること，性行動を満足させる行為に携わる能力が含まれる。
性行動	性的緊張を解放するためや性的満足を得るために1人で，あるいは他者と共にされる特定の活動。
性機能	セクシュアリティの生理学的構成要素。ヒトの性に関わる解剖生理，性反応周期，神経内分泌機能，ライフサイクルによる性生理学的変容が含まれる。
性機能障害	性反応周期の過程における不調もしくは性行為時の痛みを特徴とする。DSM-IV診断分類に基づくものであり，性機能障害の治療に関する専門的研修を受けた看護師のみが対応することができる。

出典：Wilmoth, 1998およびAmerican Psychiatric Association, 1994より。

エントにケアを提供する際に看護師がとるべき重要な行動を含め，全部で6つのケア基準を網羅している。これらの基準は看護過程の構成要素をすべて含んでいるが，その目指すところは，特定のクライエントに関するすべての保健医療上のニーズが，セクシュアリティをめぐるニーズも含めて査定され，適切なケアが提供されることである。

専門機関は，ANAによる看護実践基準の中から，自分たちの実践に関わるものを導き出している。ANAとオンコロジー看護協会(American Nurses Association and the Oncology Nursing Society, 1996)は看護実践基準を提示しているが，そこではセクシュアリティがクライエントの関心事の1つであり得るとみなされている（図11-1）。がんを持つクライエントをケアする看護師はケアの提供においてこれらの基準の1つひとつに従うことが望まれる。

看護師と医師は，治療に関わる意思決定を行うために必要な情報をクライエントが持つことを保証する法的な義務を負う。インフォームドコンセントが行われる時には，その病気が何であれクライエントが治療を選択する際に，当該の疾患のその治療に関わるすべてのリスク，利益および副作用がクライエントに提供されなければならない。この中には，提案されている治療が性機能に与え得る副作用に関する情報も含まれる。こうした情報を提供しなかったとしたら，クライエントが法的措置に訴える可能性がある。

性反応周期と性生理学

Kaplan(1979)は性生理学の構成要素を描き出す際に，性反応周期には3つの局面，すなわち欲望，興奮そしてオーガズムがあるとした。性的な刺激の結果として男女共に起こる生理的変化は充血と筋収縮である。充血は男性では陰茎に，女性の場合は陰唇に生じるが，これはオーガズムとそれによってもたらされる性的な満足感を得るために必須の条件となる。筋収縮(*myotonia*)とは，性的反応が生じている間，体中の筋肉が無意識のうちに収縮することを指す(Kolodny, Masters & Johnson, 1979)。

性的欲望は性行動をやり遂げようとする意志の前奏曲ともいうべきものであるが，性反応周期の中でも最も複雑な構成要素である。欲望はしばしば，怒り，痛み，ボディイメージなどの要因のみならず疾患の経過や服薬にも影響される(Kaplan, 1979)。欲望はまた，接触，視覚からのイメージおよび空想によって強められることがある(Friday, 1973)。このことは，とりわけ女性において心理的な要因が性的関心を変化させるのはなぜかを部分的にせよ説明してくれるであろう(Guyton, 1992)。

興奮は副交感神経系によって媒介され，心理的・身体的な性的刺激の結果として起こる(Masters & Johnson, 1966)。身体的刺激は陰部神経を通り，仙骨神経叢を通過して脊髄の仙骨部(腰椎)に伝わる(Guyton, 1992)。T_{11}とL_2の間にある2つ目の中継点が心理的刺激に対する反応を媒介すると考えられている(Sands, 1995)。男性の場合，これらの信号は陰茎の動脈を膨張させ，充血が生じてその結果勃起が起こる(Guyton, 1992)。充血の結果として睾丸と陰嚢も膨張する。代わりに交感神経系が活発化すると，血管が収縮し，勃起が消失する。

| 図11-1 　全米看護師協会とオンコロジー看護協会のセクシュアリティに関する基準 |

クライアントは：

・疾病や治療によってセクシュアリティや性機能に変化（不妊症，粘膜の乾燥，性欲減退，インポテンス，および早期閉経など）が生じたり，生じるかもしれないことを認識する。
・脱毛症，ボディイメージの変化，および性機能の低下について感情を表出する。
・セクシュアリティの変化について重要他者とオープンなコミュニケーションをはかる。
・性機能における変化が生じたり，もしくは生じるかもしれない状態になった時，なすべき行動を表明する（そうした行動の中には，精子バンク，陰茎インプラント，排尿に関する相談などが含まれる）。
・セクシュアリティを表現するのに，満足のできる代替的方法を認識する。
・ボディイメージやセクシュアリティの変化に対処するための個人的もしくはコミュニティ内の資源を認識する（例えばLook Good, Feel Better™ などのサポートグループ）。

出典：*Statement on the scope and standards of oncology nursing practice*, pp.19-20, 全米看護師協会とオンコロジー看護協会, 1996, Washington, DC, 1996 より。

女性の場合，興奮の最初の兆候は腟内の湿潤に現れるが，これは充血によるものだと信じられている。これに続いて腟がより長く，より幅広くなり，子宮と子宮頸部が上昇し，小陰唇が膨らみ始める（Guyton, 1992；Masters & Johnson, 1966）。これらの変化は充血が原因で起こるが，それは副交感神経による反応が陰部神経と仙骨神経叢を通じて S_2 および S_4 へと媒介されたあとに続くものである（Guyton, 1992）。

オーガズムが差し迫ると，女性の場合小陰唇の色が鮮やかに変化し，男性では陰嚢が会陰壁までつり上がるのでそれとわかるが，これらはすべて充血の結果として起こる（Masters & Johnson, 1966）。オーガズムは交感神経系によって媒介され，身体的解放および最高潮に達した歓びの表出として起こり，その後弛緩へと続く（Guyton, 1992）。T_{12} と L_2 の間の交感神経が射精を統制する（Koukouras et al., 1991）。女性の場合，オーガズムの強度は性的刺激の長さと強さによって変化する。

Grafenbergスポット（Gスポット）は多くの女性のセクシュアリティにおいて重要な役割を果たしているが，いまだ性反応周期には組み込まれていない。Gスポットは腟の前壁にあり，尿道にそって恥骨の裏側と子宮頸部の間のほぼ真ん中あたりに位置している（Ladas, Whipple & Perry, 1982）。この組織は刺激を受けると豆粒大の大きさから硬貨を越える大きさに膨張する（Ladas, Whipple & Perry, 1982）。この部分を刺激すると，通常とは違ったオーガズムに至るといわれているが，それはおそらくこの場合の反応が骨盤神経によって媒介され，子宮が収縮して腟のほうに降りてくるからなのかもしれない。通常，刺激が陰部神経によって媒介される場合は，子宮は上昇する（Ladas, Whipple & Perry, 1982）。女性の約40％が，Gスポットを刺激されてオーガズムに達した場合分泌液を放出するといわれている（Darling, Davidson & Conway-Welch, 1990）。研究によると，これは前立腺に似た分泌液で，オーガズムの間に放出される（Zaviacic & Whipple, 1993）。これが尿ではなく性的な反応の一環として起こる分泌液の正常な放出であることがわかれば，多くの女性が困惑から抜け出せるであろう。

性的機能に影響を及ぼすものとして神経ホルモン系がある。神経ホルモン系はホルモンの生産を左右することで影響を及ぼす。視床下部・脳下垂体の門脈下垂体循環は，ゴナドトロピン放出ホルモン（GnRH）を生成し，その結果脳下垂体前葉によるゴナドトロピンの生成を刺激することを通じて，性的機能において男女を問わず重要な役割を果たしている。脳下垂体前葉は6つのホルモンを分泌するが，そのうちの2つが性的機能において極めて重要な役割を果たす。卵胞刺激ホルモン（FSH）および黄体形成ホルモン（LH）は生殖腺の成長を調節し性的機能に影響を及ぼす。男性の場合，フィードバック機能によって黄体形成ホルモンが睾丸のLeydig細胞によるテストステロン産生に影響を及ぼす（Guyton, 1992）。いったんテストステロンのレベルが十分な量に達すると，ゴナドトロピン放出ホルモンの生成が抑えられる。負のフィードバック機能は女性の場

合にも存在するが，それは男性の場合よりずっと複雑なものとなる。なぜなら，卵巣がエストロゲンとプロゲステロンの両方を生産するのと並行して，副腎皮質がアンドロゲンをつくるからである。

性的機能において心理的要因の果たす役割は，男性より女性のほうが大きいようである。特に性欲に関してはそうで，大脳辺縁系に存在する多くの神経中枢が視床下部の弓状核に信号を送る。この信号がゴナドトロピン放出ホルモンの分泌の濃度と刺激の頻度を変化させる(Guyton, 1992)。これによって，女性の性欲が男性にくらべ感情に左右されやすく，気が散りやすいものであることが説明できるかもしれない。

性反応周期は加齢によって影響を受け，影響のあり方は予測できるものであるが，セクシュアリティの終わりを意味するものではない。実際，生涯を通じて継続する性行動には，「続けよ，さもなくば失われん」という古い格言があてはまる(Masters & Johnson, 1981)。若者の場合と同様，関係の中でのコミュニケーションの質，互いの親密さの度合い，および関係にコミットする度合いといったものが，満足できる性関係を作り，性的満足を得るために重要である。

男性における加齢の影響はまず，完全な勃起に到達するための時間が長くなるところに現れる。MastersとJohnson(1966年)によれば，51歳から90歳の間の年齢の男性は，勃起に達するまでに若年男性の2倍から3倍の時間がかかるし，刺激にも工夫を凝らす必要がある。しかしながら高齢の男性は一旦勃起が生じると，射精に至るまでより長く勃起を維持することができる。加齢によって陰嚢の充血は抑えられ，それにつれて睾丸の上昇も小さくなる。オーガズムに達する能力は加齢によって低くなりはしないが，筋収縮は全体的に衰え，陰茎と直腸括約筋の収縮も弱くなる。高齢の男性がいったん射精しオーガズムに達すると，再び勃起が生じるまでにかつて数時間で済んだものが数日かかるようにもなる。

女性の場合，とりわけ更年期を過ぎると性反応周期に変化が訪れる。腟に起こる変化としてはまず粘膜が薄くなり，腟分泌液の分泌が抑えられる。性交から遠ざかっていた女性の場合，腟口と腟円蓋の狭窄が生じることがある(Leiblum & Segraves, 1989)。

高齢の男性では陰茎の膨張が減退するように，高齢の女性は陰唇およびその他の性器の充血が減退するのを経験する。性的に活発な女性であればオーガズムが損なわれることはないが，筋収縮の度合いは多少小さくなる。高齢の女性が強度のオーガズムを体験すると，外尿道口が無意識のうちに拡張し，その分尿道炎にかかりやすくなることがある。

セクシュアリティとクロニックイルネス

クロニックイルネスがあると，セクシュアリティを含め個人の生活のあらゆる側面が影響をこうむる。クロニックイルネスは数多くあり，それらの1つひとつがセクシュアリティに及ぼす影響を論じることはこの章の範囲を越えてしまう。ここでは冠動脈疾患，糖尿病，がん，多発性硬化症を取り上げ，セクシュアリティに及ぼす影響に限って論じることにする。

【冠動脈疾患】

心臓はロマンスとか魂といったものと結びつけて考えられているから，心臓の働きを脅かすいかなるものも自我やセクシュアリティ，および親密さといったものと感情的に結びつけられる。その上，冠動脈疾患(CAD)は男女を問わず最もよくみられるクロニックイルネスなのである(U.S. Department of Health and Human Services, 1999)。心筋梗塞(MI)を経験したあとも長生きして生産的な生活を送っている人は男女を問わずかつてなく増えている(Robert Wood Johnson Foundation, 1996)。このように，診断が下されたのちのセクシュアリティに関する適切で正確な知識を持つことは，個人の自己概念，セクシュアリティおよび性的関係にとって決定的に重要である。

Princeton合意形成会議は，セクシュアリティと循環器疾患に関する問題点を提示することで合意した(DeBusk et al., 2000)。クライエントが比較的安全に性行動を行えるかどうかは，循環器疾患の重篤の度合いによるのである。会議のパネルは，クライエントが患っている循環器疾患の程度に基づいて彼らをリスク別の範疇に分類する方法を提言した。これらの範疇とマネジメントに関わる提言は表11-2にある。心筋梗塞に関していえば，心筋梗塞後2週

表11-2 循環器疾患のリスクアセスメントに基づいたマネジメント

リスクの段階	循環器疾患の分類	マネジメント
低リスク	無症状，冠動脈疾患のリスクファクターが3つ未満 管理されている高血圧 軽度で安定した狭心症 冠動脈再生後の状態 心筋梗塞後の安定した状態(6週間経過後) 軽度の心臓弁膜疾患 左室疾患/うっ血性心不全(NHAによる分類I)	プライマリケア・マネジメント 一次治療をすべて考慮する 適時アセスメントを繰り返す
中リスク	冠動脈疾患のリスクファクターが3つ以上 中程度の安定した狭心症 最近発症した心筋梗塞(2週間以上経過6週間未満) 左室疾患/うっ血性心不全(NHAによる分類II) アテローム性動脈硬化症による心臓以外の後遺症(脳血管障害，肺血管疾患 など)	循環器系精密検査 循環器系検査の結果に基づき低リスクもしくは高リスクに再分類する
高リスク	不安定狭心症あるいは難治性狭心症 管理されていない高血圧 左室疾患/うっ血性心不全(NHAによる分類III〜IV) 最近発症した心筋梗塞(2週間未満)，脳血管障害 強度の不整脈 肥大性・閉塞性その他の心筋症 中程度/重症の心臓弁膜疾患	循環器専門マネジメントへの紹介 性機能障害の治療は心臓の症状が安定するまで延期され，専門家の指示に従うべき

出典：DeBusk, R., Drory, Y., Goldstein, I., Jackson, G., Kaul, S., & Kimmel, S.E. (2000). 循環器病患者の性機能障害のマネジメント：プリンストン合意形成会議の提言. *The American Journal of Cardiology*, 86(2), 175-181 より。

間未満のすべてのクライエントは，性交によって引き起こされる梗塞の再発や不整脈や心破裂に関してリスクの高い状態にあると考えられる。したがってこうしたクライエントは例外なく，期間中の性行動を控えることが望まれる。心筋梗塞後2週間以上6週間未満のクライエントはすべて，何らかの心臓病に関して中程度のリスクを抱えているとみなされ，性的活動を始める前に心筋梗塞後のストレステストを受けることが望まれる(DeBusk et al., 2000)。

どのようなクライエントであろうと症状が安定したら，早期に生活スタイルの変化や活動の制限に関するカウンセリングを始めるのが望ましい。その際，カウンセリングの中に性行動をめぐる話し合いを取り入れるべきである。性行動の最中に心停止が起こるかもしれないといった心配はなるべく早く取り除いたほうがよい。その際，クライエントとそのパートナーには，そうしたリスクはわずか1.2%であり，セックスが誘因となるのは急性の冠状動脈疾患全体の0.5%から1.0%しかないと伝えることができる(DeBusk, 2000)。

最近の報告によれば，心筋梗塞後6週間の時点で性的活動に復帰可能かどうかを判定するには，階段昇降テストが依然として効果があると言われている。性行動を単に興奮ととらえるなら，それは身体を行使することとは無縁である。興奮が身体の行使と結びついてはじめて，エネルギーの消費が生じる。データによると，正常位の男性側は脈拍の速度と酸素消費量においてより大きな反応を示し，したがってエネルギーの消費もより大きくなるが，それがより大きな興奮と身体の行使によるものかどうかはわからない。しかし，性行動がもし身体の行使ととらえられるのであれば，問題なしに階段を2フロアー分上れる能力が，運動負荷試験の臨床的な基準であり，症候なしに性的活動に携われることを示し

以前からうつ病は性的不能の心理的原因であると指摘されてきたし，それは男女を問わず循環器疾患によって死に至るリスクを増大させる可能性がある（Roose & Seidman, 2000）。心筋梗塞後のクライエントの18％が重度のうつ病，27％が軽度のうつ病と診断されたとのデータがある（Schliefer et al., 1989）。別のデータによれば，心筋梗塞後6か月の時点においてうつ病と診断されたクライエントが心臓疾患によって死に至る確率は17％である（Frasure-Smith, Lesperance & Talajic, 1993）。RooseとSeidman（2000）によれば，うつ病を抱えかつ虚血性心疾患を持つ男性のクライエントの多くは勃起機能不全に陥りやすい。このような状態はまた心臓発作を引き起こす要因ともなるから，心筋梗塞後のクライエントは例外なく，うつ病かどうかの診察と適切な治療を受けるべきである。ここで重要なのは，うつ病の治療にしばしば用いられる薬剤であるSSRI（選択的セロトニン再取り込み阻害薬）はさまざまな性的不能を引き起こす可能性があることである（Gitlin, 1995）。

薬剤がセクシュアリティに及ぼす影響については，クライエントにカウンセリングが提供されることが望ましい。例えば，チアジド系利尿薬や交感神経抑制剤は勃起機能不全を引き起こす可能性がある（Weiner & Rosen, 1997）。カルシウム拮抗薬は末梢血管の抵抗を抑えるため，性的機能に及ぼす悪影響がほとんどない（Lehne, 1998）。ニトログリセリンを服用しているクライエントにシルデナフィル（訳注：商品名バイアグラ®）を処方するのは，血管拡張を引き起こすゆえに絶対にしてはならない（DeBusk et al., 2000）。

心筋梗塞以前の活動に復帰するためのカウンセリングと教育は，包括的な心臓リハビリテーションプログラムの一環として行われるべきである。性行動を再開するための情報を誰が受け取るかを決める際に，年齢や既婚/未婚といったファクターは排除したほうがよい。データによれば，実際に心臓疾患を持つ独身女性のほうが既婚女性よりも頻繁に性行動を行う可能性がある（Baggs & Karch, 1987）。もしクライエントに配偶者もしくはパートナーがいれば，クライエントが反対しない限り彼らもカウンセリングや教育のセッションをクライエントと共に受けるべきである。性行動をめぐる話し合いには，パートナーとセックスを再開するにあたっての不安について語ること，安静の時期を経て性的接触の時期をいつにするか決めること，食べ過ぎ・飲みすぎのあとはセックスを控えること，万一に備えベッドサイドにニトログリセリンを置いておくことなどが含まれているのが望ましい（Steinke, 2000）。医師の助言に基づいて定期的に運動を行うことも性行動をうまく再開するために欠かせない。心臓病を持つクライエントのパートナーもまた悩みを経験する。この疾患の影響で自分に対する愛情が薄れたと感じられることがあり，そんな場合は，疾患に由来するストレス要因に順応するため，カップルで介入を受ける必要があるかもしれない（O'Farrell, Murray & Hotz, 2000）。

【糖尿病】

米国では糖尿病の件数は増加傾向にあり（U.S. Department of Health and Human Services, 1999），それと共にセクシュアリティにおいて影響を受ける人の数も増えることになろう。この疾患が原因で生活上のさまざまな変化を余儀なくされる人々を看護師は援助しなければならないが，そうした変化には性機能の変化も含まれる。糖尿病が男性の性機能を低下させることはよく知られているが，女性の性機能に対して糖尿病が及ぼす影響は，最近になってようやく研究が始まったばかりである（LeMone, 1996）。

糖尿病の男性では，一般的に性的活動に対する欲求の変化は小さい。欲求の変化があるとすれば，それはすべて，満足のゆく興奮を得られないことに起因すると言ってよい。興奮を得られないという障害は陰茎の正常な勃起がみられないことに示される。いわゆるED（erectile dysfunction，勃起機能不全）と呼ばれるものがこれである。インポテンス（impotence）という用語は，心理的にネガティブなニュアンスを多く含んでいるため，保健医療職者の間ではもはや使われなくなった（NIH, 1992）。糖尿病を持つ男性のほぼ50％はEDを経験するだろうと言われている（Tilton, 1997）。EDの急性の発症は，糖尿病の血糖コントロールが不十分であることが原因である可能性がある。しかし，コントロールが再びなされればEDは回復するだろう。急性のEDは，自律神経線維にソルビトールと水分が蓄積されて起こ

表 11-3　ED の治療

治療	作用の機序	副作用	長所/短所
クエン酸塩シルデナフィル（バイアグラ®）	ホスホジエステラーゼ-5 酵素を阻害し，サイクリック GMP の濃度を一定に保つ。この化学物質は性的興奮期に陰茎内で生成され，平滑筋の弛緩を引き起こし，充血を促し，勃起に至らせる。	頭痛，顔の紅潮，胃腸過敏症，鼻閉，筋肉痛	長所：ある程度の自発性あり 短所：心臓疾患用硝酸塩と併用不可
海綿体内注射	薬物が洞様毛細血管の平滑筋に作用し，弛緩を誘発して陰茎体の充満を促す。	注射時の陰茎痛 勃起持続症 1% 血腫 8%	長所：ある程度の自発性あり 短所：適切な技術のため医師訪問が必要。隔日にしか使えない。高価
陰圧式拡張器（VED）	陰茎体に陰圧をかけ，陰茎の充血を促し，勃起を生じさせる。陰茎の根元に圧縮バンドを装着し，性交が終わるまで勃起を持続させる。	陰茎血腫：勃起細胞への損傷もしくは陰茎皮膚の壊死によって陰茎が恒常的に変形することがある。陰茎の根元の圧縮バンドによって血液の循環が妨げられ，勃起時に痛みを伴う。	長所：腟性交が可能 短所：自発性が失われる。勃起は陰茎の一部にとどまる。
陰茎用プロテーゼ（展性）	陰茎を性交のため起立させる。	手術後に感染の可能性 陰茎体に長時間圧力をかけ，組織への損傷を引き起こす可能性	長所：神経症を持つ患者に利用できる。 短所：外科処置
陰茎用プロテーゼ（膨張可能）	レザバーにより起立性の円筒を膨張させる。レザバーから陰茎体に液体が注入され，勃起が生じる。	インプラント手術後数か月は感染の可能性がある。人工器官に不具合が生じれば，除去し再度インプラントが必要	長所：性交を持続できる。 短所：勃起した人工陰茎が長さ，太さとも不足するため，性的満足を得にくいとの報告がある。 外科処置

るが，これは一過性の状態であることが多い。慢性の ED はまず副交感神経系の神経障害によって，次いで程度の差こそあれ微小血管障害の影響によって引き起こされ，しだいに慢性の状態に至る（Tilton, 1997）。

糖尿病の男性における ED の治療法には，シルデナフィルの処方や陰茎プロテーゼ手術が含まれる（Rivas & Chancellor, 1997）。ED を経験した男性は治療法の決定を行う前に泌尿器科の医師の診察を受けるべきである（治療法については表 11-3 を参照のこと）。カップルの場合は，病気が彼らの性的関係に及ぼす影響に対して，彼ら自身が適応できるよう支援するためのカウンセリングの機会が提供されるべきである。

糖尿病の男性は，EDを引き起こした後であってもオーガズムや射精を体験することができるが，それは交感神経系に及ぼす糖尿病の影響がより小さいからである。男性は膀胱内部の括約筋の自律システムが障害されることによって引き起こされる射精の逆行を経験することがある(Tilton, 1997)。ED，精液・精子の減少を経験した糖尿病の男性であれば，生殖能力が減退することがある。子どもを望むカップルは生殖の専門家に相談すべきである。

糖尿病を持つ女性の場合，性に関して彼女らがどのような問題をどの程度抱えているか知ろうとする試みが近年なされてきたが，データは相変わらず一貫性に欠け，互いに矛盾してもいる。どのくらいの糖尿病の女性が性欲の減退を経験するかについての報告では，0％(Kolodny, Rostlapid & Kabshelova, 1971)から45％(Zrustova, 1978)までの開きがある。1型糖尿病の女性と2型の女性の間の性欲の度合いを比較したデータはほとんどない。LeMone(1996)の報告したインタビューのデータによれば，糖尿病と診断された女性は明らかに性欲減退を経験する。

腟液の分泌は性的興奮が起きていることの証しであり，男性における勃起と比較され得る。糖尿病の女性は，腟円蓋部の膨張に異常を感じたり，腟内で産出される分泌液が出なくなったりすることがある。糖尿病の女性が性的興奮を得ようとする時の困難さの度合いについてのデータはより一貫していて，健康な女性に比べ糖尿病の女性は2倍の頻度で困難を感じることが報告されている(Enzlin et al., 1998)。女性たちは腟液の分泌における異常を調べ報告しているが，それによると月経の周期および血糖値に基づく分泌異常の点で1型の女性はより大きな変化をこうむっている(LeMone, 1996)。女性たちはまた，オーガズムをもたらすような興奮のレベルに達するまでにより長い時間を費やすようになったと報告しているが，糖尿病の症状が現れたからといってオーガズム自体がはっきり変化したとはいえないとも語っている。研究によればオーガズムに関する障害が現れる頻度はまちまちであり，Kolodny(1971)によると彼の被験者の35％がオーガズムを全く体験しなくなったが，Jenson(1981)によればオーガズムの減退もしくは喪失を経験したのは10％にすぎない。

糖尿病を持つ男女のうちいったい何パーセントが性行動に関する障害を経験するのか，疾病の過程のどの時点において性的な問題が生じるのか，研究データは明示できないでいる。しかしながら看護師がケアにおけるこのような側面と取り組む義務を負っていることに変わりはない。糖尿病を持つすべてのクライエントが診断後のどこかの時点で性行動に関わる障害を経験するであろうことを看護師は把握しておくべきだし，また自分たちのクライエントの性の悩みを日常的にアセスメントすべきである。腟の乾燥を訴える女性には市販の水溶性潤滑剤の使用を勧めることができるし，菌入りヨーグルトを飲めばカンジダ腟炎の感染を減らすことができるかもしれない。血糖値の揺れをきちんとコントロールすればカンジダ菌の感染を減らすことができる。カップルであれば，クロニックイルネスと共に生きることの負担から生じる問題について，2人の間でよりよいコミュニケーションが生まれるようカウンセリングの機会を与えるべきである。

【がん】

がんはあらゆる世代の人々に生じる。がんにはさまざまな種類があり，その治療法の組み合わせも多岐に渡る。がんはカップルや家族に起こる出来事でもある。セクシュアリティに対してがんの及ぼし得る影響は多様だが，それらを網羅的に論じるのはこの章の射程を越えるので，さらに詳しい情報を望む読者は，オンコロジー看護協会の発行するがん看護の教科書やその他の出版物を参照されたい。ここでの議論は，がんとがん治療がセクシュアリティに及ぼし得る一般的な影響に限ることとする。

一般的に，外科手術によるがん治療はボディイメージと性的機能に影響を及ぼす。消化器系がんの外科的治療が行われると，神経が損傷することで性器の機能が減退したり，ボディイメージが変化することでセクシュアリティが影響をこうむることがあり，そうした事態が性的な障害に至る場合がある。他の外科的治療の場合，器官の切除もしくは変形が性機能に直接的な影響を及ぼすことがある。例えば，侵襲性子宮頸がんの場合は通常，子宮，腟上部，子宮傍結合組織の完全摘出と骨盤および大動脈周囲のリンパ節切除で対応する(DiSaia & Creasman, 1997)。完全摘出が行われると女性は妊娠できなくなり，もし卵巣を摘出する外科処置が同時に

表11-4　性機能に及ぼすがん外科手術の影響

手術の種類	性機能への影響	患者教育
人工肛門造設を伴う結腸直腸手術	外科的処置の種類と範囲によって異なる。ボディイメージや自己概念に与える影響が大きい。	感情の表出，パートナーとのコミュニケーション
腹式会陰切除	女性：腟の短縮。腟の萎縮は性交疼痛を引き起こす可能性あり。卵巣が摘出されれば，潤滑液の減少が起こる。 男性：ED。射精液の量と射出力の減退もしくは交感神経・副交感神経系の中断による逆行性射精。機能不全の程度は切除された直腸組織の量によると考えられている。オーガズムに達する能力は変化しない。	性交前に水溶性潤滑剤を利用する。挿入を試みる前に時間をかけて性的満足を得る。腟が萎縮した場合，挿入の深度を浅くできる体位を用いる（例えば側臥位，男性の脚を女性の脚の外側に置いた男性上位。女性上位，など）。 EDは一時的な場合と恒常的な場合とがある。愛撫その他のコミュニケーション手段の利用を促す。
膀胱経尿道切除/膀胱部分切除	弱い性交疼痛	時間をかけて性的満足を得るよう促す。
根治的膀胱切除	女性：手術は一般的に膀胱，尿道，子宮，卵巣，ファロピウス管および腟前部の摘出を含む。 男性：手術は一般的に膀胱，前立腺，精囊，骨盤リンパ節の摘出を含み，時に尿道の摘出を含む。射精の喪失，逆行性射精，もしくは勃起能力の喪失・減退を引き起こすことがある。	腟の再建は可能。水溶性潤滑剤の使用。自慰行為および拡張器使用を促す。愛撫その他のコミュニケーション手段の利用を促す。インプラントの可能性を探る。
根治的前立腺切除	前立腺，精囊，精管の摘出を含む。前立腺周囲の自律神経が損傷を受けると，勃起能力の喪失が引き起こされる可能性がある。射精液および射精の喪失	性欲，陰茎感覚，オーガズム能力には変化なし。陰茎プロテーゼの可能性を探ること。
前立腺の経尿道切除	膀胱内部括約筋の損傷による逆行性射精を引き起こす。	勃起やオーガズムは生じるが，射精液は減るか全く出なくなる。尿が混濁することがある。
左右の精巣摘出	テストステロンの分泌が低下する。その結果不妊症，性欲減退，ED，女性化乳房，陰茎萎縮症，体毛およびヒゲの発育の減退が生じる。	手術前に精子バンクの可能性について話し合うべき。患者・パートナーを交えセクシュアリティを表現する代替手段について話し合う。
腹膜後リンパ節切開	射精に必要な交感神経に損傷を与える。射精が一時的もしくは恒常的に失われる。患者は性交能力，オーガズムに達する能力は保持する。	精子バンクの利用を検討すべき

左右の卵管卵巣摘出を伴う腹式全子宮摘出	循環エストロゲンの喪失。腟の弾性および腟潤滑液の分泌が減少する。一部の女性は性欲，オーガズムや快感の減退を報告している。	水溶性潤滑剤の利用。術後6週間の検査
マステクトミィ（乳房切除）	乳頭の刺激による性的興奮の減退。ボディイメージ・自己概念に影響	パートナーとのコミュニケーションを促す。
根治的外陰切除	大陰唇，小陰唇，クリトリス，左右骨盤リンパ節の摘出。性反応組織の喪失，およびこれに付随して起こる血管うっ血性神経筋反応の喪失。	分離皮片もしくは薄筋移植片による会陰部造設の可能性。挿入は依然として可能。性器の刺激によらない性的興奮の方法を探求する。術前，術後のカウンセリングが極めて重要。
ペネクトミィ（陰茎切除）	切除されずに残った陰茎の長さによって性能力における制約の度合いが決まる。亀頭部の切除。残された陰茎組織はやがて膨張し，射精やオーガズムが可能になる	子どもを望む場合は，人工授精の可能性について話し合うこと

出典：Wilmoth, M. C.(1998). Sexuality［C. Burke(ed.), *Psychosocial dimentions of oncology nursing care*, pp.102-127. Pittsburgh：Oncology Nursing Press 所収］より。

行われると人工的に閉経をきたすことになる。腟の上部が切除されるので，女性とそのパートナーは腟が小さくなったことで満足のいく性交ができなくなるのではないかと心配になることがある。手術後の外来が，いつ性行動を再開するか話し合うためのまたとない機会を提供してくれる。看護師は女性に，腟は伸縮性があり腟上部が切除されたとしてもそれが性交の終わりを意味するものではないと伝えることができるし，例えば女性上位のように，陰茎の挿入の速度と深度がコントロールしやすい体位を勧めることもできる(Wilmoth & Spinelli, 2000)。上記以外の外科手術が性機能に及ぼす影響に関しては，表11-4を参照されたい。

放射線療法は器官の機能障害，すなわち，原発性の機能不全を引き起こすことで生殖機能に永続的もしくは一時的な障害をもたらす場合もあれば，性機能には直接関与しない副作用を引き起こす場合もある(表11-5)。例えば，侵襲性子宮頸がんの放射線療法は内部照射と外部照射の両方を組み合わせることがあるが，副作用としては疲労，下痢，腟の乾燥それに腟の狭窄などがある(Hilderley, 2000)。腟の乾燥は避けられないであろうが，腟の狭窄は予防できる。腟が開存していることは，性機能を保つためにも，また経過を適切に評価するためにも重要である。女性が腟の拡張器を用いるかもしくは定期的に腟性交を行うかに関わるニーズについて，教育が提供されなければならない(Wilmoth & Spinelli, 2000)。

化学療法が性機能に及ぼす影響は極めて大きい。化学療法は不妊，卵巣の機能不全を引き起こすことがある(McInnes & Schilsky, 1996)。生殖に及ぼす影響の度合いは患者の性別，がんの種類それに化学療法の種類と投薬量によって変化する。生殖に異常をもたらす主要な因子は，アルキル化薬を含む多剤併用の化学療法，および当の女性の年齢が35歳を越えていることだと言われている。化学療法は生殖機能に異常をもたらすだけでなく，卵巣の機能を変質させ，その結果閉経を誘発することがある(McInnes & Schilsky, 1996)。のぼせや腟内乾燥，および皮膚の変化のような閉経期の症状は化学療法自体の副作用とあいまって，女性にとって精神的な負担となりかねない。その女性が閉経のことに気づいていない場合はとりわけそうである(Wilmoth, 未発表)。これらの症状を軽減するため，看護師はビタミンEの摂取，水溶性腟潤滑剤の使用それにケーゲル運動(Kegel exercises)[1]を勧めることができる(Wilmoth, 1996)。

訳注1　米国の婦人科医が開発した恥骨尾骨筋訓練。

表11-5	セクシュアリティに関して放射線治療のおよぼす部位別の作用	
部位	セクシュアリティへの影響	患者への教育
精巣	6〜8週後に精子の減少が始まり，1年間減少し続ける。2グレイ以上の用量であれば約12か月間不妊となる。5グレイ以上の用量であれば恒常的に不妊となる。性欲と性交能力は保持できる。	治療の前に精子バンクおよび避妊を継続するかについて検討する。
前立腺	外線束：骨盤血管系の線維症もしくは放射線による骨盤神経損傷が原因となって，一時的もしくは恒常的EDを引き起こす。 間質線束：EDはより少ない。	年齢によって異なる。60歳以上の男性はEDになりやすい。尿道炎が原因で射精時に痛みを伴うことがある。治療前に性交能力のあった男性の70%〜90%は能力を保持する。
子宮頸管/腟	外線束：腟狭窄や線維症，フィステル，膀胱炎。 腟内線束：腟狭窄，組織の乾燥・脆弱，分泌液の減少。 両者とも腟の不感および性交疼痛を引き起こす。	水溶性潤滑剤の使用。性交前後は膀胱を空にする。挿入を試みる前に性的満足を促す。腟狭窄を緩和するため拡張器を用いるか，頻繁に性交を行う。新たな体位を試み，挿入の深度を女性側が調節できるようにする。
骨盤部	女性：放射線の量，被曝した組織の範囲および女性の年齢によって不妊の状態が一時的なものか恒常的なものか異なる。閉経期に近いほど，不妊は恒常的なものとなる。3.75グレイの放射線に1回被曝すると，40歳以上の女性は完全に閉経をきたす。 男性：血管または神経への損傷によるEDが一時的もしくは恒常的に生じる。	女性の生殖能力を維持するためには卵巣固定や遮へい板が有効であり得る。避妊薬の使用を続ける。水溶性潤滑剤を使用する。 男女とも：愛撫などセクシュアリティを表現する代替手段を試みるよう促す。
乳房	皮膚反応，触覚の変化	性的満足を得るための代替技術，コミュニケーション技術を開発する。授乳は被曝していない側のみで行うべき。

出典：Wilmoth, M.C.(1998). Sexuality［C. Burke(ed.), *Psychosocial dimentions of oncology nursing care*, pp.102-127. Pittsburgh：Oncology Nursing Press所収］より。

　男性がアルキル化薬を用いると，セクシュアリティと生殖能力が大きな影響を受ける。通算で400mg以上のアルキル化薬を摂取した男性は，シスプラチンを処方された場合と同様，常に無精子症の状態に置かれる(Krebs, 2000；Viviani et al., 1991)。成人男性はその年齢にかかわらず化学療法の副作用を長期に渡って受けやすい。しかしながら年齢，投薬量，治療が始まってからの時間，この3つが生殖能力の回復にとって鍵となる。生殖能力が回復する場合は，化学療法が終了して3年を経過するまでに回復するはずである。データの示唆するところによると，化学療法終了後2年以内に卵胞刺激ホルモンが正常に回復しなければ，いずれ生殖能力が回復するとは考えにくい(Kader & Rostom, 1991)。化学療法がセクシュアリティと生殖能力に及ぼす影響について，男性とそのパートナーはカウンセリングを受け，精子低温保存法を選択するかどうか検討する機会を与えられるべきである(Krebs, 2000)。

　目下のところ，生体応答修飾物質もしくは遺伝子治療がセクシュアリティに対してもたらし得る影響について書かれた研究はまだ発表されていない(Krebs, 2000)。個々の臨床経験に基づいたデータ

によれば，疲労のような全身性の影響はセクシュアリティに異常をもたらすであろうと考えられる（Krebs, 2000）。

【多発性硬化症】

多発性硬化症の患者における性機能障害には原発性のものと，二次的，三次的なものがある（Kalb & LaRocca, 1997）。原発性の性機能障害とは，多発性硬化症が原因で生じる神経学的変化によって直接引き起こされるものであり，二次的障害とはこの疾病の症状が患者を衰弱させ，その結果生じるものである。そして三次的障害は，多発性硬化症の心理社会的後遺症から生じる。

多発性硬化症によって引き起こされた神経学的変化は，性的感覚のみならず性的反応にも影響を及ぼすことがある。患者は男女を問わず，性欲，性器の敏感度，刺激に対する反応，性器の充血不足それにオーガズムの減退もしくは不在を経験することがある（Kalb & LaRocca, 1997）。隠れた感情に対するカウンセリングは，うつ状態のカウンセリングと同様に性欲障害の治療にも影響を与えるだろう。性器の感覚における変化が悩みの種になることもある。というのも，以前は快感であったものが有害と感じられたりするからである。こうした変化について話し合ったり新しいテクニックを試したりすることをカップルに教示することは有効かもしれない。腟の乾燥は水溶性の潤滑剤を使うことで改善できる。残念ながら男性のEDの治療はそれほど容易でない。多発性硬化症患者におけるEDの治療は，他のクロニックイルネスの場合と同じ選択肢をもっており，表11-3を参照されたい。

多発性硬化症によって引き起こされる二次的な性機能障害は，この疾病に付随する身体的症状の結果として起こるものである。これらの症状の中には痙縮，腸と膀胱の障害，疲労，および認知障害が含まれる（Kalb & LaRocca, 1997）。性行動の最中に起こる痙縮は男性より女性のほうが影響が大きいと言われているが，バクロフェン，化学的神経ブロックおよび外科手術によってコントロールできると考えられる。腸と膀胱の障害はセクシュアリティにおいて甚大な変化をもたらすことがあり，自発的に性行動に向かう気持ちを大きく妨げる可能性がある。性行動をうまく運ぶためには，率直に話し合うことのみならず激しい症状をどう管理するかが肝心となる。性行動を始める数時間前から飲み物を控え，また直前に排尿しておくと膀胱のコントロールに役に立つ。失禁には薬剤を用いることができるが，こうした薬剤は腟の乾燥を促進することもある。間欠的自己導尿法を用いたり，留置カテーテルの場合はテープでとめたりして性行動をうまく行うことができる。腸の障害には便秘のほか，腸の働きを制御したり予知したりすることができないことが含まれる。緩下薬，浣腸，摘便などの方法で腸の働きを常時管理しておけば，ストレスのない性交渉が可能になるかもしれない。

他のクロニックイルネスの場合と同様，疲労（fatigue）は多発性硬化症の広汎な症状の1つである。多発性硬化症においては，疲労はいくつかの薬やエネルギーを消耗しない方法を用いて管理することができる。薬剤としてはアマンタジンやペモリンなどがある。車いすやエンジン付きカートの利用，規則正しい昼寝の習慣によって，クライエントはエネルギーを保存でき，性行動を含む楽しい行動に携わることができるようになる。認知障害も人間関係に広汎な影響を及ぼすことがある。記憶力の低下，判断力の低下およびその他の障害がコミュニケーションを阻害することがある。親しい者の間のコミュニケーションは例外なく全人格的な性質を帯びるからである。

多発性硬化症に付随して起こる心理・社会的変化は三次的な性機能不全の原因となる。自己概念の低下，自己の喪失に伴う悲嘆，および役割の変化はクライエントとそのパートナーの両方に影響を及ぼす。カウンセリングを続けたり，サポートグループに参加を促したりすることで，こうした性と関係性の問題にカップルで対処していくのを支援することができる。

インタベンション

性に関するアセスメント

クロニックイルネスと診断された人に対して医師もしくは看護師が行う問診は，そのほとんどすべて

のケースにおいてセクシュアリティの項目を含んでいるべきである(Wilmoth, 2000)。他の身体機能と同様，セクシュアリティを常にアセスメントすることには2つの目的があると考えられる。1つは，セクシュアリティが保健医療の通常の局面の1つとして受け入れられれば，クライエント，プラクティショナー双方の困惑を減らすことができる。第2に，通常の項目に組み込まれていれば，クライエントはプラクティショナーに性の悩みを抱えていることを言いやすくなる。一方プラクティショナーの側では，疾患の影響もしくは治療の副作用でクライエントが何か性の悩みを抱えているかもしれないと思われる際には，具体的な質問がしやすくなる。

　クライエントやそのパートナーとセクシュアリティの話をする際には，看護師は他の話題を取り上げる場合と同じ原則を勘案しなければならない。この原則とは，プライバシーを尊重し守秘義務を果たすこと，および会話のきっかけとなる適切な言い回しやしぐさを用いることである(Woods, 1984)。プラクティショナーの側が，あたりさわりのない話題からそうでない話題に移行する際に橋渡しとなる表現を用いた場合，その後の性的な事柄についての意思疎通がやりやすくなる(LeFebvre, 1997)。このような表現は，この話題が専門性の高い性質の事柄に属することを浮き彫りにし，話の要点を明確に示すのみならず，ケア計画の中にセクシュアリティを組み込むことができるようにもなる。橋渡しの役割を果たす質問例としては，「あなたの外傷/病気/治療が性機能の減退を引き起こす可能性があることを，もう誰かから聞いていらっしゃいますか？」がある。「打ち明けるように語る」のも，性的な事柄を話し合う際に有効なテクニックである。すでに他の誰かが同じ問題を経験したことをクライエントが知れば，気が楽になるわけである(Woods, 1984)。打ち明け話の一例を挙げると，「実はね，化学療法を受けた女性の多くは膣の乾燥を経験するんですよ。あなたも経験したことがありますか？」

　問診の際にセクシュアリティに関する質問を組み込んでおくのは，セクシュアリティにおける看護師の役割を認識する上で極めて有効な方法である。Woods(1984)の指摘によると，そのような質問はまず，役割分担のような一般的な話題から始め，性機能に関する個人的な質問へと進んでいくのが望ましい。はい/いいえで答える閉じた質問は，やりとりを先に進める機会を摘み取ってしまうので，避けるべきである。問診用の質問例としては次のようなものが挙げられる(Woods, 1984；Wilmoth, 1994a)：

- ■診断/治療によってあなたの妻/夫/パートナーとしての役割はどのような影響を受けましたか？
- ■診断/治療によってあなたの女性/男性としての自己に対する感覚はどのような影響を受けましたか？
- ■診断/治療によってあなたのセクシュアリティのどのようなところが影響を受けたと思われますか？
- ■診断/治療によってあなたの性的機能がどのような影響を受けたと思われますか？

　より医学的な性に関するアセスメントを想定すると，そこには主訴，性的状態，医学的状態，精神医学的状態，家族史および精神・性的個人史，人間関係のアセスメント，および要約などが含まれることになろう(Auchincloss, 1990)。問診に性的問題の存在が触れられていなければ，通常は包括的な性の個人史に話が及ぶことはない。看護師の大部分は包括的な性的アセスメントを行うための適切な訓練を受けていないから，より適性のあるプラクティショナーを紹介することが望ましい。

セクシュアリティを看護実践に組み込むには

　看護師がセクシュアリティをうまく看護実践に組み込み，看護実践の基準を満たすためには，4つの領域の能力が獲得されなければならない。①自分自身のセクシュアリティと折り合いがついていること，および他者とセクシュアリティについて意見を交わすことが気楽にできること，②極めて高いコミュニケーション技術，③健康な時，病気の時のセクシュアリティについての基本的知識，④セクシュアリティを看護実践に組み込む実例を示すロールモデル，である(Woods, 1984；Wilmoth, 1994b)。

　セクシュアリティと折りあいをつけるとかコミュニケーション技術を強化するには，文献を読むこと，価値観を明確にするための練習問題，およびセ

クシュアリティに関する授業への参加などが有効である。別の選択肢としては，セクシュアリティに関する大学の一学期間のコース（SAR など）もしくは週末のみの短期コースに参加することが挙げられる。性的態度の再評価（SAR；sexual attitude reassessment）プログラムはあからさまな性描写を含む映画の上映とそれをめぐるグループディスカッションの組み合わせを 2，3 日間に渡って行い，セクシュアリティに関して 1 人ひとりの価値観を分析することを目指す。他者の多様な性行動や性志向に対する自分自身の価値観と態度を知ることは，セクシュアリティと折り合いをつけるに至る第一歩である（Wilmoth, 1994a）。この過程において，価値観を明確にするための練習問題が威力を発揮するかもしれない。セクシュアリティに関する自分の価値観を明確にすることができれば，そのアウトカムとして，自分がどのような性的行為を受け入れられるものと考えているかを知ることができる。ここで重要なのは，正しい行為や価値観，間違った行為や価値観というようなものは存在しないということである。それらは単に異なっているだけなのである。

セクシュアリティについて平常心で意見交換できるようになったり，明確に意思疎通ができるようになるためには，さまざまな方法がある。選択肢の 1 つは同僚の間でディスカッショングループを作ることである。グループの参加者は価値観を明確にするための練習問題について議論したり，ヒトのセクシュアリティ一般もしくはセクシュアリティと病気の関係を扱ったジャーナリズム記事を取り上げ，それについて意見交換したりすることができる。ピアグループ，とりわけ分野の異なる専門家たちとのピアグループに参加すると，強迫観念を抱かずに自然なやり方でセクシュアリティについて平常心で語ることができるようになる。このやり方だと，さまざまな病気とその治療について，セクシュアリティに及ぼす影響についての知識を増やすことにも効果がある。

看護師はコミュニケーションの技能に優れてはいるが，セクシュアリティについて話し合いを始めることがクライエントの不安を掻き立てはしないかと初めのうち思うかもしれない。看護師が考慮すべきなのは，クライエントが何らかの性的経験を持っており，疾病やその治療が彼らのセクシュアリティに及ぼす影響について知りたいと思っているという事実である。看護師にこうした話題の口火を切って欲しいとクライエントが望んでいることを示すデータがある（Waterhouse & Metcalfe, 1991；Wilson & Williams, 1988）。看護師は専門用語を用いるべきであるが，クライエントの理解できるスラングを織り込むことが望ましいし，事柄をはっきりさせるためには適切なユーモアを躊躇せずに用いるべきである。例えば「それって初耳だわ…どういう意味なの？」と返すことで，クライエントと看護師双方の緊張を解く効果が期待できる。

看護師は，前述のようなさまざまなグループワークに参加することで，正常な性機能についての基本的な知識をより豊かなものにすることができる。プロの看護師であれば，病気や治療，薬物療法がセクシュアリティに及ぼす影響に関して，自分の専門領域において単独でも研究に取り組むべきである。医師や薬剤師のような別領域の保健医療職者とのディスカッションを持ったり，ジャーナリズム研究会や研究プロジェクトに他の専門領域の人たちと共に参加したりすることで，自分たちの持つ知識に深みを与えることができる。こうした複数の専門領域の人たちとの協働の試みは，クライエントやそのパートナーに大きな見返りをもたらすであろう。

自分自身のセクシュアリティと折り合いのついている看護師は豊かなコミュニケーション能力を持ち，セクシュアリティに関する知識を持ち合わせており，セクシュアリティを看護実践に取り込むための基盤を有していると考えられる。しかしながら多くの看護師が踏み切れないでいるのが実情であろう。セクシュアリティを看護実践に取り込んだ実績を持つ者がピアとしてロールモデルとなり，他の人々が実践に取り込めるよう援助することができる。こうした試みにおいてロールモデルとなる者の果たすべき役割は，セクシュアリティをめぐってクライエントと話し合ったポジティブな経験を語ったり，セクシュアリティの話題をどう切り出すかについてロールモデルを演じたり，スタッフの一員としての役を演じたりすることである。しかしながら，セクシュアリティを看護実践に取り込むための教育においてロールモデルの果たした効果的役割を記録した研究は極めて少ない。

特定の診断や治療，薬物療法が性と結びついた

時，人によってさまざまな悩みが生じるが，それらの典型的なケースを専門領域ごとに一堂に集めたプレゼンテーションの機会を設けることができれば，性の話題を実践に取り込む際，平常心を増進させるのに有効な戦略となるだろう。医師や薬剤師であれば，特定の疾患がたどる過程と治療の選択肢について議論することができるであろうし，その議論の中に薬物療法とそれが性機能に及ぼす影響を含めることができる。ソーシャルワーカーや性教育に通暁した専門看護師であれば，性についてのアセスメントと教育についてプラクティショナーを指導することができるであろう。最後に，臨床医やセックスセラピストならば介入のあり方について意見を交わすことができるであろう。おおかたのプラクティショナーにとってそうした機会は，性の悩みを抱えた人たちにカウンセリングを提供する際に役立つはずである。

性的な事柄をアセスメントする場合，専門家の多くはPLISSITモデル（Annon，1976）の助けを借りている。Pは許可（*permission*），LIは限定された情報（*limited information*），SSは個別の助言（*specific suggestions*），そしてITは集中治療（*intensive therapy*）を表している（図11-2）。MimsとSwenson（1978）の提案によれば，すべての看護師は集中治療以外のあらゆるレベルにおいて介入ができなければならない。アセスメントの結果，個々の提言の範囲を越えるような問題が見出された場合は，クライエントとそのパートナーにはセックスセラピストが紹介されるべきである。

要約と結論

セクシュアリティの領域における看護の研究は今のところ，クロニックイルネスを持つ人たちにみられる性の悩みにはどのようなものがあるかを見極め，こうした悩みが病気の経過においてどう発生するのかを記述する段階にとどまっている。セクシュアリティの領域における看護介入の研究はまだ始まったばかりであり，性の悩みに関する介入例についてこれまで知られていることの多くは，臨床研究と薬理学に関する知識に限られている。その上，研究は財政的支援の動向に従うものであるから，セクシュアリティの領域において十分な財源が確保されるようになるまでは，知識は限られたものにとどまるであろう。

看護教育のプログラムはこれまで，セクシュアリ

図11-2　PLISSITモデル

許可(P) (Permission)	（アセスメント）：性の問題が看護ケアを提供するうえで正当な地位を占めることを患者やそのパートナーに知らせるために看護師が取る行動のこと。その方法の1つとして，セクシュアリティ関連の質問をすることが挙げられる。これらの質問は一般の問診に含まれることもあれば，クライアントの持つ特定の疾患の過程や治療に特化した質問の場合もある。
限定された情報(LI) (Limited Information)	（教育）：疾患，治療，薬物療法の影響に関する情報を共有すること。限定された情報の一例として，手術後のどの時期にセックスを再開したらよいか，化学療法の影響で閉経が生じる可能性はどの程度か，EDをもたらす薬剤は何か，などについて話し合うことが挙げられる。
個別の助言(SS) (Specific Suggestions)	（カウンセリング）：このレベルのケアを行うには，個別の症状およびその症状の性機能との関連に特化した知識が必要となる。性的満足を得るためのさまざまなテクニック，体位，代替手段などがカウンセリングでよく取り上げられるテーマである。
集中治療(IT) (Intensive Therapy)	（照会）：性機能障害の治療には，心理療法，セックスセラピー技法，危機介入および行動変容に特化した研修が必要となる。

出典：Annon（1976）からの情報に基づいて作成。

ティのような生活の質に関わる問題には全くといっていいほど重きを置いてこなかった。自分たちの人間らしさの根幹をなす事柄について，看護職者は実に不十分な教育しか受けていない状態で職場に臨んできたのである。おおかたの病気と薬物療法がセクシュアリティに及ぼす影響について，看護師はほとんど何も知らないし，性にまつわる情報をどう看護の実践に取り込むのかを彼らに示してくれるロールモデルも提供されていない。その責任の一端は看護教育の教員たちにあるのであって，セクシュアリティの領域を含めた看護実践において，専門的基準に沿ったケアを提供できる卒業生を送り出すのが彼らの責務である。

セクシュアリティに関するやりとりを看護実践に取り込んだ看護師は，自分たちの切実な悩みを打ち明ける相手をようやく見出してホッとしているクライエントとそのパートナーの姿を目の当たりにすることであろう。彼らの切実な悩みは，彼らの関係自体の質を大きく左右する事柄なのである。クライエントは診断がなされて以降，性の問題を抱えているのは自分だけだと思い込みがちであり，それゆえ1人で悩むのである。彼らはしばしば，仕方がないと思うあまり自分とパートナーとの性的関係を終わらせてしまうし，場合によっては関係そのものを終わらせてしまうこともある。看護師はセクシュアリティをめぐるやりとりを取り込む義務があるのであり，実際にやってみると思ったほど難しくないことがわかるであろう。実際やってみてわかるもう1つのことは，看護実践の場において，クライエントの生活の質の向上に大きな影響を及ぼすであろう新たな局面が切り開かれたということなのである。

第12章

無力感

Lisa L. Onega ■ Pamala D. Larsen
訳：寳田　穂

イントロダクション

　45歳の女性，ペトロウスキーさんは，1年前に多発性硬化症と診断された。彼女はしばしば診察の予約を間違える。看護師に会う時は，彼女はもの静かで，内向的で，疲れているように見える。そして「私が何をしても，この病気は変わらないわ」と繰り返し言う。26歳の男性，ラムさんは最近，1型糖尿病と診断された。彼は，しばしば保健医療職者の「無能さ」をなじり，食事を「コントロールしようとした」として妻を非難し，健康保険の従業員に「糖尿病に関連した出費を君たちに支払わせる」と何度も言う。10年前にうっ血性心不全と診断された72歳の女性，マグアイアさんは不眠を訴え，薬物療法を必要とする理由が理解できないと言い，「もう何もできないなら，なぜ生きているのかわからない」と語る。

　個々の言動はそれぞれ異なっているが，これらはすべて，クロニックイルネスに対する反応としての無力感（powerlessness）を表現している。ペトロウスキーさんの場合は無気力的な言動によって，ラムさんは怒りの言動によって，マグアイアさんは抑うつ的な言動によってそれぞれの抱える無力感が表現されている。

歴史的展望

　無力感は，社会的学習との関係でSeeman（1959）によって最初に紹介された。Seemanは，社会学理論における古典的な用語である疎外（*alienation*）には，無力感，無意味，無基準，価値観の孤立，自己疎遠の5つの種類があるとした。無力感を取り上げたこの最初の研究は，結核で入院している86人の男性を対象に学習成果の比較を目的としたものであった。疎外スコアの高い（高度の無力感を意味する）男性と，疎外スコアの低い（低度の無力感を意味する）男性とが比較された。研究では内的ローカスオブコントロール（無力感が低い）と外的ローカスオブコントロール（無力感が高い）の測定にはI-Eスケール[1]（Rotter, 1966）が用いられた。その結果，入院している男性について見ると，無力感が健康関連情報の学習成果の乏しさと関連していることがわかった（Seeman & Lewis, 1962）。

　1960〜1970年代には低いコントロールや無力感

訳注1　I-Eスケール（internal-external scale）とはRotter, J. B（1966）が開発した尺度。ローカスオブコントロールは「統制の所在」「統制の位置」などと訳されており，自分の行動に対する強化が自分の力でコントロールされている（内的コントロール）のか，それとも外的な力によってコントロールされている（外的コントロール）のかという認知様式。参考：心理学辞典（1999），有斐閣。

に関連する他の用語が導き出された。孤立無援感（*helplessness*）（Seligman, 1975），ローカスオブコントロール（*locus of control*）（Rotter, 1966），自由の喪失（*loss of freedom*）（Worthman & Brehm, 1975）などがそうである。

RodinとLanger（1977）は，無力感，十分なコントロール，クライエントに委ねられた選択，およびそれらが健康状態にもたらすアウトカムの関係について言及している。ナーシングホームに入所している高齢者を実験群として，選択と個人的コントロールへの介入がなされた。十分な選択や個人的コントロール，個人的責任を委ねられた入所者は，対照群に比べて健康に関して良好なアウトカムが得られ，統計的に有意に低い死亡率を示した（Rodin & Langer, 1977）。

1960年代のSeemanとLewisの初期の研究は，縦断的手法を用い，個人の低いコントロール感覚が，予防的保健行動の低さや健康についての低い自己評価，急激な症状の出現と有意に関係していることを示すものであった（Seeman & Seeman, 1983, p.144）。SeemanとSeemanによれば，コントロール感覚は健康体験の決定因子（*determinant*）であるとともに，結果（*product*）でもあるため，因果関係の立証は困難であるとされている（p.155）。

1995年にSeemanとLewisは，縦断的全米調査（National Longitudinal Surveys；NLS）を行い，無力感と健康状態，および死亡率の関係を分析した。NLSは，多段抽出法にて，米国労働省によって行われた。初回の調査は，45〜49歳の男性を対象として1966年に開始された。1967年には30〜44歳の女性を対象とした調査が開始され，10年間に渡る継続的なデータ収集が行われた。その結果，無力感と健康状態，および無力感と死亡率との重大な関係が明らかにされた。これらの関係は，次のようであった。

- 無力感は，大きな活動制限や心理社会的症状と関連していた。
- 初期の無力感は，5〜10年後の健康問題の前兆となっていた。
- 無力感の高まりは，健康状態の悪化と関連していた。
- 男性において，無力感の高スコアは死亡率と関連していた。

この研究では無力感を測定するため，内的-外的コントロールのRotter I-E尺度を用いている（自己統制感対無力感）。指摘しておかなくてはならないのは，外的コントロールの人が無力であり，内的コントロールの人がパワーを有しているという考えが全面的に受け入れられているわけではないということである。しかしそれがこれら研究者の前提である。高い無力感（I-Eスコアによる測定）と重大な健康問題の結びつきというパターンが男性にも女性にも認められ，それは個々の過去の健康状態と関連がなかった（Seeman & Lewis, 1995）。SeemanとLewisは，無力感をクロニックイルネスと「関連づけ」ていたが，彼らは，無力感は単に疎外の1つの形であり，健康に影響する多くの重要な潜在的社会心理的変数の1つにしかすぎないと述べた（Seeman & Lewis, 1995, p.524）。

無力感についての初期の説明と分析は，1967年の看護文献に見ることができる。Dorothy Johnsonの分析は，無力感が疎外の一種であるとするSeemanの業績を基盤としたものであった。その研究でJohnsonは，無力感を「ある種の出来事や状況の中で知覚された個人的あるいは内的コントロールの不足」として定義した（p.40）。彼女によれば，無力感は知覚された外的コントロールに等しいと見なされている。彼女は，ケアの優先事項を設定する際に，看護ケアはこの概念に基づいて計画されるべきであると述べた。特にそれがクライエントへの教育である場合，もしクライエントが無力感を感じているなら，その教育は効果的であり得ないだろうからである。

RobertsとWhite（1990）は，心筋梗塞のクライエントに関する研究において，個人的コントロールの喪失を，無力感と関連づけた。心筋梗塞のクライエントにおいて，コントロールの喪失は，無力感をもたらす4領域（生理的・認知・環境・意思決定）で生じている。

Richmondら（1992）は，脊椎損傷のクライエント50人を対象に無力感と健康状態の関係について調査した。無力感は，当時最新であった1984年の第5回看護診断分類会議で導き出された指針によって測定された。クライエントの重症度が高まるにつれ

て，無力感の存在が統計的に有意に認められた。さらに，四肢麻痺と60歳以上の人では，一般的に無力感の出現率が高かった。

無力感についての重要な概念の開発と分析は，Judith Miller（1983，1992，2000）の研究によって成し遂げられた。Miller は無力感を，類似の構成概念である孤立無援感や学習された孤立無援感，ローカスオブコントロールから区別した。Miller は，次のような初期の Lewis（1982）の考えに賛同している。すなわち，孤立無援感とローカスオブコントロールという考え方は強化の理論的範例に基づいているのに対して，無力感は実存的構成概念であるというものである。ローカスオブコントロールは無力感と関連しているが，無力感が状況に左右されるのに対し，ローカスオブコントロールは人格特性なのである（Miller, 2000）。

無力感を定義する

クロニックイルネスを持つクライエントは，病気の経過の中で，しばしば無力感を体験する。無力感とは，実質的なパワー（power）の喪失かもしれないし，クライエントによって知覚されたパワーの喪失かもしれない。Miller は，無力感を「アウトカムに影響を及ぼす活動を行う能力や権力を欠いているという知覚」として定義している（Miller, 2000, p.4）。この定義に加えて，Miller はクロニックイルネスにおいて，低減したり失ったりするパワーの源（体力，気力，希望，動機，知識，肯定的な自己概念，心理的持久力，ソーシャルサポート）を明らかにしている（Miller, 2000）。もしクライエントのパワーの源が著しい影響をこうむるなら，クライエントにとってのアウトカムは無力感であろう。

Miller の無力感の定義は，文献に見出されるいくつかの定義の1つである。表12-1に，考察に値するその他の定義を示す。

無力感に関連した問題

病気は，究極のコントロール不能の体験として表現されてきた（McDaniel, Hepworth & Doherty,

表12-1　無力感の定義
・「出来事をコントロールできないという考え」（Davidhizar, 1994, p.156）
・「アウトカムに影響を及ぼす活動を行う能力や権力を欠いているという知覚」（Miller, 2000, p.4）
・「自身の生活に関する影響力が不足しているという感情」（Nyström & Segesten, 1994, p.128）
・「自身の行動によって，求めるアウトカムを決定づけることができないという予測」（Roberts & White, 1990, p.85）
・「自分の生活や状況におけるパワーが不足しているといった感情…，パワーの範囲は状況によって異なる」（White & Roberts, 1993, p.127）
・「生活全体に対するコントロールの喪失と，それが意味する事柄のすべて」（Bright, 1996, p.l）
・「自身の行動が，アウトカムを決定づけることができないあるいは自分が求めるように強化することができないという，個人による予測あるいは可能性」（Seeman, 1959, p.784）

1997, p.7）。クロニックイルネスは，クライエントと家族に多くのコントロール不能の体験をもたらし，それが影響して無力感を引き起こすことがある。もし Miller（2000）のように，無力感を状況特性とみなすなら，病みの軌跡の多様な局面において，クライエントが異なる感情を体験することはもっともである。クライエントは，疾患が悪化している時に無力感に陥り，回復期にある時には統制感を感じるであろう。

生理的要因

Strauss らによるクロニックイルネスを考察する枠組み（1984）は，今日においても意味がある。その枠組みは特に，無力感が生じるかもしれない2つの心理的構成要素に注目している。

1. 医療的危機の予防とそれらが生じた時の対応
2. 症状のコントロール

これらの構成要素には，痛み（急性および慢性），

嘔気，嘔吐，食欲不振，倦怠感，機能異常，息切れなどが含まれる。生理的症状はそれぞれのクロニックイルネスによって異なり，症状の激しいものもあればそうでないものもある。

医学的養生法の管理

Straussら（1984）は，クロニックイルネスの枠組みにおける1つの構成要素として，処方された養生法の実行と，処方された養生法の実行における問題の管理を取り上げている（p.16）。当初は，クライエントの無力感に関連する要因として，医学的養生法を考えていなかった。しかしながら，医学的養生法へのコンプライアンスあるいはアドヒアランスは，その他の身体症状を引き起こすことがある。例えば，がん治療のために化学療法や放射線療法を受けているクライエントは，本来の疾患に伴う症状のみならず，対処が必要となる新たな「症状」をいくつも経験する。

医学的養生法の実行に打ち込んでいる時は，その他の活動を著しく切りつめることになる。その人の生活は，疾患と処方された養生法を厳守するためのあらゆる活動に集中する。1つの例として，家庭での腹膜透析を選択したクライエントの例を示そう。このクライエントの時間は，すべての手順が適切に行われるよう厳密に組み立てられている。しかし，クライエントと家族はこれらの医学的療養法を着実に実行するにつれてコントロールの喪失を体験する。すなわち，疾患と医学的療養がコントロール権を握っているため，無力感が生じるのである。療養に十分留意しているのに，それが自分の状態や機能に何の変化ももたらさない場合は特にそうである。一方，保健医療職者は，養生法が継続されることを期待するだけで，どうすれば養生法が達成されるかを考えることはほとんどない。Straussら（1984）によれば，養生法へのコンプライアンスを保健医療職者がどのように見ているかは以下のようである。

養生法は，従順な思慮深い患者によって守られるか，あるいは危険を覚悟で無視される。実際に，医師とその他の保健医療職者は，処方した養生法を患者（あるいは家族）が実行しなければ，彼らを愚かと見なすだけでなく，非協力的と見なす傾向にある。彼らは，養生法へのアドヒアランスやアドヒアランスの欠如について，満足気にあるいは非難して論じるのである。（p.34）

喪失

クロニックイルネスと診断されることがほとんどの人々にとって「喪失」を意味することを覚えておくことは重要である。一部の人々にとっては，愛する人の死と同じくらい重大であるかも知れない。喪失と共に，個人と家族は悲嘆を体験する。クロニックイルネスは，未来への希望の喪失，減収，性的能力や性愛の減退，身体障害，生活の質の低下，あるいは他者への依存をもたらすものであるかもしれない。

また，他の人にとっては，クロニックイルネスは老化の現れあるいは若さの喪失であるかもしれない。若者本位の現代社会においては，高齢者には一般的にほとんど価値が置かれていない。そのため人は，1人で生活できずに他者に依存することや，ナーシングホームへ入所しなければならないことを恐れる。これらの多様な喪失は，多くの人々に無力感を生じさせる。Bright（1996）は，無力感はクロニックイルネスの診断によってもたらされた悲嘆の結果であり，また同時に悲嘆の原因でもあるとした（p.4）。

喪失は，クロニックイルネスの際立った特徴である。また，クロニックイルネスはクライエントが直面している数々の喪失の1つにすぎないかもしれないということにも注目すべきである。クライエントはすでに，愛する人の死，役割の変化，定年退職，経済的損失などを経験しているかもしれない。それらの長年にわたる多様な喪失は，健康問題に取り組むための個人の自信に影響を及ぼす。

知識不足

疾患の生理的要因は，クライエントの知識不足や技術不足に影響を受けることがある。入院期間に教育が行われたとしても，クライエントと家族はその場でそれらを理解できるとは限らない。耳新しい診断や馴染みのない環境は，学習を低下させることがある。クライエントは説明を「聞いた」が，それを

理解できなかったのである。また，たとえ養生法をきちんと実行したとしても，知覚できるような違いはないということをすでに感じているのかもしれない。これらは無力感を一層高める。

保健医療システム

保健医療システムは，個人と家族の援助を目指したものであるのに，しばしばクライエントの無力感の一因ともなる。保健医療システム（システムではないと言う人もいるが）は，急性の病気のために計画されていることがよく知られている。サービスを申し込み，受け，そして支払う中で遭遇する困難を乗り越えることができないという欲求不満や無能力が無力感に加わる（Dunn, 1998；Walker, Holloway & Sofaer, 1999）。伝統的な保健医療システムでは，慢性疾患を治療することはできない。それは，日常生活活動を大きく拡大するとか，生理的機能を改善するために援助が提供されることはめったにないからである。ほとんどのクロニックイルネスは先行きが予測不可能であるため，保健医療職者は，悪化や問題が起こってしまうまで疾患や潜在的な合併症についての必要な教育を提供できないことがある。時には，経費削減のために，必要な作業療法や身体的療法が開始されないこともある。

別の深刻な問題は，保健医療職者がしばしば個人と家族の独自のニーズを聞き逃すことである。この問題は，保健医療職者がクライエントと過ごす時間が限られていることに原因があるかもしれない。しかし同時に，クライエントに積極的に耳を傾けたり，個別的なケアを提供する能力が保健医療職者に欠けているためかもしれない。加えて，クロニックイルネスを持つ個人が治療は満足のいくものでないと評価を下した場合，彼らは恩着せがましいケアを受けたり，関心が払われなかったり，あるいは難しい患者と決めつけられたりすることがある（Dunn, 1998；Walker, Holloway & Sofaer, 1999）。

ケアに関して急性期ケアモデルがもっぱら普及していることは，保健医療システムがクロニックイルネスを持つクライエントに対してうまく対応できないということをクライエントに知らせることになる。クライエントは自身のケアについて長い間困惑させられているが，その一方で，保健医療システムあるいは「システムでない保健医療」も同様に混乱している。急性期ケアシステムのクライエントとなった個人は，同じ情報を何度も繰り返し，3～4人の異なった人たちに健康保険証を繰り返し差し出さなくてはならない。実際，保健医療システムの中で自分たちクライエントのことをわかっている人は誰かいるのか，さらにはもっと重要なこととして，ケアについて誰か知っているのかと疑問に思わざるを得ない。保健医療システムは保健医療職者の便利さのために組織されているのであって，サービスの消費者にとって組織されているのではないと言われている。

GibsonとKenrick（1998）は，保健医療システムの中でクライエントが感じる無力感について，次のようにまとめている。

　無力感が観察されるのは，人が患者になる文脈，個人の期待，「ルールに従って行動する」仕方においてである。無力感はまた，人々の視野がどのように変化するか（動けない，意思疎通ができないという事実として，また，受容，コントロール，将来展望の変化という隠喩として）を理解するための鍵でもある。それは，状況のもたらす制限に対する応答であり，また保健医療システムに付与されていると感じられる権力に対する応答である。(p.743)

社会的問題

米国障害者法（ADA）は1990年に発効された。しかしながら，車いすのクライエントにとってこの法による変化はほとんど感じられなかった。公共ビルやショッピングセンター，あるいは教会に行くことは依然として困難なままであった。車いすをどこに止めるのか？　スロープはどこか？　障害者用の駐車場はどこか？

社会的スティグマは，なおも問題として残っている。慢性疾患を持つ人々，特に目に見える障害を持つ人々は，「規範」から逸脱した存在となる。合衆国の価値と主な文化は，若さや個人的魅力，活動性を重視する。このような社会的価値観は，クロニックイルネスのあり方と真向から衝突する（第3章「スティグマ」参照）。

資源不足

資源不足は，しばしば無力感をもたらす。金銭，交通機関，健康保険，物的資源，ソーシャルサポートは，クロニックイルネスを持つ個人にとって必要な資源のほんのいくつかである(Israel et al., 1994；Nyamathi et al., 1996；Strehlow & Amos-Jones, 1999)。資源不足は，必要なサービスにアクセスして身体的問題を緩和しようとする個人の能力に歯止めをかけることがある。人的資源(家族，友人，介護者)の不足は，クライエントに大きな影響を及ぼし，社会的孤立や引きこもりをもたらすことになる(第5章「社会的孤立」参照)。

不確かさ

不確かさは，クロニックイルネスによくみられる一般的な概念であり，個人の無力感に影響を与える。不確かで予測できないというクロニックイルネスが持つ性質は，個人と家族が経験する無力感の一因となる(Mishel, 1999)。病気が持つ次のような3つの側面は，不確かさをもたらすことがある。①病気の重症度，②症状が一定しないこと，③症状が曖昧であること(Mishel, 1999)。身体的機能や痛みの再発などに関する不確かさは，個人が活動を避ける原因となるであろうし，経済的および人的資源に関する不確かさは，クライエントと家族に絶え間ない恐怖と心配をもたらすであろう。これらはすべて将来につながる問題であり，クライエントは病気が何と予測できないものかということに気づかされる。病気の中で人はどのようなパワーやコントロールを持っているだろうか？ 例えば，私が薬物療法や処置に従うよい患者であれば，それは私の将来によい影響を与えるだろうか？ それは，健康を改善するだろうか？ それは，悪化を予防するだろうか？ 私が何かをすれば，それは健康に効果をもたらすだろうか？

インタベンション

アセスメント

クロニックイルネスを持つ個人と家族についての総合的アセスメントは，無力感が存在するかどうかを明らかにし，適切な介入を準備するために必要である。このアセスメントのなかでクライエントの体力やパワーといった資源が確認される。これらの資源には，身体的強さ，活動力，希望，動機，知識，肯定的な自己概念，心理的持続力，ソーシャルサポートが含まれる(Miller, 2000)。

多様な要求とストレスとの均衡を保つ家族の機能と能力も，同様に確認されるべきである。看護師は個人の発達段階だけでなく，個人の信念体系を把握しなければならない。クライエントの喪失体験を把握する必要があるが，その際保健医療職者は，さまざまな不利を伴う現在のクロニックイルネスが，クライエントがこれまで苦しんできたさまざまな喪失の中の1つでしかないかもしれないということに気づかなければならない。看護師は個人と家族の話を時間をかけて聞いたり観察したりすることによって，無力感が体験されているか否かを的確に確認することができる。

アセスメントの別の側面には，病気の状況やストレス状況に対して個人が通常どのような反応をするかを知ることが含まれる。このような情報は，効果的なコーピング方法を促進するために重要である。日頃クライエントはどのように反応しているのか？ 否認か，怒りか，孤立無援感か，悲しみか？

自殺の危険性を秘めていることがアセスメントの過程で明らかになることもある。自殺念慮の把握と，治療や経過観察のための精神科保健医療専門職者への紹介は不可欠である。自殺しそうな人がどうにもならない状況をコントロールできるように援助するために，薬物療法と短期療法が必要となるであろう(Bright, 1996, Lunney, 1997)。

クライエントの力を把握し，看護介入を開発する1つのモデルとして，個人的コントロールモデル(Personal Control Model)がある。WhiteとRoberts(1993)は，個人的コントロールと無力感を関連づけ

たモデルを開発した。個人的コントロールモデルでは，コントロール喪失の4つのタイプが無力感と関連しているとしている。

1. 生理的コントロールの喪失(physiological loss of control)は，クロニックイルネスに伴う生物学的変化に関連している。
2. 認知コントロールの喪失(cognitive loss of control)は，クロニックイルネスの影響を正しく解釈できないことを示す。これは，感覚コントロールの喪失(sensory loss of control)と評価コントロールの喪失(appraisal loss of control)に分類される。感覚コントロールの喪失は，視覚・聴覚・触覚・臭覚・味覚による誤った解釈と関連している。評価コントロールの喪失は，脅威的状況に集中できなかったり，害になるかもしれない事柄を把握できなかったり，出来事に関連する感情が理解できなかったりする時に生じる。
3. 環境コントロールの喪失(environmental loss of control)は，自分がどこにいるか，また何を体験しているかをコントロールできない時に生じる。
4. 意思決定コントロールの喪失(decisional loss of control)は，個人が自分のために，あるいは自分が受けるケアについて意思決定をすることができない時である。

個人的コントロールモデルは，無力感に関連する4つのタイプのコントロール喪失に対して特有の介入を立案するためにも用いられる(表12-2)。生理的コントロールは，疲労を最小にし，エネルギー消費を節約することによって促進が可能である。特有の介入として，活動のペースや順序を調整すること，病気に関連した出来事を個人と家族がうまく処理できるように教育することが含まれる。認知コントロールは，病気やさまざまな診断手順，治療に伴いがちな感覚体験に対する心の準備，そして資源や到達目標に意識を改めて集中することによって促進が可能である。環境コントロールを改善するための介入には，クライエントが環境を自分にふさわしいものとするのを助けることと，愛する人や友人，同じようなクロニックイルネスを持つ人や保健医療専門職者との意味深い人間関係を築くことが含まれる。意思決定コントロールは，現実的でその人にとって意味のある選択肢を提供することによって促進することが可能である(White & Roberts, 1993；Wetherbee, 1995)。

クロニックイルネスを持つ個人の中には，無力感を助長するようなその他の生活上の心配事を抱えている人もいる(Hildebrandt, 1999)。保健医療職者は，病気がクライエントと家族にとっての主要な焦点であると信じていることが多い。確かに，そうで

表12-2 個人的コントロールモデルに基づく看護介入

コントロール喪失のタイプ	意味	看護介入
生理的	クロニックイルネスと関係する生物学的な変化が生じる。	活動のペースや順序を調整すること，および病気に関連した出来事をうまく処理できるように教育することによって，疲労を最小にする。
認知	クロニックイルネスの影響を解釈するための方法：感覚コントロールの喪失と評価コントロールの喪失に分類される。	病気，診断手順，治療に伴いがちな感覚体験に対する心の準備をさせる。資源や達成目標に改めて意識を集中させる。
環境	どこにいて，何を体験しているかをコントロールできない時に起こる。	環境を自分にふさわしいものとし，愛する人，友人，同じような病気を持つ人，保健医療職者との意味深い人間関係を促進する。
意思決定	個人が，自分自身のために，あるいは自らのケアのために意思決定できない時。	現実的でその人にとって意味のある選択肢を提供する。

Source：Developed from White & Roberts, 1993

あるかもしれないが，クライエントにはもっと重要な問題がある場合もある。例えば，新たに乳がんと診断されたクライエントは自分の健康を不安に思っていると同時に，16歳の娘の精神科病院への入院が一番の心配事かもしれないのである。

クライエントと家族への教育

クロニックイルネスに関連する不確かさと予測不能さを最小限にするメカニズムを作り出すことは，無力感の軽減に役立つだろう。クライエントと家族への教育によって，クロニックイルネスに伴う症状の理解を促進することができる。加えて，慣れ親しんだ日常の環境を維持することや，典型的な疾患の軌跡についての知識を持つことによって，個人と家族は無力感を軽減することができる（Mishel, 1999）。そのため，クロニックイルネスを持つクライエントには個別的な教育計画が必要となる（第14章「クライエントと家族の健康教育」参照）。

気分転換の体験

意味のある気分転換の体験は，個人が自分の感情に気づき，クロニックイルネスをとらえ直し，それが人生のすべてを破壊するものではなく人生の1つの側面であると見ることを可能にするであろう。音楽は，気分転換のための治療的手段の1つである。看護師はクライエントと共に，意味のある音楽会を企画し，音楽を聴く楽しみを促進し，音楽会の後で感情を表現し合うことができる（Bright, 1996）。

エンパワメント

看護師は，慢性の病気に対処する個人と家族のエンパワメントをケアの達成目標と定めることがある。エンパワメントという用語は広義であり，多様な意味を持っている（Clarke & Mass, 1998）（表12-3）。エンパワメントに関連する測定可能な特定のアウトカムを明らかにすることによって，看護師はクロニックイルネスを持つ人の無力感を軽減する援助経過を評価することができる。クロニックイルネスを持つ人たちが，自分たちの持つ対処能力は抱えている問題より大きいと気づけるように援助することが重要である。

急性期ケアの場面あるいは医学モデルのパラダイムに従った現場で働く保健医療職者がクライエントをエンパワーする方策を展開することは，なかなか難しいということを知っていなければならない。医

事例　無力感を体験すること

Eさんは68歳の女性で，夫を亡くしている。彼女は肥満症，糖尿病，股関節と膝関節の変形性関節症と診断されている。彼女は，何をしても自分の体重を減らすことはできないと落胆し，途方に暮れている。その一方で，「自分の食べたいもの」は何でも食べるし，「いつも疲れている」ので規則的な運動はできないとはっきり言う。彼女は，視線を合わせず，頻回にため息をつき，保健医療職者と話をしようとせず，そして尋ねもしない。看護師は，Eさんが無力感を体験していると考えた。看護師は彼女のそばに腰掛け手を握りながら，いくつもの病気を持ち途方に暮れ落胆しているように見えると共感的に話しかけた。看護師が今の状況をどのように感じているのか尋ねたところ，彼女は泣き始め，絶望的な状況だと話し始めた。看護師はティッシュを手渡し，少しの間静かに寄り添った。彼女が泣きやんだ頃，一番心配なことは何かと尋ねると，運動ができないので落胆していると述べた。

看護師は心配を受けとめ，最も楽しめる運動は何かと聞いた。彼女は歩くことが好きで，実のところトレッドミルを持っているが，トレッドミルを使う時に「退屈」してしまうと語った。もし歩きながらテレビを見たり音楽を聴いたりすれば，トレッドミルで歩くことを楽しめるかどうかと看護師が聞くと，彼女はジャズが好きで，もしジャズを聴けるならば，楽しく歩くことができそうだと言う。看護師とEさんは，ジャズを聴きながらトレッドミルで5分間歩くことを今週は3回実施するという計画を一緒に立てた。さらに，看護師は目標がどのように達成できたかを話し合うために，翌週電話をするように勧めた。彼女は看護師を見て，笑顔で言った。「私，できると思うわ！」

表 12-3　エンパワメントの定義

- 「無力感(孤立無援感/絶望感)の内的感情に変化が生じ，パワーの不均衡を引き起こし，あるいは増強させた身体的・社会的生活状況を変えるために活動が始められるプロセス」(Clarke & Mass, 1998, p.218)
- 「自分の個人的生活に関して意思決定を行い，コントロールする個人的能力」(Israel et al., 1994, p.152)
- 「肯定的な自己概念，個人的満足感，セルフエフィカシー，達成感，コントロール感，満足感，自己開発，希望感，社会正義，および生活の質を高めるプロセス」(Nyström & Segesten, 1994, p.127)

学モデルでは，クライエントの参加がケアにおいて重要であるとはあまり考えられていない。また急性期ケア状況では，クライエントでなく保健医療職者が「コントロール」しているか，あるいはパワーを持っている。保健医療職者がクライエントをエンパワーできるようになるためには，パラダイムシフトが必要であろう。

クロニックイルネスを持つ個人と家族をエンパワーするために用いられた特有の看護方策は，次のようである(Clarke & Mass, 1998；Davidhizar, 1994；Landau, 1997；Ruhl, 1999；Stapleton, 1978)。

- 新しいアプローチを積極的に試みる。
- 個人に耳を傾ける；自分の体験を言葉で表現するように依頼する。
- 人々を尊重し，個々人の意思決定を助長する。
- 個人とその家族に，教育，トレーニング，支援を提供する。
- 個人と家族が，保健医療職者はクロニックイルネスを治すことができないこと，および，思いがけない出来事が起こることがあることを受け入れられるように準備をする。
- 個人と家族が障害のもたらす辛い感情に注目するのではなく，サポートや資源に注目するように援助する。
- 達成目標や課題は，現実的で，理解可能で，管理のしやすい明解なものとする。また，小さな成果に焦点を当てる。
- 保健医療システム間の協力関係を保持する。
- 問題が首尾よく解決されることを保証するために，地域での連携と必要な委託を開始し，モニターする。

【達成感を確認する】

エンパワメントは，達成感が導き出されることによって高められる。達成感は，クロニックイルネスを持つ人が体験する無力感を軽減する。Younger (1991)は，達成(*mastery*)の定義として次のように述べている。

困難やストレスに満ちた状況に対する人間の反応の1つであり，ストレス体験を通して，能力やコントロール，統制を獲得することである。困難な体験を乗り越える生活には，意味や目的がある。それは，新たな可能性を導き出すこと，環境を変化させること，および自分自身をとらえ直すことを意味する(p.81)。

達成感を導き出すためには，次のような4つの特徴が必要とされている(Younger, 1991)。

1. 脅威をもたらす状況に対するコントロールの感覚を獲得する。
2. 同じような出来事が再び起こるのを防ぐために，問題解決的な対策を実施する。
3. 自分自身について肯定的な感情を抱く。
4. 脅威をもたらす状況での喪失を補うための新たな情報源を見出す。

達成感を導き出すことは，長期に渡るプロセスである。達成感が導き出される段階は，次のようである(Younger, 1991)。

- 確実性(*certainty*)：出来事の原因を明確にし，その出来事の重要性を理解する。確実性によって，人は計画と意思決定が可能になる。
- 変化(*change*)：状況に伴う悪影響を軽減するために問題解決的な方策および活動を実施する。
- 受容(*acceptance*)：喪失を悲しみ，そして失われた価値あるものは取り戻せないので，適応しなけ

ればならないことに気づく。このようにして人は苦しみのプロセスを成し遂げる。

- **成長**(*growth*)：新しい技（わざ）や関係を手に入れて，人生に意味を見出し，そして人生を前向きに生きること。

さらに看護師は，クロニックイルネスを持つ個人と家族に対するアセスメントや介入が，大変ではあるが元気づけられもする強烈な体験であることに気づく必要がある。看護師には，病みの軌跡の全体に渡って，自分たちが目にしている苦しみに関連する感情を自己吟味するための時間を得る必要がある（McDaniel, Hepworth & Doherty, 1997）。自分たちの感情に注意を向ける時間と努力を確保することによって，看護師は個人と家族のニーズを正確かつ客観的に取り扱うことができるであろう。

サービス

クロニックイルネスを持つクライエントは，専門的な保健医療機関と関わりを持つことで，コントロール感を抱いたり，無力感の低減を感じたりするであろう。保健医療機関が提供するサービスには，ヘルスプロモーション，疾病予防，リハビリテーション，サポートグループ，その他の支援的なサービスが含まれている。それらの組織は，利用しやすく肯定的なサービスを提供し，保健医療サービスを調整あるいは統合し，セルフケアとケアへの参加を促進することができる（Clarke & Mass, 1998）。例えば，米国癌学会（American Cancer Society），米国糖尿病協会（American Diabetes Association），関節炎財団（Arthritis Foundation），全国多発性硬化症協会（National Multiple Sclerosis Society）などがある。

専門職によらないサービスとしては，セルフヘルプグループ，相互サポートグループ，そしてピアグループなどがある。これらのプログラムは，クロニックイルネスに対処する個人や家族に独自の利益を提供する（Swazye, 1991）。グループのメンバーは，定期的に会い，互いに共感と支援を提供し合う。参加者は，判断の入らない開放的なコミュニケーションによって，傷つきやすい感情や個人的な心配事を分かち合うことができる。このようにして無力感が軽減し，代わりにケアされ，理解され，帰属し，信頼されているという感情を抱くと報告されている（Hildingh, Fridlund & Segesten, 1995）。

概念とデータに基づいた研究を進めるための提言

クロニックイルネスにおける無力感は，孤立した概念ではない。多くの概念が無力感と関連しているが，これまでのところ，それらの概念のつながりを明らかにする，データに基づいた研究はほとんどされていない。無力感は対処スタイル，勇気，絶望，学習された孤立無援感，ローカスオブコントロールなどとどのように関連しているのかを調査することによって，より明解になるであろう。また，無力感と関連し，さらなる比較分析に値する概念には，Antonovskyの汎抵抗資源（1985），依存，および脆弱性が含まれる。

エンパワメントを独立変数や従属変数として用いた研究は，看護師が個人の無力感を軽減させることを可能にする，データに基づく情報をもたらすであろう。エンパワメントを独立変数として用いる時，関連するアウトカムにはセルフエフィカシーの向上，コントロールの知覚，健康と生活の質の向上が含まれるであろう。また，従属変数として用いる時，エンパワメントに寄与する因子には，サポート，参加型意思決定，教育が含まれるであろう（Vander Henst, 1997）。さらに，民族学的あるいは現象学的研究は，個人の視点から無力感を説明するのを助けるであろう。

要約と結論

無力感は，人が出来事や状況をコントロールできないと信じていることと定義される。人が無力感を体験するのは，パワーとコントロールが欠如している時である。クロニックイルネスに対処する時，人は無力感を体験する。無力感は，無関心，怒り，抑うつなど，さまざまな仕方で表現されるであろう。看護師は，個人が体験している無力感がどのようなものであるかを把握できなければならない。

個人的コントロールモデルは，無力感に関連する

4つのタイプのコントロール喪失(生理的・認知・環境・意思決定)に対する具体的な介入の枠組みとして用いることができる。気分転換を行うことは,感情に意味をもたらし,感情の吟味を促進するであろう。クロニックイルネスに伴う一般的症状について個人に教育すること,典型的な疾患の軌跡を描くこと,そして慣れ親しんだ日常の環境を維持することの重要性を説明することは,個人と家族の持つ無力感の軽減を可能にする。さらに,専門的および非専門的サービスは,クライエントが自分の病気を少しでもコントロールできるように支援するであろう。

課題

1. クロニックイルネスを持つ個人は,無力感をどのように表現するか?
2. 無力感とクロニックイルネスの関係を述べよ。
3. パワーと個人的コントロールを定義せよ。
4. 無力感と関連する生理的要因,心理社会的要因は何か?
5. 無力感に関して個人と家族をアセスメントする時に考慮すべき鍵となる要因は何か?
6. 個人的コントロールモデルは,無力感を軽減するための働きかけにどのように用いられるか?
7. クロニックイルネスを持つクライエントのエンパワメントについて述べよ。
8. クロニックイルネスを持つ個人が無力感を軽減できるのはどのような看護介入か?
9. 達成感とは何か? クロニックイルネスを持つ人が無力感を軽減するためには,達成感をどのように導き出すか?

第Ⅲ部

保健医療職者にとってのクロニックイルネス

第13章

チェンジエージェント（変化を促す人）

Patricia A. Chin
訳：河井伸子

イントロダクション

クロニックイルネスを持つクライエントとその家族は，定期的あるいは継続してしばしば圧倒的な変化を経験する。これらのクライエントは，彼らの知識レベル，態度や行動，あるいはライフスタイルにおいて，大きく変化することを要求されている。クライエントが自分の生活のある側面を変化させると，その人の周りにいるすべての人，すなわち家族や重要他者，友人は，その変化によって影響を受ける。どのように変化が起こるのか，変化のプロセスを開始する最適時期，および変化のプロセスを促進するために必要な技術についての理解は，クロニックイルネスを持つクライエントと接する看護師にとって不可欠である。

変化の概念

英語の，変化(change)という言葉には，多くの意味や使いみちがある。変化が名詞として用いられる時は，ある状態から他の状態への移行，すなわち変わるという行為やプロセス，結果を意味する。変化が動詞として用いられる時は，違ったものになるとか，違ったものにする，改める，修正する，代用する，順応する，または適合するなどを示す。また，変化した，変化しやすいあるいは変形したなどの形容詞としても用いられる。この言葉の類義語は無限である。変化の反意語には，安定，不変，あるいは堅固がある。

変化は，あらゆる機構や状況，プロセスに関わる経験であり(Lippitt, 1973)，変化は，計画されたあるいは計画外の変更である(Chin, Finocchiaro & Rosebrough, 1998)。変化は，本質的な相違を暗に含んでおり，時に喪失，または他の事柄や状態への代用である。変化は，かたちを創造すること，維持すること，破壊すること，および改造することとして説明されてきた(Lewin, 1951)。また，変化は，行動だけでなく，感覚や感情，態度，価値の修正を必然的に含む。実際，変化は認識や情動，行動のすべての領域の変更なくしては，首尾よく行われたり，維持されない。

人の生活の多くの側面は故意に変化させることができない一方で，個人は自分自身の生活における変化を引き起こすために力（パワー）を使うことができる(Prochaska, Norcross & DiClemente, 1994)。以下の考察の中では，変化は活動とプロセスの両方の意味を含んでいる。変化は，個人やグループ，組織の行動的，認識的，情動的なパターンにおける意図的な修正を示唆する。この行動における意図的な修正は，個人やグループ，組織による意図的な選択の結果である。変化は「そこから出てきて，それをする」というプロセスを通して生まれる(Durrant &

Kowalski, 1993)。

前提

　変化の概念においては，重要な3つの鍵となる前提がある。それは，①変化は避けられない，②成功するためにはほんの少しの変化が必要である，③クライエントは変化するための適応性や能力，資源を持っているということである。

【変化は避けられない】

　変化は避けることのできないプロセスである。仏教では，変化は連続するプロセスであり，安定は幻想でしかないと説いている(Mitchell, 1988)。ほとんどの人が変化は避けられないという前提を共有しているが，変化が個人の統制の範囲内にあると考える人はごくわずかである。多くの人々は，自己の外にある外部の力，例えば運命や宿命，あるいはより強力な個人によって変化が統制されていると感じている。しかしながら，変化することができかつ変化するだろうという期待が存在する時，その期待はクライエントの行動に肯定的な影響を持つことがある。看護師は，クライエントや家族および他のグループと共に，変化を引き起こす能力に関わる肯定的で自己達成的な予見を生み出す必要がある。変化について語る時，その討議は，変化が起こるかどうか(if)ではなく，いつ(when)起こるかに焦点をあてるべきである(Gingerich & de Shazer, 1991)。変化に向けたクライエントの能力を信頼することは，治療のアウトカムを決定する重要な要素となるだろう(Selekman, 1993)。

【成功するためには，ほんの少しの変化でよい】

　自己の可能性への気づきは，その人の行動に雪だるま式の効果をもたらす一連の漸進的な変化を通して獲得される(Gordon & Meyers-Anderson, 1981)。変化するためのあらゆる努力は奨励されるべきであり，クライエントの変化は最小のものでも尊重されなければならない。クライエントがいくつかの変化を一旦起こすと，変化に必要な自らの能力についての期待が高まる(Bandura, 1986; Erikson, 1963)。クライエントの変化を促進するための計画は，扱いやすく具体的で，徐々に増加していく変化，確実な目標達成，および自己効力感の増加の成就を含むべきである。

【クライエントは変化するための適応性や能力，資源を持っている】

　個人は自分特有の資源を開発することによって，人生においてさらに意味ある存在，自分の思いがより実現された存在，そして自分の健康を上手に維持できる存在となる可能性を持っている(Pender, 1996)。クライエントは，変化するための建設的な取り組みを展開するために利用することができる強さや資源を持つ。そして自分の個人的な強さや機知に富んでいることが強化された時に，変化のプロセスに進んで協調しようとする。変化がうまくいった過去の経験は何であれ，現在や未来の成功のためのモデルとして使用されるべきである。家族や重要他者は，変化を促進するための強力な味方となることができる。行動変容を起こしている人と関わりのあるすべての人は，その変化によって影響を受けるだろう。看護師は，クライエントの変化がサポートメンバーに与える影響をアセスメントし，いかなる変化や潜在的な行動上の修正であれ，それはサポートメンバーの生活に重大な影響を持つという事実を知らせることは重要である。

計画された変化と計画外の変化

　変化は伝統的に，計画外の変化(unplanned change)または成り行きの変化(drift change)と計画された変化(planned change)に分類される(Chin, Finocchairo & Rosebrough, 1998)。変化についてのこの2つのカテゴリー間には明確な違いがある。計画外の変化は，本来的に無作為である。しばしば，その変化は小さな一連の出来事の積み重ねの中で生じるが，その累積効果は急で突然の出来事としか知覚されない。計画された変化ではないため，その発生は気づきさえされないか，ただの「成り行き」としてしか知覚されないことがある(Reinkemeyer, 1970)。計画外の変化のアウトカムは，意図的であるわけでも予想できるものでもなく，常に消極的なものである。計画外の変化の一例は，「突然に」喫煙を止めようと決めるようなことである。

計画された変化は体系的プロセスである。それは，機能や生産活動，問題解決策の向上をもたらすことに向けられている。計画された変化は意図的であるため，問題解決，意思決定，対人関係の技術が要求される。計画された変化のアウトカムは，意図的で予測可能なものである。計画された変化の一例は，減量プログラムの開発である。

変化に関連する問題

変化への抵抗

変化に対してよく起こる反応は，抵抗である。多くのクライエントは，自分の問題および自分自身や他者への負担についてよく気づいている。その一方で問題に圧倒され，無力感にさいなまれ，あるいは問題を解決することは不可能だと感じている。このような抵抗は，受動的か能動的かのどちらにでもなりうる。抵抗が生じるとクライエントは，変化への動きに対抗したり，妨害したり，遮断したりするだろう。NewとCouillard（1981）は，変化のプロセスにおける抵抗形成の5つの理由を明らかにしている。

1. 自己の利益が脅かされること
2. 変化の性質や意味合いについての不正確な認識
3. 変化に関連した情報についての解釈の相違
4. 心理学的なリアクタンス（心理的反発）。自律への感覚を維持することと他者による強制に抵抗することへの強い動機づけ（O'Connell, 1997）
5. 疎外感

変化への抵抗には次のように対処することができる（New & Couillard, 1981）。

■ 変化のプロセスに関係している抵抗を変化のための手法についての構想および実践の中で考える。
■ 変化を実践し強化するために，公式な権威や力を慎重に活用する。
■ 変化の利益や変化の必然性を補強するために，情報を活用する。
■ 推奨される変化を導くために，専門的知識を持ち信頼でき，かつ変化によって影響を受けない外部の人を活用する。
■ 刺激や報酬を選択して用いる。
■ 支持的かつ共感的に接し，変化を徐々に取り入れる。

変化への障壁

変化のプロセスでは，そのプロセスを促進する力と妨害する力の2つのタイプの力が働く。変化のプロセスを促進する力は，個人を積極的なアウトカムの方向に動かすものであり，推進力（driving forces）と呼ばれる。推進力に対抗するものは，変化のプロセスを妨げるものであり，抑制力（restraining forces）と呼ばれる（Lewin, 1947）。自然の現象は，均衡のとれた状態を絶えず維持しようとしている。推進力と抑制力が同等の場合は現状が維持され，それは定常状態と呼ばれる。現状維持の状態では，個人は変化の必要性を知覚することはなく，変化は起こらないだろう。変化は，推進力と抑制力が不均衡な状態にある時に生じる。変化を効果的に促進するためには，両タイプの力を明確にすることが不可欠であり，それにより抑制力を防ぐかあるいは修正し，推進力から最大の利益を引き出すことができる（New & Couillard, 1981）。

変化は通常の状況下にある人々にとっても難しいことであるが，ストレスがかかっている人やコントロールできないとか無力であると感じている人（Seligman, 1991），あるいは自尊心や自己価値の攻撃にさらされている人々（Chin, Finocchiaro & Rosebrough, 1998）などにとっては，とりわけ難しいことである。抑制力には，環境に存在している外部的障壁や要因と，個人の内側にある内部的障壁がある。外部的障壁には，適切な施設・道具や経済的な資源，社会的サポートの不足，もしくはサポートシステムの衰退が含まれる（Bailey, 1990）。クライエントがすでに持つ個人的関係や専門的・職業的関係から成り立つサポートシステムは，クライエントや変化のプロセスにとって，最も重大な影響要因の1つである。これらのすでに確立した関係は，協力的，非協力的，中立，あるいは無関心になり得る。変化のプロセスにおけるサポートシステムの影響の

程度にはいくつかの問題が関与している。

- クライエントと意見が一致しない人々・グループに対する関係性
- クライエントと意見が一致しない人々・グループの魅力
- 関係する人々やグループの意見の不一致の程度
- クライエントと関係があってかつ変化に反対している人々の数
- クライエントが他者に依存せず自律している程度

一方，変化のプロセスを通して，クライエントの進展に影響を与える内部的障壁には，必要な知識・技術や適切な情動状態の不足，あるいは変化に必要な動機づけの不足が含まれるであろう。またクライエントが，痛みや不安，不便さ，活力の低下，不動性，あるいはクロニックイルネスの日常管理への重圧を経験している時，変化は困難なものとなる（Farley, 1992；Bailey, 1990）。変化に対して非常に不安があったり，変化によって創り出された喪失に悲嘆しているクライエントは，望まれる変化についてほとんど学習することなく，また注意を向けることなく，プロセスを頓挫させるであろう（Bushnell, 1979）。現状を維持しようとする欲求（Farley, 1992）や競合する多様な問題，否定的な知覚から距離をおく能力（Chin, Finocchiaro & Rosebrough, 1998）もまた，変化を妨害することがある。

活動が内部や外部の障壁によって遮断されたり，挫かれたりする傾向にある時，変化に向かって努力するようにクライエントを奨励することは無意味である（Pender, 1987）。それは次のような時起こり得る。

- 目標が明らかでない
- 自己修正を続け，達成するための技術が不十分である
- 目標とされる行動に関係する偶然を十分にコントロールすることができないという知覚
- 意思決定や変化のプロセスを実行するための計画や準備が不十分である

倫理的問題

意図的な変化を可能にするのは，個人の創造力，問題解決能力，および自律である（Pender, 1987）。人間の尊厳や，自律，自己管理能力，およびどのような人生を送るかを選択する権利への気づきや認識は，意図的な変化に関わっている保健医療職者にとって重大な考慮すべき事柄である。

クロニックイルネスを持つ多くのクライエントは傷つきやすい。重大な意思決定が要求されている期間は，特にそうである。子ども，虚弱な高齢者，あるいは衰弱した成人は，しばしば重要な人生の意思決定をするにあたって，家族や他者に頼らなければならない。クライエント，重要他者，専門職者の価値や信念のシステムの間には，葛藤が生じ得る。これらの葛藤は意思決定がなされる前に解決される必要がある。変化についての決定がクライエントにとって最大の利益となる場合でも，クライエントが賛成しないことがあり得る。このような状況においては，クライエントの状態を守るために，公式の権威や権限を用いる必要がある（Bailey, 1990；Dixon, 1998）。このことは，稀な特例や，クライエントが全面的な依存状況にある時にのみ，許可されるものでなければならない。

看護師はクライエントに力が残されていることを確かめる必要がある。看護師はクライエントの擁護者として，他者がクライエントの自律や自由選択の権利を妨害する時にのみ介入するべきである。看護師はまた，クライエントが変化に関するインフォームドチョイスをするための適切な情報や，変化のプロセスを促進するための方略を持っていることを確かめるべきである。クライエントが自分に関係するすべての結果やリスクについてよく考えずに決心したり，活動に参加するのを容認することは，看護師として非専門的で無責任である。変化の正当な目的は無知をなくし，アドヒアランスを高めることである（Dixon, 1998）。

計画や介入の焦点は，意思決定や目標達成のためのクライエントの力を強化することにある。クライエントは受動的な存在ではなく「自発的な生産者」である（Pender, 1987；Prochaska, Norcross & DiClemente, 1994）。クライエントは，変化のプロセスに

すすんで積極的に関わるようでなければならない。計画された変化によって影響を受けるあらゆる人は，互いに目標やアウトカムを計画・企画し，それらの目標やアウトカムを達成するために必要な変化をすすんで受けとめなくてはならない。自律が重要なポイントであるため，権威主義的で強制的，かつ操作的な方略は避けるべきである。修正をもたらすことが意図的な変化の目標であるので，変化のプロセスについての知識をクライエントの操作やクライエントによる自立した意思決定の剥奪のために用いないということを，看護師は明確にしておくべきである。最終的に，変化するか否かを選択する権利（Bailey, 1990），いつ変化するか，どんな形式の変化をとるかを選択する権利はクライエントが持っている。

「スリッピング」と逆戻り

逆戻りは実践計画からの「スリッピング」（slipping：小さな間違い，うっかり見逃がす）と共に始まる。逆戻り（relapsing）は，変化へのどんな試みにおいても当たり前に起こることである（O'Connell, 1997；Prochaska, Norcross & DiClemente, 1994）。スリッピングは，すでに重要性のないあるいは不要とされた行動に関与することに，もしくは望ましい新しい行動に関与しないことに，伴って生じる。スリッピングが生じた時，クライエントは，変化の前の段階と同様に話したり行動したり，抵抗や回避の段階（前熟考期）に再び入ったり，変化を未来の出来事として見たりすることがある（熟考期）（Prochaska, Norcross & DiClemente, 1994）。

研究では，禁煙プログラムに参加している人々は前熟考期の状態から維持期まで経過するのに7年かかり，これらの期間，初期の喫煙行動に戻る逆戻りを3回も経験することが示されている（O'Connell, 1997；Prochaska, Norcross & DiClemente, 1994）。しかしクライエントは変化のプロセスをうまく再開することができる。それは，変化が必要であるという決心を以前にしており，変化における成功をいくつか体験しているからである。逆戻りしたクライエントを援助する際の1つの鍵は，看護師がクライエントに恥ずかしいと感じさせないことである。逆戻りはクライエントにとって自信を喪失させる力となる。なぜなら，彼らはたくさんの個人的な資源を注いで変化するよう努めているからである。クライエントが変化への参加を再び断言するために，成功へと結びつく努力をサポートし，奨励することが必要である。

逆戻りしたクライエントは，なぜ逆戻りが起こったのかについての複雑なストーリー，説明，理由を持っている。これらのストーリー，説明，理由は詳細に調べ，分析されるべきである。これらの情報は，望ましい結果を引き起こすために変化の計画を修正することに用いることができる。

保健医療職者は時折，変化を導く際の自分自身の重要性に対して適切とはいえない感覚を抱くことがある。また，保健医療職者は，クライエントの生活に影響を及ぼす外部の変数を無視することがある。もし保健医療職者が，変化を導く際の自らの役割を過大評価すると，クライエントをエンパワーするどころか，クライエントの達成感を傷つけることにもなる。このような状況においては，患者の資源を認めないとか活用しないことがあり得るだろう。チェンジエージェント（変化を促進する人）としての看護師の主要な働きは，クライエントと接することでクライエントが自らの視野を広げ，その状況における自らの考えを明確にすることができるように援助することである。チェンジエージェントは，このようなことを行うために，受容的であり，かつ敬意に満ちた環境を創り出す必要がある。この環境はそれぞれのクライエントやそれぞれの状況に独特のものである（Lippitt, 1973）。

逆戻りに対処するための鍵となる介入は，逆戻りを学習の機会に変えるという「リフレーミング（組み立て直し）」である。クライエントは現在の変化への試みから何を学び，次の変化への試みに何を用いることができるであろうか？ スリッピングや逆戻りの要因についての包括的なアセスメントに関して話し合われる必要がある。このような情報は，変化への次の努力を計画することに用いることができる。重要なことは「何が，変化に向かっての次のステップとなるか」という問いにクライエントが答えることである（O'Connell, 1997）。

危機的状況における変化

　ストレスの多い出来事や緊急事態は，クロニックイルネスを持つクライエントにとって生活の一部である。効果的な生活技能や方略がなければ，これらの出来事は危機（クライシス）となる可能性がある。もし，ストレスが圧倒的となり，クライエントが問題解決できない場合，その結果として危機が生じる。危機の体験がクライエントの成長や向上につながるか，あるいは機能レベルの低下という結果のいずれになるかは，以前の問題解決能力や現在のサポートレベルによって異なる。ストレスや精神的な"dis-ease（安らいでいない状態）"は，クライエントが気づきを高め，ストレスや苦痛を減らす手段として変化を利用できるようになる状況を，現実に導き出すことができる。

　ストレスは，人々が歩む人生にとって共通分母である（Hoff, 1978）。クロニックイルネスを持つクライエントは，発達的危機と状況的危機の両方を経験することが多い。人々は通常，発達上の過渡期の状態では，より高いレベルの不安を経験する。これら発達の移行期には，役割，ボディイメージ，機能，他者との関係の持ち方が変化するのが通常である。発達課題（Erikson, 1963）を首尾よく終了するには，余分のエネルギーと養育を必要とするので，慢性疾患によってすでに衰弱している個々人には負担が大きいことがある。

　状況的危機は，予期していない外傷的出来事や，個人のコントロールを超える不測の事態の結果として生じる。よく知られた状況的危機としては，死や離婚などによる愛する者の喪失，失業，転居，自然災害，クロニックイルネスや致死的な病気の診断がある。状況的危機にある人々はとても傷つきやすい。不安レベルの高まりや，精神的な"dis-ease（安らいでいない状態）"によって，人々は潜在的な危機に対してより傷つきやすくなるが，その反面，学習や変化を快く受け入れるようになることもある。

　危機は瞬間的には生じない。危機とその介入を理解するためのモデルは，さまざまに開発されてきた（Caplan, 1964 ; Greenstone & Levitson, 1993 ; Roberts & Burgess, 1997）。これらのモデルは，危機を一連の段階的プロセスとして説明し，危機プロセスの段階を認識することは，危機を予防し，危機的状況においてはいかに変化が妨げられるか，あるいは促進されるかについての理解を提供する。

　危機的状況にあるクライエントと共に働く際に主眼となる点は，「いま，ここで」である（Roberts & Burgess, 1997）。問題解決やストレスを減少するために新しい取り組みを学習すること，あるいは取り組みを変化させることに努力の焦点があてられる。問題解決は，成長を促進する適応をもたらすこともあれば，機能レベルが危機的状況以前より低下する不適応の結果に終わることもある。クロニックイルネスを持つクライエントをケアする看護師は，危機の可能性について敏感かつ建設的な変化を促進する機会としてそのような状況を生かすべきである。支援があることによって，クライエントは適応へ向けて変化を統合するであろうし，未来の状況をより効果的に迎えることができるだろう。

文化的問題

　すべての看護師－患者関係において，クライエントの文化的伝統についての肯定的な評価と感受性がそこになければならない。看護師が文化的な適性を発揮する時，特定の生活状況へのより深い理解が示される。クライエントと協働する時，文化的な信念やライフスタイルを考慮することにより，長期間に渡って維持されるような，よりよい「文化的適合」が達成される（Spector, 2000 ; Sue, 1981）。これは，変化のプロセスにあるクライエントと協働する時に，特に当てはまる。識別や解明が要求される要因には以下のものが含まれる。

- 指示された変化と，伝統的な風習，信念，価値観の間の潜在的な葛藤
- 指示された変化と，伝統的な宗教上の信念や治療技術との潜在的な葛藤
- 指示された変化と，家族の伝統との潜在的な葛藤
- 勧められた活動を取る，あるいは取らないことに伴う利益や価値についての知覚
- 変化を起こすことによって伝統的な社会的役割やライフスタイルに与える影響
- 行動的な変化を奨励しているケア提供者とクライエントの間の類似点と相違点

- ■ 優勢的な文化や伝統的一貫性への文化的適応，同化の程度
- ■ 時間の位置づけ(過去，現在，未来)
- ■ 保健医療職者の期待
- ■ ケアを受けるセルフケアエージェントとしてのクライエントの期待
- ■ クライエントによる自分の力(自己効力)や力の欠如についての知覚
- ■ 帰属についての信念(例えば自己，チャンス，幸運，宿命，運命など)

インタベンション

チェンジエージェント

チェンジエージェント(change agent)は，変化のプロセスを慎重に促進する人と定義される(Mauksch & Miller, 1981)。効果的なチェンジエージェントは，クライエントや家族をエンパワーしようと努める。また，変化のためのパートナーであり，触媒の働きをする。変化のプロセスに関わる他者と共に援助関係を築くことは，サービスのための公式あるいは非公式の契約となるだろう。それは明確にされたアウトカムに向かって働く，すべての関係者たちの相互協力を示している。効果的な変化を導き出すための看護師−患者関係は，看護実践の他の領域における関係と類似しており，期限つきの治療的関係である。看護師は自らの「援助」スタイルに自覚的でなければならない。そして，それが異なるパーソナリティや背景，ライフスタイルを持つ他者に，どのような効果と影響を与えるかを評価する必要がある(Pender, 1987)。

チェンジエージェントは，真に手助けする人(helper)であるべきで，見た目の手助けをする人(enabler)であるべきではない。見た目の手助けをする人と真に手助けする人の間には重大な違いがある。見た目の手助けをする人は，クライエントの行動について議論したり直面したりすることを避ける。また，相互作用や出来事の重要性を最小にすることによって，活動や行動のアウトカムを減退させる。見た目の手助けをする人は，しばしばクライエントの問題行動を大目に見たり，補ったり，弁護したりする(Prochaska, Norcross & DiClemente, 1994)。

一方，真に手助けする人はクライエントの破壊的で悲惨な行動を特定し，そこに焦点をあてる。彼らは，否定的な行動と否定的なアウトカムや帰結を関連づけることで，クライエントを手助けする。彼らは，個人が諸活動についての責任を引き受けるよう主張し，直接かつ頻繁にクライエントの行動の変化を推奨する(Prochaska, Norcross & DiClemente, 1994)。

効果的なチェンジエージェントは，誠実であり楽観的で，自信に満ち率直であり，かつカリスマ性を持っているものと考えられてきた(Lippitt & Lippitt, 1978)。チェンジエージェントは順応性があり，自己に動機づけられ，他者に対して感受性豊かである。また，文化的な感受性を持ち，あいまいさに対処することができ，なじみの薄い状況に順応することができ，純粋である。

Rogers(1972)は，チェンジエージェントの機能を次のように明らかにしている。

- ・変化の必要性をうまく知覚できるよう手助けする
- ・変化の関係を確立する
- ・問題を分類する手助けをする
- ・目標と一連の行動選択肢を吟味する
- ・意思を活動に変える
- ・変化を安定させ，変化した行動が中断しないように試みる
- ・うまく終結に導く

チェンジエージェントは，変化を促進する環境を創り出す責任がある。それらの環境は開放的で安定し，目標に向かっており，支持的なものでなければならない。これまでの流れを中断することや個人的な意味，言葉の重要性などは，効果的な変化の環境を創り出す媒体として役立つ。効果的なチェンジエージェントは，クライエントが持つ自己創始の能力を発揮することを促進する。個人の能力を明確にし，評価することの責任を保健医療職者からクライエントに移すことによって，看護師は認知的な再構築を促進し，自己効力感を高める。

効果的なチェンジエージェントは「変化のための対話(チェンジトーク)」に関わる。チェンジトーク

は，何がクライエントに有効であるかを導き，クライエントの期待を広げ，クライエントにいくつかの解決策を考える時間を提供する。方略としては，遊びやユーモアの活用，変化のための文脈，クライエントはどのような変化に最初に焦点をあてようとしているのかを明らかにすること，目標に向かって進展していることを示す小さなサインはどのようなものかを明らかにすること，どの程度の変化が好ましいと考えられるかを明らかにすることを含む。チェンジトークは，Fanger（1993）が「可能性の枠組み」と表現するものの確立も助ける。

可能性の枠組みは，治療の焦点を問題志向から確率志向へと移行させる。第一段階は，十分に明確にされた将来の行為（禁煙など）をクライエントが特定することである。例えば，「どのような変化を求めているのか？」「自分の目標は何か？」「何をどの程度求めているか？」などである。第二段階は，目標を達成しようとしたがうまくいかなかった過去の試みを明らかにする。看護師は，うまくいかなかった過去の試みを取りやめ，組み立て直す方法を探す。この「リフレーミング（組み立て直し）」は，言葉や活動を通して成し遂げられる。組み立て直しのアプローチは，新たな広がりをもった視点をクライエントに提供し，目標達成に向けての新しい効果的な活動をサポートする（Fanger, 1993 ; Friedman & Fanger, 1991）。

変化のためのアセスメントと計画立案

クライエントの行動を修正する試みの成功は，変化に対するクライエントの準備状態を正確にアセスメントできるかどうかにかかっている。変化の諸段階は，特に問題行動に関連したものであって，クライエントのパーソナリティの側面と関連したものでないことを忘れないことが重要である（O'Connell, 1997 ; Prochaska, Norcross & DiClemente, 1994）。クライエントの変化の段階が判定されると，それに基づきクライエントを支援するための方略を選択することができる。

計画された変化はシステム全体を見当に入れたものである（Chin, Finocchiaro & Rosebrough, 1998）。クライエントにとって意味のある妥当な目標によって漸進的な変化が導かれた時に，意図的な変化が達成される（Pender, 1996）。包括的なアセスメントをすることによって，内的障壁，対人関係的障壁，あるいは外的障壁を明らかにすることができ，それによって変化に対する抵抗の可能性を知ることができる。

変化しようとしているクロニックイルネスを持つクライエントの基本データ（表13-1）には次の領域が含まれる。

- 現在の問題についての経緯
- クロニックイルネスを含む健康歴
- 健康信念と健康知覚についてのアセスメント
- 日常生活動作と機能レベルについてのアセスメント
- 対人関係についてのアセスメント
- 個人的価値観や信念についてのアセスメント
- 変化への準備状況についてのアセスメント

変化へ導くための計画を立てるには，クライエントの変化の段階と，求められる変化がどのようなものかを特定する必要がある。一般的に，基本的な計画は次のようである。

1. 変化の必要な問題領域を明らかにする。
2. クライエントの目標，および短期間における予想とアウトカムを明らかにする。
3. 変化のプロセスにおける看護師の役割を明らかにする。
   協働する領域
   経験的方略
   行動的方略
   エンパワメント方略
4. 変化のために適切な環境を創り出す。
5. 変化のプロセスを促進する。
6. 変化の障壁を縮小あるいは除去する。
   抵抗力を弱める。
   推進力を強める。
   痛みを軽減する。
   不安や心理的苦悩を減少させる。
   身体可動性を高める。
   資源へのアクセスを支援する。
   アドヒアランスを助長する。
   社会化を促進する。

表 13-1　クライエントの包括的アセスメント

個人および家族の健康歴	クロニックイルネス	健康の信念と知覚	日常生活動作
人口統計 家族の遺伝的なヒストリー 宗教およびスピリチュアリティ 治療および処方薬 薬物使用/乱用	病気行動/役割 障害者行動/役割 病みの軌跡 スティグマの知覚 可動性の障害 慢性の痛み 社会的孤立 ノンアドヒアランスの問題	病気にかかりやすいことの知覚 病気の深刻さの知覚 健康に対する脅威についての知覚 自己に対する脅威についての知覚 健康実践の障壁についての知覚 健康行動の利益についての知覚 コントロールの属性(内的/外的) 援助を求める意欲 情報を探し求める行動	栄養 睡眠 運動 遊びおよび趣味 可動性 機能的レベル
対人関係	**重要他者**	**個人の価値観および信念**	**家族機能のレベル**
コーピング機制 防衛機制 問題解決スタイル 家族や対人関係での役割 家族や対人関係でのコミュニケーションパターン 感情の規制(情緒，気持ち) 状況的なサポート/資源 援助関係の入手可能性	関係の性質 既存の，または潜在的葛藤 クライエントを援助できる可能性と意志 クライエントの問題についての知覚 変化に対するクライエントの意志と参加の知覚 クライエントの「計画された変化」が原因で起こるかもしれない混乱についての知覚 コーピング機制 防衛機制 問題解決スタイル	自尊感情のレベル 自己価値の知覚 自己効力の知覚 ライフスタイルに対する満足感 人生の意味	何が目標か。家族はどのくらいうまく目標に近づくことができるか？ 家族メンバーは目標に対してどのくらい力を注ぐか？ 家族はどのように意思決定するか？ どのような基本的障壁および負のダイナミックスが存在するか？ 家族は自分たちの課題や役割に平等に参加しているか？ 家族メンバーは自分の家族およびその効果についてどのように感じているか？ 家長は誰か？ 家族の権力構造はどのようなものか。不公平が存在しているか？ 自律に伴う闘いがあるか？ 他者の行動やメッセージに対する知覚や解釈に相違があるか？
コミュニケーションパターン	**変化への準備状況：準備期**		
個々のメンバーの言語的，非言語的コミュニケーション 空間および席の配置 メンバーによって表現された共通のテーマ 傾聴の質 問題解決の能力や才能	変化が必要であるという理解の程度 変化の過程への参加の程度 変化への妨害や障壁の知覚 変化に続く自己イメージの変更		
変化への準備状況：前熟考期	**変化への準備状況：熟考期**		
問題および変化の必要性についての気づきのレベル 問題および変化の必要性についての否認のレベル 可能な変化を話し合う意志	問題や変化の必要性を話し合うことへの開放性のレベル 変化への賛否両論についての知覚 変化の過程における過去の体験 　成功 　失敗 　成功あるいは失敗を引き起こした要因の知覚		

7. 家族の変化に対する計画
    家族の持つ効力について家族と共にアセスメントする。
    アセスメント所見について皆の同意を得る。
    家族が焦点をあてようとする問題を相互に明らかにする。
    改善策や取るべき新しい方向を提案する。
    目標や望ましいアウトカムの達成に必要な技術と資源の明確化を支援する。
    効果的な問題解決を促進するために支持的な雰囲気を創り出す。
    メンバーの参加を促進する。
    共感および相互の問題解決を促進する。
    フィードバックを提供し，引き出す。
    競争を減少させ，個々人にとっての達成を促進する。
    達成に対する報酬を提供する。
    家族を支援して目標に焦点をあて続ける。
    よいグループコミュニケーション技術のモデルとなる。
    明確なメッセージを送り，思慮深くはっきりと話す。
8. 評価し，修正する。
    変化の計画を評価する。
    スリッピングと逆戻りに対処する。
    必要な計画の修正をする。
9. 変化を維持するために計画を作成する。

理論的枠組み

　変化をもたらす介入の開発に用いることができる理論的枠組みには多くのものがある。それぞれの理論やモデル，枠組みは，独自の長所を持っている。1つのアプローチがすべての個人，問題，状況に適合することはあり得ないようである。クライエントを特定の理論モデルにはめ込もうと試みる代わりに，それぞれのクライエントの独自のニーズに合わせて方略を形作る必要がある。望ましい変化をサポートするためには，的確な内部的および外部的状況を作り出さなければならない。
　過去40年にわたって，行動上の変化プログラムにおいて優位を占めていたアクションパラダイムは，変化は劇的にそしてばらばらに起こるという見解を支持してきた。変化のプロセスを説明する多様なアプローチは，2つの一般的な介入方略について検討してきた。それは行動的（行動の領域）介入と経験的（認知の領域と情動的な領域）介入である。
　行動領域の介入方略は，クライエントにとっての外的要因に関わるもので，クライエントの行動に直接的な焦点をあてる。方略には，刺激に対する反応，刺激反応の修正，反応の消失，および反応の強化などである。変化は条件づけと呼ばれる学習プロセスを通して起こる。クライエントは，環境に対して受動的に反応する者とみなされる。行動領域の介入の目的は，行動を方向づける，ないし修正することである。
　経験領域の介入方略は，思考と関係している。この方法は内部の処理プロセス（感情や態度，価値観，見解，思考）に焦点をあてる。クライエントは能動的な情報の処理者として考えられている。経験領域の介入は，変化や変化の必要性についての新しい考え方をクライエントが獲得し発展させること，またアウトカムについての期待を創り出すことの援助にその目標がある。
　これら2つのパラダイムに基づいて発展したプログラムは，減量，禁煙，アルコール依存や薬物依存からの克服，および健康的なライフスタイルの確立などの行動のために，期限つきのプログラムに個人が参加するものであった。しかし，このようなプログラムは，変化を1つか2つの領域から見たものであり，3つの領域（行動，認知，情動）すべてからとらえたものではなかった。プログラムに基づく介入には，どのプログラムが適用されているかが反映する。これらのプログラムは，個別化されることがほとんどなく，変化に関わる個人の能力に影響を与える個人的変数を考慮に入れることもない。さらに，これらのプログラムは，変化への個人の準備状況を考慮していない。個人がこれらのプログラムを完了して，変化の維持に失敗した時，その失敗はプログラムの限界によるものではなく，クライエントによるものだとされる。個人は，意志力や動機の欠落という理由による逆戻りを非難されるのである。

【Lewinによる変化の力の場のモデル】
　変化について理解し，実践し，予測するための伝統的なモデルの1つが，変化の力の場のモデルであ

表13-2　Lewinの変化の力の場のモデル

段階	アクション	介入
溶解期 [Unfreezing]	問題を解決するためまたは状況に対処するための変化の必要性や欲求についての気づきの発生 信念や知覚が混乱する。 定常状態から不安定な状態への移行，変化への準備	クライエントが問題を明確化するのを援助する。 変化を促進するあるいは妨げる要因の明確化を援助する。
移行期 [Change(Movement)]	問題のアセスメントとラベル化 活動の選択肢や代替案の明確化 目標とアウトカムの設定 知覚，見解，活動，価値，基準における変化を促進するための活動をする。 活動のアウトカム評価 同一化 内面化	適切な情報を提供する。 サポートを提供する。 好ましい変化への動きを奨励する。 アウトカムの有効性を評価する。
凍結期 [Refreezing]	学習の統合と安定化 新規行動と反応を生活様式に統合する。 関係の修正 変化が維持される。	クライエントと家族にもたらされた変化とその効果を再検討する。 今後予測される変化について計画を立てる。

出典：Bailey, 1990；Farely, 1992；Lewin, 1951

る。看護師は，しばしば，このアプローチを個人や家族，グループ，組織の変化を起こすために用いる。このモデルによれば，変化は，環境と個人の間の相互作用として概念化される（体験的）。Lewin（1951）は，変化を3つの段階の形成プロセスとして概念化した。この枠組みでは，変化を3つの異なる段階で起こるものとして説明する。3つの段階とは，溶解期，変化（移行）期，凍結期である。

溶解期（unfreezing）では，変化の必要性についての気づきが高まる。この気づきの高まりは，現状への不快や現状への疑問，関係における変化によって生じるだろう。必要性への知覚は，変化への個人の願望を高める。この時期は，クライエントによってはかなりの困難を伴うが，それは計画立案や移行を求められるからである（Laughlin, 1989）。変化期（change）あるいは移行期（movement）では，個人は変化することを確約し，意思決定に関わり，変化のための活動に関する問題を解決する。凍結期（refreezing）における焦点は，長時間かけて新しい行動を維持することと，自己システムの中に支持的な態度や価値を組み入れることにある。3つの段階，適切な活動，および看護介入を表13-2に示す。

【精神分析的理論】

精神分析的理論のアプローチは気づきを高めるために効果的である。これらのアプローチは，内面に焦点をあて，意識的あるいは無意識的な動機への気づきを高めるために有効なアプローチである。転移や夢判断，自由連想などの方略は"dis-ease（安らいでいない状態）"を作り出し，変化の必要性へと個人を促進することに役立つ。このアプローチに用いられる手法は，気づきや感情の覚醒を高めるのに役立つものであり，それには出来事の意味の明確化（洞察）や過去の葛藤を明るみに出すこと，転移，逆転移の問題を乗り越えることが含まれる。

【行動修正理論】

行動修正に基づく方略は，断片的な行動を変化させ行動を方向づけるためにとりわけ効果的である。このアプローチは行動の「理由」ではなく，行動そ

のものに焦点をあてる。行動アプローチは，行動は帰結によって決定されるという一般的な前提に基づいており（Shumaker, Schron & Ockene, 1990），実際になされる行動と，強化による管理に焦点をあてる。行動修正のための方略には，行動を変化させて方向づけるための強化が用いられる（オペラント条件づけ）。オペラント条件づけの基盤となっている仮定は，望ましい結果につながった行動は，同じ状況が将来に起こった時に繰り返されるというものである。正の強化は負の強化や罰よりも，変化への動機づけに効果をもたらす。

行動療法においては，反応は肯定的な強化の条件づけによって形作られるのであって，報酬の欠如や否定的な罰によって失われると考えられている。強化因子は，実体のあるもの（対象や活動），社会的なもの（他者との相互作用），自己形成的なもの（自賛，肯定的な自己表現）に分類される。

強化による管理において時期は極めて重要である。変化の初期においては，時間を追った行動コントロールのために，即時的で継続的な強化が非常に有益なものとなる。継続的な強化はまた，新たな行動や修正された行動を速やかに学習することを促進する。変化の後期においては，断続的な強化が行動を安定させ，行動の消退の防止に役立つ（Fordyce, 1977）。

行動修正のための主な方略には，強化による管理，環境の操作，顕在行動の治療，予定の作成，脱感作が含まれる。変化のプロセスは，クライエントの条件づけとなる一連の活動を通して進む。介入は，主にクライエントの受動的な役割を反映する。これらの行動介入は，クライエントの行動を形作ることあるいは修正することをその目標とする。表13-3は，主要な行動修正プロセス，クライエントの活動，看護介入，およびプロセスの目標を達成するための可能な資源を示す。

行動療法は，個々の行動の変化には有効であるが，認知領域および情意領域に焦点をおいていない。これは，変化のプロセスにおける有効性を限定する。

【経験に基づく理論】

経験に基づく方略は，社会認知理論（Bandura, 1986），理性情動理論（rational-emotive theory）（Ellis & Grieger, 1977），合理的行為の理論（reasoned action theory）（Shumaker, Schron & Ockene, 1990）などの多様な理論から発展している。望ましい結果の変化を促進するために重要な3つのプロセスには，意識を高めること，自己評価，および認知の再構築が含まれる。この3つのプロセスは，変化のプロセスにおいて効果があると共に変化のスパイラル（螺旋）モデル（Prochaska, Norcross & DiClemente, 1994）に合致していることからここでの議論の焦点になる。表13-4は，経験に基づくプロセス，クライエントの活動，看護介入，望ましいアウトカムを達成するための可能な資源を示している。介入の目標は，クライエント内部の処理プロセスにおいて感情，態度，価値観，見解，思考がつながることに焦点をあてる。その目的は，クライエントを情報の能動的な処理者とし，クライエントが，変化や変化の必要性についての新しい思考法を獲得し発展させるのを支援することにある。

認知理論の視点に基づくと，個人の行動は，行動を果たそうとする意志と，諸々の認知活動の組み合わせによって決定される。クライエントの意志は，行動に向かう態度と期待されたアウトカムの価値にどれほどの重みを与えるかによって決定される。態度は，行動によってアウトカムが導き出されるという信念，そして，そのアウトカムがクライエントにとって価値があるという信念によって形成される。それはまた，他者がクライエントに特定の行動をとることを望んでいるかいないかというクライエントの持つ主観的基準や規範の適用，および他者の希望にクライエントが応じようとする動機づけの結果として生じる。

気づきを高めること 変化が必要であるという気づきが高まると，変化を求め変化への参加が生じる。必要とされる変化や自己効力についてのクライエントの気づきが高まると，それは変化の開始あるいは初期の段階に大きな影響を与える。クライエントは，リスクの査定およびリスク削減の評価に自ら関わり，変化プロセスにエネルギーを注いで得られる利益とこの評価を比較するであろう。このような分析プロセスのすべては，クライエント自身の価値観や信念，入手可能な内的資源や外的資源をどのように知覚しているかなどによって大きな影響を受け

表 13-3　行動方略の鍵

プロセス	クライエントの活動	看護介入	資源
マネジメントの強化（行動修正）	変化させようとする行動の選択 どのように変化を起こすかの選択 ・動機づけ ・正の強化（報酬） ・負の強化（除去あるいは嫌悪的な状況） ・罰（嫌悪的な経験） 自己内省とモニタリング	患者と共に，的確な行動変化を明確にする。 患者と共に，明瞭に描かれた強化を管理するための計画をデザインする。 行動，正/負の強化，および罰についての患者の選択を強化方略の基盤とする。 行動の頻度を測定する方法を確立する（基準）。 患者の進捗状態をモニタリングし，結果や目標の到達度を明確にする。 肯定的な進歩へのサポートを提供する。	行動記録（日々の記録） 具体的な強化（対象や活動） 社会的強化（他者と関わる相互作用） 自己形成的な強化（自己称賛，肯定的な表現） 内発的動機（リラックスしている感覚，活気に満ちた感覚，呼吸の改善，可動性の増加）
モデリング	新しい技術と行動を獲得する。 好ましい行動をとっているモデルを観察する。 どのように他者と関係しているかを観察する。	患者が適切なモデルを明確化するのを援助する。 焦点化した行動に関わると同時に選択されたモデルの観察やモデルとの相互作用を促進する。 焦点化した行動を正しく遂行するための患者の能力をアセスメントする。 自己効力についての患者の知覚をアセスメントする。 焦点化された行動を予行する機会を患者に提供する。	モデル ・年齢特異的 ・ジェンダー特異的 ・文化特異的，その他 ・セルフヘルプグループ
反対条件づけ	刺激と条件化された反応の絆を断つ。 望ましくない刺激-反応の絆をより望ましいものと置き換える。	望ましくない刺激-反応を明確化できるように援助する。 適切な反対条件づけの方略の選択肢を提案する。 新しい刺激-反応を他の状況に一般化できるように援助する。	心象 リラクセーション技術 脱感作
刺激のコントロール	言語的や非言語的なきっかけを突然引き起こすものを明確化することを学習する。 言語的や非言語的なきっかけを突然引き起こすものへの反応をコントロールすることを学習する。 適切な言語的や非言語的なきっかけへの感受性を発展させる。 好ましい行動や反応を引き起こす内部のきっかけのシステムを発展させる。 いつどこで好ましい行動や反応が起こり得るかを同定することを学習する。 好ましくない行動や反応という結果になる状態を同定することを学習する。	行動や反応を引き起こす内部や外部のきっかけを再構成する。 ・きっかけの制限（ゼロまで減少） ・きっかけの除去（減少，きっかけの局在化） ・きっかけの拡大（きっかけの連結） 強化に関係する個人的な言語的，非言語的なきっかけを明確にする。 強化プログラムをデザインする。	注意を喚起するための手紙やはがき 個人的な電話 家族メンバーやサポート的な他者による注意の喚起 モデルによる注意の喚起

出典：Dixon, 1998；O'Connell, 1997；Pender, 1996；Prochaska, Norcross & DiClemente, 1994；Shumaker, Schron & Ockene, 1990；Bandura, 1986；Deci & Ryan, 1985

表 13-4　経験に基づく方略の鍵

プロセス	クライエントの活動	看護介入	資源
意識の向上	情報を求める。 情報を処理する。 情報を解釈する。 変化した他者あるいは焦点化した行動に関わっている他者を観察し交流する。	熟考している変化について議論するための情報を提供する（長所と短所を含む）。 熟考している変化についての短期間・長期間の成果あるいは変化の失敗について議論するための情報を提供する。 変化に関わる価値・信念・感情を見極める。 リスクの見積もりとリスクを減少させるためのカウンセリング 変化がどのように病みの軌跡を修正するかを見極める。 変化の帰結として健康の可能性が最大化される程度を見積る。 活用できる人間関係的サポート量を査定する。 変化に対する障壁と乗り越える手段についての実態およびどのように知覚されているかを査定する。 目標とされた変化に関する知覚を話し合う。 他者の関わりの程度，患者を手助けするために調達できる時間とどんなタイプの手助けが可能かを話し合う。 カタルシス／目覚しい回復	文化的に適した教材 新聞や雑誌の記事 書籍や参考文献 ポスター オーディオテープやビデオテープ コンピュータプログラム 証明書 セルフヘルプグループへの参加 日記を書くこと
認知的な再評価と直面化	自己基準を再評価する（価値観と信念）。 自己基準と行動の間の不一致を認識する。 変化への計画を発表する。	価値観・基準・行動の間の不一致を患者が明確にするのを手助けする。 患者が理想とする役割モデルと自分の行動を比較する。 変化が起こった際に生活がどのように充実するか，また変化がない時に生活の質に与える否定的な影響を患者が明確にするのを援助する。 どうであるか，どうなるか，どうなる可能性があるかを対比させる。 目覚しい回復 自己解放 不測の事態の管理	役割モデル 尊敬する人 準拠集団 長所短所のリスト 利用可能な自己評価スケールあるいは質問票
認知の再構成	自己思考，自己イメージ，自己態度について熟考する。 自己発生的な思考を分析する。	患者がさらに合理的に考えられるよう導く。 肯定的感情や自己評価を高める。 自己効力やコントロールの知覚を高める。 患者が肯定的および否定的自己メッセージを認識することを援助する。 患者が問題のある思考パターンや機能していない信念を訂正することを援助する。 肯定的な自己表現を練習する。 不合理的表現を合理的表現へ変化させる。 患者が自己効力の知覚を高められるよう援助する。 患者が自己批判を減少させることを手助けする。 非論理的あるいは不合理な考えを修正する。 新しい行動を実行する技術の不足と否定的な自己メッセージによる自己抑制を識別する。	自己表現 自画自賛 瞑想 心象 日記を書くこと

出典：Dixon, 1998；O'Connell, 1997；Pender, 1996；Prochaska, Norcross & DiClemente, 1994；Shumaker, Schron & Ockene, 1990；Bandura, 1986；Deci & Ryan, 1985

事例　変化プロセスのスパイラル（螺旋）を用いる

段階1：熟考期

【変化を熟考しているクライエント】

　看護師は，高血圧と診断されたばかりのJさんという47歳のクライエントと面接していた。彼は19歳の時から1日に1箱のタバコを吸っていた。この習慣が始まったのは仲間からの圧力によるものだと彼は述べた。看護師がさらに質問すると，喫煙についてのよい点と悪い点とをいくつか述べ，受動喫煙の影響について妻と10代の子どもたちからの心理的圧迫を感じていることを認めた。受動喫煙にさらされたくないという妻たちの欲求について十分にわかっていた。Jさんは，喫煙はお金がかかるし，「おろか」だとは思っていたが，職場や家でくつろぐための数少ない方法の1つであるとも感じていた。また，体重の増加を心配し，もし禁煙すると体重が増えるだろうと気をもんでいた。体重の増加は，禁煙を試みた友人の幾人かに起こっていた。禁煙方法に関する本を読んでいた彼は看護師に薬やニコチンパッチやガムによって禁煙が容易になるかどうか尋ねた。禁煙についての過去の試みを看護師が聞くと，何年かにわたって多くの試みをしたが，いつも成功しなかったと述べた。短期間であれば禁煙できたが，ストレスがたまったり周りの人が喫煙すると吸ってしまった。彼が成し遂げた中で最良のことは，短期間ではあったが喫煙するタバコの本数を減らしたことだった。Jさんは，今が再び禁煙を試みる好期だろうかと口に出し，看護師に意見を求めた。話し合いを続けた後，Jさんは禁煙について真剣に考えてみると語った。

　反応　この事例のクライエントは変えるべき問題行動について考えており，保健医療職者と共に問題について快く話し合う用意があった。クライエントは関心を抱いていたし，行動を変えた時と変えない時の長所短所について検討することがすでにできていた。変化への動機づけ，および行動を変えることが過去においていかに困難であったかについての自分の洞察を表明した。過去における禁煙の試みでは，禁煙についての現実的な関わりあるいは変化への明瞭なプランがなかった。彼は禁煙に関する追加情報を求め，今が変化を開始する理想的な時期と状況かどうかについて納得できるデータを要求した。問題の解決のためには熟考的行動が必要である。その後，クライエントは変化に専念する準備ができる。

段階2：行動期

【アクションプランと共にあるクライエント】

　Mさんは糖尿病を持つ45歳のクライエントである。担当医は彼女に体重を減らし，定期的な運動を始めるように数年に渡って奨励したが，彼女の行動を変化させる試みには失敗していた。今日診療所に来たMさんは，減量のためのグループが職場で開始され，自分と同僚2人が参加することになったと話した。彼女は3週間に渡って定期的に出席し，奨められた食事計画に従っていた。どのような努力をしているかについて話すように促すと，Mさんは自らすすんで誇りと満足感について話し始め，これまで「とても太った」状態のままにしていることに常に「うんざり」してきたと表現した。この問題に対処するために「本当に準備万端に」したことは今までなかったことを認めた。友人に勧められた時に自分がそのグループにとても入りたいと思っていることに彼女は驚き，困難な変化を起こすための友人のサポートが嬉しかった。Mさんはまた，自分が体重を減らそうとしていることを多くの人が知っているので失敗したくないという不安について看護師に話した。彼女は食事で「ごまかし」をしたくなったが，「その衝動を抑える」ことができていた。また，前週は期待したように体重が減らなかったために苛立ち，がっかりしたことを認めた。看護師は減量，食事，運動，糖尿病について彼女に話した。また，逆戻りのリスクを減少させ，長期間の維持に移行するために有用な追加の提案をした。Mさんは食事のプログラムについて目を通してほしいと看護師に頼み，追加の情報に感謝した。看護師はこのことについて引き続き報告するように彼女に勧めた。

　反応　この事例のクライエントは，問題に対処するための一連の活動をすでに開始し，自分の活動は達成し得ると信じている。彼女は短期間の進歩に焦

点をあて，プログラムに否定的に作用する障害をいくつか認識し，食事や運動の際の不快感は価値あるものになるだろうという判断をしている。実際の体験は予想以上に困難となることがあり，減量に対する自分の努力を公表することは，支援になると同時に不安の原因にもなる。変化に対する動機を念頭に置き続けることによって，彼女は変化しようとする意欲を強化している。看護師は問題に対する答えを見出し，成功を支援することによってクライエントを援助し，また，肯定的な変化の環境を作るための方策を用いている。

段階3：逆戻り

【逆戻りしているクライエント】

Kさんは，中等度の慢性閉塞性肺疾患（COPD）の症状を持つクライエントである。最初に診断された時，彼女はただちに禁煙プログラムに参加し，32か月間禁煙を続けた。彼女は，禁煙した自分の努力についてとても誇りに思っていた。上気道感染の治療のために受診した時，Kさんは再び1日に1箱のタバコを吸うようになったと看護師に話した。看護師は驚き，またがっかりした。看護師は何が起こったのかを聞き，逆戻りの要因を明確にできるかどうか尋ねた。彼女は，10代の娘を持つ難しさや夫の収入が「減った」ことを話し始め，喫煙者である夫と夕食の後にタバコを吸うことでリラックスできることを見出したこと，そして自分の渇望はコントロールできると思っていたと表現した。彼女は自分が再び1日1箱のタバコを吸うようになるとは思っていなかった。しかし間もなく，家族の要求にうまく対処できない時にいつでもタバコを求めるようになり，今では以前の喫煙行動を再開していた。看護師は禁煙の利得について話し，自分が家族の問題に対処する手段を見つける助けになるかどうかKさんに尋ねた。彼女は喫煙を続けないことを再度望むという発言をしなかったので，看護師は喫煙を続けないための計画について直接尋ねた。Kさんはまた試みたいと述べた。

反応 この事例のクライエントは，問題を解決することに成功した後の問題行動のエピソードを持っており，望まない行動を再開していた。クライエントは逆戻りに至った状況を表現することができている。これはクライエントの最初の逆戻りであり，逆戻りの経歴はそれほど複雑ではない。彼女は拒否や抵抗の状態にあるようには見えないが，禁煙のための計画を表明しなかった。看護師は批判的あるいは非難するような態度をとらずにクライエントを援助している。目標は，喫煙しないことで得られる健康上の利益をクライエントが再確認し，「スリッピング」の原因となる要因に対処する方法を見出し，喫煙しないという姿勢を再び表明するよう援助することである。

る。クライエントの自己効力や能力についての知覚は，このプロセスを通して高めることができる。クライエントは自己尊重の感覚や満足感を見出し，これらの価値観に基づいた基準の内面化や行動の一貫性に誇りを持つ。個人の価値観や信念は，初期の発展的な段階で内面化される。これらの価値観や信念は，重要他者や社会の価値システムないし信念システムから導かれる。これらの内的基準が妨害されると，否定的な自己アセスメント，自己尊重の低下，罪悪感や恥といった否定的な気持ちをもたらすことになる（Chin, Finocchiaro & Rosebrough, 1998；Rokeach, 1973）。

自己評価 自己評価は，変化のプロセスにおける介入の1つであり，変化が情動的な高まりに起因するという前提に基づく。クライエントは，自己基準と行動の間にある気がかりな不一致に気づくと，内部に平衡をもたらすために必要な変化を起こすように動機づけられる（Rokeach, 1973）。自分の基準に適合しようとする強い意志は，実際の行動につながる（Pender, 1996）。看護師ではなくクライエントが，基準と行動の間にどのような不一致があるかを見定めることが重要である。行動のモデリングは，自己評価を高めるためにも自己効力を高めるためにも非常に優れた介入である。モデルは，比較基準を提供する。適切なモデルは，クライエントの準拠集団から示されるべきであり，クライエントが尊敬している個人であることが望ましい。自己基準の中で

変化が生じた時，クライエントは内部の平衡を維持しようとするため，行動においてもそれに対応する変化が起こる。

認知の再構築　認知の再構築という現象は，理性情動理論から生じる（Ellis & Grieger, 1977）。その焦点は，情動と認知の統合にある。介入は，思考や心象の修正，また自己価値や自己効力や自己能力に対する態度の修正に焦点をあてる。このような変化の視点にとって鍵となる要因には，自己表現と自己イメージの様式における評価が含まれる。思考・心象・態度が機能不全の状態であったり，懲戒的な自己批判などは，自己効力の知覚を低下させ，行動の変化を開始することも継続することもできないという結果を招く。認知の再構築を促進させる介入には，クライエントの自己表現や自己イメージの性質をアセスメントすること，不合理で非論理的な表現やイメージをクライエントが認識できるよう援助すること，および不合理で非論理的な表現やイメージを差し替えまたは修正することが含まれる。

【変化のスパイラル（螺旋）モデル】

Prochaska, NorcrossとDiClemente（1994）によって提案された変化のプロセスモデルは，理論を横断したモデルであり，初期に開発された変化のプロセスの枠組みにおける限界に焦点をあてたものである。それは，変化に対するクライエントの準備状況を考慮に入れ，その時点におけるクライエントの変化へのニーズや動機づけ，参加状況に合わせて変化のプロセスを形作るものであった。

Prochaska, NorcrossとDiClementeによるモデル（1994）は，多様な変化のプロセスモデルから中核的な概念を統合したものである。基盤となる2つの主要な概念は，JanisとMann（1977）による意思決定バランスと，Bandura（1986）の自己効力の概念である。変化のスパイラルモデルでは，6つの段階を通して変化が進行する。6段階による変化は線状ではなく環状である。ある段階の到達が必ずしも次の段階に導かれるわけではない。クライエントの変化はスパイラルのどこにおいても妨害され得る。それぞれの段階は一定の期間にわたり，特定の課題を伴う。このモデルの6段階とは，前熟考期，熟考期，計画および準備期，活動期，維持期，終結期である。

看護師とクライエントは相互的な意思決定に携わり，1つの方略あるいは方略群の組み合わせを選択し，複雑な変化の問題に対処する。経験的なプロセスは行動的方略よりも，クライエントの反応を理解し変化の初期段階の予測をするために効果的である。その一方で行動的方略は，準備期から活動期，活動期から維持期への移行の理解と予測に効果的である（Prochaska, Norcross & DiClemente, 1994）。長期間に渡る効果は，体験的方略と行動的方略が組み合わされて用いられた時に達成される。表13-5はこのモデルの6段階とそれぞれのテーマ，クライエントの特性，看護介入を示す。

変化の維持

変化は，それが学習された環境の中で一番よく維持される。行動変化を維持することにおける主な課題は，新しい行動や修正された行動を他の状況や環境に適用することである。多くの要因が，変化の維持と一般化に影響する。これらの変数は，認知領域や情意領域，行動領域に影響を与える。変化の維持に影響する重要な要因には，次のものが含まれる。

- 変化を支持する個人的信念や態度
- 変化への情意的および認知的な参加の範囲
- 個人のライフスタイルに変化を組み入れる容易さ（連想的学習）
- 変化した行動を実践するための強化や報酬（間欠的強化）
- 変化について意思決定することに必要な活力
- 行為についての個人的魅力
- 価値観や文化的問題としての健康の重要性
- 変化に関する他者とのコミュニケーション（変化への参加の公表）

アウトカム

変化プロセスの最終目標は，行動の修正，健康に関わる実践活動の修正，あるいはライフスタイルの修正であり，これらの変化をクライエントが生きてきた経験に統合することである。看護師はクライエ

表13-5 変化のスパイラル（螺旋）モデル

段階	テーマ	特徴/行動	介入
前熟考期	変化への抵抗	抵抗する行為 合理化 投影と置き換え 拒否と極小化 士気喪失 論争 転移	意識と洞察を高める。 自己アセスメント 問題について話し合う許可を患者に求める。 患者に問題行動と推奨される変化について，考え，話し，読むように求める。 逆転移
熟考期	変化への歩み寄り	希望的観測 魔法の瞬間を待っている。 長所短所を比較検討する。 行為計画を持たない未熟な変化への行為 変化が有益になり得るかどうかを問い始める。 変化の過程への契約を結び始める。	変化することの長所短所を考え，意思決定バランススケールを発展させることを手助けする。 変化とライフスタイルへの影響についての患者の見解を得る。 可能性の枠組みを創る。 ぬくもりとサポート フィードバックを誘う。
準備期	変化に向けての準備と参加	変化は不可欠であり，有益であることを受け入れる。 変化の過程に取り組む。 初期の知覚された障害を乗り越えることについての肯定的視点 変化のプランを作る。 開始日を引き延ばすことがある。	変化についての患者の理由を強化する。 準備されていることの価値を強調する。 患者や重要他者と共に変化のプランを企画する： 　小さなステップを踏む。 　不安を減少する。 計画した変化の公表を奨励する。 「変化する者のマニュアル」を作成する。
活動期	変化	焦点をあて最大限に努力している時期 変化のプランに従っている。 精力的 積極的 変化に積極的に関わる姿勢を示す。 衝動的に行うことは努力の効果を減少させる。 スリッピングや逆戻りを予防するために積極的に試みる。 スリッピングや逆戻りに伴う罪悪感 変化への決意が弱まることがある。	変化のための対話（チェンジトーク）を用いる。 自己創始の能力を強調する。 事態に対応する思考 環境調整 積極的な気分転換： 　リラクセーション技法 　運動 　報酬 肯定的な変化の環境を維持する。 罪悪感について話し合い，対処する。 スリッピングと逆戻りの違いについて話し合う。 変化のよい点を話し合い，サポートする。 短期間の患者の成果や利得について振り返る。 必要で適切な時にプランを修正する。
維持期	変化の継続	注意深く活動を続けることが必要とされる。 計画された努力の遂行に伴うアウトカムに対する期待 変化への注意深さの重要性についての気づきのレベルが変化する。 スリッピングや逆戻りによって不満足感や自己尊重の低下が引き起こされ，いくつかの基盤が失われることがある。 変化がいかに肯定的影響を生活に及ぼしたかについての感情を表現する。 変化をライフスタイルに統合することに努め，将来のスリッピングや逆戻りを予防する。	遂行へのサポートと賞賛 患者の肯定的な感情や期待を探索する。 スリッピングや逆戻りについて尋ねる。 危険な時期や兆候の明確化の手助け スリッピングや逆戻りの可能性を減少するためにプランを修正する。 患者が自己アセスメント技術を発展させ，将来，専門職者の手助けをいつどこで求めるかを知ることを手助けする。 修正されたライフスタイルや自己イメージをサポートする。 患者にとっての長期間の成果および利得を振り返る。
終結期	サイクルからの離脱	新しい変化を伴う新しい自己像をイメージやライフスタイルに統合する。 いかなる状況においても誘惑されない。 頑強な自己効力 より健康的なライフスタイル 問題に対する真の解決と変化の促進	患者に対する肯定的な敬意 変化に続く生活における肯定的な利得を話し合う。 他者にとっての変化の効果を話し合う。 他の問題に対処するために変化の過程に従う可能性について話し合う。

出典：O'Connell, 1997；Prochaska, Norcross & DiClemente, 1994 より改変。

ントの準備状態に合わせて援助しなければならない。アウトカムは，準備状態のアセスメントと，変化のために選択された方略の種類に基づく。クロニックイルネスを持つクライエントと家族を支援することは，望ましい変化を促進し，変化を維持する技術を発展させ，合併症を減らし，機能性やウェルビーイングや自己実現を高めることを意味する。

課題

1. 計画された変化は計画外の変化とどのように違うか？ 「成り行き」とはどのようなことか？
2. Lewinによる力の場の理論を説明せよ。
3. 変化プロセスに影響を与えるクライエントの要因とは何か？
4. 変化プロセスに影響を与える看護師やケア提供者の要因は何か？
5. 本章で示された変化モデルを比較し，対比せよ。それぞれの長所と短所は何か？
6. どの変化モデルがクロニックイルネスを持つクライエントに必要な変化に最も焦点をあてていると考えられるか？ それはなぜか？
7. 行動的介入と経験的介入を区別せよ。

第14章

クライエントと家族の健康教育

Cheryl P. McCahon ■ Pamala D. Larsen
訳：黒江ゆり子，北原保世

イントロダクション

　クロニックイルネスは人生を変えるような経験であるが，その影響の程度はクライエントの1人ひとりによって異なり，また状況によっても異なる。それぞれの状況は独自のものであって，生涯に渡る変化についての個人（および家族）の反応は，健康教育の方法，内容，量，タイミングといったものや，あるいはまた，いつ，どのように健康教育を行うべきかということにも影響を及ぼす。慢性疾患と診断されたクライエントと家族にどのような健康教育の方略が適するのかを看護師が判断する際に必要なアセスメント要素は何であろうか？　健康教育を担当する看護師が予測できる問題にはどのようなものがあるだろうか？　最も学習をはかどらせることができると考えられる健康教育の方略はどのようなものだろうか？　年齢，疾患のプロセス，身体的・知的・情動的状態や個人の資質などにおける相違は，どのように教授-学習プロセスに影響を及ぼすだろうか？　クロニックイルネスが，健康教育のそれぞれの状況を複雑にしていることは明らかである。本章では，成人に重点をおきながら，看護実践における教授することと学習することについての所見を選別して提示し，効果的な学習アウトカムを確実にするための示唆を提供しようと思う。

教授-学習プロセス

　教授-学習プロセスは，複雑でダイナミックで，相互作用的なものである。Norton(1998)によれば，教授することとは，一連の行動を通して学習を促すことを目的として指示される意図的な行動システムである(p.211)。学習のための特定のアプローチでは，十分なアセスメントによって必要な知識や技能，態度の確認が行われる。Hogstel(2001)によれば，効果的な教授には，人々の生活を形作り，望ましい変化を妨害する内的および外的な力についての理解が必要である(p.221)。

　人がいかに学習するかについては，行動主義と認知主義という2つの考え方がある。行動主義者たちは，反応を生み出すように意図された刺激の存在の有無により，新しい習慣を強化ないし弱化する方法に注目している(Hogstel, 2001)。認知主義では，認知は学習者がすでに知っているものに対して新しい情報を付加する際に起こるものであるという前提に基づいている。このように，学習は，信念，態度，およびその考えが教えられる際の文脈によって影響を受ける(Hogstel, 2001, p.224)。

看護における教育の役割

　クライエントの教育は，必要不可欠かつ期待され

る役割である。全米看護連盟(National League for Nursing；NLN)と米国看護大学協会(American Association of Colleges of Nursing；AACN)の両者は教授-学習におけるコンピテンスについて述べている。これまでの健康教育では，疾患のプロセスに関する教育に重点がおかれてきた。しかしながら，*Healthy People 2000* や *Healthy People 2010* などの取り組みを通して，ヘルスプロモーションと疾患予防の必要性に関する認知が高まるにつれて，健康教育の新しい様式が現れてきた。クライエントの教育は，個人のエンパワメントを高める看護ケアにおける中核となっている(Hogstel, 2001, p.221)。Ignatavicius, Workmanと Mishler(1999)は，クライエントが病院や亜急性施設あるいはナーシングホームから自宅に，迅速かつ病気がまだ治り切っていない状態で退院させられることが多くなってくるにつれて，教育を行う者としての役割が次第に重要になりつつあることを述べている。

病院認定合同委員会(Joint Commission on the Accreditation of Healthcare Organizations；JCAHO)と保健省医療保険財政管理局(Health Care Financing Administration；HCFA)は，メディケアやメディケイドといったプログラムにおいて認定されているかまたはそれに参加している病院や長期療養施設に対して，クライエントと家族の教育を指示した。これらの指示には，入院中や退院に先立って行われたクライエントの教育について文書化する必要性が含まれ，クライエントの教育における看護師の説明責任と指導力を高めることに役立った。

患者とその家族に対する健康教育についての JCAHOの基準は次のようである(1995年病院の総括的認定マニュアル，JCAHO，シカゴ)。

基準1：患者と家族は，病気と治療について十分な知識を持つことができるように，適切な教育と訓練，および回復と機能改善を促すための技術と行動が提供される。

基準2：患者と家族は，アセスメントに基づきニーズや能力，学習準備状態，入院期間に応じた教育を受ける。

基準3：患者と家族に退院時に与えられる指示はいかなるものも，継続的なケアに対する責任のもとで提供される。

基準4：患者と家族に提供される教育活動と資源は組織によって計画され，支援される。

Fuszard(1995)は，教授-学習プロセスを含まないような看護職の実践的役割は存在しないと主張している(p. xv)。この見解は，専門看護師の多様な役割のすべて，例えば介護者，健康教育者，調整者，協力者，コンサルタント，初級研究者，擁護者，チェンジエージェント(変化を促す者)などを考慮すれば，その妥当性が確認される。どのような役割が出現しようとも，それぞれの役割の中には必ず教育的役割が組み込まれている。

看護学生の初級課程の最初の時点で，すでに健康教育者としての役割が記述されている。基本的な教授-学習の考え方として，行動主義者あるいは構成主義者の考え方を紹介し，学習が「いかに」生起するかが記述されている。しかしながら，伝統的なクライエントと家族の教育においては，疾患に関する情報に焦点があてられ，クライエントの生活に病気がどのような影響を与えるかということに焦点があてられているわけではない。看護ケア計画の書籍には，ステレオタイプ的な教育計画が示されており，知識と技術の段階的な教育に重点がおかれている。

現在の看護教育課程で教えられているクライエント教育のアプローチ方法は，もっと効果的であり得る(Saarman, Daugherty & Reigel, 2000)。行動変容は，クライエントが何をすべきかについての知識を得たからというだけでは起こらない。Saarmanらは，何をすべきかということを学習することと，知識に基づく行動とは異なるプロセスであることを強調している(p. 281)。彼らは，クロニックイルネスでしばしば必要になるライフスタイルの変化とは，ニーズの学習や動機づけ，変化の支援に必要な資源の確立，変化を起こして維持することを含むプロセスであると述べている。

なぜ看護師は，個々の知識を伝えればクライエントが学習するであろうと信じているのか？ 絶え間なく変わる保健医療環境にいる看護師として，すべての人々を満足させるであろう方法で，クライエントと家族の学習ニーズを充足するにはどうしたらよいか？ 学習に影響を及ぼす要因にはどのようなものがあるか？ 慢性疾患の診断は，教授-学習プロセスにどのような影響を及ぼすのか？ クライエン

トと家族がクロニックイルネスによって余儀なくされる変化に向き合った時に，看護師はどのようにして彼らの学習を促す教育方略を開発するのか？　クライエントと家族の教育の基盤には，2つの教育学習理論がある。

ペダゴジーとアンドラゴジー

人々は年齢や発達段階，処理能力や個人のニーズによって多様な方法で学習する。子どもを教育するアートとサイエンスは教育学(ペダゴジー；*pedagogy*)と呼ばれている。このアプローチは教師が中心であり，学習者は受動的かつ依存的である。学習者にとって，教えられる内容が明瞭かつ具体的でなくてはならない。このような教育学的アプローチは，まだ人生経験が浅く，何をいつどのように学習するかや，その学習の評価を明確に示してくれる教師を必要とするような学習者に適する(Fuszard, 1995)。教師は，物事を学習するための情報やそのプロセスを提供することに責任を負っている。Knowles(1990)は，何を学習すべきか，どのように学習すべきか，いつ学習すべきか，および学習すべきかどうかについてのすべての決断を下すことに対して教師が責任を負うペダゴジーアプローチについて紹介している(p.54)。

Knowles(1990)は成人教育(*adult education*)あるいは成人教育学(アンドラゴジー：*andragogy*)について，成人の学習を援助するアートとサイエンスとして定義している(p.43)。Knowlesによれば，成人学習者とは，実際の生活における問題を解決するために自らの過去の経験を利用するとか，新しい知識の応用を求められた場合に最善を尽くす人々であるとされている。自主的な学習者とは，生物学的にも，法的にも，社会的にも，そして心理学的にも成熟している者であると彼は見なしている。また，成人は問題解決を通して学習し，しばしば自分の中に学習に対する動機を持っていると主張している。成人は通常，現実的課題に立ち向かい，またそれらの行動についての責任をとることをいとわないような目的意識のはっきりした学習者である。成人教育または成人教育学というものは，学習者を中心とした学習アプローチである一方，教師は促進させる役割を持つとされる。教育というより学習に重点がおかれ，新しい知識や技能を用いることを促すほか，学習に対する機会や活動を教師が提供する。そのため，評価は教師と学習者，時には仲間を含めて行われる(Fuszard, 1995)。

注目すべきことは，Knowlesはすべての学習が教育学的(ペダゴジー)モードあるいは成人教育学的(アンドラゴジー)モードのどちらかに分類できると信じているわけではないということである。例えば，腸のがん性腫瘍を取り除くための外科手術が必要であることを学習しているクライエントは，外科手術についての事実，それがいつ行われてどのような準備がされるのかについての情報を必要としている。このような情報入手に関しては，自己学習者としてクライエントの能力が問われるわけではない。慢性疾患を持つクライエントと家族が持つ多くの課題とニーズに関しては，その状況に適した学習理論を看護師がアセスメントすることが必要である。看護師の立場からの考察の例は図14-1に示している。

学習段階

学習を考える上での別の方法は，学習を段階ごとに分けることである。Covey(1990)は学習を3段階に分けている。依存(dependence)，自立(independence)，相互依存(interdependence)である。各段階において，教師は異なる役割を担う。依存の段階では，教師はすべての決定に責任を負う。この役割は

循環器専門看護師であるあなたは，人工透析部門に配属になりました。あなたは内科外科看護に関する確実な基礎的知識，クリティカルシンキングの技術，クライエントと家族との協働に必要な優れたコミュニケーション技術を持ち，学習に対するレディネスがある。しかしながら，あなたがこの新しい環境で働き始めるために必要な精神運動領域[1]の技術の多くをあなたは持っていない。どのような種類の教育担当者をあなたは望み，また期待しますか？

> **図14-1　リフレクションエクササイズ　1**

訳注1　米国の教育心理学者たちが長い年月をかけてまとめた教育目標の分類学に含まれる領域の1つ。認知(cognitive)領域，情意(affective)領域，および精神運動(psychomotor)領域の3つからなる。認知領域は知識・理解などに関わり，情意領域は態度と価値観に関わり，精神運動領域は技術に関わる。

ペダゴジーの教授方法にうまく合致し，乳幼児やさまざまな理由で自立できていない成人に適切である。

自立の段階では，学習者は自分の学習に責任を負うと考えられている。学習の第3段階すなわち相互依存は，個人が行う意思決定を内容とする(Covey, 1990)。相互依存とは，進歩・成熟した概念であり，それは身体的には成人が自立して有能であることを意味し，情動的には愛すること・与えること・受容することのニーズに裏打ちされた自尊感情と，他者に対する知的な尊敬が存在することを意味する(Musinski, 1999, p.24)。

このような学習段階は，成人教育についてのKnowlesの信念に適用することができる。Knowlesは，成人は自分で方向を決定し，自分で学習を計画することができることを認識しているとする。Brookfield(1990)は学習の促進について，それは成人においてはその人たちが生きている個人的・社会的・職業的・政治的環境における意味を見出し，行動することを支えることであると述べている。これは，促進者にとっても学習者にとっても重要であり，気分を引き立たせる高尚な行動である。これはまた，非常に複雑な心理社会的なドラマであり，その中では個人のパーソナリティや教育的相互作用の文脈的状況，一般的な政治的環境などが，教育の本質と形態に重大な影響を及ぼす(p. vii)。

教授-学習プロセスに影響を与える要因

クライエントや家族，看護師にとって特有の多様な要因が，教授-学習プロセスとクライエントの学習能力に影響を与える。これらの要因に取り組むことは，学習を保証するものではないが，教育計画を作成する際にアセスメントしなければならないパラメータであることは事実である。

発達上の課題

【幼児期と思春期】

幼児における学習は，心身のレディネス(学習準備状態)による。幼児の発達レベル，すなわち言語能力や身体能力(特定の精神運動作業を遂行する能力)，知的能力，注意持続時間，記憶などのパラメータが重要である。意思の疎通ができるか？ 理解できる言葉で質問が問われているか？ 言語的コミュニケーションを用いて学習状況に応答できるか，あるいは絵やロールプレイやインストラクションアプローチの組み合わせを用いているか？ 同年齢の子どもにおいてもこれらのパラメータは多様である。

幼児の学習能力は，注意持続時間に大きく影響される。提示物によって，幼児が長時間集中することも，しばしば起こり得る。期待される注意持続時間は，幼児の成長発達に伴って長くなる。しかしながら，成人と同様に，幼児もまた心身の疲労によって気が散ったり内向的になったり，また学習に参加できないことがある。そのため，1〜2歳児や未就学児の教育は，5分〜10分に短く区切って行う必要がある。

記憶もまた幼児の学習能力に関わる。看護師は，幼児における情報の保持や想起の能力を確認する必要がある。この能力は，幼児の成長発達に伴い高まるが，疾患の影響を受けることがある。看護師による教育方略は，絵，詩，言葉遊びなどの記憶を助ける方法や手段に重点をおく必要がある。

身体能力も幼児の教育においては考慮すべきである。巧緻性に関わる特定の精神運動スキルを発揮する能力は，幼児には未発達であることが多い。このように，課題を遂行する幼児の能力についてのアセスメントは注意深く行う必要がある。それは，不適切な教育方法の適用を防ぎ，挫折を未然に防ぎ，学習を促すことにつながる。

思春期にあるクライエントの学習能力は，それ以前の要因によって影響を受けると考えられるが，必ずしも発達上の理由からであるとは限らない。思春期は，心身ともに発達する時期であり，より完全な自立と新たな挑戦のための能力を獲得する。自立のニーズが，教授-学習プロセスを妨害することもある。例えば，思春期の人にとっては仲間との関係が極めて重要であるが，そのことがクロニックイルネスを持つ子どもの問題を生み出すことがある。思春期糖尿病を持つ者は，仲間集団からの期待と，処方されている食事療法に従うこととの間で板ばさみになる。食事療法には仲間との食事などは含まれてい

ないからである。関節リウマチを持つ思春期の者は，スポーツや社会活動に参加することができないことがある。それは，これらの活動は，すでに身体面でも情動面でも疲労し，多くの場合痛みを伴う身体にとって過剰なストレスをもたらすからである。

【青年期】

青年期において人は，職業的目標を認識し，社会の生産的な一員へと発達を遂げる。Falvo(1999)によれば，青年期は親密な関係を構築し，維持すると共に，社会的責任を担う時期である。彼女は，病気や障害によってもたらされる制限は，青年が職業的目標に到達する能力を規定すると考える(p.12)。プロスポーツチームとしての長期契約という職業計画を持つ運動選手を考えてみよう。自動車事故によって麻痺という後遺症が残った場合の結果は何だろうか？ 親密な関係の維持を阻害するどのような身体的制限が生じるだろうか？ 運動選手の自己像は事故によってどのような影響を受けるだろうか？

青年に対する教育は，取り組まなければならない問題が多角的であるばかりでなく，看護師がしばしば個人と家族の希望や期待に一体化してしまうことから，困難なことが多い。学習の妨害となるこれらの要因を詳細で客観的なアセスメントによって明らかにする必要がある。目標を設定する時は，いつでもクライエントと配偶者，あるいは重要他者を含む必要がある。

【中年と高齢者】

中年期は，教授-学習プロセスに新しい局面と課題が加わる。学習に影響を及ぼす要因には，病気に伴う心身の障害や過去の学習体験，クライエントと家族にとっての新しい課題や既存の課題が含まれる。中年期は，成熟を続ける一方で多様な有害要因にさらされる変化の時期である。クロニックイルネスは中年期におけるストレス要因となる。特に，加齢に伴う身体的変化や身体能力の低下，役割の変化によるボディイメージの変化が病気によって増強される場合に，それは顕著となる。

加齢に伴ってクロニックイルネスを持つ機会が増える。さらに，単に年齢を重ねた結果としての加齢による変化もまた学習に影響を与える。しかしながら，単に高齢になることによって，学習能力が低下するわけではなく，生活年齢によって教育アプローチが決定されるわけでもない。高齢者の生理的および心理社会的状態は常に変化しているので，柔軟な教育方略が必要である。それぞれの状況において，成人の学習原則が適用される。教育環境で取り組む必要のある加齢に伴う変化は，詳細なアセスメントによって明らかにすることができる。SmeltzerとBare(2001)は，高齢者は，教材が適切で，環境が支援的で，学習しやすいペースであれば学習することができると指摘している(p.42)。

加齢に伴う認知面の変化には，刺激に対する思考や反応の時間が長くなること，短期記憶や集中力の低下，および抽象的思考能力の低下が含まれる。これらの変化に適した教育方略には，気が散らないような環境，基本的情報に関する資料を少しずつ提示すること，学習の頻繁な反復と強化，リーフレットや視聴覚教材などを用いた多様な教育的アプローチ，また精神運動技術を実践する時間を長くとることなどが含まれる。StanleyとBeare(1995)は，加齢に伴う記憶の低下を持つ高齢者を援助する教育方略を示している(表14-1)。

感覚の変化は中年期から始まり，進行して，個人の学習能力に影響を及ぼす。この変化には，聴力や視力，疼痛，触覚，味覚，嗅覚の低下が含まれる。高齢者は話を聞いていないのか，あなたを無視しているのか，あるいはあなたが教育内容を明確にしていないのか，という疑問が生じる。聴力の低下に適した教育方略には，対面して注意を喚起する，アイコンタクトを保つ，明瞭な声ではっきりと話す，などがある。外部の騒音を減らし，声の高さを上げないようにする。というのは，高い声や速い声は高齢者に聞こえにくいからである。応答のためには十分な時間を用意する。補聴器の使用やそのほかの補助具の使用を促すことで，学習の可能性が高まる。それは高齢者の他者との相互作用を高め，QOLを高めることになる。

視力における変化は，視野の狭窄，視野の明確さの低下，近距離で文字を見る能力の低下(矯正眼鏡を使用しない場合)，色覚の変化，まぶしさに対する感受性の増加を生じさせる。これらに対応した教育方略には，資料の文字を大きくすること，まぶしくない環境で適切な照明を使用すること，対照的な色(例えば，黒板に白い文字)の使用などがある。色

> 表 14-1　加齢に伴う記憶力低下に対する教育方略

- 項目間につながりを持たせる。
- 精神運動技術の教育には十分な時間を用意する。
- 気を散らす原因を取り除き，身体的に快適な環境を準備する。
- クライエントの眼鏡を清潔かつ定位置に置く。
- 言葉による反応を奨励する。
- 容易に達成できる目標を設定する。
- 反応のために十分な時間をかける。
- まぶしくない柔らかな白色光を用いる。
- 誤った答えはすぐに訂正し，正しい答えを頻繁に強化する。
- 最後にはまとめをし，要点を確認する。
- 飲み物を提供し，トイレ休憩をとる。
- 毎日の生活の中に関連づけることができるような例を示す。

覚の変化については，色の知覚についてアセスメントする必要がある。

加齢に伴うさまざまな変化は，身体のすべてのシステムに，多様な時期に，多様な強度で生じる。例えば筋骨格系においては，筋力や持久力が変化する。そのため教育においては，姿勢や動作を変えるための時間を用意し，進める速さや活動はゆっくりと行う。さらに，高齢者は反応時間が延長し，平衡機能が変化するため，精神運動技術の学習に影響がみられる。教育では，ゆっくりと姿勢を変えるように説明することで，めまいやバランスの喪失による転倒を防ぐことができる。

心臓血管系にみられる変化には心拍出量の低下や1回拍出量の低下があり，それは学習速度に影響をもたらす。アテローム性動脈硬化症による血管の変性と血流の変化は，認知機能，集中力，新しいことを学習する能力や処理する能力に影響を与える。

性別

クライエントの教育は，保健医療における女性についてのこれまでの偏見や，健康に関する性別と性差の研究が軽視されてきたことの影響を受けている（Redman, 1999, p.3）。Redmanは，生殖に関わる研究以外の多くは男性を対象に行われていること，およびクライエントの教育プログラムに含まれる情報や技術は女性に効果的でなかったり，誤解を招くことがあると指摘している。彼女はその例として，心筋梗塞の症状は性別によって異なることを示している。

文化

民族の一員として生きる個人は，所属する集団の信念や慣習，文化的習慣を受け継いでいる（Murray & Zentner, 1993）。このような文化的な差異や民族的差異には，健康，疾患，加齢，死，臨死に関連する課題が含まれる。基本的価値観，家族構成，育児，他者との相互作用とプライバシー，時間の感覚，教育，仕事と余暇，変化に対する態度は文化によって異なる。文化的要因に対して十分な配慮がされないと，学習のアウトカムに悪影響を及ぼす可能性がある。

文化的要因は重要である。それは，兆候に気づき解釈する方法，疼痛や苦痛の表現様式，病気がスティグマ化されるか受容されるか，および慢性疾患に伴う依存性が軽視されるか通常のライフサイクルの一部として考慮されるかなどに関わるからである（Swanson & Tripp-Reimer, 1997, p.13）。SwansonとTripp-Reimerは，個人がどの民族に所属するかが，慢性の状態の定義や認識，評価に強く影響を及ぼすとしている。この帰属は，教育と学習にも影響を及ぼす。例えば，人は病気を過去の気ままな行動に対する神による罰だと信じたり，永遠の報酬のために必要な準備だと信じることがある。このように苦痛を受けるに値すると信じている人々に対しては，疼痛管理の教育は効果的でないと考えられる。

モチベーション（動機づけ）

成人の学習におけるモチベーションは，実際的，問題志向的，内的なものであり，学習者の関心から湧き出るものである（Knowles, 1990）。Wlodkowski（1985）によれば，学習者のモチベーションに影響を与える要因は6つある。それらは，態度（attitude），ニード（need），刺激（stimulation），情動（affect），コンピテンス（能力：competence），強化（reinforcement）である。その例として，多発性硬化症と診断され，母子家庭となったJさんの事例を示した。

> **事例** Jさん
>
> 　多発性硬化症と診断されたばかりのJさんは，この診断を受ける前から疲労や複視，めまいがみられ，「ぎこちなさを感じ」，しばしば「平衡感覚を失い」，一直線に歩くことができないかのようであった。彼女は最近離婚したが，その理由の一部はこれらの症状であった。夫はこれらの症状に不快感を抱き，そのため彼女と一緒に外出しなくなった。彼女には保育所に通う4歳の子どもと運動の得意な7歳の子どもがいる。Jさんは自宅で通信販売業を営んでいる。コンピュータで仕事をしている間は全く困難を覚えなかった。子どもが学校に行かない日の世話には隣人を雇っている。しかし，家族のための買い物と料理をしなければならない。彼女は，自分の病気について，また症状を管理するためにできることを学びたいと言っている。
>
> ディスカッション:
> 　学習に対するJさんのモチベーションは，Wlodkowskiによるモチベーションに対する影響要因を用いて示すことができる。Jさんの態度は，病気についての目標志向型学習のニーズに伴う彼女の行動にも影響を及ぼすであろう。彼女は自分の病気について学習したいと思っているので，現在および将来の症状によりよく対処することができる。彼女の学習ニーズは，病気についての知識を得たいという前向きな望みに影響を受けており，そうすれば家族が必要としているサービスを自分が提供することができると考えている。Jさんは，必要な知識や技術を得るために学習するという刺激を受けている。Jさんの情動は，学習に対する感情的な体験とつながる。彼女の感情は，モチベーションや行動に影響を及ぼす。これらの感情が否定的で，行動に集中できなければ，モチベーションは変化するであろう。Jさんのコンピテンスは，自分の人生をコントロールしたいと望むこと，病気についての知識によってエンパワメントされること，および自分に期待できていることによって示されている。肯定的な強化を提供すること，すなわち賞賛や社会的承認を与えたり，自分の家庭・仕事・子どもに対処するために計画的に問題解決していくジョーンズ夫人に注目することは，彼女の自己概念を高めるであろうし，また，学習について自分で決定したアウトカムに達するために必要な支援となるであろう。

レディネス（学習準備状態）

　レディネスには，多くの要因が関わる。子どもに教える場合のレディネスには，学習に関わる身体的能力や心理社会的能力が含まれる。身体的な安寧または心理的な安寧は，情緒不安定などと共に学習能力やモチベーションに影響を及ぼす。予期しなかった情動面の変化は，学習を妨害する。それは本人が自分から教育を求めた場合においてもそうである。例えば，憩室炎と診断されたクライエントが食事療法と再発を予防する方法に関する多くの情報を得るのを援助してほしいと看護師に依頼する。慎重に教育計画が調整され，準備される。しかしながら，看護師がクライエントを訪室すると，クライエントは取り乱した様子で泣いていて，1人にしてくれと言う。心配しながらも看護師は部屋を後にする。その後看護師は，クライエントが，医師から生検によって腸に多数の病変が見つかり，手術が必要であることを告げられたばかりであることを他の看護師から知らされる。

　このように，大きな不安は，クライエントが学習を望んでいる場合でさえ学習を妨げる。医療職者は不安のレベルを高めて脅し，従順な行動をさせようと試みることが時折あるが，成功することはめったにない。例えば，肺気腫で末期の状態にある人は，生涯にわたる喫煙が自分の現在の病状とQOLにつながっていることを知っている。しかしながら，喫煙を止めなければ，まもなく死に至るだろうとクライエントに伝えることが成果をあげることはほとんどない。

コミュニケーション

　人は言語や非言語，文字，音楽などのコミュニケーションを通して情報を共有することができる。

時には，無意識的なのものもある（例えば，顔の表情，ジェスチャー，ボディランゲージ，ノンコンプライアンス行動，教師を無視するなどの，非言語的コミュニケーション）。ボディランゲージは文化によって異なる。非言語的コミュニケーションの中には，文化が異なっても同様に表現されるものがある。恐れ，痛み，悲しみなど感情を表すものがそうである（Murray & Zentner, 1993）。これらが示唆するのは，身体を動かすこと，クライエントに学習してもらいたいことをデモンストレーションで示すこと，絵や容易に理解できる短い文章を用いること，クライエントに対面しアイコンタクトを続けながらゆっくりと明瞭に話すことによって教育するのがよいということである（p. 21）。

MurrayとZentner（1993）はまた，言語の壁が誤解につながることを述べている。異なる文化に属するクライエントや家族と話をする看護師は，クライエントが頷くとか微笑むなどの推測できるような手がかりによって，コミュニケーションが相互に理解し合えていると信じる。しかし実際には，理解していると思われる外見は，困惑を避け，面子を保つためのことであるかもしれない。文化によっては，個人の本質に関わる情報を共有することが望まれない場合もある。そのような状況においては，データは長い時間をかけてのみ収集することができる。

社会的役割についての考慮

健康や保健医療についての個人の価値観，病気の意味，および治療についての決定を受容できるか否かは，その人が属する社会集団から学ぶことが多い（Falvo, 1994）。価値観や集団規範からの逸脱は，愚弄や排除の原因となる（p. 50）。クロニックイルネスを持つ人の生涯においては，期待される役割を病気によって果たすことができなくなり，個人の期待や社会の期待に応じることができない時期がある。末期状態にある人々についての話の中には，結婚式に出席するため，記念すべき年齢の誕生日を祝うため，あるいは生まれたばかりの曾孫を抱くために生きる決意をした多くの逸話が書かれている。家族としての役割がクロニックイルネスを持つ個人のその他の役割にとって代わることが多々ある。看護師は教育計画を作成する際に，クライエントにとって何が最も重要であるかを考慮する必要がある。スミス夫人の事例は，個人の役割の重要性とそれがクライエントのアウトカムに与える影響を示している。

身体機能による影響

個人の病状が学習に与える影響の程度は，その人が病状，環境，および友人や家族，社会の反応をどのように認識しているかによって異なる（Falvo, 1999）。病気や障害が同じであっても，人々の反応は異なることが多い。身体的障害が多いと，それは学習を妨げる可能性がある。疼痛，身体可動性の低下，加齢による感覚の変化，めまい，悪心，嘔吐などは，クライエントが学習に集中することを妨げる。

身体的状態に対する懸念は，Maslowのニーズのヒエラルキーにおける基本的ニーズであり，このニーズは上位の問題に取り組む前に満たされていなければならない。ストーマ造設術を受けたばかりのクライエントは，臭気と排便が気にかかり，地域社会における多様な資源について学習する準備はまだできていない。

ローカスオブコントロール

Miller（2000）は，ローカスオブコントロールによってクライエントがどのように病気をとらえ対応するかが変わると提唱する。内的なローカスオブコントロールを持つ人は，健康は自分の活動と行動によって決定されると信じている。一方，外的なローカスオブコントロールを持つ人は，自分の健康は他者の手中にあり，自分のコントロールの届かないものであると信じ，病気の対処において自分は無力であると感じたり孤立無援だと感じる。例えば，「自分がコントロールしている」という認識と，「神がコントロールしているので…，私が何をしようと何ら変わらない」という認識では，クライエントが教育に対してとるアプローチと反応は全く違ったものになる。

コンプライアンス

処方された治療計画に対するクライエントのノン

事例　Sさん

　Sさんは2型糖尿病と診断されている65歳の女性である。5人の子どもは成人し，そのうちの3人は近所に住み，孫を連れてよく訪れる。Sさんの自己像は，家族の面倒をみる主婦というものである。家族が訪れる時にはいつもたくさんのデザートとジャンクフードを用意していた。子どもや孫たちが来るのは時折であるにもかかわらず，彼女はいつでも多人数の食事を用意する。生涯に渡る主婦という活動は，家庭における食事を中心に展開されている。運動プログラムが計画されたが，彼女のライフスタイルには組み込まれず，「太めの容姿」は「自分の家族のための料理の結果」としてとらえられている。夫は定年を迎え，Sさんが料理した大量の食事を毎日1回以上食べることを望む「一般的な男性」である。アセスメントの時に彼女が明らかにした心配ごとは，食事を変えなければならないとしたら，自分はよき主婦，よき母ではなくなるのではないかということであった。

問い：
1. Sさんの健康教育における最も効果的な教育方法は何か？
2. Sさんの自己像，主婦としての役割，配偶者としての役割に関してどのようなアセスメントデータが必要か？
3. 糖尿病教育に特有の教育計画の作成で，考慮しなければならない要因にはどのようなものがあるか？

　コンプライアンスについては，これまでに数多く報告されている。クロニックイルネスを持つ人々の教育において，コンプライアンスは取り扱うべき要因の1つである（第8章「コンプライアンス」参照）。コンプライアンスの不足の理由には，クライエントに関するもの，教育に関するもの，教育を行う看護師に関するものがある。ノンコンプライアンスの原因の明確化は，看護師のアセスメント能力に関わると共に，疾患，社会的環境，健康や疾病に対するクライエントの信念と価値観，家族の力関係についての看護師の知識に関わる。個人が特定の行動をしないのはなぜかが定かでない場合は，従わない理由に対する明確な答えはないであろう。ノンコンプライアンスは，コントロールに対するニーズ，自立の維持，依存を示すこと，病気の否認，および自分の人生を手中に収めることに関係していると考えられる。

教授-学習プロセスに影響を及ぼす看護師の要因

　すでに示したように教育は看護師に期待される役割の1つである。特定の状況においては，教育者として看護師は，専門看護師や実践看護師など上級看護師の資質を必要とする。しかしながら，多くの状況においては，すべての看護師がクライエントとその家族にとって教育者として機能することが期待されている。期待される教育に対して自分たちの準備が十分ではないと考えている看護師は多い。RankinとStallings（1996, p.36）は，そのせいで効果的な教育をクライエントに提供することができないと看護師が考える障壁について示している。

- クライエントの教育のための時間が十分にないという時間的制限
- 教育に必要な技術の不足
- 教育は偶然のものであるという認識のために高い優先度が設定されないこと
- クライエントと家族への教育は注目を浴びないし，また，報いられるものではないということ

　看護師は，医学の専門用語などクライエントが理解できない語句を用いる傾向にある。これらの用語は，クライエントと家族には役に立たず，学習低下を招くことがある。教育を行う看護師は，クライエントと家族が理解できる用語を用いて必要な情報を伝える必要がある。
　看護師が自分の文化と背景を熟考するなら，クライエントと家族に対して文化に配慮したケアの提供を妨げかねない自らの認識の甘さに気づくであろう。正統派ユダヤ教徒の食事の制約に無神経であったり，多様な文化において家長に課される役割，例

えば介護者としての仕事を引き受けてはならないとか，話す時に怒りをあらわにしてはならないとか，あるいはマナーの悪さを示してはならないなどの役割について知識が十分でないことは，文化についての知識不足の例である。その結果，文化の持つ機能を十分考慮しない教育計画を作成することになる。

　クライエントの教育を行う者としての看護師について論じている研究が2つある。Honon ら(1988)は，クライエントの教育における責任の知覚について述べ，教育を行う者としての看護師の役割に影響を与え，それを向上させる要因を指摘している。クライエントの教育に影響を与える看護師の変数には，知識レベル，時間とスタッフを利用できる程度，プライバシー，責任感，役割に課された優先順位，資料，およびクライエントの教材が含まれる。

　Trocino, Byers と Gallagher(1997)は，クライエントと家族の教育に対する看護師の態度について調査し，教育を妨害する要因と関心事を明らかにした。この調査によって，クライエントと家族の教育は優先順位が高く，教育者としての役割は必須であることが見出された。しかしながら，誰が教育を行うべきかについては一致した見解がなく，教育は上級看護師の責任であるとする回答が多かった。教育すべきであるとされる事柄のいくつかに対しては不安感が示され，また健康教育のために必要な準備を看護の学部課程と大学院課程に組み入れなければならないとする回答が多くみられた。

インタベンション

　クロニックイルネスは個人の生活のあらゆる側面に影響を及ぼす。そこには完全治癒はなく，予測可能性は低く，しかも不確実性が高い。多くのクロニックイルネスには，疾患プロセスの多様な局面がある。それぞれの局面において，クライエントと家族の両者の適応力と教育的ニーズに影響を及ぼすような心身の出来事が生ずる。それゆえ，すべての教授-学習状況に適合するようなアプローチは1つもない。時期(タイミング)や症状の程度，疾患の経過の重症度などが，効果的な教育に対してさらに難問を投げかける。

クロニックイルネスと健康教育の役割

　教育計画の作成は，看護プロセスでの段階に類似した体系的なプロセスの使用を必要とする。計画の段階は線形であるとされるが，プロセスそのものは力動的であり，看護師の考察を必要とする。それは，疾患の知識，クライエントと家族が利用できる資源，および個々の教育状況に影響を与える多数の要因に関する入手可能な情報を必要とするからである。アセスメントとは，クライエントと家族のニーズを査定することであり，教育計画を立案する基礎となる。看護師は適切な看護診断を行い，教育計画を策定する。

　活動計画の策定には，1つ以上の教授-学習方略の中から看護師が適切なものを選択することが含まれる。この決定は，知識・技術・態度などのクライエントと家族のニーズ，および疾病の経過に関する膨大な要因について熟考した後になされる。そのほかに考慮すべき要因には，文化や環境，モチベーション，学習者のレディネス(学習準備状態)，学習を妨げる身体的障害，時期，年齢，家族内の力関係に特有な要因などが含まれる。

　目標とアウトカムの明確化は，計画の実施の基礎となる。計画は，クライエントが意思決定プロセスに積極的に参加し，目標を共に設定した場合に最も効果的となる。その後，計画の実施，評価が続き，看護師はクライエントと家族の学習についての情報を入手し，さらなる教育，説明，支援が必要か否かを判断する。

　クロニックイルネスの診断を受けたクライエントと家族の教育計画を作成することは，重要な仕事である。アセスメント，教育計画の立案，実施，評価をするためには，体系的なアプローチが不可欠である。教授-学習プロセスを導くための枠組みが役に立つであろう。枠組みまたはモデルには，医学モデル，ストレスと適応モデル，Braden のセルフヘルプモデルなどがあり，これらはクロニックイルネスへの適用が可能である。

【医学モデル】

　医学モデルは，医師と看護師によって選択されるアプローチとして広く用いられてきた。医学モデル

を用いる場合，教育計画は医学的診断による兆候や症状を基盤とする。このアプローチは既知の医学的症状に取り組むものであるが，クライエントと家族の日常生活に影響を及ぼす社会文化的な課題を見逃したり，否定したりすることがある。

【ストレスと適応モデル】

身体ならびに心理社会的なストレス要因とそれらに対する応答は，Antonovsky（1979）によるものである。ストレス要因は，人間に特定の状態を引き起こす物理生化学的要因，心理社会的要因，文化的要因，および環境的要因である。ストレスに対する応答を，個人が示す行動と関連づけて解釈する。クロニックイルネスに適用する場合，ストレス要因は内的ないし外的環境から個人に課される要求であり，それはシステムの持つ資源の対応範囲を超えている。

Antonovsky は，個人がコヒアランス（coherence）の感覚として環境にアプローチしたり応答したりする方法について述べている（p.123）。コヒアランスの感覚は，「物事がうまくいく」という感覚を個人に与える。Antonovsky によれば，コヒアランスの感覚を強く持つ人は，一般的な抵抗資源（GRR；general resistance resources）を動員してストレス要因を回避しようとし，それによってストレス応答を最小限に抑えることができる。その結果，適応の病気と名づけられているものを避け，クライエントはコヒアランスの感覚を維持する。本質的には GRR はストレス要因を克服し，クライエントはウェルネス-病気の連続体における高次のレベルに達することができる。

クロニックイルネスを持つクライエントと家族の教育プログラムを作成する時にこの枠組みを用いる場合，看護師のアセスメントには，ストレス要因と GRR の両者が含まれる。それにより見出されたことに基づき，個別化した教育計画が作成される。このモデルのパラメータの多くは，学習に影響を及ぼすクライエントと家族の要因に合致する。

【Braden のセルフヘルプモデル】

中範囲の看護理論である Braden のセルフヘルプモデル（クロニックイルネスの体験と学習された応答）は，クロニックイルネスにおける学習を強化し応答を媒介するという枠組みである（Braden, 1990a, 1990b）。Lefort（2000）によれば，セルフヘルプモデルは，学習されたセルフマネジメントの力動的応答を示し，これはクロニックイルネスの体験によって身についた無力感や消極的応答とは対照的である（p.154）。Braden（1993）によれば，セルフヘルプとは毎日の問題をコントロールすることによって，情報に基づき，定義と管理が可能な困難に向き合うプロセスである（p.38）。Braden はこのプロセスを，問題の解決策を積極的に求めず，情報を得ず，困難から身を引くなどの消極的な応答をする場合と比較している。クロニックイルネスのストレス要因に対するセルフヘルプの力動を理解することによって，看護師は教育を含む適切な介入を実践できるようになる（Lefort, 2000）。

セルフヘルプモデルの構成要素と仮説的関係は図14-2 に示すとおりである。このモデルの構成要素は，先行要件（病気の重症度の認識，制限，不確実性），媒介変数（セルフヘルプを可能にする技術），およびアウトカム（セルフヘルプと生活の質）として概念化されている。Braden（1990a）によれば，病気の重症度の認識は，学習に対する刺激となることもあれば，先行要件としての制限や不確実性をさらに増やす結果になることもあると指摘する。Braden（1990b）は，制限とは個人が自分の欲することができないことであると概念化し，病気の重症度が高ければ，制限と不確実性の程度が高くなるという仮説を示した。

Antonovsky のストレス要因と GRR の枠組み，あるいは Braden のセルフヘルプモデルを用いると，看護師は教授-学習プロセスにおいて考慮すべき多数の要因についての認識を深めることができるであろう。これらのモデルは，リハビリテーションに関する視野を提供する。ストレス要因や弱点を打ち消すことはないが，GRR や，セルフヘルプを可能にする技術，管理する技術を用いることでクライエントと家族の QOL を高めることができる。それぞれのモデルは，クライエントが力の源であるということを基盤とし，楽観主義を維持しようとするものである。

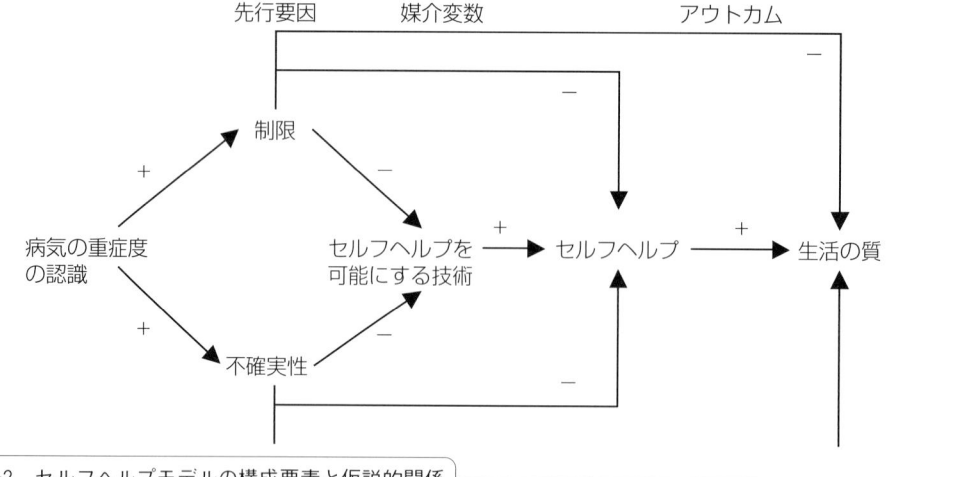

図 14-2 セルフヘルプモデルの構成要素と仮説的関係

出典：LeFort, 2000, p.154 より。

教育計画の作成

【アセスメント】

アセスメントにおいて収集されたデータの精度は，アセスメントを行う人のインタビュー能力と観察能力によって異なる。健康教育計画の質と正確さは，体系的なアセスメントプロセスによって向上する。アセスメント要因には，先に述べたように，クライエントの価値観や信念，知識，学習能力，レディネス，モチベーションが含まれる。さらに，教授-学習アセスメントの後に教育計画を作成する際には，多数の基本的な教授-学習の原則を知っておく必要がある（表14-2）。

看護診断は，教育目的や内容，方略，期待されるアウトカム，評価方法を決定する。しかしながら，適切な診断が困難であることが多い。その理由は，明らかになった問題に看護診断用語をうまく用いることができないこと，問題の明確化に医学モデルを用いること，およびアセスメントが不正確ないし不完全であることなどである。学生や看護師に誤って使用されることの多い診断名の1つが，知識不足である。Carpenito(2000)によれば，看護診断名としての知識不足は，人の反応や変化，機能不全のパターンを表すものではなく，関連要因であるとされている。知識不足が問題を引き起こすとか引き起こし得ると考えられる場合に，看護師は看護診断に基づいた行動をとることになる（p.552）。

Wilkinson(2000)は知識不足が，不安や子育ての変調，セルフケア不足，非効果的コーピングなど多くの問題を招くとし，知識不足を問題そのものととらえるのではなく，看護診断を導くものとして用いることを勧めている（p.250）。Wilkinsonは知識不足を診断名として用いると，知識の不足によって引き起こされる問題行動に焦点を合わせるよりも，情報を提供することに焦点を合わせてしまうことになると警告している。

クライエントと家族についての包括的なアセスメントが完了すると，適切な看護診断を下し，学習者のニーズを明らかにし，教育計画の策定を開始する。次のチェック項目は，教育計画を策定する際に役立つ。

- クライエントと家族の学習ニーズは何か？
- それらは包括的なアセスメントに基づいているか？
- 明らかにされたニーズはクライエントにとって適切か？
- 優先すべき教育は何か？
- 学習者の目的は明確か？ それらは明瞭に述べられたか，また明確にされたニーズに関連づけられ，達成可能で，測定可能で，現実的であるか？
- 教育内容は，目的に沿い，教材が提示され，その教材は割り振られた時間で達成することができる

表14-2 教授-学習における原則

1. 学習者の生物学的，心理学的，社会学的，文化的な現実は，学習体験についての知覚を形成する．
2. 知覚は学習に必要である．
3. 条件づけは学習の1つのプロセスである．
4. 学習は試行錯誤により行われることが多い．
5. 学習は模倣を通して行われる．
6. 概念の発達は学習の1つのプロセスである．
7. 学習にはモチベーションが必要である．
8. 学習者が自発的に管理することが，学習を高める．
9. 学習様式は多様である．
10. 学習には身体的・精神的レディネスが必要である．
11. 効果的な学習には積極的な参加が必要である．
12. 新規の学習は過去の知識と体験に基づかなければならない．
13. 新たに学習したことを多様な状況に適用することは，その学習の一般化を深める．
14. 学習は個人の情動による影響を受ける．
15. 反復と強化は学習を増強する．
16. 成功は学習を強化する．
17. 的確かつ迅速なフィードバックは学習を強化する．
18. 学習には教師-学習者間の良好なラポールが重要である．
19. 教育には効果的なコミュニケーションが必要である．
20. クライエントの学習ニーズを判断しなければならない．
21. 目的は教育計画と評価の指針となる．
22. 効果的な教育と学習には計画のための時間が必要である．
23. 環境の調整は教育の1つの側面である．
24. 教育技術は実践と観察を通して獲得することができる．
25. 効果の評価は教育の一部である．

出典：Pohl(1981)とBabcock & Miller(1994)からの要約．

か？ またクライエントの知識状態を考慮しているか？
- 教育方略は対象者，状況，知識状態に適切で，また現実の時間内に実施できるか？
- 期待されるアウトカムは現実的で達成可能なものか？
- 評価方法はクライエントの状態に適切で，目的に適合するものであり，また状況に適したものか？

これらのチェック項目を確認することで学習目標が達成されるという保証はないが，アウトカムが達成される可能性は大きくなる．

多くの看護のテキストは，目標を共に設定し，目標達成を目指す教育計画を提言している．現実では，看護師によって計画立案されることが多く，クライエントや家族の参加はほとんどみられない．MillerとCapps(1997)は，クライエントの教育のためのフローチャートを示し，教育プロセスは入院前に始まり退院後に続くものとして述べた．そのチャートには，プロセス全体にわたる家族の参加が組み込まれ，教育プロセスの適切なパラメータを決定する際に，看護師に問い合わせることができる．

教育計画の実践

【優先度の設定】

教育計画における看護師によるアセスメントは，優先度を設定するためのデータを提供する．看護師は，特定のトピックスや題材を優先すべきだと考えることがあるが，しかし，そのトピックスがクライエントにとっても優先度が高いとは言えない．看護師はクライエントと家族にとって何が重要かを見極めることが重要である．目標設定におけるクライエントと家族の参加は必要不可欠である．

【教育方略】

教育方略(*instructional strategy*)とは，学習体験のための全体的な計画であり，複数の教育方法からなる(Bastable, 1997)．教育方法には，1つ以上の技術あるいはアプローチが含まれ，それによって教育担当者は学習者と学習すべき内容とを結びつける．それらはまた，情報を伝達するアプローチでもある．教育方法には，講義，小集団討論，ロールモデル，ロールプレイ，ゲーム，シミュレーション，コンピュータ学習(CAI)，デモンストレーションと

リターンデモンストレーション，学習モジュール，個人指導などがある。教育ツールとは，情報が広められる手段のことで，例えば，本やビデオ，ポスター，ソフトウェアがある。

採用された教育計画が成功するか否かは，クライエントにとっての適切さやツールの利用しやすさ，学習環境などを含む多数の要因によって左右される。教育方法は，徹底したアセスメントに基づき，学習目標と期待されるアウトカムに適合するものが選択されるべきである。教育方法の一般的な特徴を表14-3に示す。

教育方法の選択にあたっては，次のように問うてみるとよい。

1. その方法は目的を達成するのに役立つか？
2. その学習活動は，学習者にとって利用しやすいものか？
3. その方法は，教えようとする学習者の数に見合った時間や労力，資源を確保できるとして，果たして効果的か？
4. その方法は，学習者のニーズ，能力，学習の仕方に適合した積極的参加をどこまで可能にするか？
5. その方法の費用対効果は高いか？

ツールとしての情報技術　情報技術はますます看護の実践に重要になってきており，クライエントと家族の健康教育においても重要である。米国看護大学協会は専門看護師の実践のための学部教育の基礎（*Essentials of Baccalaureate Education for Professional Nursing Practice*）において，看護教育は知識労働者の養成であるべきであり，複雑な臨床的判断ができる一方で，情報技術や先端技術の管理ができなければならないとしている（1998, p.13）。看護教育と実践に関する全米諮問委員会（National Advisory Council on Nurse Education and Practice, 1997）は，教育や実践のために情報を管理する技術や，患者が保健医療情報にアクセスできるように支援する技術を，全米の看護職者を対象に適切に準備することが必要であるとした。

これらの技術の目的の1つは，保健医療職者にとっての臨床データの管理である。一方，LewisとPesut（2001）は，保健医療の消費者にとっての情報技術の影響について指摘している。彼らの予測は，クライエントが健康に関するウェブサイト（e-health web site）を通じて，保健医療のニーズを迅速に満たすようになるであろうというものである。ウェブサイトを用いれば，クライエントは電子メールによって治療の推薦を受けることができるようになる。オンラインによる意思決定支援ツールにより，クライエントはセルフケアや病気の管理の指導を受けることができるであろう。ショッピングモールにあるヘルスキオスクを利用することで，消費者は保健医療施設に行かずに保健医療提供者を利用することができるようになるであろう（Lewis & Pesut, 2001, p.7）。

看護教育は，消費者の健康情報を支援する能力と技能を取り入れる必要がある（Lewis & Pesut, 2001）。将来の健康教育に携わる看護師に期待されるのは，情報技術を活用した教育および教材を開発する能力である。インターネットの出現や一般の人々が利用できる健康サイトの出現により，消費者は多くの情報を得ることができる。このような進歩は，看護職者が消費者を助けることのできる新たな機会ともなる。それは，情報を収集することや，得られた情報を評価し判断することを援助することでもある。

インターネットは，看護師がクライエントと家族の教育に活用することができる新しい方略ともなる。この方略は，医師（O'Conner & Johanson, 2000）や地域の専門看護師（Niles, Alemagno & Stricklin, 1997）によって活用され，また出産教育などの専門領域においても活用されている（Collins, 2000）。特定の看護教育課程においては，学生は訪問の間にナイチンゲールトラッカー（Nightingale Tracker）を用いてクライエントと家族がインターネットにアクセスして情報を得ることができるように支援する（Elfrink et al., 2000）。この電子コミュニケーションシステムは，地域にいる教員に学生がアクセスできるように開発されたものであるが，学生がクライエントと家族に対して特定の健康情報や疾病情報を得る方法を教える際にも利用可能である。

学習の評価

評価は，教育計画の重要な要素であり，クライエ

表 14-3　教育方法の一般的特徴

方法	領域	学習者の役割	教育担当者の役割	利点	制限
講義	認知	受身的	情報を提示する	費用対効果が高い 大人数の集団を対象にできる	個人に合せることができない
グループ討議	情意 認知	学習者が参加すれば能動的	討議を導き，討議への集中を促す	発想と感情を共有することを刺激する	消極的または積極的な人など偏りがみられる
個人教育	認知 情意 精神運動	能動的	情報を提示し，個別的な学習を促す	個人のニーズと目標に合わせる	作業が集中する 学習者の孤立
デモンストレーション	認知	受身的	技術または行動のモデルを示す	技術または行動「そのもの」をあらかじめ視覚化する	視覚化を促すには小集団であることが必要
リターンデモンストレーション	精神運動	能動的	実演に磨きをかけるために個別的フィードバックをする	個別の指導が即時に行える	個人の実演を見るためには作業集中性が高い
ゲーム	認知 情意	学習者が参加すれば能動的	ペースを監視する 審判をする 感想を聞き報告を受ける	学習者の強い興味を引きつける	学習者によっては競争が強すぎる環境になる
シミュレーション	認知 情意	能動的	環境を整える プロセスを促す 感想を聞き報告を受ける	安全な設定で「実際」を体験する	作業集中性が高い 設備にかかる費用が高い
ロールプレイ	情意	能動的	フォーマットの企画 感想を聞き報告を受ける	他者についての理解を生み出す	役割についての誇張または理解の不十分
ロールモデル	情意 認知	受身的	技術または行動のモデルを示す	役割を行うための付き合いに役立つ	ラポールが求められる
自己学習	認知 精神運動	能動的	方法を設計する 個人的なフィードバックを提供する	自分のペースで学習できる 費用対効果が高い 堅実である	学習遅延 読み書き能力が要求される
コンピュータ学習（CAI）	認知	能動的	プログラムを購入するか作成する 個人的なフィードバックを提供する	即時のフィードバックと持続的なフィードバック 個人的 個別化されている	プログラムの購入や作成に費用がかかる ハードウェアを持っていることが必要
遠隔地教育	認知	受身的	情報を提示する 質問に答える	専門家から多様な距離にいる学習者を対象にできる	個人的な接触が少ない アクセスしやすい

出典：Bastable, S. B.（1997）*Nurse as educator : Principles of teaching learning*. Sudbury, MA：Jones and Bartlett より。

ント教育の継続的プロセスの一部である。評価は力動的なものであり，教授-学習プロセスのいたるところで生じ，また多様な方法で行うことができる。評価は，クライエントと家族が目標に向かってどのように進んでいるかや，望ましいアウトカムの達成における計画の価値，ケアの質を判断するために有用である。評価はまた，教育計画を修正するためのデータとなる。

評価方法は，望まれるアウトカムによってさまざまなものがあり，アウトカムと実際のクライエントや家族の反応を比較することを含む。入院環境においては，目標に向かうプロセスは文字や言語によるフィードバック，技術のリターンデモンストレーション，行動変化を観察することによってアセスメントすることができる。しかし，クライエントが退院時に教育を受け，その後の教育セッションには姿を見せない場合，評価は非常に困難になる。

目標達成を判断する方法には，特定の質問を用いるフォローアップ電話，クライエントの自宅に郵送する満足度調査，医師や看護師を再び訪れた時の調査，家族からの情報などがある。教育計画の目標によっては，身体能力における変化や検査値，バイタルサイン，薬物治療のコンプライアンスなどが教育評価の方法として用いられることがある(Bopp & Lubkin, 1998)。教育後の短期間にみられる行動変容は，長く維持されないことがあるので注意する必要がある。教授-学習アウトカムの評価においては，クライエントと家族の両者の参加が必要である。これらのフィードバックは，教育の効果を高めるデータや，既存の計画を修正するためのデータとなる。

他の方略

【特別な教育プログラムの開発】

Dunbar(1998)は，特定のニーズを持つ心臓病の人々のためのクライエント中心型教育プログラムについて述べている。クライエントが何を重要であると思ったかを中心に，退院の前や退院時に学習したいとクライエントが思っていることに焦点を合わせて計画される。焦点があてられた領域の1つは，心筋梗塞(MI)後の抑うつである。この新しいアプローチのアウトカムは肯定的なものであり，クライエントが学習したいと思っていることについてこれまで看護師が抱いてきた見方をあまり重視しないものとなった。クライエントに提示される問いは，疾患に関する情報提供ではなく，病気についてクライエントがどのように考えているかに焦点があてられている。看護師は，教育計画を構築するためのアセスメントデータを広くクライエントが提供できる機会を与える。

Mirka(1994)はまた，心筋梗塞発作後のクライエントの学習ニーズに対応したプログラムを紹介している。報告によれば，著者はクライエント集団の教育にこれまでとは異なるモデルを提案している。このモデルは，自律的な学習を含み，学習に及ぼすストレスの影響を配慮したものである。著者によればこのアプローチは長期の行動変容を促進するのに有用であり，それによって急性期ケアにかかる費用を減らすことができるとされている。

Easton，Zemenならびに Kwiatkowski(1994)は，脳血管障害のクライエントと家族のための一連の教育の開発と実施について述べている。教育計画は，1時間のセッションを6週間にわたって続けるものであり，どのような発作であってもクライエントに必要であると認識されている11の基本領域で構成される。各セッションは多様な教育ツールが用いられ，それらすべては開始時に前もって紹介される。教育ツールには，ポスター，リーフレット，パンフレット，VTRが用いられる。プログラムには，看護師とその他の学際的な分野のメンバーが新しいプログラムについて学習する要素も含まれている。アウトカムには，病院から自宅への移行にストレスがかからないこと，および時間の経過と共にクライエントと介護者が相互の期待について理解が深くなることが含まれる。

【環境に適した教育計画】

Smithら(2000)は，訪問看護師がクライエントの自宅を訪問することで支援・教育・モニタリングを提供する在宅ケアプログラムを紹介している。訪問は，医師に情報を提供することもできる。訪問看護師に加えて，実践看護師も看護を提供する。このプログラムは，入院の数の減少には至らなかったが，中程度のCOPDを持つクライエントの死亡率の低下と健康に関するQOLの向上が，訪問プログラムによって得られると指摘している。

【グループ教育と個人教育】

Wilson（1997）は個人教育と集団教育の差異を検討し，どちらがよいかを明確にしようと試みている。その結果，どちらのアプローチでも，クライエントのアウトカムを改善することが示された。特定の方法が常に効果的であるという結論はでないが，メタ分析によれば，集団教育が一層効果的な場合があるとされた。

Rifas, Morris と Grady（1994）は，患者教育についての JCAHO 基準に対応した病院プログラムについて述べている。彼らは患者と介護者を対象に，在宅で回復期に必要なセルフケア技術のトレーニングセンター（Recuperation Skills Training Center；RSTC）を開発した。個人教育，小集団教育，ビデオライブラリー，電話コーチングなどの多様な教育方法を活用し，さらに自分たちの教育ツールとして，患者ハンドブックと技術チェックリストを開発した。デモンストレーションモデルは，実践技術に利用できるように作られ，教育セッションの間に実践のための時間が確保された。

その他の考慮すべき事柄

【介護者の役割と教育ニーズ】

病院からの早期退院は，慢性疾患の悪化から回復しようとする個人の援助を必須とする。家族介護者は，愛する者に実地の技術を提供することになり，極めて短期間に高度で複雑な技術を学習するよう求められる。これらの技術は，理想的な環境とはいえない病院内で教育が行われ，介護者は教育されたものを在宅の環境に適用することを期待される。病気を体験したことのない家族は，複雑な臨床的問題の管理を学習するのみならず，生活の変化に適応することも学習しなければならない。家族が新しい状況と極めて複雑な状況の両方に取り組まなければならない場合，介護者のストレスは重要な問題となる。このストレスは，家族の複雑な関係，愛するものを喪失した悲しみ，役割の変化，経済的懸念，資源の利用可能性，原因のわからない不安によってさらに高まる。Haggard（1989）は，家族の誰に教育するかについての決定は慎重にすべきであると指摘している。最も論理的な選択は，主介護者になると思われる人である。しかしながら，状況によっては，複数の人が必要となる。Haggard は，人数は少ないほうが望ましく，介護者の決定は家族によってなされるべきだとしている。それは，最適だと思われる人が参加しないかもしれないからである。介護者についての情報を最初に得ることは，介護者としての適切さと教育方法の決定に役立つであろう。介護者がヘルスケアについての十分な知識を持っていないことがわかれば，看護師は過剰な期待を持たずにすむ。これは高齢の介護者を対象とする場合にことに重要である。

【地域社会の資源】

保健医療における変化が続くと共に介護者の役割が拡大し，地域資源についての知識はケア計画に不可欠となっている。これらの資源は，教会，サービス業者，コミュニティセンター，シニアセンター，子どもと成人のデイケアセンター，ウェブサイト（World Wide Web），*Prevention Magazine* などの一般雑誌，全米退職者協会のような組織，地域病院からの広報紙，および口コミなどから見つけることができる。どのような地理的環境の地域であっても交通手段に関する知識は重要である。

【ケア環境の違い】

保健医療の提供システムが変化しているので，看護師はクライエントと家族に提供される健康教育の環境全体を検討しなければならない。在宅療養をしているクライエントや介護を続ける家族介護者に技術を教育する場合の課題にはどのようなものがあるか？　在宅で利用することのできる設備・備品は入院施設における設備・備品とどのように異なるか？　清潔操作や滅菌技術を維持することができない場合に，それらについてどのように教育するか？

【時間的制約】

クライエントと家族の教育に必要な時間は，常に予定時間を超えてしまう。長年にわたる実践において，熟練した看護師は予測できない環境がしばしば最適だと考えられた計画を不可能にすることに気づいている。教育においては，準備にかける時間が重要である。新米の教育担当者による教材の量と内容の深さは，しばしばクライエントと家族のニーズより大きすぎることがある。臨床状況における多くの

健康教育は正式のものではない。現実の教育は，クライエントと看護師の間の毎日のやり取りの一部であることが多い。Haggard（1989）は，正式な教育が必要であれば，大きな教育プランを提示するかわりに，小さなセッションを1日の中でいくつか計画することを推奨している。また，看護師はクライエントと時間を過ごす「貴重な」あるいは「教えやすい」瞬間を活用すべきであると指摘している。ほとんどの状況にはこのような瞬間が含まれる。それは意図的に計画された場合もあれば，単に自然発生的に生じたような場合もある。

時期は重要であるが，クライエントが退院する前にすべての情報をクライエントに提供できるということはほとんどない。退院計画（discharge planning）の活用は，費用対効果がよく，アウトカムを改善することがわかっており，全米で実施されている。これらの活動は，クロニックイルネスの管理に必要な事柄を学習するための多くの機会をクライエントと家族に提供する。

【人生の終焉における課題】

教育ニーズはクライエントの生涯に渡って続くものであり，それはたとえ死が間近に迫っている場合であってもそうである。QOLは，自分の状況をコントロールするクライエントの能力に影響を受ける可能性があり，教育は，クライエントの権利，アドボカシイ，コントロールに関する事柄にも焦点をあてる。人生の終焉におけるクライエントと家族の教育は，死のプロセスで生ずる身体症状やクライエントと家族を心理的に支援する方法に関連することが多い。この時期のクライエントのケアに関わる看護師は，その人と家族をよく知っていることが多い。クライエントの衰弱を目にしたり，最期が近いことがわかるような状況では，役割緊張や無力感が高まる。最期の時期における教育は，多くの看護師にとって実体のないものであり，クライエントと家族に必要な支援を提供する知識と技能が不足しているという感覚をもたらす。

Lynn（2000）はクロニックイルネス，最終的には死に至る病気を持つクライエントのケアを行っている保健医療職者の知識と能力に関わる専門教育の重要性について述べている。クロニックイルネスを持つクライエントが緊張の中でも十分に生きることができるよう援助するために，時間をかけてクライエントとコミュニケーションを図り，支援し，またケアを行うことを学習することの重要性は本質的である。

アウトカム

クライエントと家族にとって教授-学習状況における最適なアウトカムは，クライエントが学習した知識を明らかにすることができること，技術を反復することができること，疾患プロセスの管理に役立つ行動に変化を示すことである。教授-学習プランの特定のアウトカムはクライエントのアウトカムに影響を及ぼす。

課題

1. 発達の各段階において個人の学習に影響を及ぼすのはどのような要因か？
2. 教育学（ペダゴジー）と成人教育学（アンドラゴジー）を比較検討せよ。
3. クロニックイルネスを持つ人の教育には，どのような行動方略を用いることができるか？
4. どのようなクライエントの要素が教授-学習プロセスに影響を及ぼすか？
5. 看護師の持つどのような要素が教授-学習プロセスに影響を及ぼすか？
6. 教授-学習プロセスの段階とはどのようなものか？ それぞれの段階について説明せよ。
7. クロニックイルネスを持つ人と家族の教育は，急性疾患を持つ人と家族の教育とどのように異なるか？

第15章

アドボカシイ

Faye I. Hummel
訳：鬼塚哲郎

イントロダクション

　アドボカシイ（権利擁護）とは，保健医療システムの中でクライエントの人権をどう守るかを追求することであるから，専門的看護にとって決定的に重要である（Segesten & Fagring, 1996）。アドボカシイは単独の孤立した出来事ではなく，1つの継続するプロセスである（McGrath & Walker, 1999）。クロニックイルネスを持つクライエントとその家族はしばしば情報，理解，効果的な介入といったものを必要としているし，そうやって自分たちの生活を立て直し，喪失を受け入れ，病気によってもたらされた変化に順応していく（Peace, 1996）。このような人たちがもし自分たちのニーズや希望，価値観，選択を表明できないとしたら，彼らは危機的な状態に置かれていることになる。このような状態が生じている場合，別の人たちが彼らを擁護しなければならない。アドボカシイは1つの道徳的概念である。そのようにとらえる時，看護職者はクライエントの権利と選択を代弁し，クライエントが決めたことを明らかにする手助けをし，また意思決定におけるクライエントのプライバシーと自立を守らなければならない（Hamric, 2000）。こうして，複雑な保健医療システムの中で，看護職にある擁護者（アドボケイト）はクロニックイルネスを持つクライエントにとって特別な存在になり得るのである。

看護におけるアドボカシイのこれまでの流れ

　擁護者としての看護職者の役割は社会と保健医療システムの発展に伴って変化してきた。看護におけるアドボカシイの起源は，ケアを提供するためクリミアに向かい，そこで見出した状況に心を痛めたフローレンス・ナイチンゲールや，公衆衛生に影響を及ぼす社会問題に関心を抱いたリリアン・ウォルドにさかのぼることができる。看護職者たちはアドボカシイを実践するための潜在的な力をいつも備えていたし，そのことは彼らの問題解決のためのスキルや，人々のニーズを査定し満たすために無意識のうちに取ってきた行動の中にはっきり示されているのだが（Prins, 1992），アドボカシイが看護の役割の1つとしてとらえられ，実践に移されるには時を待たなければならなかった。時がたつにつれ看護職者たちの関心は，病院の方針と職員との間にどう折り合いをつけ，医師に対してどう説明責任を果たすかというところから，クライエントのニーズと権利をどう支援するかという点に移ってきた。表15-1は看護職者によるアドボカシイのこれまでの主要な流れを表したものである。

表 15-1 看護職者によるアドボカシイの主要な流れ	
モデル	主な構成要素
ミリタリー（軍隊）	看護師は忠実な兵士 医師への従順 組織への忠誠
権利/法律	看護師は患者の権利の擁護者
アドボカシイ	看護師は患者に対し倫理的，法的責任を負う

【ミリタリー（軍隊）モデル】

初期の看護職者たちは患者の信頼に応えはしたが，病院や学校，同僚の看護職者や医師を批判することは避けるべきとされてきた。医師の命令には疑問をはさまず服従し，医師と患者の信頼関係が保てるよう患者側を援助してきた。たとえそれが，判断の誤りや患者の権利の侵犯を見て見ぬふりをすることにつながったとしてもである。このような段階においては，看護職者は患者に忠実でありたいという欲求と医師や組織に忠実であれという要求の間で引き裂かれていたのである（Winslow, 1984）。

【権利/法律モデル】

1960年代に入り，保健医療は個人の権利であるという思想が米国の社会政策に反映されるようになった。政策におけるこうした変化は消費者運動が勃興し，それまでの医療のやり方に対する信頼を消費者側がなくした時期と重なっていた（Starr, 1982）。保健医療の消費者は，情報・支援・サービスを得る上でもはや医師に従属的であろうとはせず，自分たちに影響を及ぼす意思決定においてより大きな役割を果たすことを求め，ケアの一端を担う側として自分たちの状態をもっとよく知ることを要求した。患者の権利獲得を目指すこうした運動の結果として，看護職者は患者の擁護者になるべきだとする要求がはっきりと示された。もっとも，看護職者はそうした役割を果たすための教育は受けていなかった（Annas & Healey, 1990）。このような考え方の変化と運動の進化が，保健医療の提供のあり方を劇的に変えることとなる。国レベルでの政策の転換と同時に，全米看護師協会（ANA）をはじめとする専門職集団が，患者の権利を定式化した上で保証する取り組みを開始した。そこで患者の権利として挙げられているものには，診断について知る権利，治療法・予後・インフォームドコンセントに関する権利，プライバシーと守秘に関わる権利，そして死ぬ権利がある。

【アドボカシイモデル】

1970年代に入ってようやく，看護職者によるアドボカシイという概念が看護倫理規定の中に盛り込まれることになった。全米看護師協会の1976年版は，医師に対する患者側の信頼を保つよう支援する義務と，医師の命令に自動的に従う義務を削除し，代わりに，保健医療チームの一員もしくは組織そのものが不適切な治療もしくは倫理・法にもとる治療を実践した場合は患者を守る側に立つことを看護職者に要求している（Winslow, 1984）。

擁護者の役割がたどったこうした変遷は看護にとって，保健医療の意思決定においてクライエントを重要な参加者として認知し受け入れ（Winslow, 1984），患者の権利をより効果的に保証し，患者に対しより十全な責任と説明責任を果たせるようになるための重要な一歩となった（Prins, 1992）。

アドボカシイの定義

アドボカシイとはダイナミックで多面的な社会政治的活動である（Mitty, 1991）。看護の文献をひも解くと，どこまでをアドボカシイと呼ぶかについて時として互いに矛盾するような見解に遭遇することがある。ある人々にとってアドボカシイとは広くクライエントのために最善を尽くすことにほかならないが，別の人々にとってアドボカシイは特定の狭い意味で用いられている。例えばそれらは，システムの変革を目指す保健医療政策に関わる社会運動（Brower, 1982；Kosik, 1972），リスクを引き受けること（Copp, 1986；Kosik, 1972），仲介すること（Annas & Healey, 1990；Brower, 1982；Winslow, 1984），患者の権利を擁護すること（Bernal, 1992）である。また他の看護学研究者にとってアドボカシイは何よりもまずクライエントをエンパワーすること（Copp, 1986）であり，クライエントの自己決定（Gadow, 1990）や自律を促進させ（Nelson, 1988），あるいは情報を得た上での意思決定（Corcoran,

1988；Kohnke, 1980）やヒューマニズム（Curtin, 1979）に焦点をあてたものである。しかしながら，アドボカシイをめぐるすべての定義や視点に共通しているのは，クライエントとの関わりを第一義とする点である。

アドボカシイの活動は，ニーズを示している人々（個人や集団）に力と資源を再分配することを目指す。看護におけるアドボカシイの理想は保健医療システムの中でクライエントをエンパワーすることであるが，クライエントはしばしば制度的・社会的・政治的・経済的・文化的束縛によって保健医療にアクセスできないことがある。そうした束縛が生じている場合，アクセスを可能にするために擁護者が必要となるのである。

セルフケア看護理論

アドボカシイが看護の実践にとって意味のあるものであるためには，看護の枠組みの中でアドボカシイが計画されなければならないが，その際，選択された看護理論がどのようなアドボカシイ方略を用いるべきか教えてくれるだろう。筆者はOremのセルフケア理論（1995）をとりたい。この理論によれば，セルフケアの限界がはっきり示されている場合を除き自分のケアは自分で行うべきなのであって，セルフケア活動とは，人が安寧を維持するために自ら取り組む活動のことである。クロニックイルネスを持つ人々はもっぱら自分自身を取り巻く環境の中で自分のケアをするのであるから（Corbin & Strauss, 1988），彼らにとってセルフケアは特に重要である。しかしながらこうした人々の多くは，認知や動機づけにおける限界，身体機能における限界，判断や決定を下す場合における限界，自己管理における限界などさまざまな機能の限界——すなわちセルフケア不足——を抱えている（Orem, 1995）。加えて，適切な社会支援もしくは家族の助けを受けられないこともある。

Orem（1995）はセルフケアの能力として次の5つを挙げている。

- 環境から空気，食物，水分を摂取し，利用すること
- 社会的に受け入れられるやり方で排泄（排尿・排便）をすること
- 保護膜としての皮膚を維持し，快適な体温を保つことができるような清潔で安全な環境を提供すること
- 休息と活動のバランスを保つこと
- 自己および他者と健康的な関係を維持すること

クロニックイルネスを持つ人はしばしば，身体機能が変化して援助が必要になっても自分でそれを認知できないといったことを経験する。例えば，新しい食事療法をクライエントがよく理解できていない場合，クライエントには適切な知識と情報が必要となる。加えて，クライエントは自分のとり得る代替の行為について，それぞれの行為のもたらし得る結果も含めて知らされるべきである。そうしてはじめて，情報を得た上での意思決定が可能となる。いったん妥当なかたちで進むべき方向性が選択されれば，看護職者はクライエントが望む範囲でこうした情報と援助を提供する立場にある。擁護者の行うべき活動は，クライエントの持つ限界と経験によって決定されるべきである。なぜなら，アドボカシイの目的は当人の持つさまざまな能力——言い換えれば力の構成要素——を増進させ，そうすることでクロニックイルネスが及ぼす影響を最小限にとどめるところにあるからである。

看護におけるアドボカシイの哲学的基盤

看護職にある擁護者が介入し，クライエントの持つ力の構成要素を増進させようとする時，その方法は，当の看護職者が擁護者の役割に関して抱いている価値観や信念に根差したものとなる。文献をみると数多くのアドボカシイの視点やモデルが見出されるが，それらは互いに排除しあうものではない（表15-2）。これらのモデルを構成する要素は，単独であろうと組み合わせによるものであろうと，現代の看護実践においては自明のものばかりである。

【パターナリスティックなアドボカシイ】

パターナリズム（家父長主義）においては，専門職者-クライエントの関係は専門職者からの指導というかたちをとる。パターナリスティックな価値観によればクライエントの健康が当人の自立よりも上位

表15-2 看護におけるアドボカシイの哲学的基盤

種類	代表的な要素
パターナリスティックなアドボカシイ	利益 "害を与えない"こと
消費者主義的アドボカシイ	患者の自立
消費者中心的アドボカシイ	看護師の介入による患者の自立
実存的アドボカシイ	意味づけのための看護師-患者関係 自己決定
人間主義的アドボカシイ	クライエントの独立よりむしろ看護師-クライエント関係におけるクライエントの自立

に位置づけられ，有益性（害から守ること）と非有害性（害を避けること）の原則によって導かれる。パターナリスティックな見方は医師か看護職者かは問わず1人の権威ある人物に集中し，クライエントにとって何が最善かはその人物が決める（Haggerty, 1985）。意思決定のプロセスをコントロールするため，情報は選択されたのちクライエントに伝えられるかもしくは伝達が留保され，その際保健医療職者の専門的知識こそがクライエントにとって最善の決定を追求できるのであるという警告が発せられる。パターナリズムはしばしば威圧的態度を用いて（意思決定を行う側にとって）望ましいアウトカムを引き出すが，そのアウトカムは，必ずしも受益者と目される人物が望んだものとは限らない。

歴史的にみると，パターナリズムはかつてアドボカシイとみなされ，クライエントとコミュニティの両方から，保健医療職者のとるべき適切な態度であるとして歓迎されてきた（Haggerty, 1985）。今日でも，パターナリズムを肯定的にとらえる看護職者が存在する。そうした場合擁護者は，どのような行為がクライエントの利益と合致するかを最もよく知っている人々によって意思決定がなされるべきであると信じている。そのようにすれば，可能な限り最善の治療を受ける権利が守られるのだと彼らは考えている。

【消費者主義的アドボカシイ】

消費者主義的アドボカシイの文脈においては，消費者が保健医療システムにおける積極的な意思決定者となる。この視点に立った時のクライエント側の目標は，①保健医療サービスに平等にアクセスする権利，②保健医療の問題に関わる公的教育を受ける権利，および③代替医療を知る権利，である（Bramlett, Gueldner & Sowell, 1990）。

看護職者の役割は，クライエントに情報を提供し，それが済めば引き下がるコンシューマガイドのそれと同じであり，クライエントは単独で自分の意思決定を行うことができる（Kohnke, 1980）。意思決定の過程そのものにおいて看護者がクライエントを援助することはない。

コンシューマガイドのやるべきことは2つある。1つは，クライエントの置かれた具体的状況において保有する権利を当人に伝え，意思決定を行うために必要なあらゆる情報と知識をクライエントに保証することである。こうした情報はクライエントに理解できるよう提供されなければならないし，看護職者側の個人的なバイアスが少しでもかかっていてはいけない。2つ目は，クライエントが下した決定は，たとえそれが看護職者や他の専門職者，家族や友人の賛同を得られなかったとしても，その決定を支援するということである。

このモデルにおいては，情報を提供することと看護職者が身を引くこと，この両方が重要である。なぜなら，クライエントは不当な干渉を受けないよう単独で意思決定を行わなければならないとみなされるからである。クライエントが決定を下すためには適切なデータのみが必要であると想定することで，消費者主義はクライエントの人間性を奪っているとみなすことも可能だが，このモデルが意図しているのは，この一線を越えた援助にはどのようなニーズも存在しないということである。

【消費者中心的アドボカシイ】

消費者中心的アドボカシイもまた，アクセスや情報，代替治療の可能性に対する消費者側の要求によって導かれている。その第一の目的は資源を駆使してクライエントの安寧を増進させることである。消費者中心的アドボカシイのユニークな点は，意思決定におけるクライエントの権利と看護職者の役割を

結びつけ，看護職者がクライエントの権利を促進させる点を強調しているところにある（Bramlett, Gueldner & Sowell, 1990）。このアドボカシイモデルの主要な構成要素は，①最大限の知識をクライエントに伝えること，②看護職者の援助を受け入れつつクライエントが意思決定を行うこと，③決定を実行に移すにあたり看護職者がクライエントを支援すること，である。

　知識の伝達において看護職者の果たす役割は，必要とされるすべての情報が理解可能なかたちで提示されることをクライエントに保証することである。消費者主義的アドボカシイの場合と同様，最終的な意思決定はクライエントの側にあり，それが他者の価値観や保健医療システムの既成の規範に合致しようとしまいと，看護職者はその意思決定を尊重しなければならない。消費者中心的アドボカシイは消費者主義的アドボカシイを発展させたものであり，意思決定およびその決定を実行に移すための計画と実施のプロセスにおいて，クライエントが望めば看護職者がパートナーの役割を積極的に担うよう定めている（Bramlett, Gueldner & Sowell, 1990）。

【実存的アドボカシイ】

　Gadow（1990）によれば，看護の本質は実存的アドボカシイにある。実存的アドボカシイは，自己決定の自由こそ最も基本的で価値を持つ人権であるという原則にのっとったものである。実存的アドボカシイモデルは「看護が個々人を援助するのは，各人が自己決定の自由を正しく行使するためである」という理念に焦点をあてる（p.43）。ここでの正しく（*authentic*）とは，クライエントの到達した決定がまさしくクライエント自身のものであり，当人の価値体系全体を反映したものである，という意味である。

　このモデルにおいては，看護職者は自らの価値観や信念をすすんで脇に追いやり，クライエントの経験からその人なりの意味を見出そうとする。実存的擁護者として看護職者はクライエントにとって最も利益となるよう行動するが，この利益が何であるかを自分の価値観と照らし合わせて判断するのはクライエント自身である。自分が何に価値を置いているかをクライエント自身が明らかにしようとする時，看護職者が援助する余地は大きい。なぜなら，まさにクライエントが自分は傷つきやすい存在だと感じ苦しんでいる間，看護職者はそこにいるからである。看護職者たちはそれまで，クライエントと接触してきたのであるし，クライエントを「健康上の問題」とか「診断」としてではなく一個の人間としてとらえてきたはずである。

　実存的アドボカシイが行うのは情報提供にとどまらない。それは看護職者とクライエントの相互作用を促進し，健康，病気，苦しみ，死といったものがクライエント個人にとってどのようなかけがえのない意味を持つのかを決定させる。実存的アドボカシイの理念はつまるところ，看護職者の援助を受けつつクライエントが自己決定を行使するところにある（Gadow, 1990）。

【人間主義的アドボカシイ】

　Curtin（1979）の信じるところによれば，アドボカシイは「私たちに共通の人間性，私たちに共通のニーズそして私たちに共通の人権」に根ざしている（p.3）。ここで看護職者とクライエントの間に存在するあらゆる関係性の基盤となっているものは，私たちが人間であるという共通性にほかならない。擁護者として，看護職者は「生きること，死ぬことにおいて患者が意味や目的を見出すよう援助」しなければならない（p.7）。つまるところ，看護職にある擁護者の役割は「何かしら感知しがたいもの（人間の価値，尊厳，共感）が現実となるような環境を作りだすこと」であるが，「これはそれほど簡単ではなく，あり得べき看護実践の一例というべきものである」（p.123）。

　看護職者-患者関係の基盤をなすものとしての人間主義的アドボカシイにおいては，1人ひとりのクライエントをかけがえのない人間存在ととらえることが求められる。実際，看護職者がクライエントをこのように深く知り理解する機会は，クライエントと長期に渡る関係を築き，身体的・情緒的なケアの細部に参加することによってより充実したものとなる。

　しかしながらクライエントにいつどういう仕方で情報を与えるかは，情報の中身と同じく重要である。看護職にある人間主義的擁護者は，クライエントが望みかつ受け入れる用意ができている時，ある特定の状況に関する情報をすべて提供することが可

能である。看護職者はクライエントと共に意思決定のプロセスに参加することはできるが，自分にとって最も利益となるものは何かを決定するのはクライエント自身である(Curtin, 1979)。

アドボカシイのニーズ

　保健医療システムの中で看護職者が擁護者の役割を引き受ける必要があるということは，2つの考察に根差している。それはまず，①保健医療システムとクライエントの間の力の不均衡であり，次いで②ますます無力を実感するクライエントの脆弱さである。置かれた場や状況のいかんにかかわらず，看護職にある擁護者の責任の1つはクライエントをエンパワーすることである(Copp, 1986)。看護職にある擁護者はまた，クライエントを診断もしくは症状を通してしか見ようとしない医学の還元主義的態度に対抗し，心と体を備えた一個の全体としての個人を尊重する役割を担っている(Bird, 1994)。

　アドボカシイのニーズを示唆する状況には3つある(Segesten & Fagring, 1996)。第1に，患者が脆弱で無力であり，自分の考えを表明するための知識や勇気に欠けている場合。Copp(1986)は，連続しているとしながらも脆弱性(vulnerability)をいくつかに区別している。患者は次のような状況にある可能性がある：

■状況として脆弱である(貧困)
■一時的に脆弱である(トラウマ)
■時によって脆弱である(慢性の病気)
■恒常的に脆弱である(対麻痺)
■不可避的に脆弱である(加齢と死)

加えて，人は一生を通じて複数の脆弱性を経験することもある。クロニックイルネスを持つ人々はここに挙げた脆弱性の全部といわず大部分を経験することだろう。

　第2に，クライエントは何が最も自分たちの利益になるかを自分で決める権利を持っている。個人の自立(individual autonomy)とは通常，個人が外部からのコントロールなしに独立して応答，反応，展開する能力であると定義される。独立して決定し個人として行動する権利と言い換えることができるが，これを保健医療の場で行使するためには，クライエントは自立して行動するための知識と力を必要とする(Haggerty, 1985)。

　アドボカシイを示唆する第3の状況はクライエントに対する敵の存在である。ここでいう敵とは病気のこともあれば痛みや苦しみのような状況のこともあり，さらには保健医療職者のような仲間の人間でさえあり得る。SegestenとFagring(1996)は，擁護者がクライエントの利益のために最も頻繁に仲裁に入る相手が誰かに関して，興味深い報告を提出している。それによると擁護者は，ケアのルーチンを変更させようとして他の看護スタッフに対して，また社会福祉の専門家に対して，時には子どもの自己決定をめぐって家族とりわけ両親に対して仲裁に入っている。

擁護者(アドボケイト)の役割

　前述のように，看護職者-患者関係は長い間，看護の特質とは何かを理解する上で基本的な役割を果たしてきた(Cooper, 1990)。この関係の目的はクライエントにコントロール機能を維持もしくは回復させることであり(Curtin, 1988)，相互関係性，双方向性および全人的意思決定を具現化することである(Gadow, 1990)。クライエントが自分の病気の性質と意味を理解するようになると，彼らの力は回復し脆弱性は低くなることが多い。これらの点は，クロニックイルネスの持つ永続的な性質を考慮に入れると際立って重い意味を持ってくる。

　看護におけるアドボカシイは，ホリスティック看護や「キュアよりケア」という考え方に欠かせない部分であるとみなされている(Nelson, 1988)。看護職者は保健医療に関して十分な知識を持っており，しかもクライエントのすぐ近くで働いているから，擁護者の役割を果たすにはうってつけである(O'Connell, 2000)。慢性の状態にあるクライエントのケアにおいて看護職者の果たすアドボカシイの役割についての文献は限られているものの，看護職者によるアドボカシイはクロニックイルネスを持つ人々にとって欠かせないものである。クライエントが自分では意見を表明できず，権力を持つ側に対して自分のニーズを伝えることができない時，看護職者は擁護者として彼らの利益のために発言することがで

きる。擁護者とは，クライエントの代理人であり，心配を和らげ自立と自己管理を回復させるカウンセラーであり，かつまたクライエントの個人的な価値観や目標と生物医学的介入とを結びつける専門職者でもある(Segesten, 1993)。加えて，擁護者は情報提供者，ケアの質のモニター，代弁者でもある。クライエントの自立を目指す擁護者としての看護職者はクライエント本人と協働するのであり，医師・家族・病院と協働するのではない。このことを看護職者はいくつかの重要な機能を果たすことで実現している。

アドボカシイを遂行するには駆け引きの術，外交手腕，専門知識，および効率的コミュニケーション・交渉術・タイミングといった技術が要求される。個々の看護職者の参加はもちろんのこと，職能集団としての看護職者全体の参加も要求される(Copp, 1986)。しかしながらこのような条件が揃ったとしてもそれでアドボカシイの成功が保証されるわけではない。

擁護者の役割を効果的に果たすためには4つの特質が必要となる。擁護者は第1に，クライエントが自分のニーズを満たそうとした場合，断固たる態度で援助すべきである。次に，クライエントの利益になることであれば喜んでリスクを引き受けるべきである。第3に，擁護者は明解かつ効率よくコミュニケーションができ，クライエントの問題を端的に言い表すことができ，問題解決に向けて働くことができなければならない。4番目に，擁護者は権力がどう作用しているかを知り，組織と連携して働くことができなければならない。それは，適切な資源を見出し，クライエントの利益となる変革につなげるためである(Spellbring, 1991；Spradley & Allender, 1996)。

【意思決定コンサルタント】

クライエントの決定を援助することはアドボカシイの重要な役割の1つである(Corcoran, 1988)。もっとも，自分自身の健康と治療について意思決定を行うのはクライエント自身でなければならないことは周知のことであるが。看護行為の目標はつまるところ，クライエントの責任と自己決定を最大限にまで高め，支援することにほかならない(American Nurses' Association, 1985)。Haggerty(1985)はクライエントによる合理的な意思決定のあり方として3つの標準的条件を挙げている。

1. 提案されている治療もしくは処置を理解していること
2. 提案されている治療や処置のリスクと利点を評価し，それらに対する賛成意見・反対意見について考察する能力を有していること
3. 提案されている治療もしくは処置に関して意思決定する能力を備えていること

Corcoran(1988)は必要とされる情報を以下のように分類している：可能な選択肢，それぞれの選択肢について起こり得る偶発事，偶発事の起こる蓋然性，それぞれの選択肢がもたらし得るアウトカム，および選択肢とアウトカムに関わるクライエントと看護職者の価値観。別の人たちは選択肢，アウトカム，価値観および蓋然性のガイドライン(OOVL Guide；Options, Outcomes, Values and Likelihood Guide)を提唱しているが，これは専門職者と消費者の両方に向けた意思決定のガイドラインである(Lewis et al., 1999)。看護職者がクライエントに真実を告げるためには，自分たちがものごとを「采配」できるといった思い込みを捨てることが求められる(Miller, Cohen & Kagan, 2000)。

【交渉者(ネゴシエーター)】

保健医療が利用しづらいと感じる人がいる。そうした経験を持つ人々の保健医療を増進させようとする場合，アドボカシイは交渉やネットワークづくりの要素を含むことになる。例えば，利用しづらい要因の1つとして言語がある。もし言語が問題なのであれば，看護職にある擁護者は地域の保健医療施設などと交渉し，クライエントと保健医療職者との間のコミュニケーションをよりスムーズに行うために，クライエントの理解できる言語を話す人を探し，提供することができる。擁護者はまた別の種類の人々，とりわけ自分で保健医療にアクセスするだけの政治力もしくは経済力を持たない人々の利益のために仲裁役を果たすこともある。

【仲介者】

複雑な社会変革に伴い，仲介者の役割が増大して

きた（Winslow, 1984）。仲介者としては，看護職にある擁護者は両者の話に耳を傾け，ものごとを明確にし，提案を行うことで両者がお互いを理解できるよう援助し，特定の行動について合意が成り立つよう努める。看護職者が仲介するのはクライエントと地域の資源との間，クライエントと医療サービスとの間，クライエントとその家族との間である。看護職者はまた，特定の治療の選択肢と，それがもたらすであろう利益をクライエントが理解することとの間を仲介することもある（Gadow, 1990）。

【情報提供者】

保健医療の場にいるクライエントは自分たちの権利についてよく知らされていなければならないし，情報を得た上で決定を行うための適切な情報を必要としている。言い換えると，彼らは自分の受ける介入，治療，ケア，そのアウトカムがどのようなものかについて教育を受けてしかるべきである。擁護者はクライエントに特定の治療や処置の利点を伝えるだけでなく，そうした一連の行為がもたらし得るリスクや結果についても伝達する。クライエントはまた，代替医療やその治療計画についても情報を必要としているし（Abrams, 1990），「治療を行わない」選択肢も，情報を得た上での意思決定の重要な構成要素として提示されなければならない。例えば，外科手術は固有のリスクを背負っているものであるから，アウトカムが必ずしもクライエントの予想したものとはならないことがある。

看護職者がクロニックイルネスのすべての局面においてエキスパートであるとは限らないが，例えば専門医との連携を通して専門的な情報を追求することは看護職者の責任である。加えて，クライエントは自分たちが行う意思決定とその結果に関してなされる質問の重要性について理解しておく必要がある（Copp, 1993）。

【社会運動家】

社会運動に携わる人はそうでない人と比べて社会への信頼が厚く，またしばしばより多くの情報を持っている傾向がある（Jary & Jary, 1991）。運動家でもある看護職の擁護者は何らかの社会変革をコミュニティ内にもたらそうと努める。運動家は，例えば経済的に恵まれない層に対してより平等な保健医療やサービスが届けられることに重点をおくかもしれない（Brower, 1982）。

運動家でもある看護職者は，保健医療に関わる特定の問題や障害の影響を受けている人々のために，彼らと連携して問題解決にあたることがある。運動家としての擁護者は，クライエントの利益となるような変革をもたらすための適切な資源を見出すことが必要であるが，そのためには権力がどう作用しているかを知った上で組織内で働くことが求められる（Spellbring, 1991；Spradley & Allender, 1996）。

【予後についての予測を伴うガイダンス】

クロニックイルネスを持つ人と家族に対する予後についての予測を伴う支援は，看護職者によるアドボカシイの重要な構成要素である。知識と経験が備わっているから，擁護者は将来起こるかもしれない問題を予見する立場にある。予後についての予測を伴う支援は将来のニーズをどう見定めるかにかかっており，具体的な援助が求められる数週前，数か月前，数年前のどの時点でも始めることができる。将来のニーズは人生の転機となるような重大な意思決定に影響を及ぼし，クライエントの生活に重大な結果をもたらしかねない。例えば，アルツハイマー病を抱えた配偶者のケアが今後ますます増大するというニーズが見込まれた場合，患者の妻が一時的な休息期間（レスパイト）か，在宅ケアかそれとも医療機関でのケアかを選択する際に，そうしたニーズが重要な因子となる。加えて，進行性のクロニックイルネスを持つクライエントが将来どのような依存ニーズを持つかを予測することによって，当のクライエントはケアの選択肢について自分の希望や好みを表明しやすくなる。予後の情報は確実性に欠けることはあるものの，より合理的な将来設計を可能にし，ぎりぎりの状況での困難な選択を回避することができる（Nolan, Keady & Grant, 1995）。

【照会すべき資源】

擁護者はコミュニティの資源やサービスについて常に最新の情報を得ておく必要がある。ここでいうコミュニティとは地域レベル（公的，私的を問わず），州レベル，連邦レベルのいずれの場合もあり得る。擁護者はクライエントのニーズや選択を見極め，アクセス可能な範囲で適切な資源を選択する。

加えて，選ばれた資源をクライエントが最大限活用できるよう擁護者は援助する。最後に，その資源のクライエントに対する効果と受容の度合いを擁護者は評価する。

【代弁者】

自分では表明できないもしくはしたくないクライエントになりかわって意見を表明する場合，擁護者は明解かつ効果的に言語化し，クライエントの抱える問題をクライエントの視点に立って簡潔に表明できなければならない。そのためには，断固たる態度で臨み，場合によっては歯に衣着せずにものを言うことが求められる。擁護者にはまた，クライエントの利益のためであればすすんでリスクを引き受けることが求められる（Spellbring, 1991；Spradley & Allender, 1996）。例えば，片麻痺の男性の妻には過剰防衛的なところがあり，夫が日常の細々とした活動に携わるのを拒む傾向がある。代弁者はこの場合，夫がより自立することの利点を妻と共に探り出すことで，夫の声をより強く反映させることができる。

【文化的仲介者】

Jezewski（1993）は文化的仲介モデルを提唱している。それによると看護職者はより広い社会的文脈の中でアドボカシイを実践することができる。文化的仲介とは，保健医療職者やクライエント，クライエントの属するコミュニティ，社会システムの間に存在する文化的ギャップを埋める働きをすることである。文化的仲介者の機能には，医療サービスのさまざまな伝統の間で知識や価値を調停することが含まれる。

【広報活動】

擁護者はまた，特定の健康問題について当の集団に向けて教育を提供することで，広報の仕事を担うこともある（Stodart, 1992）。看護職の擁護者が関わった集団のケースとしては，愛着形成障害の患者グループやアルツハイマー病患者のグループがある。広報活動のもう1つの重要な役割として，看護アドボカシイの認知度を高める点が挙げられる。

つまるところ，慢性の状態にあるクライエントは保健医療に関わる意思決定において看護職者と完全なパートナーとならなければならない。このような関係は，従来の権威主義的モデルとは対極にある，より伝統に縛られないモデルに根差したものでなければならない。保健医療職者がクライエントの知識や経験を評価できない場合，専門職側の行動はクロニックイルネスをめぐる関係においてお互いの疎外関係を強める結果をもたらす（Thorne, Nyhlin & Paterson, 2000）。

問題と課題

アドボカシイとつながりを持ついくつかの課題が潜在している。これらの課題に敏感であることで，解決に至る可能性もまた大きくなる。これらの課題には，直接的にクライエントと看護職者に関わる内的障壁と，社会環境から来る制約などの外的障壁とがある。

アドボカシイに影響するクライエント側の要因

クライエントはセルフケア能力に不調を覚え，そのことで生活の質が影響をこうむった経験を持つことがある（第7章「クオリティ・オブ・ライフ」参照）。これらの不調には，自信の喪失，意欲の欠如，家族や保健医療職者との対立，身体的機能障害，社会文化的影響などがある。

【自信の喪失】

自信は，物事に取り組み，成功に導く力を強めるというポジティブな性質を持つ。クロニックイルネスは潜在的に，クライエントの自尊感情と自信とを奪い去る力を持っている。Kirk（1992）がクロニックイルネスの管理における自信の重要性について報告しているし，Love（1995）によれば，自信を喪失したクライエントはしばしば自分のニーズをうまく把握できず，したがって自分の利害を効果的に守ることができない。そのようなクライエントは他人からうまく操られたり抑圧されたりする危険を抱えており，恐れや罪の感情に動かされて家族や保健医療職者の意向の前に屈してしまうこともある。看護職者

が個人としてのクライエントに価値を見出し関心を示すことにより，クライエントの自信は高まるのである。

【意欲の喪失】

知識や情報をクライエントに告げるという行為は双方向的なプロセスであり，クライエントがすすんでそのプロセスに参加することが求められる。ところが，自己尊重の喪失，情報への恐怖，擁護者からの情報を理解する能力の喪失などの理由からクライエントが情報の交換を望まないことがある。このような場合に擁護者としては，クライエントが情報を受け取る心の準備ができた時に情報を求めればよいと励ますことができる。擁護者は，クライエントがそうした心の準備ができているかを時々チェックする必要がある（Corcoran, 1988）。

【家族や保健医療提供者との対立】

クライエントが自分自身で意思決定を行い，それに基づいて行動する際，クライエントの選択と，家族や保健医療職者が考える選択とが異なっている場合がある。そうした場合，クライエントは自分の下した決定が周りの人たちから認めてもらえなかったと感じるだけでなく，決定を実行しようとした時に抵抗に遭うこともある。このような状況における擁護者の責務は，自己決定を下す権利と責任とをクライエントに保証することであり，それらの決定に他の人々が反対したからといって決定を変更する必要はないということを確認することである（Bramlett, Gueldner & Sowell, 1990）。

S氏の事例は，1つの問題に取り組む際に必要となる一連の行為に関してクライエントとケア提供者の間に意見の違いが生じた例である。この事例は，クライエントの看護職者であり擁護者でもあるJ看護師に多くの懸案事項をもたらしている。J看護師はどこまで管理できるのか？　S氏はどこまでか？　管理の問題は，看護職者-患者関係にどう影響するのか？　このクライエントのケアにおいてJ看護師のやり方のよりどころとなるものは何か？

【機能障害】

身体的もしくは精神的に重度の障害を持つクライエントであれば，自分自身で擁護者の役割を引き受けたり，他の人に擁護者になってくれるよう要請したりできないことがある。そういう場合でも看護の手配が自分でできれば，コミュニティの中にとどまることができるだろう。しかし何かの拍子にクライエントが孤立し，食事の宅配サービスや交通機関など必要なシステムにアクセスできなくなることがある。看護職者である擁護者にとって重要なのは，クライエント自身がセルフアドボカシイを行う能力を持っているかどうかを判断することである。もしもそれが不可能なことに思われたら，クライエントを裁判所に照会し，後見人を指名してもらう必要があるかもしれない。この場合，擁護者の役割はおおむね法制度の定めるところに従う。

――――― 事例　褥瘡の問題　第1部 ―――――

S氏は54歳の男性で，8年前にALSの診断を受けた。彼は妻，思春期の娘と共に自宅に住んでおり，地域のホームヘルス事業体から毎日派遣されてくる看護師とヘルパーから看護のケアとサポートを受けている。彼のプライマリナースはJ看護師（R.N.）である。筋力が極度に低下しているにもかかわらず，S氏は1日のほとんどを電動車いすに座っていることができる。身体的に他人に依存してはいるが，頭の働きは活発であり，従来からの仕事をパートタイムで続けている。S夫妻は彼の病気の経過と予後について極めてよく知っている。

この2～3週にかけて，車いすに長時間座っていることからS氏には褥瘡ができている。J看護師はS氏と話し，褥瘡の進行を抑え，治療を進めるために，車いすに座る時間を短くすべきだと伝えた。しかしS氏は自分の毎日の生活のリズムを変えるつもりはないと答えた。その後もS氏は遅くまで仕事場に残り，車いすに座っている時間はますます長くなっていった。夕方に帰宅したあとも，家族と共に過ごしたいと言い，ベッドに移るのをいやがった。褥瘡は悪化しており，症状を軽減するには医学的および看護学的に大幅な介入が必要となるかもしれない。

代理判断制度 能力を喪失し，独力では自分をケアしたり自分の安全を確保することのできないクライエントにとって，後見人制度がその生活管理と治療の効果的なツールとなり得る(Lamb & Weinberger, 1993)。代理判断という考えに基づき，裁判所によって保護者や後見人が指名され，能力を喪失した当人のために保健医療や金銭問題を監督するのである(Clark, 1997)。後見人はクライエント自身が要請することもあれば，別の人が指名を申請する場合もある。

後見人制度は，裁判所の監督の下で個人を守るための仕組みであり，代理人がクライエントの利益となるような意思決定を行う(Reynolds, 1997)。このような保護の仕組みが有効に働くためには，クライエントの自由や自己決定を維持することと保護を提供することとの間にバランスが保たれている必要がある。たとえクライエント（被後見人）が自ら意思決定を行う権利を放棄したとしても，代理人の決定はクライエントの希望と調和していなければならない。被後見人の意思を示す主観的，客観的な証拠がない場合でも，後見人は被後見人にとって最大の利益と思われる決定を下すことが望まれる。以上のような状況においては，擁護者は後見人と協力してクライエントのケアに関わる意思決定のプロセスに参加することができる(Lamb & Weinberger, 1993)。

後見人は裁判所から指名されるにとどまらず，クライエントの利益を監視する責任を裁判所に対して負っている。とりわけ，重度の障害を持つ人の臨床管理に重要な役割を果たすが，その場合，適切な衣食住と治療が提供されているかどうかの判断を下すことが望まれる。こうした役割は，クライエントの近親者からの参加と支援を十分に得ることができない場合，特に重要となる(Lamb & Weinberger, 1993)。この場合，看護職者は後見人もしくは他の人々とも協働し，擁護者の役割を効果的に果たすことができる。

【社会文化的影響】

クライエントの文化的背景はさまざまであり，したがって看護職者は多文化に関する基本的知識を持つことが求められる(Leininger, 1990, 1995；Kavanaugh, 1993)。Leininger(1991)の説くところによると，「看護ケアが自分自身の信念，価値観，療養生活の流儀と齟齬をきたしていると感じているクライエントは，文化的衝突やノンコンプライアンス，ストレス，倫理的もしくは道徳的懸念などの信号を発するであろう」(p.45)。看護職にある擁護者は，家族の中で意思決定がどうなされるかを知っていなければならない。なぜなら，クライエントは自分たちの文化的信念，家族，知識と技能のレベルに基づいて保健医療に関わる意思決定を行うからである。したがって，保健医療の関わる意思決定の焦点はクライエントによって変わるのである。例えば，一部のネイティブアメリカンの家庭では，保健医療に関する意思決定は家族の長である母親によってなされるから，意思決定のプロセスから彼女を排除してしまうと，アドボカシイの効果は大幅に後退することになる。

保健医療職者の多くは，クライエントとの間にある言語と文化の障壁を克服するための適切な訓練を受けていない(Thomas, Richardson & Saleem, 2000)。思い込みやバイアスのかかった期待は，クライエントとその家族のニーズを正確に把握することの代用とはなり得ない。看護職者が肝に銘じておかねばならないのは，ある文化グループのすべての構成員が教科書的に描かれた当の文化のステレオタイプな行動パターンにあてはまるとは限らないということである(Andrews & Boyle, 1999)。

アドボカシイに影響する要因：看護職者

擁護者として，看護職者は一定の労働環境と制約のもとで行動することを余儀なくされる。したがって，障壁がたくさんある中で擁護者としての責任を全うすることには困難がつきまとうかもしれない。看護職者はアドボカシイについての自分自身の信念を検証した上で行動しなければならない。専門職としての実践規範の範囲にとどまりながら，擁護者は自分の取った行動に責任を負うべきであるし，それらの行動がもたらし得る結果を受け入れる準備ができていなければならない。

【不安】

アドボカシイをめぐる不安は，アドボカシイの特性を専門職として実践に結びつける確固としたモデルが不在であるところに起因している(Chafey et al., 1998)。アドボカシイをめぐる問題は，看護職者が不安を経験し，何が正しく，何が合法的で，何が道徳にかない，何が倫理的であるかについて思い惑う時に生じる。もし個人の価値観とアドボカシイの専門職にとっての義務と理解されたものとの間に葛藤が生じた場合，ジレンマが生じる。このような葛藤は看護職者同士，看護職者と他の専門職者，それに看護職者と組織との間にも生じ得る（Segesten & Fagring, 1996）。

【役割をめぐる葛藤】

看護職者は，クライエントの擁護者や被雇用者，専門職者など，さまざまな役割のはざまにあって葛藤を経験することがある（Carnerie, 1989；Curtin, 1988）。擁護者役割をめぐって注意すべき事項の1つに，クライエント，雇用主，専門職集団の間の緊張関係が原因で看護職者が被雇用者の立場を取るかクライエントの利益の側に立つかの選択を迫られる，ということがある。このような状況のもとでは，看護職者が擁護者の立場を取るべきか被雇用者の立場を取るべきか迷ったとしても無理はない。役割をめぐる葛藤を処理するためには，擁護者はそれぞれの役割の違いをはっきりさせ，またそれぞれを切り離して考えることができなければならない（Mort, 1996）。もし被雇用者としての役割が優先するのであれば，雇用主の命じる規則と手順が優先されるべきである。その後，その規則と手順の範囲の中で看護職者は擁護者の役割を果たせばよい。

【リスクを引き受けたくない気持ち】

擁護者という役割は，看護職者が引き受けるには本来的に困難を伴うところがある（Mallik, 1997）。看護職者は，職や面目，地位，同僚からの尊敬を失うといったしっぺ返しを恐れて，擁護者になることに二の足を踏むことがある（Segesten, 1993；Martin, 1998）。看護職者がよくない政策を実施するのを拒んだり，質の低いケアを見過ごすのを嫌がったり，不正行為の隠ぺいを拒否したり，クライエントの悩みを見て見ぬふりできなかったりすると，その看護職者はしばしば「内部告発者」とみなされる（Andersen, 1990）。加えて，クライエントの利益のためを思って政策に対しあからさまに反対の立場を表明したりすると，管理者側の怒りを買うこともある（Stodart, 1992）。すべての看護職者が自信を持って立ち上がり，クライエントの利益のために発言するとは限らないのである。

Sellin（1995）が提言するところによると，擁護者役割に潜むリスクは，クライエントに安寧をもたらす処置を提供する低リスク行為から「内部告発者」と呼ばれかねないハイリスク行為まで，ひとつづきにつながっている。クライエントを教育したり，クライエントの権利を代弁したり増進させたり，クライエントになりかわって交渉したりするなどの行為は，この両極の間に位置すると考えられる。リスクを軽減するには，擁護者はクライエントやその家族，施設つき牧師やソーシャルワーカーなど保健医療チームに属する専門職者らと連絡を取り合い，協働するとよい（Corcoran, 1988）。

【アドボカシイ役割の適切さ】

Mitchell & Bournes（2000）は，アドボカシイはひょっとするとクライエントの助けとなっているというより害を及ぼしているのではないか，と問うている。保健医療職者の中にも，アドボカシイは進行中の治療を妨げる可能性があり，看護職者の義務であってはならないと唱える者がいる。Segesten（1993）は，看護職者が擁護者の役割を引き受けるべきでない主な理由として，次の3つを挙げている。①看護職者が医師や雇用主に対して従属的な地位にいる，②看護職者が所属している雇用組織からクライエントが保護される必要はない，③看護職者がアドボカシイ役割を乱用し，クライエントにあらかじめ相談することなく意思決定を行う可能性がある。このほかにも，看護職者には法的，官僚的権威といったものが与えられていないので，看護におけるアドボカシイはそもそも不可能であるといった見方をする人たちもいる（Miller, Mansen & Lee, 1990；Trandel-Korenchuk & Trandel-Korenchuk, 1990）。

ここで留意すべきことは，クライエントの自立と自律こそが看護という専門職にとっての主要な価値だということである（Copp, 1993）。しかしながら，クライエントの権利を擁護するために行動することで，看護職者が医師や組織と対立することもあり得る。というのも，保健医療のヒエラルキー的システムには，さまざまな束縛が設けられているからである。Pagana（1987）はその提言の中で，看護職者は自

分自身を擁護者と位置づけるべきではなく，むしろ医師との関係や保健医療の力関係の中でチームプレーヤーの役に徹することですべての関係者にとって最大の利益をもたらすことができる，としている。

【時間とエネルギー】

今後保健医療に用いられる人的資源は減っていくことを考えると，看護職者は問題が生じた時に安易な解決策をとらないだけの勇気と責任を持っていなければならない(Segesten, 1993)。アドボカシイには時間と根気と忍耐が必要である(Kosik, 1972)。看護職者の多くは，アドボカシイの責任を引き受けるのは看護職者本来の仕事ではなく，時間とエネルギーの消耗だと感じている。しかしながら，アドボカシイに別途時間を費やす必要はない。なぜなら，アドボカシイは看護アセスメントの基盤そのものであり，看護過程と連携して行われるものだからである(Copp, 1993)。時間とエネルギーを費やすものがあるとしたら，それはアドボカシイの結果として生じたものかもしれない。それらの中には会議やヒアリング，報告書の作成，次の行動計画の作成・決定・実施が含まれる。もしこうしたケアプランの変更がクライエントの要望に即してなされるならば，看護職者はクライエントに対して，看護ケアを提供するたびにアドボカシイを実践していることになる。

【クライエントへの過剰な関わり】

看護の仕事には，アドボカシイの役割を極限まで遂行し，クライエントを「看護しすぎる」危険が常に伴っている。看護職者がクライエントとその家族と過剰に関わった場合，看護職者-クライエント関係の職業上の構成要素がむしばまれ，専門家としての冷静なケアを提供する能力が減退する。看護職にある擁護者は，家族環境の中に引きずり込まれ過剰に関わってしまうことを避けるため，家族内の力関係をよくわきまえていなければならない。

過剰な関わりの結果としてよく起こるのは，看護職者がクライエントの意思を確認しないままクライエントのためによかれと思うことをやってしまうことである。ここで留意すべきなのは，何が自分の最大の利益になるかを決めるのはクライエント自身であって，擁護者はその決定を尊重する責任を負うということである。

【嫌われるクライエント】

不人気(つまり，好ましくない，受け入れがたい)という概念は，医療者側が当のクライエントに，保健医療とは別の次元の価値判断を下した場合にのみ存在する。ある種のクライエントは，他の人たちより社会的に低い価値しか持たないとみなされる(Glaser & Strauss, 1968)。社会的価値とは主観的なものであって，年齢，婚姻関係，収入，暮らし向き，衛生状態，品行などによって決まる。低い社会的価値を有すると目されるクライエントは，高い社会的価値を有すると目されるクライエントより好ましくないとみなされる。道徳的に低い価値しか持たないとみなされるクライエントもいるかもしれない。クライエントの病気や症状はクライエントのとった一連の行動の結果なのだから，「病気になって当然だ」と看護職者は感じるかもしれない。好ましくないとみなされるもう1つのクライエントのグループは，施設や事業体の定めた規範に沿わない行動をとる人や暴力を振るう人である。

看護職者は，自分にとって好ましいクライエントだけでなく，好ましくないクライエントも擁護しなければならない。そのためには，看護職者は自分自身の価値観と信念をわきまえておかねばならないし，ある種のクライエントに対する自分自身のネガティブな感情を自覚しておかねばならない。擁護者として，看護職者はすべてのクライエントのうちに人間としての尊厳を見出さなければならない。

アドボカシイに影響を及ぼす社会構造上の要因

クライエントを取り巻く社会構造と看護職者のそれとの間に障壁があると，アドボカシイ役割の成果が妨げられたり，困難なものになったりすることがある。したがってアドボカシイは，組織や政策を含めた，より広い社会的文脈において考察されなければならない。

【社会階層】

社会においては，富と資源の分配における不公平

を永続させようとする力がひとつならず存在し，互いに競い合っている。米国における保健医療システムは途方もなく経費がかかり，しかも資源の配分が乏しく，アクセスが相当不公平だという特徴がある（第20章「財政的インパクト」参照）。アドボカシイ活動は，個人もしくは一定のニーズを共有する集団に対し，力と資源を再分配することを目指す（Brower, 1982）。

【スティグマ】

文献をひも解けば明らかなように，クロニックイルネスを持った人々に対する否定的な態度は，社会全般や別のクロニックイルネスを持つ人々，保健医療職者においてみられる（第3章「スティグマ」参照）。クロニックイルネスをめぐる固定観念や誤解がもとで，例えばクロニックイルネスを持つ子どもが学校の遠足のような行事に参加できないといった排除行為が生じる（Canam, 1993）。

固定観念とは，ある個人の集まりについて不当な先入観に基づき，精確さを欠いた単純なやり方で一括りにすることであり，その集団が不当な扱いを受けることを許してしまう。スティグマとは，ある人物の，その人が持つ社会的アイデンティティの価値をおとしめるような身体的もしくは社会的特質に対する反応であって，その人物が完全なかたちで社会から受入れられる資格を奪ってしまう（Goffman, 1963）。見えないスティグマを持った人の場合はこうしたことが問題にならないこともある。例えば，糖尿病を持つ人は，他人からの否定的な反応を受けずに自分の病気を管理できる点で有利な立場にある。しかし，もし多発性硬化症が原因で車いすの生活を余儀なくされている人のように特質が目に見えるものであれば，人々はやはりスティグマを貼りつけるに違いない。

クロニックイルネスを持つすべての人たちにとって，擁護者自身が自分の先入観を克服し，クライエントのニーズを把握できるようになることが肝要である。加えて，コミュニティに根を張った固定観念やスティグマを払拭するため，擁護者が一般の人々に向けて，慢性の状態にある子どもや大人についての教育を提供することが必要となるかもしれない（Canam, 1993）。

【保健医療政策】

大ざっぱにいって，最近の保健医療政策は経費をどう削減するかに焦点を合わせている。民間および公的保健医療プログラムにおいては，マネジドケアシステムがますます頻繁に取り入れられてきたが，その目的とするところは経費の削減と将来の経費増の管理にほかならない（第20章「財政的インパクト」および第21章「政治と政策」参照）。キャピテーション（定額払い）の償還制度のもとで，保険者が高額のリハビリテーションサービスの支払いを拒んだり，ケア内容を軽減するために財政上のインセンティブを設けたりすることができるようになったし，経験に基づいたデータがないのでリハビリテーションが「医学的に必要」とはいえないと主張することもできるようになった（Banja, 1999）。例えば，多くの健康維持機構（HMO）は，子どもと大人の区別なく，入院など高額の保健医療サービスの利用制限を設けている。精神疾患を持つ人の病状が悪化した場合でも，経費抑制のため入院を断られることもあり得る。経費の抑制がケアの質より優先されることがままある。これとは別のケースだが，マネジドケアのプログラムによってAIDS患者が，細心の注意を要するAIDS治療の経験もなければ研修の機会も持ちあわせていない一般のプラクティショナーに割り当てられることもあり得る。AIDSは複雑なクロニックイルネスであり，クライエントを良好な状態に保つには，高い専門性と経験が要求されるにもかかわらずである。

【保健医療システム】

現代における保健医療システムは巨大かつ複雑になってきており，クライエントの個人としての自立を脅かすこともあり得る（Haggerty, 1985）。民間の医療は巨大な複合企業体に取って代わられ，サービスの対価であったものが，キャピテーション（定額払い）による償還に取って代わられつつある。病院は投資家の所有する会社組織となり，そこで最低限保障されるべきものは質の高いケアというより財務上の責任となる。保健医療システムにおける意思決定は，保健医療の提供者でもなければ消費者でもない黒幕――保険会社，金融業者，シンクタンク，コンサルタントそれに製薬会社――によってなされるようになった（Sheridan-Gonzalez, 2000）。包括的な

サービスを提供している健康維持機構の多くは，一次診療医師を「門番」として用いることで，診断のための検査・手順の内容，専門医への委託および三次診療の内容を管理している。民間の保険会社や公的資金による保険プログラムはマネジドケアを取り入れ，検査，コンサルテーション，入院等のサービスに対して前もって許可を得ることを要求するようになってきている。保健医療の経費管理は，医師の行為とクライエントのケアに規制をかけることで行われているが，こうしたやり方は基本的にマネジドケアのそれである。擁護者としては，ケアへの規制が行き過ぎにならないよう気をつけなければならないし，保健医療システムが巧妙な手口で人権を侵食していくことに対して敏感であらねばならない(Mitty, 1991)。

【パターナリズム】

専門家が支配するところでは，医師とクライエントの間に社会的差異が生じ，時にその落差が激化することがある。そこでは，医師が情報を握っている専門家とみなされる一方，クライエントは医師の専門的サービスの単なる受け手とみなされるのが関の山である。情報は権力であるがゆえに，専門家の権威を保つ方法の1つは，クライエントへの情報の流れを管理することにほかならないからである。情報を握ったクライエントは，医師にとってその権威を脅かすものとなる(Freund & McGuire, 1991)。

力の不均衡こそ，医師とクライエントの関係を特徴づけるものである。そこでは，クライエントは気軽に医師に質問できないこともある。そんな時，クライエントは看護職者を味方につけ，自分がいま受けようとしている治療が本当に自分の保健医療のニーズに沿ったものであるかどうか確かめようとする(Mort, 1996)。例えば，高齢のクライエントはしばしば，治療が不適切であり変更されるべきだと感じても，そのことを医師に尋ねようとはせず，むしろ看護職者に対していま経験しつつある困難な状況を告げる(Stodart, 1992)。

クライエントが看護職者をパターナリスティックとみなすとすれば，それは以下のような2つの推察によるものであろう。①看護職者のほうが，クライエントにとって最良の選択は何かを決定するためのより多くの知識を持っている，②看護職者はクライエントに代わって意思決定を行う権限を持っている(Haggerty, 1985)。たとえ看護職者がクライエントの利益となるような意思決定を行うよう教育され，またそうした経験を数多く持ちあわせていたとしても，クライエントの同意を得ずに決定を下したとしたら，看護職者は基本的人権である自己決定権を奪っていることになる。

【解決不能な問題】

アドボカシイにまつわるあらゆる問題や課題を看護職者が扱うことはできないだろう。看護職者の職能を越える課題というものも存在するからである。ある状況のとらえ方が現実と異なる場合のような，ねじれが生じることもある。問題には解決策がないとか，あるいはそうした問題自体が存在しないと人々が信じている場合がこれにあたる。こうした状況のもとでは，問題を解決可能な言葉によって定義し直すことが必要なのかもしれない。法律，条例，政策といった，擁護者の把握を越えた問題というものもあり得る(Chafey et al., 1998)。こうした場合，看護職者に求められているのは，自分自身の援助能力を現実に即して査定することだが，あるいは他の人々に変革を委ねることもできる(Jackson & Lubkin, 1990)。

インタベンション

今の時代にも通用するアドボカシイの目標として，Kosik(1972)は2つの基本的な目標を設定している。1つは，クライエントの自立を促し，より大きな自立すなわち自己決定を獲得できるよう支援することである。例えば，クライエントが自分で情報を捜し，サービスにアクセスすることができるようになるまで，看護職者が擁護者としての役割を担い，どのようなサービスが入手可能であり，そうしたサービスにアクセスするにはどうしたらよいかを示すということである。2つ目の目標は，保健医療のシステム自体をクライエントのニーズによりよく対応したものに変えることである。不適切でアクセスしにくいケアや，不当なケアに対し注意を喚起することで，看護職者はクライエントの利益となるよ

うな変化に働きかけることができる。アドボカシイが必要な状況は，以下のような場合に生じると考えられる（Segesten & Fagring, 1996）。

■ クライエントが言葉で要求した場合。例えば「先生に聞いてみていただけないでしょうか」など。
■ クライエントからの問題の表明。例えば「この薬を飲むと気分が悪くなるので飲むのをやめたんです」など。
■ クライエントの容態が極めて悪化した時などにクライエントの最大の利益となるような行為を看護職者が独自に判断する場合。

　アドボカシイ状況の1つひとつ，擁護者の役割を担う看護職者の1人ひとりがユニークな存在であるから，その分アドボカシイの過程は複雑なものとなる。以下に，看護職者がクライエントの状況に即して擁護者の役割を発揮できるよう支援する方法として，4つのモデルを提示する。これらのモデルはいずれも共通の目標——クライエントの自立と自己決定を増進させること——を目指してはいるが，看護の戦略と方法においていくらか違いがみられる。

　これらのどのモデルにおいても，アドボカシイは看護過程と同様のプロセスをたどる。看護職にある擁護者は，アドボカシイに対するクライエントのニーズを査定すると同時に，クライエントが自分自身の利益のため行動することを妨げている障壁をも見極めなければならない。こうした障壁には，慢性の状態の類型と症状の特徴，資源の有無（知識や情報，社会的支援，時間，財源），クライエント側の信頼と意欲，社会的・文化的影響，アドボカシイ活動の生じる場（家庭か施設か），および健康関連の法律に影響を及ぼす政治的，経済的環境が挙げられる。加えて，事実を年代順に詳しく記述し，問題が確かに存在し対策が必要であることを立証することが重要である。1つの状況をめぐるあらゆる事実を把握しておくことは，効果的なアドボカシイにつながる。もし擁護者が単独で介入することができないとしたら，クライエントの事例を適切な意思決定者に提示することが必要になるかもしれない。その場合，協働関係を推進するための臨機応変の才と人間関係技術が必要となる。

　擁護者はその後，どの時点で介入すれば最も効果的なアドボカシイとなるかを見極めなければならない。ここで重要なことは，アドボカシイ活動は看護職者とクライエントとの共同作業としてなされるものだということである。アドボカシイのタイミングをはかるには，課題として取り上げるためにそれまでに払われた努力と優先された行動を知ることが基本となる。もし必要なら，条例を定める地域の機関や法律を定める州や連邦の機関と歩調を合わせるよう努めるべきであろう。

　看護職者によるアドボカシイが効果的に行われると，最終的にクライエント自身によるセルフアドボカシイに行き着く。クライエントとしても，将来に向け，看護職者の介入を受けることなく自分の利益のために意思表明ができるようにならなくてはならない。それまでたどった過程を丹念に振り返れば，介入がどれほど効果的だったかを看護職者とクライエント双方が見極めることが可能になる。もし依然として問題が続いているのであれば，クライエントと看護職にある擁護者は新たな目標が必要なのかどうか，もしくは介入のあり方の一部を変更すべきなのかどうかを決定することができる。

4つのアドボカシイモデル

　ここで提示するアドボカシイモデルは，<u>アドボカシイ過程</u>（*advocacy process*）（Brower, 1982），<u>自己決定に基づいた意思決定過程</u>（*decision-making process based on self-determination*）（Gadow, 1980），Haggerty（1985）の提唱する<u>意思決定過程</u>（*decision-making process*）および<u>セルフアドボカシイ</u>（*self-advocacy*）（Brashers et al., 2000）の4つである（表15-3）。すでに述べたように，看護過程がこれら4つのモデルの基盤となっている。これらのモデルは，看護職者がクライエントの能力を増進させ，保健医療に関する情報を得た上で自己決定の選択を行う際に有効なツールとなる。

【アドボカシイ過程】

　アドボカシイ過程のモデルは6つの段階からなる（Brower, 1982；Cary, 1996）。最初の段階では，クライエントと擁護者の間に，現実的な方向性について相互理解が成り立つような開放的な関係が構築されることが求められる。この段階には，特定のクラ

表15-3　看護過程アドボカシイモデル

看護過程	セルフアドボカシイ (Brashers et al., 2000)	アドボカシイ過程 (Brower, 1982)	自己決定に基づいた 意思決定過程 (Gadow, 1980)	意思決定過程 (Haggerty, 1985)
アセスメント/診断	クライエントの専門知識の評価： ・個人の対応についての知識 ・目標の選択 ・個人的・社会的・財政的資源に関する知識	関係の構築 診断にまつわる問題	患者の自己決定 看護師−患者の関係 看護師の価値観 患者の価値観	状況の評価 状況についてのクライエントの知識の明確化 利益/リスクの明確化 クライエントと看護師の目標の設定
計画/アウトカム	クライエント−保健医療職者の関係の探求 治療の選択肢の明確化	問題を描き出す： ・長期目標の設定 ・短期目標の設定 解決策の選択	患者の個人性	クライエントと共に状況を探索 共通の目標に向けての交渉 目標に関するクライエントと看護師の責任の明確化
実施	治療計画の交渉	解決策についての了解を得る		提案された計画の実施
評価	治療計画の評価	アドボカシイ計画の評価		クライエントの見地 看護師の見地

イエント個人や集団の持つ文化的価値観や信念を尊重するため，彼らの共有する規範を見極めることが含まれている。ここでの看護職者の課題は，クライエントが状況をどの程度把握しているかを評価し，クライエントの識字レベルに即した情報を提供し，財政や法律上の問題のような，意思決定に影響を及ぼす可能性のある他の因子について協議するところにある。クライエントの持つ選択肢の特徴や内容，その帰結についてもクライエントに情報を提供することができる。

アドボカシイ過程の第2段階は，問題に診断を下すことである。問題の底にひそむ原因を見極める必要がある。そこから，当の問題に関わる選択肢とその帰結が生み出される。問題が一旦明らかになれば，擁護者はその問題に関与する適切な資源を捜すことができる。その場合，ミクロレベルの資源（セルフケアの遂行者）とマクロレベル（社会レベル）の資源とが考慮されることになる。

こうしてより広い見地からとらえた問題の特定の局面を見極めることがアドボカシイ過程の3つ目の段階である。そこでは長期目標と短期目標が話し合われた上で設定される。4つ目は意思決定の段階であり，クライエント，擁護者双方がそれまで経験し探求したことから導き出される解決策を選択することである。5つ目の段階は，特定化された問題をしっかり見据え，それが自分の問題であるとの自覚を形成するために目標，目的について合意することである。擁護者は，選択を行うクライエントの権利を支持し，選択した上での行動を支援し，そうすることでクライエントの意思決定を支える。

最後はアドボカシイ計画の成功もしくは失敗を評価する段階である。この段階においては，クライエントの下した決定が実行可能なものとなるよう，擁護者とクライエントの間で情報交換が行われる。評価が肯定的なものであれば，再評価とさらなる参画を推し進め，自己決定をさらに推進することができる。

【自己決定に基づいた意思決定】

このアドボカシイモデルは，クライエントの自己

決定権を基盤とした上で，保健医療の選択肢に関してクライエントが自己決定できるよう支援することを目指す（Gadow, 1980）。クライエントの意思決定を促進するため，このモデルは5つの段階を設けている。各々の段階は看護職者，クライエント双方が熟慮すべき点を含むが，5つの段階自体は前もって順序が決められているわけではない。このモデルの言わんとするところは，情報の適切な種類と量は，クライエントの参加なしに決められるものではないということである。

1. クライエントが自分の状況を把握し適切に対応できるよう，有効かつ適切で十分な種類と量の情報を提供する。情報が多いほど，意思決定においてクライエントが自己決定をよりよく行使できる傾向がある。
2. 看護職者とクライエントの関係を発展させ，クライエントがより多くの情報を必要としているかどうかを看護職者が確信を持って言えるようにする。看護職者は，クライエントが情報を要求するのを待つのではなく，自ら支援を申し出るべきである。看護職者は例えば「情報がもっと多ければ決定しやすくなりますか」などと尋ねることができる。もっと婉曲な言い回しを用いて「情報が多ければ決定しやすくなる人たちがいますが，あなたもそうですか」などと言うことができる。
3. クライエントに与えられる関連情報の一部として，看護職者の見解を開示するべきである。そうすることでクライエントは看護職者の行動を理解できるようになる。開示する目的は，クライエントを説得する点にあるのではなく，単に，意思決定の過程においては価値観を明確に表明することが重要であることを示すためである。
4. クライエントが自分自身の価値観を見極める過程を看護職者は支援する。看護職者の価値観が開示されれば，クライエントの価値観もより明確になるだろう。しかしながら，QOL（生活の質）と治療のあり方に関して最終的に決定を下すのはクライエントの価値観である。
5. クライエントが自分にとって健康，病気，死といったものがどんな意味を持っているかを自分なりに明らかにすることができるよう，看護職者は支援する。ここで重要なのは，個人というものは自己と自分の身体を唯一無二のやり方で把握する，そのやり方の複合体だということを忘れないことである。クライエントがこの件に関して何らかの決定を下したならば，看護職者はクライエントの価値観よりむしろそこに至るまでの思いに注意を向けることができる。この段階における看護職者の役割は，病気がクライエントに対して持つ意味をクライエント自身が明らかにすることを支援するところにある。

【意思決定過程】

Haggerty（1985）の提唱する意思決定過程において，過程に含まれる諸段階は看護過程のそれと平行の関係にある。このモデルは，クライエントが保健医療の場で，情報を得た上で自己決定をする過程を看護職者が支援する際に有効である。

アセスメント/問題の診断　擁護者はまず状況をアセスメントし，クライエントがどの程度自分の状態について情報を得ているかを明らかにする。擁護者はその後，自分の健康に影響を与えた行動をクライエント自身がどの程度変えたいと望んでいるか，もしくは同じ行動を続けたいと思っているかどうかを明らかにする。擁護者はまた，健康に関してクライエントの感じる管理能力をクロニックイルネスがどの程度変えたかを明らかにすることができる。

擁護者はまた，当の慢性疾患に関するクライエントの知識や治療計画の理解，クロニックイルネスの管理に関する選択能力を明らかにする。

計画　擁護者はクライエントと共に状況を調べ，クロニックイルネスを管理する上での選択肢や，それぞれの選択肢にまつわる利益とリスクについて話し合う。クライエントと看護職者の目標は，両者の間の見解がどの程度一致しているかによって決まる。その後，共通の目標をめぐって交渉が始まるが，その際強調されるべきは，看護職者，クライエント双方の責任と義務である。交渉が成立すると文書で契約が交わされる。その文書には，設定された目標を双方が理解し，その達成に向けて取り組む責任を負うことが明記されている。

実施　提案された計画が実行に移される。両者共に，契約書に記された目標の達成に関する責任を果たすことになる。

評価　クライエントの視点に立った評価は，クライエント自身の責任がどの程度果たされたかを明らかにする。クライエントはまた，意思決定の過程をどの程度管理できたか，そこで明らかとなったニーズは満たされたかをはっきりさせる。

　看護職者の立場からの評価は，看護職者の行為がクライエントの自立を支援し増進させたかどうかを明らかにする。看護職者はまた，クライエントがケアに関する意思決定の過程を管理する機会をどの程度持ち得たか，問題は部分的にせよ解決されたかを評価する。スミス氏の褥瘡をめぐる事例の第2部は，この意思決定過程モデルがどう活用されたかを示してくれる。

【セルフアドボカシイ】

　エイズ・アクティビズムに注目し，HIV/AIDSと共に生きる人たちと保健医療関係者の間のコミュニケーションパターンを研究したBrasher, HaasとHeidig（1999）は，クライエント自身が行うセルフアドボカシイについて記述している。それによると，セルフアドボカシイとは，「ある個人の，その個人の利益となるような行動を促すための一連の努力」のことである。セルフアドボカシイのための行為は，しばしば保健医療職者との出会いに影響を及ぼす。次のリストは，集団および個人レベルにおけるセルフアドボカシイの主要構成要素である。

1. 情報の入手：情報はセルフアドボカシイの重要な構成要素である。特定のクロニックイルネスに関してクライエントが持っている情報レベルは，自分の受けている保健医療をめぐって交渉する際，その重要な一部分をなす。治療の選択肢に関する知識を増やすことは重要である。知識が増えれば，その分より広範囲の選択肢に目が届くことになり，ケアの質を評価したり，保健医療職者の専門的知見に挑戦したりする能力を高めることにつながる。
2. 保健医療に対する物申す態度：クライエントが自分の主張をはっきり述べる態度を取ると，保健医療の現場や人間関係に散見されるパターナリスティック（家父長主義的）もしくは権威主義的な相互関係のあり方と衝突することになる。保健医療の関係において，クライエントははじめのうち受け身的な態度をとることがあっても，保健医療の環境と提供者に慣れるに従い，自分の意見をはっきり述べる態度が取れるようになる。
3. 意識的なノンアドヒアランス：意識的なノンアドヒアランスとは，理性的な意思決定を通じて，提案された治療法が退けられ，別の選択肢が選び取られることをいう。意識的なノンアドヒアランスの態度を取ることでクライエントは治療のどの選択肢が自分にとって最良かを自ら決定し，推薦された治療法を拒否し，またそうすることの理由を表明することができる。

　一部の保健医療職者にとって，クライエントの積極的参加を促進するモデルは受け入れがたいものと映るかもしれないが，クライエントの参加が大きくなればなるほど，より質の高い意思決定がなされ，そうした意思決定に基づく遂行責任が生じることになり，それと共に保健医療への満足度もより高くなるのである。

　用いられるモデルのいかんにかかわらず，擁護者の役割はクライエントを力づけ，クライエント自身の見地から見て最良の意思決定を行うことを支援することにある。クライエントの意思決定を支援するものとしては，共有された情報の利用，看護過程，契約書や一覧表などの文書作成技術のほか，異なった見解や見えにくい帰結を探り当てるための集中的な聴き取りやロールプレイがある。情報を得た上で意思決定を行うことは，クライエントが自信を深めスキルを磨くのに効果的なツールともなる。そうして得られた自信とスキルは，将来再び意思決定を行う場合に向けてクライエントの自立と自信を高めることができる。

要約と結論

　アドボカシイとは創造性であり，問題解決でもあ

事例　褥瘡の問題　第2部

プライマリナースは意思決定過程モデルを用いてS氏の褥瘡という問題に取り組んだ。

アセスメント　看護師は，S氏の最も強い望みは，起きていることであり，褥瘡が悪化するリスクを喜んで引き受けるつもりでもあると考えた。2人の関係は良好であったため，S氏は，この問題について看護師とじっくり話し合い，褥瘡がさらに悪化することが何を意味するかを明確に理解することができた。身体の状態が刻々と悪化していく中で，家の中でも車いすにとどまることができれば自分のQOL（生活の質）が高まるとS氏は感じていた。

計画　身体を動かせる状態を確保したいというS氏の望みを尊重しながら，褥瘡の治療を進める可能性を2人は一緒になって検討した。2人は褥瘡の進行を抑えながら同時にS氏が家族と共に過ごす時間を持てるような工夫をするための目標を設定した。相互に契約を交わし，その契約の中でそれぞれの責任を明記した。2人が合意した計画は，仕事から帰宅した時にS氏はベッドでしばらく横になって，患部への負担が軽くなるようにすることであった。この間ずっと，S氏の妻は患部に湿布を当てる。S氏はその後車いすに戻り，夕食をとりながら家族との時間を持つ。

実施　看護師はS氏の妻に湿布の当て方を教え，S氏は毎日，帰宅後にベッドで横になるようになった。

評価　2，3週間後，看護師とS氏は計画の進み具合と褥瘡の進行について話し合った。S氏は，意思決定の過程を自分で管理できていると感じており，昼の間にベッドに戻る不都合はあるものの，計画を喜んで続けるつもりであると表明した。

褥瘡に改善はみられないが，悪化もしていないことに看護師は気づいた。彼は，患部に負担をかけない時間をS氏にもっと長く取ってほしいと願ってはいるが，褥瘡が悪化していないという事実に勇気づけられた。看護師は自分のアドボカシイ行為によってS氏が自己決定する力を保持することができ，S氏の望むQOLが保たれていると感じている。

る(Mitty, 1991)。アドボカシイは，看護師免許の種類や保健医療のヒエラルキーの中での地位にかかわらず，あらゆる看護職者が利用できる役割である(Copp, 1993)。すべての看護職者はすべての患者に対して擁護者（アドボケイト）になることができる(Sellin, 1995)。言い換えると，アドボカシイは独立した看護機能の1つである(Love, 1995)。

アドボカシイには，科学的知識や高度なコミュニケーション能力，ファシリテーションの技術，問題解決能力，弁舌が必要とされる。またそれは，人が置かれている条件の1つを承認するといった簡略なものでもあれば，クライエントの満たされていないニーズに対してアドボカシイ過程を適用するといった本格的なものでもあり得る。クロニックイルネスを持つ人々に関わるアドボカシイの課題は幅広く，健康政策のように公的な議論を求めるようなものから，クライエントの安寧を脅かす個人的な心配事まで広範囲に渡る(Cooper, 1990)。

アドボカシイは看護職者を政治活動に参画させ，そうすることで変革をもたらすものでもあり得るし，私的で穏やかな支援と直感を機能させて，クライエントの状況に意味をもたらすものでもあり得る。擁護者（アドボケイト）は，クライエントの価値観と希望を受け入れ，ケアリングの環境を整える。場合によっては，アドボカシイこそが前進するための唯一の介入方法であることもある(Stewart-Amidei, 1989)。

知識は力となるから，アドボカシイはクライエントを力づけ，健康と顧客満足の両面において情報を得た上での意思決定を促す。エンパワーされたケアリングはクライエントに選択と管理の可能性を与える(Zerwekh, 2000)。クライエントはケアの受け手にとどまらず，健康に関わるニーズと資源の適切な利用を明らかにする過程に積極的に参加する。ホリスティックな見地からいえば，擁護者（アドボケイト）は生物学的ニーズに応えるのみならず，クライエントの安寧に影響を及ぼす社会経済的状況に応答するのである。「患者へのアドボカシイは，生気を

与えるすべてのものをより強くする」(Salladay & McDonnell, 1989)。

> **課題**

1. 看護における擁護者(アドボケイト)の役割に対して歴史的出来事がどのような影響を与えたか。
2. あなたはアドボカシイをどう定義するか。
3. クロニックイルネスに関わるセルフケアの3つの限界について論ぜよ。Orem(1995)が定式化した力の要素がこれらの限界にどのような影響を及ぼすか。
4. 「実存的アドボカシイ」「消費者的あるいは消費者中心的アドボカシイ」「パターナリズム」の間にある共通点と相違点は何か。それぞれのアプローチの長所と限界は何か。
5. 看護職者がパターナリスティックに振る舞い、それが正当とされたことがあるか。もしあれば、それはどのような状況において、なぜ正当とみなされたのか。
6. 看護職者がクライエントの意思決定過程を支援する際、望ましくない影響を及ぼすことなく支援することは可能か。また、そうした支援の過程を促進もしくは妨害する因子は何か。
7. 看護職者の持つ価値観や信念が、自ら果たしている擁護者役割のあり方にどんな影響を与えているか。
8. アドボカシイに影響を与えるクライエント側と看護職者側の因子について論ぜよ。
9. アドボカシイに影響を及ぼす社会文化的因子を明らかにせよ。これらの因子がクライエント側の因子や看護職者側の因子とどう共通しているか、もしくはどう違っているかを明らかにせよ。
10. あるクライエントの状況が与えられているとして、表15-3で定式化されているモデルの1つを利用しながら、あなたならどうアドボカシイを実践するか。
11. 将来変化し発展するであろう看護職において、アドボカシイの役割はどう変わっていくと思うか。

第16章

クロニックイルネスに関する研究

Barbara B. Germino
訳：奥宮暁子

イントロダクション

　人口の高齢化が進むにつれて，クロニックイルネスはこれまで以上に保健医療のあらゆる現場の専門職者にとって大きな問題となってきている。看護を含む臨床現場の専門職者は，クロニックイルネスの予防と日々の管理のみならず，QOLが長期にわたって最適に保持され，質の高い生活が維持できるように，個人や家族，地域社会を支援することに努めている。多くの危険因子や予防的方略，管理方法の提案は，研究で集積された知識を基にしている。それでもまだ，重要であるにもかかわらず答えの出ていない課題があらゆる領域に存在する。クロニックイルネスの予防とクライエントのケアを実践するための科学的知識の基礎を強化するためには，今後もなお研究を続ける必要があるのは明らかである。この章では臨床実践に関わる研究に目を向けるが，根拠に基づいたケアを効果的に提供するには，その他の領域での研究も同様に重要である。その他の領域の研究には，ケア提供のコストに関する研究や国家的あるいは国際的レベルの罹患率と死亡率に影響を与える保健医療政策に関する調査などが含まれる。このような研究はクロニックイルネスに関わる保健医療のあり方を変化させる基盤の一部となるものであり重要であるが，この章では言及しない。

クロニックイルネスに関する研究の種類

　クロニックイルネスに関する研究は，予防か管理のいずれに焦点をあてるかで分類されるだろう。それぞれが幅広い領域に渡るが，そこでのさまざまな構想と方法論を用いた研究は，記述的研究と介入研究の2つに分類される。記述的研究は，危険因子についてのデータを提供する。そのデータとは，病気の自然的経過とその反応，健康増進行動を予測し変更する要因，病気の発生やクライエント・家族・地域社会に与える影響を防いだり緩和する要因，病気の進行過程における諸局面の相互関係，病気のもたらす具体的なアウトカムの予測因子などである。一方，介入研究は個人・グループ・住民・地域社会を対象にした特定の方略の成果を評価することに焦点をあてる。そのアウトカムは，クロニックイルネスの予防にも関係し，例えば子どものライフスタイルを変えることによってその後の循環器疾患の進行を防ぐことなどが挙げられる（Arbeit et al., 1992；Gittelsohn et al., 1998；Gortmaker et al., 1999；Harrell et al., 1999；Nader et al., 1999）。その他の研究としては，関節炎の人の自立支援に関する研究など，クロニックイルネスの管理のアウトカムに焦点をあてるもの（Braden, 1993），また，慢性の状態の予防や最善の機能の維持，QOLを長期に渡って最大限に維持することに焦点をあてるものなどがある。

QOL の維持の例としては，地方に住む虚弱な高齢者の運動に関する研究がある（Hogue & Cullinan, 1993）。

本章ではクロニックイルネスの予防と管理に関する研究を対象とし，それぞれの領域の記述的研究と介入研究を提示する。これらの研究は極めて広範囲に及ぶので，ここで引用する研究は 1 つの例示にすぎず，これらの領域における特定の年齢や特定の慢性疾患についての完全な説明ではない。それぞれの領域での概念的課題や方法論的課題が明らかにされ，議論されることで，最終的にはクロニックイルネスに関する将来の研究の方向が提示されるであろう。

クロニックイルネスの研究を支える理論

クロニックイルネスに関する研究の多くは理論的基礎を持ち，さまざまな主題の研究に役立つ中範囲理論の体系を作り上げることに貢献してきた。看護における予防的研究は，数多くの看護理論やその他の理論によって導かれている。それらの理論には，ウェルネス動機づけ理論（Fleury, 1996），健康信念モデル（Becker, 1974），ヘルスプロモーションモデル（Pender, 1987），合理的行為の理論（Ajzen & Fishbein, 1980），企図された行動理論（Ajzen, 1985；Ajzen & Timko, 1983），自己効力理論（Bandura, 1986）などがある。

研究を生み出すのに貢献した，クロニックイルネスの管理に関する理論には以下のものが含まれる。病みの軌跡理論（Corbin & Strauss, 1991），セルフヘルプとセルフケア理論（Braden, 1990），認知行動学理論（Fishel, 1999；Gelder, 1997），ストレスとコーピング理論（Tennen et al., 2000），不確実性理論（Mishel, 1990），ソーシャルサポート理論（Hupcey, 1998）などである。さらに質的研究によって帰納的に導かれたモデルや理論，特にノーマライゼーション（Charmaz, 1990）や QOL（Nuamah et al., 1999；Padilla, 1993）などは，管理や QOL の問題に関する多様な研究により発達し，洗練されてきた。

クロニックイルネスの予防に関する研究

クロニックイルネスの予防に関する研究には多様なものがある。この領域の基本的な記述的研究には，特定のクロニックイルネスの発症と進行に生物学的（遺伝的要因を含む），生物行動学的，環境学的，心理社会学的，行動学的，背景的な要因がどのような影響を与えるかについての研究が含まれる。臨床医によって発表されるケーススタディは，これらの要因についての最初の問題提起となることがある。臨床からのこのような議論は，人間以外の対象の観察を繰り返すことによって慢性疾患というアウトカムをもたらす背景やメカニズムを探る，高度に集約された基礎的研究を導く。大規模な疫学的研究もまた，予測変数とアウトカムの関係を明らかにすることで慢性疾患の危険因子が何であるかを解明する助けとなるであろう。この種の研究は，予測に関わる要素群が特定のアウトカムにつながるメカニズムについて，問題を提起することはあっても，そのメカニズム自体を解明することはない。原因の解明を試みる研究では，理論的な根拠に基づき，混乱を導く可能性のある交絡因子を制御できるように慎重にデザインする必要がある。看護における予防的研究の代表的なものは，クロニックイルネスや健康障害，発育障害のリスクと発現率について多様な年齢層を対象にした研究，また，人々が積極的な健康増進とクロニックイルネスの早期発見に関心を持ち，知識と心構えを高めることについての研究などがある。

【クロニックイルネスの予防に関する記述的研究】

幼児や児童が持つリスクや傷つきやすさは，発育における短期あるいは長期のアウトカムとの関連で関心が持たれてきた。Katherine Barnard（1991）と Diane Holditch-Davis（1987；1994）の体系的な研究は看護研究の貢献例として役立っている。この調査では，親子の相互作用，睡眠-覚醒状態，呼吸パターンといった長期に渡る発育過程の中で生じる諸問題を予測するいくつかの要因が明らかにされている。Barnard の研究は，子どもと環境は絶えず相互作用を持ち，互恵的な方法で互いに影響し合うとする発育の生態学モデルに基礎をおいている（Barnard, 1978）。親は子どもを取り巻く環境の一部とみなされ，親と子どもの相互作用が研究の焦点の 1 つとなっている。この概念モデルの 1 つの命題

は，環境に焦点をあてた介入や，子どもと環境の相互作用に焦点をあてた介入は，子どもの発達に短期的にも長期的にも影響を与えるだろうということである。Barnard の研究チームは，リスクの高い子どもたちを対象に誕生から学齢期に入るまでの期間を調査し，食事や遊び，その他の日常的活動における親と子どもの相互作用への介入がどのような長期的影響を与えるかについて調べている（Barnard, Snyder & Spietz, 1991）。

急性感染症の多くが根絶された後は，子どもの長期的な健康が関心事となっている。1980 年代半ばには子どもの「新たな病的状態（罹患率）」という概念，すなわち子どもの健康状態のあり方を，子どもの将来に重大な影響を与え得る生物学的・精神的・社会的要因の観点から検討しようとする考え方が生まれた（Haggerty, 1984）。新たに認められた要因には，貧困，親の保護の欠如，うまく機能していない家庭生活，子どもの虐待とネグレクト（無視，放置）が含まれる（Simeonsson & Gray, 1994）。幼児期から学童初期における関心の焦点は，今や学童期全体に広げられ，学童期は子どもが自らの健康とウェルビーイングに生涯影響を及ぼすようなライフスタイル行動を選択し開始する時期であるとされている（Simeonsson & Gray, 1994）。生命を脅かすような感染症が撲滅されるにつれ，学童期の子どものライフスタイルに関わる危険因子（喫煙，飲酒，薬物乱用，座りがちなライフスタイル，高脂肪の食事，肥満）に注目する必要があることが明らかになった。ライフスタイルが循環器疾患のリスクの増大と関係があると研究者が指摘したことによって，身体的健康の定義が改められた。アテローム性動脈硬化症の脂肪質条痕が 3 歳の子どもの動脈内に発見されると共に，22 歳以下の 45〜77% にみられることが明らかにされた（Jopling, 1992）ことにより，危険因子と栄養についての国家的なガイドラインの開発が進められ（NIH Consensus Conference, 1985），米国の児童の健康とウェルビーイングを促進する国家的事業の一部として今日まで継続されている（Healthy People 2000, 1991；Healthy People 2010, U.S. DHHS, 1999）。

その他の研究者の中には，健康危険因子としての貧困（Nelson, 1994）や低体重出生児に必要な費用負担（Gennaro et al., 1993）に焦点をあてる人もいる。これらの研究は本質的に，不適切な種々の資源（身体的資源あるいは生物行動学的資源，および環境的資源あるいは人間関係的資源）は子どもの健康に影響するという仮説のもとで行われている。循環器疾患の危険因子についての小児期の指標，それらの危険因子と遺伝的罹病性との相互作用，および循環器疾患の進行を促進する要因については，多くの学問分野で重点的に研究がなされている（Arbeit et al., 1992；Gittelsohn et al., 1998；Gortmaker et al., 1999； Harrell et al., 1996, 1999；Nader et al., 1999）。

AIDS の流行が始まって以降これまで HIV/AIDS のリスクやその対応についての青年の知識や態度，行動に関して数多くの記述的研究が行われてきた。低学年の生徒とその教師を対象にした調査では，かなりの数の誤った知識が記述されている（Glenister et al., 1990）。10 代の若者（特にアフリカ系アメリカ人）を対象にした研究では，AIDS についての知識があるにもかかわらず，危険な性行為に頻繁に加わることが指摘されている（Walker, 1992；Koniak-Griffin & Brecht, 1995）。

成人のクロニックイルネスの予防に関する過去 20 年間に渡る記述的研究も，最初は主要なクロニックイルネス（特にがんと循環器疾患）の危険因子を解明することに焦点がおかれていた。長期的な疫学調査としてよく知られているフラミンガム調査（Framingham Heart Study）と看護職者の健康に関する調査の 2 つは，ライフスタイルが生命を脅かす主要な危険因子であることを立証した学際的な研究の例である。特に，喫煙・飲酒・食事・運動・肥満・高血圧・家族歴・職業的危険性の果たす役割は，将来の介入研究を企画する時の見逃せない要素として浮上してきた。

予防に関わる記述的研究のもう 1 つの構成要素は，主要な危険因子についての学習に加えて，これらの知識が慢性疾患のスクリーニングに対する人々の参加に，どのような影響を与えるかに関するものである（Weinrich et al., 1998b）。当初なされた危険因子の確定を機に，学校教育課程を含む公共教育に多大な投資がなされ，また，成人には最新のマーケティングとメディア戦略が投入された。これらの施策によって人々が得た知識や，公共教育プログラムがライフスタイルに与える影響，スクリーニングへ

の参加についての研究は，どちらともとれるようなあるいは相反する結果を示している。

　看護研究者も看護職以外の研究者も，アフリカ系アメリカ人のような少数民族が民族性による高いリスクを持っていても，がんのような主要なクロニックイルネスのスクリーニングに参加しようという意欲を，古くからみられる差別が損なっているのではないかという問題を提起している（Underwood, 1995, 1999）。貧しい環境にあって，それに伴う身体的，生理的，精神的，教育的欠乏状態で長く生活することは，知らず知らずの間に何らかの疾患のリスクを増やすのではないかという疑問を投げかけた人もある。文化的な理由による排斥，知識の欠如，あからさまな差別と不信，あるいは蓄積された生物学的あるいは免疫学的要因が，少数民族の受診行動や看護を求め治療を受けようという意欲に関連するか否かは，将来の研究課題として残されている。

【クロニックイルネスの予防に関する介入研究】

住民を対象にした研究　クロニックイルネスへの予防的介入の対象となるのは住民全体もしくはリスクの高い集団である。住民に焦点をあてた介入は，その住民における特定の疾患の問題を軽減するために効果的である（Harrell et al., 1999；Rose, 1980）。その例として，循環器の健康を増進させる介入を学校で試みた研究の増大がある。これらの研究は次のような事実に基づいている。すなわち，循環器疾患は今日の米国で最も重大な健康問題であること，動脈硬化が小児期に始まることを記述的研究が詳細に記録してきたこと，病気の進行が複数の危険因子と関係があること，就学する児童の1/4 から1/3 は高い危険因子を1つ以上持っていることなどである（Williams & Wynder, 1993）。米国の16歳以下の子どもの大多数は就学していること，また健康行動は学校生活からも影響を受けることをふまえ，看護研究者は，喫煙と肥満の予防あるいは抑制や，脂質への効果，血圧の低下，身体活動の増加に向けた介入の試みを続けている。Meininger（2000）は，認知的介入と行動的介入を生理学的なアウトカムと結びつけている最近の10の研究を分析し，「学校における介入が，子どもや思春期の若者の危険因子に関して一貫した効果をもたらしてはいない」と指摘している（p.239）。初期の諸研究は，その後の研究に比べて血圧や脂質についてより顕著な効果があったとしている。近年の研究では行動的方略や認知的方略を用い，学校・家族・地域社会といった環境に取り組んでいるにもかかわらず，わずかに知識と保健行動においていくらかの変化がみられているにすぎず，生理学的因子にはほとんど変化はみられていない（Meininger 2000）。

　Meininger がレビューしている研究では広い範囲の少数民族のグループが取り扱われているが，異なる効果について明らかにしたものはほとんどない。危険因子の変化は，性別や人種によってさまざまであり，このことは研究を導く理論的なモデルの再検討が必要であることと，介入は性別や文化にもっと配慮したものでなければならないことを示唆している（Meininger, 2000）。

　住民に焦点をあてた研究が循環器系の健康によい結果をもたらしたことは明確であり，このことは他の国の先行論文やデータによっても支持されている（Harrell et al., 1999；Meininger, 2000）。しかし，学校環境に働きかけたり家族を含めても主要なアウトカムを変化させるには至らないことが指摘されている。Meininger は，マス・メディアによるキャンペーン，成人のための教育とスクリーニングプログラムなどの公共的な要素を取り入れることによって学校中心の介入の幅を広げ，また，あらゆる階層における介入を強化する政策に変更するといったことが，将来の予防的介入の役目であるべきだと述べている（Meininger, 2000）。

　住民中心の介入には大きな効果がみられるものの，リスクの高いことが知られているグループを対象にすることが介入を試みる最初の一歩になったり，資源を最も有効に活用することにつながる。このアプローチの模範となるのは Weinrich らによる研究（1998a, 1998b）である。Weinrich らはリスクの高いアフリカ系アメリカ人ががんのスクリーニングに参加することを促す介入に焦点をあてた。文化に関する知識とそれまでの介入経験から，この研究の調査員のグループには同じアフリカ系アメリカ人の教育専門職者が含まれ，クライエント・ナビゲーターとして介入を行った。そこではスクリーニングへの参加を妨げるものを克服することを目標に，スクリーニングへの参加を促す電話が活用された。そ

の結果，こうした介入を受けた人たちの間には，スクリーニングに参加しようとする傾向がより顕著にみられた(Weinrich et al., 1998b)。さらに，この研究では低所得者層のアフリカ系アメリカ人の男性は，職場や教会が会場として使われた場合にスクリーニングを受けることが多い傾向にあった(Weinrich et al., 1998a)。

家族に関する研究　この章の最初に述べた「新たな病的状態(罹患率)」の一部である思春期の若者における薬物乱用の増加は，後日の慢性的な薬物常用やがん，循環器疾患などの慢性の状態，暴力や突発事故による障害といった危険因子となる。思春期の若者の多くは家族と暮らしており，彼らの健康と発育は家族の責任であるとみられている。そのため，薬物依存予防への介入は多くの場合，家族を中心に行われてきた。薬物依存の家族的予防方略は，普遍的予防，選択的予防，指示的予防に分類される。普遍的予防プログラムは住民全体を対象にし，選択的予防プログラムはリスクの高い個人と家族，指示的予防プログラムは，すでに問題のある行動をとっている人々のために策定される(Loveland-Cherry, 2000)。また，家族介入は，より広い学校や地域のプログラムの中で取り入れられるか，家族のみを中心とするかのどちらかである。Loveland-Cherry (2000)は，概念的アプローチ，形式と内容，対象，介入の程度，企画の妥当性，効果の大きさと持続期間を比較しながら，より広いプログラムと家族のみのプログラムのそれぞれを批判的に検討した。長期に渡る効果よりは，短期間の効果についての記述のほうが多く，介入の費用や研究プロジェクト以外での介入実践の可能性についてはあまり研究されていない。循環器系の健康問題への一次予防についての研究とは異なり，この一連の研究では特定のリスクグループに対する介入を支持する声のほうが多かった。もっとも，この分野の専門家たちは一次予防から三次予防までの連続体のどこが重要であるかについて論議を続けている。青年は誰もがリスクにさらされているのだから，普遍的なレベルで介入することが最も費用対効果が高いと主張するものもいる(Loveland-Cherry, 2000)。Loveland-Cherry (2000)は，エビデンスは不確かであり，明確な結論を出すためにはそれを十分に支持する多くの対照研究を必要とするだろうと主張している。

エフィカシイやエンパワメントの概念は，生涯を通じて健康と健康行動に重要な影響を与える。このことを支持するエビデンスは多くの成功した介入プログラムの中に見つけることができるであろう(Arbeit et al., 1992；Luepker et al., 1996；Stone et al., 1994)。最後に，ヘルスプロモーションに最適なアプローチを求めて，看護学の視点を必要な学際的共働に向けることの重要性は明らかである。

クロニックイルネスの管理の研究

クロニックイルネスを持つ成人とその家族によるクロニックイルネスの管理に関する記述的研究には，クライエントと家族の病気に伴う経験とその影響や，病気に対処する時の反応に関する研究が含まれる。病気に対する反応の一部は，軌跡理論(trajectory theory)の用語を用いるなら(Corbin & Strauss, 1991)，病みの軌跡に沿った課題について学ぶことであり，それには，管理的課題として，病気が要求することと通常の日常生活とを調和させることや，あるいは病気の影響を受けることによって変化するアイデンティティを形成したりそれに対処する個人史的課題が含まれる。クロニックイルネスの管理には，病気の自分にとっての意味や家族にとっての意味，将来における意味に対処することが含まれる。これは不確実性と共に生きることと，病みの軌跡が移行すると共にみられる長期に渡る多くの変化に対処することが含まれている。これらの移行は，保健医療職者と共に努力したり，保健医療システムに出入りする時だけではなく，症状の悩み，身体機能状態，役割や人間関係，コーピング方略，将来についての展望との関連でも生じる。

クロニックイルネスを持つ子どもたちと家族についての研究もまた，親役割の変化や，QOLと家族関係，介護する役割についての話し合いを強調しながら，子どもと家族の反応に重点をおいてきた。医学技術の進歩によって低体重出生児の生存が可能になったが，これらの小児の未熟性がいかに慢性的な問題を引き起こすリスクを包含しているかという懸念について述べている論文がある。さらに，これらのクロニックイルネスは，幼い子どもたちに最も多くみられ，その子どもと家族の生活をはなはだしく

脅かし侵害することから，喘息，糖尿病，てんかん，嚢胞性線維症，その他の小児慢性疾患における管理の質を高めるためには，記述的作業や介入研究において示唆されてきた事柄を理解することが必要となってきた。

【クロニックイルネスの管理に関する記述的研究】

質的研究　クロニックイルネスの管理について最も頼りとなる資源の1つは，過去20年以上に渡り看護研究者によって行われてきた質的研究である。最近の看護研究年報（Annual Review of Nursing Research）では，ThorneとPaterson（2000）が病気を持つ人々の視点，すなわち「内部者」の視点からクロニックイルネスに伴う体験に関する諸研究について論議している。クロニックイルネスに伴う体験やその管理について記述する質的研究が増えることによって，私たちの見方も厳密な「外部者」の視点から，病気と共に生活することの複雑さを外部と内部の両方から見る視点へと広がった（Conrad, 1990；Gerhardt, 1990；Thorne & Paterson, 1998）。

内部者の視点を探求する過程で，看護研究者たちはクロニックイルネスを理解するのに多大な貢献をしてきた。しかし，同時にこれらの探求によって，「慢性疾患を持って生活することがどのようなものかを理論的に理解することは複雑に」もなった（Thorne & Paterson, 2000, p.3）。

クロニックイルネスに伴う体験を研究する際に，研究者は特定の慢性疾患に焦点をあてるか，あるいは1つの研究の中で多様な慢性疾患の共通点と相違点を探し求めるかのどちらかを行っている。多様な疾患をふまえてクロニックイルネスと共に生きるという主題を探求する調査者は，慢性性（chronicity）あるいは慢性性と共に生きることが，個々の疾患に特有の境界を越える最優先の概念であると想定している。実際に，疲労，痛み，苦悩はさまざまなタイプのクロニックイルネスを持って生活する上での強力な要素であることを示した多くの研究がある。その一方で，特定の慢性疾患の研究から得られたクロニックイルネスに関する所見は次のことを示している。すなわち，いくつかの疾患は，他の慢性的な問題に共通する特徴よりも顕著で，その疾患に特有の侵害や要求や経験をもたらすということである。いずれの研究結果もそれ自身では，クロニックイルネスを持つ人のライフスタイルがどのようなものかというモデル，言い換えれば臨床実践や保健政策の指針となり得る包括的な内容を持ったモデルを示すものではない（Thorne & Paterson, 2000）。

人々のクロニックイルネスのとらえ方，議論，分類する方法は，政治的・社会的動向によって時と共に変化する。このことは患者と家族にどのような情報がどのような方法で提供されるかということに影響を与え，同時にその情報を保健医療職者や患者，家族がどのように受け取るかに重大な影響をもたらす。クロニックイルネスのイメージや意味，および特定の病気における心と身体の関係は，家族の構成員や他の人々が特定の方法でどの程度反応するかということに影響を与えるであろう（May, Doyle & Chew-Graham, 1998）。かつては強烈に「死の宣告」を与えるとされていたがんや，けがらわしいとされてきた疾患は，その病気の名前を伏せようとしたり（例えば，「大文字のC」など），病気について話す時にはひそひそと話をしたり，話題にしないようにしたり，そのような病気を持つ人を死んだも同然と想定したりといった反応を引き起こしていた。

コンプライアンス（compliance 服従，追従，応諾）は，長い時間をかけて発展してきたクロニックイルネスという体験のもう1つの例であるが，今なおパターナリスティック（家父長的）な医療モデルの影響を強く受けている。慢性的に病気を抱えた人々の多くは自己管理のエキスパートであり，保健医療職者よりも自分たちの身体について十分に知っているという証拠があるにもかかわらず，保健医療職者の間にはいまだに自分たちが治療や管理として処方したことには疑問も異議もさしはさまずに従うべきで，そうしないことは「ノンコンプライアンス（従順ではない）」，すなわち本人にとって最善のことをしていないというよくない烙印を押されることを覚悟すべきであるという考えが存在している（Wellard, 1998）（第8章「コンプライアンス」参照）。

ここで論議されたように，いかに厳密に注意深く導き出されたとしても，質的方法によって生み出された理論は次のようなことによっても影響されるであろう。すなわち質的研究に参加しなかった研究者，特定のクロニックイルネスの意味を明確にしようとする過去および最新の論議，そしてこれらの疾

患の管理においては相互協力よりも権力を持つ他者の処方に従うべきであるとするコンプライアンスの考え方である。内部者の視点によって疑問が提起されるようになったその他の要因には，性別や年齢のようにクロニックイルネスへの反応を形成するものが含まれる。私たちは，貧困層や十分な教育を受けていない人々，民族性や貧困や教育の欠如によって社会の片隅に押しやられている人々のクロニックイルネス体験のような，これまで取り扱われていなかった要因について熟慮し，調査する必要がある（Thorne & Paterson, 2000）。さらに，これらの研究から見出された結果に基づいて，コンプライアンスなどの概念を再検討する必要がある。すなわち，ノンコンプライアンスはこれまで私たちが考えてきたよりもっと性別や文化や他の要因との複雑な関係があるのではないかということを検討する必要がある。ThorneとPaterson（2000）は，こういった種類の発見は，諸要因を「孤立ではなく相互作用の中にある」ものとして吟味する研究方法によって明らかにされる複雑さといったものの存在を例証するものであると指摘している。

クロニックイルネスを持つ子どもと家族に関する量的研究

クロニックイルネスの管理についての量的記述的研究を精査すると，クロニックイルネスを持つ子どもと成人の両方に焦点をあてた極めて重要な体系的な研究成果が明らかになる。クロニックイルネスを持つ子どもたちの記述的な文献では，てんかんなどの特定疾患や慢性性それ自体に共通した一定のテーマがみられる。これらの子どもの特質としては，慢性の症状や子どもの状態に伴う特徴，健康行動，心理社会的な適応，自己認識，対処方法，社会的な支援，および情動が挙げられる（Austin & Sims, 1998）。子どもの特徴に関する研究に加えて，測定用具の開発に関する研究が数多くある。というのもこの領域における多くの概念を発展的かつ適切に測定する方法がまだ十分ではないからである。この領域における質的研究は，家族の管理様式，子どもの特性，家族の特性などを含む類似のテーマを明らかにしている。

クロニックイルネスを持つ子どもたちに関する文献では，成人に関する文献と異なり，研究の変数としてではなくても，少なくとも背景として家族を取り入れているものが多い。13の研究の家族アセスメントについて内容分析したところ，家族のストレス源，家族機能，家族の資源と対処方法，家族構成員の関与と調整などを含む家族の概念に焦点があてられていた（Austin & Sims, 1998）。ほとんどの研究において，家族（*family*）には，母親，父親あるいは両親が取り扱われているが，病気の子どもと兄弟姉妹を家族に含めている研究も多くみられた。これらの研究の多くは家族についての既存の測定ツールを用いているが，新たに開発され採用されたものも2，3存在する。

クロニックイルネスを持つ成人に関する量的研究

過去10年以上において，クロニックイルネスを持つ成人に関する記述的研究の多くは，クロニックイルネスの経過を特徴づけるか影響を与えるような心理社会的要因に焦点をあててきた。こういった研究のいくつかは，個々の慢性疾患の特殊性を乗り超えるものとして慢性性という概念やクロニックイルネスの特徴に注目している。その一方で，特定の慢性疾患とそれに伴う諸要因に注目した研究もある。これら2つのアプローチは，クロニックイルネスを持って生きることがどのようなことか，QOLや調整アウトカムの予測，および長年にわたるセルフケア行動の生理学的・生物行動学的アウトカムを理解するのに貢献してきた。

不確実性は，成人のクロニックイルネスにとって普遍的な体験とされてきた（Mast, 1995）。クロニックイルネスにおける不確実性は，病気の重症度，総合的症状の不規則性，症状のあいまいさなどに関係している（Mishel, 1999；Braden, 1990；Janson-Bjerklie, Ferketich & Benner, 1993；Wineman et al., 1996；Bailey & Nielsen, 1993）

不確実性はまた，未知の将来についての懸念からももたらされる（Brown & Powell-Cope, 1991；Smeltzer, 1994；Pelusi, 1997；Nelson, 1996）。日常生活に対するクロニックイルネスの影響としては，その人の自己概念を変化させ，不確実性のもう1つの源であるところの自分のアイデンティティに対する疑問を提示することにあるとされてきた（Mishel, 1999；Charmaz, 1994；Brown & Powell-Cope, 1991；Fleury, Kimbrell & Kruszewski, 1995；Mishel & Murdaugh, 1987）。このように，クロニッ

クイルネスはそれを体験している人自身が生涯に渡って管理を続ける必要があるが，多くの人々にとってその病気と効果的な管理方略についての適切な知識を習得し理解を深めることは，すぐにできることではないし，容易でもない。情報の欠如は，病みの軌跡のさまざまな時点において不確実性の主要な原因となる。それらの時点とは，軌跡の変化をもたらすものとして新たな診断がなされた時，新しい治療や新たな合併症が出現した時，および再発や増悪の可能性がある時などである（Mishel, 1999；Small & Graydon, 1992；Nyhlin, 1990；Moser et al., 1993；Hilton, 1988）。

クロニックイルネスには不確実性がつきものではあるものの，治療の管理やセルフケアによる養生に関わる事柄は，Straussら（1984）による初期の研究以降よく記述されてきた。いくつかの研究は，健康についてのクライエントの信念と，養生法アドヒアランスとの関係に注目している（Roberson, 1992）。また，クライエントが管理に成功する場合の社会的支援（Primomo, Yates & Woods, 1990）や対処方法（Dodd, Dibble & Thomas, 1993；Raleigh, 1992）の役割と重要性が，いくつかの研究で注目されている。

クロニックイルネスに関する記述的研究におけるその他の重要な領域として，病気がクライエントと家族に与える影響がある。クロニックイルネスの軌跡についての研究（Corbin & Strauss, 1991；Fagerhaugh et al., 1987；Strauss et al., 1991；Wiener & Dodd, 1993）は，病気の成り行きだけでなくクライエントやその他関係のある人々がその病気の管理に当たってどのような努力をしているかを重視している。この病みの軌跡モデルは，看護の実践についての豊かな理論を生み出し，がんや心疾患，HIV，精神疾患，多発性硬化症，てんかんといった多くの疾患の管理や対処方法に関する研究を生み出す結果となった（Moers & Fife, 1998；Roe, 2000；Robinson et al., 1993；Smeltzer, 1991）。

生命を脅かすと共に治癒することのない病気に対する新しい技術や積極的治療に刺激されて，子どもに関してだけでなく，成人のQOLについての研究論文も次第に多くなっている（Breitmeyer et al., 1992；Burckhardt et al., 1989 Ferrell et al., 1992；McSweeny & Labuhn, 1990）。QOLは，いくつかの領域において機能し得る能力という包括的な概念から，身体・機能的ウェルビーイング，心理的ウェルビーイング，社会的ウェルビーイング，スピリチュアルウェルビーイングといった複合的な領域における人生の質を反映するような複合モデルへと発展した。最初の3領域については看護とそれ以外の分野との間で合意があるように見えるが，残念ながら尺度についての合意はほとんどない。全体的なあるいは特定の病気についてのQOLのツールは種類が多く，それに関する論文も多いため統合するのは困難である。しかし明らかになってきたことは，特定の疾患に限定せずに包括的に測定する方法であれ，特定の疾患に限定して測定する方法であれ，いずれかのみではQOLの複雑さを網羅できないということである。そのため，現在の価値ある測定基準はこの2つを結びつけたものである。このことは，この章で先述した論題の1つに関連する。すなわち，慢性性は，個々の慢性疾患の諸要求を越えることができるかどうか，あるいは個別の要求のほうがより的確な全体像を提示するかどうかということである。要するに，私たちはこの2つを結びつけることによって初めて複雑な概念を理解することができるようになる。

人口の高齢化が進む中でクロニックイルネスが増加し，子どものみならずこの病気を持つ成人にとっての第一義的な介護者が家族やそれ以外の他者となるにつれて，クロニックイルネスにおける介護に関する論文も非常に多くなってきた。介護に関する研究の結果から，特定の介護における課題，介護に伴う負担と満足，介護者が長期のケアを行うことによってこうむるリスク，介護者と被介護者の関係の特徴，介護の社会的経済的経費などについての有用な情報が得られている（Barer & Johnson, 1990；Cartwright et al., 1994；Given et al., 1997；Kuhlman et al., 1991；Reinhard & Horvitz, 1995；Strand & Haughey, 1998；Winslow, 1997）。介護についての研究のほとんどが，クロニックイルネスを持つ個人や高齢者の介護にあたる配偶者や家族に焦点をあてている。また，患者が互いに介護を行うことについての研究も，看護研究者によって行われている（Hutchinson & Bahr, 1991）（第9章「家族介護者」参照）。

【クロニックイルネスの管理とそのアウトカムに関する介入研究】

クロニックイルネスの管理に関する介入研究は，この病気に関する文献の中で近年急速に発展してきた領域である。看護におけるこれらの研究の大多数は過去10年から15年の間に行われている。臨床での介入研究がこれほどまでに増えてきたのは，資金を提供する機関がこの種の研究に注目するようになった結果，看護研究への資金提供が伸びたことにある。このような重点の変化は，記述的研究が担当量蓄積されてきたことと，研究レベルにはまだ明らかな格差があるものの実際の業務に直接に影響する臨床での介入を開発し試みる時が来た，という信念に基づいている。介入研究への重点移行はまた，研究の普及という問題が看護研究において扱われるようになった動きからも刺激を受けているであろう。すなわち看護における研究の普及の障壁が何であるかについて，多数の研究者グループが述べ，革新的な普及モデルによってそれらの障壁に対応するような十分に資金提供された国家的な取り組みを試みようとする動きである(Cronenwett, 1990；CURN Project, 1983；Funk, Tornquist & Champagne, 1995；Rutledge & Donaldson, 1995)。いずれにせよ，クロニックイルネスを持つ子どもおよび成人への介入研究は，1990年代の10年間に明らかに大きな飛躍をみせた。そこで，クロニックイルネスに伴う個々の問題や，これらに対応するために企画された介入の効果と費用対効果，および効果を示すための特定のアウトカムの関連性が，多くの看護研究の中心になってきた。

クロニックイルネスの予防的介入研究とは違って，管理の分野で行う介入の試みは，介入を最も必要とし，介入に対して最も鋭敏に反応すると思われる人々を対象として行われる。このような介入の試みの研究デザインが，効率をはかる有効な試みであるためには，以下に述べる要素のいくつか，あるいはすべてを備えていなくてはならない。治療グループ(一種類の治療，もしくは複数の治療)と対照群または比較群，それぞれへの無作為な振り分け，明確に定義された治療もしくは介入(理論的裏づけがあり，予備テストが行われていることが望ましい)，および事前-事後テストによる効果の測定などである。1回の事後テストより，例えば介入後の短期の事後テストと長期の事後テストによる複数回の測定は，長期に渡る介入の持続的な効果をより的確に測定することができる。

クロニックイルネスを持つ子どもと家族を対象にした介入研究　1990年代以前の子どもと家族に関する介入研究の中で最もよく知られたものは，周産期の親子の相互作用に焦点をあて，社会的リスクの高い子どもたちに予測される成長のアウトカムに注目したものであった(Barnard, 1972, 1978；Barnard & Neal, 1977；Barnard & Bee, 1983)。これらの研究によって，介入は介護者の特徴に合わせて個別に計画したものが最も効果的であることが指摘された。さらに，介入の時期(タイミング)が重要であることがわかった。病みの軌跡の最終段階を取り上げた初期の介入研究は，家庭や病院で死を迎えるターミナル期の子どものケア環境や特徴に焦点をおいている(Martinson et al., 1978)。アウトカムには，社会的変数や心理学的変数のみならず，経済的な要因が含まれている。子どもが自分の病気のケアに参加することを目指したエンパワメントを検証する20年以上に渡る研究では，この介入を成功させるためには家族や保健医療職者を巻き込まなくてはならないことが示唆されている(Lewis & Lewis, 1989, 1990)。

米国連邦会計監査院(General Accounting Office, 1990)による研究は，低体重出生児や社会的弱者の立場にある初産の女性などを対象にした早い時期の介入の有効性を示すために，米国とヨーロッパにおける家庭訪問について検討を行った。研究者らは，家庭訪問が高リスク集団に対する看護介入として重要であり，それは出生時のよりよいアウトカムや，子どもの健康と発育の増進につながると指摘した(Brooten et al., 1986；Olds et al., 1986)。

クロニックイルネスを持つ子どもと家族を対象にした介入研究に関する包括的レビューの中でDeatrick(1998)は，どのような介入方法が対象に効果的であったか，どのような介入がうまくいかなかったかに注目すると共に，研究のアウトカム指標の精神的特性や研究の方法論的妥当性について分析した。レビューの基準に合致した9つの研究のうち，ほとんどが概念的枠組みや理論的枠組みを明らかにしてはいなかった。しかし，その中の2つは生態系

の枠組みを用いており(Black et al., 1994；Pless et al., 1994)、別の2つは社会心理学的な理論を用いていた(Heiney et al., 1990；Hills & Lutkenhoff, 1993)。このような枠組みはいずれも研究の目的と合致していた。介入の多くは、教育学的あるいは心理教育学的な介入に関するものであった。その1つは、グループセラピーの7つのセッションであり、がんを持つ子どもの兄弟姉妹の社会的適応力を高めることに目的があった(Heiney et al., 1990)。個人への介入の1つは、1年間に渡る子どもと親と看護師(看護学士取得中)の12回のふれあいであり、これは家族と両親の機能を最大限に発揮することで心理社会的適応を高めることを目的にしていた(Pless et al., 1994)。介入の多くについての理論的な見解が不足しているためか、介入の時期についての理論的根拠を述べたものはみられない。(Walker, 1992)。

これらの研究では、介入はもっぱら病気の子どもや兄弟姉妹、家族全体に向けられていた。しかし時には、対象以外のアウトカムが測定されている。家族に焦点をあてた介入は、子どもに焦点をあてた介入より効果的であるように思われる。子どもに焦点をあてた介入のアウトカムには、問題焦点型コーピング方略の増大と、それとは逆に関心を向けないでいることの減少およびセルフケア能力と行動範囲の増大が含まれている(Brandt & Magyary, 1993；Hills & Lutenhoff, 1993；Lewis & Lewis, 1990；Pless et al., 1994；Smith et al., 1991)。兄弟姉妹についてのアウトカムには、社会的適応と、信頼や哀しみ、怒り、不確実性についての質的な報告が含まれている(Heiney et al., 1990)。

<u>クロニックイルネスを持つ成人を対象にした介入研究</u>　がんと心疾患が米国における中高年者の死因の1位および2位であることを考えれば、この2つのクロニックイルネスにさまざまな介入研究が行われてきたことは驚くべきことではない。循環器疾患では、心筋梗塞のように急性発症後のリスクを軽減するための運動やストレス管理、ライフスタイルの変更などが多くの介入研究の焦点であった(Allen, 1996；Barnason, Zimmerman & Nieveen, 1995；Blumenthal et al., 1997；Fletcher & Vassallo, 1993)。また、うっ血性心不全を再三発症する人々にケアを提供するための多くの専門職からなるチームと進歩した実践看護モデルが同じく焦点であった。その目標とするところは、こういった疾患を管理することと、治療やケアを必要とする機能不全の発現を防ぐことであった(Cline et al., 1998；Martens & Mellor, 1997；Venner & Seelbinder, 1996)。

心理社会的介入は、外来患者と在宅の両方で、心血管手術(特に冠状動脈バイパス手術)後の回復および心筋梗塞からの回復を促進する目的で試みられているが、その効果はさまざまである(Buselli & Stuart, 1999；Frasure-Smith et al., 1997；Gilliss et al., 1993；Hill, Kelleher & Shumaker, 1992；Moore, 1997)。心理社会的介入の特定の目標は、生理学的な刺激や反応を軽減させてその後の病気の進行を防止すること、個人の能力を高めストレス源を明確にすること、現実的な方法でそのストレス源を査定すること、さらに自己との関係や他者との関係の自覚あるいは人生の意味や目的に対する意識を高めることであった(Buselli & Stuart, 1999；Lunsford & Fleury, 2000)。

循環器疾患を持つ人々を対象にした介入研究は、明らかに女性よりも男性を対象に多く行われてきた。介入研究で性別による比較が行われることは稀であり、それは一般的に女性のサンプル数が少ないことと、研究者が性別の及ぼす影響の重要性に本気で取り組んでこなかったためである。予備的研究では、介入は、病気についてのクライエントの認識と、病気に反応する自分についての認識に基づく必要があることを示している(Fleury et al., 1995；Hill, Kelleher & Stuart, 1992)。性別は、病気についての認識と病気に対する反応についての認識を形作る重要な要因であるが、多くの介入研究ではほとんど取り扱われていない。

循環器疾患における心理社会的介入を通じて得られた所見は、互いに矛盾している(Lunsford & Fleury, 2000；Moore, 1997)。いくつかの研究は、標準的なリハビリテーション療法に心理社会的治療を加えることで罹患率や死亡率、精神的苦悩、生物学的な危険因子が減少したと報告しているが、その他の多くの研究では介入の効果はあまりないと報告している。介入の多くは、多様な側面を持っているため、単一の方略の利点を明確にすることは難しい。LunsfordとFleury(2000)は、介入を系統だった

理論に沿って発展させることは，改善へのプロセスを明らかにし，また特定の介入や理論から導き出された介入の量と時期を解明する助けになると示唆している。

過去15年間に行われたがんのケアに関する介入研究の多くでは，対象がグループあるいは個人を問わず，がんを持つ人々が自分の病気とその治療方法についてより多く知ることや，治療方法とそれに関わる選択をより効果的に行うこと，病みの軌跡に伴う情動的な反応を調整することの援助に主な焦点がおかれてきた。その後の研究は，心配事を他者と分かちあうこと，自分たちの社会的支援システムを維持し高めること，治療の副作用や後遺症を管理すること，性的な関係で満足感を高めることなどに関して引き続き行われた(Anderson, 1992；Devine & Westlake, 1995；Fawzy et al., 1995；Forester et al., 1993；Trijsburg, van Knippenberg & Rijpma, 1992)。介入研究ではそのほとんどが教育的介入や心理的介入，複合型の心理教育学的介入を併用していた。それは，がん患者が自分の病気に対する知識を高め，保健医療職者とのコミュニケーションを良好なものにし，保健医療システムの利用や問題の解決あるいは情動への対応の際により強く自己主張ができるようになることを目的としている(Anderson, 1992；Devine & Westlake, 1995；Fawzy et al., 1995；Forester et al., 1993；Germino et al., 1998；Mishel et al., 2001；Trijsburg, van Knippenberg & Rijpma, 1992)。

がん患者の介護者を対象にした介入研究　がんを持つクライエントを対象にした介入に加えて，がん患者の介護者を対象にした介入研究が行われている。この介入研究に関する最近のレビューでPasacreta & McCorkle(2000)は，教育的介入，支援，カウンセリング，心理療法について，ホスピスと在宅緩和ケアサービスを調査した研究の検討を行っている。家族介護者が必要な情報を容易に得るためのモデルには，特定の看護職者がその家族と連絡をとり合うことが含まれている。このような介入は家族に十分に受け入れられたが，この研究のアウトカムについていえば，研究の再現や後続の研究を促すための十分な記述がない(Carmody, Hickey & Bookbinder, 1991)。特に，がん患者の介護者のために企画された心理教育学カリキュラムに関する標準化された調査においては(Barg et al., 1998)，測定可能で適切なアウトカムを調査者はあらかじめ挙げていたが，結果は，介護者たちの多くは厳密に組織されたグループ介入への参加を好まないということがわかった。調査者らは，グループ介入に参加した介護者たちはみずから社会的支援を獲得し利用することができる人々であることから，実際には介入を必要としないサンプルなのではないかという疑問を提起した(Pasacreta & McCorkle, 2000)。Ferrellらは，がん疼痛管理に関する介護者への介入に焦点をあて，このような介入が介護者の知識とQOLを高める効果があることを示している(Ferrell et al., 1995)。

家族介護者に向けられた支援やカウンセリング，心理療法的介入は，数が限られている。Houtsら(1996)は，家族介護者を対象にした問題解決モデルを提示している。Creativity(創造性)，Optimism(楽観的)，Planning(計画)，Expert information(専門的知識)の頭字語であるCOPEは，家族介護者が心理社会的問題や医学的問題をいかに予知するか，またいかに対応するかを支援するプログラムとして用いられている。このプログラムは，家族介護者をエンパワメントし，ストレスを緩和することができるものとして報告されているが，研究デザインにおいてはこのプログラムの有効性を証明するアウトカムは何も挙げられていない。もう1つの問題解決的介入では，がん患者の配偶者によって明らかにされた問題別に企画されたものがあり，これは6つのセッションで構成されている。6か月に渡る追跡調査の結果，介入を受けた配偶者の苦悩には何の改善もみられなかったが，患者の憂鬱な気持ちは軽減した(Blanchard, Toseland & McCallion, 1997)。報告者はこれらの所見が得られたのはなぜかについて言及していないが，患者と配偶者の関係はより適切な研究の焦点になりそうだと示唆している。

在宅で家族によるケアを受けているがん患者が増加するにつれて，在宅緩和ケアに注目した介入研究がいくつかみられるようになった。このようなモデルは，家族介護者への支援と教育および彼らが経験するストレスに焦点をあてている。これらの研究で明らかになった重要な所見には，自分自身が身体的な問題を抱えた介護者がケアを提供する役割を引き受けると，心理的な病的状態になる恐れがあるとい

うことが含まれている(Jepson et al., 1999)。さらに介護者がホスピスに関わった時間は，報告されたコミュニケーションの課題数と正の相関があり，これはターミナル期の疾患管理におけるホスピスの対応とも一致した。介護の継続期間およびホスピスでの時間が介護者のアウトカムにどのように影響するかを示す重要な結果は得られなかった(Yang & Kirschling, 1992；McMillan & Mahon, 1994；McMillan, 1996)。その他，死別を迎えることに関連して明らかになったことは，肉親に先立たれた家族介護者は，十分に訓練された者によって行われる特別のケアを必要としており，それは最善のアウトカムをもたらすということである(Fakhoury, McCarthy & Addington-Hall, 1997)。

米国の人口が高齢化するにつれて，失禁などを含む高齢に伴う慢性的問題や状態についての関心が高まってきている。歩行可能な人々の失禁管理は，その有病率，予防，必要な経費，QOLに与える影響などの理由から看護研究者の関心を高めている(Wyman, 2000)。危険因子を明確にする研究や，神経障害のある人の膀胱訓練などの物理療法，リハビリテーションに関する文献から得られる情報は，新世代の介入研究に欠くことのできないものとなっている。膀胱訓練がどのように効果をあげるかはよくわかっていないが，女性であっても男性であっても膀胱訓練介入は，失禁の深刻さを緩和し，その回数を減らし，ストレス性失禁や切迫失禁を軽減し，自覚症状を改善している(Columbo et al., 1995；Fantl et al., 1991；Wiseman, Malone-Lee & Rail, 1991；Wyman et al., 1997, 1998)。

練習用のオーディオカセットテープ，バイオフィードバック(腟圧計の利用)，腟内コーン(骨盤底筋強化訓練用器具)，電気刺激，薬物療法などさまざまな補助的手段を用いた骨盤底筋群の訓練は，膀胱訓練と同様に，短期で効果を現すということが示されてきたが，治療を長期に渡って持続する割合は低下する傾向がある(Wyman, 2000)。アドヒアランスは時間と共に低下することから，これらの介入が基盤としている生理学的および心理学的諸理論が問題の一部であると指摘する人もいる。それは健康行動の変化についての知識を考慮に入れていないためである(Wyman, 2000)。危険因子についての知識はいくらかあるにもかかわらず，失禁予防についての長期的介入に関する研究はほとんどあるいは全くされていない。

クロニックイルネス研究における課題

クロニックイルネス予防に関する記述的研究における課題

この領域の研究には多くの課題が存在する。まず，この領域の研究は幅広く学際的であり，体系的な研究を行っている看護研究者も何人かはいるが，看護研究の多くは1つか2つの研究から成り立っている。学際的な研究チームに関与する看護職者，特に学校を基盤とした研究に携わっている看護職者は，価値ある見解をもたらしている。研究を導く理論とモデルは，看護と学際的な研究のバランスを反映している。この領域における研究の大半は量的研究であり，多種の学問分野に渡る優先事項についても自ずからなる意見の一致があるようだ。最近では子どもの循環器疾患の危険因子とHIV/AIDSの危険因子に主眼がおかれていることが明らかである。

クロニックイルネス予防に関する介入研究の課題

子どもと家族のヘルスプロモーションのための介入モデルに関する包括的レビューにおいてHaymanら(1998)は，クロニックイルネスの論文に共通のテーマや，これらの研究の学際的な性質，この分野での体系的な研究の少なさについて論じている。Haymanらは，クロニックイルネスの記述的研究が比較的新しいことを考えると，概念的な基礎を持つ介入研究がまだ始まったばかりであることは驚くにあたらないと指摘している。この分野における主要な研究者の多数派を占めている訳ではないが，記述的研究の場合と同じく，多くの看護職者が学際的な研究に貢献してきた。看護職者によって行われた体系的な介入研究もいくつか存在する。その中で最も著明なのはHarrellら(1995)とJemmottら(1992)の研究である。クロニックイルネス研究のこの領域の

理論的基盤は複雑である。それは子どもや家族にあっては背景的な要因と発達的要因が時間と共に変化するからであり，また研究にはモデルが必要であるが，そのモデルは個人や家族のレベルでの変化を反映し，かつさまざまなアウトカムに焦点をあて，多様な背景の説明ができるものでなければならないからである（Hayman, Meininger, Coates & Gallagher, 1995）。

【クロニックイルネスの管理に関する記述的研究の課題】

クロニックイルネスを持つ子どもと家族に関する文献レビューにおいて，AustinとSims（1998）はこれからの研究に留意すべき事柄について挙げている。これまでの研究は看護ケアの領域である病気への対応よりもむしろ，子どもの一般的な心理社会的な対応に焦点をあてる傾向にあった。病気への対応と，さまざまな時点でそれに影響を与える要因についてもっと注意を払わなければ，看護職者が適切で効果的な介入を企画することは難しいであろう。アセスメントデータの情報源や型は，依然として懸案事項のままである。それは多くの研究者がいまだにたった１つの情報源を使用し，観察技法など他のテクニックを適切に用いていないためである。多様な情報源と技法を用いて１つの概念を測定することは，技法による偏りに対処する方策の１つであり，看護研究者はそれをもっと積極的に活用する必要がある（Lorenz & Melby, 1994）。こういった研究で用いられている測定用具の多くは一般の人々を対象にして開発されたものであり，慢性的な健康状態の子どもにとっては有効ではないかもしれない。さらに，発達に伴う変化を測定する要因が年齢だけであると，子どもの発達段階に対する考慮が十分とは言えないであろう。

クロニックイルネスを持つ成人についての記述的研究には，これからの研究の検討事項である多くの課題が存在する。初期の研究は理論を基礎とするものは稀であったが，その後看護における中範囲理論のみならず，他の学問分野からの理論の応用がみられるようになり，その結果この領域の研究内容が豊かになり，方向について示唆が与えられた。現時点では，質的な理論開発の試みと量的な理論検証の研究は，共にクロニックイルネスの知識を発展させるのに重要なものと考えられている。介入研究が進みクロニックイルネスの予防と管理の複雑さがわかってくるにつれて，こういった２種類の研究がもたらした結果について，相互に「話し合いをする」ためのよりよい方法を見つけることが重要になってきた。

測定方法に関する課題は，この領域においても他の多くの領域と同様に大きい。新たに起こってくる概念化に適合する測定方法を開発し，試用することは，引き続き行うべき課題であり，利用できる手がかりは少ないがその必要性は極めて大きい。

子どものクロニックイルネスと成人のクロニックイルネスに共通の特徴を研究することでさまざまなことが明らかになっており，成人に注目している研究者は，クロニックイルネスを持つ子どもに関する多くの研究の中で明らかにされてきた家族を含むデータからも学ぶことができる。疾患管理におけるリスクを査定する視点で発達と時期に関する論題に取り組む必要性はいまだ注目されていない。

最後に，クロニックイルネスに対応しそれを管理する能力に関して，私たちの持っている知識（性別，文化，年齢と発達，周縁性，貧困，その他の環境が互いにどのような関係にあるかについて）の不十分な部分に留意する必要がある。クロニックイルネスを持つ人々で主流でないグループはあまり研究対象にされてこなかったが，HIV/AIDSに関する研究がなされればいくつかの重要な学びをもたらしたに違いない。

【クロニックイルネスの管理に関する介入研究の課題】

介入研究はかなりの部分が中流家庭のコーカサス系アメリカ人を対象としており，また，病気によって異なるにしても，研究対象は男性あるいは女性のいずれかに偏っており，重要な違いがあると思われるような場合でも性別による検討はほとんどされていない。特定の疾患の集団はクロニックイルネスを代表するものではない。例えばがんの管理について言えば，その介入方法はもっぱら乳がんの患者研究から得られたものである（Devine & Westlake, 1995）。循環器疾患では，女性は長年にわたり研究の対象外とされるかもしくはほんのわずかな数しか対象とされず，男性サンプルの中に組み込まれてき

た。介護者を対象にした管理に関する介入は，理論に基づき予備試験を経た上で，グループあるいは個人を対象にした標準化された介入でなければならない。この情報領域もまた，アウトカムの整合性と，それらアウトカムの測定方法の整合性から多大な恩恵を受けるであろう。

　要約すると，看護におけるクロニックイルネスの研究では，クロニックイルネスのそれぞれの諸相に適合する中範囲理論が必要である。体系的な調査によってこれらの理論を確実なものとするデータを得ることができれば，看護の知識はさらに前進するであろう。クロニックイルネスに注目する学際的な雑誌や媒体において，文献が特定の疾患に限定することなく，相互に関連づけられることによって，諸疾患に共通の現象についてのより適切な見方が可能となる。また，生理学的方法と行動学的方法を組み合わせることによって，クロニックイルネスの影響を受ける人々の生活についてのさまざまな局面に関する看護のホリスティックな視点に適合するものが生まれるであろう。最後に，研究の結果を実践の中で普及させることはエビデンスに基づく実践の進歩を手助けするであろう。

要約と結論

　クロニックイルネスにおける予防と管理に関する研究は，病気と慢性的な諸問題についての多くの分野にまたがっているが，ここで紹介したのはそのほんの一部である。子どもに関する文献では，成人に関する文献が必ずしも触れない家族というものの力について触れることが多い。しかしながら，成人の家族についても注目されることが多くなってきている。それは介護の役割という視点のみならず，家族にケアを提供する時のリスクを減少させ，積極的側面を高めるための介入という視点からである。記述的研究が持つ幅広い基盤や，保健医療制度の変化，費用対効果への注目などがすべて，クロニックイルネスの予防と管理の両方における体系的な介入研究の発展につながっている。適用され試用される理論に一貫性がないこと，アウトカムが変わりやすいこと，測定方法の不足，サンプルを抽出する上での偏りなどは，これらの知識体系を取り巻く主要な課題となっている。将来の研究ではこういった課題や，効果的な実践のエビデンスになり得る発見をもたらす方法論的な厳密さに焦点をあてることが求められる。

課題

1. クロニックイルネスに関する研究で研究者が一般的に直面する障壁は何か。
2. クロニックイルネスの管理に関する介入研究を企画する際の課題は何か。
3. クロニックイルネスと子どもに関する研究ではどのような課題が明らかにされているか。
4. クロニックイルネスの介入研究を行うために主な刺激になったのは何であったか。
5. いくつかの異なった疾患を取り上げ，そこに共通する個々人の特徴を調査する研究と，特定の疾患を取り上げ，その視点から行う記述的研究を対比して，それぞれの優れた点と劣った点について述べよ。
6. クロニックイルネスに関する研究の将来的展望はどのようなものか。

第17章

クロニックイルネスにおける倫理的課題

Judith A. Erlen
訳：藤澤まこと，黒江ゆり子

イントロダクション

　科学技術の進歩に伴い，保健医療では以前に比べて多くの状態が慢性の障害として取り扱われるようになり，新しい治療法の選択がクロニックイルネスを持つ人々に利用可能となっている。これらの科学技術の進歩は，ケアにおける専門的な問題のいくつかに対応し，さらに別の治療法も可能になっている。しかし，可能である（can）ことと，すべき（ought）ことは同義ではない。特定のクライエントの状況において介入（インタベンション）を行うことができるということと，介入を行うべきであるということの間には，かなりの隔たりがある。クライエントや家族，保健医療職者，社会は，治療法の活用に関して難しい選択をしなければならない。その結果，クライエントの管理に関わる諸決定において，倫理がより顕著な問題になってきた。

　保健医療における意思決定に関わる倫理の役割は，それほど新しいものではない。1960年代にワシントン大学のシアトル人工腎センター（Seattle Artificial Kidney Center at the University of Washington）において，選考委員会は腎疾患の終末期にある複数のクライエントの誰が血液透析の限られた供給を受けるべきかを決定するために，社会的価値基準を用いた（Sanders & Dukeminier, 1968）。その時代の血液透析器は，血液透析の必要な慢性の状態にある人々すべてが容易に利用できるわけではなかった。委員会メンバーは，生きる機会を誰に与えるかを決定しなければならなかった。

　クロニックイルネスを持つ人々について考える時，今日でも同様の倫理的な問題が生じることがある。乏しい資源の配分や，QOL（生活の質），差別とスティグマ，無力感などのような倫理的な関心事は，それほど新しいものではない。しかし，倫理的問題のそれぞれの背景や状況は意思決定を一層複雑なものにしてきた。倫理に関わる決定をする場合，現実とケアの技術的側面は，考慮すべき重要な事柄である。とはいえ，新しい知識や価値観，信念，状況もまた考慮する必要がある。課題は，「既成観念にとらわれずに」考えることである。本章では倫理の基本的な概念について記述し，クロニックイルネスを持つクライエントに生じる可能性のある倫理的課題について議論し，かつ看護職者がこれらの課題を理解し，取り組むために用いることのできる方略を提供する。

クロニックイルネスを持って生きることについて

　クロニックイルネスを持って生きる経験に焦点をあてることによって，直接に関連する倫理的課題が明らかになる。クライエントと家族の語りは，個人

にとっても他者にとっても，病気の意味することについての豊かな描写を与えてくれる（Toombs, 1995）。彼らの語りは，生活の中で生じる困難な状況や悩んでいることを明らかにし，彼らの傷つきやすさや他者への依存を物語るものである。人が自分を語ることで，他者は慢性の障害を持って生きる経験についての類似点と相違点を認めやすくなる。多くの場合，経験は個々の疾患に特有のものである（Gillick, 1995）。

クロニックイルネスは継続的で，絶え間なく，進行性で，悪化し，個人の生活に混乱をもたらす。障害を持って生きることは，当人にも，その家族にも負担となる。長期に渡るとこのような人々は，さらに多くの異なる保健医療サービスを必要とする。また，「いつまで」という疑問に直面しなければならない人もいる。

日常生活の盛衰を理解することによって，クロニックイルネスを持って生きることから生じる倫理的課題を認識しやすくなる。Agich（1995）は，「クロニックイルネスを持つ患者にとって，病気を管理することは，その人の生活を管理することでもある…クロニックイルネスにおいて，人は病気を生活の中に侵入してきた邪魔ものとしてではなく，生き方の1つとして経験する」と述べている（pp.138-139）。急性疾患の一過性の性質とは異なり，クロニックイルネスは広範囲で持続的という特徴を持つ。

倫理

倫理は，道徳的な生活に関する探究に焦点をあてる哲学の一部門である。倫理は，人の行為に対する重要な疑問や，その行為が道徳的に正しいのか間違っているのかに取り組む。したがって，倫理は，善を行い害を与えないということが何を意味するかに人の注意を向けさせる（Bandman & Bandman, 1995；Beauchamp & Childress, 1994）。しかしながら，何が善か，あるいは何が害を与えるかを決定することはしばしば困難である。

倫理は，看護の日常的経験において，不可欠な部分である（Erlen, 1997；Wros, 1994）。看護職者がクライエントに対して持っている熱意や理解は，重要な考える視点を提供する。それは倫理的ジレンマを明らかにする際や，倫理的意思決定を行う際に取り入れられなければならない。「看護倫理の本質は，患者が何をするか，あるいは看護職者が何をするかではなく，癒しの関係の力動性が進展する過程である…」（Thomasma, 1994, p.94）。

看護職者はクライエントやその家族との間に特別の関係を持っているので，倫理が看護実践の中心となる（Lucke, 1998；Wright, 1987）。看護職者は，病気にではなく，病気を持っているクライエントに焦点をあてる。クライエントは看護職者を探し求める。なぜなら，彼らは，看護職者が彼らに何が起っているかを理解し，経験を共有してくれると信じているからである。看護職者は，クライエントが絶望の淵にいる時も，絶頂にいる時も，クライエントと共にある。

このように，「看護は，道徳的な技（わざ）である」（Curtin, 1979, p.2）。なぜなら，クライエントの幸福な生活が，看護の目標であるからである。この目標を達成するためには，科学と科学技術の活用，および人が存在することの意味についての理解が必要である。「患者と心が通うということは，理解の問題のみならず倫理の問題である」（Fjelland & Gjengedal, 1994, p.20）。医学と同様に，看護においても科学と道徳が結びつけられている。そのため保健医療職者は，クライエントの要求に答えることができる（Cassell, 1991；Curtin, 1979）。Jean Watson（1988）が極めて適切に述べているように，「人間科学として看護を見れば，私たちは科学を，看護における人間対人間のケアプロセスの美，芸術，倫理，美学と結びつけ，統合することが可能である」（p.17）。

看護における倫理的実践

【歴史的眺望】

倫理的実践は，現代の看護の本質である。長年に渡って，看護倫理規定や倫理問題に関する声明，倫理学の教科書を出版する継続的な努力が行われてきた。倫理に関する研究は，実践に応用できる科学的データを実践者に提供するために拡大し続けている。

過去100年間の論文を調べると，保健医療と科学技術の変化によって，看護および看護職者-クライエント関係がどのように影響されたかを理解するこ

とができる。Isabel Hampton Robb(1900)による先駆的な著書，『看護倫理：病院と個人が活用するために(*Nursing Ethics: For Hospital and Private Use*)』においては，倫理とマナーの両方が描写されている。この著作は，看護の初心者に適切な道徳的行動に関する指針と方向づけを提供した。看護職者が正しい品性を保つなら，それにふさわしい行為がなされるであろうと期待された。そのため，初期には看護の倫理的美徳に強調点がおかれ，個人の行動と，専門職としての行動は識別されなかった。

1893年にLystra Gretterによって書かれた「フローレンス・ナイチンゲール誓詞」[1]は，看護職者の責務を社会に示すものであった(Davis et al., 1997)。この誓詞は，デトロイト，ミシガンのファーランド看護訓練学校を卒業して資格をとった看護師によって最初に取り上げられ，看護師のための公式の倫理規定に先行するものとなった。19世紀末における看護の道徳的思想を反映するものであり，当初はファーランド看護学校の卒業生のために書かれたものであったが，その後，米国の他の看護学校でも卒業生にこの誓詞を暗誦させるようになった。

1896年には，米国およびカナダ看護学友会(the Nurses' Associated Alumnae)（米国看護協会およびカナダ看護協会の前身）が組織された。この組織の目的の1つは，倫理規定を作成することにあったが，看護職者が独自に倫理規定を作成し始めるのは1920年代に入ってからのことである。全米看護師協会(ANA)が最初の倫理規定を作成したのは1950年になってのことであった(Viens, 1989)。倫理規定には，専門職の価値観と社会の価値観の双方の変化が反映されるため，看護職者は看護の倫理規定の洗練を続けた。倫理規定の改定は，1960年，1968年，1976年および1985年に行われ，1976年と1985年の倫理規定の改定には，規定それぞれについての解釈が含まれた。

【現代の実践】

専門職の倫理規定は，日常実践において看護職者が出会う倫理的課題に対応する際の支援となる。そのため現在ANAは，倫理上の問題に関する現代の思想を確実に反映させるために，看護の倫理規定とその解釈(*Code for Nurses and Interpretive Statements*)に改定を加えている。改定文書は，2001年6月にANA下院に提出された。この改定案は，倫理の法則に基づく1つの方法論を用いるというよりは，倫理学の諸学説に根拠を持ち，フェミニスト，美徳，共同体主義的な考えといった広い展望を含んでいる。2001年の下院において，看護の倫理規定を看護職者のための倫理規定(*Code for Ethics for Nurses*)と改名することが承認された。

看護倫理規定は，専門職としての価値観，義務，および社会によって課せられる責務を社会に示す公式声明である。規定に述べられている基準は，法的な定めを越えるものである。この倫理規定は，専門職者としての行為における自己規制の基準として機能し，倫理的課題を識別し分析する枠組みを提供し，倫理的実践の指針となる。それにより，看護職者は単に適切に行動するのみならず，正しい行為を選ぶことができる(Davis et al., 1997；Scanlon, 2000)。倫理規定は，看護職者に倫理的に困難な状況に対する答えを提供するものではない。しかしながら，その内容は，看護に共通の価値を反映しているため，倫理的ジレンマを検討するための出発点となっている(Erlen, 1993)。

1899年に組織された国際看護師協会(ICN)は，米

訳注1　ナイチンゲール誓詞(The Nightingale Pledge)：アメリカ合衆国デトロイトにあるハーパー病院のファーランド看護訓練学校（1883年設立）校長のリストラ・グレッターが主導して同校が作成した。呼び名はフローレンス・ナイチンゲールの偉業を称え "The Nightingale Pledge" とされた。グレッターは看護という新しい専門職を担うべく女性に倫理を提示したいと考え，看護師・医師・牧師からなる小委員会を設けてこれをまとめ，1894年の卒業式で最初に用いた。その内容は，医師のあるべき姿を説いた「ヒポクラテス誓詞」にならって作成され，基本的な看護師の倫理規範を表している。その後全米の多数の看護学校で用いられ，誓いの言葉として世界各地の看護学校にも普及した。その内容は次のようである。

The Nightingale Pledge

I solemnly pledge myself before God, and in the presence of this assembly, to pass my life in purity and to practice my profession faithfully.

I will abstain from whatever is deleterious and mischievous, and will not take or knowingly administer any harmful drug.

I will do all in my power to maintain and elevate the standard of my profession, and will hold in confidence all personal matters committed to my keeping, and all family affairs coming to my knowledge in the practice of my calling.

With loyalty will I endeavor to aid the physician in his work, and devote myself to the welfare of those committed to my care.

国およびカナダ看護学友会と同様に,倫理の重要性を認識している。ICN における最初の倫理規定は,1953 年に採択され,1968 年と 1973 年に改正された。この規定は,従来の倫理規範に基づき,看護師の権利と責務を明示するものであり,個人(クライエント),実践,社会,同僚,職業に対して看護職者が負うべき責任について言及している(Tate, 1977)。

倫理原則

　倫理原則は,人の決定と行為の指針と方向づけを提供する。ほとんどの倫理学者が 3 つの主な原則を示している。それらは,個人の尊重,善行,および正義である。これらの倫理原則の理解は,倫理原則をふまえた選択肢を明らかにするうえで重要である。誠実や守秘義務,プライバシー,忠誠などの諸概念は,倫理原則の中に内在している(表 17-1)。

【個人に対する尊重】

　個人の尊重(respect for persons)とは,個人の独自性を認識し,尊重することを示す。この原則は,自律の尊重より広い意味を持つ。個人は,自分の選択を決定する自らの価値体系を持っている(Beauchamp & Childress, 1994)。個人の尊重とは,個人が自由に選択することができ,自己を管理し,他者と平等であり,権利を持つということである。これらの権利は,プライバシー,守秘義務,嘘をつかないこと,強制のないことを内包している。

　個人の尊重という原則は,個人に焦点をあてているが,その一方で,個人がコミュニティの一部であることもまた認めている(Davis et al., 1997)。個人は,他者と相互に作用しあい,影響を及ぼす。同様に,相手も自分と相互に作用し合い,また影響を及ぼす。つきあいや関係は,これらの相互作用を通じて形成される。個人は,社会においてそれぞれの役割を果たしているからこそ,権利と責任を保有する。その意味で個人は切り離された一部ではなく,全体の一部となっている。

　個人の尊重という原則はまた,法的基準と倫理的基準によって,完全に自律的でない個人の権利を保護することを含んでいる。代理の意思決定者は,個人の意思決定能力が不足している場合に,意思決定を依頼される(Beauchamp & Childress, 1994)。

　病気あるいは自己の選択能力が制限されるその他の状況によって意思決定能力を失っている成人は,子どもや未成熟な者と同様に,重要な意思決定をする時には保護されなければならない。個人が必要とする保護の量は,危害と利益のバランスによって変化する。状態が変化すれば,クライエントの意思決定能力も変化する。したがって必ず,自己で決定できるかどうかを定期的に確認する必要がある。

【善行】

　善行(beneficence)は,「善を行うべきであり,危害を加えることを防ぐか避けるべきである」と説明される倫理原則である(Frankena, 1973, p.45)。それによれば人は,他者のウェルビーイングを促進するために,あるいは利益を与えるために,積極的に行動し,善を行う。そのような人は危害を加えず,危害を意図せず,他者を危害の危険にさらしたりしない。Frankena(1973)は,この原則を,危害を加えないこと(悪いことをしないこと)から善を行うこと(善行)に及ぶ連続体としてみた。善行は,利益を最大化すると同時に,個人に多くを要求する行為であると通常考えられている。なぜなら,人は実際に他者の利益になることを何かしなければならないからである。

　Beauchamp と Childress(1994)は,悪いことをしないことと,善行を区別し,善行が 1 つの包括的な原則として考えられる時でさえ,これらを区別しなければならないと述べている。悪いことをしないこと

表 17-1　倫理原則

原則	定義
個人の尊重	個人の自律あるいは自己決定能力を尊重すること
悪行をしない	害を与えないこと
善行	利益やウェルビーイングを促進すること
正義	公正
誠実	真実を述べること,正直であること
プライバシー	侵入しないこと
守秘義務	開示しないこと
忠誠	信頼,忠義心

は，危害を意図せず，危害を引き起こさないことに重点がある。つまり，他者が傷つけられたり不当な取り扱いを受けるような特定の行動をとらないということである。これに反して善行は，他者の利益になる行為，「より一層重要で正当な利益を促進する」ための行為を行うことに重点がある (Beauchamp & Childress, 1994, p.260)。このようにして，人は危害を防ぎ，あるいは取り除き，善を促進するよう求められ，他者のウェルビーイングに貢献する。適切な倫理的行為を決定するために，意思決定者は利益と危害のバランスをとらなければならない。しかしながら，このバランスをとろうとする行為はしばしば不確実性の只中でなされることになる。

【正義】

正義 (*justice*) という倫理原理は，社会的不平等に関連する問題に取り組む際に，議論の対象になるものである。分配の正義は，制限のある資源の公平な分配に取り組む (Beauchamp & Childress, 1994)。社会のすべての人々がこれらの資源を受け取れるわけではない。そこで，それぞれの人に公正な扱いをするために，人は利益をどのように分配することができるだろうか。また，資源を受け取れない人にも，それが不公平であると考えさせないようにするためには，社会はどのように資源を分配することができるだろうか。

Ahronheim ら (2000) は，似た者たちは同じように扱われ，似ない者たちは異なった仕方で扱われるべきだというアリストテレスの思想を示した。しかしながらこの正義の概念は，これらの分配をするための基準を示すものではない。特別なニーズのある状況ではどうだろうか？ 道徳的に適切な特徴で，実際に使用可能なものは何だろうか？ 哲学者 John Rawls (1971) は公平としての正義に焦点を合わせ，このアプローチを，社会資源の分配や，少ししか持っていない人に多くを分配することを正当化するために用いている (Ahronheim, Moreno & Zuckerman, 2000；Davis et al., 1997；Rawls, 1971)。

すべての者が資源やサービスの分配を受けられるわけではないので，比較が必要になることもある。そのような比較をするにあたっては，資源やサービスを分配する際に人々を区別するための適切な基準が必要となる。これらの基準は，正義の物質的原則 (*material principle of justice*) と呼ばれる。大量の配分（社会レベル）や少量の配分（個人レベル）に関する意思決定に際して適用することのできる個々の性質が，この原則によって明らかにされる。配分にあたっては，例えば，個人のニーズや価値観，あるいは社会への貢献を基準にすることができる。資源の均等な割当は，配分を決定するための１つの追加手段である (Davis et al., 1997)。しかしながら，これらの基準を適用しようとしても，それらは互いに矛盾するがゆえに問題が生じる。このような矛盾に取り組むために，基準の特異性と相互のバランスが求められる (Beauchamp & Childress, 1994)。

【誠実】

誠実 (*veracity*) は，他者に正直であること，あるいは真実を述べることを意味する。クライエントと保健医療職者の関係は，信頼や尊重，約束を守ることを基礎にして構築される (Beauchamp & Childress, 1994)。このように，人は他者を快く受け入れ，情報を隠し立てしないという義務を負っている。クライエントに提供される資料は，事実と一致したものでなければならない。保健医療職者は，情報が不明確，不完全，不確実である場合はいつでもそれを認める必要がある (Jonsen, Siegler & Winslade, 1998)。人は，他者に対して嘘をつかず，偽らず，ごまかさない。そして人は，偽りや事実誤認，誤解を訂正する。情報が意図的に隠されたり，ごまかしが行われるたびに，信頼関係は脅かされる。

個人が自分の保健医療について，情報に基づく意思決定をするためには，情報が開示されそれを理解していなければならない。個人の自己決定を可能にするためには，その人が，適切で確かな関連情報を持っていることが不可欠である。クライエントと家族には，時間経過の中で，健康問題に関する情報が短い区分で何度も開示される。このように話し合いを継続することで，質問の機会や資料を吸収する機会を提供する。それによってクライエントは意思決定のコントロールを持続できる。

【プライバシー】

プライバシー (*privacy*) は，侵害しないことおよび侵入しないことに焦点がある。クライエントは，

プライバシーの権利を持っており，他者がこの権利を承認し，尊重することを期待してよい。人は，「望まない相互作用や関係からは免れることができる」（Husted & Husted, 1991, p.30）。プライバシーを尊重するとは，人は許可されてはじめて他者にアクセスできるということである。人は，許可なくほかの人の空間には立ち入らない。プライバシーは，私たちが他者に対して払う敬意の1つの側面であり，守秘義務と関係がある。

【守秘義務】

守秘義務（confidentiality）は，個人の同意なしに，他者に情報を開示しないことを意味する（Beauchamp & Childress, 1994）。倫理規定は，保健医療職者がクライエントの秘密を保護することを明確に示している。クライエントは，情報の秘密が保持されることを期待しているからこそ，自分自身や健康に関するデリケートな情報を保健医療職者に明らかにすることに同意する（Jonsen, Siegler & Winslade, 1998）。誠実と同様に，守秘義務はクライエントと保健医療職者の信頼関係にとって不可欠である。守秘義務が侵害されると，人は傷つきやすくなる。クライエントは自分が許可しない限り，共有する情報の秘密を保健医療職者が外部に漏らすことはないと思っている。このように，情報の守秘とは，他者に対して尊重の感情を持っていることの証となる。

守秘義務に関する課題はもとより存在する。現在の情報化時代は，情報にアクセスすること，情報を保管すること，情報を検索することにおいて新しい問題が生み出されている。秘密情報へのアクセスを制限するためには，セキュリティを高める必要がある。罪のない他者が害を受ける危険性がある時は，秘密情報を公表する必要があるかもしれない。例えば，パートナーに診断結果を告げてほしくないというHIV感染症の人の場合がこのような例である。

【忠誠】

忠義，あるいは忠誠（fidelity）は信頼関係における別の重要な構成要素である（Beauchamp & Childress, 1994）。忠誠とは，保健医療職者と社会の間に存在する義務を表し，約束を守り通すことが含まれる。これは，個人が約束を尊重して守ることを意味する。クライエントは，保健医療職者が自分へのケアを放棄しないことを期待する。そこに誠実さに対する義務がある。

倫理的視点

保健医療職者が倫理的選択を理解し，実施することを支える視点には多様なものがある。伝統的な2つのアプローチは目的論と義務論の思想に基づくものである。最近の看護においては，ケアリング，卓越性の倫理，決疑論（casuistry）などが重要性を帯びている。これらの視点のそれぞれは，倫理的状況において判断を下すための異なるアプローチを提供し，倫理的に正当化されたさまざまな行為に導くことができる（**表17-2**）。

目的論的アプローチ（teleogical approach）は，目標や，結果，帰結に注目する。功利主義は，ジョン・スチュワート・ミル（1806～1873）とジェレミー・ベンサム（1748～1832）によって述べられたように，目的論の中で最もよく知られている。その中心をなす考えは，功利性である。この原則によれば，人は，大多数のために最大の幸福あるいは快楽をもたらすものに従って行動を選択する（Beauchamp & Childress, 1994）。正しい行動とは，最大多数の人々に最良の結果あるいは最大の幸福を

表17-2　倫理的視点

視点	主要な人物	焦点
功利主義	ジョン・スチュアート・ミル ジェレミー・ベンサム	1. 功利主義 2. 帰結，目標，あるいは帰結
カント哲学	イマヌエル・カント	1. 責務または義務 2. 決定のための正しい根拠
ケア	ネル・ノッディングス キャロル・ギリガン	1. 人と人との関係 2. 信頼 3. 文脈
卓越性	プラトン アリストテレス	1. 性格 2. 動機づけ
決疑論	アル・ジョンセン ステファン・トウルミン	1. 模範事例 2. 事例の類似点と相違点

もたらすものである（Davis et al., 1997）。したがって，個人は，見込まれるアウトカムに関する幸福価値を算出し，次に最大の功利をもたらすアウトカムを選択する必要がある。直観的には，功利主義的な思考は非常に魅力的である。

功利主義は結果に基づく理論である。このアプローチを適用するためには，何が最良のアウトカムに帰着するかを予測するための情報が必要である。臨床場面でこの情報を入手しようと時間をさいても，中には入手できない情報があるかもしれない。さらに，人が最良のアウトカムを決定しようと試みても，常に不確実性が伴う。人は，ある行動が特定のアウトカムを生み出す見込みについて考慮しなければならない。

それとは対照的に，イマヌエル・カント（1724～1804）の義務論的アプローチ（deontological approach）は，責務や義務，責任に焦点があてる。人は，類似した人や状況に対し，一般化された一連の法則や規則を適用して，どのような行動を取るかを決定する。カントによれば，道徳的に正しい決定は，正当な根拠に基づき行われなければならない。道徳的に価値のある行為であるためには，動機と実際に選択された行為は，このようなアプローチと合致する必要がある。さらにカントは，人は目的に達する手段としてではなく，目的そのものとして扱われるべきだと述べている（Beauchamp & Childress, 1994；Davis et al., 1997）。

義務論的アプローチを適用すると，倫理的推論は簡単なようにみえ，人は，原則に由来する責務に従えばよいように思われる。しかしながら，このような見解は単純化しすぎている。責務に矛盾が生じ，競合する責務のどれを優先するかを決定しなければならない場合や，原則の順序づけに関する根拠や理論的説明を確定する場合には葛藤が生じる。

フェミニスト運動は看護に影響を与え，看護は再びケアリングに重点をおいている。最良の帰結や特定の道徳的主義に基づいて倫理的決定を行い正当だと判断することは，人が倫理的推論に携わる時に帰着するアウトカムや産出（決定）に注意を向けることでもある。ケアの倫理（care ethic）は，産出やアウトカムではなく，プロセスあるいは，人と他者とのコミュニケーションや関係に重点をおく（Benner & Wrubel, 1989）。

多くの看護師が，ケアリングを看護の道徳的理想であると考えている（Benner & Wrubel, 1989；Carper, 1979；Watson, 1988）。現行の医学が治療や科学技術に焦点をあてているために，多くの点でケアリングは隠されたままである。しかし慢性の障害を持つ状況においては，クライエントには脆弱さや孤立，苦痛が伴うため，ケアリングが極めて重要となる。

ケアリングは関係性である。個人と個人との間に関係が存在することによって，そこに他者のウェルビーイングに関する気配りが生まれる（Benner & Wrubel, 1989）。人は，他者にとっての重要な問題が何であるかに焦点をあてる。ケアの倫理とは人が状況から切り離されるのではなく，その一部になることを意味する。特定の状況の組み合わせに重点がおかれるので，文脈が重要となる。そこには交換，すなわち相互関係がある。ケアの倫理には，公平性よりはむしろ主観性がある。そこには存在，やりがい，感動，理解，行為の観念がある。個人や個人の関心事に対する感受性と，長い時間をかけて生じる変化に対する感受性がある（Benner & Wrubel, 1989）。

卓越性の倫理（virtue ethics）は，倫理に関わる選択を行っている人や，「どんな種類の人に，私はなるべきかと問いかけている」人に焦点をあてる（Davis et al., 1997, p.2）。個人が倫理的課題を明らかにすることができるか否か，あるいは人がどのようにその倫理的課題に対応するかには，その人の性格特性が影響する。

卓越性とは，人が持つ資質や態度，傾向であり，それらは何らかの道徳的価値を有する。卓越性の例には，清廉潔白，明敏，慈悲，信頼性が挙げられる（Beauchamp & Childress, 1994）。卓越性の倫理は動機づけと関わり，あり方に焦点をあてる。個人の振る舞いはその人の持つ卓越性と一致する。こうして，思いやりのある看護師は，クライエントに冷淡な対応をすることはなく，面倒見がよく寛容で礼儀正しい。しかし，自分の持つ卓越性に従って行動することは，それ自体としての問題をはらんでいる。人は，どんな行為が正しくかつ適切なのかについての適当な判断を下さなくてはならないし，理解を持たなければならない。

原則と規則に注目する理論とは対照的に，決疑論

(casuistry)では,事例が道徳的判断に根拠を与えると主張する(Jonsen & Toulmin, 1989)。決疑論者は,倫理学者が同意できる模範的事例があると主張する。類似した事例は,相互に比較される。決疑論者は類似した事例を検討し,新しい事例における行為が倫理的に適切か否かについて十分な根拠を示すために,経験や知識や伝統を用いる(Beauchamp & Childress, 1994)。このように,倫理的推論へ向けた,より一層帰納的なアプローチが明らかになりつつある。

決疑論者は単純な事例から複雑な事例へと徐々に進める。単純な事例は簡単に解明され,それらの解決はさらに難しい事例における正しい行為を判断するための基盤となる。模範的事例が明らかにされ,それはその後の事例を検討するにあたって倫理的立場を支持したり論破するために用いられる(Bandman & Bandman, 1995 ; O'Keefe, 2001)。

影響を及ぼす要因

宗教や文化,法律は,倫理的分析と推論のプロセスに影響を及ぼす重要な要素である。私たちの社会には,多岐にわたる宗教的流儀や文化,民族集団が共存している。伝統を受け継ぎ,これらの集団に属する人々によって保持されている多様な価値観や信念は,多くの倫理的ジレンマの核心を突く。これらの種々の視点は言明されるようになってきており,保健医療職者が健康問題への倫理的解決を見出そうと試みる時に課題を提示する。

宗教や文化,法律によって,特定の倫理的課題についての個人の価値観や見解が形成される。これらの要因は,人の生と死,苦痛,疾病,健康についての考え方に影響を及ぼす。人々が自分の持つ宗教的価値観や文化的価値観について行う解釈,および人々の信念や社会の法的な枠組みは,その人々による倫理的決定に影響を及ぼす。

【宗教】

個人が信奉する宗教はその人の持つ倫理と分けることができるだろうか(Benjamin & Curtis, 1992)?倫理的ジレンマに直面すれば,クライエントは特定の倫理的課題について自分の宗教による見解を求めるかもしれない。個人は,倫理的決定をするために,宗教的信条を頼みとすることがある。主要な宗教の多くは,中絶や安楽死といった重要な倫理的課題についての声明を提示している。しかしながら,そのような声明が存在していても,人はそれらの宗教の特別な見解に気づいていない場合がある。そのため,人々は信仰の教義に見合った決定をするために,倫理的決定の指針を宗教上の助言者に求めることもあるであろう。

保健医療職者は,個人を尊重するという原理に従って,判断能力のある成人クライエントの宗教的な見解を尊重するべきである(Ahronheim, Moreno & Zuckerman, 2000)。しかしながら,保健医療職者が同意しない宗教の信仰に基づく意思決定をクライエントが行おうとすると,軋轢が生ずる可能性がある。親が子どものために宗教的信条に基づいて意思決定をするような場合は,保健医療職者にとってより一層複雑な問題になる。

それでは,特に多元的な社会において,倫理に関する意思決定における宗教の役割は何であろうか?BenjaminとCurtis(1992)は,1つの問題に関して宗教的立場が異なる場合は,その倫理的状況に関わる個々人が非宗教的な議論に訴えることによって問題を解決することを勧める。しかしながら,これらの著者は,非宗教的な原則や議論に訴えることは,これらの原則を理解する上での宗教的信条の妥当性を否定するものではないと述べる。これらの信条の妥当性を認めることは,人に対する尊重の原理に本来備わっていることである。

同様に,倫理に関する決定をする際に,宗教的価値観が果たす役割を受け入れることは重要である(Ahronheim, Moreno & Zuckerman, 2000)。すべての人が特定の宗教に帰するわけではないが,深く根づいた宗教的価値観を共有することはあるだろう。クロニックイルネスを持つ人のケアをする時,看護職者は,これらの宗教的価値観がクライエントにとって生と死の意味やQOLの認知にどのような影響を及ぼしているかを考える必要がある。

【文化】

保健医療職者は,クライエントや同僚の多様性を尊重する必要性にますます気づかされている。文化的背景や民族的背景は,個人の価値観と信念の形成に影響を与える。しかしながら,宗教的信条と同様

に，特定の文化に属する人々がすべて同じ価値観と信念を支持するとは限らない。たとえ看護職者が特定の文化の価値観について理解を持っているとしても，その文化に属する人の意思決定をあらかじめ想定することはできない。なぜなら1人ひとりが尊重されるべき唯一の個人であるからである（Ahronheim, Moreno & Zuckerman, 2000）。

文化の違いは，クライエントと保健医療職者の関係における倫理的ジレンマにつながる（Doswell & Erlen, 1998；Jecker, Carrese & Pearlman, 1995）。特にクライエントの信念体系と保健医療職者の信念体系が合致しない時，クライエントの信念体系が信用されないことが起きる。他者の文化的信念に気づかない場合は，治療に関するクライエントの決定と，保健医療職者が適切と考える選択肢に食い違いが生じ，衝突する可能性が生まれる（Turner, 1996）。

【法律】

法律は例外を含まないため，意思決定に関わる柔軟性が制限される。法律は，社会がその社会における善悪の定義に基づいて受け入れることができると決めた行為を明らかにする。これらの法律は多くの場合，かなりの妥協の結果である。法律は法的強制力を持つ規定である（O'Keefe, 2001）。法律は倫理的ジレンマを解決するためにも時折用いられるが，倫理的課題を解決しようとする場合は，人の一連の行為に対する最小限の正当化や，十分とはいえない弁明を提供することしかできない。そのため，法律は倫理的課題に関する議論の出発点としては適切であるかもしれないが，審議の終着点とはなり得ない（Ahronheim, Moreno & Zuckerman, 2000）。

法律は，倫理的課題を取り囲む複雑な事柄すべてに取り組むことはない（O'Keefe, 2001）。法律に訴えることによって，人は法律を守るためにすべきことのみを知る。しかし，最も適切な倫理的行為が法律の規定する線を越えることを必要とするかもしれない（Benjamin & Curtis, 1992）。合法的なものが倫理的であるとは限らない。倫理は個人をより高い行為水準へと導くものである。

倫理的ジレンマ

倫理的ジレンマには，相互に相容れない道徳的主張が伴う（Benjamin & Curtis, 1992；Davis et al., 1997）。可能な選択肢が，どちらも同じように不十分なものであるため，明瞭な解決策はない。倫理的な意思決定に関わる人々は，可能な選択肢に異なる価値をおくことがある。意思決定を行う者はいくつかの課題に取り組まなければならない。これらの課題には，誰が決めるか，どうすべきか，何が正しい選択なのかが含まれている。

倫理的ジレンマに直面した時，人は，もつれた藪だらけの荒野で道に迷ったように感じるであろう（Erlen, 1994；Lebacqz, 1986）。そのような未知の領域では，明らかに識別できる単独の道はないようにも思える。道はさまざまな方向に通じている。どの道を選ぶべきか。どのように選択するべきか。誰に支援を求めるべきか。最良の行為を決定するために，どのような質問をし，またどのように答える必要があるのだろうか。

倫理的意思決定プロセス

倫理的ジレンマの解決には，批判的思考法（クリティカルシンキング）が必要である。結論に飛躍するのではなく，結論を導き出す。前もって決められた行為にはめ込むのではなく，熟慮という動的なプロセスに引き込む。人は，事実——何がわかっているか——を見分ける必要がある。事実を知ることが，倫理的意思決定にとって最も重要なことであるが，事実だけでは倫理的に適切な選択をするには十分ではない。人は，また，問題に関連する価値観——何が重要であるのか——を明確にする必要がある。事実と価値観を一緒に検討することは，その状況についての懸念や問題が何であるかを明確にし，問題の焦点へと導くのに役立つ（表17-3）。

人は，さらに代替案を考慮する必要がある。なぜ代替案の中のいくつかは魅力的なのだろうか。状況を分析して可能な選択肢を推論することは，人が正しい行為を決定し，それを正当化し，他の者がこの選択について疑問を投げかける場合に擁護するのを助ける（Ahronheim, Moreno & Zuckerman, 2000；

表17-3　倫理的ジレンマを解決するプロセス
根拠を検討する(事実，価値観，状況)
好奇心を旺盛にする
視点を広げ，多様な考え方をする
倫理的ジレンマについての焦点を決定する
識別する
代替案を明確にする
ブレインストーミングで多様な代替案を考える
代替案が状況に適合するかどうか分析する
個人的価値観と専門的価値観に照らしあわせて代替案を検討する
倫理的に最も適切な代替案を選択する
その代替案の選択を正当化する。
選択した代替案を行う

Benjamin & Curtis, 1992)。一旦彼女または彼が倫理的選択をしたなら，それにふさわしい正しいことをするのが次の仕事である。

1つの事例について慎重に熟慮し，正しい行為を決定するということと，その倫理的選択に基づいて実際に行動することとは全く違うことである。そこには，いくぶんの危険性や不確実性が存在する。人はアウトカムを予測することはめったにできない。倫理に関する意思決定をし，行動するには勇気が必要である。

倫理的課題と懸念

　保健医療における科学技術の進歩により，有効な治療の選択肢が増え，クロニックイルネスを持つ人々は，より長く生きられるようになった。その結果，このような人々にとっても，彼らにケアを提供する人々にとっても，多くの倫理的課題が生じている。クロニックイルネスを持つ人々に影響する3つの基本的な倫理的懸念は，コントロール不足，苦痛，およびサービスへのアクセスである。もとよりこれらの課題がすべての問題を網羅することを意味するわけではなく，またそんなことはできるはずもない。なぜなら，取り巻く状況が時と共に変化するからである。

コントロール不足

　慢性の障害を持つ人は，病気によってコントロールされていると感じることがしばしばある。彼らには，薬物療法や食事療法，運動療法へのアドヒアランスが必要である。これらの複雑な養生法に従うことは，クライエントに常に病気を思い出させる(Erlen & Mellors, 1999)。さらに，クライエントは健康に関する他者からの非難によっても傷つきやすい。悪化と寛解を繰り返す疾病では，次の悪化がいつ起こるだろうかと人は不安に思うことが多い。コントロール不足により，他者への依存が高まり，無力感を感じることもしばしばである(第12章「パワレスネス」参照)。

　コントロール不足の根本的な理由は，将来の健康やQOLがあてにならないことにある。人は問う。私はどのくらい生きるだろうか？　治療を止める時を私はどのように知るだろうか？　私の家族が必要とする財源はあるだろうか？　私が望む時に必要なケアを受けられる施設はあるのだろうか？　これらの問いには明瞭な答えがないし，また予想も難しく，クライエントと介護者にとっての倫理的課題となる。

　クロニックイルネスを持つ人は，健康に関する決定に参加する能力に制限を受けていると感じることがある。彼らに伝えられる情報の不足や理解不足のせいで，彼らが求めるアウトカムに効果的な影響を及ぼすことができないかもしれない(Seeman, 1959)。彼らは当惑し，状況がよくわからなくなる。また，人生の別の局面でもコントロールが欠如しているために，健康に関する決定についても権限がないと信じている。当然のことながら，車いすに拘束されているからといって，意思決定ができないわけではない。

　クライエントとケア提供者の関係に不均衡があると，コントロールの不足が生じる。慢性の障害を持つ人は傷つきやすく，また他者が彼らを利用する可能性もある。その結果，クライエントは自分たちの権利が尊重されていないと感じ，怒りと挫折を経験する。自分に関する決定が下されるにもかかわらず，彼らは意思決定においてはパートナーでも相談者でもない。彼らには治療の選択肢とそれに伴う危

険性や利点が示されない可能性もある。個人の価値観が考慮されず，彼らの声は聞き入れられない。実際のところ，決定は彼らのために下されているにもかかわらずである。ともかく，現在の複雑な治療決定において強く求められているのは，クライエントの視点が含まれることである(Erlen, 1998)。

保健医療職者は治療的養生法を開発し，処方されたとおりに従うようクライエントに話すことがある。この場合に考慮されていないのは，クライエントの固有の状況である。保健医療職者はクライエントの事情を取り込むのではなく，コントロールしようとする。しかし，クライエントは処方された計画に従うために，重大なライフスタイルの変更を求められるかもしれないのである。何が重要なのか，あえて危険を冒すことができることは何であるのか，そして耐えられる負担や苦しみはどの程度なのかを知っているのは，クライエント自身である。

例えば，HIV感染症を持つクライエントが多剤併用抗レトロウイルス療法を受ける場合は，しばしばライフスタイルの変更が必要となる。ある研究では，クライエントの抗レトロウイルス薬物療法に対するアドヒアランスの程度は，治療決定プロセスへの参加の程度と合致すると報告されている(Erlen & Mellors, 1999)。治療決定プロセスに参加したクライエントは，自分は価値があり，自分の意見が重要だと感じたとしている。

その一方で，クロニックイルネスを持つ人が治療の意思決定に参加できないことがある。その理由は，病気の個人は意思決定能力に欠けるという懸念である。もう1つの理由は，個人の「病気が重い」ために，意思決定の負担を負わせることができないというものである。他者(家族や専門の介護者)は，クライエントの命令でというよりはむしろ代理として決定し，意思決定者が考えるクライエントにとっての最大の利益を守るために行動する(Beauchamp & Childress, 1994；Beauchamp & McCullough, 1984)。介護者の選択がクライエントの希望の代わりとなり，クライエントの自主性が阻まれる。

成人のクライエントで意思決定能力のある人は，自分のケアに関する意思決定に参加するべきである。「意思決定能力(*decision-making capacity*)は，個々の決定を下す能力を示すのであって，法的基準とはみなされない」(Council on Ethical and Judicial affairs, 1992, p.2229)。保健医療職者は，クライエントが決定することができるか否かを判定するのではなく，クライエントの理解力や判断力，コミュニケーション能力を評価する必要がある(Roth, Meisel & Lidz, 1977)。家族と保健医療職者は，他者が同意しない決定をクライエントが下す場合であっても，クライエントが必ずしも意思決定能力を欠いているわけではないことを十分理解しなければならない。

クライエントが詳細な情報を得た上でケアに関する意思決定を行うためには，その状況について知識と理解を持つことが必要である。そのため，保健医療職者は情報を提供するだけでなく，それ以上のこと，すなわち，治療に関する可能な選択肢とそれぞれの選択肢に伴う危険性や利点についてクライエントを教育する必要がある(Ingelfinger, 1972)。クライエントに情報を提供した者は，クライエントがその情報をどのように理解しているかを評価しなければならない。

クライエントと保健医療職者が治療に関する決定をする時は，意思決定に影響を及ぼす専門的な要因(事実)と文脈的な要因(価値観や信念)を考慮に入れる必要がある(Benjamin & Curtis, 1992)。価値観や信念は，個人にとって格別なものであり，個人の固有の部分でもある(Davis et al., 1997)。すべての人が同じ価値観を共有しているわけではないので，クライエントは，自分の価値観や計画を家族や友人に明らかにしながら健康に関する決定を行う必要がある。しかしながら，クライエントの価値観に基づいて意思決定を行うことは，他者にとっては煩わしいことであるかもしれない。クライエントの価値観や将来の目標を認識した上での決定は，同じ状況下で代理の意思決定者が決定するものと大いに違うものとなるであろう。

クライエントは意思決定ができなくなるかもしれないし，他者が彼らに代わって意思決定することが必要になるかもしれない。そのため，現在では事前意思表明(アドバンスダイレクティブ)を持つことの重要性が強調されている。1990年の患者の自己決定法(Patient Self-Determination Act)(Omnibus Reconciliation Act, 1990；Park et al., 1994)は，メディケアおよびメディケイドの財政支援を受ける保健医療機関に対して，入院時にクライエントに事前意思

事例　治療継続の決定

B氏（72歳）は，15か月前に多発性骨髄腫と診断された。彼は最近何回かの入院加療を受け，病院から退院するたびに，少しずつ虚弱になっていた。そのうえ輸血の間隔も短くなっている。前回の入院の後，彼と妻（51歳）は，必要なケアを受けるにはナーシングホームに入所することが最もよいだろうと決定した。ある夜，B氏は輸血を続けなければならないかどうかを看護師に尋ねた。現在のところ，週に2回は輸血を受けなければならず，最低でも8～10時間を要する輸血のために病院へ行かなければならなかった。彼は「自分がよくなっていないことはわかっている。輸血は最期を引き延ばしているだけだ」と看護師に言う。ちょうどその時，B氏を訪れた妻は「そんなことを言わないで。病院から戻ってきた時は，とても調子がよさそうにみえるのだから」と応えるのであった。

質問
- この事例における事実と価値観は何か。
- この事例における倫理的ジレンマは何か。
- 可能な代替案にはどのようなものがあるか。
- 最も適切な代替案は何か？　それはなぜか？

表明書を持っているかどうかを尋ね，もし持っていなければ事前意思表明についてどうするかをクライエントが明らかにするよう要求している。事前意思表明は，クライエントが意思を表明することができなくなる終末期ケアにおいて，彼らが望むあるいは望まない医療ケアを指示するものである（Mezey et al., 2000）。これらの指示書は，個人がもはや自分自身のケアを指示することができなくなった場合に適用される。事前意思表明は，可能な範囲で，クライエントにケアの責任を持ち続ける機会を与える（Gorovitz, 1991）。リヴィングウィルは，事前意思表明の1つの例である。そのほかには，保健医療に関する委任状がある。これは，クライエントが意思決定できなくなった時に保健医療に関する意思決定に責任を負う人を文書で証明するものである。

人々は，保健医療に関する意思決定の必要がある時に，どうすべきかを家族が知っていて，事前意思表明を準備する必要はないと思ってしまうことが多い。そうなると，個人の明瞭な希望がない場合に，問題が生じる。事前意思表明は，生じるすべての問題に対処できるものではないが，クライエントの権利を守るための意思決定の指針となる。クロニックイルネスを持つ個人の保健医療への希望を確実に皆が理解できるよう，クライエントや家族，保健医療職者の間で事前意思表明について話し合っておく必要がある。このような話し合いは，個人のリヴィングウィルを詳細に知ることに役立つ。それは，リヴィングウィルの文書のみでは，起こり得るすべての健康状況や治療を含めることはできないからである。事前意思表明書のコピーは，人目につく場所に保管し，しかも他者に預ける必要がある。そうすれば必要が生じた時に適用することができる（Gorovitz, 1991）。そのうえ，事前意思表明は，定期的に見直す必要がある。というのも，クライエントの希望も，治療の選択肢も変わる可能性があるからである。

能力や知識，理解力は，詳細な情報を得た上での意思決定に根拠を与える。このような決定は，個人の価値観と一致する。言い換えれば，その選択はその個人に適したものである。別な方法で行うことは，個人の統合性を傷つける（Yeo & Ford, 1991）。そのためクロニックイルネスを持つクライエントは，必ずしも利用可能な治療を選択するとは限らないし，治療を拒否することもある（President's Commission, 1983）。保健医療職者や家族は，このような事実をなかなか受け入れられない。しかしながら，それが意思決定を行うことができる個人による決定であり，詳細な情報を得た上での決定である限り，人は個人を尊重するという原則に基づき，治療拒否という意思決定を尊重しなければならない。

苦痛

慢性の障害を持つ人々にとっての倫理的課題の2つ目は，苦痛である。Cassell (1991) は苦痛 (*suffering*) を「人の全体性を脅かす出来事に関連する激しい苦悩状態」(p.33) と定義している。本来的にこれらの出来事は，身体的，心理社会的，経済的，精神

的なものであり，何とか折り合いをつけて対応しようとする個人に葛藤をもたらす。

最近は痛みの管理と緩和ケアの重要性が高まっている。痛みに対する薬物療法が適切であれば，クロニックイルネスを持つクライエントはより生産的となり，QOLが向上する。痛みのコントロールは，人々が人生の他の側面を管理するためにも必要である。痛みを緩和できる薬物があっても，効果の最大限度まで用いられることは少ない。痛みのアセスメントが不十分なために，痛みの多くは過少治療を招いている。保健医療職者の多くは，この領域の知識を十分に持っていないため，痛みと薬物依存に関する神話を信じ続け，麻薬の処方量が多くなればクライエントは麻薬中毒になると信じている。こうして，クライエントは不必要に苦しむことになる。

保健医療職者は，法律についての知識が不十分なままである(Sieger, 1997)。法律上の制約によって医師は麻薬性の薬物を多量に処方することができず，医師の処方業務は監視される。クライエントが薬物の費用を負担する余裕がない，あるいは処方を書く医師が違う州にいるために処方箋を出してもらえないこともある(Pain Undertreatment, 1999)。そうなると，クライエントの痛みが適切かつ効果的に管理されることはない。痛みの管理の誤りは，看護職者にとって倫理的課題となる。クライエントは支援されるのではなく，危害を加えられている。

クライエントが経験するであろう別の危害は，特定の病気に対するスティグマによって引き起こされる。スティグマは人々の社会的な相互作用を通してみられる。それゆえ，クロニックイルネスについて社会学的に考えることは，生じているスティグマを理解する手段となる。このような枠組みでは，健康が価値あるものとされ，病気は価値がないとされている。クロニックイルネスを持つ人々は，この病気が身体にもたらす特徴を有しているか，機能的能力に影響を及ぼすさまざまな障害を有することが多い。病気の人は，社会的な自己同一性を損なう可能性のあるこれらの特性のために，スティグマを経験する(Goffman, 1963)(第3章「スティグマ」参照)。

このように，クロニックイルネスを持つ人々は社会から分け隔てられる。相違点があるために，他者から区別されることがある。これらの人々は，汚名をきせられ，レッテルを貼られ，避けられる(Turner, 1996)。そのため，スティグマが社会的絆に与える壊滅的な影響を避けるために，自分たちの相違点を覆い隠そうとすることがある。社会に溶け込もうとするならば，病名を明らかにすることはできない。その結果，他者を危険にさらすこともある。例えば，HIV感染症のクライエントは，自分の仕事や健康保険，他者との関係に破壊的な影響を及ぼすことがあるため，自分の病名を明らかにしないかもしれない。

病名は，一種のレッテルであり，分類の手段として作用する。レッテルは否定的にも肯定的にも影響しうる。レッテルの否定的な影響は，人々が型にはまった態度を示し，その結果として偏見を抱き，偏りのある判断をすることである。誰かにレッテルを貼ることで，他者がその人を避けることになるかもしれない。レッテルを貼られた人は避けられ，分けられ，孤立させられる。「正常な」人は，「それとは違う」人が直面する問題を理解していないので，このような態度が生じ，そのためレッテルを貼られた

事例 開示

Jさん(35歳)は，東海岸にある都市の大手銀行融資担当者として大いに成功した白人男性であり，同性愛者である。彼は，同性愛者であるという事実を否定はしないが，自分からおおっぴらに話すことはない。約3年前にHIV陽性の診断を受けたが，この診断結果を家族にも銀行の誰にも伝えていない。受診はいつも夜または土曜日の予約にしている。今は抗レトロウイルス療法を受けており，仕事中に数種類の薬を服用しなければならない。Jさんは，どうすれば人目につかずに薬を飲むことができるかと思い悩み，周りの人々に何か聞かれるのではないかと心配し，家族のことや，家族がどう言うかについても懸念している。家族のもとを訪れる時にはいつでも薬を飲まなければならないからである。彼は自分の病気が遅かれ早かれ家族に知られることはわかっているが，家族がどのように反応するかを恐れている。診療室の看護師に自分の状況を打ち明け，どうすべきかを尋ねようとしている。

個人に対する尊重が欠如したり，差別が生じたりする。その個人は，一見したところ社会の中では権利も地位も持たないようにみえる。現実的に，彼らの自由は制限されている(Mappes & Zembaty, 1986)。

その一方で，レッテルが肯定的な影響を与えることがある。レッテルは人を分けるが，分けられていることや特別であることが，専門的なサービスを受ける資格となったり，あるいは他者が専門的なサービスに働きかける際の理由になったりする(Mappes & Zembaty, 1986)。レッテルは特別なサービス利用の理由になり，また許可を受ける条件になる。

個人がどれだけの差別やスティグマを感じるかは，QOLに影響を与える。QOLは，自分の人生における特定の側面をどの程度満足させることができ，重要であるかという点で定義される(Ferrans, 1990)。クロニックイルネスを持つ人々は，長命を求めない。それよりも，彼らはQOLに高い関心をもっている(Cella, 1992)。ただ生きていることは，耐えられない苦しみであるかもしれない。QOLの定義は主観的で，個別的であり(Zhan, 1992)，ある人にとって「よい」QOLが，同じクロニックイルネスを持つ別の人にとってもそのとおりであるとは限らない。個人の生活環境，家族や他者からの支援の量，および価値観が，その人のQOLに影響を与える(第7章「クオリティ・オブ・ライフ」参照)。

科学技術は，クロニックイルネスを持つ多くの人々に利益をもたらし，QOLを向上させる。しかしながら，人々はどの程度の利益を受け取ることができるだろうか？　その利益とは，個人が独自の方法で自分を表現することができ，家族や社会に貢献し続けることができるというものだろうか？　その利益とは，他者からのケアは必要であるが，その人々がいきいきと生きているという事実であろうか？　科学技術の活用は，寿命を延ばすこと，あるいは死期を引き延ばすことなのであろうか？　これらはQOLに内在する倫理的課題を検討する際に熟考されるべき問題である。QOLに対するクライエントの定義がその人の意思決定を導く。なぜなら，その時彼らは「自分はどのように生きたいのか？」という問いを検討するのであるから(Erlen, 1996)。保健医療職者は，病気を治療するだけでなく，病気がその人とどのように関係しているかを理解しなければならない。

病気を治療し，管理することは，保健医療の重要な目標である。クライエントが受けるケアに目を向けることによって，目標達成への可能性が現れる。これらの目標は，生命の存続という概念に焦点があてられる。生命の存続が最も重要な目標となる人もいれば，QOLが最も重要な目標となる人もいる。身体や生命の存続にのみ焦点をあてることは，おそらく個人の人間性を脅かし，苦痛を増大させるであろう。

サービスへのアクセス

クロニックイルネスを持つ人々にとっての第3の倫理的課題は，サービスへのアクセスである。これらの人々は病気の悪化を経験し，合併症を発症する可能性があるため，保健医療資源を利用する必要性が高い。しかし，保健医療資源に対するこのような潜在的必要性には，多くの問題が伴う。社会はこれらの保健医療サービスを快く提供するだろうか？資源はすべての人に利用可能だろうか，それとも支払い能力のある人々だけに利用可能なのだろうか？サービス需要とサービス提供との間にどれだけの隔たりがあるだろうか？　正義の原則および健康に対する社会の価値観は，これらの問いにどのような影響を与えるだろうか？

クロニックイルネスを持つ人は，障害によってさまざまな健康レベルにある。それに伴って，必要な保健医療の量も変化する。クライエントにとっての問題は，必要な保健医療にアクセスすることと，その費用の支払いである。倫理学者や政策立案者の中には，保健医療は一種の消費財であると主張する者がいる。保健医療を必要とする場合，人々は外出し，購入することができるし，そのコストは，他の消費財を購入する場合と同様に，市場に基づくというのである。ところが，保健医療は，特定の価格で購入するテレビやコンピュータのような商品ではない(Benjamin & Curtis, 1992)。健康でなければ，人々は社会の中で他者と同等の機会を求めて競争することができず，また，健康でなければ意味のある人生を送ることはできない。すなわち，慢性の状態にある人々は，健康に対する自分の可能性を最大限に高めるために保健医療サービスを利用する必要がある。さて，どれほどの保健医療をそれぞれの人々に

分配する必要があるだろうか？

　倫理学者の中には，個人の支払い能力にかかわらず，平等にサービスを利用できるようにすべきだと主張する人がいる。このアプローチは理論上魅力的であり，すべての人々の利益をもたらすと思われる。しかし，サービスを全員に提供するための費用は極めて高額なものになるであろう（Benjamin & Curtis, 1992）。社会は保健医療に費やす無限の予算を持っているわけではない。それゆえ，平等な利用とは，社会がその割り当てを決定しなければならないということを意味する。

　また，支払い能力に基づくサービス利用はサービスの質を高め，専門的なサービス利用を可能にすると主張する人もいる。このアプローチは，サービス費用を負担する経済力のある人が多くのサービスを利用できるという前提に基づく。サービスを利用することのできる財源を持たない人々は除外される（Benjamin & Curtis, 1992）。財源を持たない人々は，自分たちがサービスを必要としており，サービスを利用することが自分たちの健康問題の管理に役立つということがわかっているにもかかわらず，サービスを利用することができない。事実上支払い能力に応じてサービスは割りあてられるということである。費用を支払う余裕のある人だけがサービスを利用できる。

　さらに，基本的な保健医療サービスは平等に利用されるべきであるという別の考え方がある。この見解は，Charles Fried（1976）が「適正な最低限」の供給と呼んだものである。適正な最低限とは，標準的給付金，あるいは基本的な保健医療である。この基本的な予算の範囲を越えた時，人々はサービスに対して支払わなければならない。

　より多くの保健医療サービスが利用できるようになったにもかかわらず，需要の増加は続いている。Callahan（1990）は，米国人はこれらのサービスに対して飽くなき要求があると主張する。人々の保健医療に関する欲望は，彼らの必要性をはるかに上回っている。保健医療に対するこのような要求は，サービスの需要とその経費を増大させ，その結果，サービスの利用に制限を加えることになる。

　保健医療の資源には限度があるため，どのサービスを提供すべきだろうか？　どのようにしてこれらを決定するのか？　人々が支払える費用でこれらのサービスを提供し，ケアの質を保つためには，複雑なバランスをとる必要があり，このバランスは，公正さに基づかなければならない。目標は，特別のサービスが提供されない人々にとっても公正であるととらえられるシステムを開発することである。

　保健医療サービスを利用可能にすることと，それらのサービスがどこで入手できるかとは別の問題である。アクセスのしやすさは，利用のしやすさに直結する。大都市以外の地域で暮らしている人々は，サービスを利用しようとすると移動の費用や移動時間がかかることを知る。クロニックイルネスを持っている人はたびたびサービスを利用するため，時間と費用の要因が急速に増大する。

　肺や心臓，肝臓，腎臓に慢性の状態を持つ人は，アクセスしやすさと利用しやすさ，費用の問題を十分に認識している。このようなクライエントは移植センターの近くに引越しする必要があるかもしれない。彼らは臓器がいつ利用可能になるのか，あるいは臓器が適合するかどうかを予測することができないまま，じっと待つのである。

　サービスを利用可能にしたとしても，そのサービスの質に焦点がおかれるとは限らない。費用の問題が含まれている場合は，おそらく質は低下するであろう（Emanuel, 2000）。なぜなら，経費を削減する1つの方法は，これまで十分な資格を持つ専門職者が担当してきたサービスを提供するために，十分な教育を受けていない人を雇用することだからである。「最低線」に重点がおかれ，赤字を出さないかどうかに関心が集中すれば，クライエントのケアは犠牲になるであろう。

　マネジドケア（管理医療）が米国に浸透している現在，ケアのアクセスに関する別の問題が発生している。マネジドケアは，最大限の効率を目指して，保健医療職者と施設を組織化することを目的とするシステムである。マネジドケアは，経費を統制し質を改善するために，財源と保健医療の分配を調整する。しかしながら，クライエントのケアに焦点があるのではなく，効率と効果に焦点がある。

　マネジドケアとクロニックイルネスに関連した倫理的課題は，利害関係の対立である（Emanuel, 2000；McDaniel & Erlen, 1996）。保健医療職者は，クライエントのためのより多くのサービスと，より頻繁な継続ケアを擁護する。しかし，マネジドケア

プランはこれを認めない場合がある。保健医療職者は、雇用者とクライエントの要求に応じようとするが、両者の目的は異なり、それらは明らかに対立する。

クロニックイルネスを持つクライエントを管理する場合は、長期的なクライエントとケア提供者の関係が重要である。この関係は信頼と信用を助長する。しかし、マネジドケアの出現によって、クライエントは自分の利益や権利が重要であると感じることができずに、この信頼関係が蝕まれる。クライエントが、プライマリケア提供者からの紹介なしに専門家に面会しようとすると、その面会は拒否される。紹介を得たとしても、面会するためには長時間待たなければならない。

このように専門家へのアクセスの制限は、クライエントの自主性を低下させ、権利を危うくする。インフォームドコンセントもまた脅かされるであろう（McDaniel & Erlen, 1996）。保健医療職者は、クライエントの治療選択について説明する時間がほとんどなく、クライエントは質問をする時間がないと感じる。また、利用しやすい治療や薬物療法に関する自分の選択肢が制限されていることに気づくであろう。

保健医療サービスの費用は、マネジドケアにもかかわらず高騰を続けている。最も顕著に増加している領域は、処方薬にかかる経費である。人々がより長く生きるようになると、慢性の障害を発症しやすくなり、病気を管理するためには薬物療法が必要となる。薬物はどのくらい高価なのだろうか？ 個人の健康保険は処方費を支払うことができるだろうか？ また、個人は健康保険を持っているのだろうか？。

遺伝子検査や遺伝カウンセリングはクロニックイルネスを持つ人々がアクセスを望むサービスであるが、このサービスはまだそれほど利用可能なものではない。ヒトゲノム計画は、さまざまな慢性疾患に関する遺伝子情報を解明している（Ott, 1995）。多くの人々に特に興味深いのは、アルツハイマー病や乳がんに関連する遺伝学である。個人が疾患を発症する危険性についての情報は、健康に関する意思決定にどのように影響するのだろうか？ 誰が伝えるのか？ どのような情報の秘密が守られるべきか？ 疾患の遺伝子を持っている人は、子どもを持つべきか？ 個人の責任とは何か？ クライエントがこれらの問いの答えを知りたい場合、遺伝学の部門を利用する必要がある。遺伝病に関する危険性についての知識を得るには、遺伝子検査や遺伝カウンセリングのサービスを利用できなければならない。

保健医療費に影響する問題は、養生法に対するノンアドヒアランスである。ノンアドヒアランスは、クロニックイルネスの悪化につながり、入院などの余分な出費を伴う（第8章「コンプライアンス」参照）。

事例　ケアへのアクセス

保健医療における償還制度の変更によって、在宅看護サービスの実践も変更が余儀なくされている。償還の規定によれば、クライエントは一定回数の看護師の訪問を受けることができるが、その期間が終了すればそれ以上継続することはできない。しかしながら、看護師たちは、クライエントは自分ではまだ十分なケアができないため、専門職者によるケアが必要な状態にあることを懸念している。クライエントの中には家族や友人からの支援が極めて限られている者もいる。包括的在宅ヘルスケア機関の看護師は、このようなクライエントは入院する必要があるのではないか、あるいはケアが不足することによって状態が悪化し、死に至るのではないかと懸念する。そのため、看護職者は、クライエントが近隣にいるのであれば、訪問を組み込もうとする。しかし、これらの訪問は「一時しのぎ」になるだけで、基本的な問題の解決になるわけではないとわかっている。実際には、償還の対象とならないケアを受けているクライエントが増加している。包括的在宅ヘルスケア機関の管理者は、看護師たちに面接し、クライエントに対する献身を賞賛すると共に、しかし、このような実践はやめなければならないと伝えた。看護師たちは、「クライエントはどうすればよいのか。私たちはどうすれば彼らの要求を無視することができるのか。私たちはこのようなクライエントに道徳的責任を持っていないのか」と尋ねる。

倫理的環境を作るための
インタベンション

　クロニックイルネスの倫理的課題に取り組むには介入(インタベンション)が必要である。これらの介入の目的は、クライエントが自己を管理し、意思決定に参加できるようにすること、苦痛を軽減すること、そしてアクセスしやすく利用しやすいサービスを増やすことである。

　個々の介入のあり方は、状況によって異なる。ここでは、3つの主要な行動カテゴリーについて説明する。それらは慢性の障害を持つ人と介護者のための倫理的な保健医療環境を促進し、専門的な実践の基準を支援するものである。第1に看護職者が倫理について理解を深めること、第2に慢性の障害を持つ人の擁護者となること、そして、第3に効果的なコミュニケーションをとることである。看護職者は、倫理的な環境で実践することにより、倫理について学ぶ機会を得る。そこでは擁護者となるよう支援されたり奨励されたりする。看護職者は「クライエントのウェルビーイングを促進するために、道徳的に自律して行動するのに必要な自由を持つ」(Maier-Lorentz, 2000, p.25)。加えて、そこでは学際的な意見交換をすることができるであろう。

倫理についての理解を深める

　倫理的環境をつくり、保持し、先を見越して積極的に行動し、倫理的課題を認めて効果的に取り組むためには、倫理についての知識が必要である。ゆるぎない根拠に基づく倫理は、看護職者が倫理的に実践する手助けとなる。看護職者はしばしば自分たちが「板ばさみになる」と感じる。そのため、倫理的ジレンマを受け入れ、分析し、倫理的に正当化される行為を明らかにすることが重要となる。倫理的ジレンマが生じた場合は、看護職者は自分の考えを積極的に主張することができるし、倫理相談を求めることもできる。倫理的行為についての確信を得るために、人は知識や助言者、経験を必要とする。

　看護教育プログラムは、倫理に関する内容をカリキュラムに含む必要がある。この内容は別々の科目で教えられることもあれば、カリキュラムの中で統合されることもある。全米規模の看護認可団体である看護教育団体委員会(Commission on Collegiate Nursing Education)および全米看護連盟認可委員会(National League for Nursing Accrediting Commission)は、看護教育のすべてのレベルのカリキュラムにおける倫理と価値の基準を明らかにしている。同様に、全米看護師協会の臨床看護実習における基準には、その文章中に倫理もまた組み込まれている。

　看護カリキュラムは、どの教育レベルの学生に対しても倫理的ジレンマを明らかにすることができるような機会と、実際の倫理事例や仮説の倫理事例を分析する機会を提供する必要がある(Holland, 1999)。「看護倫理の重要な課題は、典型的な事例を分析することである…」(Fjelland & Gjengedal, 1994, p.22)。倫理に関する効果的な分析と検討のためには、問題解決型学習(problem-based learning；PBL)が役に立つであろう。学生は小人数のグループを構成し、事例を検討することを通して、自分たちが考え出した仮説や明らかにした課題に取り組むために何を知るべきかを明確化する。学生はこのプロセスの中で、さまざまな倫理的視点を知り、自分の個人的価値観や専門的価値観に気づき、事例の持つ複雑さを理解することができる。学生は、すべての人々がそうであるように、すべての看護職者が同一の状況を同一にとらえるわけではないということを受け入れることができるようになる。また、個人が倫理的ジレンマを理解し、可能な解決策を見つけようとする時に、宗教や民族、家族背景によって強い影響を受けるということを理解できるようになる。

　スタッフの育成と継続的な教育プログラムには、倫理教育が含まれている必要がある。知識と理解を高めるための有効な手段は、倫理に関する事例カンファレンスや、倫理に関する協議である。これらは、それぞれの状況における看護職者・クライエント・家族間の関係をめぐる倫理的課題についての洞察力を深める。実際の事例に焦点をあてることは、ソクラテス式問答をふまえて、情報を導き、問題や多様な選択について検討する機会となる。看護職者もまた、自分の実施した行為が倫理的に最良であったかを考えるよう求められる。

そのほかの教育方略としては，招待による討議がある。Kupperschmidt（2000）は，無免許の援助者を使用することに関する倫理的課題を解明するために，この方法の採用について論議している。厳選された数人の参加者には，会議に先立ち，準備のために資料が提供される。また，テーマについての論議に集中するために，高度の技術をもったファシリテーター（進行役）がいる。円形型の設定が参加者の注意を議論に集中させるために効果的である。この教育方略では，参加者は，見解が対立する場合は危険を冒すことをいとわず，そして思慮深い話し合いを行うことが要求される。

看護職者は，ジャーナルクラブに参加することによっても倫理的知識を増やすことができる。そこでは，異なる視点に注目した対比的な記事を読むことを通して，倫理的課題の多様な側面に焦点をあてる機会が得られる。ジャーナルクラブには，選択した論文の内容をまとめ直すことを目的とするのではなく，議論の促進を目的とするリーダーがいることもある。論文をきっかけとして有意義な議論に参加することが，人々の知識を高めることになる。

看護職者は，看護倫理に関する研究結果を検討することや，現在の倫理的課題を検討する研究プロジェクトに参加することもできる。研究は，看護職団体にとっての体系的な知識となると共に，看護職者個々の知識の基礎ともなる。看護倫理についての研究はこの25年間でかなり増加した。初期の研究の多くは意思決定プロセスに注目したものであったが，現在では，倫理的課題の検討に重点がおかれている。看護職者は，研究の成果を臨床実践において十分に認識し，これらの知識をクライエントのケアに活用する必要がある。例えば，Pinch（2000）は，守秘義務の意味を調べるために，インタビューによるデータを概念分析と内容分析の両方を用いて検討している。ErlenとFrost（1991）による質的研究は，臨床実践の場で倫理的問題に取り組む時の看護職者の無力さについて指摘している。その他の看護研究には，看護職者の倫理的意思決定について調査したものがある（DeWolf, 1989；Smith, 1996）。

さらに，初心者の看護職者には，倫理的ジレンマを分析した経験をもつメンター（指導者）が必要である。メンターは，倫理的行為のモデルになり，また若い看護職者がクライエントを担当する中で直面する倫理的矛盾を明らかにすることを支援する。メンターは，倫理的実践を促進する必要がある。経験の浅い看護職者は，悩んでいる事例について話し合い，自分が信頼し尊敬する人からの意見を聞く機会を必要とする。メンターは，若い看護職者がこれらの倫理的ジレンマを熟慮し，可能な解決法とその結果について明らかにできるように支援する。メンターは，経験の少ない看護職者が倫理的行為を実行する際に援助することができる。

看護職者が必要とする継続教育の機会がない場合は，「機会をとらえる」必要があり，看護職者の学習を支援する公開討論会が企画される必要がある。看護職者は先を見越して積極的に行動し，看護職者のための教育プログラムを作成すべきである。看護職者の立場に立ったこうした行為は，自分たちの教育の必要性に応えたものであり，かつ看護実践の中での倫理的環境の必要性を多くの人々に認識させるものとなるであろう。

アドボカシイ（権利擁護）

全米看護師協会（ANA）による倫理規定の声明（*Code for Nurses with Interpretive Statement*）（1985）の中で明らかに確認されている看護介入は，アドボカシイ（権利擁護）である。他者を擁護することは，その人の代わりになることを意味し，そうすることによって，その人の利益と権利を保護する（Bandman & Bandman, 1995）。擁護者は，他者のウェルビーイングを促進する（Woods, 1999）。クロニックイルネスを持つ人の周辺には，倫理的課題が渦巻いているため，アドボカシイは重要である。看護職者は，擁護者としての役割を果たすことのできる唯一の保健医療職者ではないが，複雑な事例に取り組むことのできるすぐれた立場にある。その上，看護職者は，クライエントや家族との継続的な人間関係が築けているため，クライエント独自の価値観や関心事を十分に承知している。クライエントが何を望んでいるかをだいたい知っているので，クライエントを擁護することができる。Curtin（1979）は，看護職者とクライエントが持っている共通の人間性が，相互関係の基礎になると指摘している。看護職者は，クライエントが直面している困難な倫理的意思決定を支援することができ，また，クライエント

と家族，保健医療職者の連絡役としての役割を果たすことができる（第15章「アドボカシイ」参照）。

アドボカシイとは，組織内の倫理委員会（institutional ethics committee；IEC）で事例を取り上げること，あるいは倫理相談を行うことである。看護職者はクライエントにケアを提供する独自の立場にあるため，IECの重要な参加者となる。倫理的に配慮された環境には，困難な倫理的状況が生じた場合に支援を提供するIECがある。クロニックイルネスを持つ人が必ずしも，倫理委員会のある施設に属しているとは限らない。長期ケア施設は，やっとこれらの委員会を開設し始めたところであるが，看護職者はこのような委員会の発展に貢献することができる。このような委員会がない場合は，聖職者，ソーシャルワーカー，あるいは近隣大学の倫理学者などの中立的立場にある人が倫理相談者となることができるであろう。

アドボカシイには危険を伴うこともある。看護職者がクライエントを擁護しようとすると，クライエントに対する自分の役割と，保健医療組織内の自分の役割との間に矛盾を経験することがある（Riley & Fry, 2000）。看護職者が保健医療システムの限度を越えて擁護しようとすると，失職する危険性がある。また，看護職者が擁護者であることが，医師との対立を招くこともある（Bandman & Bandman, 1995；Benjamin & Curtis, 1992）。看護職者は，クライエントの意思決定に役立つと思われる情報を開示できないことに気づくかもしれない。「板ばさみになっている」と感じ，無力感を感じる（Erlen & Frost, 1991）。そうなると，クライエントと看護職者の両方の権利が阻まれる。

板ばさみの思いを避けるために，看護職者は倫理的環境を奨励する政策の策定を促さなければならない。看護職者は，組織の倫理的環境をクライエントに対して十分な対応のできる環境に改善する立場にある。倫理的決断に際してのクライエントの役割を促進する政策の策定は，看護職者が意思決定へのクライエントの参加を擁護する時の力となるであろう。これらの政策は，看護職者が従うべき手続きを明らかにすると共に，クライエントがどのような保健医療システムを必要としているかを審議する時の方向づけとなり，システムの価値を証明し，アドボカシイを支援する（Maier-Lorentz, 2000）。

看護職者は慢性の障害を持つ人々が少しでも意思決定に参加できるように擁護する。看護職者は，公立図書館や医学図書館と連携して教育的な集まりや勉強会を開催し，クライエントが自分を擁護するために利用できる消費者資源を明確にすることや，さまざまな倫理的課題に関する情報を提供することができる。人は自分の病状について情報を与えられていれば，他者が彼らの権利を侵害する機会はより少なくなる。

看護職者は，クロニックイルネスを持つ人々の人間性に敏感になることによって，クライエントの痛みや苦悩，苦痛，不安を認識しなければならない。ケアの技術的な側面を理解することも必要であるが，クライエントの個人的な側面に気づくことは不可欠である。看護職者は，クライエントをアセスメントする時，客観的に事実を確認するよう教えられる。しかしそれのみでは，クライエントに関する情報は看護職者に十分に伝えられない。倫理的ケアを提供する時，看護職者はクライエントを人として理解し，人として応じ，そして相互作用の中で思いやりを示すことが重要である。

効果的に意思を通じ合う

倫理に関する討議では，効果的で開かれたコミュニケーションが求められる。実際の事例にはさまざまな個人が関係するため，相互の継続した話し合いが必要となる。倫理に関する意思決定において時間は味方になるとは限らないので，時間を有効に使う必要がある。IECや倫理コンサルタントに依頼することが，困難な問題に取り組む時の迅速な手段となることがある。専門家に相談することは，その事例の論題に焦点をあてる助けとなる。倫理委員会やコンサルタントはさまざまに機能するが，これらの役割は，ベッドサイドから意思決定を遠ざけることや意思決定の邪魔をすることではない。これらの委員会は主要な意思決定者にはなり得ず，むしろ意思決定を促進するために存在する。

倫理委員会は，困難な事例について回顧的な検討を加えることもできるし，将来を予想して予期的に検討することも可能である。そのようにして，問題の解決方法について助言を行うことができる。委員会は倫理的な事柄について，保健医療職者に教育と

情報を提供することができる。また，倫理に関わる決定が施設の入院患者，家族，保健医療職者にどのような影響を与えるかを判断するために，既存のあるいはこれから提案される法的措置を検討することができる。さらに委員会は，倫理に関する要件を含む組織規定を策定したり，助言を行うことができる。

看護職者は，クライエントの利益を高めるために，彼らの申し立てについて陳情活動をする必要がある。また，病気を持つクライエントの特別のニーズや独自のニーズに関して，立法者に知らせる必要がある。立法者は多くの場合，クロニックイルネスを持つ有権者が直面している問題についてほとんどあるいは全く理解していない。看護職者は，クライエントと共にいることが多いので，これらの問題について豊富な知識を持っている。それゆえ，看護職者は慢性疾患を持つ人々の代弁者にふさわしい。

クロニックイルネスを持つ人々の権利を保護し，社会のメンバーとして貢献できる機会を提供する法律や政策が策定されなければならない。このような法律や政策の策定は，倫理的課題に取り組む唯一の方法ではない。しかし法体系が確立していなければ，慢性の状態にある人々がアクセスできる，利用可能な保健医療サービスを増やすことはできない。立法者が健康について，あるいは慢性の障害を持つ人々が直面する日々の生活上の問題について十分に理解しているとはいえないので，看護職者はわかりやすい用語を用いて説明を続ける必要がある。

看護の職能団体を通して，クロニックイルネスを持つ人々の利益を助長するために機能することは有用であろう。政策に関わる活動を開始している組織と協力することで，力を結集することができる。

看護職者は，課題について報道の人々と話し，クロニックイルネスを持つ人々に関わる倫理的課題を取り上げた興味深い話を新聞に掲載するように働きかけることができる。これらの語りや写真は鮮明に課題を描写し，社会の注目を集め，一般市民の注意を高める。それにより，ケアの利用や適切な疼痛軽減のための薬物療法の獲得に関する倫理的ジレンマを明示することができる。看護職者は，慢性の障害を持つ人々の倫理的課題について社会の意識レベルを高めることのできる唯一の立場にある。さらに，看護職者には国民の信頼が寄せられているため，これらの複雑な倫理的課題の解決策を求めて共働することができる。

アウトカム

看護職者が倫理的実践に従事する時には，慢性の障害を持つ人々の擁護者を務める。その第一義的目標は，クライエントのウェルビーイングを支援することである。それにより，クライエントは，コントロール権を放棄することなく保持することができ，クライエントの発言は聞き入れられる。保健医療の意思決定がなされる時の中心は，クライエントと彼らの価値観であり，それによりQOLが向上する。慢性の障害を持つ人々のニーズを満たすため，保健医療の資源を活用し，アクセスしやすく安価なものにすることにも関心が向けられるようになっている。

課題

1. クロニックイルネスを持つクライエントのケアにおいて，倫理に関する意思決定で考慮されるべき影響について議論せよ。
2. 看護倫理における主要な概念は何か？
3. あなたの臨床実践の中で倫理的要素が含まれる状況を明らかにせよ。本章で議論された介入を適用して，その状況に対処するためにあなたはどのように倫理的環境を作るか？
4. 功利主義者とカントの倫理の視点を分けて説明せよ。それぞれはどのように臨床状況に適用することができるか，その例を示せ。
5. 看護の倫理規定は，どのような実践を導くか？
6. ほとんどの倫理学者は3つの原則として個人の尊重，善行，および正義を指摘している。これらの倫理原則のそれぞれについて，実際のクライエントの状況にどのように適用することができるか，例を挙げて述べよ。
7. 倫理における目的論的アプローチと義務論的ア

プローチを比較せよ。
8. 法律と倫理の相違点について述べよ。
9. 苦痛は，慢性疾患を持つ人々をケアする保健医療職者にとって倫理的課題である。その理由を説明せよ。
10. 科学技術は，保健医療にとって，恩恵ともなり，無言の圧迫ともなる。倫理に関わる意思決定の枠組みを用いると，腎疾患の終末期にあり，糖尿病と変形性関節症を持つ70歳の人の人生を延長するために，どのような意思決定ができるか？
11. 倫理的ジレンマとは何か？
12. 決疑論は，倫理的ジレンマにおける新しいモデルである。臨床状況において，この倫理的視点をどのように用いることができるか。

第18章

看護師によるケースマネジメント

Judith Papenhausen ■ Connie Burgess
訳：古城門靖子

イントロダクション

　今日の経済情勢の中で看護職者が直面している主な課題は，経費が削減でき，理論的に信頼でき，有効なアウトカムをもたらす将来性のある革新的な臨床看護を開発し，発展させることである。現在のところ，保健医療の提供において経費削減が極めて重要な推進力となっているため，個人あるいは米国連邦政府の償還方針は徐々に制限されつつある。

　マネジドケアの規定の下で行われている現在のコストエフェクティブ（費用対効果）方略の影響，例えば長期入院の抑制や保健医療サービスの償還制限などは物議を醸している。経費削減策の中には研究成果で裏づけされることなく策定されたものもあり，それが保健医療の分配方式を変え，私費での支払い能力の乏しい人々に対して負の影響を与えている（Pegels, 1988；Strumpf & Knibbe, 1990）。こうした方策は，高齢者やクロニックイルネスを持つ人々に与える影響に関心が払われることなく，実施されてきた（Ware et al., 1996）。このような人々の多くは，病気の回復期に入るとほぼ同時に急性期施設から退院させられた経験を持っている。社会的弱者が保健医療に関しておかれているこのような不安定状況こそが，将来の再入院を減らすために頻回なモニタリングと定期的な介入を必要としている理由である。

　経費削減の選択肢としてますます増えてきたものに，早期に長期ケア施設に移すこと，公的でない介護者や在宅での支援の有無にかかわらず自宅に戻すことが挙げられる。これらの選択肢の利用は，しばしば，多様な保健医療職者によるサポートネットワークや保健医療ニーズに応じたサービスで構成される総合保健医療計画が構築される以前に行われてしまうのである（Ellis & Hartley, 1988；Graham, 1989；Olivas et al., 1989a, 1989b；Zander, 1990a）。

　経費削減によってマネジドケアやケースマネジメント提供システムの開発が促進された。クライエントのニーズが多様で，それに伴う保健医療提供システムが複雑であるため，クロニックイルネスを持つクライエント・家族・その他の介護者は，自分たちの保健医療計画の調整・実施・評価をするために専門的なガイダンスを必要としている。このような状況はナースケースマネジャー（NCM；nurse case manager）の役割を発展させる好機となり，また特定のクライエント集団に貢献できる看護ケースマネジメントモデルの開発の機会ともなった（Bower, 1992；Burgess, 1999；DeBack & Cohen, 1996；Ethridge & Lamb, 1989；Olivas et al., 1989a；Shipp & Jay, 1988；Zander, 1988a）。

マネジドケアとケースマネジメントの相違点

マネジドケアとケースマネジメントは，1980年代から1990年代にかけて，急性期の医療現場で新しく広まった用語である（Faherty, 1990；Knollmueller, 1989）。これらの用語は，両者とも費用対効果を高めることを目的とし，クライエントのアウトカムを重要視することから，互いに言い換えが可能なものとして用いられてきた。そのため，文献においても混乱がみられるが，それぞれの運用方法は明らかに異なっている。

【マネジドケア】

マネジドケア（*managed care*）に単一の普遍化された定義がないのは，多様な組織形態とモデルがいまだに発展途上のためである。この用語は，個人あるいは組織集団に必要な保健医療の実施のために，あらかじめ所定の経費が決められている保健医療提供システムを指すものとして，広く用いられてきた。Chang, Priceと Pfoutz（2001）によれば，マネジドケアとは，「加入者のヘルスアウトカムに対して，キャピテーション（定額払い）により，臨床的かつ財政的責任を引き受ける保健医療システム」と定義されている（p.299）。

マネジドケアは，保健医療の提供とその財源の双方を結びつけて1つのシステムにしたものであり，提供するサービスを連続体として調整することで費用対効果を高めることを重視している（Chang, Price & Pfoutz, 2001）。マネジドケアシステムには，特約医療機構（preferred provider organizations：PPOs）と健康維持機構（health maintenance organizations：HMOs）が含まれている。1960年代から1970年代はFFS（fee-for-service：出来高払い）償還システムが主流であったが，現在は保健医療の約3分の1にとどまり，3分の2はHMOs（27％）とPPOs（35％）が占めている。

PPOは，交渉で取り決めた価格で保健医療を提供することを目的とするものであり，中規模から大規模の民間事業を対象にする。病院，医師，およびその他保健医療職者のネットワークによる保健医療計画に基づき被雇用者のための保健医療を設定している。PPOモデルは保健サービスにかかる財務上のリスクは負わないが，これらのサービスを割引価格で提供する。

HMOはマネジドケアプランの1つであり，ケアに伴う財務上のリスクを肩代わりするか分担する。HMOは，直接的な保健医療の実施，契約を交わした特定の医療プロバイダーによるケアの手配，およびその両者を行う。HMOは，ケアと同様に予防を重視するようになっており，米国においては最も費用対効果の高いプランであるとみなされている。医療費の定額払いは最も広く用いられている支払い方式である（Chang, Price & Pfoutz, 2001）。

HMOには，メディケアとメディケイドといったマネジドケアプランが含まれており，1990年代後半に加入者数を飛躍的に伸ばしている。1997年には，6,680万人（米国人口の25.2％）が，HMOの医療プランに加入し，前年の1996年と比較して13％の増加がみられた（National Center for Health Statistics, 1999）。1990年代，米国政府の援助を受けているマネジドケアプランへの加入者数は大幅に増加し，1997年までに520万人のクライエントがメディケアに加入し，1,520万人がメディケイドに加入している（Health Care Financing Administration, 1999）。

特殊なモデルであるにもかかわらず，マネジドケアは多様な状況で実施することができ，多様な専門分野の協働に基礎をおき，費用対効果が高く質のよい健康保険プランを生み出している（Cohen & Cesta, 1993；Etheredge, 1989）。マネジドケアシステムでは，特殊なケース（例えば，急性心筋梗塞あるいは冠状動脈バイパス）においては，経費とケアについてのアウトカムの標準パターンと予定在院日数（LOS；length of stay）が設定されている。これらの情報がクリティカルパスウェイの基礎となり，経費に関わるデータやクライエントのモニタリングに必要な要因を規定する。クリティカルパスウェイあるいはケアマップは臨床的なツールであり，これはクライエントのケアの経過を把握し，管理するために開発された。クリティカルパスウェイは，多様な専門職者で構成されるチームによって生み出され，「特定のクライエント集団の一般的ニーズに対応する画一的なケア計画」として機能する（Bower & Falk, 1996, p.163）。

マネジドケアは，直接提供される場合も，外部の医療プロバイダーにより提供される場合も，合意に達していれば，通常は加入者すべてに対して割引価格で実施される（Cline, 1990；Grinnell, 1989；Halamandaris, 1990；Hereford, 1990；Olivas et al., 1989a）。この過程は定額払い（*capitation*）と呼ばれ，保健医療に関わる財務上のリスクを保健医療プランからプロバイダーに移行し，包括的ではあるが細分化されているケアを，ケアの連続システムへと変えるのに重大な影響を及ぼす。ケアの連続体は，家庭や地域保健医療センターでのヘルスプロモーションや疾病予防，プライマリケアあるいは急性期ケア，および慢性期ケアに至るまで多岐に渡る。財政的に実行可能にするには，定額払い方式は保健医療ニーズを早期に明確化し，健康上のリスクの管理を早期に推進することを至上命令とせざるを得ない。ケアの連続体を成功させるためには，ネットワーク全体のプロバイダーが同一の介入方式，とりわけウェルビーイングや早期疾病診断のために不可欠なセルフケア方略の支援に合意しなければならない（Chang, Price & Pfoutz, 2001）。

マネジドケアの影響　従来は入院治療で提供されていた急性期ケアサービスの多くは外来治療に移行し，プロバイダーは経費を削減しながらも質を維持してアウトカムを達成することに挑んでいる。Robinson（1996）は入院による急性期ケアサービスの利用が減少し，外来における急性期および亜急性期ケア，特にマネジドケアが広く行われている領域におけるケアサービスの利用が増加していると報告した。Robinson は「入院治療施設としての病院の役割と，社会経済的施設としての病院の役割を概念的に区別する必要がある」と結論づけている（p.1063）。

マネジドケアが基盤とする経済原理によれば，マネジドケアの財政的な実行可能性を確実なものにするためには，社会が保健医療の限界を十分に認識し，かつクライエントの期待・需要・ニーズが減少する必要があると指摘されている。このような変化は，健全な国家経済につながるであろう（Riggs, 1996）。医療に対する個人のニーズと国家財政が分裂している事態こそ，保健医療プロバイダーが取り組むべき最大の課題である。

課題　マネジドケアの広まりと共に，これまでの保健医療のあり方は変化を余儀なくされた。人々は個人単位の保健医療システムにこれまで慣れ親しんできた。しかしながら，マネジドケアと定額払いにより，個人から集団へと需要の焦点を移行する必要がでてきている。そしてこれらの保健医療計画は，経費削減のために次第に選択肢を制限しつつある。しかも，アクセスや質，あるいは利用者とプロバイダーの信頼関係などが考慮されないまま保険給付金・医療施設の場所・自己負担の掛け金が変えられてしまう（Christianson et al, 1995）。Showstackら（1996）は，これらのシステムは個人へのケア提供を可能にするものにとどまらず，地域集団のプログラムや活動も考慮したものでなければならないと主張する。言い換えれば，利用者は指定されたプライマリケアのプロバイダーに予約をとることは続けながらも，緊急時の医療施設をもっとひんぱんに訪れるだろうし，予防や識別，リスク低減に役立つサービスをもっと多く必要とするだろうということである。

今日および将来におけるマネジドケアシステムは，保健医療における個人と集団の不均衡を是正する可能性を持っている。その中心となる関係者（厚生行政の担当者，医師，病院，経営者，利用者）が地域社会における協働関係を維持することで，マネジドケアは地域における触媒または変革者の役割を果たすことができる（Showstack et al., 1996）。

【ケースマネジメント】

ケースマネジメントは，マネジドケアプランの中で頻繁に用いられるケア提供方略である。ケースマネジメントにおいて個々の保健医療プロバイダーは，個人あるいは特定のクライエント集団（例えば，慢性閉塞性呼吸器疾患の人々）がどのような保健医療の環境にあっても継続的にサービスを行い，他の保健医療チームメンバーと協働してアウトカムを設定し，資源の入手方法を紹介し，資源の利用状況をモニタリングする。ケースマネジャーは，クライエントと共にニーズを明確にし，ケアの連続体におけるあらゆるプロバイダーと関係を持ちながら，質と費用対効果の高いケアを目指す（Etheredge, 1989；Zander, 1990a；Weydt, 1997；Zerull, 1997）。Etheredge（1989）は，ケースマネジメント（*case management*）を次のように定義している。

> ケースマネジメントは，患者ケア提供システムの1つであり，効果的な時間的枠組みの中で適切な資源を活用することでアウトカムを達成することに重点がある。ケースマネジメントには，患者がケアを受けるあらゆる環境における病気に伴う一連の事柄が含まれる。(p.2)

クロニックイルネスのケースマネジメントは，病気の悪化や経費のかかる入院を防ぎ，あるいは最小限にするために，臨床のあらゆる場面に渡りセルフケアや家族ケアを高める環境を整える（Zander, 1990b）。サービスマネジメント（*service management*），ケアコーディネーション（*care coordination*），およびケアマネジメント（*care management*）は，ケースマネジメントと同様の意味で用いられる（ANA, 1988；Bower, 1992）。

|看護ケースマネジメント| 看護ケースマネジメントの定義には一般に次のものが含まれる。①ナースケースマネジャーが，ハイリスクのクライエントあるいは経費のかかるクライエントを特定する，②健康状態のアセスメントを行う，③質と効果を高めるための計画を企画する，④サービスの調達・提供・調整を行う，⑤最適のアウトカムを確実に導くためにクライエントのケア全体をモニタリングする，などである（ANA, 1988；Bower, 1992；Desimone, 1988；Ethridge & Lamb, 1989；Knollmueller, 1989；McKenzie, Torkelson & Holt, 1989；Olivas et al., 1989a, 1989b；Shipp & Jay, 1988；Zander, 1988a, 1988b）。看護ケースマネジメントモデルでは，主要な業務としてサービスの仲介がある。

看護ケースマネジメントは「1つのシステムであり，1つの役割であり，1つの技術であり，1つの過程であり，および1つのサービスである」として定義されてきた（Bower, 1992, p.4）。Faherty（1990）は，「ケースマネジメントは，適用範囲が拡大され実用化された看護過程のことである」(p.20)とし，この見解はZander（1990a）によっても支持されている。Zander（1990a）によれば，看護過程は「まさしくケースマネジメントの過程と類似している」(p.201)のである。Zander（1988b）は「看護ケースマネジメントとは，臨床現場における成果を生み出す過程の再構築のための1つのモデルであると共に，1つの技術でもある。また，経済面のアウトカムと質のアウトカムの双方を促進する役割を果たす。看護ケースマネジメントは，マネジドケアの概念と，プライマリナーシングにおいて実践される責務に基づくものである」と述べている（p.503）。

|看護ケースマネジメントの目標| 看護ケースマネジメントモデルでは，看護師が急性期ケア施設および家庭においてクライエントを援助する。急性期ケア施設においては移行期のケア，また家庭においては長期的なケアを提供する。次に示すのは，看護ケースマネジメントモデルにおける重要な目標である。ANA（1988），Bower（1992），ShipとJay（1988）より改変して示す。

1. クライエントのセルフケア能力を最大限に活かし，可能性を拡大する。
2. クライエントの生活の質，自立感，および自己決定能力を高める。
3. クライエントが新たな健康状態に適応あるいは調整できるようになること，および症状が管理できるようになることを助ける。
4. クライエントと家族が，教育的役割と協力的役割を担うナースケースマネジャーと相互関係を築くことによって，複雑な保健医療計画を実行できるようにする。
5. 不適切な入院を防ぎ，保健医療にかかる経費を削減する。
6. 異なる場面でのサービスの断片化を防ぎ，ケアの連続体に沿って質の高いケアを提供する。

これらのアウトカムの達成は，クロニックイルネスによる心理社会的影響の軽減に極めて重要な意味を持ち，健康状態の変化に適応しようとするクライエントの能力を高める。慢性疾患を持つ人々は，自分のライフスタイルを調整しながらセルフケアを実践し，症状の悪化を制御しなければならないことが多い。

|看護ケースマネジメントとクロニックイルネス| 突発的に生じる急性期の病気と慢性期の病気を比較す

ると，それらはパターンや特徴，および管理の目標に明らかな違いがある（Curtin & Lubkin, 1998）。クロニックイルネスにおいて，クライエントの持っている力が最大限に活かされセルフケア活動が増進するためには，専門職者による協働的ケアとモニタリングのレベルの向上が必要である（Cluff, 1981）。また，慢性の状態における日々の症状管理を行うためにはクライエントのセルフケアあるいはセルフヘルプ（自助）の重要性が認識される必要がある（Mazzuca, 1982）。

現代の保健医療提供システムでは急性期疾患モデルが強調されており，最終的アウトカムとして治癒が求められる。このようなタイプの保健医療提供モデルでは，保健医療職者は主としてクライエントのケアマネジメントや急性期治療施設での実践を担う。急性期疾患モデルは必要経費が高額であり，クロニックイルネスを持つクライエントにとっては有効なアプローチではない。そこで，看護師が特定のクライエント集団のケースマネジャーとしての役割を担うようになってきた。看護ケースマネジメントの対象は，複雑で持続的な保健医療問題を抱えており，多様な保健医療サービスを必要とするハイリスク集団である（ANA, 1988；Bower, 1992）。

ケースマネジメントモデルの歴史的経緯 ケースマネジメントという概念は，精神保健の分野とソーシャルワークの分野の双方が発展に寄与したと主張しており，同意が得られていない（Applebaum & Wilson, 1988）。1980年代初期の連邦政府による医療費削減政策が地域および急性期ケア現場でのケースマネジメントモデルの出現につながった（Simpson, 1982）。後にメディケア償還システムとなる診断群分類（DRGs）は，在院日数に制限を加える一方で，在宅ケアの市場を刺激し活性化した（第22章「在宅ケア」参照）。DRGsが採用されるようになって以来，在宅ケアを受けるクライエントの病状は重症化すると共に，急性期ケア施設からの退院後に，より複雑な看護ニーズを抱えるようにもなった（Graham, 1989）。そのため，ケースマネジメントは経済効率の高いサービス提供に焦点をあてるようになった（Giuliano & Poirier, 1991）。

時期を同じくして，保健省医療保険財政管理局（Health Care Financing Administration：HCFA）と国家機関は，高齢者を対象にした地域ケースマネジメント実践事業に資金を援助した（Capitman, Haskins & Bernstein, 1986；Grau, 1984）。1980年代後半，全米長期ケア移行事業プロジェクト調査に資金援助がなされ，この研究では，地域ケースマネジメントモデルが，高齢クライエントの在宅サービスにおいて費用対効果が高く，再入院を防ぐことに有効であると評価された（Carcagano & Kemper, 1988）。このような初期の事業において，看護師はケースマネジャーとしての特別な役割をはじめて担ったとされる（Grau, 1984；Shipp & Jay, 1988）。しかし，Knollmueller（1989）やその他（ANA, 1988）は，ケースマネジメントの基本理念は長期にわたって地域の看護職によって実践されてきたものであると論じている。

看護ケースマネジメントは，1980年代後半までに発展をとげ，さまざまな状況や多様なクライエント集団に対応する実践を導くモデルが複数開発された（Del Bueno & Leblanc, 1989；Knollmueller, 1989；Stillwaggon, 1989）。その中のいくつかは基本的に地域保健モデルであり，例えば高齢者の長期ケア対策のためのナーシングセンターモデル（ANA, 1988；Bower, 1992；Dolson & Richards, 1990；DuBois, 1990；Igou et al., 1989；Miller, 1990），退院時計画を継続するために既存のホームヘルスや訪問看護サービスを利用するホームヘルスモデル（Jones et al., 1990）などがあった。また，HMOs（Abrahams, 1990；ANA, 1988；Bower, 1992）や保険に基づくモデル（Bower, 1992；Henderson, Souder & Bergman, 1987；Henderson & Wallack, 1987；Knollmueller, 1989）は，重症あるいは外傷で高額の医療費を必要とし，永続的あるいは一時的な在宅ケアを必要とするクライエントに対するケースマネジメントを提供した。さらに長期入院者向けのケースマネジメントモデルは，ナーシングホーム（Putney et al., 1990）やリハビリテーション施設，および長期ケア施設の高齢者にも適応された（Blake, 1991；Loveridge, Cummings & O'Malley, 1988）。

急性期ケアモデルのいくつかは，特定のクライエント集団に向けて開発された。例えば，低出生体重児（Brooten et al., 1988；Mazoway, 1987），10代のハイリスク妊婦（Combs & Rusch, 1990；Korenbrot et al., 1989），および後天性免疫不全症候群（AIDS）（ANA, 1988；Bower, 1992；Littman & Siemsen, 1989）などである。その他の急性期ケアモデルは広範囲のクライエントに対して適用することができる（Bower, 1992；Ethridge & Lamb, 1989；Zander, 1988a, 1988b）。

看護ケースマネジメントモデルは，経費と質の双方に十分注意を払うことを目標としている。したがって，このようなモデルでは経費削減が大いに期待できる。これまでも，ナースケースマネジャーは促進的役割とゲートキーパーの役割を果たすことによって，複雑な状況におけるサービスの断片化を防ぎ，保健医療チームでの調整を高め，必要のない入院治療を回避してきた（ANA, 1988；Bower, 1992；Ethridge, 1991；Ethridge & Lamb, 1989；McKenzie, Torkelson & Holt, 1989；Papenhausen, 1995, 1996；Rogers, Riordan & Swindle, 1991；Zander, 1988b）。

ナースケースマネジャーの特徴　ナースケースマネジャーの役割の妥当性は，文献によって強く支持されている。全米看護師協会の看護指針（The Nursing Social Policy Statement）（ANA, 1995）には，「看護インタベンションのアウトカムは，クライエントの健康維持あるいは増進を目的として，身体的・心理的・社会的環境を創造することである」と示されている。ケースマネジメントの過程は看護過程と類似しているため，Zander（1990a）は「看護師はこのような役割に適任である」としている。加えて，看護師は，長い時間に及ぶクライエントや家族との親密な関わりを持っているので，適切なケースマネジメントを提供できるとも述べている。このような役割を看護師が担うことにより，高等教育を受けた熟練した臨床家によるケースマネジメントの提供が可能となる。この場合の臨床家とは，ケア全体を通して患者と共にある者である（Zander, 1990a）。

多くの学識者たちは，クライエントの抱える健康問題が急性期の問題であれ，慢性期の問題であれ，看護師こそクライエントのケースマネジャーにふさわしいという見解を支持している。それは，看護師が，幅広い知識を持つジェネラリストであるからである。臨床の看護師は，病気や障害によって生じるクライエントの反応に関してアセスメント・診断・治療の経験を持っており，さらに歴史的には急性期状況あるいは地域医療の現場で医療の遂行やモニタリングに関与してきたからである（Bower, 1992；Cronin & Maklebust, 1989；Grau, 1984；Ethridge & Lamb, 1989；Leclair, 1991；Mundinger, 1984；Zander, 1990b）。実際に，ニューヨーク市の地域長期ケアプログラムにおける個々のケースマネジャーの類似点と相違点の調査を行った結果，Grau（1984）は「ケースマネジメントを決定し，それと同時に保健医療サービスと社会的サービスの双方を調整し提供していたのは，ナースケースマネジャーのみであった」と結論した（p.374）。

ナースケースマネジャーの教育　ケースマネジャーの資格認定および必要な訓練は，複数の著者によって説明されている。ケースマネージャーは，主に3つの領域の知識と技能が必要である。それらは，①臨床においてクライエントの保健医療の必要性を専門的な観点で評価できる能力，②クライエントの資源を判断し，保健医療ケアサービスを取り決める能力，③ケースマネジメントの過程を段階的に追って確実に実行できる能力である。ここでいう過程とは，クライエントのアセスメント，ケアの計画立案，およびモニタリングであることが一般に同意されている（Applebaum & Wilson, 1988；Leclair, 1991；Parker & Secord, 1988；Weil, 1985）。

ナースケースマネジャーは高等教育を受け，臨床実践経験を持っている必要がある（Ethridge & Lamb, 1989；Fondiller, 1991；Graham, 1989；Henderson & Wallack, 1987；Rogers, Riordan & Swindle, 1991）。急性期治療から地域を中心としたケアへの転換は，「ケア提供の場が変わるだけではなく，新たな発想が必要となる。多様な専門職との協働のための枠組み整備が必要であり，各専門職がどのように相互に理解し，協働するかという点に包括的な注意を注ぐ」のである（Lamb, 1995, p.19）。大学によっては，地域を基盤とした高齢者ケースマネジメントに焦点をあてた継続教育プログラムを提供しているところもある（Walstedt & Blaser, 1986）。学士課程および大学院課程における教育プログラムも発展を続けている。例えば，地域医療，ケースマネジメント，内科外科看護，クライエントと家族のアセスメント，健康教育，保健医療サービスの調整など

に関する上級者向けの内容である。

看護ケースマネジメントモデル

1980年代後半から，看護ケースマネジメントモデルの開発と活用に関する文献がみられる。ナースケースマネジャーの特徴，全体的目標，多様な実践モデルの実践ガイドライン，多様な状況での看護ケースマネジメント過程，およびクライエントに提供したケアのアウトカムなどが，それらの文献で報告されている。しかしながら，このような実践モデルの多くは，クライエントにとって重要で，かつ経済的効果のあるケアアウトカムについての体系的研究がないまま導入されてきた。

【地域ケースマネジメントモデル】

ケースマネジメントプログラムの中でも，地域における長期ケースマネジメントモデルは最も歴史が古く，厳格な評価を受けてきている。このモデルは多様なハイリスククライエントを対象に開発され，主に在宅あるいは長期ケア領域で利用可能な保健医療サービスを仲介することとモニタリングに焦点をあてる。概して，地域ケースマネジメントを必要とするクライエントは高齢であるか，慢性あるいは終末期の病気を持つ人々である。地域ケースマネジメントモデルの中には，高齢者の長期ケアにのみ焦点をおくものもある。65歳以上のメディケア受給者は，登録しておくとメディケアで償還されるすべてのサービスを受けることができる。もちろんそこにはナーシングホームや在宅ケアサービスが含まれている。このタイプのプログラムを行うケースマネジャーは，看護師あるいはソーシャルワーカーである（Abrahams, 1990）。

それ以外の地域に基づくモデルとして，FFS（出来高払い）方式による個々のケースマネジメントがある（Miller, 1990；Bower, 1992）。FFS方式をとる場合は，多角的なアセスメント，クライエントと家族の相談，地域の社会資源の紹介と調整，およびケア計画立案サービスなどを行う。この場合のナースケースマネジャーの多くは修士号を持ち，老年学に関する高い知識と技術を持っている（Bower, 1992）。クライエントは高齢者であることもあるが，主介護者であることも多い。料金は，1時間当たりを基盤に時間に応じて請求される（Miller, 1990）。

地域に基づくモデルのいくつかは対象集団にケースマネジメントサービスを提供する。例えば，在宅で医療機器に頼って生活をしているクライエント，退職者用居住地に住み身の回りのケアを受けているクライエント，あるいはレスパイトケアを受けている家族介護者などを対象とする（Bower, 1992）。また，特別なニーズを持つ小児や，症状が慢性化する可能性のある小児を対象にする専門化したモデルもある。そのようなモデルのケースマネジャーは，小児科の臨床経験を持つ保健師である（Bower, 1992）。

地域に基づくモデルに関する研究　初期の研究は，長期ケア開発プロジェクト（Kane, 1988；Kane & Kane, 1987；Kemper, 1988；Henderson & Wallack, 1987）に代表されるような，地域ケースマネジメントモデルと既存のサービスモデルとの比較研究であった。それによると，地域ケースマネジメントモデルと対照群の間に，経費削減に関しては有意差はみられなかったが，QOLに関するアウトカムではいくつかの有意差がみられたことが報告されている（Kemper, 1988）。

その後の研究では，高齢者に長期ケースマネジメントを行った場合，その経費は地域施設でのケアにかかる平均的経費の75%であったとし，長期ケースマネジメントは財政的に有利であることが明らかにされた（Shipp & Jay, 1988）。ある研究では，地域の近隣者たちによるケースマネジメントチーム（ソーシャルワーカー，訪問看護師，およびケアエイドで構成される）のケア提供の費用と，施設において提供されるケア（既存の病院の退院計画や在宅ケア会社による）の費用の比較検討が行われた（Eggert et al., 1991）。その結果，地域のチームモデルによるケースマネジメントケアの費用は，施設におけるケア提供の費用より13.6%少ないことが報告された。

慢性精神障害に対する地域マネジメントは，経費削減と再入院率の低下に成果を示している。ケースマネジメントプログラムを通じて，慢性の精神障害を持つ個人に食事やケアなどの個人的臨床的サービスを提供すると，年間平均15,000ドルが必要であるのに対し（Harris & Bergman, 1989），入院治療によってかかる費用は年間平均45,000ドルである。

Bond（1989）らも同様に経費削減と常習犯罪の減少（32%減少）を報告している。

【保険に基づくケースマネジメントモデル】

米国の有名民間保険会社は，経費削減策としてケースマネジメントのいくつかの形態を実施している。これらのプログラムを採用した初期は，労働者の賠償問題事例における治療のマネジメントに重点がおかれていた。しかし，保険会社が保険加入クライエントの請求内容を検討したところ，20%のクライエントからの請求が保健医療費全体の約80%を占めていることがわかった（Bower，1992）。さらなるデータの分析によって，慢性かつ重症と診断されたクライエントは，高額で長期に渡るケアを必要とすることがわかった。重症かつ慢性の病状とは，①ハイリスク新生児，②重症の頭部外傷，③脊髄損傷，④人工呼吸器装着，⑤昏睡状態，⑥多発性骨折，⑦AIDS，⑧重症熱傷，⑨脳血管障害，⑩肢切断，⑪ターミナル状態，⑫薬物乱用などであった（Bower，1992）。

民間保険を基盤としたケースマネジメントでは，経費削減，およびサービス重複や中断を防ぐためにケースマネジャーの調整機能が重要であるとしている。このモデルにおけるケースマネジャーは，しばしば保険会社が主導する選別に基づいて事例内容の確認と他のサービス機関への委託を開始する。例えば，ケースマネジャーはハイリスクのクライエントや介護者，保健医療職者のコミュニケーションネットワークを立ち上げ，そうすることでクライエントの選択肢が明確になり，ケア計画を決定できるようにする。さらにケースマネジャーは，目標が達成されるまでケア計画を定期的にモニタリングし，ケアに携わる関係者たちと連絡を取り合う。これには患者が死亡した場合や保険適用分を使い果たした場合も含まれる。このモデルのケースマネジャーの多くは，5年以上の臨床経験を持った看護師である。保険会社によってはリハビリテーションカウンセラーやソーシャルワーカーがこの役割を担っているところもある（Bower，1992）。

<u>保険に基づくケースマネジメントモデルに関する研究</u> 高額の保険を利用するハイリスククライエントに関する1988年の週間支払い調書によると，ケースマネジメントを利用した65のブルークロス（Blue Cross）とブルーシールド（Blue Shield）[1]の計画のそれぞれにおいて，平均200万ドルの削減がなされていた（Smith，1990）。

このことから，ケースマネジメントサービスを受けることで，1人当たり11ドルの経費削減が行えたことが明らかとなり，経費とサービスの効果的な調整は，量的にも質的にも保健医療を改善し得ることが証明された（Smith，1990）。直接的な経費削減が実現したことで，保険に基づくケースマネジメントでは，クライエントが生涯に受け取ることのできる最大給付額を最高50万ドルから100万ドルに引き上げることになり，クライエントの利益の増加につながった。これは，生涯にわたる保健医療サポートを必要とする不可逆的かつ慢性の状態のクライエントにとっては極めて重要なことである。

【入院施設における看護ケースマネジメントモデル】

病院における看護ケースマネジメントモデルは，ニューイングランド医療センターで考案された。これは13年に渡るプライマリナーシングの歴史，および看護実践と医師の実践パターンの調査結果が根拠となっている。このモデルでは，医師と看護師が共同でケースマネジメントプランを立案し，クリティカルパスウェイを展開する。急性期ケアの入院期間という限られた時間の中で，クライエントのアウトカムを示さなければならない（Etheredge，1989；Zander，1988a，1988b，1990a）。また，このモデルではナースケースマネジャーとクライエントの関係性に限界があり，多くはクライエントが退院した時点で関係性が絶たれる（Cohen & Cesta，1993）。

このモデルのケースマネジメントプランとクリティカルパスウェイは，モデルが導入されて以降，質改善の実践や特定のクライエント集団あるいは特定の事例のためのケアマップの開発とリンクしてき

訳注1　ブルークロス（Blue Cross）とブルーシールド（Blue Shield）：会員が定額の保険料を支払い，医療サービスの保障を受ける非営利の会員制組織のこと。ブルークロスは病院経費を補償し（ただし，医師の手術等医療技術料を補償する場合もある），ブルーシールドは医師の手術等医療技術料（ただし，病院経費を補償する場合もある）を補償する。

た。開発されたケアマップによって，資源の配置や費用償還システム，提供したケアのバリアンス，クライエントに提供したケアのアウトカムが明らかとなった（Cohen & Cesta, 1993）。急性期保健医療施設においては，現在多様な入院施設内ケースマネジメントモデルが用いられ，それによって経費削減や資源の有効活用，ケアの質の維持が意図されている（Olivas et al., 1989a, 1989b；Sinnenn & Schifalacqua, 1991；Cohen & Cesta, 1993；Etheredge, 1989；Fondiller, 1991；Zander, 1988a, 1990a）。

このモデルでは，ナースケースマネジャーの役割と適性は多様である。ナースケースマネジャーはクライエントの在所にかかわらず，クライエントにプライマリケアを提供し，入院中のケアサービスを調整し，モニタリングする。(Cohen & Cesta, 1993)。入院施設におけるその他のモデルには，ケースマネジャー教育を基盤とした実践モデルを用いるものもある。このモデルでは，クライエントへの直接ケアはスタッフナースが提供し，ナースケアマネジャーはケア提供の調整とモニタリングおよび評価に責任を持つ（Cohen & Cesta, 1993）。この場合のナースケアマネジャーの資格は，一般的な臨床能力はもちろん，リーダーシップ能力，および学士号あるいは修士号の取得が必要となる。

入院施設における看護ケースマネジメントモデルに関する研究　このモデルの財務上のアウトカムは，在院日数の短縮と入院経費の削減に関連している。ニューイングランド医療センターモデルを採用したことで，診断群分類（DRGs）が適応されたクライエントの数名において明確な経費削減となったことが報告されている。虚血性心疾患者のケースマネジメントでは，在院日数が29％短縮され，集中治療室での在室期間が47％短縮された。また，リハビリテーションサービスへの移行はケースマネジメントされていない場合に比べて，7日から10日早くなったと報告されている（Etheredge, 1989；Zander, 1988a）。

特定の事例に対して，ケースマネジメントが確実に調整されて行われると，初年度の在院日数が平均22％短縮し，入院経費が平均6％減少している（Sinnenn & Schifalacqua, 1991）。また，それ以外の施設モデルがもたらした利点としては，クライエントの満足度の向上（Fondiller, 1991），および看護師の満足度の向上が挙げられる（Stillwaggon, 1989；Zander, 1988a）。

【継続看護ケースマネジメントモデル】

「施設を超えた看護ケースマネジメント」とされていたこの種のケースマネジメントは，本来，保健医療サービスという連続体に関連することから，「継続看護ケースマネジメント」と呼ばれるようになった。入院施設におけるモデルが急性期のクライエントを対象とするのに対して，継続モデルは在宅や地域，あるいは亜急性期施設などのクライエントを対象とする。

クロニックイルネスを持つクライエントは多様な状況下でサービスを必要とするため，地域の保健医療職者は多くの場合，クライエントが保健医療システムのどこに位置しているかに応じて，退院調整担当者や臨床の専門職者と行きつ戻りつのやり取りをしながら，ケアが順調に行われるよう調整している。しかし，このような過程がサービスの重複や中断を引き起こし，保健医療費の増加にもつながる可能性がある。さらに，ケースマネジャーが変わるたびに，専門職者やクライエントとの新たな関係を構築することが必要となる。

継続モデルでは，専門職による実践グループに所属する看護師がサービスを提供する（プロフェッショナルナースケースマネジメントモデル：PNCMモデル）。他のケースマネジメントモデルとの違いは，急性期ケアから在宅ケアに至る継続的ケースマネジメントを提供することである（Bower, 1992；Ethridge, 1991；Ethridge & Lamb, 1989；Michaels, 1992）。したがって，PNCM モデルは，他のモデルが抱えている問題を解決する上で有効であり，さらにクロニックイルネスを持つクライエントには最適なモデルであるといえよう。PNCM モデルは，質の高い利用しやすいケアを提供する方法を目指し，リスクを明確にし，長期に渡る病気の効果的マネジメントのためのツールや技術をクライエントに提供することに力を注いでいる。このモデルは，急性期ケアから地域へと幅広い領域に渡るサービスを提供する保健医療システムにおいて最も効果的に機能する。すなわち予防および亜急性期や回復期の保健医療をも提供し，ケースマネジメント担当ナースが異

なる状況をまたいで臨機応変に対応することを可能にする。また，急性期に伴う入院や再入院を防ぎ，財政的にも貢献する。

継続モデルでは，クロニックイルネスを持つハイリスクのクライエントを早期に把握することができるという信念がある。例えば，保健医療計画に登録する時や，病気の初期段階などにおいてである。したがって，継続モデルに基づくナースケアマネジャーは，出来上がりつつある看護師-クライエント-家族の治療的関係を確立し，今後長く続くであろう期間において，ケアの全体に渡って調整を図ることができる。

このモデルでは，アウトカムとして経費削減と質の改善，例えば再入院の減少が挙げられている。さらに，より適切なサービスの利用やクロニックイルネスの管理の改善，クライエントの満足度の向上も目指されている。病院と地域という両方のモデルの要素を統合したこのモデルは，1人のナースケアマネジャーがクライエントの入院時や入院中に開始される多角的なケア計画の立案を可能にする。その後も引き続き，ケースマネジャーは在宅におけるクライエントのケア計画の実行およびモニタリングを続けることができる (Bower, 1992；Ethridge, 1991；Ethridge & Lamb, 1989；Michaels, 1992)。

継続モデルのナースケアマネジャーの役割を挙げると次のようである (Cohen & Cesta, 1993；Ethridge & Lamb, 1989)。

1. ハイリスクのクライエント，例えばクロニックイルネスを持つ人，あるいは社会的支援と財政的支援に限りのある人などを特定する。
2. クライエントと家族をアセスメントし，総合的なケア計画を作成する。
3. 地域の資源あるいは政府機関の資源を調整し，提供し，評価する。
4. 多様な職種で構成される保健医療チームメンバーと協働し，クライエントの人権擁護者としての役割を果たす。
5. 訪問看護において情動面のサポートやカウンセリング，教育などの直接的看護ケアを行い，クライエントのセルフケア能力や症状管理能力の向上を目指す。
6. クライエントのアウトカムのモニタリングを行い，評価する。
7. 再入院の際には，病院への保健医療の橋渡し的役割を担う。

[継続モデルに関する研究]

財政面のアウトカム PNCMモデルは，クロニックイルネスを持つ高齢者の保健医療費の削減に多大な貢献をした。EthridgeとLamb (1989) は，ケースマネジメントを適用した群とそうでない群の在院日数と在院期間中の疼痛レベルの比較検討を行った。呼吸器疾患を持つクライエントでケースマネジメント適用群は，在院日数が短縮し (3.5日短縮)，疼痛レベルの低下がみられた (平均疼痛レベル4.4)。その一方で，ケースマネジメントの非適用群の疼痛レベルは6.0であり，ケースマネジメント適用群のクライエントのほうが疼痛レベルが低かったと報告している。看護ケースマネジメントが実際に開始された1986年において，慢性閉塞性肺疾患 (COPD) と診断されたクライエントの1事例にかかった費用は6,855ドルであったが，1988年には2,040ドルまでに減少した (Ethridge & Lamb, 1989)。このような減少は，ナースケアマネジャーが呼吸器疾患の急性増悪期の早期に介入し，成果をあげたためであった。研究者らは，看護ケースマネジメントは入院にかかる費用という財政面で有益であると結論づけている。すなわち，入院時 (痛みが少なく，悪化が明らかでない時期にいち早くクライエントが入院できるため) と退院時 (在院日数が短縮されるため) の双方で経費削減に成功している (Ethridge & Lamb, 1989)。

Ethridge (1991) は，健康な高齢者および医学的障害を持つ高齢者のケアに関するケースマネジメントの経費削減について報告している。この報告の対象は，サウスウエスタン医療センターと提携してつくられた高齢者向けキャピテーションプランに登録している高齢者である。登録時あるいはその後にハイリスクであると判断された高齢者 (全登録者の約5～6%) に対して看護師によるケースマネジメントサービスが行われた。1,000名の登録者あたりの入院率，年間の入院日数，および1回の入院における在院日数のデータが全米メディケア加入者の平均と比較検討された。その結果，全項目において高齢者向けプランの加入者が財政面で効率がよいとの結果

が出された。例えば，ケースマネジメントを適用した場合，入院した人数は242対319人と低く，年間の入院日数は1,311対2,206日と少なく，また在院日数も5.8対7.5日と少なかった。Ethridgeは，看護ケースマネジメントサービスがこのような変化をもたらしたのであり，入院費用は患者1人当たり1日平均900ドルの節約となったとしている(Ethridge, 1991, p.26)。

　PNCMモデルを採用したミッドウェスタン医療センターでも，研究者らは財政的に有効であると結論づけている(Rogers, Riordan & Swindle, 1991；Weyant, 1991)。その1つは，メディケア加入者でクロニックイルネスを持つ虚弱なクライエントで，多くの合併症を併発し，共存症(相互に関係のない疾患が2つ以上共存している状態)により入退院を繰り返し，在院期間が長期化している38名を対象に，1年間看護ケースマネジメントを行った研究である。看護ケースマネジメントの実施前後において財政面の変数が測定された。その結果，入院回数，在院日数，およびケア費用のすべてに著明な減少がみられた。この研究は継続され，翌年には看護ケースマネジメントプログラムに加入している対象者のデータが付け加えられた(Weyant, 1991)。

　この追加された研究によって，看護ケースマネジメントの適用後はクライエント1人当たりの入院回数が3.05回から0.88回へと71％減少したことが報告されている。平均在院日数は，9.2日から6.3日に短縮し，31％の減少がみられた。保健医療費の総額は，同一期間において，1,232,776ドル(クライエント1人当たり平均9,483ドル)から209,884ドル(クライエント1人当たり平均845ドル)に減少した。ここには看護ケースマネジメントサービスにかかる費用(年間でクライエント1人当たり1,555ドル)は含まれていない。このように，ここに紹介した2つの研究においては，すべてのクライエントにおいて，急性期ケアにかかる経費が91％減少しているのである。

　どちらの研究でも質的なアウトカムの測定はなされていないが，Rogersら(1991)は，入院率の低下はクライエントの合併症の減少，および病状悪化の減少と関係していると指摘し，「最も効率的な入院ケアと優れた退院調整計画はもちろん重要であるが，計画を実行に移し，アセスメントし，修正し，計画を立案し直すということが行われなければ，ハイリスクのクライエントは入退院を何度も繰り返すことになる」と述べている(Rogers, Riordan & Swindle, 1991, p.31)。

　Gibson(1996)はクロニックイルネスを持つ22名を対象に，看護ケースマネジメントを行った前後6か月間の経済効率について調査している。先の研究と同様に，入院率，在院日数，およびケアの費用償還率のすべてにおいて財政面の改善がみられていた。

クライエントに提供されるケアのアウトカム　ナースケアマネジャーとの協働経験についてクライエントの視点から調査したものがある(Lamb & Stempel, 1994)。グラウンデッドセオリー法を用いて行われたこの調査は，ナースケアマネジャーとクライエントの関係を社会的な過程ととらえ，クライエントを対象にしたインタビュー内容を録音し，起こしたデータにおける言語的反応をコード化し，分析したものである。その結果，上の過程は3つの特徴ある段階あるいは時期に分類された。それらは，結びつき(*bonding*)，協働(*working together*)，変化(*changing*)である。結びつきの段階は，看護師-患者関係の確立によって成立する(Lamb & Stempel, 1994)。この段階の初期においてクライエントはナースケアマネジャーを，病状悪化に関係する生理学的問題をアセスメントし解決を援助する専門家として，また，保健医療サービスの利用促進を手助けする専門家として見ていることがわかった。クライエントが身体的に安定すると，関係性は次第に全体的なものとなり，情動面や精神面にも焦点が向けられる。ナースケアマネジャーの役割は，「第三者的な専門家」から「内面に精通した専門家」に移行する。これらは，クライエントがナースケアマネジャーとの関係性を語った内容をまとめたLambとStempel(1994)の概念によるものである。

　協働と変化の段階では，効果的に保健医療システムを利用することで病状の悪化を防いだり予防するなどといったクライエントの態度・反応・行動がみられる(Lamb & Stempel, 1994)。クライエントは，ケースマネジャーによって，自分たちは価値があり，また予後は改善され，十分に支援されているという実感が与えられると指摘している(Lamb &

Stempel, 1994)。クライエントの行動における変化は大きく2つの領域，すなわち，クライエントがセルフケア活動の向上について学ぶこと，および保健医療サービスの適切な方法を選択する能力を習得すること，において生じている。

クライエントはまた，病状悪化の兆候に気づく能力が高まったと報告しており，それによって早い時期に援助を求めることができたとしている。また，薬物療法を正しく守り，その他の養生法についても適切に理解することができたとしている。看護ケースマネジメントサービスの終了時点では，クライエントによっては，病状悪化の兆候に気づき，適切な時期に適切な方法で保健医療サービスに連絡し，さらに自分自身の内面に精通した専門家として行動できるという自立のレベルにまで達した人もいた（Lamb & Stempel, 1994）。

看護ケースマネジメントによるインタベンション

ナースケースマネジャーが直面している最も難しい課題は，長期ケア計画と財政管理を両立することのできる概念枠組みを構築することである。ケースマネジメントは多くの方法論が開発されているが，すべての方法が個々の状況に適しているわけではなく，いくつかは特定の集団を対象にするものである。ナースケースマネジャーは，保健医療を取り巻く環境やケースマネジメントを行っている状況の変化に応じてインタベンションを修正しなければならない。そのため，何が最も効果的なケアか，あるいは何を変更しなければならないかを絶えず評価し，決定しなくてはならない。

これまで，慢性の状態は急性の障害と同じように病理学的変化によって引き起こされる生理学的問題として考えられてきた。しかしながら，このような観点は慢性の状態にある人々の実態からかけ離れたものであった。「病気を持つ人々の考えから乖離して疾病を考えようとすると，病気のもたらす帰結は無視されてしまう。そうではなく，病気に対するその人自身の反応，あるいはその人の関係者や頼りにしている人の反応といった帰結が，病気による負担の変化に応じて極めて重要な意味を持つ」（World Health Organization, 1980, p.23）。

クロニックイルネスを持つ人と家族に対するケアの計画で最も重要なことは，個別性を重視した総合的なニーズアセスメントである。さらに，どのような保健医療の環境においても要求されるのは，経費とケアが両立するような複合的な計画である。例えば，リハビリテーションでは効果的なケアを提供する一方で，経費を管理する必要がある。リハビリテーションの目標は最新の医学モデルとは異なり，治療というよりは外傷や病気によって引き起こされた障害の軽減あるいは消退である（第24章「リハビリテーション」参照）。急性期ケアモデルに基づいて立案されるケア計画は，慢性化し長期化したことによってもたらされる個別的な状況に配慮したものとは言えない。大惨事に遭った後の個人のQOLについて言えば，これまで行われてきたようなケア計画では，莫大な資源を消費する一方でそれ相応の結果を得られないことがしばしばである。クライエントが経費を効率よく使うことのできる計画を開発するためには，やはり適切な方略を選択しなくてはならない。

適切なケースマネジメント方略の選択

現代は衣料産業ですら「誰にでもぴったりなサイズ」という考えは通用しなくなっており，これは保健医療においても同様である。ナースケアマネジャーやその他の専門職者は，クライエントに質の高いケアを提供する一方で，自分が所属している企業や組織の経済的利益にも貢献しなければならない。しかも，クライエントの個別性や地域性を考えたケア計画の立案過程や方略を考慮に入れなくてはならない。次に示すのは，クライエントの個別性や地域性などに関する要因のいくつかである。

■ 保健医療の提供に影響力があるのは国家ではなく地域である。すなわち，ニューヨーク市にある病院がロサンゼルス市の方略を採用しても行き詰まることになる。
■ ある地域で利用可能な資源であっても，他の地域で利用可能であるとは限らない。
■ 同じ診断名であっても，症状が些細であるか重篤

であるかは，個人の反応によって異なる。
- 償還方法の仕組みやマネジドケアの契約方法は，地域によって全く異なる。
- 同じ法人の病院であっても，異なる都市にあればそれぞれの地域において機能しなければならないため，法人全体として掲げる方略ではなく地域の方略を採用しなくてはならない。

言い換えれば，それぞれの集団はそれぞれの方略を必要とする。あらかじめ決められたクリニカルパスウェイは，比較的多くの複雑でない状況のクライエントには適応できるが，それをすべてのクライエントに適用しようとするのであれば，個別のケア計画は不要ということになってしまう。このような「型にはまった」ケア計画によるアプローチは，必要のない人々に貴重な財政的資源を投入するという無駄が生じる一方で，必要な人々に資源的制限が加わることになる。

個別性重視の枠組み

個別性重視のモデル（salient factors model）はクライエントのケア計画のための枠組みであり，ケア提供のための特別な方略でもある。ここでのケア理念は，専門職者がクライエントに提供するケアを強化し，目標設定を独占的に行うのではなく，決断の過程をクライエントと分かち合うことにある。この枠組みでは，個人の人生に影響を与える要因をすべて包摂するという広い視野を持つ。合意されたニーズに基づき，クライエントと共に，あらゆる分野と連携したケア計画を立案する。入院直後にクライエントのニーズを明確にし，特定のアウトカムを達成するために最適の臨床的方略および経費の効率化を行う。

【個別性重視の要因について】

個別性重視の要因とは，端的に言えばクライエントのニーズから生まれる特別で個別的な重要課題である。これは，診断名ごとにあらかじめ用意されているクリニカルパスウェイにクライエントを当てはめて治療するとか，あるいは医師が指示したとおりの結果にクライエントを当てはめるというものではない。クライエントの個別性を基盤に，それを重視した長期ケア計画とアウトカムを開発するものである。計画が立案される前に，クライエントは次のように問われる。「どこへ行こうとし，どこが目的地なのか，その環境の中で機能するためには何ができなければならないか，自分にとってどうすることが最善であると考えているか？」

変数をさらに付け加えるとしたら，クライエントの機能的能力，人的資源と経済的資源，利用可能な給付金，および地域の医療サービスなどがある。望まれるアウトカムを確認してから，医療チームは過去に遡って検討しながら成功するために必要な適切な資源を決定する。個別性重視の要因という枠組みでは，個々のナースケースマネジャーは効果的な多くの方略を持っている。利用可能な方略には，例えば「ファーストトラック」と呼ばれる急性期入院治療のようなものから，複雑で慢性化した長期の障害や状態へのケア提供まである。クライエントによっては，クリニカルパスウェイしか必要としない場合もあるかもしれないが，高い社会的リスクや医学的ニーズを持つクライエントは臨床的方略とケースマネジメントの両方を必要とすることが多い。クライエントが個別に必要としているものをアセスメントすることによって，必要な介入だけに資源を集中して割り当てることができる。

【個別性重視の要因：複合的な臨床的方略】

クライエントのケア計画立案の過程において特別なニーズに焦点を当てるためには，臨床的方略と経費的方略の連携が必要となる。個別性重視の要因の枠組みにおいては，クライエントの抱える単純な問題から複雑な問題にまで対応できる選択肢として，4つの方略が設定されている。ナースケースマネジャーはこれらの方略の1つあるいはすべてをクライエントのニーズにあわせて用いる。

- 個別性重視（*Salient Factors*）の方略：この方略は，1つの臨床的方略として個々のクライエントに特有な課題を同定する。クライエントのニーズが，それぞれのクライエントにとっての課題と目標を決定する。医療チームは目標を最優先し，どのレベルのどの時点でどのような介入を提供し，それをどのようにつなぐかを決定する。この方略はクライエントの長期ケアニーズを明らかにし，

早期の退院調整を促進すると共に，慢性化した複雑な状況においても有効である。

- プロセスパスウェイ（Process Pathway）：この方略は，ケアに関連する事柄の時間配分や時間調整に関係する。この過程は常に先を見越したものであり，クライエントの前進を妨げないように情報提供や教育，家族関係のニーズに早期に対応するものである。的確な時期に有効なコミュニケーションを確立することや早期の退院調整といった活動が推進される。プロセスパスウェイには，次のような内容が含まれる。
  1. 臨床的事柄の時間調整は，最適の時期にプロセスあるいは介入を開始することを決定するためのものであり，例えば，家族とのカンファレンスは入院3日目に行うのではなく初日に行うといったことである。
  2. 柔軟性とは，介入の時期はクライエントによる要求に基づくという観点である。介入の時期が診断基準によってあらかじめ決まっているとか，型にはまったものによって決定されることはない。
  3. スタッフの能力の向上とリアルタイムの意思決定により，クライエントの準備が整っている場合，ケアを迅速に提供することができる。
- クリニカル／クリティカルパスウェイ（Clinical/Critical Pathways）：これらの方略は，クライエントの要求が極めて予測可能で規定どおりの頻繁に必要なケアである場合に用いられる。
  1. パスウェイは，特定の処置あるいは診断によって行われるパターン化された身体的ケアである。対象となるクライエントは，将来的に合併症を発症しない，あるいはほとんど発症する可能性のない状況にあり，同様の状況に同じ治療を行うことが期待される。
  2. パスウェイは診断を中心に考えるため，例えば合併症を持たない股関節置換術を行ったクライエントなどが対象となる。
  3. パスウェイは長期化する可能性が，たとえあったとしてもわずかである場合に用いられる。例えば，股関節置換術を行ったクライエントで，歩行が再開されれば，以前のライフスタイルに戻るために長期的な治療や調整が必要のない場合である。
  4. パスウェイは他に診断された疾患がない場合に用いられる。すなわち，単一の診断で，1つのパスウェイで取り組むことができる場合である。
- プロトコル（Protocols）：この方略は，特定の症候群あるいは機能に焦点をおいて開発された特別な手順を用いるものである。例えば，化学療法，膀胱訓練，疼痛管理，および皮膚ケアに関するプロトコルがある。プロトコルが使用可能な場合とは，アウトカムがかなりの程度予測可能な場合や治療法が一貫している場合である。また，パスウェイや個別性を重視したケアの一部に包摂されている場合にも有用である。

個別性重視の臨床的方略

前述した4つの方略のうち，最もよく知られていないのが，個別性重視の方略である。この方略は，それぞれのクライエントにとって最も重要な身体的・社会的・資源的ニーズを同定するために用いられる。この方略は以下の事柄を含む。

- 病気の発症時に単一のケアを組み立て，また経過全体を通してケアニーズに基づく計画を立てる。
- 専門職者がクライエントの個別のニーズを導き出すのではなく，クライエント自身が自分の個別のニーズを導き出す。そしてそれに対応した介入に焦点をあてる。
- ケアと経費を優先させ，適切な介入を適切な状況で適切な時期に適切な経費で行えるように予測的な計画を立てる。
- 過去に遡るのではなくリアルタイムにケアの経費とアウトカムを予測し管理する。
- 機能の回復は，退院して地域に戻ることをひとつながりのものとして促進する。そのために必要な条件を明確にする。
- それぞれのケアレベルにおいて退院のための障害を明確にし，効果的な活動に向けて前進できるようスタッフを支援する。

個別性重視の方略はケアの優先順位を決定し，サービスにおける効果的な経費分配を行う。入院の初期からクライエントの個別なニーズを明確にし，

> 事例　Sさん：股関節全置換術を受ける合併症のないクライエント

Sさんは左股関節全置換術を受ける予定の66歳の女性である。健康な夫との2人暮しで，自宅から10分のところに娘が住んでいる。Sさんはこの6か月間，左股関節の痛みが徐々にひどくなって機能が低下していたにもかかわらず，それまでどおりに自立して日常生活を過ごしていた。彼女には長期的な問題はみられず，すぐに自宅に退院できると考えられている。

表18-1は個別性重視の方略の枠組みを用いて作成されたケア計画を表している。

表18-1　股関節全置換術：Sさんのケア計画

主要因子	臨床的方略	ケア提供場所	根拠
生理的/機能的側面 　どのような影響があるか？ 　・長期間の機能障害なし 　・複雑な因子なし 情動/行動的側面 　・不安あり 　・認知障害なし	クリニカルパスウェイ	急性期ケア	特別な介入を必要とするような複雑で長期的な後遺症はない。この事例には「ファーストトラック」アプローチが効果的である。 不安の多くは手術前後の対応により短期間で低減する。
退院計画に必要なものは何か？	クリニカルパスウェイ	急性期ケア 在宅療養	退院計画はクリニカルパスウェイに含まれている。通常の事例においてはそれ以上必要となるものはない。
ケアの継続性という観点から必要とされる治療サービスは何か？ 　・急性期ケア 　・在宅治療 　・外来治療（選択）	クリニカルパスウェイ	急性期ケア 在宅療養	術後ケアと継続ケアはクリニカルパスウェイに含まれている規定の手順である。多くの事例では，外来治療は必要とならない。
利用可能な人的資源は何か？ 　・家庭では夫 　・地域では娘	個別性重視の方略	自宅 在宅療養	自宅では歩行器にて移動。 夫と娘が日常生活動作の助けとなる。
利用可能な財源は何か？ 　・病院が契約しているPPO（特約医療機構）	クリニカルパスウェイ	継続医療	すべての経費はPPOの保険により支払われる。外科手術に先立って説明される。

特定のアウトカムに到達するために最適かつ費用対効果の高い臨床的方略を確立する必要がある。アセスメントの過程においては，公的なシステムに入った時点での短期的ニーズと長期的ニーズの両方に焦点があてられる。

【個別性重視の方略のカテゴリー】

個別性重視の方略には5つのカテゴリーがあり，それらはケアの計画過程を導き，保健医療チームがクライエントの入院時に個別のニーズに的を絞ることを助けるものである。それらは，①障害と病気が身体・心理・行動に及ぼす影響，②退院計画，③臨床的サービス，④資源，⑤保険給付金である。

障害や病気が身体・心理・行動に及ぼす影響　障害や病気による影響について考える時は，クライエントにもたらされた特定の帰結と，以下の領域で生じた変化の両者を考慮することが重要である。

■ 身体的側面（*Physical*）：脳の外傷など人生を変え

事例 J氏：脳血管障害の47歳のクライエント

47歳の土木作業員であるJ氏は，脳血管障害で入院した。病状が安定したため，家に帰る準備をしている。彼は妻と2人で2階建ての家に住んでいる。妻は，月曜から金曜日の午前8時から午後5時まで外で仕事をしている。日中はJ氏と一緒に家に居ることのできる家族や親しい友人はいない。

この事例を分析すると，在宅において快適かつ安全に過ごすためには，より広範な計画が必要となることが明らかである。在宅での生活は個別性が大きく，あらかじめ用意されているクリニカルパスウェイでは彼のニーズに応えることができない。個別性重視のアプローチによれば，短期間で対応が可能になる。

表18-2には個別性重視の要因の概念枠組みを用いたJ氏のケア計画が記されている。

表18-2　右脳血管障害/左側麻痺：J氏のケア計画

主要因子	機能的障害	臨床的方略	ケア提供場所	根拠
生理的側面 ・左側麻痺 ・嚥下障害	食事の自力摂取困難（左利きのため）および嚥下障害	個別性重視の要因	急性期ケアおよび看護リハビリテーション施設	短期目標「自力での食事摂取と嚥下」を優先事項として設定。右手で食事を摂取できること，および食事による誤嚥をしないことに焦点をあてる。
・神経因性膀胱 ・半側視野欠損	尿失禁 壁にぶつかりながらの歩行	プロトコル		膀胱訓練のための定時排尿プログラム 視野全体を見渡す能力を高める方法
認知・行動的側面 ・衝動性あり ・混乱あり	環境に応じた判断と安全性	個別性重視の要因とプロトコル 個別性重視の要因		チームアプローチによる継続的インタベンションと意思決定の強化
退院計画 ・どこに行く？ ・誰がそこにいるのか？	自宅 月〜金曜日の午前8時〜午後5時までは1人。夜間は妻がいる。	個別性重視の要因	急性期ケアおよび看護リハビリテーション施設	退院計画で設定した目標に沿って，退院へのニーズとケア設定に優先順位をつけ直す。
・1人の場合，患者は何ができなければならないか？ ・患者が自立できる可能性は？	自分で食事を摂り，移動や排泄は助けを借りながら行える。 退院前に上記の目標を達成できれば可能			チームは患者がおかれている環境で生活できるように特別な方法を用いて準備しなくてはならない。 ジムは在宅で過ごす上での最低条件を満たしているか？　安全性の決断には妻が関与する予定。
治療サービス ・急性期ケア ・リハビリ ・SNFリハビリ ・在宅治療	該当なし	個別性重視の要因	該当なし	できるだけ早期に経費が最もかからないケアに移行する。 リハビリテーション/SNFリハビリテーション：排泄，皮膚，食事摂取，嚥下

・外来治療 ・移動手段				在宅療養：入浴，着衣，身支度，移動。 外来：持久力
資源				
・人的資源	妻と友人			妻や友人等の周囲の人々から協力を得て，ケアを計画する必要がある。特別に援助を増やす金銭的余裕はない。
・地域の資源	地域の移動手段			ジムに外来治療を受けるための移動手段の利用を教えることができる。
・財源	使える経費が限られている。			収入がなく，財源に限界がある。ケアの決定の際には経費を検討するようにチームに伝える。
給付金				
・最高保障額は年間10万ドル	入院は定額払い条件を満たす。在宅療法ならびに外来治療はそれぞれ5回。	個別性重視の要因	在宅療養 外来	家族が教育モデルどおりにケアを行えば，必要なサービスを利用可能な給付金の範囲内で受けることができる。

てしまうような事象か，または一時的な機能障害で短期間あるいは比較的短期間で解決し，機能障害が残らないものか？

- **心理的側面**(*Psychological*)：例えばがんや脳血管障害で予測されるような短期的または長期的な心理面への影響が，現在この個人にみられるか？将来はどうか？
- **行動的側面**(*Behavioral*)：例えば，認知的訓練あるいは安全対策などの特別な介入を必要とするような行動の変化がみられるか？

退院計画　退院計画には，ケアの連続性を保証するマネジメントと地域に戻ることが含まれる。そのため保健医療職者は次のような質問をする。

- クライエントはどこに行くのか（家庭，生活の援助や長期ケアの提供を受けることのできるナーシングホーム，あるいはそれ以外のところ）？そして介護を必要としているか？このような質問に答えることによってケア計画が導かれ，これはクライエントの教育にもなる。加えて，これらの質問をすることで適切な退院調整を行うことができ，経済的資源を提供することにもなる。
- クライエントが退院後の環境で十全に機能するためには何が必要か？これらの決定は，クライエントと家族が協同で行う必要がある。

臨床的サービス　保健医療職者はケアの連続体のそれぞれの時期に提供されるサービスについて，サービスが入手できる場所，どのようなサービスがクライエントに給付される保険に含まれるかなどを熟知していなければならない。また，クライエントの居住地に適切な在宅サービスや外来サービスがあるかどうか，それらのサービスは利用可能かどうかを知っておく必要がある。

資源　保健医療職者にとって，利用可能な人的資源や地域資源，経済的資源に関する知識を持つことは重要である。例えば，支援が可能な家族や友人がいるか，それらの人々はどの程度クライエントに関わることができるか，地域資源があるか（教会，食事の宅配，移動手段，社会クラブなど），およびクライエントが受給できる給付金以上の財源があるかどうかなどを知っておく必要がある。

保険給付金　ケースマネジャーや保健医療職者は誰もがクライエントのアセスメントを行う。しかしながら，適切な経済的情報が入手されたとしても，それらは医療情報から切り離されて保管されている。これでは，保健医療職者はケアを提供するために個々の契約内容を知る必要がないとされているようにも思える。しかし，このような事実こそがケアの高額化を生み出す大きな要因となったのである。

もし，今日のケースマネジャーや保健医療チームが財政面の情報を持っており，利用可能な資源の範囲内でケアを計画することができれば，経費削減に貢献することができる。すなわち，保健医療職者は，クライエントに利用可能な保険給付金，および特別なケアにも対応できる給付金に関する知識を持っていなければならない。また，クライエントに自己負担が必要かどうかも知っておく必要がある。

個別性重視の要因の枠組みと方略の適用

合併症のない事例に前述の質問を適用すると，保健医療チームによってアウトカムが十分に予測され企画することのできる1つのケア計画過程となる。さらに複雑な要因や併存疾患がみられる場合は，より深い個別性を重視したケア計画が必要となる。この章で示した2つの事例は，慢性の状態のクライエントの事例である。それぞれの事例には，個別性重視の枠組みをどのように適用できるかを表で示した。

要約と結論

クロニックイルネスを持ち症状のモニタリングと定期的な治療を必要とする人への，経費面にも配慮した効果的な介入の開発が，現代の経済情勢の中でますます大きな課題になっている。ホリスティックな看護ケアを提供するために，経費のかからない代替案が開発されてきた。ケースマネジメントとは，保健医療職者が保健医療の現場における懸け橋となりながら一貫した個別的ケアを提供することである。これによってクライエントは望みどおりのアウトカムに到達することができる。すべての看護ケースマネジメントはそのアウトカムとして，経費削減，質の高いケアの提供，およびクライエントの満足を目指している。

看護ケースマネジメントは，クロニックイルネスによって心理社会面で影響を受けたクライエントへの支援を発展させ，また，健康状態の変化への適応も促進することを目指して，進化を続けている。このような役割は看護師によって担われることが望ましく，それは看護師が急性期および慢性期のそれぞれの健康状態から生じる生理学的な問題や心理社会学的な問題に関する豊富な知識と経験を持っているからである。看護師はアセスメントや診断，病気の治療におけるジェネラリストとしての背景を持ち，医学的なプロトコルの実行とモニタリングの経験を身につけている。

課題

1. マネジドケアとケースマネジメントの違いを述べよ。
2. 看護ケースマネジメントの4つの目標あるいは目的を述べよ。
3. 看護師がケースマネジャーの最も有力な候補者である理由は何か？
4. 地域を基盤とするケースマネジメントモデルが用いられるのは，どのような対象か？
5. 保険を中心としたケースマネジメントモデルが適応される最もハイリスクな対象は？
6. 入院施設を中心とした看護ケースマネジメントと継続看護ケースマネジメントの大きな違いは何か？
7. 個別性重視の要因という方略のカテゴリーとは何か？　看護過程との違いは何か？
8. この章で論じられたそれぞれの看護ケースマネジメントモデルを適用することでの利点と欠点を踏まえ，適応のあるクライエントを選択せよ。

第19章

クロニックイルネスと上級看護師

Sue E. Meiner
訳：古城門靖子

イントロダクション

　上級看護師（advanced practice nurses：APN）に対するニーズが高まった背景には，2つの要因が大きく関与している。1つは保険未加入者に対する適切な医療提供に対する需要の増加であり，もう1つは米国の人口構造の変化である。米国における都市部では，住民に対する医師の数が過剰状態にあるが，一方地方は経済が低迷状態にあり，医師の数は満たされていない。地方に医師を惹きつける魅力は少なく，ナースプラクティショナー（nurse practitioner：NP）に対するニーズが高い。加えて，老年人口が増加し，高齢者は1つ以上のクロニックイルネスを抱えており，コストエフェクティブ（費用対効果）の高い健康管理が行える専門職者に対するニーズが高くなっている。

　APNは，クロニックイルネスを持つ人々に有益な技術を多く持っている。例えば，慢性疾患を持つクライエントの病歴聴取（問診など），身体診査，急性合併症の診断と治療，および支持的で継続的なケアの提供などである。APNは自分で検査を依頼し，検査結果を判断することができるし，また治療法や健康増進に関して患者や家族の相談に乗ることも可能である（AACN, 1994）。また，APNは病院やリハビリテーション施設における実践も可能であり，入院中のクライエントにとって最も効果的なケアを提供するために病棟看護師を手助けすることができる。

　クロニックイルネスを持つ人々のニーズを満たすケアは，APNの手によって可能となる。具体的には，保健医療システムや地域の資源，あるいは他の保健専門職への依頼時期や連携方法などに関する知識を通じてである。老年人口が確実に増加し，クロニックイルネスの治療の選択肢が進歩拡大する中で，APNは米国やカナダの多くの人々に対する保健医療の主たる提供者となるであろう。

上級看護師の教育

　上級実践看護は，登録看護師（RN）のための基礎的教育に加えて，さらなる教育や技術が必要となる。教育としては，修士課程修了程度のレベルが必要であり，しかもそれは専門の上級看護実践領域でなければならない。このような教育には，専門領域に対応した実践の要素が含まれ，それらは看護理論，身体的・心理社会的アセスメント，高度なアセスメントに基づいた介入方法，およびクライエントのための保健医療マネジメントに関する高度な知識の修得などである。

　米国看護大学協会（AACN）は1994年に，APNのための修士課程教育における構成要素を提示した。これには3つの要素が挙げられており，APN教育

にはこれらのすべてが含まれていなければならない。

1. すべての看護修士課程のための一般基礎科目
2. 上級実践のための一般基礎科目
3. 特定の分野における上級看護師としての役割に関する専門科目

修士課程の一般基礎科目としては，看護理論，保健政策，ケアに関する多文化的問題，倫理・法的問題，看護研究，および保健医療提供システムがある。上級実践の一般基礎科目としては，個人や家族およびコミュニティに関する理論，生理学，病態生理学，高度なヘルスアセスメント，ヘルスプロモーション，応用薬理学，臨床意思決定能力，上級看護介入と治療，および役割分担がある。

専門科目は，選択した分野に特定のもので，ナースプラクティショナーの役割，クリニカルナーススペシャリスト（CNS：clinical nurse specialist）[1]の役割，認定麻酔看護師（CRNA：certified registered nurse anesthetist）の役割，および認定助産師（CNM：certified nurse midwife）の役割が含まれる。CRNAは，麻酔を受ける患者の術前術後に必要な処置を提供する。また麻酔科医と協働して，鎮静や麻酔に関する役割に従事し，手術あるいは侵襲的な処置を受けているクライエントの安全を確保する。CNMはかかりつけ医や担当産科医と協働しながら仕事をする。役割は，主として女性のリプロダクティブヘルスに向けられる。しかしながら，妊娠，分娩はこの領域の1つの構成要素にすぎない。家族計画やリプロダクティブシステムにおける疾病の診断や治療がCNMの専門的な実践内容となる。CRNAやCNMといったAPNの専門性については，この章ではこれ以上取り上げない。これらの専門家の役割は，クロニックイルネスを持つ人々との長期的関わりを，一般的には含まないからである。

上級学位の規定は内部評価と外部評価によってなされる。APNプログラムの卒業生の質は，それぞれのプログラムの看護教育者により内部評価がなされる。このような継続的な自己評価は，教育課程の複合的な要素や卒業生の成果を分析することによって行われる。APNプログラムの外部評価は，認定機構によって行われる。認定機構とは，全米看護連盟認定委員会（NLNAC），大学看護教育委員会（CCNE），米国ナースプラクティショナー協会，米国看護資格センター，および特定の実践に焦点を当てた専門団体（例えば，がん看護，周手術期看護，周産期看護など）である。認定を行う機構は，プログラムを外部からチェックし，均衡を保つようにする（Craven, 1998）。

役割

【クリニカルナーススペシャリストの役割】

米国における上級実践看護は，1943年Frances Reiterによって看護臨床家の役割が発展したことから始まる。これは上級看護師の前身であり，それまでの基礎看護教育課程にさらなる教育とトレーニングが付け加えられたものであった。1960年代には，ナースクリニシャン（*nurse clinician*）という専門用語がクリニカルナーススペシャリストへと変化した。その役割には，患者への卓越した実践レベルでのケア提供者，教育者（スタッフ，クライエント，およびコミュニティに対する），相談者，および研究者としての役割がある。

CNSはクライエントにとって最善の質のケアを提供するために，保健医療チームのあらゆるメンバーと協働する。このような協働作業では，多職種によって構成される医療チームを運営するマネジメント技術が必要となる。しばしば，CNSの仕事には，病棟看護師からのケア提供に関する相談という間接的ケアも含まれる。クライエントへの教育的介入が必要な場合は，CNSがクライエントや家族のための個別の学習教材を準備する。

CNSは健康増進やヘルススクリーニングを目的とした公共活動に参加することを通じて，クライエントと家族，あるいは地域のための擁護者としての役割を持つ。このような実践の目標は保健医療費の削減とクライエントの生活の質（QOL）を向上することにある。

看護研究の実践や研究成果の解説はCNSの役割として不可欠である。クロニックイルネスを持つク

訳注1　clinical nurse specialistは専門看護師，臨床専門看護師，およびクリニカル・ナース・スペシャリストなどと訳されている。本章では，クリニカルナーススペシャリストあるいはCNSと表記する。

ライエントに提供するケア選択に新たな発展があれば，研究データを解釈し，それを実践現場で活用する。時に，研究成果の適用はスタッフへの現場教育ともなり得る。ケア量が多く，経費が高く，リスクが高い場合でも，研究プロトコルを確立し，質を維持することが可能である。

CNS の大半は，必要な教育プログラムを修了し，看護学の修士号を持っている。専門領域には，小児，成人，家族，および老年の領域が含まれる。それ以外の CNS プログラムには一般的な内科外科の CNS が含まれる。

【ナースプラクティショナーの役割】

ナースプラクティショナー（NP）の実地教育プロジェクトはコロラド大学の Loretta Ford 博士の指導で 1965 年から始まった。このプロジェクトをきっかけに，看護実践の新たな役割が発展し，特に小児とその家族の保健医療全体を推し進める原動力となった。NP プロジェクトは，医学モデルを基盤として医師と看護師の協働作業によって作られた。医師は NP の教育と技術トレーニングのすべてに協力した。

NP の役割が発展する中，NP 認定プログラムは激増していった。認定プログラムにより，実践に携わる初代 NP の大半が生まれた。このプログラムは，9〜12 か月間程度（現在の NP になるためのプログラムと比較するとかなり短い）のものが多かった（Snyder et al., 1999）。

1979 年，全米看護連盟（NLN：National League for Nursing）は看護師上級教育におけるこのプログラムの位置づけを行った。NLN の見解は，NP 教育は看護学修士課程のプログラムであるべきだというものであった。このような提言は，公共の人々を守り，NP の能力を保証し，クライエントと家族へのケアの質を保証することがプログラムの基礎でなければならないという考えに基づいていた（Luggen, Travis & Meiner, 1998）。

最近の動向として，CNS と NP の 2 つの役割が上級看護師（APN）の修了課程の中で統合され，1 つのプログラムに整理された。修士課程を修了した学生は CNS と NP の両方（両者が混在した役割）の教育課程を修了したことになり，それぞれの資格認定の受験資格を持つことができる。CNS と NP の役割の統合はまだ新しく，これに関する記録や結果を評価したものはまだない。

理論に基づいた実践

APN の実践は，基礎と上級の看護教育を通して得た知識・技術・臨床経験によって裏づけられる。看護理論は，1960 年代以降今日まで，国家が認めた APN 教育プログラムの大半を占める構成要素である。看護学や他の学問分野におけるモデルや理論は専門的な実践を導く理論的枠組みを提供する。

APN の多くは臨床実践においてモデルや理論を用いているが，そうでない人たちもいる。それは理論を自らの実践にどのように生かせばよいのかがわからないか，あるいは上級実践の場で用いる理論に関する十分な知識を持っていないためである。実践に看護理論が適用されない理由の第 1 は，看護学生の多くが，臨床実践ではなじみがあり予測可能な医学モデルを用いているためである。その他の理由としては，実践モデルを選択するための十分な情報がなく，適用可能な理論を自らが選択するのに自信が持てないためである。

臨床実践の場において，看護学やその周辺の学問領域の理論が用いられないことに関しては，「理論と実践のギャップ」として論じられている（Kenney, 1999）。実践における看護理論の有用性にはいくつかの疑問があるが，それは看護の専門理論が他の学問領域から発展しているためである。しかしながら，他の学問領域の理論から発展した看護理論や概念の有用性は高く，APN が他の立場の職種と協働する際の助けとなる。例えば，クライエントの話を聴く，クライエント・家族・スタッフへの教育的関わりを行う，研究活動に着手するといった場合である。また，通常の相談業務においても有用である。

看護実践に適用可能な理論を選択するための 7 つの基準が，研究によって明らかにされた（表 19-1）。これらの基準にはクライエントのタイプの同定，保健医療が提供される状況，理論の実用性，理論の前提への理解，および臨床に使用する上での関連事項が含まれている（McKenna, 1997）。

臨床実践において，1 つあるいはそれ以上の理論を用いるべきかについては議論が続いている。他の

> **表 19-1　臨床実践に役立つモデルと理論を決定するための7つの基準**

1. <u>クライエントのタイプ</u>：理論はクライエントが自らの目標を達成するためのガイドラインを提供するのであるから，クライエントのニーズは理論の選択に直接的に結びつく。
2. <u>保健医療の状況</u>：臨床状況の特性やその状況における看護実践の特性は理論選択に影響を与える要因である。
3. <u>経済性・簡便性</u>：わかりやすく，実際的な理論は，実践においても理解しやすく，適用しやすい。
4. <u>理解</u>：看護師が理論を活用しようと思うのであれば，理論自体を理解しなければならない。
5. <u>理論の背景</u>：理論の信頼性，これまでの適用例，および理論の試みなどを考慮に入れる必要がある。
6. <u>選択基準としてのパラダイム</u>：看護師が全体性のパラダイムか，同時性のパラダイムかのいずれかを決定しなければならない。なぜなら，それぞれはクライエントや看護実践に対して違った視点を持っているためである。
7. <u>個人の価値観と信念</u>：選択される理論は看護師自身が持っている人間や健康，看護に対する見解と一致していなければならない。

出典：McKenna, H. (1997). Choosing a theory for practice. In H. McKenna(ed.), *Nursing theories and models*, pp. 127-157. New York：Rutledge

専門領域と同様に，看護においても，実践での現象を異なった観点から，あるいは特有の視点で説明する複数の理論が存在している。看護モデルあるいは理論には，大理論と中範囲理論，包括的な概念モデル，および特定の実践に関わる諸理論が存在する。それらには上級実践により適切なものもあればそうでないものもある。

初期の看護理論では，看護ケアの受け手は受身で一面的な存在とされていた。現代の看護モデルでは，人間を環境と常に相互に関係し合う継続的に変化し得る存在とみなしている。そのため，看護ケアに対する個々人の反応は予測不能であり，制御することはできない。初期の理論では特定の看護ガイドラインを提供していたが，現在のモデルではより抽象的で，特定の看護ケアの方向性は示さない。

臨床の実践場面において，1つあるいはそれ以上の理論を選択し適用するためには，看護師が幅広い知識を持ち，さまざまなモデルや理論の相互作用に関して理解していることが重要である。臨床場面において，1つのモデルあるいは理論を適用するのであれば，その時上級看護師は，個々のクライエントに対するケア計画の決定や実施について説明責任を明らかにしていると言ってよい(Kenney, 1999)。

全米看護師協会が定める APN の実践基準

実践の基準は，よしとされる最低限の実践レベルを示す。実践の基準は，クライエントに自分の受けた看護ケアの質を測定する1つの手段を提供することが目的とされる。全米看護師協会(ANA)が定義している基準は，実践の質，サービスの質，あるいは教育の質を評価することのできるものとなっている(American Nurse Association, 1996)。

米国看護師協会は，特定の基準に適合しているかどうかを判断する時に用いることのできるガイドラインと必要条件を定めている。この必要条件は，クライエントに提供されたケアが適切であったかどうかを調査したり，看護ケア基準がある特定の状況に適合していたかどうかを判断するために，弁護士によく用いられている。基準の1つには，ケアの記録や継続して体系的に集められたクライエントの健康状態に関する情報の記述などがある。その情報はしかるべき個人へ伝えられ，記録され，容易に検索できるシステムの中で保管され，再度利用される(American Nurse Association, 1996)。クロニックイルネスに関する記録は病みの軌跡についてのアセスメントとその経過において期待される介入までが含まれる。

ケア基準の開発は1970年代より開始され，さまざまな専門領域で APN の実践に関するケア基準が作成されている。このような専門領域に関するさらなる情報は全米看護師協会へ問い合せすることができる。

実践の規定

APN の実践に関する規定や許可は主として，資格認定や証明を与える過程を通じて維持されてい

る。全米看護師資格試験は，必要な教育，免許，認定を法的に有効にするために資格認定制度（credentialing）を定めた（Sheets, 1993）。それは，医師以外の保健医療職者が行う実践から市民が安全に保護されることを保証するものである。認定制度では，看護実践に関わる連邦政府や州の法律に従わなければならないことも規定されている。

APN の実践にふさわしいという認定は，上級看護実践プログラムの修了後に行われる。それは，政府ではなく民間機構が行うもので，その看護師が高い専門性のある看護のあらかじめ定められた基準を満たしていることを認定するものである（Snyder et al., 1999）。

いくつかの専門職団体が筆記試験による認定を行っており，志願者は規定の養成プログラム修了を立証する教育機関の証明書を提出して受験する。専門機関としては，米国看護師資格認定センター（ANCC），女性の健康と母子看護協会（AWHONN），米国ナースプラクティショナー学術協会（AANP）などがある。認定試験では，例えば小児，母子保健，成人，家族，老年といった専門実践領域と，そこにとどまらない幅広い上級知識が求められる。

上級看護実践を行うために認定が求められる州もあれば，任意で認定する州もある。例えば，ノースキャロライナ州では，2001 年 1 月から，家族専門実践看護師は，実践を行うためには国の認定が必要であると変更した。ネバダ州などでは，実践に対する認定をとるよう奨励してはいるが，認定を要求してはいない。

上級看護師の実践モデル

どのような実践モデルにおいても，認定に必要な条件は同一であり，専門職者としての法的責務や教育的背景は同様である。しかし，他の専門分野とどのように関わるかという部分で異なっている。主要な 3 つの実践モデルは，独立型実践モデル，協働型実践モデルおよび相互職種間ケアモデルである。

独立型実践モデルを構成している要素には，実践の内容と場の専有，質の構造や活動全般に関する説明責任，財政上の責任あるいは法的責任が含まれている。このモデルは，看護サービスを提供するのは看護師であり，看護師がすべてコントロールすることを基本としている（Lambert & Lambert, 1996）。

協働型（collaborative）実践モデルは看護師と医師が協働する実践モデルである。クライエントケアにおける責任を共に負うことは，個々の実践者の教育と能力に基礎づけられている。共通の目標と，実践の相互補完的な技術は，このモデルを成功させる上で極めて重要な要素である（Kyle, 1995）。

相互職種間（interdisciplinary）ケアモデルでは，専門職チームがクライエントの包括的なケアを提供するために共に機能する。相互職種間モデルは，相互作用のモデルであり，個々の専門職者がクライエントのアセスメントを行いその上で連携するものとは異なる。このモデルでは，上級看護師はクライエントのケアにおいて他の職種と協働する。

経験を積んだ上級看護師の役割

クロニックイルネスにおいて APN に求められる判断は複雑なので，実践の初心者にとっては負担が大きい。APN を育成する過程で，インターンシップの学生あるいは卒業したばかりの APN にはプリセプターやメンターによる指導が行われることが望ましい。経験を積んだ APN は，役割モデルとなって，クロニックイルネスを持つ人々へ長期の支援的なケアを提供する時に必要な技術を実演することができる。

【プリセプターとしての役割】

経験を積んだ APN は APN プログラムに登録している学生に対して，臨床役割モデルとしてのみならず，教育者，アドバイザー，指導者，および実践者として関わる。これは APN にとっても，学生にとっても効果的で，意味のある機能である。プリセプターは学生が APN として職業的にも社会的にも自立できるようにする。学生は，実践で役割遂行している経験豊富な APN の技術を観察したり，共に働いたり，交流することを通して学ぶことができる（Douglass, 1996；Marquis & Huston, 1996）。

【メンタリング】

メンタリングは，専門職でないものが専門職者へ，卒業したての新人が専門家へ，臨床家が専門的教育を受けた者へと成長する過程において必須であ

る。メンタリングは上級看護師の本当の役割とは何かを「内輪の話」として伝えることのできる芸術的な過程である。

プリセプターと違ってメンター(mentor：知識や経験の豊かな人)は，自分の指導下にある人間の長期間に及ぶキャリア開発に対し個人として関心を向ける。メンターはメンティ(支援を受ける者)やプロテジー(被後見人)が発達できるように保護的な環境を提供する。一方，プリセプターとプリセプティーの関係性は時間と役割が限定されており，プリセプティーは現在の実務が完了すれば，他のプリセプターにつくことになり，実践場所も変わることになる(Gray & Anderson, 1991)。

クリニカルナーススペシャリストの実践シナリオ

クリニカルナーススペシャリスト(CNS)は，例えば1型糖尿病と診断された急性期にあるインスリン療法を必要とするクライエントの受け持ちとなる。アセスメントには，既往歴と，基準となる健康データを決めるための入院時のフィジカルアセスメントを含む。アセスメントはクライエントのケアを立案する上で，また保健医療機関のサービスが有効なアウトカムを招くよう連携する上での基本となる。ケアは医師とスタッフ間で調整されるが，CNS はクライエントの日常や退院後の問題に関して監督する。CNS はスタッフメンバーと定期的なミーティングを持ち，日々のケアや監視，教育を提供し，看護介入を記述する。

CNS は豊富な技術と知識を駆使して保健医療機関が行うサービスを調整し，必要となるであろう在宅ケアサービスに関する計画を立てる。クライエントと家族介護者のニーズの個別性に応じた教育レベルと理解を決定するための教育資源を検討する。ケースマネジャーとCNS は提供される継続サービスを評価する。もし，クライエントの回復過程の軌跡に有害な変化が観察されれば，CNS は保健医療におけるプライマリケアの提供者と共に，新たな介入を準備する。

ナースプラクティショナーの実践シナリオ

ナースプラクティショナー(NP)は，例えば肥満で易疲労感を訴え，食欲が低下し，室内歩行で息切れがして，ここ数日ずっと鈍い頭痛が続いているというクライエントの診察にあたる。過去と現在の健康状態を参考にして，バイタルサインを分析し，発熱はないが，血圧が160/100で，脈拍数が94，呼吸数が24であることを明らかにする。身体的な診査が終了した時点で，静かで暗い部屋で10分間休養した後，バイタルサインを再検する。座位での血圧が，左手で158/98で，右手では156/94であり，その他のバイタルサインは正常範囲である。NP はこれまでの経過と身体診察の結果を基に，再検討する。検査結果の診断は地域の病院の外来部門に依頼され，その結果はできるだけ早期にNP が再検討できるようNP のオフィスへ送られる。

クライエントが外来部門での検査のために診察室を出る前に食事・水分摂取や活動管理に関する指示が与えられる。また，症状が悪化した場合や新たな症状が出現した場合に救急のケア提供者に連絡するなどの有効な対応について，説明が行われる。クライエントは2日以内に外来を訪れるよう予約し，その時にバイタルサインの再検が行われる。

NP は診断が下されようとする間，医師と共に情報と処方を再検討する。NP は，クライエントの管理において協働型モデルのプロトコルに従うこととなる。

上級実践看護の問題と課題

学生・教員を引き付けることの難しさ

見込みのあるAPN の学生や適切な学識のある教育者を募集することは，現在もなお進行中の課題である。新聞やニュース番組などのメディアでは，高齢者の増加やそういった人々が抱えている長期的な慢性疾患の管理の必要性に応えるために，多くの看護師が上級の実践レベルの教育を受けることが必要であることについて，宣伝がなされている。しかし

ながら，米国の大学で開講されているAPNの多くのプログラムは学生が欠員となっている。こういった状況の理由としては，実践の場が田舎であり，家族揃って転居するだけの魅力がないというものから，働いている看護の現場を離れて大学院レベルの研究に戻ることに魅力が感じられないというものまで多彩である。

教育も経験もあり，かつ臨床の実践に携わりながら教えることを希望するAPN教育者を確保することもまた困難である。大学では最近，APN教育者を引き付けるための新たな試みを模索している。臨床実践をパートタイムという形で継続し，その上で学会の委員会で教えたり，発表することは，おそらくAPNにとっては重荷であろう。このような問題に対して，NONPF(National Organization of Nurse Practitioner Faculties：米国ナースプラクティショナー教育者協会)とAACN(American Association of Colleges of Nursing：米国看護大学協会)という2つの組織が取り組んでいる。

医師組織による抵抗

中程度レベルのプライマリケア提供者に対するニーズが急増しているにもかかわらず，医師の中には依然としてそういった職種を認めることに抵抗を感じている人々がいる。このような人々の懸念は，APNが行う実践の準備が進行中であるという問題から，医師の監視下でのみAPNのサービスは許されるべきであるということにまで及んでいる。また，それ以外にも償還に関連した経済面の問題，サービスに対する契約の問題，および信頼性の問題が指摘されている(Archibald & Bainbridge, 1994)。

医師の持つ特権をAPNに許可し，クライエントの受け入れを可能にすることに対する抵抗感は，北米中の至る所でさまざまにみられる。病院は医療スタッフで構成された組織のもとで運営されている。そして，その組織が今や，医師たちに新たなケア提供者としてAPNを施設に受け入れるよう要求している。もしAPNにとって好意的でない風潮があれば，APNの特権が認められることはないのである。

実践におけるプロトコルやガイドラインの活用

米国の多くの州では，APNが患者の治療に関わる一員として機能する場合は，必ず特別にまとめられたプロトコルあるいはガイドラインに沿って行うよう規定されている。プロトコルやガイドラインは，現在行われているケアの基準を反映していなければならず，なおかつ協働する医師によって実践される科学的知識を踏まえたものでなければならない。プロトコルは，クライエント中心のアセスメントや研究を行うための特別な手順を設定する。このようなプロトコルは，主観的あるいは客観的なデータを集めるための枠組みを提供し，そのようなデータに基づいてアセスメントを行うことによって完結する。このアセスメントは，クライエント特有の状況にふさわしい個々のケアプランの開発を導く。プロトコルが必要とされる場合，それを必ず順守しなければならない。さもないと，APNは怠慢あるいは医療過誤の責任を問われることになる(Higart & Karl, 1995)。州によっては，看護師の実践の範囲を定めた法律を超えて実践を行うと，APNとしての実践資格を一時的に，あるいは永久に失うことになる。

プロトコルやガイドラインを活用することはAPNの実践の助けにもなるが，一方でAPNが実践を行う上での抑止力ともなり得る。修士課程のプログラムを修了したばかりの新人APNにとって，特定のプロトコルは患者ケアを安全に効果的に提供するために効果的である。しかしながら，経験豊富なAPNにとっては，プロトコルは柔軟性に欠け，クライエントの個別性に焦点があてられないことがある。そこで，「プロトコル」の代わりに「ガイドライン」が用いられる。ガイドラインを用いることで，臨床での意思決定がより自由になる。

もし特定のプロトコルが整備されていない場合は，APNは協働しているかスーパーバイズを受けている医師に連絡をし，ケースに関して話し合い，クライエントに提供するケアについて助言を受けなければならない。もし医師に連絡がつかなければ治療が遅れることになる。そのため，ケースによっては最も近い保健医療施設にクライエントを移送し，

その施設の医師の治療を受けることがケアを確保するための唯一の方法となってしまう。このような状況では，残念ながらクライエントにとってもAPNにとっても満足のいく結果とならない。

臨床判断に必要な専門性が高まっていく中で，多くのAPNは「決まりきった」ケア計画の代わりに，個々のクライエントの状況に応じたケアを作成することのできる知識を持つようになる。臨床実践においては柔軟性のあるプロトコルあるいはガイドラインを用いることが，APNの実践における自律性の獲得を可能にするであろう。

急性期ケア施設に認められている特権

急性期ケア施設でクライエントをケアしてもよいという特別な権利を得るためには，教育と技術の到達度と実践経験を示す記録の所持が必要であり，さらに，その施設の医療委員会が必要とする条件を満たさなければならない。臨床上の特権(clinical privileges)という用語は，特権を許可する(admitting privileges)という用語の代わりとして用いられることもある。臨床上の特権には主に2つのレベルがある。第1のレベルは，特別な処置あるいは技術の経験に関するものである。第2のレベルは，特定のクライエント集団，診断，あるいは特定の実践者による実践の中で起こるクライエントケアの問題に関連する(Meiner, 1998)。APNの実践を許可したり，臨床上の特権を認めることに対する抵抗は北米中で議論を呼んでいる。

APNが臨床上の特権を取得していれば，それは医療職者機関に医療職者として関与しているということを法的に証明することになる。この機関は，責任を持ってスタッフを起用し，定期的な査定と検討を通して，個々の実践者が自らの臨床能力を確実に保持できるようなシステムを維持しなければならない。それぞれの医療スタッフは独立した契約者であって，病院や施設の従業員ではない。したがって，法的な請求に対する責務はそのような実践者としてのものであって，その機関の代理者としてではない。このような身分は，実践を分担する施設と契約することにより変更可能である。最終的な責任は医療職者団体の規則や規定を順守することである(Orsund-Gassiot & Lindsey, 1991)。

上級看護実践の償還

APNが独立した実践者としての責務，あるいは医師との協働実践者としての責務を担う場合は，サービスに対する償還を求めることは実践活動の一部である。APNが経営上生き残るためには償還を得る仕組みを理解することが極めて重要である。

メディケア18条のソーシャル・セキュリティ(社会保障)法では，65歳以上の人および65歳未満の慢性の状態にある身体障害者と認定された人を対象にした連邦健康保険プログラムが定められている。メディケアは病気の急性期に対応するものであり，慢性の状態にある人への連携的ケアを提供できるようにはなっていない。多くの高齢者は何らかの形の「メディギャップ(medigap)」と呼ばれる保険に加入し，この追加の給付金によって予防的診療やクロニックイルネスの管理をまかなっている(Taylor & Schub, 1996)。

DRGの導入により，米国内ではメディケアに要する保健医療サービスの経費削減が行われた。DRGはキャピテーション(定額払い)をもたらし，保健医療職者が特定のあるいは複数の診断に対して行うサービスに対する支払い請求の制限をもたらした。

ナーシングホームや過疎地域あるいは地方の小さな診療所でのサービスに対する償還制度は，APNも利用することができる。償還の程度はAPNの実践のタイプや実践を取り巻く環境，支払いレベルによって決定される。OBRA(Omnibus Budget Reconciliation Act：包括的予算調整法)によると，ナースプラクティショナーはナーシングホームの居住者に対するサービスの直接的提供者として認められている。ナースプラクティショナーが償還を得るためには，医師やナーシングホーム，病院のために働かなければならず，医師と協働関係でなくてはならない。償還制度では，メディケアの診療償還額の85%がナースプラクティショナーの雇用主に支払われる(Mittlestadt, 1993)。

メディケアでは，特定のナースプラクティショナーやCNSに対する償還制度があるが，その場合も医師との協働の仕事に限られる。APNが支払い請求を行うことも可能であるが，その額は，外来患

者へのサービスに支払われる診療償還の85%，および入院患者のサービスに対して支払われる75%でしかない(Mittlestadt, 1993)。

償還制度の特別な方式として，APNが利用可能なものがある。メディケアが「付帯条件」と定義したサービスで，外来の場面で以下に示す3つのガイドラインを満たす場合に償還に値する活動とみなされる。

1. サービスはAPNに許可された実践の範囲内である。
2. サービスを提供している間，施設内に医師がいなくてはならない。
3. サービスはクライエントを担当する医師の治療計画に即したもの，および医師の初診を経た初期状態に対するものである。

マネジドケアサービスがクライエントの償還計画に参入した場合，APNや医師は必要とされるサービス全般を協働して提供する。クライエントが増えれば増えるほど，サービスの配分は効果的で効率的となる。健康維持機構(Health Maintenance Organization：HMO)は最適な人数のAPNと医師を雇用することにより，組織の加入者が1人当たりの保険料として支払った金額を慎重に使用するように心がける(Green & Conway, 1995)。

メディケアの資金による新たな保険制度は，保険会社による健康計画給付金が追加されたものであり，加入者に基本的保健医療サービスと継続的なサービスを提供するものである。APNはこのようなクライエントの管理を担当することになる。なぜなら，こういったクライエント集団はたいてい65歳以上で，クロニックイルネスが，APNによるマネジメントを必要とする主要な対象となるからである。

処方に関する権限

米国における各州は，APNの処方に関する権限を定める規則や規定を法律で制定している。1971年にアイダホ州はナースプラクティショナーの処方に関する権限を制限付きで規定した最初の州となった。その後の30年間で，各州は続々とAPNの処方

表 19-2　上級看護師(APN)の処方に関する権限の範囲

1. 処方に関する権限は，規制薬物も含め，処方を書くことにおいて医師の関与を必要とせず，独立している。
2. 処方に関する権限は，規制薬物も含め，処方を書くことにおいては医師の関与あるいは委任が必要である。
3. 処方に関する権限は，規制薬物以外のものに関し，処方を書くことにおいて特定の医師の関与あるいは委任が必要である。
4. 処方に関する権限は，規制薬物以外のものに関し，協働している医師，あるいは協働している医師が契約している特定の薬局の処方に従う必要がある。
5. 処方に関する権限は法律上認められていない。

注記：処方に関する権限は，調剤に関する権限とは異なる。APNによる薬物の調剤を規制している州もある(Carson, 1993)。

に関する権限の規定を法的に定めていった。しかしながら，それぞれの州は処方に関する権限規定や効力を独自で定めてきたために，医師とAPNの間で協働実践の同意が必要か否かはそれぞれ異なる(Carson, 1993；Safriet, 1992)。表19-2は処方に関するAPNの権限の内容を記載したものである。

権限を規定する経緯は州によって異なるが，州の大半は3つの団体が揃って権限を認定するよう定めている。3つとは看護師団体の審議会，医師団体の審議会，および薬剤師団体の審議会(審議会の名称は州によって異なっている)であり，たいていは合同の委員会が成立していて，APNのための権限を認定している(Pearson, 1997)。州によって，APNの資格取得の際に自動的に薬の処方の権限が委譲される場合と，APNが薬の処方を出すための資格を別にしている場合がある。

いくつかの州では，都心部と地方で処方に関する権限の認定に関して異なった規則や規定があり，それらはAPNの実践に影響を与えている。地方の地域では，権限を委譲されることが多いが，市街地にあるクリニックのクライエントには同様のケアが提供できない。こういったことに最も影響を受けるのは，老年科専門のナースプラクティショナーである。高齢者では全体の35%以上(若者の3倍)が薬物療法を受けているが，処方に関する権限はプラクティショナーの実践の中心をなすものだからで

ある。

雑誌「ナースプラクティショナー」(*The Nurse Practitioner*)の年頭版では上級看護実践の法的規定に関する各州の情報が毎年更新されている。このような更新には，契約や協働実践モデル，および処方に関する権限の認可に関する事柄が含まれており，それ以外にも法律と上級看護実践に直接関係のある事項について触れられている。

上級看護師と文化的側面

北米は多元的社会であり，多様な民族と価値体系が存在している。集団はそれぞれのアイデンティティを持っており，それは個々の文化の信念体系に基づくもろもろの行為を貫いている。クライエントが保健医療を希望する時は，健康や病気に関する価値や信念を同時に持ち込み，しばしばそれらは保健医療職者の信念と異なっている(Spector, 1996)。多様な文化的背景の中で働くAPNは，目の前のクライエントが多様な民族性や価値体系を持つ人々であることを認識する必要がある。文化の異なる患者に対応するために文献を読んだり，話し合いを持ったり，公的な教育クラスを通して準備することは保健医療を提供する上での基本であり，それはクライエントにとっても，保健医療職者にとってもよい結果をもたらすであろう。

育児や養育はたいていの社会では女性の役割とされ，そういった価値体系を持つ集団では医学的治療は男性の役割とされている。一方，男性であれ女性であれAPNはクライエントあるいはその家族からの情報を医師よりも徹底して確かめることができることがある。これは，「医師」という医学的権威が時折，恐怖と関連するからである。

クライエントが特定の保健医療職者を探していようが，あるいは特定の問題の助けを求めていようが，APNは多様な文化に関する知識に精通していなければならない。「病者役割」は集団の民族性や価値体系によってさまざまである。クライエントの

事例　うっ血性心不全のクライエントとナースプラクティショナー

J氏(86歳)はD医師とS看護師(APN)の患者である。難聴であるが補聴器を嫌い，使用していない。5年前に妻に先立たれてからは，同年代の男性が集う近所の食堂で食事をとっている。

4か月前に地域の病院でうっ血性心不全(CHF)と診断され，救急処置を受けた。5日間で状態が回復し，治療は薬物療法(利尿薬，降圧薬，抗炎症薬の組み合わせ)であった。彼は心筋梗塞の既往に加え高血圧，2型糖尿病，関節炎，慢性便秘，および黄斑変性症を合併し，なおかつひどい聴力障害であった。

ナースプラクティショナーはJ氏のさまざまな状況を考慮に入れて健康管理をすることになった。ケア目標の1つは，長期滞在型施設に入所せずにすむよう手を尽くすことである。一方，全体を通してのケア目標は，うっ血性心不全の症状の悪化による再入院を防ぐことである。

健康歴の聴取と身体診査に加えて，J氏の最近の健康信念や健康行動，ライフスタイル，意欲を評価し，治療計画にかみ合っていない領域を見つけて，それに必要な修正を加える。その領域とは，例えば塩分の高い食事の摂取や喫煙などである。クライエントの服薬管理行動をアセスメントするためには，処方薬と市販薬の両方を考慮に入れなければならない。

ナースプラクティショナーは，J氏の心不全を悪化させる危険性のある要因についてあらゆるデータを検討した。突発的に起こる危険性のある要因に対する治療はすぐにとりかからなくてはならない。次に，心不全の根底にある原因を是正することに取り込む。心不全のコントロールを続けるには，心臓への負担を少なくすること，塩分と水分の過剰摂取を避けること，および心臓の収縮力を高めることが必要である。

マネジメントプログラムには，月に1回の受診と，週に1回のナースプラクティショナーによる自宅への電話が追加された。このような電話対応によって，J氏がセルフケアを維持しているかどうかを確認することができる。状態をチェックするために，毎日の体重を記録することが求められる。一般的な質問項目には，疲労，脱力感，腹部症状，脳神経症状，および呼吸症状の有無などが含まれる。何か症状が現れたらすぐに診療室を訪れるよう手配する。

ニーズを把握しようとする時，西洋医学の信念体系をクライエントに強制することがあってはならない。

インタベンション

他の専門領域から認められること

　APNの役割はこれまでほとんど陰に隠れていたが，それを一般の人々や他の学問領域から認知されるものにすることは，APNの組織にとって最優先課題となっている。必要な認知を得るためには，APNが提供する保健医療の利点を，人々がもっとよく知るようにしなければならない。個別性重視の，質の高い，コストエフェクティブな専門的ケアを提供し続けることが，このような取り組みを支援することになるであろう。APNのケアの質の高さと能力の高さを，メディアを通して紹介する必要がある。

　過去20年間はAPNとしての役割というより医師のアシスタント（PA：physician assistant）としての役割が保健医療においても，一般の人々にとっても身近なものであった。このAPNとPAの役割には重複した部分がいくつかあるが，看護界が焦点化しているのはあくまでもAPNの優れたあり方である。

上級実践看護の開業

　刻々と，新たな事業が開始されては消滅していく。個人事業の多くが失敗する理由として，未熟な企画や不十分な資金がある。どのような事業を開始するにしても優先されるのは，サービスのニーズ調査と，企画中のサービスに多くのクライエントが利用価値を見出しているか，あるいは関心を持っているかを調べる調査である。こういった調査の結果が好印象であれば，事業全体を企画開発することができる。事業計画書は，最も難しいとされる初めの数年間，事業の開始，経営，成長に必要な資金を確保するための文書である。

　事業の顧客獲得が可能となった場合，事業所を設置する場所が検討される。クロニックイルネスをもつ人々は活動力に限りがあり，保健医療職者を求めて長距離移動するには限界がある。事業はそのような人々のニーズに直接的に応えるものであるため，高齢のクライエントが多く住んでいる住居地域から短い距離で行ける場所に事業所が必要となる。また，事業所は公的な交通手段の近くにあることが重要である。市街地に設置する事業所の場合は，高齢者集合住宅の近くというのが選択肢の1つである。

　潜在的なクライエントに向けたメッセージを発信する必要がある。プロバイダーや経営者，潜在的なクライエントなどから構成されるフォーカスグループは，課題を明確にし，その地域で望まれる具体的な実践を明らかにするために有効である。独立した実践を行うためには，潜在的なクライエントが求めているサービスの根拠を検討する必要がある。その検討結果は，市場開発の基本的な方略として役立つ（Lambert & Lambert, 1996）。看護の市場開発の必要性とAPNの役割を表19-3に示す。

　保健医療事業の開業や維持には高額な費用が必要であり，第三者機関によって費用が支払われるまでの必要経費を確保しておくことは重要である。保険会社によっては，サービスの償還に数か月を要する場合がある。メディケアやメディケイドでは，サービスの代金が支払われるのにさらに長い時間を要することが多い。

　心理的側面では，新事業を立ち上げるには多くの

表19-3　看護の市場開発の必要性とAPNの役割

1. 保健医療の質を向上させようとする国家的関心に応える。
2. 保健医療費の高騰に対する企業的関心に応える。
3. 保健医療領域におけるAPNの役割が一般の人々に認識される。
4. APNが償還を得るために必要な情報を提供する。
5. 看護師にとっての新たな実践領域を開発する。
    a. 生活支援施設におけるAPNによる保健医療
    b. 健康教育におけるAPNの高い能力に基づく実践
    c. 急性期ケアにおけるコンサルタントとしてのAPNの役割

出典：Rubotzky, A. M.（1998）. Marketing strategies. In A. S. Luggen, S. S. Travis, & S. Meiner（eds.）, *NGNA core curriculum for gerontological advanced practice nurses*, pp. 251-253. Thousand Oaks, CA：Sage

ストレスがつきまとう。事業開始からの数年間は，しっかりしたサポートシステムを確保することが信頼を維持するために不可欠である。また，多様な決断に迷った時に誘導してくれるメンターを見つけておくことも，新事業を機能させる上で欠かすことのできない要素である。

政策の開発

政策（policy）とは，組織の決定と行動に影響を与えるべく策定された方針と定義される。さらに，意思決定の基盤となるものであり，意思決定の手順を確立することによって，頻繁に遭遇する状況において効率的な決定を行うための陳述である。

APNは政治的に積極的である必要があり，政治的な意思決定に参加しなければならない。APNの実践を押し進める上での重要な課題は政治の場で議論されることから，政治的に積極的であることは必要不可欠である。ただし，一般の人々によって議論されるようになるまで待つのではなく，初期の段階で問題を確定し，行動計画を立てるなど先を見越して行動することは，変化をもたらすためのより効

事例　大量服薬のクライエントとクリニカルナーススペシャリスト

Rさんの入院に付き添ってきた娘は，母親が痩せて，抑うつ的になっていると訴えた。診察を担当した医師は電解質バランス異常によるものであると判断し，23時間の観察と治療を継続することにした。

Rさんは6か月前に，一人娘の自宅近くにある高齢者向けの集合住宅に引越した。彼女は以前にかかっていた保健医療職者の名前を思い出すことができなかった。引越す前の母親の健康管理には関わっていなかったため，娘は母親のかかっていた保健医療職者については何も知らなかった。

Rさんは入院係から受け取った情報用紙に記入しようとはしなかったので，娘は母親から記入用紙とペンを受け取り，病歴を記入した。Rさんは娘の質問にも返答せず，その間ずっと，部屋の反対側にあるテレビを見ていた。

クリニカルナーススペシャリスト（CNS）は家族にインタビューを行ったが，Rさんに関する情報はほとんど得られなかった。娘は自分のことも話してくれた。彼女は結婚しており，10代の3人の子どもと自宅で暮らしている。彼女は専門技術を必要とする職場に月曜日から金曜日の昼間勤めている。可能な限り母親と共に過ごす時間を確保しようとしたが，彼女が夜間に自宅を留守にすることを夫が嫌がるため，母親と一緒に過ごせるのは週に一度の夜間2時間と日曜日の午前中くらいであった。娘はこのところ母親がぼんやりしているように感じ，コミュニケーションが取れないことに気づいていた。また，この数週間で体重が明らかに減少していることにも気づいていた。娘は母親が長年暮らしていた自宅から引越しをしたために抑うつ的となっているのであろうと思い込んでいた。

これまでの薬物療法についてRさんに質問すると，彼女は何も受けていないと否定した。娘はCNSに「日曜日の午前中に私が訪問した時，母は，台所にあるいくつかの小さな容器から薬を取り出し飲んでいた」と話した。Rさんは時々アスピリンを飲むが，それだけであると話すだけだった。薬物療法の確認は，娘がRさんのアパートから持ち出した茶色の袋と薬物を調べるまではよくわからなかった。

その日遅く，持ち込まれた茶色の袋を調べたところ，処方薬の入った24の容器と市販薬の入った6つの容器が見つかった。処方薬は2年間に4人の医師が処方した薬物であった。いくつかの容器は薬品会社が異なっていたが，同様の薬効を持つものであった。また，市販薬の2つの容器には少ない用量の2つの処方薬が入っていた。CNSはRさんがいくつかの薬物を摂りすぎたことが彼女の意識障害や食欲不振の原因であると判断した。

CNSは医師に連絡をとり，薬物療法に関する自分の判断を伝えた。また薬物を減量もしくは中止した場合に起こり得る合併症の兆候や症状を記録するケア計画を立てた。CNSは看護スタッフにケア計画と特定の記録についての説明を行った。

Rさんは，23時間の観察期間後も継続入院となった。3日間の短期入院中に，CNSは在宅ケアを開始するためにケースマネジャーに連絡し，家事サービスを利用できるようにした。また，地域の高齢者団体と打ち合わせをして，退院後の受診のための移動手段を確保した。

的な方法である。

APNは政治的な行動や政策開発に積極的になれるだけのさまざまな技術を持っている。その1つであるコミュニケーション技術は，看護教育や看護実践の全般を通して，クライエントによい結果を導くための不可欠の要素でもある。保健医療提供システム，他者のモチベーションを高める能力，物事をまとめていく力強い手腕，およびヘルスプロモーションや疾病予防への貢献などについての理解を持つAPNは，保健医療政策に影響を与えるのにふさわしい存在である（第21章「政治と政策」参照）。

加えて，APNのための法律制定を支援する目的で，看護界が組織的に政治に働きかけることが必要である。米国看護師協会，米国ナースプラクティショナー学会（ACNP：American College of Nurse Practitioner），米国ナースプラクティショナー協会（American Association of Nurse Practitioner），およびCNS（クリニカルナーススペシャリスト），CRNA（認定麻酔看護師），CNM（認定助産師）などの実践者が代表を務める特定の組織などの職能団体の支援を通して，法律を制定する議員たちはAPNが提供するケアに対する人々のニーズや利点についての情報を得るのである。

アウトカム

多くの人々が65歳以上に達し，さらに85歳へと達するようになると，APNはあらゆる保健医療の状況で高齢のクライエントに日常的に接することになる。このような高齢者は1つだけではなく多くのクロニックイルネスを持っており，継続的な健康管理を必要とする。クロニックイルネスを持つ人々の健康管理に求められるアウトカムとは，よりよい状態で疾患の管理を行うことであり，入院や長期療養型施設への入所の数を減少させることにある。健康教育やヘルスプロモーション活動は，適切な時期に十分に考慮された介入を行い，疾患の予防的なケアを継続して行うことで，目標を成し遂げることができる。

APNはヘルスプロモーションに焦点をあてた長期に渡るケアをマネジメントできる優秀な保健医療職者である。クロニックイルネスを持つクライエントの介入実践におけるAPNの究極の達成目標は，クライエントが個々の生活の質を一層向上できるように，よりよい健康状態を獲得することである。

課題

1. APNの教育に適用されている認定プロセスの違いについて説明せよ。
2. 専門のキャリアパスの発展にメンタリングを起用することの利点について議論せよ。
3. 臨床場面において示されるプリセプターの役割は何か？
4. APNも含め，看護師がクライエントの人権擁護を支援する上での倫理的な責務を義務づけている機関を明らかにせよ。
5. 医療職者で構成される委員会において，認定/実践の特権に関してAPNとして再指名されるために提出しなければならない項目を列挙せよ。
6. APNとしての実践の基準を満たし続けるための継続教育に必要な事柄を列挙せよ。
7. APNの実践における処方に関する特権に関連する規則や規定を定める責務と権限を持っている政府機関の名称を複数挙げよ。
8. APNが行うサービスに対する償還制度が医師と同様であることはほとんどない。この差が，医師集団の中でAPNが実践する時，どのような影響をもたらすかを論じよ。
9. クロニックイルネスを持つ人々の人生において，APNによるケアがどのような効果があるかを明らかにせよ。

第Ⅳ部

クロニックイルネスと社会システム

第20章

財政的インパクト

Sonya R.Hardin
訳：グレッグ美鈴

イントロダクション

保健医療にかかる費用が増加の一途をたどっていることは，米国における深刻な危機である。この費用の増加は，個人所得の増加，新たな科学技術の台頭，医療過誤訴訟を避けるために過剰な検査をする自衛的医療費の増加といったいくつかの要因が関連している。しかし費用の高騰に寄与している最も重要な要因は，米国の人口構成の変化である。第一次ベビーブーム世代が，2010年に定年退職する年齢に達すること，さらに65歳以上の人口の割合が増加していることが，保健医療サービスの提供とその費用に重大な影響を与えている。

加齢と急性期ケアの科学技術の継続的な進歩に伴って，慢性疾患の発生率と有病率は，21世紀に加速するであろう。現在，慢性疾患は米国の全死亡の80％を占め，また全罹患率の90％を占めている（Bringewatt, 1998）。米国においては約1億人が，1つかそれ以上の慢性疾患を持っている。全医療費の70％は，慢性疾患を持つ人に使われており，1.5兆ドル以上が毎年慢性疾患に使われている（Groessl & Cronan, 2000）。米国の保健医療システムにおいて，がん，糖尿病，呼吸器疾患，アルツハイマー病，関節炎などの慢性疾患を持つ人々は，急速に増加し，最も複雑で，最も費用のかかるクライエント集団である（Bringewatt, 1998）。

全米慢性疾患ケア協会は（Bringewatt, 1998），保健医療サービスを使う人，費用を支払う人，保健医療を提供する人が，慢性疾患を持つ人の問題に焦点をあてるようになってはじめて，費用削減やケアの質の改善が達成されるようになると指摘している。この課題を成し遂げるために，保健医療職者は，サービスの整理統合を越えて，ケアの資金調達，管理，提供の転換へと進む必要がある（Bringewatt, 1998）。

クロニックイルネスを持つ人に対するサービスは，多様な公的，私的財源によって資金が調達されている。これらの財源の各々は，異なるアプローチによるプログラム管理を行っている。メディケアとメディケイドの受給者は，マネジドケア提供会社を，経費削減や利用者の満足を確保するための主な手段と考えている。しかしほとんどの場合，マネジドケア提供会社は第三者支払い機関として機能しており，直接に業務を行うのではなく，一連の料金や割引に基づく下請契約を通じて，ケアの料金と質を管理している。これは，FFS（fee-for-service：出来高払い）方式によるサービスと同様である。クロニックイルネスと身体障害の問題にいま必要なのは，すべてのマネジドケアを提供する会社やヘルスシステム管理者が，個々の慢性の状態に関して最も費用効率のよいケアの組み合わせに資金調達の焦点を変えることである（Bringewatt, 1998）。

政府が資金を提供しているプログラムの管理，財政，監督のあり方は，ケアに対して断片的な，施設を基礎とした，受身的で治療主体のアプローチを生み出しているというのが現状である。メディケアやメディケイドおよびさまざまな障害の段階にある人々に適用される他のプログラムの運営者は，第三者支払い機関やケア提供者が時代遅れの経営を続けていてもよいという動機付けを，しばしば与えている。規則や規定が，共同して障害を予防する方法の実施を妨げている。

保健医療の費用の評価

保健医療の費用を評価するために，一般的に用いられる経済的，財政的尺度がいくつかある。これらの尺度は，総費用，国内総生産（GDP）に占める割合，および1人当たりの費用である。これらの尺度が示す継続的な上向き傾向は，政治家や政策立案者にとっては，ヘルスケアの現在の危機を明らかにし，解決策を見出すために重要である。

【総費用】

連邦議会予算事務局（CBO）は，過去30年間（1965年から1995年）で，保健医療の総費用は，一般的な物価上昇率で調整して8倍に増加し，1995年には1兆ドル近くになったと報告している（CBO，2000a）。これらの費用は，日常生活で使われる一般的な商品やサービスに比べて，少なく見積もっても2倍の速さで上昇している（CBO，2000a）。

【国内総生産】

国内総生産（GDP）は，米国における財貨およびサービスの生産と消費の合計を測定したものである。米国を含む工業国では，主な経済指標として国民総生産（GNP）の代わりに国内総生産を用いる。国内総生産は，生産者がその国の国民かどうかにかかわらず，その国の領土内で生産されたすべての財貨やサービスの価値を測定する。国内総生産に占める保健医療の費用は，1993年の13.7％に比べて，1998年では13.5％であった（Levit et al., 1998）。図20-1は，1960年から2010年（予想）までの保健医療の費用の上昇を示している。

【国民1人当たりの医療費】

国民1人当たりの医療費は，1人当たりに費される保健医療費の平均値を表している。この尺度は，社会経済や地理的な違いをもつ集団の比較に用いられる。国民1人当たりの医療費のデータは，平均値

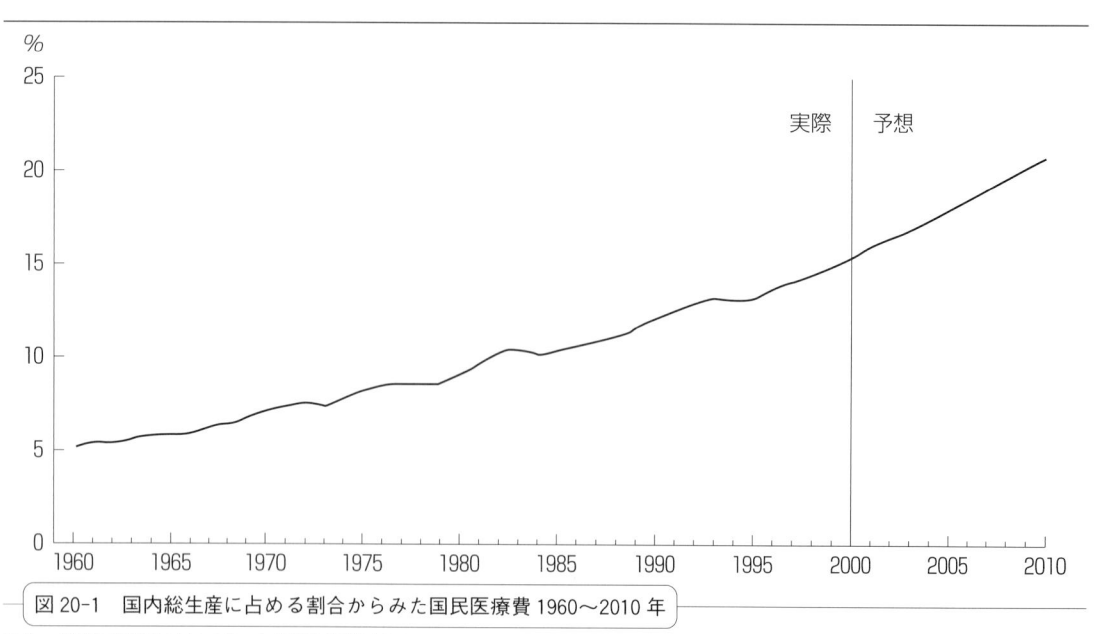

図20-1　国内総生産に占める割合からみた国民医療費 1960～2010年

出典：保健医療財政局（2000）。全米保健統計局からのデータ。

に基づくので，誤解が生じやすい。1998年には，米国では，保健医療に1人当たり4,094ドルが使われた(Levit et al., 2000)。この数字は，1998年における2億8,100万人のアメリカ人の費用を平均したものに基づいている。

保健医療の費用高騰に関する問題

保健医療費の支出は過去5年間，先例のない緩慢な増加によって特徴づけられる。公共支出を減速させている最も重要な要因はメディケアであり，1997年の財政均衡法(Balanced Budget Act：BBA)の施行によって，公共支出は1997年の6%から1998年の2.5%に減少している(Levit et al., 2000)。民間健康保険の保険料の増加は，1998年からその速度を増し，公表された保険料率の増加は，それが2001年まで続くであろうことを示唆している。病院業界は，経営効率を上げようとして，地方や全国レベルの提携・合併を続けている。医師は，マネジドケアプランの調整過程で発揮する力を増大させようとしており，そのため業務量は拡大し続けている。議会がメディケア支出の増加を抑えようとして予算案に取り組んでいるので，医師のこのような動きは続くだろうと予想される。

米国の保健医療費の危機をより正確に理解し，またこの危機を生じたパターンを記述するために，この章では，保健医療費がいかに支払われ，そのお金がどこへ行くか，さらに支出される金額について述べる。

保健医療費の支払い

保健医療費の支払いには3つの主要な財源がある。すなわち公的財源，民間保険，消費者による直接的な支出あるいは自己負担である。1998年の民間支出は国民医療費の54.5%を占め，一方政府(公的財源)は2億8,100万人の総人口に対して国民医療費の45.5%を支出している。民間支出の割合は，1994年から1998年までの4年間に増加した。公的財源による保健医療支出の割合は，1998年に減少したが，これは過去10年間で初めてのことであった。国民医療費の公的支出割合は1990年の40.4%から1997年に46.2%に達した後，1998年に45.5%に減少した(表20-1)。

1988年から1997年までの医療費に占める民間支出の分担は，自己負担によるものが22.7%から17.4%に減少した(HCFA, 2000)。1998年時点では自己負担が占める割合は一定しているが，1990年以来初めて，民間健康保険の分担が増加した。こ

表20-1　財源別にみた国民医療費，1990〜1998年(単位10億ドル)

年	1990	1991	1992	1993	1994	1995	1996	1997	1998
国民医療費									
総額	$697.5	$761.7	$834.2	$892.1	$937.1	$988.5	$1,039.4	$1,088.2	$1,149.1
民間財源	413.1	441.4	478.8	505.5	517.2	532.1	559.0	586.0	626.4
消費者									
合計	380.8	407.3	442.8	467.0	478.7	493.2	510.0	597.8	574.4
自己負担	148.4	155.0	165.8	171.6	176.0	182.6	178.1	189.1	199.5
民間健康保険	232.4	252.3	277.0	295.4	302.7	310.6	298.1	372.4	337.0
その他	32.3	34.1	36.0	38.5	38.6	38.9	33.8	36.3	37.9
政府									
合計	284.3	320.3	355.4	386.5	419.9	456.4	480.4	502.2	522.7
連邦政府	195.8	224.4	253.9	277.6	301.9	328.4	347.3	363.0	376.9
州・地方自治体	88.5	95.9	101.6	108.9	118.0	128.0	133.1	139.2	145.8

出典：保健医療財政局(2000)。保険数理部：全国保健統計グループ。

れは民間支出の増加の大部分を占めている。図20-2は，保健医療支出の財源別割合を示している。

【公的財源】

1960年代半ばのメディケアとメディケイドの導入以来，連邦政府は保健医療における単一で最大の支払い機関となった。

メディケイド　メディケイドの支出は，1997年から6.6％増加して，1998年には総計1,700億ドルになった。それ以前の4年間は支出割合の増加が緩慢であり，全体の医療費に占めるメディケイドの割合は約14.8％と安定していた(HCFA, 2000)。

1997年に開始された，貧困家族一時扶助(Temporary Assistance for Needy Families；TANF)を受けている人に対する福祉から就労への新たな要請(welfare-to-work)は，雇用機会の拡大とあいまって，1997年のメディケイド受給者の数をやや減少させた。予備データは，この傾向が続くことを示している。これは4年間(1993年から1996年まで)のメディケイド適用人口の相対的な安定とは対照的である。1998年には，メディケイド受給者の半数以上が何らかのマネジドケアを使っており，これらの人々がはじめてメディケイド適用人口の過半数を占めた。受給者の大半は，引き続き貧困家庭の子どもとその両親である。メディケイドの供給者は，他の歳入が固定費用を相殺する範囲内で，無料で無保険者にサービスを提供し続けている。

メディケア　メディケアは，米国において社会保障制度に次いで2番目に大きなエンタイトルメント・プログラム(特定集団の成員に給付を与える政府のプログラム)であり，身体障害者と65歳以上の高齢者に健康保険を提供するものである。2000年に連邦政府は，3,900万人の健康保険の資金を調達するために，2,200億ドルを使った(CBO, 2000b)。メディケアは，パートAとパートBの2つに分かれる。メディケアのパートAは，入院医療，ナーシングホームでの熟練ケア，在宅ケア，ホスピスケアの費用の支払いを援助する。メディケアのパート

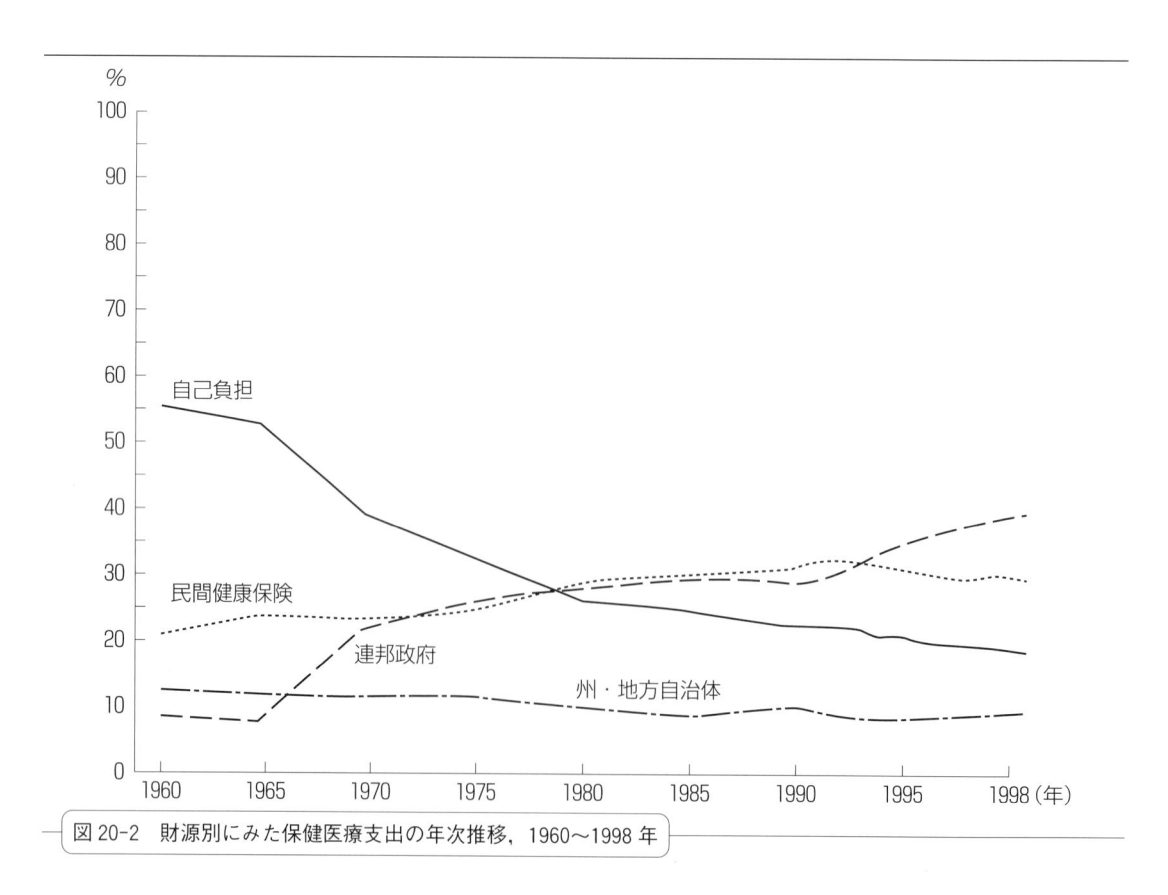

図20-2　財源別にみた保健医療支出の年次推移，1960〜1998年

Bは，さまざまなサービスを提供する。例えば，医師の診療費のうち最も妥当で必要なサービスと認められた費用の80%，熟練した看護や在宅ヘルパーサービスのうち，1週間に35時間までの費用の全額，インフルエンザと肺炎を予防するための年1回の予防接種，40歳以上の女性を対象とした年1回のマンモグラフィー検査，ハイリスク女性に対する年1回の子宮頸がん検査（パップテスト），50歳以上を対象とした骨密度測定と結腸・直腸がん検診，糖尿病の自己管理（患者教育，血糖測定），50歳以上の男性の前立腺がん検診である。さらにメディケアのパートBは，耐久性のある医療機器の80%，外来診療費の50%，理学療法の80%，臨床検査とX線検査費用の全額，救急車利用料の80%，および最初の3単位以降の輸血費用の80%の支払いを行う。

1998年に保健医療最大の公的支払い機関であるメディケアは，受給者である3,880万人の高齢者と身体障害者の保健医療に2,166億ドルを使った。この金額は，国民医療費総額の19%を占める。メディケア支出の年間の増加は，1997年の6%から1998年の2.5%へと低下し，これは史上最小の増加であった。1994年から1998年までのメディケア支出の継続した減額は，サービス提供者に対するメディケアの支払いの増加を抑制する法律の制定や，不正請求（詐欺や濫用）を見つける活動に対するサービス提供者の反応，メディケアの適用となる人口の増加がいくぶんか減速したことを反映している。1998年の劇的な減額は，主に財政均衡法のいくつかの規定の段階的導入の影響，病院のケースミックスの低下，詐欺行為や濫用を見つけ減少させるための政府の継続的努力によるものである（Savord, 1998）。

財政均衡法は，メディケアがマネジドケアプランに支払う定額払いの率を決定し，更新する改定方法を義務づけた。このことは，いくつかのマネジドケアプランがメディケアに快く参加することと，それまでと同じ地域にサービスを提供することの両方，あるいはそのいずれかに影響を与えた。その他の撤退やサービスを提供する地域の縮小化は，マネジドケアプランが地域によって，効果的に競争できなかったことに関係していると考えられる。一方，新たなマネジドケアプランや既存のプランは，以前より多くの地域を担当している（GAO, 1999）。財政均衡法は，全米の多くの地域で，マネジドケアプランがメディケア受給者のケアに参加することに影響を与えた。

メディギャップ　メディギャップ保険は，医師によって提供されるサービスの20%の共同負担（定額自己負担）といった，メディケアの保険範囲に含まれない部分を補うものである。メディギャッププランには，AからJまでの10種類がある。それぞれのプランは，提供されるサービスの数や費用が異なる。しかしどのプランもクロニックイルネスを持つ人に必要な給付をカバーしていない。例を挙げれば，自宅やナーシングホームでの長期に渡る経過観察のケア，眼科的ケアや歯科ケア，補聴器，付き添い看護，外来処方薬に対する無制限の適用などである。

【民間財源】

民間健康保険　民間健康保険は，1998年に総医療費の1/3（3,750億ドル）を支払った。1998年に保険料は8.2%増加し，それ以前の3年間のどの年に比べても2倍以上の増加である（1995年は2.8%，1996年は3.3%，1997年は3.5%の増加であった）。1998年に支払われた給付金（3,370億ドル）は，7.9%の伸びで，保険料とほぼ同じ増加率であった。これは，保険料が給付金より緩徐な増加を示した1994年から1997年に比べ，逆転している。これまで保険会社は，市場占有率を拡大しようとして保険料を低く抑えようとしてきたのだった。

雇用主の提供する保険に入る従業員が，傷害保険からマネジドケア型保険へ移行する動きは，20世紀の終わりまで続いた。1998年にマネジドケア型保険に加入している従業員は，保険に加入しているすべての従業員の86%を占め，1993年の54%から増加した。マネジドケア型保険の選択が与えられた時，従業員は組織外サービス（POS）や特約医療機構（PPOs）といったより制約の少ない保険を選び，健康維持機構（HMOs）を離れた。契約外サービス保険と特約医療機構への加入は，1993年には職域団体保険の33%であったが，1998年には59%に増加した（Levit et al., 1999）。

長期療養型医療保険は，米国では1970年代初頭

からやっと使えるようになった。大半の保険は，被保険者が入浴，更衣，食事，排泄などの基本的日常生活動作のうち少なくとも2つができなくなった際に給付される。しかしこの種の保険は安価ではない。保険料は，被保険者の年齢や給付範囲によって，年間900ドルから8,000ドルを超える場合もある(Levit et al., 2000)。さらに，加入希望者のおよそ4人に1人は資格がないとみなされる。その理由は，多発性硬化症，アルツハイマー病，パーキンソン病やその他の慢性疾患，あるいは身体的・精神的疾患によりすでに寝たきりであるというように申請前から健康問題があるためである。しかし，長期療養型医療保険のほとんどは，クライエントが保険加入後に上記の疾患と診断された場合に，これらの状態を支払い対象とする。

高齢者健康協同組合は，もし保険料の支払いが経済的困難を引き起こすなら，代替案を注意深く考慮すべきであると警告している。つまり，年収の7%以上を保険料として支払うべきではないということである(Levit et al., 2000)。

自己負担 自己負担額とは，控除金額や定額自己負担で個人が支払う金額のことである。病院やナーシングホーム，歯科診療，医療，その他の専門職によるサービス，眼鏡など視力補助製品，薬剤，耐久医療外用品に適用される。複数の薬剤を使用する高齢者やクロニックイルネスを持つ人にとっては，これらの費用は途方もない額になることがある。過去3年間の外来処方薬の支出は，その他の医療カテゴリーの何よりも急速に増加している(1998年で906億ドル)。1998年には，外来処方薬が総医療費のほぼ8%を占めた(Nauert, 2000)。

1990年代の民間および公的マネジドケアへの加入の増加は，保険加入者がより少ない自己負担で薬剤を入手する機会を増やし，それによって需要も増える環境を作り出した。市場に出回る新しい薬剤の数の増加と共に，需要はさらに増加した。これは食品医療品局によって薬剤の認可に必要な平均期間が短縮したことによる(1993年に2年であったものが，1997年には11.7ヶ月になった)(Crippen, 2000)。

大半の人が医師の処方が不要な市販薬と保険に関わる費用(保険料，控除金額，定額自己負担)に自己負担金を支払っている。自己負担金が収入に占める割合は，高齢者が世帯主でない世帯では，比較的一定である(4.6%)。高齢者が世帯主である世帯では，これらの費用が収入に占める割合は比較的高い(11%)(CBO, 2000)。

保健医療支出

保健医療支出は，1998年に1.1兆ドルに達し，1997年から5.6%増加した。1998年は，5年連続で増加率が6%以下にとどまった年となった。1993年以来，経済成長は，おおよそ保健医療支出の増加に一致している。その結果，国内総生産に占める保健医療費の支出はほぼ安定した。1993年に国内総生産に占める保健医療費の割合は，13.7%であり，1998年は13.5%である(Levit et al., 1998)。

集約された統計によると，保健医療費は過去数年間，先例のない緩慢で安定した増加を示しているが，これらの評価をより詳細に検討してみると，国内の保健医療システムに重大な変化が起こっていることが示唆される。実際(インフレ調整済み)の保健医療費の増加は，1995年から1997年の間の毎年，3%以下であったが，1998年に4.5%に加速した。支払い機関では，公的支出の増加は継続して緩慢であり，それは1991年以来ほとんどの年と同様である。1998年には4.1%のみの増加である。これと対照的に，自己負担は1997年の4.8%から1998年の6.9%に増加している。公的支出の緩慢な増加と消費者の自己負担額の増加とが相まって，民間財源によって支払われる保健医療費の割合を1988年以来初めて増加させた。

公的支出の増加を減速させている最も重要な要因は，メディケアである。1997年の財政均衡法の影響と詐欺や濫用摘発の継続的な努力を続けたことがあいまって，メディケア支払費が削減した。財政均衡法のメディケアの規定は，予測されたメディケア病院保険(HI)信託資金の枯渇と，1992年から1997年までの間にメディケアの支出が民間保険会社の支出を超えたことに対する議会の反応であった。1998年の会計年度に有効であった財政均衡法の規定と，その後5年連続で実施される予定の追加の規定によって，2002年までにメディケアと公的支出の増加の抑制が約束されている。ただしいくつかの規定

は，削減が検討されている。

民間支出の増加が加速しているのは，主に民間健康保険の保険料のためであり，前述したように大幅な増加となっている。最近では，保険料より上昇の早い給付費用に直面して，保険会社は高額の費用を賄い財政的業績を改善するために，保険料率を引き上げた。

その他の保健医療システムの変化も保健医療の提供者に影響を与えている。病院の病床占有率(設備過剰の指標)は低下をたどる一方であったが，ようやく1998年に安定した(Levit et al., 1998)。病院業界は，経営効率を上げ，保険会社と交渉する立場を有利にしようと，地方や全国の提携先との整理統合を続けた。医師は実践の規模を大きくし，医療計画策定における実力を誇示しようとしているかのようである。製薬会社は，予想した販売を増やせないとわかった時，薬剤効果管理(PBM)部門を売却したところもある。また新しい薬剤の研究・開発のための資金を得るために，他の製薬会社と合併しようとしたところもある(Levit et al., 1998)。

保健医療のお金の行き先

1998年に国民医療費は，前年比5.6%増で1.1兆ドルに達した(HCFA, 2000)。これで，支出の伸びが6%以下にとどまったのは5年連続となった。1人当たりの医療費をみると，182ドル増加して4,094ドルになった。支払い機関でみると，1991年以来，ほとんどの年がそうであるように，公費による支出の増加は引き続き緩慢で，1998年にはたった4.1%の増加である。1998年の国民医療費の内訳は，病院40%，医師20%，薬剤12%，ナーシングホーム9%，在宅ケア3%，その他の専門職のサービス16%となっている(HCFA, 2000)(表20-2，表20-3)。

【病院】

病院の費用は，1998年では3,828億ドルであり，前年比3.4%増であった。病院歳出の増加がわずかにとどまった結果，1983年以来国民医療費の割合は低下を続けている。地域病院の入院患者による歳入は，1998年に増加した(Laffie, 2000)が，その増加率は極めて低く，過去4年間で8%以下の増加率である。入院患者サービスによる増収は，ますます困難になっている。地域病院の使用(入院数，入院日数，在院日数による測定)は，1990年代前半まで減少傾向を示し，過去2年間は変化がないか，あるいはやや上昇している。外来サービスでは，1998年に約8%の歳入増加があった。しかしこれは1997年の10.7%と比べるとやや減少している。

歳入の増加率が低いということは，病院がより効率的になる必要があることを示している。病床利用率が低いことは，マネジドケア組織と交渉する際に病院を弱い立場に置くことになる。病院は，マネジドケア組織と交渉する立場を強め，より効率的になるために，他施設と提携をすることで対応している(Bellandi, 1999；Casey, 1998)。

【医師】

医師の提供するサービスにかかる費用は，1998年では2,295億ドルで，国民医療費の20%を占めた。公的財源が医師のサービスの31.9%を支払い，消費者の自己負担が15.6%を支払った。医師が提供するサービスの大半(50.5%)は，民間保険によって資金調達されていた(Laffie, 2000)。

1990年代初期から中期にかけて，雇用者による民間保険と公的保険がマネジドケアへと実質的に急速な転換をしたことは，医師が提供するサービスの多くの面に大きな影響を与えた。民間健康保険で支払われる医師の費用負担が安定したことひとつとってみても，このことは明らかである。マネジドケアへと向かう動きは，メディケア診療医への支払いと業績高に関する基準の段階的導入と相まって，医師が提供するサービスに対する支払いの伸びを抑制するのに役立った(Levit et al., 1998)。

支払の際に，メディケアが承認した額を常に全額払いとして受け入れることを示す「指定の受け入れ」を行うなら，その医師は「メディケア診療医」と呼ばれる。これは，医師が提供するサービスに対して，メディケアが認めた額以上にクライエントに請求することは許されないことを意味する。メディケアは，認められた額の80%を医師に支払い，残りの20%は個人が支払う。メディケイドの受給資格を持つメディケア受給者(二重適格者)の治療において医師は，メディケアの指定を受け入れなければならない。メディケアの指定を受け入れない医師

表 20-2　財源別・費用別にみた国民医療費，1998 年（単位 10 億ドル）

費用の種類	総額	民間財源				その他	政府財源		
		民間財源総額	消費者				総額	連邦政府	州・地方自治体
			総額	自己負担	民間健康保険				
国民医療費	$988.5	$532.1	$493.2	$182.6	$310.6	$38.9	$456.4	$328.4	$128.0
保健サービスと医薬品等	957.8	521.2	493.2	182.6	310.6	28.0	436.7	314.4	122.2
個人の保健医療	878.8	486.7	459.3	182.6	276.8	27.3	392.1	303.6	88.5
病院ケア	350.1	135.8	124.5	11.4	113.1	11.3	214.3	175.3	39.0
医師によるサービス	201.6	137.6	133.9	36.9	97.0	3.7	64.0	50.9	13.1
歯科サービス	45.8	44.0	43.8	21.8	22.0	0.2	1.8	1.0	0.8
その他の専門職によるサービス	52.6	39.9	36.0	20.2	15.8	3.9	12.7	9.6	3.1
在宅ケア	28.6	12.8	9.3	6.0	3.3	3.4	15.8	13.8	2.0
薬剤・医薬品	83.4	72.0	72.0	49.8	22.1	—	11.4	5.9	5.6
視力補助製品・医療機器	13.8	8.7	8.7	7.8	0.9	—	5.1	5.0	0.1
ナーシングホームケア	77.9	32.6	31.1	28.6	2.5	1.5	45.3	29.3	16.0
その他のケア	25.0	3.3	—	—	—	3.3	21.7	12.8	8.9
プログラム管理と民間健康保険の純費用	47.7	34.5	33.9	—	33.9	0.6	13.2	7.1	6.1
政府による公衆衛生活動	31.4	—	—	—	—	—	31.4	3.8	27.6
研究と建設	30.7	10.9	—	—	—	10.9	19.7	14.0	5.7
研究	16.6	1.4	—	—	—	1.4	15.2	12.9	2.3
建設	14.0	9.6	—	—	—	9.6	4.5	1.1	3.4

備考：製薬会社，その他の製造会社，医療機器・用品供給会社の研究・開発費用は研究費用から除外されているが，製品が分類される項目の費用に含まれている．数字は四捨五入しているので，加算で合計にはならないところもある．
出典：Levit et al., 1998 より．保健医療財政局，保険数理部：全国保健統計室からのデータ．

は，メディケアが承認した額の 15% を超えない範囲で請求を行うことができる．クライエントは，要求される控除免責額や共同負担（定額自己負担）の支払いを含め，15% を超えて余分に支払う必要はないということである．

【ナーシングホーム】

独立したナーシングホームで提供されたケアの費用は，1998 年に総計 878 億ドルになり，個人の保健医療費の 8.6% を占めた．ナーシングホームでのケアの支出の伸びは，1990 年の 13.3% から 1998 年の 3.7% へと着々と減少している．これは最も緩慢な伸びだった 1961 年と一致する．この減少は，医療の価格の増加が緩慢になったこと，在宅ケア，介護つき居住施設，地域のデイケアといった代替の施設が増えたことによる（Levit et al., 1998）．

1998 年に公的財源は，ナーシングホームでのケアの 60% 以上に資金を供給した．これは 1990 年の 51% から増加している．メディケイドが分担するナーシングホームへの支出は，ほぼ安定しており，

表 20-3　国民医療費における費用別にみた総計と年間平均割合の推移，1960〜1998年（単位10億ドル）

費用の種類	1960	1970	1980	1990	1992	1994	1996	1997	1998
国民医療費	$26.9	$73.2	$247.2	$697.5	$834.2	$937.1	$1,039.4	$1,088.2	$1,149.1
保健サービスと医薬品	25.2	67.9	235.6	672.9	806.7	906.7	1,007.5	1,053.5	1,113.7
個人の保健医療	23.6	63.8	217.0	614.7	740.5	827.9	924.0	968.6	1,019.3
病院ケア	9.3	28.0	102.7	256.4	305.4	335.0	359.4	370.2	382.8
医師によるサービス	5.3	13.6	45.2	146.3	175.7	190.6	208.5	217.8	229.5
歯科サービス	2.0	4.7	13.3	31.6	37.0	42.1	47.5	51.1	53.8
その他の専門職によるサービス	0.6	1.4	6.4	34.7	42.1	49.1	54.4	61.5	66.6
在宅ケア	0.1	0.2	2.4	13.1	19.6	26.3	31.2	30.5	29.3
薬剤・医薬品	4.2	8.8	21.6	59.9	71.2	77.7	98.0	108.6	121.9
視力補助製品・医療機器	0.6	1.6	3.8	10.5	11.9	12.9	14.1	15.1	15.5
ナーシングホームケア	0.8	4.2	17.6	50.9	62.3	72.4	80.2	84.7	87.8
その他のケア	0.7	1.3	4.0	11.2	15.4	21.7	27.6	29.2	32.1
プログラム管理と民間健康保険の純費用	1.2	2.7	11.8	38.6	42.7	50.6	52.1	50.3	57.7
政府による公衆衛生活動	0.4	1.3	6.7	19.6	23.4	28.2	31.3	34.6	36.6
研究と建設	1.7	5.3	11.6	24.5	27.5	30.4	32.0	34.8	35.3
研究	0.7	2.0	5.5	12.2	14.2	15.8	17.2	17.9	19.9
建設	1.0	3.4	6.2	12.3	13.4	14.6	14.8	16.9	15.3
1人当たりの医療費	141.0	341.0	1,052.0	2,683.0	3,145.0	3,465.0	3,772	3,912	4,094
国内総生産（GDP）	527.0	1,036.0	2,784.0	5,744.0	6,244.0	6,936.0	7,662	8,111	8,511
GDPに占める国民医療費の%	5.1	7.1	4.9	12.1	13.4	13.5	13.6	13.4	13.5

1990年の45.5%から1998年の46.3%へとわずかに上昇している．一方，公的負担の増加の大半はメディケアによるものであり，メディケアのナーシングホームへの支出の分担は，3.4%から11.9%へと上昇している．民間財源では，ナーシングホームでのケアのほとんどすべての支払いは，クライエントあるいはその家族の自己負担である（1998年で28.5%）．（Levit et al., 1998）．

ナーシングホームでのケアの平均費用は，1年間にほぼ50,000ドルである（Crippen, 2000）．メディケアは，退院後のナーシングホームでの熟練を要するケアについては短期間しか適用されず，また，長期療養型医療保険を持つ人はほとんどいない．入居者の約30%は，すべての費用を自費で支払っており，約70%は，メディケイドから援助を得ている．ナーシングホーム入所者の多くは，入所した時には，すべての費用を自分で払うことが可能であるが，ケアの支払いをするために貯蓄やそれ以外の資産を使い果たし，結局メディケイドの受給対象者となる．メディケイドはナーシングホームでのケアの

表 20-3　続き

費用の種類	増加率（前年度からの年間平均割合の変化）								
	1960	1970	1980	1990	1992	1994	1996	1997	1998
国民医療費	—	10.6%	12.9%	10.2%	9.5%	5.1%	4.6%	4.7%	5.6%
保健サービスと医薬品	—	10.4	13.2	10.3	9.5	5.1	4.7	4.6	5.7
個人の保健医療	—	10.5	13.0	10.3	9.5	5.2	5.1	4.8	5.2
病院ケア	—	11.7	13.9	8.8	8.2	3.6	3.6	3.0	3.4
医師によるサービス	—	9.9	12.8	11.8	10.4	4.4	3.3	4.5	5.4
歯科サービス	—	9.1	11.1	7.8	11.0	7.3	5.6	7.6	5.3
その他の専門職によるサービス	—	8.8	16.3	15.8	10.0	6.1	7.1	7.0	8.3
在宅ケア	—	14.5	26.9	18.4	22.3	14.4	7.1	-2.2	-4.0
薬剤・医薬品	—	7.6	9.4	10.1	8.6	3.6	10.6	10.8	12.3
視力補助製品・医療機器	—	9.6	8.8	9.2	6.3	2.8	6.0	6.7	2.7
ナーシングホームケア	—	17.4	15.4	10.7	9.0	8.1	6.3	5.5	3.7
その他のケア	—	6.5	12.0	12.9	13.3	21.6	9.8	5.9	9.8
プログラム管理と民間健康保険の純費用	—	8.9	15.8	10.2	10.2	-0.5	-2.8	-3.5	14.9
政府による公衆衛生活動	—	13.9	17.5	11.0	9.3	11.6	5.2	10.2	6.0
1人当たりの医療費	—	9.3	11.9	—	8.4	4.1	4.6	4.7	5.6
国内総生産（GDP）	—	7.0	10.4	6.6	5.5	5.8	5.4	5.9	4.9
GDPに占める国民医療費の%	5.1	7.1	8.9	12.1	13.4	13.6	13.6	13.4	13.5

出典：保健医療財政局，保険数理部：全国保健統計室からのデータ（2000）。

すべてに適用され，石鹸・歯磨きなどや医師の処方が不要な市販薬といった基本的ニーズに対しても適用される．メディケイドは，メディケアによって支払われない外来処方薬や他のサービスの支払いを行う．

【在宅ケア】

在宅ケアは，1998年の国民医療費の2.5%を占めるに過ぎず，医療施設に付属しない独立した在宅ケアは，国民医療費の中で支出の最も少ない分野の1つである．在宅ケアの支出は，1998年に293億ドルで，1990年代に支出の伸びの大きな変動を経験した．1990年から1998年までに28.2%の増加があった．これに対して財政均衡法は，在宅ケア費用の厳重な支給と，利用できるサービスを制限したり，訪問適用基準を再評価したりといった利用管理を要求した．財政均衡法はまた，在宅ケア業界の整理統合，合併，廃業を促し，その結果1998年の在宅ケア支出は減少した（Levit et al., 1998）．

クロニックイルネスと費用

多くの慢性疾患の発症は，年齢と共に増加し，65歳以上の人の大多数が1つかそれ以上の慢性疾患をもっている．主要な慢性疾患は，関節炎，高血圧，難聴，心疾患である（図20-3）．

すべての慢性疾患の財政的な問題を論議することは，本章の目指すところではない．しかし慢性疾患に罹患することによる財政的インパクトを明らかにするために，いくつかの疾患について述べようと思う．

【認知障害】

アルツハイマー病は，脳の進行性かつ退行性疾患であり，認知症の最も一般的な形態である．約400万のアメリカ人がアルツハイマー病に罹患している（Alzheimer's Association, 2001）．1993年に実施された全国調査によると，アメリカ人の約1,900万人が，アルツハイマー病に罹患した家族を持ち，

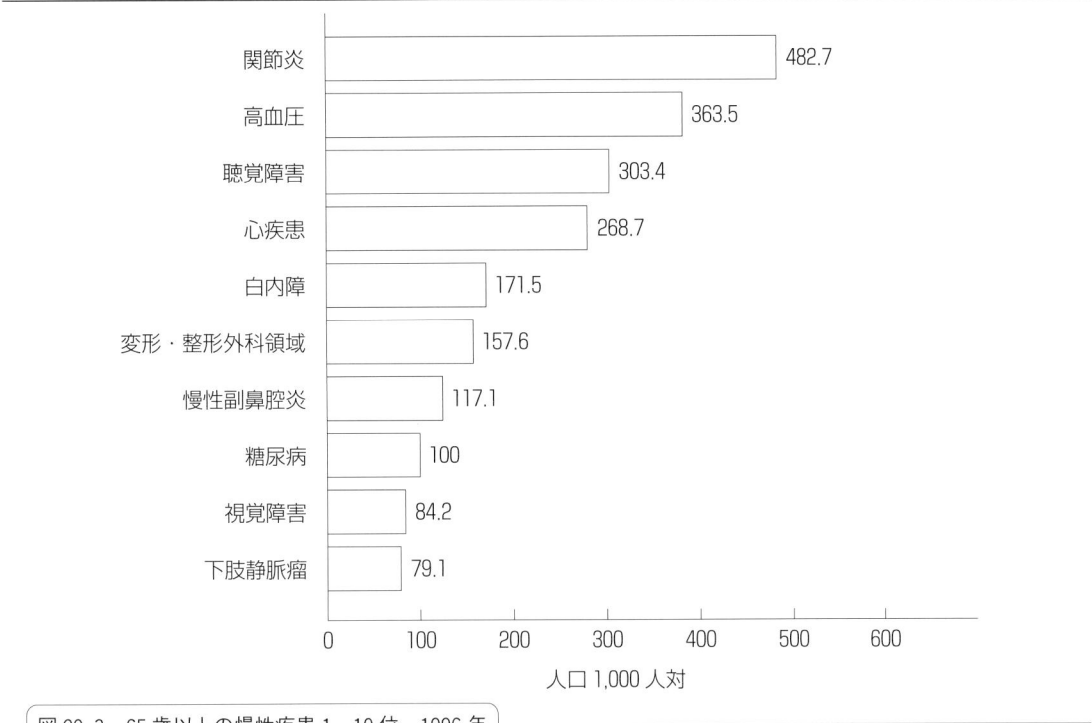

```
関節炎          482.7
高血圧          363.5
聴覚障害        303.4
心疾患          268.7
白内障          171.5
変形・整形外科領域  157.6
慢性副鼻腔炎    117.1
糖尿病          100
視覚障害        84.2
下肢静脈瘤      79.1
```

人口1,000人対

図20-3　65歳以上の慢性疾患1～10位，1996年

出典：全国保健統計センター(1996年10月)。

3,700万人が，アルツハイマー病に罹患している知人を持つ(Alzheimer's Association, 2001)。治療法あるいは予防法が発見されなければ，2050年までにアルツハイマー病の患者は1,400万人に増加すると推定されている(Alzheimer's Association, 2001)。

アルツハイマー病の人の平均生存年数は8年であり，発症から20年以上の生存もある。米国は，アルツハイマー病に，年間最低1,000億ドルを費やしている(Alzheimer's Association, 2001)。アルツハイマー病の大多数の人が必要とする長期ケアは，メディケアでも民間健康保険でもカバーされない。アルツハイマー病は，アメリカ産業に年間330億ドル以上の費用を発生させている。このうち260億ドルは，介護者の生産性の損失によるもので，70億ドルは，長期ケアのための費用に関連したものである(Alzheimer's Association, 2001)。

アルツハイマー病に罹患している人の10人に7人以上は自宅で生活しており，約75％は家族や友人によって在宅ケアが提供されている。残りは年間平均12,500ドルかかる「有料」のケアであり，その大半は家族の自己負担である。ナーシングホーム入居者の半数は，アルツハイマー病か，それに関連した障害を有している。ナーシングホームでのケアで，入居者1人当たりにかかる平均費用は，年間42,000ドルであるが，特定の地域では年間70,000ドルを越えるところがある。アルツハイマー病の1人の生涯にかかる平均費用は，17.4万ドルと見積もられている(Alzheimer's Association, 2001)。

【糖尿病】

糖尿病は，米国の1,600万人が罹患していると考えられている。1980年から1996年の間に，糖尿病と診断された人の数は19％増加した。糖尿病は，失明，腎不全の末期，下肢の切断といった障害の主要な原因である(Drass et al., 1998)。

糖尿病に罹患している人が保健医療サービスを使う割合は高く，糖尿病の保健医療の費用の大部分は入院ケアである。1996年に第1診断名が糖尿病である人の退院は，50.3万件あり，退院時の7診断名のうちの1つが糖尿病であった人の退院は380万件あった。120万件の救急室受診のうち，糖尿病は上位3位に入る診断名である。1996年に糖尿病の

人の約14％は，糖尿病に関連した理由で救急室を受診し，45歳以上の中で最も高い受診率を示している（CDC, 2000）。

【脊髄損傷と脳損傷】

米国には，推定25万人の脊髄損傷（SCI）の人が暮らしている。平均すると毎年，11,000件の新たな脊髄損傷が報告されており，そのうち40％は交通事故によるものである。脊髄損傷の人々の半数以上は，16歳から30歳の間に受傷しており，受傷最多年齢は19歳である。脊髄損傷の人の大多数は，ほぼ平均寿命を生きている。受傷当初の入院（平均100日），受傷後の適応を助ける機器や自宅の改築には，平均14万ドル必要である。さらに生涯を通して平均60万ドルかかり，障害の重症度によって135万ドルかかることもある（Christopher Reeve Paralysis Foundation, 2000）（http://www.paralysis.apacure.org 参照）。

米国では，毎年200万件の脳損傷が発生し，毎年75,000人から10万人が死亡している。典型的な脳損傷の犠牲者は，16歳から24歳の間の若い男性で，交通事故により受傷している。重症な脳損傷の生存者は，生涯のケアに410万ドルから900万ドルの費用がかかっている（http://www.paralysis.apacure.org 参照）。これらの人々は，通常メディケイドに申し込み，生涯のケアに多くの財源を必要とする。

【慢性閉塞性肺疾患】

慢性気管支炎と肺気腫は，われわれの経済に大きな損失をもたらしている。米国心臓・肺・血液研究所の見積りによると，1998年の慢性閉塞性肺疾患（COPD）のための年間費用は，260億ドルであった。これには直接ケア費用の136億ドルと症状に対する間接的な費用の64億ドル，死亡に対する直接的費用の60億ドルを含む（Asthma and Allergy Foundation, 2000）。

喘息は，年間50万件の入院の原因となっている。喘息に対する直接的な医療費は，1998年に75億ドルで，間接的な経済損失として，さらに38億ド

事例　貧困の循環

B氏は56歳の男性である。肺気腫のために2年前にトラック運転手を辞め，現在は身体障害者としてメディケアを受けている。彼の家族（妻）にとって，彼の収入は唯一のものであった。子どもたちは自立し，他の州に住んでいる。B氏はネブライザー治療を1日に4回行い，必要時には酸素吸入をしている。肺炎のために最近入院し，退院したばかりである。1年に2〜3回は肺炎にかかるが，慢性閉塞性肺疾患のために回復するのが難しい状態となっている。

また数週間前には，睡眠時無呼吸症状で診察を受けている。これは，いびきをかく夫を見て，妻が受診を勧めたためである。その結果，20秒間持続する睡眠時無呼吸症であることがわかり，夜間の睡眠時には持続性気道陽圧（CPAP）呼吸器を使うように勧められた。

B氏は，処方された8種類の薬を服用している。プロザック，シングラーを1日2回，プロベンタールの吸入を1日2回，プレバシッドを午前中に，緩下剤を午後に，ラシックスを1日2回，カリウムを1日2回，アムビンを就寝時に睡眠のために飲んでいる。毎月，経口薬とネブライザーの薬に，約268ドルかかっている。家賃は，1か月600ドルで，光熱費は1か月平均90ドルである。彼は毎月558ドルの身体障害者用小切手を受け取っている。妻は，現在地元のスーパーマーケットで働き，最低賃金を得ている。この収入で，食料品と車のガソリン代，残りの月々の出費を賄っている。薬代や家賃や光熱費は，平均して958ドルになるので，毎月400ドルの不足が出る。妻の収入は月800ドルである。B氏の費用に400ドルを使った後，残りの400ドルで食料品やガソリン代を支払っている。これは，クロニックイルネスを持つ夫婦が，月々を何とか暮らそうとしている典型的な例である。

質問は次のとおりである。
1. 貧困状態にある人が使える薬剤資源は何か？
2. B氏にとって，現在使用している薬剤より安価な代替案があるか？
3. B氏と妻のために，どのような解決策が考えられるか？　この「貧困の循環」を断ち切ることは，果たして可能だろうか？

かかった。直接的医療費のうち，約57%は入院，外来診療，救急部門の受診に使われていた（U.S. Department of Health and Human Services, 2000）。喘息は，毎年約180万件の救急部門の受診と1,000万件の開業医受診の原因となっている（Asthma and Allergy Foundation, 2000）。

【骨粗鬆症】

骨粗鬆症は，毎年150万件の新たな骨折につながり，米国骨粗鬆症財団によると，それにかかる医療費（リハビリテーションや継続治療施設を含む）は，600億ドルである。骨粗鬆症は主に高齢者に起こるため，65歳以上の高齢者の増加に伴い，これらの費用は2040年までに2,000億ドルに達すると米国骨粗鬆症財団は予想している（National Osteoporosis Foundation, 2000）。

大腿骨頸部骨折は，骨粗鬆症の最も深刻な結果である。骨粗鬆症による大腿骨頸部骨折は，医療，継続治療施設，および働けなくなることによる賃金の損失のために，年間128億ドルから178億ドルが必要である。リハビリテーションや施設への入所は，約51億ドルから71億ドルかかり，骨粗鬆症による大腿骨頸部骨折の経済的費用の総額の40%を占める（Barefield, 1996）。

【循環器疾患】

米国における循環器疾患と脳血管発作の費用は，2000年に3,266億ドルと見積もられた。この総額のうち，心疾患は最も大きな支出を占め，2000年に2,147億ドルとなっている。これらの資金の大部分は，病院とナーシングホームに支払われ，ナーシングホームが789億ドル，医師が144億ドルである（AHA, 2000）。表20-4は，循環器疾患に伴う直接的および間接的費用を示している。

循環器疾患に対する医療処置は，1979年から1997年に350%増加した。1995年には66.9万件の循環器疾患に対する外科的処置が行われた。このうち37.3万件は男性に実施され，29.6万件は女性に実施された。このような外科的処置には，心臓カテーテル法，冠状動脈バイパス手術，心臓移植，経皮経管冠状動脈形成術（PTCA）を含む。冠状動脈バイパス手術の平均費用は，1995年で44,820ドルであった。心臓移植の最初の年にかかる平均費用は253,200ドルで，その後毎年のフォローアップにかかる費用は21,200ドルである。PTCAの平均費用は，1995年に20,370ドルであった（http://www.americanheart.org 参照）。

【子どもとクロニックイルネス】

急性期医療技術は，多くの小児の命を救ったが，その子どもの多くは，継続的治療が一生必要な状態になった。クロニックイルネスを持つ子どもは，状態とその重症度によって，広い範囲の医療と援助が必要になることがある。連邦政府の法律は，このことを認識し，メディケイドに加入した子どもは，ケースマネジメント，リハビリテーションサービス，身の回りの世話，心理カウンセリング，回復を目指した長期在宅ケア，それ以外のさまざまなサー

表20-4 循環器疾患の費用（単位10億ドル）

	心疾患	冠状動脈心疾患	脳血管発作	高血圧	うっ血性心不全	心血管疾患合計
病院・ナーシングホーム	$78.9	$42.0	$25.0	$7.4	$15.5	$128.4
医師	14.4	8.1	2.3	8.1	1.5	28.2
在宅ケア・医療機器	5.2	1.6	2.9	1.6	2.2	11.5
薬剤	7.3	3.5	0.4	9.0	1.1	17.7
合計費用	$105.9	$55.2	$30.6	$26.1	$20.3	$185.8
間接費用						
生産性の喪失・病的状態	17.2	7.2	5.6	5.2	NA	27.6
生産性の喪失・死亡	91.6	55.8	15.1	5.9	2.2	113.2
総計	$214.7	$118.2	$51.3	$37.2	$22.5	$326.6

出典：American Heart Association, 2000

ビスを受けられると明記した。これらは医師あるいは他のヘルスケア提供者から必要であるとみなされる限り提供される。約250万人のクロニックイルネスを持つ子どもがメディケイドに加入している（Newacheck & Hughes, 1994）。

\[無保険の子ども\]　1997年時点で，1,100万人の子どもが保険に加入しておらず，しかも，州の児童健康保険（タイトルXXI）とメディケイドの変化にもかかわらず，保険医療が適用されたのは資格を有する子どものわずか55％であった。保険に入っていない子どもの多くは，保健医療サービスの利用が困難な地域に住んでおり，保健医療に支払う財源を見つけるために両親が苦闘している間は，必要なケアが受けられないと考えられる。1999年3月の国勢調査局の報告によると，保険に入っていない子どもが最も多いのはラテンアメリカ人（30％）で，次いで黒人（19.7％），白人（14.4％）である（Frankenfield et al., 1997）。

費用高騰の影響

連邦政府予算の長期に渡る財政上の資金不足が予想されているが，これは次の3つの現象に関連している。すなわち，ベビーブームに生まれた世代の加齢と退職，平均余命の延長，および1人当たりの医療費の急上昇である。社会保障管財官の推定によると，2000年から2030年に，米国の高齢者数はほぼ2倍になり，一方，20歳から64歳までの人口はたった16％しか増加しない（CBO, 2000a）。このような人口統計上の傾向のために，高齢者に対する連邦政府のプログラムは，国民所得と連邦政府予算の増加分を急速に消費するだろう。社会保障とメディケアの管財官によれば，国内総生産に占める割合としての社会保障とメディケアの支出は，2000年の6.5％から2030年の11％近くにまで増加する。同様の予測を用いて米国議会予算局は，これらのプログラムが，1999年に連邦政府の総支出の39％を占めていたのに対して，2030年には半分以上を占めるだろうと予想している（CBO, 2000a）。さらにメディケイドのプログラムは，低所得の高齢人口の長期ケアニーズを満たすために，厳しい予算上の圧力を受けるだろう。

今日の子どもたちは，未来の納税者であり，高齢者ケアに充てられる連邦政府予算の増額分の支払いを要求される世代なのである。しかし未来学者による計画の多くは，大幅な賃金の増加予測の上に立てられている。すなわち，現在の子どもたちはより裕福になり，自ら進んで収入の増額分を自分たちに先立つ世代と分け合うことができると思われているのである（CBO, 2000a）。

保健医療の費用高騰に対する解決策

政府の債務に資金を調達するために要求される財源は，債務が清算される際の全体的な経済状況による。すなわち，2030年には他の年でもそうであるように，国家防衛，州や地方の教育機関の助成，公衆衛生サービス，交通プロジェクトなどの連邦政府の優先事項と並んで，高齢者に対する保証は，その時に政府が入手できる経済的資源から引き出すことを要求されるだろう。

21世紀に予想される財政的圧力に備える1つの方法は，国としてより多くの蓄えを行うことである。資本の蓄積を促進する政策の実施によって，国家は生産力と富の両方を後押しすることができ，本質的に将来の消費を減らす手助けができるだろう。しかし資本の備えを追加するには，より多くの国家貯蓄や投資と引き替えに，現在の消費を減らすことが必要となる。国家貯蓄を増やすための1つの方法は，政策が民間の貯蓄を犠牲にしない範囲で，連邦政府が年間予算剰余金を持つことである。また民間貯蓄を奨励する方略も，将来の消費の支払いを助けるかもしれない。

経済成長は社会保障給付やその他の連邦政府の投入資金を供給するための経済力を増し，経済状況がよければ，付加的財源を退職者に使うことが容易になるだろう。確実な経済成長は，歳入を増加し，それが負債削減に用いられるなら，支払い利息が減少し，政府予算の全体的見通しを改善するだろう。ただし，これらの利点にもかかわらず，経済成長は現在の社会保障プログラムの不均衡を解消するものではない。その理由は，経済成長は一般的に，実際の

賃金を増加し，現在の利益方式の下では，実質的な遅れはあるものの，より高い賃金はその後により高い社会保障給付に形を変えるからである。したがって，国家はより豊かになるかもしれないが，ベビーブームの世代が退職する時期に，社会保障と保険医療の費用を支払うために必要となる予算財源の急速な増加に直面するだろう(CBO, 2000a)。

慢性の状態の管理

【予防】

保健医療の費用の急騰は，慢性疾患の問題に言及することなしには，効果的に説明することはできない。歴史的にみて，民間財源も公的財源も予防には財政的支援をしてこなかった。しかし過去10年間に，財政的支援に関する変化が実現し始めている。現在ではほとんどの健康保険会社は，年1回の検診はもちろん，ある種の予防サービスへの支払いを進んで行っている。メディケアは，日常の健康診断への支払いは行わないが，いくつかの予防的検査は，現在ではメディケアのパートBで支払われている。これらの検査は，乳がん・子宮頸がん・腟がん・大腸がん・前立腺がんの検査，骨量減少の測定，糖尿病モニターや自己管理，インフルエンザ・肺炎・B型肝炎の予防接種を含む。

疾病管理センター(Centers for Disease Control, 2000)は，慢性疾患の予防をすることは，医療費に対して財政上密接な関係があると報告している。予防費用は，毎年の余命延長によって埋め合わされる。文献の中で示された一例には，禁煙のための介入がある。この介入は，1年の余命延長につき約2,587ドルの節約となり，臨床的な予防サービスの中で最も費用対効果のよいものとなっている。その他の予防プログラムで利益をもたらすと思われるのは，2年ごとのマンモグラフィーによるスクリーニングであり，1年の余命延長が8,280ドルから9,890ドルに相当する。研究によって予防の費用対効果が示されると，予防に関する支出が増えるだろう。

連邦政府によるヘルスケアの拡大に対する選択肢

30年間近く(1970～2000年)，議員は継続する連邦政府予算の赤字と闘ってきた。過去数年間に，これらの赤字は解消し，大きく増大する余剰金に取って代わった。連邦議会予算事務局(CBO, 2000a)の記録は，健康，定年，教育における連邦政府の活動の範囲を拡大する政策主導の範囲を調べている。保健医療に関して提案された財政手当は，プログラムの長期的な財政上の健全さを確保し，健康保険の加入者数を増やし，高齢者に対する長期ケアサービスの資金調達を改善すると同時に，メディケア給付を拡大することを含むものである(National Rural Health Association, 2000)。

メディケアの拡大

メディケアは，社会保障に次いで大きな受給資格授与プログラムである。2000年にこのプログラムは，3,900万人の保健医療の資金を供給するために2,200億ドルを使った(Cleverly, 1999)。政治分析者の中には，メディケアプログラムは2010年の初頭から危機に直面すると予測している者もいる。これは，サービスの需要が劇的に増え，労働人口が横ばいになるからである。2000年から2030年の間に，メディケアの対象となる人は2倍になると予想されている(CBO, 2000b)。

メディケアの給付適用は，入院，回復期ケア，医師の診療，およびその他の外来ケアといった基本的サービスである。メディケアは，外来薬剤費には適用されない。メディケア受給者の総医療費のうち，院外処方薬(out-of-hospital medications)の費用は，1996年で10%を占めている(Levit et al., 1998)。処方に約250億ドルが使われ，この費用の半分は，個人が負担している(Levit et al., 1998)。

討議されている1つのアイデアは，メディケアの包括性を増すことである。これは民間保険によって補う必要性を解消し，メディケアに支出増加を要求するものである。サービスの拡大は，将来のメディケアに関する超党派委員会が提案した計画のようなリスクに基づくメディケアプランに対して，FFS

(出来高払い)のケアを減少させるであろう。試行計画には，各々の地域に複数のプランを確立することが含まれる。これによってメディケア受給者は，妥当な保険料で最低1つのプランに入ることができる。より多くの給付がある高価なプランは，経済的余裕のある受給者が使えるようにする。加入できるプランに競争原理が働けば，可能な限り安価な費用で適切なサービスを提供することができるようになるであろう。マネジド・コンペティション(管理された競争)の長期の利益は，費用の増加を減速させるかもしれないし，そうではないかもしれない。しかし受給者がFFSのサービスから，より効率のよいマネジドケアに移行する時，加入者の費用において一時的な削減が確実に起きるだろう。

【健康保険の適用の拡大】

健康保険の未加入者数は，1991年の3,500万人から1998年の4,400万人へと増加している(CBO, 2000a, p.36)。メディケアは65歳以上の人々に適用されるので，65歳未満の人々が健康保険に加入していないことが問題である。1998年では，65歳未満の人々の18.4％は，健康保険に加入していなかった。また子どものうち15％は，健康保険に入っていない(CBO, 2000b)。

健康保険加入者を増やすために，いくつかの方法が提案されている。政府保険プログラムの適用範囲と資金調達を拡大すること，健康保険に税制上の優遇措置を行うこと，より安価な費用で健康保険を購入するための選択肢を広げるために，民間保険市場の規制をすることである。もう1つの方法は，公衆衛生クリニックや無料クリニックに対する政府の資金援助を拡大することである。

2000年では，約6,000万人にメディケア，メディケイド，州の児童健康保険(SCHIP：State Children's Health Insurance Program)が適用されており，総額3,000億ドル以上の費用がかかっている(Getzen, 2000)。メディケアは，完全に連邦政府によって資金供給がなされている唯一のプログラムである。メディケイドとSCHIPは，連邦政府と州政府によって共同で提供されている。連邦政府は，保険加入者の基準を決めるが，メディケアとSCHIPの資金管理は州政府によって行われている。これらのプログラムの拡大は，州によって行われることになる。

メディケイドの対象者の数は，適格性要件が拡大されることによって増加すると思われる。現在では，各州が適格性と適用範囲を規定している。適格性は，すべての州に適用する貧困レベルの標準化を行うことによって，より均一化されるだろう。たとえメディケイドのプログラムが拡大されたとしても，受給することを汚名と感じたり，加入に対する知識不足があったりして，加入しない人は存在すると考えられる。

SCHIPの拡大は，健康保険が適用される低所得家族の子どもの数を増加させるだろう。現在，連邦政府は，65～85％の援助を行っており，これはその州の1人あたりの平均収入による。SCHIPのための連邦政府支出額は，2000年で20億ドル近くになった(CBO, 2000a)。各州は，メディケイドを拡大するために，SCHIPの資金を使うかどうか，子ども用のプログラムを開発あるいは支援するか，あるいは特定のサービスの支払いにとどめるかどうかを決める。SCHIPが開始された初年度の1998年にSCHIP資金を使った州は19のみで，多くの州は連邦政府によって割り当てられた資金より少ない額を使っていた。1997年の財政均衡法は，各州に配当金を使うために3年の余裕を与えた。使われなかった資金は，4年目(2001年)には，保健福祉省長官によって，配当金を使ってしまった州に再分配される予定である。対象となる子どもの両親をも対象とするために，SCHIPを拡大することが提案された。

【健康保険購入のための優遇税制の提供】

現在，連邦政府は，雇用者が健康増進のために保険料を支払うと，所得税や給与税を控除したり，ある種の医療費の控除をしたりすることで，税収入を差し控えている。さらに被雇用者が医療費などを貯蓄するフレキシブルな支出口座は非課税で，また，被雇用者の長期療養型医療保険の保険料と調整済総所得の7.5％を超える償還されない医療費は，非課税である。これらの償還されない費用には，個々人が支払った健康保険料，自己負担金，ある種の交通費，宿泊費，長期ケアの費用が含まれる。これらの財政手当ては，職域団体保険を使う1億5,000万人以上の人に利益をもたらした。自営業の人々は，健康保険の経費の60％を控除してもよく，2003年の

新しい規則では，その控除は100%に引き上げられる。

現在の税制は，被雇用者と職域団体保険の加入者に有利である。課税所得に基づく階級区分で，最高の区分に入る人は，この税制上の優遇措置の恩恵を最も受けている。税率による一律の節税なので，最も利益を得るのは，最も高い収入を得ている人になる。専門家によって提案された租税上の利益拡大の可能性は，より広範囲の控除，免税，あるいは税額控除である。見込みがあるのは，職域団体保険に加入できない人々に対して，税額控除を割り当てることである。この提案の弱点は，納税申告の時にのみ，税額控除が提供されることである。したがって最初に健康保険に加入するための資金を持っていることが必要になり，ずっと後になって税額控除で「返済される」に過ぎない。

【高齢者に対する長期ケアサービス】

長期ケアの需要は，今後30年間に2倍になるだろう。2000年には，高齢人口の約21％に当たる750万人の65歳以上の人が長期ケアを必要とした(Crippen, 2000)。750万人のうち，150万人は，ナーシングホームでのケアが必要となり，220万人は介護付き居住センターで在宅ケアを利用するか，地域のレストホームに住むだろうと予測されている(Crippen, 2000)。これらの統計は，長期ケアの提供に関して看護師を教育し，高齢人口のケアができるようにする継続的な必要性を示している。

現在，メディケアとメディケイドは，国内のナーシングホームと在宅ケアの費用の約半分を資金提供している。長期ケアの高い費用を支払うために，個人の財源のすべてを使ってしまった中流階級の人々のために，メディケイドは破局的な長期ケアの適用を行っている。1995年に民間健康保険は，ナーシングホームと在宅ケアの支出の1％を占めていた(CBO, 2000a, p.36)。長期ケアのために，家族は年間500億ドルから1,000億ドルを使っていると推定される(CBO, 2000b)。しかし将来的には，家族の人数がより減少することで，長期ケアを提供するための家族の力はおそらく低下すると思われる。

長期ケアのために，メディケアとメディケイドを拡大するには，受給資格規則の拡大が必要になると思われる。もう1つの可能性は，長期ケアのサービスに交付税を提供することであり，これは低所得者に恩恵をもたらすだろう。その他の提案は，長期ケアサービスのために使える課税猶予貯蓄口座を作ることである。この口座は，税引前資金によって資金調達を行い，非課税利子とする。この提案の弱点は，納税者の所得を注入しても，付加された貯蓄は最小限である場合があるということである。

長期保険の拡大は，現在の個人や集団提携市場の代わりに，雇用者が提供するプログラムを通して遂行され，税額控除は，長期保険に加入する個人に対して設定されるだろう。しかしこの財政手当は，中間所得層と高所得層の納税者に有利だと思われる(National Rural Health Association, 2000)。

将来

保健医療は，2000年の大統領選挙の重要項目であった。ジョージ・ブッシュ大統領は，就任した最初の年に，高齢者の処方薬に適用する新たな政府給付の資金調達に税金を充てることを主張した。ブッシュ大統領は，高齢者に対してより多くの選択肢を提供することについて，政府よりも民間健康保険に頼りたいと考えている。メディケアに参加するどのようなヘルスケアプランも低所得高齢者(夫婦で年間15,200ドル以下，単身者で11,300ドル以下の収入)の無料化を含む，処方薬の保険適用を行うべきだとした。

大まかに言えば，ブッシュ大統領の計画の主な焦点は，全国的なプログラムが確立されるまでの間，各州が最貧困高齢者の援助ができるように，州に資金援助をすることによってメディケアを整備することである(Enda, 2000)。ブッシュ大統領はメディケアのプランの中で高齢者の選択肢を広げ，10年間にメディケアの支出を2倍にすることを提案している。さらに興味深いのは，破局的状況にあるケアに言及した提案で，最初の4年間はすべての高齢者に対して，年間6,000ドルを超えた場合の薬剤費用をカバーするというものである。最初の4年間が経過すると，メディケアの加入者は，薬剤を含むすべての医療費が年間6,000ドルを超えたとしても，その超過分を引き受ける者をどこにも見つけることができない。保険医療職者がクロニックイルネスを持つ高齢人口に対してケアを提供しようとする次の

10年間に対して，共和党のヘルスケアプランは，財政的な影響を与えずにはいない。

要約と結論

クロニックイルネスを持つ人をケアするための現在の問題と将来の課題に応ずるためには，慢性疾患のマネジメントの原則に基づいて，個人中心の，コミュニティに基礎を置いた，システム志向のアプローチを確立することによって，現在のケアシステムを変革しなければならない。これはケアマネジメント，情報，資金調達，政策の統合を意味する。

常に増え続ける資源と財源をこの国がヘルスケア産業に提供し続けることとができるのかを問わなくてならない。現行システムを支持する人々は，自分たちは世界中で最も洗練されたヘルスケアシステムを持っていると強調する。それに反対する人々は，現行のヘルスケアシステムは十分に組織化されているとはいえず，極めて断片的であり，協調性と万人への適用に欠け，かつ急性期ケアに焦点をあてすぎていると批判している。現行システムの費用を負担する経済力が十分でないことがわかってくると，われわれはこれまでとは違う新しいシステムに向かって動き始めるであろう。

看護師は，クライエントのケアにおける身体的・心理社会的側面を越えて，ヘルスケアの資金調達，経済学，保険を含む新しい領域に知識を拡大することが重要である。クライエントは，ますますヘルスケアに関する深刻な財政的困難と決定に直面する。さらにほとんどのクライエントは，ヘルスケアの提供，費用，財政，保険に関する基本的な理解を欠いている。看護師は，関心を共有することを通じてクライエントを援助し，教育する重要な役割を果たす。同様に看護師は自分たち自身の信念と実践を見直すことによって，最も費用対効果がよく質の高いケアを提供することができる。

看護師は，クライエントと同様に，保健医療の経済状態に大きく影響されるようになっている。保健医療職者の収益と損失は，看護師が使う器具の獲得の決定に影響を及ぼし，さらに看護教育部門の予算，給与を含む活動予算，看護ケアの時間の割り当てにも影響を及ぼす。看護の未来は，反省し変化を起こす能力のみならず，変化しつつある保健医療システムの中で，リーダーとなり改革者となるわれわれの能力にかかっている。看護師は臨床領域を越えて，自分たちの雇用者や政府に関する運営的，財政的および政治的決定にもっと当事者として関わるようにならなければならない。

課題

1. 過去30年間に医療費を上昇させた3つの主要な要因を挙げよ。
2. 保健医療の支払いにおける3つの主要な財源を明らかにし，支払いの変化とそれが保健医療の資金調達において政府に与えた影響を検討せよ。
3. 自己負担の費用，および高齢者やクロニックイルネスを持つ人々と自己負担の費用の関連について述べよ。
4. 保健医療提供がわれわれの国家経済の重要な部分であるなら，医療費の高騰は，商業や経済一般にどのような否定的影響を及ぼすか。
5. クロニックイルネスに関連する実質的な間接費用源について述べよ。
6. 保健医療費用の高騰を抑制することに関する予防と健康増進の役割を検討せよ。
7. 保健医療を配分する過程を検討し，このような将来を具体化するための看護の役割を明らかにせよ。
8. 医療，看護，保健医療サービスに対する科学とテクノロジーの重要性を認識した上で，最近の変化を検討し，これらが保健医療提供と将来の医療費にどのような影響を与えるかを検討せよ。

第 21 章

政治と政策

Betty Smith-Campbell
訳：鬼塚哲郎

やるしかないわ。あなたが不満を抱えた看護師だとしたら，あなたの不満は十中八九，あなたが働いている組織かあなたの住んでいる州もしくは国でとられている政策のあり方が原因だわ。そうした不満と付き合うにはそれを変えるしかないの。

Virginia Trotter Betts, RN, JD, MSN, FAAN(2000, p.126)

イントロダクション

15歳から60歳の年齢に限ると，世界中で慢性疾患で亡くなる人の数は，感染症で亡くなる人，胎児・新生児・妊産婦の死亡者数それに栄養失調で亡くなる人の数を2020年までに上回るだろうと言われている(Marmot, 1999)。米国においては，クロニックイルネスと身体障害は健康に関わる国民的課題である。大ざっぱに言って米国国民の15％は何らかの身体障害を持っており，5,400万人が身体障害の状態にあると報告されている。身体障害を持つ人の数は加齢と共に増加するが，障害者の39％が45歳未満であることは注目に値する(Harrington & Estes, 1997；NcNeil, 1997)。クロニックイルネスを持つ人々にケアを提供し，またそのケアをよりよいものにしようとすれば，そのような人々のケアと生活に政策がどのような影響を及ぼしているか理解する必要がある。

看護理論家たちはケアリングこそが看護の真髄であるとしてきた(Benner & Wrubel, 1989；Watson, 1988)。クロニックイルネスを持つ人々にケアを提供している看護師のほとんどは，ケアリングが自分たちの専門的実践の一部をなすものであり，ひょっとすると最も重要な部分かもしれないという意見に同意するであろう。しかしながら，こうした場合にケアはしばしば個人のレベルにおいてのみ考察されている(Smith-Campbell, 1999)。個人の健康がより広汎な社会システムとつながっていることや，看護実践がいかに政治や政策に影響されているかを看護師は見落としがちである(Mason & Levitt, 1998)。ケアの過程に組み込まれるためには，政治的，社会的，文化的，および経済的因子を含むシステム因子が看護過程に組み込まれ，クライエントと看護実践に反映されなければならない。とりわけ重要なのは，公的もしくは民間の政策が慢性の状態にある人たちに及ぼす影響を看護師が十分に把握していることである。例えば，クロニックイルネスを持つ人が健康保険を取得しやすいかどうかは，政策によるところが大きい。米国においては，保健医療は権利ではないから，政府はすべての人々に健康保険を提供する義務を負っていない。そうした中で際立った成功例となった政策が存在する。高齢者と重度障害者が入院費用の給付を受けている例がそうである。し

かしながら政策間の隙間のせいで，申し分ない入院給付を受けたその人が，在宅ケア(ホームケア)を受けられなかったり，必要な医療器具や投薬のサービスを得られなかったりすることがある。看護実践の場において，あるいはまた慢性の状態にあるクライエントが受けることのできる種類のサービスにおいて影響を行使するためには，看護師は，①健康政策の現状を把握し，②保健医療政策の長所と短所を評価した上で，③保健医療政策を実行または変革し，クロニックイルネスと共に生きるクライエントのケアの質を向上させるために行動することができなければならない。

政策を定義すると

クライエントのケアと看護実践の場に政策がいかに影響を及ぼしているかをよりよく理解するためには，政策(policy)という言葉を定義する必要がある。政策とは「社会，もしくはその一部，もしくは何らかの組織がその目標，優先課題および資源を再分配する方法に関して創出する選択肢」のことである(Leavitt & Mason, 1998, p.8)。公共政策(public policy)とは「法律，行政命令，条例のいずれかによって行政が施策を執行するための指針」のことである(Milio, 1989, p.316)。社会政策と健康政策はこの公共政策の中に含まれる。社会政策(social policy)は公共の福祉を増進させる行政活動の一部である。例えば，病気家族休暇法(Parental Leave Act)が制定されたが，それは病気の子どもや高齢の親を看病するために職を失わずに看護休暇を取る権利を保障し，家族の福祉を増進させるための措置であった。

市民の健康を増進させる行政活動は健康政策(health policy)と呼ばれる。連邦レベルで立法化されたものとしてまず挙げられるのがメディケア，それにアルツハイマー病，関節炎，糖尿病などの慢性疾患に関する調査研究の財政支援がある。地方では市や郡当局が公共施設での喫煙を制限している例がある。州や地方の健康局は水質を検査したり，老人ホームやデイケアセンターの安全基準を提示したりしている。各種監督局も公衆衛生政策に影響を及ぼす。州の看護評議委員会は州内で誰が看護業務を執行できるかを詳細に定めた規定を策定する。

公共の政策とは別に，慢性の状態にある人々に影響を及ぼすものとして職場組織の政策がある。組織の政策(institutional policies)は職場環境を規定する(Leavitt & Mason, 1998)。そうした政策は1つの組織が運営される仕方，またその組織の目標と使命を定めるが，そうすることでその組織が被雇用者たちをどう扱い，被雇用者たちがどう働くかに影響を及ぼす。例えば，ある事業の目的の1つが多様な労働力を持つことであれば，身体的もしくは精神的障害を持つ被雇用者たちを支援するための政策が組み込まれることになるだろう。組織を統治するこうした規則や組織によって選択された立場を組織内政策(organizational policies)と呼ぶ(Leavitt & Mason, 1998)。例えば，組織の業務規則の中には，公式の会議中は禁煙を命じた規則があるかもしれないし，強い香りに敏感な構成員を守るため強い香水の使用を控えるよう要請する政策を取ることもあるかもしれない。

政策は決してひとところにとどまってはおらず，むしろその環境の中に見出される文化的，政治的および財政的因子によって常に変化する(Chopoorian, 1986)。政策の開発と執行は必ずしも論理的でもなければ合理的でもなく，秩序立ったものでもない。いつなんどき開発や執行の過程でさまざまな因子による影響をこうむるかもしれない。重要なのは，政策は例外なく社会に行き渡った価値観や信念，態度を反映しており，政治家たちによって形を与えられるものであることを，しっかりと肝に銘じておくことである(Leavitt & Mason, 1998)。

民間によるものであれ公的なものであれ，政策はこれまでさまざまなプログラムを展開し，おびただしい数の米国国民に利益をもたらしてきた。米国国民の大部分は自分の雇用主が支払う民間の保険によって極めてすぐれた急性期ケアを受けている。重度の障害を持つ層と貧困層は，ある種の保健医療サービスを受けている。退役，現役を問わず軍隊に在籍した者とその家族は広範囲の保健医療サービスを受けているし，その中には急性期ケア，在宅ケアそれに長期ケアが含まれている。米国では保健医療システムを通じて質の標準化が進んでおり，現在では国家政策によって障害者も，雇用，バリアフリー，交通機関の利用において健常者と同等の権利を持っている。このように国家レベルの政策に関しては誇る

べきものは多いが，残された課題もまた多い。

現状と課題

　高齢者層は，「今からおよそ25年後，ベビーブーム世代が80歳になる時に爆発するようしかけられた人口の時限爆弾だ」と言われている。「2030年までに，米国国民のうちおよそ1億5,000万人が何らかのクロニックイルネスを持つことになり，直接の医療費は70％増加するだろう」と（Jones, 2000）。しかし保健医療の政策決定者は，クロニックイルネスと障害を持つ層が増加しているにもかかわらず，これに対処するために必要な財政およびサービス分配システムの見直しに向けて抜本的な対策をほとんど講じてこなかった（Wilbur, 1998, p.17）。

米国の保健医療：故障したシステム

　米国は先進国の中で保健医療が権利とみなされていない唯一の国である。このような価値観によって，健康に関わるこれまでの公共政策は導かれてきた。歴史的には，個人の選択に重きをおく価値観が支配的であった。しっかり働けば，自分と自分の家族を養うことができるはずだとする文化的信念が強かったし，養うことの中には保健医療の対価を払うことも含意されていたのである（Bellah et al., 1985）。加えて，現行の健康政策には，市場原理こそが保健医療サービスを提供するのに最も適した方法であるとする社会の通念が大きく影響している。保健医療サービスの大部分を市場の手に委ねることで，政策決定者は保健医療システムのうちどこに問題があるかを「指摘する」ことができればそれですむようになった。政策決定者はこれまで，社会からの了承を得つつ，社会の中の一定の層（高齢者層，最貧困層，障害者）には援助のニーズがあることに同意してきた。このように「問題のありかを指摘する」やり方は，個別の対策に道を開き，高齢者層と障害者にはメディケア，貧困層にはメディケイド，保険のない子どもにはチップ（Children's Health Insurance Program：CHIP）がそれぞれ対策として講じられた。政策決定者はまた，現在もしくはかつて軍隊に在籍し国家に奉仕した人々に対し保健医療給付金というかたちで報いることに同意してきたが，これもまた一個の独立した保健医療システムである。このような民間と公共が入り交じった給付制度のおかげで，世界で最も細切れで複雑な保健医療システムの1つがもたらされたのである。この細切れで複雑なシステムをよりよく理解するため，主要な政策および各種の健康施策とその限界を次に取り上げる。

【伝統的な保険】

　米国における保健医療の大部分（70％）は民間の保険によってまかなわれており，65歳未満の米国住民の大部分は自分たちの雇用主を通して健康保険を得ている（NCHS, 1999）。最も一般的なものは伝統的なサービス対価型保険である。伝統的な健康保険においては，たいていの場合被保険者が医療提供者を選び，医療提供者は保険会社の目をあまり気にせず保健医療を提供することができる。給付の対象となるサービスは入院，処方薬，医療機器のような急性期のケアに関わるものであり，予防，健康維持あるいは補助的な保健医療サービスはほとんどと言っていいくらい考慮されない。この種の給付制度は，慢性の状態の予防に必要なサービス，クロニックイルネスや障害を持つ人々の支援に必要なサービスに限界を設けてしまうことになる。伝統的なサービス対価型保険のもとで生じるもう1つの大きな問題は，サービス利用の管理ができにくく，したがって経費の管理が困難なことである。保健医療職者にとって経費の管理を行うインセンティブがあまりなく，サービスを提供すればするほどその分収入も大きくなる。したがって増大するサービスをまかなうために保険の掛け金も増えていく。保険費用の増大は，掛け金の大半を支払う雇用主にとって大きな問題となっている。保険の提供にかかる費用の増加がインフレ率を上回ると，雇用主はしばしば，被雇用者への保険料の支払いを削減する方向に動く。雇用主にとって1つの解決策はマネジドケア関連機関に注目することである。

　ここで忘れてはならないのは，米国の民間健康保険会社の目標と政策は利潤の追求にあることである。これはリスクを査定すること，すなわち制度の対象となる個人の年齢，性別，職業，健康状態およ

び健康のリスクを査定することを通して達成される(Light, 1997)。理論的には，多くの人を被保険者にすればリスクは拡散する。このような考え方は，数千人の被雇用者を抱える大会社にはあてはまるが，米国の企業の大部分は小規模であり，保健医療が必要となるリスクは大人数の人々には拡がらない。保険会社が利潤を生み出すためには，健康な人々を加入させ，出費のかさむ人々の加入を制限する必要がある。保険会社は，健康保険給付全体の70％を受ける10％の層に対し，給付を中止するかもしくは削減する意向を持っている。これらの層の多くは障害，重篤な病気もしくは慢性の状態にある人々であるが，こうした経費のかさむケースに対し，保険への加入や保険金の支払いを拒む事態が頻繁に生じている(Light, 1997)。

【マネジドケア機構】

元来，マネジドケア機構(managed care organizations：MCOs)とは，個人に対する財政上の運用を含めた保健医療提供の仕組みであるとみなされていた。現在，マネジドケア機構はおおむね，経費の抑制を掲げるあらゆる非対価型サービスプランのことを意味するようになった(Harrington & Estes, 1997)。マネジドケア機構には，健康維持機構(health maintenance organizations：HMOs)，特約医療機構(preferred provider organizations：PPOs)，それにサービスポイントプラン(point of service：POS)がある。雇用主を通して加入している人々のうちおよそ29％は何らかのマネジドケア保険に加入している(GAO, 1998)。サービスを提供しつつ経費を抑制するために，マネジドケアプランはケアの過程，価格，利用方法においてさまざまな方法でケアの構成要素をコントロールしようとする(Long, 1998)。

1990年代に入りマネジドケア機構が再度注目を浴びた時，多くの人々は，実際にケアのマネジメントを行う仕組みができることを期待した。マネジドケア機構が健康を増進させ，病気の予防を促進させ，最終的に経費の削減につながることが期待されたのである。マネジドケア機構はサービスの過剰利用を削減し，同時に予防に関わる保健医療サービスを提供することでプロトコルの標準化に寄与することができるはずであった。残念ながら，マネジドケア機構が重点をおいた主な変革が経費の抑制であった点で，専門家の意見は一致している。経費の抑制に重点がおかれたことで，ケアを必要としているクライエントが不十分な治療しか受けられない事態が生じた。とりわけ，精神障害や慢性の状態など特殊なニーズを抱えた人々にとってそうである(Heinrich, 1998)。

マネジドケア機構の及ぼした影響に関しては，その結果は多様であり，クロニックイルネスを持つ人を含め脆弱な層にとってとりわけそうである。いくつかの研究によれば，健康維持機構(HMO)の加入者は伝統的保険加入者と比べて入院の機会がより少なく，高額な検査の機会がより少なく，財政的により高い満足度を得ている。しかしながら在宅ケアへの十分なアクセスが得られなかったとの指摘もなされており，このことは慢性の状態にある加入者に対しより深刻な影響をもたらすと考えられる(Miller, 1998)。

【個人加入保険】

個人加入の保険によって被雇用者の健康保険をまかなう方法は，増大する保険掛け金を節約するために企業が試みるもう1つのやり方である。雇用主自己資金型プランによってケアを受けている人々の正確な数は知られていないが，保険加入者のうちおよそ40％が自己資金型プランに加入していると算定されている(GAO, 1998)。これらのプランはしばしばマネジドケア機構のものと似ているが，被雇用者退職金保障法(ERISA)という連邦法のおかげで，自己保険プランは州の条例を遵守する必要がなくなった。多くの場合，保険会社は州の政策によって統制されており，州政府は州内で認可を受けた保険会社に対し，出生前のケア，前立腺の検査，予防接種などのサービスの提供を義務づけることがよくある。被雇用者退職金保障法(ERISA)の施行によって，個人加入型プログラムは州の条例の適用を受けないから，クロニックイルネス専門看護師のような上級看護師(APN)のサービスに対し対価を支払うよう州が命じたとしても，保険会社は従う必要はないのである(Malone & Keepnews, 1998)。

【メディケア】

メディケアは1966年，連邦法である社会保障法

第18条「高齢者および障害者のための健康保険」の発効によって施行された（Long, 1998）。メディケアは3,900万人以上の米国民に提供されている保険である（AAHSA, 2000）。

この保険の給付対象となるのは，65歳以上の者，年齢を問わず慢性腎不全を持つ者および長期の障害を持つ65歳未満の者である。メディケアは高齢者の97％，末期腎臓疾患を持つ者の90％，障害を持つ者のうち360万人に対し給付を行っている。メディケアが発効する以前，高齢者の50％は健康保険を持っていなかった（Vladeck & King, 1997）。

メディケアは通常，急性期ケアに対してのみ給付されるが，1997年に財政均衡法が発効した後は，精選された予防措置もいくつか給付の対象として認可された（Fox, Etheredge & Jones, 1998；Wilbur, 1998）。メディケアはパートAとパートBがあり，パートAは入院患者へのサービス，看護施設におけるケア，ホスピスケアおよび在宅ケアを対象とする。パートAは大部分の高齢の米国市民には無料である。パートBの給付を受けるためには，受益者は例外なく毎月の掛け金を払わなければならない。パートBで給付を受けられる項目は，医師や上級看護師などを含む保健専門職によるサービス，外来の利用，医療機器の利用および救急車の利用である。パートAとパートBのいずれも長期ケアは対象としていない。

メディケアのサービスは包括的かつ明確に定義されているように見えるが，あらゆる保険プログラムと同様，個別の法律なり行政措置なりを通して政策がどう執行されているかをアセスメントした場合，そのサービスはしばしば包括的でもなければ明確に定義づけられたものでないことがわかる。例えば，メディケアによって在宅ケアを受けたい場合，次の条件をすべて満たさなければならない。①自宅から外出できないこと，②医師による治療の処方を得ること，③継続的な看護サービス，理学療法，あるいは言語療法が必要であること，および④メディケアに登録している認可済在宅ケア業者からサービスを受けること（AAHSA, 2000）。したがって，仮にナースプラクティショナーのクライエントがうっ血性心不全の病歴のある糖尿病患者だとして，その人が下肢に潰瘍ができて看護ケアが必要だとしても，そのクライエントはまず医師の診断がいることになる。次に，そのクライエントがナースプラクティショナーの事務所まで30分バスに揺られて行くことは到底できないとしても，通りの向こう側にある商店で野菜を買うために自宅を空けることくらいはできるとしたら，クライエントは手続き上，メディケアを通じて在宅ケアを受ける資格がないことになる。電話相談，家族の相談およびソーシャルワークのようなサービスもメディケアには含まれておらず，最適のケアを受ける道は閉ざされている（Fox, Etheredge & Jones, 1998）。

メディケアは高齢者における保健医療の利用を大幅に向上させ，欠くことのできないサービスを網羅しているが，それでも無視できない隙間が給付の対象にならないまま残っている。高額の免責自己負担金，通院時課金，処方できる薬が限られていること，眼鏡や補聴器，歯科治療などがそうである（Waid, 1998）。メディケアの給付を受けている高齢者はその可処分所得の用途において，高齢でない層（4％）に比べ多額の金（14％）を保健医療に費やしている（Vladeck & King, 1997）。このような隙間を埋めるためには，メディケアの受益者はメディギャップ保険，メディケイドもしくはメディケア健康維持機構（HMO）に登録して追加保障を得ることができる。ここで忘れてならないのは，女性は男性に比べ慢性の状態になりやすく，したがってクロニックイルネスや障害を持ちやすいにもかかわらず，このような問題に取り組むための社会的・財政的資源がより少ないことである（Bierman & Clancy, 2000）。

【メディケイド】

メディケイドは1965年，社会保障法の改正案の1つとして生まれ，1966年に施行された。社会保障法第19条に当たるメディケイドは，被扶養者を抱える低所得世帯層に健康保険を提供するために設置されたもので，サービスの内容は州政府が決定し，財源は州政府と連邦政府が合同で供出する（Long, 1998；HCFA, 2000a）。メディケイドの給付の対象は州レベルで管理されているため，州によって給付の対象は異なり，誰が受給資格を持つかに関して大きな格差が生じている。応分の連邦政府予算を受け取るためには，州レベルで提供されるサービスは，外来・入院ケア，医師・ナースプラクティショナーによる在宅ケアなど最低限の医療サービスを含んで

いなければならない。

多くの人がメディケアとメディケイドの両方の受給資格を持っている（Wilbur, 1998）。両方の受給資格を持つ人が受けたサービスは，まずメディケアによってまかなわれ，その後，州で定められた額までメディケイドによって補填される。長期療養施設におけるケア，処方薬，眼鏡，補聴器などの付随的サービスもまたメディケイドの給付の対象となる（HCFA, 2000b）。メディケイドはまた，メディケアに登録しているが一定の所得水準に達しない障害者や高齢者にも支給される。低所得のメディケア受給者に対する部分的給付は，保険料の免除や控除および相互補填のかたちで行われる（HCFA, 2000b）。ここで忘れてならないのは，老人ホームのほぼ50％がメディケイドによってまかなわれていることである（AAHSA, 2000）。メディケイドの支出の大部分を占めるのは，身体障害者，視覚障害者および高齢者の長期ケアサービスである（Harrington & Estes, 1997）。この種の支給にまつわる問題として，高齢者が増加し，その長期ケアが増大すればするほど，財政負担が政府に重くのしかかることがある。こうした経費は，財源を確保するための収入を増やす必要性につながるし，そうした場合，税金をつぎ込むのが常套手段となる。しかしながら増税には二の足を踏むのが趨勢であるから，メディケイドとメディケアの将来は予断を許さない。

1996年の法律改正まで，生活保護制度とメディケイドに関する受給資格は互いにリンクしていた（Wakefield, Gardner & Guillet, 1998）。今回の福祉法改正はメディケイドに直接変更を加えるものではないが，資格賦与の手続きはさらに複雑なものとなり，生活保護の恩恵とはもはやリンクしないことになった。今回の政策変更のもたらした利点のおかげで，以前からの生活保護受給者および低所得労働者はメディケイドを通じて健康保険の給付が受けられるようになった。このようにしてシングル・ペアレント（母子・父子）世帯が，就労するか子どもへのメディケイド給付金を受け取るかの二者択一を迫られるような事態は避けることができるようになった。しかしながら生活保護制度への登録数を減らすことで州予算を性急に削減しようとするあまり，メディケイドサービスを受ける資格を持つ人々がサービスを拒否されることも起こっている。州政府の記録には，①複数の世帯が生活保護から抜けた時に，違法にもメディケイドの受給からもはずされた，②メディケイドの申請者に間違った情報を提供した，③連邦法が禁じているウエイティングリストの使用を申請者に適用した，④申請者のニーズに応えず，敬意と尊厳をもって申請者に接することを怠った，などのケースが報告されている（Families USA, 2000）。

【チップ：児童健康保険】

1997年の財政均衡法は新たにチップ：児童健康保険（Child Health Insurance Program：CHIP）を発足させ，児童をも健康保険給付の対象とした。対象となるのは，メディケイドを受給するには収入が多すぎるが民間の保険に加入するには足りない労働者階級の世帯である。財政均衡法により480億ドルを上回る予算措置が行われ，そうした世帯の子どもに対し州が保険をかけることが可能になった（HCFA, 2000c, 2000d）。メディケイドと同じく，チップは州が運営にあたり，提供されるサービスの内容は州により異なる。州ごとのサービスの内容に関する情報と評価は保健医療財政局のホームページで見ることができる（www.hcfa.gov）。

チップ加入への働きかけによって，多くの子どもたちがメディケイドに加入するようになった。多くの州で子どもたちをチップに加入させるためのキャンペーンが行われたが，その際チップへの加入を勧められた子どもたちの多くはメディケイドの受給資格をも有していることが判明したのである。例えばある州においては，4人に1人がチップの受給資格のあることが判明したのに対し，5人に1人が新たにメディケイドに加入した（Rothschild, 2000）。このことから，メディケイド加入資格を有する子どもの多くは実際には加入していなかったと考えられるし，ひょっとするとそうした状態が現在も続いているかもしれない。このような未加入のケースが起きるのは，当の家族が自分たちの子どもに加入資格があることを知らないか，もしくは生活保護制度に加入することによってスティグマを貼られることを嫌ったからかもしれない。チップのおかげで，米国における保険未加入者数が減少に向かうことになる。しかしながら加入資格を有する多くの子どもたちが依然としてチップにもメディケイドにも未加入のままである。ある州においては，6万人以上の子ども

たちがチップの恩恵をこうむることができるにもかかわらず，現実には4万人の子どもたちしかチップもしくはメディケイドに加入していない（Rothschild, 2000）。別の複数の州においては，メディケイドの加入資格を失った子どもたちがチップへの加入のことを知らされておらず，多くの子どもたちが不十分なケアを受けることを余儀なくされているか，あるいは全くケアを受けていない。健康保険がなければ，子どもたちはしばしば慢性の状態を予防するためのケアを受けることができない。こうした場合のクロニックイルネスとしては，肝炎のように予防接種で予防できたはずの病気がもたらすさまざまな合併症や，中耳炎がひきがねとなる聴覚障害のように，治療を受けなかったため生じた障害などが挙げられる。

財政均衡法

1997年の財政均衡法（Balanced Budget Act：BBA）は，メディケアとメディケイドによる連邦の歳出に甚大な影響を及ぼした。この法律はメディケイドに関して1981年以来最大の支出削減をもたらし，同時にメディケアにおける1991年以来最も有意義な一連の構造変革をもたらした（Schneider, 1997）。この法律の目玉の1つがすでに見たチップである。この法律はまた，1996年以前に合法的に入国した移民でその後障害を持つに至った人々のメディケイド加入資格を復活させた。加えて，州への新たな助成金制度がつくられ，低所得のメディケア受給者に対しメディケア・パートBの掛け金を減免できるようになった。財政均衡法はまた，幼児期の障害の定義をより狭くした1996年施行の法律によってメディケイドの減免措置を受けられなくなっていた障害児に減免措置を復活させた。財政均衡法は1996年の福祉法以前に補足的保障所得（SSI）プログラムの恩恵を受けていた障害児全員に対して減免措置の復活を命じたのである（Schneider, 1997）。

財政均衡法によってメディケイドの支出が削減されたこと（表21-1）で，今後大幅な経費節減が見込まれる。経費削減の大部分（66％）は10年を越える病院の経費上限措置によってもたらされる見込みである。メディケイドを持つ多くの患者をみている病院は，メディケイド加入者にケアを提供する他の事業主と同じく，収入が大幅に減少した。在宅ケアサービスも財政均衡法の影響を免れなかった。連邦レベルのデータが示しているのは，在宅ケアの支出のかなりの部分は，クロニックイルネスや障害を持つ高度利用者によるものであり，数の上では受給者全体の1割にすぎないという事実であった。1994年においては，高度利用者は在宅ケア支出全体の43％を占めていた（DHHS, 2000）。在宅ケアの経費を削減するため，財政均衡法の施行に伴い，かつては給付の対象となっていた数多くのサービスが切り捨てられた。変更された措置には，①在宅ケアの資格項目の1つであった採血を資格項目からはずす，②給付の対象となるメディケア訪問サービスの上限を定めた上での包括支払い制度の実施，③在宅ケア事業体が在宅ケアサービスによって払戻しを受ける金額に定額の課金を課す措置，などが含まれている（DHHS, 2000）。

こうした改革が目指したのは，多くの場合，詐欺行為や制度の乱用をチェックすることであった。しかしながら最も甚大な影響は在宅ケア事業体に現れた。低所得者層とりわけ最もニーズの大きい高齢者・障害者にサービスを提供していた在宅ケア事業体のうちかなりの数が閉業した。こうした問題に対して市民の間で関心が高まりつつあり，財政均衡法の改正が期待されている。しかしながら，改正がいつ，どのようなかたちで行われるかは依然として不確定である。財政均衡法が通ったことで，官僚たちは国家予算の均衡を保つことができるようになったかもしれないが，そうすることで，私たちの社会で最も脆弱な市民，すなわち高齢者と慢性の状態にある人々は大きな打撃をこうむったのである。

支払い可能で，アクセスしやすく質の高い保健医療の欠如

【支払い可能性】

90年代の初め，保健医療の改革は可能だと思われていた頃，全米看護師協会は支払い可能でアクセスしやすくかつ質の高い保健医療を目標に掲げたキャンペーンを行った。全米看護師協会はその後も，他の多くの組織や消費者団体と同様，保健医療制度の改革を支持してきたが，抜本的な改革は行われたためしがなく，多くの米国人が依然として支払い可

表 21-1 財政均衡法：代表的な削減項目

メディケイドの削減総額（連邦支出額）

削減される原資	概略	向こう5年間の削減総額	向こう10年間の削減総額
「負担の割合が不釣り合いな病院」に対する国庫負担金の削減	負担の割合が不釣り合いな病院に対して国庫が州に支払う還付金に制限を設ける。還付金の配分は州の裁量となり、低所得者層へのサービスを最も多数の人たちに提供している病院に対して配分されないこともあり得る。	104億ドル	404億ドル
Boren修正案の破棄	メディケイドによって、州政府が看護関連サービスおよび入院サービスの対価として「リーズナブルで適切な」レートで支払う義務を廃止する。州政府はこうした最低基準を満たさないレートを設定できるようになる。	12億ドル	69億ドル
保健所への費用還付金の段階的な廃止	連邦認可保健所（FQHC）および地域健康クリニック（RHC）によって提供されたプライマリケアおよび外来診療サービスは依然としてメディケイドの適用範囲となる。しかしサービス提供のコストは2000年の全コストの95％から2003年には全コストの70％にまで段階的に削減する。	3,000万ドル	13億ドル
低所得のメディケア受益者に向けての共同負担	この条項において、メディケイドは、低所得のメディケア受益者の一部に対しメディケア控除免責額および共同保険のコストを負担し続ける。新法のもとでは、メディケアによって医師その他のサービス供給者に支払われる金額がメディケイドによって定められた額を越える部分については、州はこれら控除免責額および共同保険の費用を支払う必要がなくなった。	50億ドル	126億ドル

出典：Schneider, A. (1997). *Overview of Medicaid provisions in the Balanced Budget Act of 1997. P. L. 105-33*. Washington, DC: Center on Budget and Policy Priorities より。ネット上では www.cbpp.org/908mcaid.htm. でも見られる。

能でアクセスしやすくかつ質の高いケアを受けられないでいる。最貧困層はメディケイドを通して保険の受給資格を得ることができるかもしれないが、給付を受け取る手続きはめんどうなうえ屈辱的であったりする。給付額も州によって異なる。低・中所得者層もしくは労働が可能な軽度障害者の場合、支払い可能な健康保険が見つからないこともあり得る。

民間の保険から給付を受ける労働者の割合は1989年の68％から1997年には65％に減少した（NCHS, 1999）。近年の好況のおかげで保険に加入している労働者の数は1987年以来初めて増加した。しかし米国経済の好調な足取りにもかかわらず、米国人の16％すなわち4,270万の人々が健康保険を持っていない（Mills, 2000）。障害を持つ労働者について言えば6人に1人、言い換えると440万の人たちが未加入である（Meyer & Zeller, 1999）。

低所得層にはそうでない層に比べ未加入者が多く、障害を持つ人の割合は低所得でかつ保険を持たない世帯に集中している。成人労働者でみると、障害者のいる世帯の40％近くは連邦で定められた貧困レベルの倍に満たない収入しか得ていない。障害者のいない世帯ではその割合は22％である。貧困かそれに準じるレベルの障害者は、より収入の多い人々に比べると健康保険を持っていない確率が3倍も高い（Meyer & Zeller, 1999）。1999年においては、年収2万5,000ドル以下の人々の24％が無保険であったが、年収7万5,000ドルの人々の場合は8％にすぎなかった（Mills, 2000）。もし政府の政策に大きな変化がなければ、無保険の人々の数は高止まりの状態を維持することになろう。

米国人の中には，貧困レベルより所得水準が高いのに雇用主ベースの保険給付へのアクセスを失った人々がいるが，それは主に高齢者およびクロニックイルネスを持つ人たちである。こうした人々は，無理のない対価で保険を得ることが難しい。1997年に医療保険相互運用法（Health Insurance Portability and Accountability Act：HIPAA）が施行される以前は，もし保険加入者が失業して自分の保険を失ったとすると，クロニックイルネスなどの既往症を理由に，新たな保険に加入することを保険会社は拒否することができた。今日では，HIPAAの施行に伴い，過去12か月に渡り保険に加入していた者の場合，新たな保険会社はその個人への給付を拒否もできなければ，既往症などの加入条件を設けたり給付前に猶予期間を置くこともできなくなった。また，遺伝子情報を加入条件に使用してはならないと同法は言明している（National Partnership for Women and Families，1998年）。HIPAAの限界は，以前の雇用主も新たな雇用主も新たな保険の掛け金に対しいかなる責任も負わないことである。保険を失った個人はしばしば，グループ保険に加入できず，掛け金が極めて高額になることがある。4人家族向け個人健康保険の掛け金は毎月150ドルから900ドルの幅があるが，控除免責金額は1,500ドルに達し，失業者や低所得の労働者にとっては支払い困難な額となる（OnMoney，2000；Hoffman & Schlobohm，2000）。HIPAAが施行された後も，被保険者にクロニックイルネスや末期の病気がみつかると雇用主が被雇用者の掛け金の支払いを打ち切るケースが報告されている（Goldfield，1998）。

処方薬と長期医療への給付もまた，支払い能力の点からみると問題を抱えている。高齢者の半数しか何らかの処方箋保険給付を受けておらず，このうちの10％はメディケイドを通して処方薬サービスを受けている（Lillard, Rogowsky & Kington，1999）。低・中所得の高齢者は薬物治療の支払いが困難な状況にある。クライエントが薬に金を払うか食べ物に払うかで選択を迫られているという話を保健師から聞くのは珍しいことではない。

2030年までに，65歳以上の米国人は6,400万人を超えると予測されている。高齢者が増えるにつれて，高齢者およびクロニックイルネスを持つ人々に向けてのナーシングホームでのサービスに対する需要が増加するものと思われる。65歳を越えると，ナーシングホーム入居者となるリスクは43％に達する（Harrington，1997）。高齢者向けの主要な保険はメディケアであるが，メディケアは長期に渡るナーシングホームでのケアを給付対象としていない。1994年において，ナーシングホームにかかった総経費のうちメディケアがカバーしたのは8％に過ぎなかった。メディケイドがカバーしたのは48％，民間の保険はわずか1％であり，残りの43％は自費による支払いである（Long，1998）。こうした事態は，長期に渡るナーシングホームでのケアを必要とする高齢者やクロニックイルネスを持つ家族を抱える多くの世帯にとって極めて厳しい。

【アクセスのしやすさ】

保健医療へのアクセスは，多くの人々にとってあいかわらず大きな問題である。農村部に住む人々にとっての問題の1つに地理的なアクセスがある。農村部に居住する人は保健医療サービスへのアクセスが限られていることが多く，特に専門的サービスの場合がそうである。慢性の状態にあって農村部に住んでいる人たちは基本的な保健医療サービスにはアクセスできるかもしれないが，慢性の状態に対する長期的で首尾一貫したケアを得るのは難しい。都市部においてもアクセスは問題になり得る。メディケアやメディケイドの受給者には，自分のコミュニティにはメディケアやメディケイドを取り扱ってくれる保健医療提供業者がないこともあり得るし，あったとしても扱うクライアントの数が限られている場合もある。

【健康増進，健康維持およびリハビリテーションへのアクセス不足】

健康保険を持ち，急性期治療が必要な人にとって，米国は世界でも最高水準の保健医療システムを持っている。現在は急性疾患に人々の関心が集まっているため，クロニックイルネスの予防はあまり強調されないし，慢性の状態にある人々を支援するサービスも同様である。予防のための検査やカウンセリングを通して健康に関わる個人の行動を変容させることは費用対効果の高い方法であることがわかっているし，有病率や死亡率を低下させることも指摘されている。しかしながら，予防措置に対する十

分な保険給付を受けられない人は予防のための受診行動もとろうとしないのである。ある研究によると，被験者の60％近くが予防措置に対する保険の完全給付を受けていなかった(Hagdrup, Simoes & Brownson, 1997)。予防のためのサービスのほかには，現行の保健医療システムは，在宅もしくは代替の施設を問わず長期に渡る支援的ケアに対してほとんどサポートを提供していない。クロニックイルネスを持つ人々はしばしば，医療サービスよりはむしろ職場までの送迎，家の掃除，あるいは服薬の準備などの補助的サービスを必要としている。しかし現状では，公共政策に基づいた保健医療システムは，長期の支援的サービスを必要とするクロニックイルネスを持つ人々に対してはどのような援助も提供できていない。

【質の問題】

入院患者の死亡率を公表したのはフローレンス・ナイチンゲールであったが，看護の質の指標が開発され，普及したのはようやく1990年代になってからのことである(Epstein, 1998)。保健関連雇用者情報セット(Health Plan Employer Data and Information Set：HEDIS)開発の責任を負ったのは民間非営利の団体である全米質保証委員会(NCQA)であった。HEDISはマネジドケアを行う機関の質を標準化するためのプログラムであり，こうしたプログラムがクライエントへのサービスに影響を及ぼし始めている。HEDISは民間の団体によって運営されているが，メディケアを経由してマネジドケアの最大の購買者である保健省医療保険財政管理局(HCFA)から大きな影響を受けている。保健省医療保険財政管理局が利用しているために，これらの基準はマネジドケア機構や民間の保険会社によって提供されるサービスの種類を決める力を秘めているのである。影響を受けているサービスとしては，慢性の状態に関連する予防検査やリハビリテーションに関連するサービスなどが挙げられるだろう。

現在のところHEDISは，標準化された尺度を用いて保健医療のデータを収集するマネジドケア機構のうちの90％以上が利用する測定ツールである(White, 2000)。全米質保証委員会による個々のマネジドケア機構の評価は全米質保証委員会のウェブサイト(www.ncqa.org)で見ることができる。雇用主や消費者はHEDISのデータを利用して自分たちのヘルスプランを選択することができる。HEDISの策定した標準的プランは全米で広く受け入れられた実践プロトコルとみなされている。クロニックイルネスに関してHEDISの基準に最近追加された項目には以下のようなものがある(White, 2000, p.106)。

- ■喘息を持つ人々への適切な処方：慢性の喘息を持つ加入者が，長期に渡る管理のためにコルチコステロイド吸入薬などプライマリ治療の処方を受けているかどうか。
- ■高血圧の管理：マネジドケア機構では血圧のチェックのみならず，血圧が140/90の範囲におさまっているかどうかが問われる。
- ■包括的な糖尿病のケア：眼底検査やヘモグロビンA1cを用いた血糖値管理の方策など，多方面に渡る糖尿病ケアのアセスメント
- ■急性循環器疾患後のコレステロール管理：心疾患を経験したすべての患者においてLDLコレステロール値が130 mg/dL以下に抑えられているかどうかアセスメントする。

マネジドケアはこれまで，組織的なケアによってクライエント1人ひとりのニーズに沿って資源を配分することでケアの質を高めることができるとみなされてきた。しかしながら利潤をあげるためにサービスが行き届かなかったり，サービスの質の低下を招いたりする可能性もはらんでいる(Kang, 1998)。HEDISは，成果を測定し，サービスの質を保証できるようなケアプランを維持することを目的としたいくつかの試みのうちの1つであるが，HEDISをはじめとする質査定プログラムはいまだ発展途上の段階にある。保健医療システムが継ぎはぎ状態にあるため，研究はこれまで，保健医療システム内部における事例にもっぱら注目してきた。そうした研究の例として，固有の環境と保健医療の質を関連づけたもの，保険給付金の種類と保健医療の質を関連づけたものなどが挙げられる。ある研究によると，在宅ケアに関してはサービス対価型保険加入者のほうが健康維持機構(HMO)利用者と比較してよりよいアウトカムが得られたことがわかっている。この場合のよりよいアウトカムとは，食事，排泄，服薬管

理および買い物をする能力において改善がみられたことを意味している（Shaughnessy, Schlenker & Hittle, 1997）。

ナーシングホーム業界においては、ケアの質をめぐる問題について多くの記録が残っている。すべてのナーシングホームのうち、3分の1が州政府の定めた最低基準を下回ったまま運営を続けていることが指摘されている（Harrington et al., 1997）。在宅ケアに関しては、開業認可を得るための資格が州によって大きく異なっているため、サービスの質の評価を中央集権的に行うことには無理があり、大きな課題となっている（Heinrich, 1998）。サービスの質の評価については課題が山積している。

生活の質（QOL）に関する課題

【障害者に向けた所得保障】

あらゆる人々にとって、収入は生活の質に影響を及ぼす。慢性の病気を持つ人々も例外ではない。障害者に向けて、連邦政府では社会保障局（Social Security Administration：SSA）が2つの所得保障プログラムを持っている。1つは社会保障障害保険（Social Security Disability Insurance：SSDI）プログラム、もう1つは補足的保障所得（Supplemental Security Income：SSI）プログラムであり、求められる医学的要件は同一である。SSDIは社会保険に加入していた前職の収入をもとに起算される。政府の政策によれば、障害とは労働する能力の欠如とみなされる。ある人がどのような仕事にもつく能力がないと判断されれば、その人は障害者とみなされ得るし、その障害は少なくとも1年以上継続するか、あるいは最終的には死に至るものとみなされる（SSA, 1996）。SSDIの給付を2年間受けると、自動的にメディケア・パートAに登録される。

SSIプログラムによって給付を受けることができるのは、政府から障害者認定を受けた低収入の成人と子ども、米国で働いた経験を持つ65歳以上の者および視覚障害者である。SSIの給付金は前職の収入にかかわりなく経済的困窮度によって算出される。SSIの給付を受けている低所得の人々はメディケイドおよびフードスタンプ・プログラムの資格を有することが多い（SSA, 1999）。18歳未満の子どもで、障害を持ちかつ低収入の家庭の出身であるか、もしくは親（またはその配偶者）が年金もしくは障害者年金の給付を受けている者は、SSIの給付を受けることができる。その子どもが障害者と認定された場合にのみ、18歳を越えても給付を続けて受けることができる（SSA, 1997）。

子どもが障害者とみなされるためには、身体的もしくは精神的機能あるいはその両方が深刻かつ著しい制約を受けていなければならない。1996年の障害者雇用機会均等法、別名福祉改革法案のもと、子どもが障害者の認定を受けるために個別の査定を受ける必要はなくなった。この法律のもと、社会保障局（SSA）の障害リストに記載されている障害を持つ子どもに対して、政府はただちに給付金の支払いを開始することになる。

SSIの受給資格が変更されたことで、メディケイド受給者が影響をこうむる問題が生じた（HCFA, 2000b）。かつてSSIはメディケイドの受給資格と連動していたが、現在はそうではなく、資格認定の手続きが別々に行われるようになったため、その分メディケイドへのアクセスが遅くなることが予想される（Wakefield, Gardner & Guillett, 1998）。以前の生活保護制度のもとであれば資格を得られたはずであったにもかかわらず、新しい制度のもとでは資格を得られなくなった低所得層の子どもたちは315,000人に及ぶと見積もられている。また、障害を持つ子どもたちへの給付金の総額は向こう6年の間に合計70億ドル以上削減される予定である（Wakefield, Gardner & Guillett, 1998）。残念なことに、子どもにとっても成人にとっても、政府の定める障害者認定を得るのはしばしば骨の折れる仕事である上に、時間と費用がかかる。いったんSSDIもしくはSSIの受給資格を得ることができれば、障害者は素晴らしいサービスを受けることが可能になる。しかしながら、このような資格認定を嫌う米国の文化を考慮すれば、受給資格を満たす手続きがめんどうで屈辱的な行為となり得ることが理解されよう。

【米国障害者法】

1990年に米国障害者法（Americans with Disabilities Act：ADA）が施行された。その後、Janet Reno司法長官は同法の成立10周年を祝う席で、同法は「雇用、公共施設、交通機関、州その他の地方行政サービスおよび通信において障害を持つ人々に同等

の機会を保障する，画期的な公民権法の1つ」であると述べた(USDOJ，2000，p.1)。米国障害者法によって提供される保護を受けるためには，自身が障害を持つか，あるいは障害を持つ人と何らかの関係，関わりがなければならない。米国障害者法による障害者(*disabled*)の定義は，SSDIもしくはSSIにおけるそれよりもゆるやかなものであり，米国障害者法によれば障害者とは，生活する上で重要な1つ以上の活動を決定的に制約するような身体的もしくは精神的障害を有する者のことである。

　障害を持つ人に対し米国障害者法は雇用機会均等の権利を与え，障害に関して雇用者が発し得る質問に制限を設け，ある個人が持つ周知の身体的・精神的制約を緩和する適切な設備を設けることを雇用者に義務づけている。この法律は障害者にとっての勝利であるとみなされているが，限界は依然として存在する。この法律の適用は従業員15人以上の事業所に限られている(USDOJ，2000)し，適切な設備(*reasonable accommodations*)の定義をめぐっては今も法廷で議論が闘わされている。しかしながらこの法律のおかげで，民間・公共の事業所のみならず行政の建築物がより利用しやすいものとなったし，公共交通サービスを障害者が受けることに対する差別を軽減するのにも役立っている。

【病気家族休暇法】

　病気家族休暇法(Family and Medical Leave Act：FMLA)は1993年に施行され，自分自身もしくは家族が病気になった時にケアができる時間を持つことが可能になった。この法律によると，被雇用者は以下に示す理由が1つ以上あれば，1年のうちのどの時期においても12週までの休暇を取ることができる(DOL，2000)。

- 被雇用者の新生児の誕生およびケア
- 被雇用者の養子の養育
- 重篤な状態にある近親者(配偶者，子ども，親)のケア
- 重篤な症状のために働くことができない被雇用者の病気休暇

　病気家族休暇法が施行される以前，米国の多くの被雇用者は，たとえ自分もしくは家族が健康に関して大きなニーズを抱えていたとしても，職を失うのが怖くて職場を離れることができなかった。この法律のおかげで，50人以上の従業員を持つ会社で働く人々は，重篤な状態の家族のケアのため，もしくは自分自身が重篤な状態から回復をはかるため12週まで無給であるが職場を離れることができるようになった。この法律の限界としては，休暇中は無給であること，および従業員が50人以下の会社には影響が及ばないことである。

【米国高齢者法】

　1965年に成立した米国高齢者法(Older Americans Act：OAA)に従い，高齢化対策局(Administration on Aging：AOA)が設立された。同局設立の目的は，高齢米国人およびその家族に向けてコミュニティベースのサービスおよび機会を立ち上げ，コーディネートし提供するところにある(AOA，1998)。高齢化対策局は，支援的サービスを通して高齢者を在宅でケアするためのプログラムを管理する(Rubin & Rubin，1999)。高齢化対策局は高齢化対策を担当する州の行政機構に財源を与え，州の行政機構は今度は地域の高齢化対策機関(AAA)に財源を配分するのである。地域高齢化対策機関の提供するサービスには以下のようなものがある(AOA，1998)。

- アクセスサービス：情報提供と援助，出張サービス・外出の付き添いおよび送迎，ケースマネジメント
- 在宅サービス：食事の宅配，家事，家の修理，行動修正とリハビリテーション，家政婦/ホームエイドサービス，個人のケア
- コミュニティサービス：食事会，老人会活動，成人デイケアサービス，ナーシングホームのオンブズマンサービス，虐待予防，法律相談，就職・年金相談，健康増進，フィットネス
- 介護者へのサービス：レスパイト，成人デイケアサービス，相談と教育

　2000年の第106回連邦議会第2会期中に，米国高齢者法をさらに5年間再延長する立法措置が取られた。注目に値するのは，新法に全米家族ケア提供者支援プログラムが含まれていることだった。

　公共政策は米国の保健医療システムに甚大な影響

を及ぼしてきた。米国の高齢者層および重度の障害者の大部分に対して，保健医療サービスの基本的なものは提供されるようになった。しかしながらすでに見たように，保健医療システム自体は継ぎはぎだらけで複雑なものである。現行の政策に変化をもたらすことができれば，クロニックイルネスを持つ人々にも朗報となるであろうが，そのためには政治的な行動が必要となる。

インタベンション：ケアする行為としての政治

> われわれの1人ひとりは，政治に参加しなければ，ただの歩く「不正行為の結果」にすぎない。
> （Dodd, 1997, p.417）

公的，民間を問わず，政策は社会の価値観，信念および態度の反映であって，政治によって形を与えられる（Leavitt & Mason, 1998）。政策に影響を及ぼし，変更を加えるためには，一度や二度の介入ではおぼつかない。必要なのは継続した，ケアに関わる看護行為なのであり，その中には政治的に活動することも含まれている（Smith-Campbell, 1999）。政治的な活動を通して看護師は，クロニックイルネスを持つ人々の受ける医療に影響を及ぼす政策を具体化させる能力を身につけることができるし，クライエントと協働して共通の目標に到達する機会を得ることもできる。慢性の状態にある人々およびその家族が政治のプロセスと力をよりよく理解できるよう援助できれば，そのことが彼らの力となり，保健医療システムの中で彼ら自身が経験してきた不正を改めるよう働きかけることにつながるかもしれない。

政治はしばしば否定的に語られるが，政治（politics）とは本来，中立的な用語であって，これまで「影響を及ぼすこと」であると定義されてきた（Leavitt & Mason, 1998）。政治が否定的にみなされるのは，影響を及ぼすこと（influencing）の中に，どのような政策が執行されるべきか，またされるべきでないかに関して人々の考えは同じではないということが含意されているからである。こうした違いは，価値観の相違や信念の違いから生まれるゆえに強い感情的反応を引き起こすことがあり，そのことがしばしば否定的にみなされるのである。1つのプロセスとしてとらえた場合，政治は否定的なものでも肯定的なものでもないが，それはしばしば乏しい資源を自分のものにしようとして，他人の意思決定に影響を及ぼそうとしたり，状況や出来事を支配しようとするのである（Leavitt & Mason, 1998）。

政策に影響を及ぼす諸段階

【政治課題の設定】

Milstead（1999）とMilio（1989）は政策が影響をこうむる4つの段階，すなわち①政治課題の設定，②政策の立法化もしくは条例化，③施策の執行，および④施策の評価，を提示している。ある事象を社会問題としてとらえ，行政府の関心をそこに向かわせることが政治課題の設定である（Milstead, 1999）。国家レベルでの政治課題の設定はたいていの場合，連邦議会の議員もしくは大統領府によってなされる。議員らの個人的な価値観や信念，選挙人らの価値観や要求が官僚を動かして新たな課題項目の設定に導いたり，課題項目の変更を企てたりすることがある。たった1つの不正行為や悲劇が原因で，地域，州，連邦のいずれのレベルにおいてもある種の政治課題が社会の前面に躍り出ることがある。飲酒運転に反対する母親の会（Mothers Against Drunk Driving：MADD）が生まれる前は，米国人のほとんどは飲酒して車を運転するのはあたりまえのことだとみなしていた。しかしその当時から飲酒ドライバーたちは国中で死者や障害者を産み出していたのである。ある時1人の母親が，自分の子どもが飲酒運転で殺されるに至って，ことの不正に激しく反応し，そこから新たなアドボカシイ団体が設立され，今では全国津々浦々で飲酒運転に反対する母親の会支部が飲酒運転との闘いを繰り広げている。飲酒運転に関していえば，政策のみならず国民の価値観が変化したわけだが，それも1人の女性が1つの不正に激烈に反応したことに端を発しているのである（Dodd, 1997）。飲酒運転に反対する母親の会が成功をおさめたのは，政治的風土が成熟し，変化を求めていたからである。

1つの関心事や問題が政治課題となるには，条件

が整っているのみならず，何らかの行動が起こされなければならないと社会が信じることが要件となる(Furlong, 1999)。政治課題の設定に影響を及ぼす因子としてはさまざまなものが考えられるが，研究成果の公表もその1つである。保健医療システムの不備な点をめぐって医学研究所からの研究報告が出され，それに基づいて患者とその家族および議員たちが現行の保健医療の質に関して問題提起を行っている例がある(Kohn, Corrigan & Donaldson, 2000)。また，マネジドケア機構が増加するにつれ，ケアの質に関わる問題で個人的にネガティブな経験を持つ人が増えている。この課題は向こう数年間に渡る期間において，州および連邦議会の議員にとっての政治課題の1つとなることが期待されている。1つの政治課題がいったん認知されれば，官僚は施策の立法化に向けて動き出し，政治課題の設定の過程で浮き彫りにされた問題を解決するために，政策の開発や変更と取り組み始めるのである。

【立法化と条例化】

立法化と条例化は，政治課題として設定された問題に対する公式の対策である(Milstead, 1999)。政策の開発に影響を及ぼし，その過程を通じて広汎な統制力を行使する主要セクターとしては，連邦議会，連邦議会職員，利害関係団体とそのロビイスト，大統領府，選挙人およびマスメディアが挙げられる(Wakefield, 1999)。連邦レベルにおいて法案がいかにして法律となるかを表わすフローチャートが図21-1に描かれている。州レベルでも，最終地点が州知事であること以外はほぼ同じ過程をたどる。キープレイヤーは最終法案の内容に影響を及ぼすのみならず，その過程のすべての時点において，法案が継続審議されるかそれとも廃案となるかの鍵を握っている。法案作成にあたっては，長期に渡って柔軟かつ広範囲に適用できるよう，平易な表現が用いられる。条例は，1つの法律がどう運用されるべきかについて細目を詳述する(Loquist, 1999)。法案が法律となった暁には，当の法律をもとに条例を作成するのが行政機関の責務である。そうした例としては，米国高齢者法(OAA)のために高齢化対策局(AOA)が条例を策定したケース，財政均衡法に基づいたメディケアのために固有の料金設定を策定した保健医療財政局(HCFA)のケースなどがある。条例の策定も政治の影響を受けることがある。連邦レベルでは，条例の原案は連邦目録サイト(*Federal Register*)(www.access.gpo.gov)で公開されなければならず，国民の意見が反映される仕組みになっている。その後，行政機関が意見を取りまとめ，必要ならば変更を加えて最終案を固める。それが執行機関によって承認された時点で，条例が発効する(Abood & Mittelstadt, 1998)。承認された後，新たな条例に基づきプログラムが設定されるか，もしくは旧プログラムが変更されることになる。

【プログラムの執行】

法律，条例のいずれかに記されている目標を達成するためのプログラムの立ち上げにより，プログラム執行が開始される(Milstead, 1999)。この章のはじめに政策と保健医療システムについて論じたように，プログラムの執行は肯定的な結果をもたらすこともあれば否定的な結果に終わることもある。肯定的な結果をもたらした例としては，障害者が公的建造物および交通機関へアクセスできるよう義務づけたケース，障害者の健康保険および生活費を財政援助する連邦レベルのプログラム，それに低収入者層へのナーシングホームでのケアがある。逆に予算を削減されて打ち切られたプログラムもある。プログラムに問題が見出された場合，その執行の過程に圧力をかけ，プログラムの評価が行われるよう働きかけることができる。

【プログラム評価】

プログラムの実績を評価するのに伴い，政治の影響力を利用してプログラムに変更をもたらすことができる(Milstead, 1999)。例えば，すでに見たように，財政均衡法はメディケアとメディケイドに大幅な変更をもたらしたが，在宅ケア組織および病院への還付金制度に関しては壊滅的なダメージを与えた。多くの人々，とりわけクロニックイルネスを持つ人々にこのような結果をもたらしたゆえに，議員たちは財政均衡法の見直しを考えているところである。

公共政策に影響を及ぼすためには，看護師は政策策定のすべての段階において政策決定者に働きかけるスキルを学ぶ必要がある。これらのスキルは慢性の状態にあるクライエントとその家族にも伝えるこ

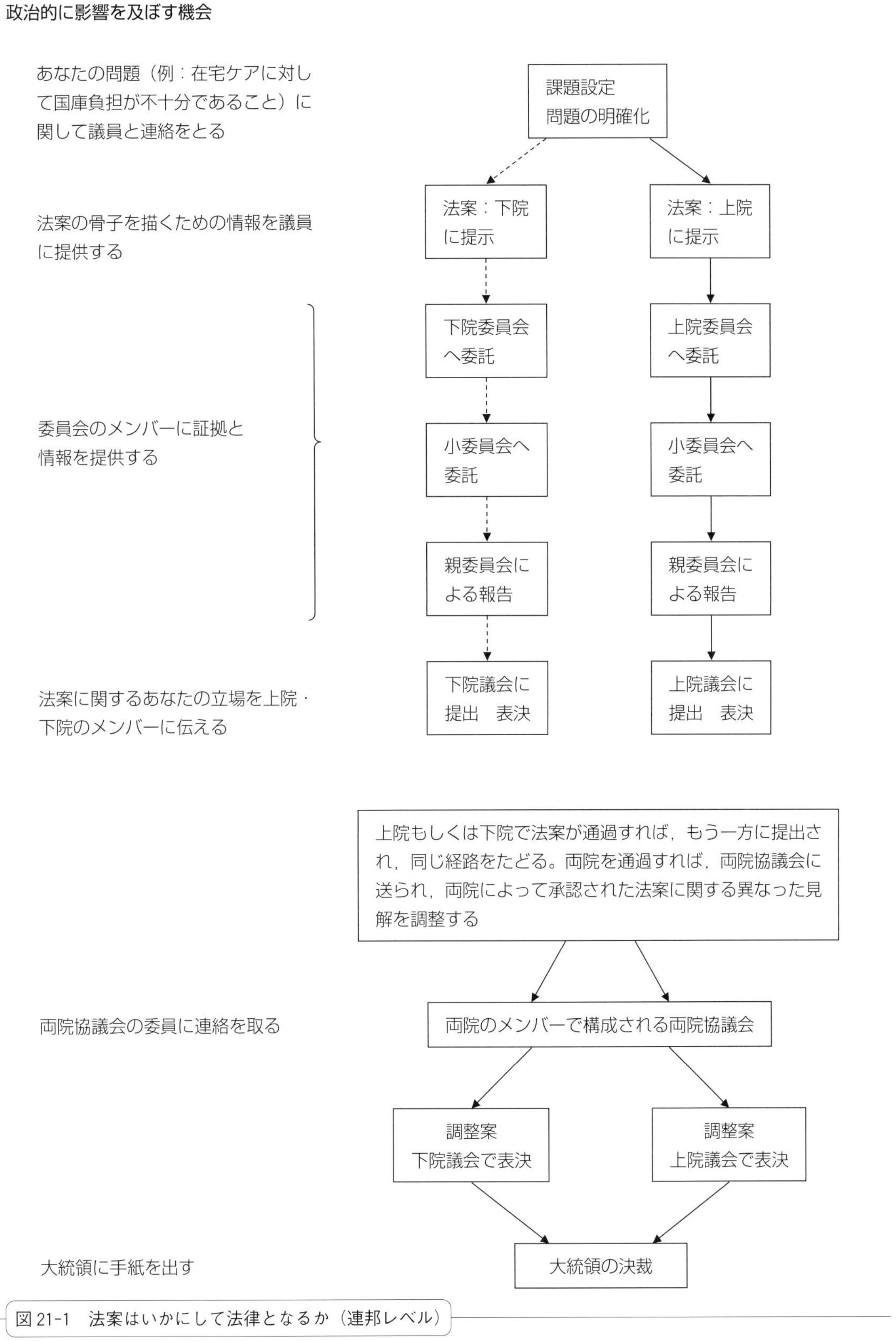

政治的に影響を及ぼす機会

あなたの問題（例：在宅ケアに対して国庫負担が不十分であること）に関して議員と連絡をとる

法案の骨子を描くための情報を議員に提供する

委員会のメンバーに証拠と情報を提供する

法案に関するあなたの立場を上院・下院のメンバーに伝える

```
        課題設定
       問題の明確化
       ┌──┴──┐
   法案：下院      法案：上院
    に提示         に提示
       │             │
   下院委員会      上院委員会
    へ委託         へ委託
       │             │
   小委員会へ      小委員会へ
    委託           委託
       │             │
   親委員会に      親委員会に
   よる報告        よる報告
       │             │
   下院議会に      上院議会に
   提出 表決      提出 表決
```

上院もしくは下院で法案が通過すれば，もう一方に提出され，同じ経路をたどる．両院を通過すれば，両院協議会に送られ，両院によって承認された法案に関する異なった見解を調整する

両院協議会の委員に連絡を取る

両院のメンバーで構成される両院協議会

調整案　　　　　調整案
下院議会で表決　上院議会で表決

大統領に手紙を出す

大統領の決裁

図 21-1　法案はいかにして法律となるか（連邦レベル）

とができる。そうすれば彼らも，自分たちのためにシステムに対して働きかけができるようエンパワメントされることになる。

政治的影響（働きかけ）の3つのC

【コミュニケーション】

Vance(1985)は，政治的働きかけの構成要素として，コミュニケーション(communication)，団結(collectivity)，そして連帯(collegiality)の3つを挙げている。政治活動の過程においては，コミュニケーションのうまさが威力を発揮することがある。おおかたの看護師は一対一の関係においてはコミュニケーションの達人であるが，政策に影響を及ぼすにはコミュニケーションの技能をさらに広げる必要がある。コミュニケーションの第1段階は聴くことと学ぶことである。政治のプロセスについて学ぶことが肝要となる。法案がいかにして法律となるかを学習することは，政治のプロセスについて学ぶ1つの方法である。そのプロセスにおける鍵となる人物・組織が誰かを知ることも大切である。法案がいつ委員会にかけられるのか，委員会の議長・委員は誰なのかを知ることは，働きかけを試みる際の重要な情報となる。公共政策の策定者に直接働きかける以外に，間接的に働きかけるのも1つの戦略である。議会・政府の職員，メディアおよび公共政策決定者の選挙人らとコミュニケーションをはかることも，公共政策決定者を動かすのに有効である。その際に重要なのは，誰にどう動いて欲しいかを知っておくことである。それさえはっきりしたら，政策決定者に働きかけるためのいくつかのコミュニケーション戦略がある。

- ■あなたのメッセージを，もし必要なら身分・地位を添えて郵便，書簡，ファックス，Eメール，テレグラムなどで送付する（書類作成の手引きはwww.ucp.orgを参照のこと）。
- ■購読している新聞の編集者に手紙を書く，もしくはラジオ，テレビ番組に出演する（政策に働きかけるためにメディアを利用する際のヒントはMason & Leavitt, 1998を参照のこと）。
- ■あなたの支持する議員もしくはそのスタッフを訪問する（表21-2を参照のこと）。
- ■公聴会で証言する
- ■投票する。他の人々に働きかけて投票を促す。

何らかの問題が発生する前に議員との関係を構築しておけば，他人への働きかけを有利に進めることができる。重大案件が出現する前に議員と関係もしくは友情を築くにはいくつかの方法がある。1つの

表21-2　政策決定者との面会のためのガイドライン

1. 前もって約束した上で訪問すること。遅刻しないこと。
2. たとえ3回目，4回目の面会だったとしても，必ず自己紹介すること。自分が免許を持つ看護師であると名乗ること。クライエントが話す場合は，クライエントもしくはその家族の持つ慢性の状態を伝えること。
3. ポジティブな調子で切り出すこと。議員に面会の礼を述べ，その後用件に移ること。協議したい問題を明確に提示すること。法案の話ならば，法案の番号とタイトル，あなたの立場および議員にしてほしいことを述べること。
4. 割り当てられた時間が許せば，あなたの立場を具体的に示すような例や事実を述べること。何よりも，クライエントの経験を共有すること。クライエントの状況をあなたの立場に関連づけて具体的に話すこと，もしくはクライエントに語らせること。
5. ポジティブさを失わないこと。オープンで親密な雰囲気を保つよう努めること。面会の目的は，意見を交換し，相互のコミュニケーションのパイプを開いておくことにある。脅したり，不可能なことを要求したりしないこと。あなたの問題に関する議員の側の立場を表明してくれるよう依頼すること。
6. 質問に回答できるようにしておくこと。回答できない場合は，正直に言い，さらなる情報を伝えることを約束し，実行すること。
7. 意見表明文，要点のまとめなど，問題に関する資料を残しておくこと。名刺も忘れずに。
8. 訪問後はお礼の手紙を出すこと。
9. 協働している団体に，面会の報告を文書で送ること。

出典：Stanhope, 1999；UCP, 2000より。

方法は，選挙事務所を手伝うことである。選挙運動に参加し，チラシを配り，電話に応対し，あなたの自宅で募金集めのためのパーティを催すのである。大統領府で官職を得ている活動家の看護師が次のように述べている。「資金こそが政治の母乳。早くあげることね。もしなければ，集めること」（Dodd，1997, p.424）。選挙運動には資金がかかるから，あなたが選んだ候補者に金銭面で援助すれば，候補者が当選した暁には，あなたが影響を行使できる道が開けることになる。これは，票をおカネで買うこととは違って，むしろアクセスを得ることなのである。もしある議員が，時間に余裕がなく，資金を提供した人とそうでない人のどちらかに会う選択を迫られたとしたら，その議員は十中八九，選挙運動を金銭面で援助した人のほうを選ぶことだろう。こうしてアクセスが切り開かれると，看護師もしくはクライエントもしくはその家族が議員と立場を共有することになり，議員に対して影響を行使することができるのである。政治運動に携わった人ならば同意してもらえると思うが，資金がアクセスをもたらすのは確かだとしても，選挙人はその時間を提供することで優位に立つこともできる（選挙運動を手伝う，手紙を書く，問題について議員に電話するなど）。議員は，自分に投票してくれる人，自分とコミュニケーションのある人に注意を払うものなのである。

【団結】

政治的影響を展開していく上で，団結することは必須の要件となる。団結（collectivity）はネットワーキング，協力体制の構築，協働の基盤の上に形作られる（Vance, 1985）。同業者の間で，さらには保健医療にこれまで関心を示してきた公的および民間セクターの組織の代表と，関係性を構築することが鍵となる（Wakefield, 1999）。例えば，1997年の財政均衡法のような，クロニックイルネスを持つクライエントで在宅ケア，長期ケア，入院サービスを受けていた層に打撃を与えた法律を改正するためには，団結が不可欠である。260万を越える看護師たちの声をたばねる全米看護師協会（ANA）は，財政均衡法の発効後，在宅ケアへの出費が増加していることを証言したが，このような行動は確実に連邦議会に影響を与えたのである（ANA, 1999）。全米看護師協会，全米退職者協会（American Association of Retired Persons：AARP），全米在宅ケア協会，全米病院協会などの団体と利害の一致する課題に関して連携を組むことは，変革に向けて動き出したり，変革を維持したりする上で最も効果的な方法の1つである（Stanhope, 1999）。ネットワークづくりが鍵であるが，それは「肝心なのは，何を知っているかではなく，誰を知っているか」だからである（Cohen et al., 1998, p.150）。

課題解決に向けて動き出す上で，個人的なつながりが重要な方略となり得る。仮に，ある看護学生の母親が議員であり，医療関係機関への還付金を協議する委員会の委員だったとしよう。その学生に協力してもらい，必要な知識と支援を提供して，母親の委員会の席上で証言してもらうことができれば，その課題の解決の方向性について大きな影響力を行使できるかもしれない。クライエント団体とネットワークを構築することも効果がある。クライエント自身に議員と連絡を取ってもらい，クライエントおよびその家族が立法化によってどんな影響を受けたか，もしくは今後受けようとしているかについて語ってもらうことは，政策決定者に働きかける上で重要な方略となる。活発なアドボカシイ（権利擁護活動）を展開してきた団体と協働することができれば，これからアドボカシイに取り組もうとする者に必要な援助と支援を提供することにもなる。全米障害者協会（AAPD）のようなアドボカシイ団体は，公聴会において専門家や障害者の家族が証言するのを援助することができる（AAPD, 2000）。

慢性の状態にある人々に関わる政策課題を推進していく上で，財源の確保は欠かせないが，財源により敏感であるためにはネットワークづくりが重要である。例えば，Robert Wood Johnson基金（RWJ）は，健康に関わるフィランソロピー団体であるが，団体の見解によれば，増え続けるクロニックイルネスを持つ人々を支援する社会的インフラストラクチュアは存在しない。Robert Wood Johnson基金は連邦レベルのプログラムに助成金を提供し，クロニックイルネスとその政策転換の必要性について，国民，政策決定者および産業界のリーダーたちの意識向上を目指すプログラムを推進している（Jones, 2000）。こうして公共政策の転換に向けて動き出すために，課題に関する知識を集め他の人々と協働していく上で団結は重要なのである。

【連帯】

政治のプロセスにおいて中心的な役割を果たすのが連帯(collegiality)，すなわち同志たちと連携し協力し合う精神である(Vance, 1985)。リスクを覚悟で政治活動を行うには，同僚からのサポートが必要となる。志を1つにしてお互いを尊重し合う態度で他の人々と接するのが有効である。時には，他の課題については反対の立場を取る団体が相互に協調して動くことがある。反対の立場の者と協調する場合には，感情的な部分をいかに切り離すかが鍵となる。前に述べたように，政治自体はポジティブでもネガティブでもなく，対立する双方の価値観と信念がしばしば異なっているだけなのだ。ある団体と連帯して活動することは，対立が生じた時に力となるし，政治的影響を及ぼす上での1つの重要なファクター，すなわち個人的な問題として扱うのではないという点でも役に立つ。専門職として，あなたの抱える個別の課題に注目することが肝心であって，あなたに反対の立場を取る人たちを個人的に攻撃してはいけない。もし他の人たちがあなたを攻撃したとしても，あなたは課題のみを取り上げるべきである。かつてエレオノア・ルーズベルトはこう言った。「あなたの同意なしにだれもあなたを劣位の存在だと感じさせることはできない。」言うは易く，行うには困難が伴う事柄ではあるが，政策転換を目指す活動には根気と忍耐強さと歩み寄りが必要なのである。政策転換に向けて活動する時，価値観，信念，および覚悟を共にする人々と共に活動することは大きな力となる。

この章で取り上げた方略は，連邦レベルで政策に影響を行使することに重きを置いているが，これらの方略はそのまま，地域や州レベルで政策や政策決定者やコミュニティ組織に影響を行使する場合に応用することができる。看護師が政治活動に取り組むことは極めて重要である。なぜなら，政治から遠ざかると，看護実践や，自分たちのクライアントであるクロニックイルネスを持つ人々のケアに影響を及ぼす重要な意思決定のプロセスから排除されてしまうからである(Cohen et al., 1996)。

システム全体を1人で変えることはできないと認識した上で政治的であろうとすることは，個人にとって圧倒的な負担を強いる体験となり得る。政治活動を始めるにあたっては，まず投票から始めるとよい。それから，自分の情熱を注ぐことのできる課題(例えば，あなたのクライアントであるクロニックイルネスを持つ患者が長期に渡る在宅ケアを受けられないこと)を選び，その課題について学習を深め，同じ課題に関心を持つ人たちと交流を持つ。キーパーソンに自分の立場を伝えるとよい。自分の大義が正しいことに自信を持ち，自分とクライアント，そして同僚たちがもたらすことのできるであろう政治的影響を誇りに思うがいい。

要約と結論

公共政策を通して，社会は多くの米国人を支援するための選択をしてきた。メディケアを通して高齢者と重度の身体障害者をケアし，メディケイドを通して低所得者層に健康保険を提供し，米国障害者法(ADA)を通じて障害者のアクセスを保障した。一方で，市場システムおよび個人の権利に対する確固たる信念が社会を覆っているために，多くの人たちが十分な保健医療を受けられないか，あるいは全くケアがなされないままに取り残された。米国においては保健医療は権利ではないから，保健医療全体を統括するシステムは存在しない。現行のシステムは複雑で，継ぎはぎだらけであり，とりわけクロニックイルネスを持つ人，障害者，高齢者などの脆弱な層にとっては利用しづらいものとなっている。しかしながらシステムを改善するために変革をもたらすことはできる。看護職の専門家，クロニックイルネスを持つクライアントとその家族は，政治活動を通じて政策の転換に影響力を行使することができる。時間と忍耐のいる仕事であるが，子ども保護基金(Children's Defense Fund)の創立者であり代表でもあるMarian Wright Edemaがかつて語ったように「大きな変革をもたらそうとするあまり，日々実行できる小さな変革をないがしろにしてはいけない。日々の小さな変革が積み重なって，時が経つと，私たちが思ってもみなかった大きな変革につながるのだから。」

課題

1. クロニックイルネスの傾向，およびこの傾向が健康政策との関係においてどのように重要であるか述べよ。
2. メディケアとメディケイドの違いを述べよ。
3. クロニックイルネスを持つ人のための健康政策に影響を与える主な社会課題を明確にせよ。
4. 現在の米国における保健医療システムは，クロニックイルネスを持つ人々にどのような影響を与えるか。
5. 法案がどのように法律になるか説明せよ。
6. クロニックイルネスのためにケアを必要とする個人と HEDIS の関係について述べよ。
7. 財政均衡法は健康政策にどのような影響を与えたか。
8. 政治的働きかけの3つの要素を明らかにし，それぞれについて説明せよ。
9. すべての人々が保健医療を利用することができるようにするために看護師ができることは何か。

第22章

在宅ケア

Deborah Card ■ Wanda Huffstetler
訳：普照早苗

　在宅ケアは，包括的かつ総合的保健医療の構成要素である。それによってヘルスサービスは，健康を増進，維持，回復することを目的として，個人や家族にその居住地域で提供されている。
（Hitchcock, Schubert & Thomas, 1999）

イントロダクション

　在宅ケア（ホームヘルスケア）は，家庭という環境において自分たちの保健医療ニーズを管理するクライエントの手助けをするための，包括的で費用対効果の高いアプローチとして広く知られるようになった。多くは，メディケア資格のある高齢者を対象にしているが，ハイリスク小児，あるいはクロニックイルネスや障害を持つあらゆる年齢層の多様な集団にも提供されている。在宅ケアサービスを受ける資格があるかどうかの取り決めはメディケアによって規定されており，その基準は，サービスの支払い者が誰であるかにかかわらず，ほとんどの在宅ケア事業所によって採用されている。

　在宅ケア事業所は，通常，次のようなカテゴリーに分類されている。それらは非営利，個人経営，および医療機関である。非営利機関としては，訪問看護協会（Visiting Nurse Associations：VNAs）などのボランティア団体や州の公衆衛生部門などの政府関連機関，および非営利の病院組織などが含まれる（Rice, 2001）。個人経営機関は収益が得られる。医療機関は，自施設の急性期ケア部門とつながりを持ち，急性期状況から在宅まで一連のケアを提供できるようにしている。

　在宅ケアが保健医療に関わる産業の中で最も急成長を遂げているのは，最近の流れが病院ケアから，より経済的な在宅ケアや地域ケアにシフトしているためである。在宅ケア産業の成長は，1996年のメディケアによる在宅ケアの歳出が，1980年度の4倍となっていることにも示されている。この間にメディケアへの請求認可を受けた機関の数は2倍にのぼった（Montauk, 1998）。

　在宅ケア事業所数の増加は，1980年代初期に病院にも影響を与えた償還の変化とつながっている。当時，急性期ケア病院におけるケアの経費削減のために，連邦政府は出来高払い制から診断群分類に基づく包括払い（prospective payment system called diagnosis-related groups：CDRGs）への変更を認可した。現在，病院ケアに対する償還はクライエントの診断名によって決められ，病院の平均在院日数は短縮化し，経費削減に応えている。その結果，「シッカー・アンド・クイッカー（sicker and quicker, 無理やり退院）」で退院させられる亜急性および手術後のクライエントにケアを提供するために，認定在宅ケア機関や熟練看護施設（skilled nursing facilities：SNFs，看護師や医師が常駐する高齢者施設）に依存

表22-1　在宅ケアのためのメディケア認定要件
・クライエントは医師のケアを受けている
・クライエントは熟練看護・理学療法・作業療法あるいは言語療法を定期的に必要とする
・クライエントはメディケアを受ける資格がある
・ケアは医学的に適切であり必要である
・クライエントは外出できない状態にある
・クライエントのニーズは基本的に定期的もしくはパート・タイムで満たすことができる
・クライエントは自宅あるいは熟練したケアを提供しない施設にいる
・ケアの計画は医師の指導の下で作成される

出典：Montauk（1998）より。

せざるを得なくなったのである（Marziano & Cefalu, 1998；Schoen & Koenig, 1997）。

　メディケアの在宅ケア給付を管理する州および連邦政府は，支払い者が誰であるかにかかわらず，在宅ケアサービスに資金を供給する。全米在宅ケア協会（National Association for Home Care：NAHC）は，1997年における在宅ケアの総額は400億ドルであり，そのうち38.7％がメディケア，27.2％がメディケイド，12.2％が個人保険業者，20.5％が本人あるいは家族の自費により支払われていると報告している（Gundersen, 1999）。

　在宅ケア事業所は，メディケアプログラムに参加するかどうかを選択でき，基準に適合するクライエントについて（表22-1），メディケアから支払いを受けることができる。メディケアプログラムに参加しないという選択をした場合は，各州が定めた在宅ケアサービス提供に関する条例に従うことになる。

歴史的概観

　看護師の訪問に関する最初の記録が1669年に残されている（Hitchcock, Schubert & Thomas, 1999）。フランスのパリでは，人々の自立を援助する目的で，訪問看護師と社会福祉の概念がSt. Vincent de Paulによって紹介された。同様に1812年，アイルランドのダブリンで，病気を持つ人に対して在宅でケアを提供するために訪問看護モデルが開始された（Hitchcock, Schubert & Thomas, 1999）。

　おそらく，最もよく知られた訪問看護サービスの歴史的記述は，裕福な英国の企業家であり慈善家でもあったWilliam Rathboneによるものであろう（Schoen & Koenig, 1997）。Rathboneは病気の妻に提供された看護ケアに感銘を受けて，英国のリバプールの病気を持つ貧困層に対する関心を深めていったとされている。1880年代中頃，彼はサービス費用を支払うことのできない人々に対する初の訪問看護サービスを確立した。治療的看護ケアと健康教育を組み合わせた効果的アプローチは，結果的にこの都市に永続的な地区訪問看護サービスを設立することになった（Hitchcock, Schubert & Thomas, 1999）。Rathboneはナイチンゲールの支援を受けて訪問看護師訓練学校を設立し，地域社会で看護師が効果的に働くために必要な知識と技術を身につけさせようとした。

　英国で確立された訪問看護モデルは，すぐに米国で適用され，19世紀後半のさらに深刻な公衆衛生問題のいくつかに取り組む方策となった。特に米国の大都市は，移民の増加に関連して多くの新しい難題に直面していた。密集した極貧地区では，結核や天然痘，猩紅熱や腸チフス，および発疹チフスなどの伝染病がまたたく間に広がった（Schoen & Koenig, 1997）。当時の急性期病院のサービスには限界があり，また多くの人々は家での治療を望んだ。

　1800年代後期には貧困層の生活状態の悪化と，病気と疾病がもたらす社会に対する潜在的影響に関心が持たれ，フィラデルフィア，ボストン，ニューヨークなど都会の慈善家は，病気を持つ貧困層に必要なケアや清潔さを提供するため，訪問看護に経済的支援を行った（Schoen & Koenig, 1997）。また，かつて英国でそうであったように，資格を持つ訪問看護師の教育が最優先事項となった。1885年，ナイチンゲールの助言に従って，Alfred Worchester博士がウォルサム（マサチューセッツ）職業訓練所を設立した（Stanhope & Lancaster, 1998）。当初は在宅での看護ケア提供に焦点をあてたプログラムであったが，現場での経験により質が高められ，その後は健康教育などの公衆衛生看護の概念が広く含まれるようになった。

　公衆衛生看護にまで広がった概念は，Lillian Wald[1]とMary Brewsterによる社会的意識の高いリーダーシップによってさらに革新された（Hitchcock, Schubert & Thomas, 1999）。Waldは，公衆衛

表 22-2　公衆衛生看護と在宅看護の類似点・相違点

類似点

状況	看護は，地域社会あるいは在宅のクライエントに提供される。
実践における自立	看護師は，施設外で自立して実践を行う。
調整と環境	クライエントはケア決定における積極的な参加者である。調整はクライエントが行う。環境はクライエントのエンパワメントを高める。
家族中心のケア	家族はケアの1つの単位とみなされる。家族はクライエントのケアに重要な役割を果たす。
幅広い目標	公衆衛生と在宅サービスは，地域社会における健康の増進・保持・回復に貢献する。

相違点

	公衆衛生看護	在宅看護
働きかけの焦点	全住民	個人あるいは家族
取り扱う事例	地域全体から事例をみつける	医師からの依頼
働きかけ	継続的	必要に応じて
方向性	ウェルネス 一次予防	病気 二次予防 リハビリテーション 三次予防
サービスの導入	潜在的危険性 社会的診断	医学的診断

出典：Hitchcock, Schubert & Thomas(1999)より。

生看護の分野を確立した功績があり，これにより看護の焦点は，個人の健康のみならず，地域社会全体の健康的・社会的・経済的ニーズを包含するものになった。WaldとBrewsterは，1893年，ニューヨークのヘンリー・ストリート・セツルメントに最初の公衆衛生看護協会を共同設立したことでよく知られている。そのセツルメントハウス(隣保館)の訪問看護サービスは，社会福祉事業と看護と社会活動の独自な統合と呼びならわされた(Schoen & Koenig, 1997)。この2人の女性は，地域における母子の健康，伝染病管理，栄養，精神保健などの改善のため社会教育に力を注いだ。WaldとBrewsterは，現代の公衆衛生看護における社会的擁護の役割に大きな影響を及ぼしている(Hitchcock, Schubert & Thomas, 1999)。

訪問看護師と公衆衛生看護師の役割は，1920年代後半までにその区分が一層明確にされた。訪問看護師は民間セクターによって雇用され，慈善や寄付によってまかなわれるもので，在宅におけるベッドサイドケアの「現場での」提供者であった。一方，公衆衛生看護師は主に政府健康部門に雇用され，広い地域における健康増進と病気予防に対する関心の喚起に焦点をあてた。看護師らの専念した領域は違ったものの，両者は施設外の地域社会においてそれぞれ自立的機能を果たし，地域社会における健康の増進・保持・回復という目標を共有していた(Hitchcock, Schubert & Thomas, 1999)(表22-2)。

訪問看護師と公衆衛生看護師，および公衆衛生サービスが結集した力によって達成された成功は，

訳注1　Wald, Lillian D.(1867-1940)　看護師を1年で退職し医学生として学んでいた頃，偶然，ニューヨークの移民の劣悪な生活状況を目の当たりにする。その直後，イーストサイドに移り住むことを決意し，訪問看護活動を始めた。看護学校時代からの友人Mary Brewsterと共に，1893年，その一角にあるヘンリー・ストリートで，世界初の看護師セツルメント(settlement；貧民街に定住してその地域の生活向上を図る福祉事業団やその施設)を開設した。以降，母子保健活動，子どもや若者たちへの教育活動など広く公衆衛生看護活動を実践するかたわら，訪問看護，公衆衛生看護師教育課程にも携わり，1912年には全米衛生看護協会を結成，初代会長を努め，「地域看護の母」と呼ばれた。(参考文献：リリアン・ウォルド著，阿部里美訳『ヘンリー・ストリートの家』，日本看護協会出版会，2004)

20世紀の前半における保健医療の転換を生み出した。大規模な移民がもはやなくなり，地域を脅かす伝染病の危険性がなくなる一方で，技術革新や新薬の誕生，および雇用者支払い健康保険が増加し，保健医療の焦点は公衆衛生から急性期ケアへと向けられるようになった。病院が保健医療の主要な提供者となり，1930〜1940年代には訪問看護師のケアを受けるクライエントはほとんどいなくなった(Reichley, 1999)。しかしながら，急性期ケアの提供者である病院は，自分たちはやがて長期の慢性の障害を持つ個人に対してケアを提供することになることにすぐに気がついた。そのため，クロニックイルネスのケアによってもたらされる経費の増加を調整する方法を模索し始めた。

1947年，ニューヨーク市モンテフィオール病院は保健医療の介入を必要とするクライエントに，急性期ケア施設においてではなく在宅でケアを提供する新たなプログラムを設立した。「壁のない病院」と名づけられたモンテフィオール・プログラムは，病院とつながりを持ちながら医師や看護師およびソーシャルワーカーによる専門サービスを利用する在宅ケアモデルであった(Gunderson, 1999)。このような病院を基盤とする在宅ケアモデルは，私たちが現在知るところの在宅ケアを再興させる触媒として機能した(Reichley, 1999)。当時の必要経費を比較したところ，病院におけるケアが1日当たり平均10〜12ドルであったのに対して，在宅ケアの費用は1日当たり平均3ドルであった(Reichley, 1999)。

半世紀以上の間，訪問看護師による在宅ケアサービスは，もっぱら慈善や寄付あるいは訪問看護協会(VNA)の資金によりまかなわれていた。1966年には，メディケアという新しい制度により連邦政府が在宅医療サービスに資金を供給した。メディケアは，多くの人々への在宅医療サービスの提供，特にこのようなケアを利用できなかった高齢者を考慮に入れたものであった。1973年には，メディケアによる在宅ケア給付が，年齢にかかわらず障害を持つ人々に対して広くなされるようになった。

メディケアに付随したことは，給付資格に関する厳しい規定，在宅ケアの実践，および償還メカニズムであった。在宅ケアはより多くの人々にケアを提供できるように計画されていることに利点があったにもかかわらず，特定のタイプの事業所しかそれを提供できなかった。その結果アクセスが困難となり，ケアを受けられる人が限られ，また受けられるサービスの種類や期間が限定された。在宅ケア事業所にとってさらなる負担は複雑な請求システムであり，多岐に渡る支払い延滞もしばしばであった。

在宅ケアの提唱者は，多くのクライエントが必要としているサービスを提供することにより経費が過剰にならないように，法的規定が在宅ケアの適用範囲を狭めているのではないかと考えるに至った(Reichley, 1999)。時間をかけた法的な努力や主張，意識啓発などを通じて，在宅ケア産業の提唱者は制限を緩めることに成功した。1980年代後期には，ケアへのアクセスが容易となり，資格要件はそれほど限定的ではなくなった。また，請求はより効率的なものとなった。在宅サービスを支援するためのメディケア資金が増えたことにより，メディケアに請求できる在宅ケア事業所の数は，1980年代半ばから1990年代中ごろまでで2倍以上に増加した(Reichley, 1999)。

在宅ケアのモデル

在宅ケアは，伝統的な急性期ケアとリハビリテーションのモデルを用いて企画されたため，それらはクロニックイルネスを持つ個人のニーズに基づくものではなかった。したがって，クロニックイルネスを管理しようとする保健行動は，しばしば高額の入院および救急外来の受診に結びついた。保健医療費に関する分析は，保健医療費の3分の2がクロニックイルネスに関係していることを示していた(Kane, Ouslander & Abrass, 1999)。

同様に，ケアの医学的モデルは個人の急性期ケアに注目している。しかしながら，過去100年間はクロニックイルネスを持つ個人の平均寿命に著しい増加がみられている。疫学的な予測が正確ならば，驚異的ではあるが2020年までに65歳以上の人口が7,900万人を超過するとみられ，このうち40万人は100歳以上に至ることが予測されている。障害を持つ人の数がすでに4,500万人ということも含め，急性期ケアモデルからクロニックイルネスの長期ケアマネジメントへの移行の必要性が示唆されている(Leutz, 1998)。

クロニックイルネスに関連したニーズに取り組む

保健医療モデルの不足は，クライエントと家族介護者に負担をかけることになり，これらの人々は在宅における慢性の状態を効果的に管理するための必要な資源がないことに気づかされている。病気管理のためのケアの選択肢を与えられると，クライエントや家族および介護者は，施設のケアよりむしろ包括的な在宅ケアを望むのである。

在宅ケアへの看護理論の適用

個人の最良の機能的能力を目指すリハビリテーションは在宅ケアの伝統的枠組みである。在宅ケアのリハビリテーション・モデルの特徴は，クライエントの機能的状況と機能的能力を障害の特徴や依存の程度を含めて判断すること，および定めた目標を達成することである。看護理論家である Imogene King によるオープンシステム・モデルは，看護師とクライエントの相互作用や関係を通して目標を設定することに焦点をあてている。King の理論には，目標設定プロセスに参加するクライエントの権利が含まれている。看護師とクライエントは，目標を設定し，どのように目標を達成するかについて相互に合意し，その上で目標達成に向けて実施あるいは実行する。プロセスの最終段階は，目標に到達したか否かの評価である。(King, 1996)。

King の目標設定理論は，クライエントと共にケア計画を企画する在宅ケアプロセス CMS-485 と関連する。在宅ケア実践者がクライエントのニーズと機能的能力を評価した後，介入と目標を備えたケア計画がクライエントのデータに基づいて立案される。ケア計画が実施された後，目標に向けた進み具合が定期的に測定され，必要に応じてケア計画が修正される。

在宅ケア実践に関連するその他の看護理論には，Madeleine Leininger の文化ケアの多様性と普遍性がある。在宅ケアは，さまざまな地域社会や文化的背景を持つ在宅のクライエントに提供される (Rice, 2001)。Leininger は 1950 年代に，効果的な看護の提供を妨害する文化的障壁があることを認識した。その当時の看護の焦点は，クライエントの身体的ニーズや心理的ニーズ，症状，あるいは病気の経過に限定されていた (Leininger, 1999)。Leininger は，治療によるアウトカムを作り出すためにクライエントの文化的ニーズを理解する必要があると考えた (Leininger, 1996)。

文化的に適切なケアを提供するために，看護師は個人の世界観，あるいは人生や世界についての見方や理解を学ぶ必要があり，それには価値観や，社会的，経済的，環境的，スピリチュアル，政治的，言語的，教育的，および文化的要因が含まれる (Leininger, 1996)。文化的要因を学習する過程は，看護師がクライエントの家での様子を観察しながら聞き取るなどの参与が必要である。文化的に適切な在宅ケア計画を企画するためには，クライエントの視点や参加が重要であり，看護師とクライエントと家族は，適切な在宅ケアの目標と介入について相互に意思決定を行う。

また，Orem のセルフケア不足 (Self-Care Deficit) 理論は，クロニックイルネスを持つクライエントのケアに適用することができる。Orem の理論には 3 つのカテゴリーがあり，それらはクライエントのセルフケア能力，セルフケア不足，あるいはケアへの依存度を規定する。クライエントのセルフケア不足のアセスメントは，在宅ケア計画を企画するために用いることができる。ケア計画は，クライエントのセルフケア不足に基づき，その不足を補うように立案される (Orem, 1997)。従来の在宅ケアモデルは，急性期ケアやリハビリテーションの目標設定に基づくものであるのに対して，Orem の理論はクロニックイルネスを持つクライエントの長期に渡るケア計画を立案するうえで有用である。

Orem 理論の 3 つの看護システムは，全代償 (wholly compensatory)，一部代償 (partly compensatory)，および支持 - 教育 (supportive-educative) システムである (Taylor et al., 1998)。全代償システムのクライエントはケアに完全に依存しており，在宅では家族やその他の介護者に依存している。在宅サービスと介入は，熟練したケアや個別的ケアに対するクライエントのニーズに応じて立案され，クロニックイルネスの急性増悪中に家族や介護者を支援することができる。在宅ケアは，クライエントの長期ケアニーズに応じた地域社会の資源として家族を支えるために必要である。家族やその他の介護者には，ケア技術やクライエントのクロニックイルネスについての教育が与えられる。在宅サービスのリハビリテーション的モデルは，長期ケアを提

供するようには考えられていない。しかし，例えば膀胱留置カテーテル管理などの専門的技術であれば，継続的に在宅サービスを提供することができる。

同じように，一部代償システムのクロニックイルネスを持つクライエントは，セルフケア不足のために援助を必要とするが，それは自立を促進する助けとなるものである。支持－教育システムのクライエントは，在宅サービスと教育が必要であり，それによって知識を高め，セルフケアによる自立を促進することができる。在宅ケア計画は，クライエントのセルフケアニーズを充足するために必要なサービスのレベルに応じて企画される。

在宅ケアに関連する用語

いくつかの用語の定義は，在宅ケア事業者によるクライエントの資格の決定とその後の償還のために重要である。連邦政府によって規定されている用語には，*homebound*（外出できない状態），*primary services*（基本的サービス），*continuing services*（継続サービス），*dependent services*（付属サービス）などがある。

連邦政府によるメディケア規定には，在宅サービスを受けるために必要なクライエントの資格が含まれている。クライエントは，熟練看護施設（SNF）や病院ではなく，在宅あるいは施設にいることが要件とされている。*Home confined*（家に閉じこめられた）とは，クライエントが寝たきりであるとは限らない。*Homebound* あるいは *home confined* は，普通に外出することができないこと，そして，家を出る気力がない，もしくは外出することがかなりの負担となり，非常な努力を要することと定義されている。クライエントが外出するのは稀であり，外出してもそれは比較的短時間で，多くは受診の時である。クライエントは医師の治療を受けていること，および熟練したサービスを継続的にではなく定期的に受ける必要がある。これらの熟練サービスは基本的サービスであり，看護，理学療法（PT），言語療法（ST）および作業療法（OT）である。

在宅ケアにおける作業療法は継続サービスの1つと考えられている。つまり作業療法は初期の基本的サービスに引き続いて導入されるものである。しかし一旦，看護や理学療法，および言語療法などの基本的サービスが導入されれば，それらのサービスがもはや必要でなくなった後でも作業療法士は継続サービスとしてクライエントとかかわり続けることができる。定期的なサービスは訪問で提供され，医師の指示に基づき，それぞれのサービスの回数や期間が設定される。

メディケアでは，基本的サービスに加えて，ホームヘルスエイドやソーシャルワークサービスなどを付属サービスとして提供することができる。クライエントは，ホームヘルスエイドあるいはソーシャルワークサービスを受けるためには，熟練サービスを必要としていることが条件である。熟練サービスの必要がなくなれば，ホームヘルスエイドおよびソーシャルワークサービスは提供されない。もしクライエントが作業療法（継続サービス）を必要としているなら，これらの付属サービスを継続して受けることができる。

在宅ケアチーム

在宅ケアチームの人々は，クライエントのニーズを的確に判断し，ケアに関する複雑な計画を管理し，それらのニーズに取り組む知識と技術を持っている（Marelli, 1998）。効果的に機能する在宅ケア実践者の特徴として，在宅ケアを管理する規則および規制の確実な把握，詳細な部分に配慮することのできる能力，十分な絆を築くことのできる人間関係技術，臨床における豊富な技術，変化する保健医療の経済についての実用的知識，的確な優先順位をつけて効果的に仕事をする能力，また時間を管理して責任を果たす能力などが挙げられる。

在宅ケア実践者および実践基準は，州と連邦政府によって管理されている。在宅ケア事業所が認可を受けるためには，各州の規定に適合しなくてはならない。メディケアによる償還プログラムへの参加を望む場合は，メディケアの認定とサービスの償還のための連邦政府の規定がさらにある（認定条件およびHHA-11）。これらの連邦政府による規定や各州の認可あるいは資格要件は，在宅ケア実践者が専門のサービスを提供するための要件を満たしていることを保証するものである。

在宅ケアチームは，医師，看護師，理学療法士，作業療法士，言語聴覚士，メディカルソーシャル

ワーカーおよびホームヘルスエイドで構成される。チームのメンバーはそれぞれ専門的技術を持ち，それらが一体となって，クライエントのケアニーズに応じて援助する包括的なアプローチを支える。

【医師】

医師は，在宅ケアチームのリーダーであり，クライエントのケアに関して第一義的責任を負う。医師は，クライエントの医学的および精神医学的問題を管理し，クライエントのケア計画を立案し，提供されているケアの質を評価し，チームの他のメンバーとのコミュニケーションを維持する責任を果たす。クライエントが，追加の資源(医療機器，その他の医療用具，あるいは保健医療職者からのサービスなど)を必要とする場合は，医師はそのような資源を認可する。医師は，クライエントおよび保健医療チームの要請に素早く応じて，クライエントのケアにおける積極的な役割を引き受けることが不可欠である(Unwin & Jerant, 1999)。

【登録看護師】

登録看護師は在宅ケアチームの主要なメンバーである。保険会社による償還を受けるためには，看護師は家庭訪問において次の活動の少なくとも1つを提供しなければならない。クライエントの状態をアセスメントすること，クライエントの特別なケアニーズを本人に伝えること，および実際に技術的ケアを提供すること，である。技術的ケアは，クライエントと介護者の特別なケアニーズに基づくものであり，在宅での静脈注射，疼痛管理装置の管理，呼吸器の管理，非経口栄養法，および創傷管理などがある。

【理学療法士】

理学療法士の全体的な目標は，リハビリテーションを促進し，さらなる障害を防ぐことである。この目標を達成するために理学療法士は，一般に，可動性および運動機能全体に関するクライエントのニーズに注目する。筋骨系あるいは神経系の障害は，通常，理学療法士の介入が必要である。特別の治療には，運動療法，関節可動域訓練，平衡バランスと移動技術，ベッド上の可動性訓練，筋力トレーニングと歩行訓練，超音波治療，渦流浴治療，およびすべての電気的治療が含まれる。理学療法は基本的サービスと考えられているので，理学療法士は在宅サービスを初期から開始することができる。初期アセスメントを完成させ，その後の訪問では医師の指導のもとでクライエントのニーズに応じた個別のケア計画を立案する。

【言語聴覚士】

言語療法は基本的サービスの1つと認められている。言語聴覚士は，クライエントの言語障害あるいは嚥下障害に対応する。言語療法のアセスメントは，言語療法というケアプランの構成要素をクライエントがどのようにどの程度必要としているかを明確にする。治療の種類には，多感覚的言語刺激，聴覚・触覚・視覚的刺激，発話メロディーや発話リズム訓練，補償的動作，および諸技術などが含まれる。前述のように，言語療法には嚥下障害の診断と治療が含まれる。

【作業療法士】

作業療法は，クライエントの機能的能力に働きかける。作業療法のアセスメントは，日常生活動作(ADLs)，良好な神経運動動作，個人的なケア活動，および手段的日常生活動作(instrumental activities of daily living：IADLs)における困難を明確にし，働きかけるために行われる。手段的日常生活動作には食料品などの買い物，家庭経営，および財産管理が含まれる。これらの行動における障害は，突発的な事故や通常の老化，あるいは発達障害によってもたらされる。作業療法士は，通常のADL作業，知覚-運動動作，視能訓練，協調運動，安全性訓練，仕事の簡素化，およびエネルギー消費の少ない動作方法に関する再教育に重点をおく。作業療法士は，支持具や適切な道具の使用を勧める。理学療法士と作業療法士は援助内容が重なることがあるので，クライエントのケア計画を調整し，サービスの重複を避ける必要がある。

【ソーシャルワーカー】

ソーシャルワークサービスは，クライエントの基本的なニーズに見合う資源が手に入らないさまざまな状況において求められる。それらは，虐待やネグレクト(無視)のリスクが高い場合，クライエントの

ケアの安全性や家庭環境に問題がある場合，介護者のストレスが過剰になった場合，および別の生活環境が求められている場合などである。ソーシャルワークのアセスメントとケア計画は，クライエントの社会的・精神的・経済的ニーズに重心があり，それによりクライエントは在宅における自立を確立し，維持することができる。ソーシャルワーカーは，教育とカウンセリング，適切な社会資源の紹介，危機介入，およびストレス緩和を通してクライエントと介護者を支援する。その活動には経済面，住宅事情，就職斡旋も含まれる。

その他のサービスと同様に，ソーシャルサービスを使用するためには医師の指示が必要である。ソーシャルワークは，他のケア提供者がクライエントに関わらなくなると介入を続けることができないので，チームの他のメンバーとの連携が重要である。

【ホームヘルスエイド】

ホームヘルスエイドはクライエントを実際に手助けし，個別的なケアやADLの援助を行うことから，その役割は在宅ケアチームの中で高く評価されている。ホームヘルスエイドが行える仕事は，個別的なケア（保清，食事のための移動，移動の介助，理学療法士の指示のもとでの機能訓練など），および家事援助（簡単な家事，洗濯，食料品の買い物など）が含まれる。ホームヘルスエイドサービスは，クライエントが自力で活動できない身体状況や精神状況にある場合，あるいは必要なケアを提供できる介護者がいない場合に，在宅ケアの一部として提供される。ホームヘルスエイドサービスは，看護もしくはその他の基本的サービスのスタッフによって指導を受けなくてはならず，半月ごとに監督訪問が行われる。

在宅ケアにおける問題と課題

近年，在宅ケア産業は，多くの難題に直面している。病院がサービスの効果と経費抑制のために在宅ケアに大きく依存するようになっている一方で，在宅ケア産業は，利用可能な資源の減少と償還の減少という新しい規制のもとで質の高いケアを提供しなければならない。

償還における制限

在宅ケアの主要な支払者はメディケアであることから，この章では，メディケア償還における変化によってもたらされる問題に注目しようと思う。読者はメディケアの受給資格者に当てはまることは，在宅ケアを受ける他のクライエントにもほぼ当てはまるということを認識していただきたい。

メディケアの歳出抑制は，急性期ケアの経費が高騰した1980年代中期に開始された。病院におけるDRGs（診断群分類）の導入は，ケアに対する償還の上限を設けることにより，急性期にあるクライエントの入院期間の極端な短縮化をもたらした。これと時期を同じくして，在宅ケアの提唱者は，在宅ケアのメディケア償還に対する厳しい制限を緩めるように，連邦政府に法的に働きかけた。それによって在宅ケア産業は，在宅サービスの拡張を認める裁判に勝訴したのである（Reichley, 1999）。

この転換点からメディケアプログラムは，クライエントの在宅ケアニーズに応じるケアに多くの資金を供給するようになった。このような資金供給によって，在宅ケア領域に参入するサービス提供者が急増し，在宅ケア事業所の運用経費はメディケアによって支払われるようになった。それまでは訪問看護協会（VNAs）あるいは公衆衛生機関が提供していた在宅ケアは，病院併設の機関や独立した営利目的の民間事業所によって提供されるようになった。出来高請求によりメディケアの償還を受けることが認可された在宅ケア事業所は，1990年代中期までに10,000件に達した（Reichley, 1999）。

メディケア認可の在宅ケア事業所の数は5年間でさらに増加し，メディケア歳出のめざましい上昇があった。1年に23〜30％の成長比率が続いたことによって，メディケアによる在宅ケア歳出は2000年に1,000億ドルに達するとみられた（Remington, 2000）。このような経費の持続的な高騰を抑制するため，政府は調整を行ったが，それは結果的に在宅ケアを激変させ，結果的に収入を減少させた（Grindel-Waggoner, 1999）。1997〜1999年で報酬の45％の減少という劇的な変化が生じた。そのような収入の減少に対応することができずに，1999年

までに全国で約2,500の在宅ケア事業所が閉鎖に追い込まれた(Malugeni, 1999)。

【信用回復プロジェクト】

メディケア歳出が高騰している時に，在宅ケアシステムへのメディケア資金の流出について，メディケアの規定に従っていない事業所が問題であるという政府見解が出された。政府と州はこのような認可問題に対応するために，1995年に浪費と乱用などの不正行為を排斥する包括的な保健医療の唱導を開始した。このプロジェクトは，信用回復プロジェクト(Operation Restore Trust Project；ORT)として知られるようになった。

その後の2年間(1995～1997)は，5つの州(カリフォルニア，フロリダ，イリノイ，ニューヨークおよびテキサス)において，メディケアの不正行為および乱用に関する調査と監査が行われた。ORTスタッフ(その多くは，FBI捜査官であった)には，調査に関する多くの権限が与えられた。この調査では，メディケア対象のクライエント，ケア提供者，医師，在宅ケア事業所の職員，クライエントの医療記録，および請求書が調査された。

ORTの全面的な調査によって，目標にした州におけるすべての詐欺と乱用のパターンが明らかになった。最も一般的なパターンは，①メディケアプログラムへの不法な請求，②資格基準に適合しないクライエントへのサービスに関する請求，③在宅ケアサービスにクライエントを不法に紹介し，見返りに金品を受け取ること(「リベート」)などであった。この調査結果を基盤に，ORTプロジェクトは全国的に拡大されると共に，厳格なコンプライアンス・ガイドラインが在宅ケア事業所に適用された。重大な不正行為と乱用を行っていた事業所は次々に起訴されることになった。

【財政均衡法】

ORT調査結果に対応するのみならず，在宅ケアの増加および経費を抑制するために，1997年連邦政府は，財政均衡法(BBA)の一部として経費を含む立法を制定した(HCFA, 1997)。BBAには，在宅ケアサービスに影響を与えるいくつかの要素が含まれていた。例えば，静脈穿刺は，採血以外の熟練技術を必要としないクライエントの場合はサービスからはずされた。その結果クライエントは，移動検査室の利用や今までより頻回に医師を受診するとか，あるいは検査施設に行くなどの他の方法で静脈穿刺サービスを受けることを強いられることになり，またそれは地方に住んでいるクライエントに顕著となった。

<u>償還における変更</u>　BBAによってもたらされた最も劇的な変化は，在宅ケア事業所に対して償還する新しい方法の確立であった。この規定の目標の1つは，現行の償還システムである<u>出来高払い</u>(fee-for-service；FFS)から，より厳格な<u>包括払い</u>(Prospective Payment System；PPS)に移行することによって，メディケアの歳出を抑制することにあった。この移行は複雑であるため，途中の段階として<u>暫定支払いシステム</u>(Interim Payment System；IPS)が含まれていた。

経費抑制の第1段階であるIPSは，FFSとPPSの間のギャップを埋めるために考案された。それはメディケアのクライエントへの12か月間のケアに対して事業所が受け取る金額について，厳格な制限を設けるものであった。PPSが適用されると，FFSおよびIPSの両方が廃止された。

クライエント放棄の可能性

放棄(abandonment)とは，事業所がクライエントにうまくサービスを提供できなかったことを指す。これは，適時の適切な通知なしにサービスが終了した場合に起こり得る。IPSの到来で，多くの訪問を必要とするクライエントに在宅サービスを提供すると経費がかさむようになった。在宅ケア事業所は必要経費抑制のために，クライエントと介護者に，ケア費用を負担するか，あるいは他のケア提供者を見つけるかのどちらかが緊急に必要であると伝えた。クライエントは，サービスに対する自分の資格は変わっていないので，これらの変化について理解するのが困難であった。単に償還のメカニズムの変更によるものであることが理解できなかったのである。ケアに関するこれらの思い切った変更に適応することは，大きな負担と大きな混乱を招いた。在宅ケア事業所は，費用の面でこれ以上クライエントにサービスを提供できないと判断した場合，医師とクライ

エントに事前通知を行う義務があり，また他のケア資源を探す手伝いをする必要があった．

多くのクライエントが，その年の受給上限枠を大幅に超過し，在宅ケア事業所は，メディケアで上限枠を設けられた年間償還額を超えた支払いをすることは，連邦政府に払い戻しをするのと同じだということに気づいた．在宅ケア事業所の75％が，IPSの初年度にメディケアの償還限度額を超過したと見積もられている（NAHC Report, 1998）．

償還における厳しい制限のため，事業所の中には，サービスを提供する対象を選択するところもあった．在宅ケアサービスの理想的な候補者は，ケアニーズがそれほど多くなく，ケアの費用がIPSの上限枠を超えることのない人であった．このようなクライエントを選ぶことによって，事業所はクライエント放棄の可能性などの将来的リスクを周到に避けていた．その結果，ニーズの大きいクライエントがケアを受けることができないこともしばしばであった．メディケアの償還を厳しく制限することによって，政府は間接的に事業所を経費の高いケアニーズをもつクライエントから遠ざけ，このようなクライエントにケアを提供する事業所が不利になるシステムを本質的に構築したのである（Majorowicz, 1999）．

将来的な支払いシステム：キャピテーション（定額払い）の方向への変化

キャピテーション（定額払い）システムにおいては，1人のクライエントに対する特定の金額が，サービスを提供する機関に与えられる．それによりサービス提供者は，個人のケアの調整者となり，経費の管理，リスク管理，資源の管理，およびケアのアウトカムに責任を負う（Remington, 2000）．在宅ケア産業におけるPPSへの移行は，定額払いによるマネジドケアへの方向を示していた．

政府の目標はPPSによって，在宅ケア事業所に公平に支払うことのできる償還システムを構築することにあった．このシステムは，60日間のケアに対して在宅ケア事業所に支払われるものであり，以前のように家庭訪問のそれぞれに支払われるものではない．最初に支払われるのは，費用全額の60％，その後に残りの40％が支払われる．その後のケアについては支払いは等分される．

実際の償還額は，定められたアセスメントツールであるOASIS（*Outcome Assessment System and Information Set*）[2]を使用して，クライエントのニーズを臨床的にアセスメントすることによって決定される．OASISアセスメントツールは79の質問項目で構成され，在宅ケアサービスのアウトカムを収集できる国家基準として設計されたものである．これは，産業全体に渡る方式で在宅ケアサービスを評価することができ，かつ在宅ケア事業所へのPPS償還を算定する際に必要なクライエントに関する人口動態のデータや臨床のデータおよび機能的ケアのデータを集めるために使用することができる．

事業所が実際に請求する額は，OASIS臨床スコアリングシステムによって決定されるが，これはOASISにおける特定の項目にポイントが設定され，治療が必要な場合はポイントが追加される．OASISスコアリングシステムは，クライエントの状態の深刻度や重症度に基づいてメディケア支払い額を算定できるようになっている．これにより，病気の重いクライエントに対しては，より高い費用を負担することができる．60日間でクライエントが受けることのできるケアの数に制限はない．OASISデータセットを利用したPPSの本格的実施は，2000年10月1日に開始された（HCFA, 2000）．

作成書類の増加

PPSは高騰を続ける在宅ケアの経費に対する解決策のように思われたが，いくつかの欠点がある．その1つは，必要な書類量が多いことである．OASISアセスメントツールは，基本的にすべての在宅ケアのクライエントに適用され，例外は出産前後，18歳未満，および専門の保健医療サービスを受けないクライエントの場合のみである．在宅ケア事業所は，OASISの導入が必要とする追加の時間，書類業務，および重なる経費に懸念を示している（Schroeder, 2000）．データ収集は，まず在宅ケア事業所と関わりを持った時点でなされねばならず，そ

訳注2　OASISについては以下を参照．島内節，友安直子，内田陽子（編）『在宅ケア——アウトカム評価と質改善の方法』，医学書院，2002

> **事例** 在宅における PPS ケーススタディ

S氏，75歳，男性。妻とは死別。脳血管障害（CVA）のため，5日間入院し，退院後は娘の家にいる。入院前は自宅で一人暮らしであった。娘（既婚，2児の母）は，ナーシングホームではなく自分の家でS氏の世話をすることを望んでいる。このため，工場に勤める彼女は無給の休暇をとっている。彼女の収入がないことは，この家族にとって計画外の経済的打撃になるであろう。また，娘はクロニックイルネスを持つ人の世話をしたことがない。

在宅ケア事業所は，S氏に在宅ケアサービスを提供するようにと，病院から紹介を受けた。依頼された内容は，看護ケア，治療的サービス，ソーシャルワーク，およびCVA後の機能的能力を改善するためのリハビリテーションに関する個別的ケアであった。S氏は脳血管障害で左半球に障害を受けたため右半身麻痺，言語障害，および記憶障害を伴う認知障害がみられた。彼は，歩行することができず，ベッド上の動作および移動にも介助を必要とする。整容や入浴，および食事にも多くの介助が必要である。1日24時間の介護を必要とするが，娘の休暇は一時的なものであるため，S氏のケアの長期的計画は娘にとって大きな重荷になっている。

T訪問看護師（RN, BSN）は，初回訪問を行った。看護師は，総合的なアセスメントを行い，OASISデータを収集した。OASISは，S氏の機能的状態と機能的能力，および整容，入浴，排泄，移動，歩行，および食事における介助の必要性を測定する。OASISによって，S氏の発話能力と認識能力では在宅医療用具が必要であると査定された。初回訪問によるアセスメントにおいて娘とS氏から情報が収集され，それに基づいてケア計画（CMS-485）が立案され，看護師の訪問，および個別的ケアと入浴のためのホームヘルスエイドの訪問が計画された。介入について話し合われ，次の60日間の目標が設定された。看護介入には，皮膚のケア，栄養と水分，排泄，および合併症の兆候と症状など，クロニックイルネスとそのケアについての教育が含まれていた。看護師は家庭訪問後に，S氏のケア計画について主治医と話し合った。

理学療法が右下肢の治療的運動と歩行訓練，可動訓練のために，作業療法が右上肢の運動訓練とADL訓練のために，言語療法が発話訓練と会話訓練のために導入され，評価訪問が予定に組み込まれた。それぞれの専門職者は，S氏と娘と共に介入および目標に沿ったケアを計画した。ソーシャルワーカーによる家庭訪問では，娘とS氏が長期計画を立てることを援助すると共に，S氏のケアをする上で役立ち，ケアをする娘のストレスの解消や，娘の家庭管理の変更にも役立つ社会資源を判断するという援助をする予定である。

OASISデータは，医学的，機能的，および治療的サービスに関するスコアが提示され，60日間のメディケアPPS支払い金額を算定する際に用いられる，在宅ケアに関連する資源（HHRG）の決定に用いることができる。PPSモデルにおける限られた資金を効果的に活用するためには，ケアの調整が極めて重要であり，それによってケアやサービスの重複を避けることができる。チームメンバーはそれぞれが，クライエントにとって最良のアウトカムを保証するためのケアの総合的な目標を認識していなければならない。

の後もクライエントの状態やケア計画に重大な変化があった場合に必要である（HCFA, 1998）。収集されたデータは，7日以内にOASISコンピュータ・ソフトウェア・システムに入力され，保存される。OASISデータは，1か月に1回，自動的に政府に提出される。

通常の在宅ケアが開始される時は少なくとも15部の書類作成が必要である。書類作成のための情報収集は，多くの場合かなり具合の悪いクライエントにとって消耗をもたらす過酷な作業である。また，臨床のスタッフにとっては，クライエントのケアの間に新しいセットの質問項目でアセスメントを複数回実施し，文書化するという書類業務の負担が増えることになった。さらに，事業所スタッフにとっては，臨床家たちの仕事を調べ，政府に提出される入力データに入力ミスや入力漏れがないことを確認しなければならない。

在宅ケア事業所は，OASISのコンプライアンス

規定に伴う経費と時間を考慮に入れて，運営システムと予算を調節しなければならなかった。コンピュータシステムを持たない事業所でも，このようなシステムを確保しなければならず，データ入力スタッフが雇用された。スタッフおよびクライエントはみな，OASISデータセットの目的と使用方法について教育を受けなければならなかったのである。

ゆがんだアウトカムデータ

OASISが実施される中で明らかになった重要な問題は，収集されたデータの一貫性と信頼性である（Citarella, 2000）。最初の焦点は，データの信頼性ではなく，時間通りにデータを収集して提出することにおかれていた。Citarella（2000）は，PPSにおける最大の問題は標準化の不足であると主張する。標準化がされていないと，それぞれの臨床家がどのようにOASISの質問項目を解釈するか，また，答えをどのように選択するかによって広い変動が生じ得る。クライエントの状態が一貫性のある正確な方法でアセスメントされ記録されることを保証する標準化が欠如しているということは，クライエントのケアに対する償還に影響を与え，また，一貫性のない，ゆがんだデータアウトカム報告書を生み出すことになる（Citarella, 2000）。

コンプライアンスの落とし穴

以前は，メディケアプログラムを含む償還システムでは，在宅ケア事業所が利益を得ることは難しかった。しかしPPSの導入で変化が生じている。十分に企画された効果的な在宅ケアサービスの提供は，もしクライエントのケアが提供される資金の全額を必要としなければ，その分は収益となる（Randall, 2000）。利益を生む可能性を目の前にして，いくつかの事業所は政府のコンプライアンス・ガイドラインを無視する誘惑にかられる。違反には次のことが含まれる。①「アップコーディング」：実際のクライエントの状態より悪く報告することで，多くの償還を受ける，②不十分なサービス提供：クライエントに基準以下のケアを提供する，③不適当な認可：基準に達しないあるいは十分には満たさないクライエントを認可する，④ケアに対する認可の拒否：クライエントのケアニーズが償還金額を超過するだろうという恐れによる，および⑤不適切な紹介：クライエントの紹介に対する支払い要求や無料サービスのような交換条件，などである（Randall, 2000）。このようなことを行った事業所は，法の乱用または不正行為のため，政府の訴追を受けることになる。

在宅ケア事業所における不十分な人員配置

看護の人員は保健医療施設全体において不十分である。看護労働力の減少に関わる一般的要因は，労働者層の高齢化，他の専門職に就く機会の拡大，健全な経済によって世帯収入が高くなり，家計補助のために働く看護師が減ったこと，および看護プログラムへの登録を断わることなどである。

在宅ケア事業所でもスタッフの数が減少しているが，それは一般的な看護師不足と同時に在宅ケア領域における数々の変化の結果，辞めることを決めたスタッフがいたためである。州によっては，訪問看護師として雇用するには，あらかじめ専門職者として一定の期間以上の経験を有することという条件が，新人の募集を難しくしている。在宅ケア事業所の多くは，内科的領域および外科的領域の看護経験を持つ人を求めるが，それは在宅ケアにおける今日的要求が，十分な技術を持つ高度に熟練した実践者の重要性を作り出したためである（Malugani, 1999）。看護師の不足は，多くの在宅ケア事業所において危機的レベルに達している。

在宅ケア事業所における看護スタッフの不足は，サービスを必要とするクライエントを受け入れる妨げとなる。クライエントを在宅ケア事業所のサービスにつなげることができない場合，クライエントは，より長く病院に入院するか，クリニックや診療所や緊急処置室からのケアを求めるか，老人ホームに入所するか，あるいは在宅ケアサポートのないまま家に戻ることになってしまう。

ホスピス看護との葛藤

終末期ケアが必要な場合，クライエントと介護者は，ホスピスプログラム（在宅のクライエントに提供される別のサービス）を求めることがある。ホス

ピスケアの基本的な考え方は，病気の最終段階に伴う痛みや症状をコントロールし，情緒的かつスピリチュアルな支援を行うなどして安らかに過ごす援助を提供し，QOLを高めることである。提供されるサービスは在宅ケアと似ているが，病気の最終段階にのみ利用される。ただし，これは数か月に伸びる可能性はある。ホスピスケアは，在宅サービスとは異なり入院施設においても提供することが可能である。このケアは総体的アプローチであり，クライエントの死後も，家族や介護者がその死を受けとめられるように引き続きケアが行われる（Hitchcock & Schubert & Thomas, 1999）。

ホスピスチームは医師，看護師，療法士，ソーシャルワーカー，およびホームヘルスエイドからなる。このチームは，在宅ケア事業所が提供するサービスの多くを提供することができる。ホスピスプログラムにはさらに専門のカウンセラーやボランティア，および他の特別なケア提供者が含まれている。ホスピスケアは，在宅プログラムと同様に，メディケアあるいはその他の償還の資格を得るために厳しく規定され，厳格な基準に従わなくてはならない。

ホスピスチームは，クライエントが終末期のニーズを持つと判断され，在宅ケア事業所では十分なケアが提供できない場合に紹介される。不幸なことに，在宅ケア事業所はクライエントの予期される死の48～72時間前にこのような紹介をする傾向にある。紹介がこのように遅くなるのは，クライエントがなかなかホスピスケアを受け入れないことによることもあるが，その時期が最も適切であるとする在宅ケア事業所の判断にも原因がある（Schim et al., 2000）。このような非常に短いサービス期間では，クライエントや家族が包括的なホスピスケアから十分な利益を受けることはできない。

家族介護者の活用

在宅ケアの資源には限りがあるので，長期的なケアの対策として家族および家族以外の非公式の介護者を頼りにすることが多くなっている。公式のケア提供者（保健医療職者）に指導されることで，クライエントと介護者は，健康行動の改善あるいは健康状態の改善，および慢性の状態を安定させることができるであろう。同時に，非公式の介護者にはほとんどが支払いがないため費用対効果は高い。

非公式の介護者は，入院や長期ケアを避けたいという責任や欲求を持つが，だからといって，それが自らの社会的・精神的・身体的・経済的負担になるという重大な危険を見落とすことがあってはならない（Montauk, 1998）。家族介護者は，しばしば24時間のケアを行っており，家事の一部を患者の介護に割り当てている（Marelli, 1998）。介護に伴うストレスは家族機能に不均衡をもたらす。それは，役割変更，緊張関係，居場所の喪失，資金の減少，家族の優先事項が介護活動にとって代わるなどの要因のためである（第9章「家族介護者」参照）。介護をしている人は，その他にも仕事や育児，その他の家事を負っているであろう（Hitchcock, Schubert & Thomas, 1999）。介護者にかかる負担は，感情の傷つきやすさ，疲弊，社会からの孤立，および絶望という厄介な結果を招くことがある。

インタベンション

在宅ケア事業所は，回復力のあることで知られている。自分たちがサービスを提供する人々に対応し，ビジネスにとどまることを決意することで，これらの事業所は困難をチャンスに変える方略を開発した。いくつかの方略をここで紹介する。在宅ケアに対する支払い者が誰であるかにかかわらず，テーマはすべての施設に共通である。それは，クライエントのケアの大部分を提供することのできる介護者（個人あるいは複数）がいる，という期待である。

多様化する在宅ケアサービス

メディケアの償還に厳格な規定が設定されるまで，在宅ケア事業所はメディケア償還を受けるクライエントをできるだけ多く維持することに熱心であった。以前は，提供した訪問数が多いほど，メディケアによる償還によって事業所の収入の基礎は頑強なものとなっていた。しかしその後の新規定と経費抑制手段によって，メディケア市場はもはや魅力的なものではなくなった。メディケア以外によるサービス提供，例えばマネジドケアや薬局サービス，成

人デイケア，あるいは私費による付添看護などの台頭によって，さまざまな資金運営が許可されるようになった。これらのより広い市場に乗り出すことは，メディケアに伴う古典的規定が適用されないため，在宅ケア事業所は個々の新しい現場における特別の運用方法や経理システムを学ばなければならなかった。多くの在宅ケア事業所が，多角的戦略の一部として，マネジドケア組織（HMOs）と契約を結んだ。訪問看護師は，伝統的にプライマリケアの責任を負っているが，このようなケアマネジメントの役割責任を，HMO組織の看護師（彼らもまた同様のケアマネジメントの責任を負わなくてはならないが）と共有する必要があった（Brown & Neal, 1999）。

ケア提供モデルの変容

　財政的および臨床的側面からの生き残り作戦によって，多くの在宅ケア事業所は，より広い地域を担当する大きくかつ効率的な機関へと統合されることになった（Nugent, 1999）。従来のサービス提供方法はもはや適合しないので，ケア提供の新しいモデルが必要となった。新しいモデルには，例えばマネジドケアチーム，自己決定型ワークチーム，あるいは生産技術的ワークチームなどがある。これらのモデルは，在宅ケア収益の急激な減少を予測した中で開発されたものである（Brown & Neal, 1999；Stafford, Seemons & Jones, 1997；Oriol, 1997）。これらのケア提供モデルに共通の特性は，クライエントのケアを調整するために高度に構造化したチームアプローチにあり，可能な限りの低予算で質の高いケアを提供するためにアウトカムを共有することである。

スタッフ不足の埋め合わせ

　医師の往診は，在宅ケア事業所の到来によってその役割を大きく取って代わられた。最近のデータによると，実際に往診を受けているクライエントは1％にも満たない（Unwin & Jerant, 1999）。しかし，医師の往診を増やすことはクライエントの望みに適合し，かつ保健医療システムにおける変化にも適合する。医療に対するクライエントのニーズが複雑化し，病院への入院が少なくなり，入院期間が短縮するなどの保健医療システムの変化によって医師の関わりの必要性が高まったのである（Unwin & Jerant, 1999）。医師が電話で相談を受けたり，ビデオ相談などの双方向の高度コミュニケーション技術を活用すること（遠隔医療）は，実際の訪問を補うために好ましいことである。

　在宅ケアチームに追加すべきは，上級看護師（advanced practice nurse；APN）である。最近の訪問看護師の不足において，在宅におけるクライエントの複雑な医学的ニーズに取り組むのに必要な時間，および1日に少なくとも5～6人にケアを提供する負担を考えると，APNの技術は，クライエントや事業所スタッフに重要な支援を供給することができる（Pierson & Minarik, 1999）（第19章「クロニックイルネスと上級看護師」参照）。

　APNは，クライエントについての広範囲なアセスメントをすることができ，また，医師のプロトコルのもとで必要な診断検査や初期治療を行うことができる（Kane, Ouslander & Abrass, 1999）。APNは，訪問看護師より，長期に渡る継続ケアと資源を提供することができる。また，虚弱な高齢者や慢性の障害を持つ人が必要とする濃厚なケアを提供する立場にある。

　在宅ケア領域にAPNを導入する時の障害の1つは，APNのサービスに対して支払う資金源の不足である。ほとんどの保険会社は，APNのサービスを償還可能なものと定めていない。そのため，在宅ケア事業所はAPNのサービスに支払う方法を探索し続けると共に，いくつかの事業所では，地域社会の補助金の活用や，APNを健康コンサルタントとして契約させるというような創造的なアプローチをすでに実行している（Pierson & Minirak, 1999）。

看護教育における変化

　保健医療が，急性期ケアから在宅や地域を基盤にしたサービスへと移行したことで，熟練した訪問看護師の不足が，各方面からの注意を引きつけた。例えば，看護教育においては，地域社会における看護実践の準備は，伝統的に学士課程の看護教育プログラムに重点がおかれた。その一方で，准学士課程のカリキュラムは，急性期において看護師として働く

ための準備に焦点があてられていた。しかしながら，急性期ケア看護師の必要性が減少し，地域において知識と技術をもって十分に働ける看護師の必要性が高まってきたため，准学士課程はカリキュラムを改定し，この要請に応えられるような将来の看護師を準備しようとしている(Jamieson, 1998)。これらの課程はカリキュラムの幅を広げようとしているが，健康増進（ヘルスプロモーション），疾病予防，地域に基づいたクライエント教育，および医学的・心理社会的・環境的アセスメントを，教育課程の期間を延長することなく組み入れるという課題に直面している(Jamieson, 1998)。

法的側面では，いくつかの州（カリフォルニア州など）は，在宅ケア看護師としての資格を習得する前に実務経験が必要であるという規定を削除することを検討している(CAHSAH, 2000a)。このような規定の削除によって，新卒の看護師は在宅ケア指導を受けることで，在宅ケアにおいて効果的に機能することができるであろう(Manger & Fredette, 2000)。

在宅ケアとホスピス看護とのギャップを乗り越える

Schim ら(2000)は，終末期のクライエントを従来の在宅看護プログラムからホスピスプログラムに委託する時の障害について調査し，在宅ケア看護師が，死にゆくクライエントをホスピスに委託しないことを指摘している。この主要な理由は，2つのプログラムにはそれほど違いがないと思われていることによる。クライエントをホスピスに委託しないことによって，クライエントと公式の介護者の関係に混乱はなく，またケアの連続性が維持される。指摘されたことは，ホスピスと提供できるサービス，および委託の基準やケア費用について在宅ケア看護師が十分に教育される必要があるということである。クライエントと介護者がこれらの情報を共有することができれば，ホスピスサービスを望むクライエントは必要な時にアクセスすることができるであろう。

Schim ら(2000)は，「移行」プログラムと評された革新的な概念を導入した。このプログラムは，従来の在宅ケア事業所のサービスを受けている間に，緩和ケアを受けたいと希望するクライエントのためのものである。このモデルでは，正式なホスピスプログラムに登録していないクライエントでもホスピスプログラムの特定のサービスを利用することができる。Schim らは，クライエントが終焉に近づいた時に，クライエントと良好な関係を持っている訪問看護師がホスピスにおけると同様の支援活動を提供することができるかもしれないとしている。

法的なコンプライアンスの落とし穴を避ける

在宅ケア事業所は人的資源に限界があるため，サービスを受けるクライエントの受け入れに注意を払い，熟慮した判断を下さなければならない。事業所は，クライエントの複雑な医学的ニーズ，安全問題，社会支援システム，およびクライエントが求める期間に必要な資源を提供するための事業所の能力などの要素を十分に考慮することによって，それらを行う。これらを通じて，事業所はクライエント放棄に結びつく危険性を縮小する。さらに，在宅ケア事業所は，疑問を生じさせるような実践活動で収益を増やすという誘惑に打ち勝たなくてはならない。それらはアップコーディングのような不正行為とか乱用と考えられる実践である。

コンピュータ化

償還可能な在宅ケアサービスには，熟練看護，理学療法，作業療法，言語療法，ホームヘルスエイド，メディカルソーシャルワークが含まれるが，新たに，クライエントの状況に必要な特定のサービスを管理する責任が含まれるようになった。財政面の償還を目指すためには，すべての在宅ケア事業所が医学的機能と事業的機能を効果的に統合するケアのモデルを構築することが不可欠である。

在宅ケア事業所スタッフの請求に関する熟練は，メディケアの償還構造に左右されることになるだろう。請求プロセスは，医学的臨床記録に完全に頼っているので，適切な書類の流れが，事業所の資金の流れに大きく影響する。すべてのスタッフは，事務的作業の遅れが資金の流れに問題をもたらすことを理解しなければならない。

革新的な在宅ケア事業所では，計画立案プロセス

を人の手による作業からコンピュータによるデータ収集および送信システムに移行させている。以前は完成までに数日を要したクライエントに関する書類作成は，今では即座に送信することができる。1日でデータを送信し，受信することが可能になり，請求プロセスが単純化しただけでなく，クライエントのケアとスタッフの訪問を効率的に追跡できるようになった。これにより，請求を時間通りに送ることができ，請求システムにおける延納を防止できるようになった。

電子記録システムは，医療的な目的においても請求の目的においてもOASISデータを最大限に活用することができる。在宅ケア事業所にとって，OASISデータを一貫性と信頼性のあるものとし，公正な償還と正確な臨床アウトカムの記録作成は継続的な課題である。OASISアウトカムを標準化するために，OASISの信頼性に関する研究が達成されることが望まれている(Citarella, 2000)。

立法

1997年の財政均衡法(BBA)の採択以降，在宅ケア産業の優先事項は，サービスの更なる縮小を防ぎ，メディケアによる在宅ケアの給付を回復させることであった。2000年には，議会が連邦社会保障法の改正法案として受益者改正保護法(Beneficiary Improvement and Protection Act；BIPA)を承認した。BIPAにおける改正の1つは，在宅における *homebound*(外出できない状態)の定義の明確化である。BIPAのもとでは，治療を受けるためやデイケアのための外出，あるいは宗教的な短時間の外出はhomeboundの範囲内とみなされ，資格認定の失格にはならないとされた(DHHS, 2001a)。この法案は，1997年のBBAによって予算が縮小した病院や在宅ケア事業所，ナーシングホームなどに，5年間で210億ドルを回復させるであろう(CAHSAH, 2000b)。法案は，2001年末に提案された予算削減を2002年にまで延期すること，および在宅ケアにおける遠隔医療の使用を認める内容を含んでいる。

家族介護者の支援

非公式の介護の需要が高まるであろうという予測に，国や州の立法者は十分な関心を寄せていない。長期的なケアにかかる経費の高騰を抑制するためには，家族介護者の支援やレスパイトケアを提供するプログラムの開発が必要である。自分の家庭でケアを受けることには，親しみや気楽さ，安寧の感覚を伴う。また多くの家族介護者は，在宅ケアを提供することによって，愛する者のケアに直接関係しているというエンパワメントの感触を得ていることに気づく。さらに，非公式の介護者や公式の介護者とのパートナーシップの中で発展する信頼と親密さは，クライエントのニーズに対して効果的な世話ができているという家族介護者の自信を後押しする。クライエントと介護者，あるいはクライエントとヘルスケアチームの間の対等なパートナーシップが促進されると，その結果，共通の目標が確立される。最終的な目標は，もちろん，非公式の介護者が在宅で自立してクライエントのケアを効果的に管理するために必要な技術を，適切な資源や健康教育によって身につけることである。

どのような政策が発展したとしても，プログラム計画の有効性は，対象とする層のニーズをどのように把握するかということ，およびそれらのニーズをどのように充足するかということに依拠する。1999年の米国高齢者健康保護および援助法には，介護者の支援のためのいくつかの提案が組み込まれ，長期的な介護のための税額控除も含まれている。介護者のための資金供給は，最終的には，2000年の米国高齢者法(DHHS, 2001a)の中で割り当てられた。資金は，介護者を支援する目的で供給することができ，介護者を強化し，保持し，および維持するために，税額を超えて供給することができる。サービスには，レスパイト資源の提供，介護者サポートサービスのネットワークへのアクセス，および介護をしている従業員を支援するプログラムを開発した雇用主に対する税制上の優遇措置が含まれる。

要約と結論

在宅ケア産業は，クライエントのケアに関わる危機管理，経費と資源の管理，アウトカムの管理を巧みに行うという課題に立ち向かってきた。PPSのも

とで，効率的で高品質，および費用対効果の高いサービスを提供することを目指して，在宅ケア事業所は抑制された経済環境の中で生き残るための方略を開発している。事業所スタッフには，事業所の運営のための新しい規則や規制をよく知り，各メンバーの技術や才能が事業所の目標達成のためにどう役立つかに精通するために，徹底的な教育が必要とされる。すべての実践家は，正確で詳細なクライエントのアセスメントを行うための教育を受ける必要があり，アセスメントに対する償還の規定を考慮しながら，それらのデータを早く正確に提出することが重要である。

さらに，在宅ケア事業所は利用を管理する責任があり，効率を高めるための「ツール・キット」を開発する必要がある。以前のこれらの事業所は，より多くのケアがより多くの償還をもたらすという概念に基づいて運営されていたが，新しい支払い方法では，1人のクライエントに支払われる金額が制限されている。それでもケアの質は維持しなければならない。プロトコルやケアマップ，クリニカルパスウェイなどの資源は，情報管理のコンピュータや遠隔医療のような高度技術が進歩するにつれて一層役立つであろう。広い視野で考えると，PPSは，ケアの質とクライエントの満足感を統合した実践活動を行う事業所の技術によって測定することが可能である。それらは，より少ない訪問，スタッフの生産性と士気の高さ，および緊縮財政の中での適時の書類の作成と提出などが含まれる。

医師やクライエントや介護者が，このプロセスの統合的な構成要素になることが重要である。同時に，これらの人々は在宅ケアにおける自分たちの役割の重要性を教育されなければならない。医師は，クライエントケアの監督者として，クライエントのケアニーズに適合する多くの指導や医学的な方向づけを提供する必要がある。そのためには，医師と在宅ケア事業所の間にもっと開放的で積極的なコミュニケーションが必要である。

クライエントに肯定的なアウトカムをもたらすには，サービスの開始以前にクライエントや家族，介護者が担っている役割に，在宅ケア事業所が十分に気づくことが重要である。家族と介護者は，ケアを計画する上での自分たちの役割の重要性を知る必要があり，クライエントのケアが行われる早い時期から関与するために，情報の提供がなされなければならない。逆にいえば，クライエントの家族は，事業所のサービスに何を期待することができ，また何が期待できないかを理解しなければならない。

1965年以来の在宅ケア産業の歴史は，逆境の中での著しい回復力を証言している。制限された有資格者の要件，不正行為と乱用の申し立て，および最近の償還制限を通じて，在宅ケア事業所は，クライエントや介護者が在宅におけるケアニーズを管理することができるように，自己決定を手助けするという目標の達成を続けている。これらの事業所には引き続き高い需要があることは間違いないであろうし，今日の経済状況における卓越した適応力は彼らの成功を決定づけるであろう。

課題

1. メディケアの規定が在宅ケアサービスの提供と償還にどのように影響するか説明せよ。
2. 「homebound」の定義，およびその定義が教会に行く個人の能力とその人の保健医療対策にどのような影響を与えるか討論せよ。
3. 基本的サービス，継続サービス，および付属サービスを区別せよ。
4. 歴史上で在宅ケアの規制が緩められた時のことについて記述せよ。
5. 在宅ケア事業所が，看護教育の新卒者を雇用することの利点と欠点について討論せよ。
6. 現在の保健医療システムにおいて質の高い効果的な在宅ケアサービスを提供する実現性について討論せよ。
7. 在宅ケア事業所が，償還の現実とサービスに対するニーズのバランスをどのように保っているか説明せよ。

第 23 章

長期ケア

Susan J. Barnes
訳：寶田穂

イントロダクション

　医学や薬学の進歩，保健活動や看護の向上によって，平均寿命が著しく上昇した。フロリダ，アイオワ，ノースダコタ，ペンシルバニア，ウエストバージニアでは，人口の 15％ もしくはそれ以上が 65 歳以上であると報告されている（Federal Interagency Forum on Aging, 2000）。この傾向は続き，65 歳超の人たちが人口の重要な部分を構成することになるだろう（U. S. Bureau of the Census, 1997）。長寿の人々が増えるということは，クロニックイルネスや不具合の生じる機会が増加することでもある。ほとんどのクロニックイルネスが何らかのセルフケア不足をもたらし，このセルフケア不足は，長期ケア（long-term care；LTC）サービスの利用へとつながる。クロニックイルネスを持つ人々がセルフケアや日常活動，家庭管理を単独でやっていけなくなった時，長期ケアサービスが援助を提供し，その人の生活の質（QOL）の保証がはかられる（Bierman et al., 1998）。

　長期ケアは，幅広いサービスを包含する広義の概念である。長期ケアを 1 つの連続体として考えることは有益であろう。そのサービスは，軽度のセルフケア不足の人への定期的な地域密着型ケアから，重度の病状の人に対する最も行動制限の大きな入所施設までが含まれる（図 23-1）。長期ケアとしては，セルフケア能力が不足した個人へのヘルスケアやパーソナルケア，および個人の社会的ニーズに対応する各種のサービスがある（Kane & Kane, 1982）。

　長期ケアは，さまざまな理由で必要とされる。加齢によって生じる生理的・機能的変化は緩やかな衰えをもたらすだろうし，クライエントによっては，長期ケアのサービス利用が必要になるだろう。緩やかな衰えのあるクライエントは，配食サービスなどの地域密着型サービスを受けることが有益だろうし，その衰えが続くなら，地域密着型の長期ケアサービスの利用が多くなるに違いない。しかしながら，クロニックイルネスを持つ多くの虚弱な高齢者などでは，現在の疾患や急性の病気の悪化のために，経過が円滑でなかったり，あるいは予想できないことが多くある。

　長期ケアでのケアの提供は，さまざまな要因が関与するために複雑である。長期ケアを受ける多くの人の複雑な病状，さらに多様な公的ケア提供へのアクセス方法と資金問題は，長期ケアを受けようとするクライエントと保健医療職者にとって，恐れを抱かせるほどの迷路となっている。このような問題に気づくことは，サービスを必要としているクライエントに意義のあるヘルスケア環境を構成するうえで，ケア提供者の助けとなる。

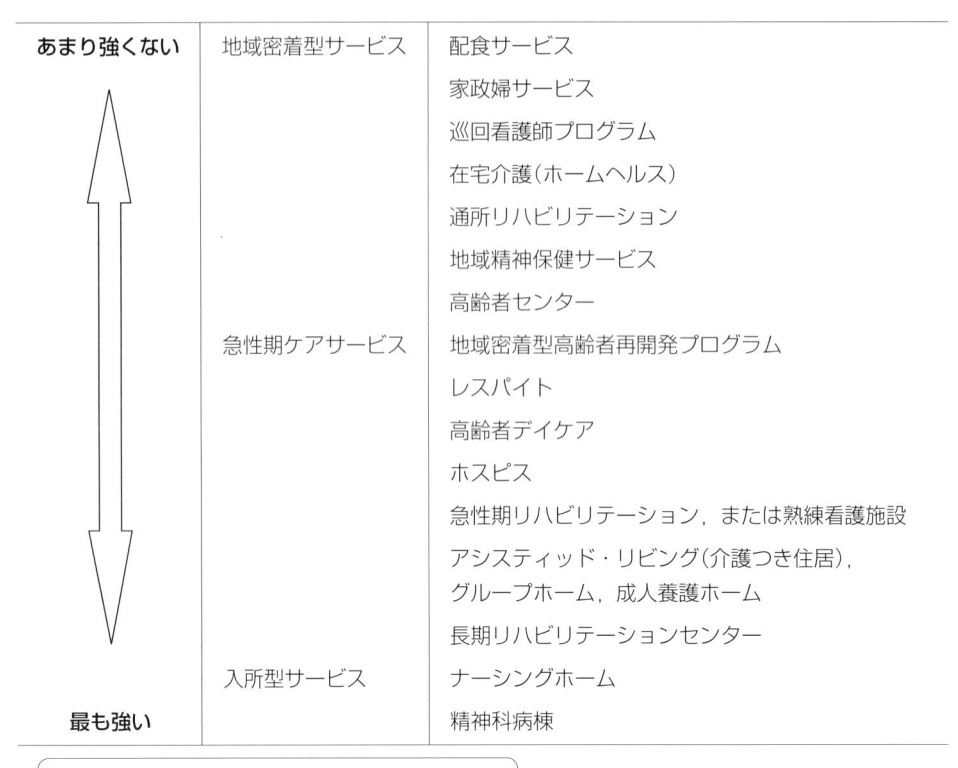

あまり強くない ↑↓ 最も強い	地域密着型サービス	配食サービス
		家政婦サービス
		巡回看護師プログラム
		在宅介護（ホームヘルス）
		通所リハビリテーション
		地域精神保健サービス
		高齢者センター
	急性期ケアサービス	地域密着型高齢者再開発プログラム
		レスパイト
		高齢者デイケア
		ホスピス
		急性期リハビリテーション，または熟練看護施設
		アシスティッド・リビング（介護つき住居），グループホーム，成人養護ホーム
		長期リハビリテーションセンター
	入所型サービス	ナーシングホーム
		精神科病棟

図 23-1　サービスの強度に関する長期ケア連続体

注記：多くのサービスが，類似または共通するサービスを提供する。

歴史的概観

　長期に渡って複雑なニーズを持つクライエントへのケア提供は，保健医療システムにおける難問であり続けている。歴史的にみると，高齢者ケアの質に対する考えには，社会的価値観が反映している（Koop & Schaeffer, 1976）。資源がより流動的である社会においては，虚弱な高齢者あるいはクロニックイルネスを持つ人などの社会的弱者は，保健医療の支援を得ることが可能なので，最も多くのケアが提供される（Kalisch & Kalisch, 1978）。歴史はまた，飢饉や戦争，動乱などの重圧下にある社会において，社会的弱者は栄養失調や保健医療の不足，および支援を調達する家族の能力不足のために，生存が困難であることを示している（Kalisch & Kalisch, 1978）。

　米国における長期ケアに関するレビューは，現在のケア提供システムにつながる過去のさまざまな重要出来事を明らかにしている。20世紀以前の米国では，通常大家族単位の中で高齢者のケアが行われていた（DeSpelder & Strickland, 1996）。ケアする家族のいない人々のためには，宗教団体または慈善活動の市民が支援する救貧院や私設救貧院のような施設があった。保健医療の変化が入院期間の変化を招き，クロニックイルネスを持つ人に頼らざるを得ない人のケアは，集団療養所や私設慈善ホームに任されることになった。平均寿命は上昇を続け，それに伴い長期ケアへの要求も高まっている（Lekan-Rutledge, 1997）。政治的対応としては，1932年に社会保障法（Social Security Act）が制定され，高齢者およびクロニックイルネスを持つ人々へのサービスが提供された。1951年には，初めての高齢化に関するホワイトハウス会議が開催された。会議では，高齢者の生活の質に影響を及ぼす課題が重点的に討議された。

　1965年に可決されL. B. Johnson 大統領の「偉大な社会」の一部である社会保障法の第18章では，

高齢者のための医療保険（メディケア）について定められ，保健医療に連邦政府が関与することになった（Health Care Financing Administration, 2001a）。メディケアは，連邦政府に，公式のケアに関する規定を決定し，ケア基準を設定する機会を与えた。このシステムは発展を続け，現在の焦点は，複雑な病気のケアを調整する全プロセスをマネジドケアに照らして改善することにある（Kane, 1995）。その一方で，1965年には米国高齢者法（Older Americans Act）の制定に伴って社会政策が改変され，米国中に高齢者ネットワークが確立され，地域密着型のヘルスサービスに資金援助がなされるようになった。

　1965年の社会保障法改正の第19章は，低所得者とその家族のための医療保健に関連したサービスを提供するメディケイドについてであった。各州と連邦政府との共同作業であるメディケイドは，困窮者へのサービスの資金源として最も大きなものである。各州は，それぞれ独自の適用基準を設定し，サービスへの支払い額を定め，プログラムを運営している（Health Care Financing Administration 2001a）。さらなる長期ケアの変化は，社会保障法改正の第20章によって達成された。そこには，医療困窮者のための在宅サービスが定められている。1972年には中間ケアの資金援助に関する法律が制定された。1987年に成立した包括的予算調整法（Omnibus Budget Reconciliation Act）は，ナーシングホーム規制法（Nursing Home Reform Act）を含んでいる。そこでは，長期ケア施設入所者の権利の保護と共に質の高いケアを目標として定めている。

　私たちの文化はこの50年，劇的に発展しているので，家族構造が変化し，女性が1日中家に居て高齢の親の世話をするということが少なくなっている（Lekan-Rutledge, 1997）。現代の文化的価値観は，大家族による共同生活を減少させることになった。ラテン系とアジア系文化には，2～3世代が同一世帯または近隣に住む大家族がしばしばみられ（Leininger, 1978），そして，傷つきやすい高齢者の利益を後ろ盾し，公的な長期ケアサービスの必要性を縮小することが家族には可能である。しかしながら，現代の米国の価値観は，核家族や共働き家族，および短期滞在的な生活様式を重要視する。それによって家族は，同じ地域に住むのではなく，地理的に遠く引き離された。このように文化的に追いつめられた環境が，すでにあまり役立っていない長期ケアシステムに対し，さらなるケアサービスの強い要求をつきつけることになった。

ケアの連続性

【地域密着型長期ケア】

　地域に生活している人々への支援と看護サービスを提供する機関は，その範囲と種類の幅が広い。これらのシステムへのアクセスは，クライエントや家族と同様に保健医療職者も混乱させられることが多い。現在では，サービスをより効果的に調整し，機を逃さずサービスを受けることができるように，ケースマネジメントのアプローチを用いる傾向にある（Kane, 1995）。ケースマネジメントもまた，クロニックイルネスを持つ人々ができるだけ長く地域で生活できるようにすることを目標としている。サービスとしては，栄養センター，食事の提供，家政婦派遣，訪問看護サービス，およびホームヘルスサービスなどがある。虚弱な高齢者あるいはクロニックイルネスを持つ個人に関連するサービスとしては，法律相談，高齢者援助，成人保護サービス，政府サービスの地域委員会，オンブズマンプログラム，高齢者センター，高齢者擁護グループなどがある。メディケアで資金が援助されるホームヘルスケアでは，その高齢者の機能的能力の増大あるいは機能回復の可能性があることが要件となっている。そうでなければ，サービス利用は自費で支払わなければならない。

【入所型長期ケア施設】

　長期ケア施設は，入院の必要はないがセルフケアができない人々にケアを提供するための事業体組織である。この組織には，グループホーム，アシスティッド・リビングセンター，ナーシングホームなどがある。

　ナーシングホームは，熟練看護施設（skilled nursing facilities；SNFs）あるいは中間ケアの施設に用いられる用語である。これらの機関の多くは「営利目的」であるが，教会あるいは復員軍人援護局（Veterans Affairs Administration）などの非営利団体と関連している機関はその例外である。保健省医療保険財政管理局（Health Care Financing Administration；HCFA)から資金援助を受けているすべての施設，メディケアとメディケイドの資金援助に関して責任を有する施設は，州および政府の最低基準を満たさなければならない。この基準には，栄養と水分摂取，社会的相互作用と活動の提供，理学療法や家事や洗濯サービスなどの各種サービス支援が含まれる。長期ケア施設に勤務している人々は，施設の構造や人員配置が，クライエントにとって望ましいとか必要であるということに基づいておらず，しばしば経費節減のための最低限の基準に基づいていることに懸念を抱いている。ベビーブーム世代の高齢化が続いていることから，このような問題に対する関心こそが，質の高い基準の作成を可能にし，長期ケア施設におけるケアの質の改善につながると期待されている(U.S. Bureau of the Census, 1997)。

クロニックイルネスを持つ人々の大部分にとって，長期ケア施設への入所を決断することは，健康の衰え，セルフケア能力の欠如，あるいは事故や加齢に伴うクロニックイルネスや虚弱の悪化による苦渋の選択である。多くは家族がこの決定に関わり，長期ケア施設への最終的な移動にも影響を及ぼす。長期ケア施設で暮らしている人，すなわち入所者は，当然のことながら脆弱な集団であり，何らかのかたちで擁護者を必要とすることが多い。適切な看護ケアを提供するためには，個々のクライエントに特有の要因を考慮する必要がある。複雑な病状，病態生理学的プロセスまたは老化プロセスを促進する心理社会的な困窮，および個人の生活様式の急激な変化は，その人の個性を覆い隠すことがある。虚弱な高齢者は活力が低下しているため，介護者や施設管理のみならず，その人の家族によっても容易に権利が侵害される。

長期ケア施設は，入所者の生活において2つの重要な役割，すなわち家庭であると共にヘルスケア施設であるという役割を果たす。最小限の資金で営利を目的として，クロニックイルネスを持つ人への適切なケアを構築するということは，容易なことではない。入所型長期ケア施設には，グループホーム，アシスティッド・リビングセンター，ナーシングホームの3つの種類がある。

グループホーム　グループホームは米国のいたるところに存在し，保健医療の監視責任を担う州機関(通常は州健康局部門)で統括されている。グループホームは，同族経営あるいは法人経営であり，寝室が複数ある家あるいはプレハブ住宅のようなくつろげる環境になっている。グループホームには，次のような名前がある。個人ケアホーム(personal care homes)，養護ホーム(foster homes)，在宅ケアホーム(domiciliary care homes)，寄宿ケアホーム(board and care homes)，集団ケアホーム(congregate care homes)。

個人ケアホームや在宅ケアホームは，19～20世紀初期の下宿と似ていないことはない。このような施設に住む人々は，自費で支払う場合もあるが(自己資金あるいは家族の資金)，州によっては，州の福祉事業や長期ケアのシステムによって支払われる場合もある。ホームの管理者は，栄養摂取，薬物療法の管理，入所者の一般的な安全確保，清掃・洗濯サービスを監視する責任がある。専門分化していないグループホームは，病状がそれほど複雑でないクライエントにとって望ましい環境であるかもしれない。

アシスティッド・リビングセンター　健康に関わる産業の中で，今日最も成長しているものの1つがアシスティッド・リビングセンターである。アシスティッド・リビングセンターは，サービスの支払いが自費でできる人のためにある。メディケアあるいはメディケイドでは，このようなサービスへの資金援助はなされない。このような自己負担は，定年退職後にかなりの年金収入を得ている人に可能である。アシスティッド・リビングホームは，食事準備，入浴介助，薬物療法の管理，および社会化促進のためのグループ活動などの追加的サービスを提供し，障害者用の共同住宅と共通する点がある。施設の入所者は，まだ車を自分で運転することもあれば，もう運転しないこともある。注目すべきは，法人所有のセンターでは，その複数の施設における数百人の入居者に対して，相談員としてたった1人の登録看護師(RN)しか配置されていないという事実である。一方，独立したセンターでは，1日8時間，週に5日間，准看護師(LPN)が1人配置されている場合がしばしばある。この准看護師は，健康に関わる事柄や薬物管理に責任があり，最低限の訓練を受けた薬物療法助手が手伝っている場合もある。

アシスティッド・リビング施設の入所者であるということは，高齢者にとって快適であるかもしれない。入居者はかなりの自律性を維持し，個人空間が守られ，そして間取りの配置には私物を持ち込むとか好みを取り入れることが可能である。このような施設は，介護の必要性が少なく，介護への支払い能力を持つ人々に適している。

熟練看護施設あるいはナーシングホーム　ナーシングホームは，クロニックイルネス，医学的な虚弱，および身体障害のある人のための長期ケア施設である。ケアのレベルは，入所で，長期に渡る，緊急でない，養護ケアとされている。多くの施設には，セルフケア能力の向上に向けて介護の必要のある個人のために，中間ケアやリハビリテーション部門がある。

米国においては，高齢者人口の約5%がナーシングホームに入所しており，そのうち28%がケアの代金を自費で支払っている（Health Care Financing Administration, 2000）。ナーシングホームのケアは，自費，医療保険，メディケア，あるいはメディケイドによって資金を得ている。メディケイドによる入所ケアの援助資格を得るためには，サービスの代金を支払うためのクライエントの資産が限られていることが条件である。長期ケアの入所者はナーシングホームへ入所し，財産が続く限りは自分で支払うが，その後はメディケイドによってまかなわれ，最期に至ることが多い（AARP, 2000）。

熟練看護施設で個人に提供されるケアは，一般的に保護的ケアである。リハビリテーション的サービスは，機能回復が可能な人々に提供される。施設に入所する個人は，入浴，着衣，食事，環境整備といった身体面のケアにかなり多くの手助けを必要とするため，認知的ニーズ（感情的，精神的，スピリチュアル）はあまり重要視されない。また，活動プログラムが入所者の一部に合わせたものであることもある。適切な身体的ケアのみならず，適切な認知的刺激を含むケアへと改善することは，長期ケア施設における看護師のリーダーにとって今日的目標となる。

社会的弱者としての長期ケア利用者

弱者（vulnerable individual）とは，自律の喪失，自分で意志することの喪失，不当な扱い，プライバシーの喪失が生じる危険に直面している，あるいは虐待のおそれの高い人のことである。社会的弱者とは，もはや存在しないとみなされている人であると言われ得る（Schaeffer & Koop, 1976）。若さや体力，そして作業能力を高く評価する現代の文化は，高齢者やクロニックイルネスを持つ人はこれらの特質を失っているとして軽視する傾向にある。長期ケアにおけるケア提供者は，クライエントの個性を支える環境を維持することに対して責任を負っている。

長期ケアを必要としている多くの人は，自己決定能力と意図的に行動する能力に病気の影響を受けているため，自律とみずからの意志を失っていることが多い。傷つきやすさは，これらの人のケアにおいて特に留意すべき事柄である。食事，入浴，服薬の世話などのような多くの生活面に関して，決定が彼らのためになされなければならない。

長期ケアの問題と課題

長期ケアにはいくつかの問題があり，それらはシステム全体の課題から，システム内の個々のクライエントの治療的課題までに及ぶ。この章は，そのような課題のすべてを紹介するものではないが，現状の問題への適切な導入になるであろう。

ケアの提供

長期ケアという1つの連続体に沿って見る時，ケア提供に関する問題としては，サービスの組織化とケア利用のアクセス方法，社会政策の格差，資金，人員配置，および施設の基準などが挙げられる。具体的な課題は，個々の状態や地域の状況によって異なる。長期ケアサービスの提供と質に影響する地域や州の課題を，長期ケアに関わる専門の看護師が認識することは重要である。

【サービスの組織化】

　地域密着型長期ケアでは，地域で提供されるサービスが階層に従って整理されることなく配列されている場合がある。ホームケア，高齢者デイケア，ホスピス，栄養摂取プログラムなどの専門的サービスは，その地域特有のニーズやビジネスチャンスに応じて開始されることが多かった。長期ケアのプログラムでは，クライエントのニーズに応じて，いくつかの異なる機関をつなぎ合わせる必要がある。地域で暮らす住民にとっては特にそうである。

　このような問題の部分的な解決は，非営利サービスを基本としているユナイティッド・ウェイなどの団体によってもたらされる。ユナイティッド・ウェイは，大都市の地域プログラムとサービスに関する情報誌を発行している。この情報誌は，利用可能なサービス，電話番号，資格を得るための条件などを提示することで，クライエントや家族，ケア提供者を支援する。クロニックイルネスを持つ個人と家族がナーシングホームのような1つのシステムを利用していると，ホスピスのような他のサービスに気づかない場合が多い。

　クロニックイルネスを持つ人々は，長期ケアシステムにアクセスすることが複雑で容易でないと思うことが多い。そのような個人と家族は，問題解決や最良の選択肢を明確にするために費やすエネルギーが低減していることもある。長期ケアシステムへのアクセスの多くは職員によって管理されるが，これらの人々は複雑な病状に関する最低限のトレーニングと経験があるにすぎない。規則は独断的なように思われ，プログラムの恩恵の対象となるべき個人を除外するかのように思えることがある。

　復員軍人援護局，州の保健福祉サービス部門，あるいは民間の保険会社など経路はさまざまであるが，クロニックイルネスを持つ個人に対してケースマネジメントをもっと活用することで，地域の住民が長期ケアサービスにより容易にアクセスできるよう，徐々に進歩が遂げられつつある。それでもなお，多くのクライエントと家族にとって，長期ケアシステムの利用は依然として複雑でわかりにくいままである。

【社会政策における格差】

　長期ケアサービスの組織化と関連して，政策における格差という問題がある。歴史をみてみると，重要な社会政策が策定されているにもかかわらず，ケアを総合的にとらえる視点が見当たらない。そのため，多くの人々が政策の適用外となり，サービスを受けることができずにいる。薬剤費，広範囲のホームヘルスケア，リハビリテーションサービスなどは，多くの長期ケアにおいて大きな課題である。結果的に，クライエントは，可能ならば自費で支払うが，そうでなければサービスを受けずに薬物も使わずにすませることになる。

【資金調達】

　サービスと社会政策における格差は，いずれも資金と関係している。州と連邦政府機関がナーシングホームケアに支払った金額は，1996年で875億ドルである（Harrington et al., 2000）。さらに，ナーシングホームやその他の入所型介護施設の入所者の28％が，自費で支払っている（Health Care Financing Administration, 2000）。民間の保険会社や非営利団体もまた，長期ケアの必要な人々にサービスを提供している。しかし，内科的合併症をもつ虚弱な高齢者がナーシングホームではなく地域で生活することを願う場合，多様な長期ケアプログラムを統合することはなかなか難しい。拡大ホームケアなどのケアを受ける資格認定は極めて厳しく，証明書の更新が困難なことも多い。

　公的にも私的にも資源には限界がある。地域に住む高齢者は，ホームヘルスケアのような一定のサービスへの支払いをメディケアが行うという認定を得ていることがあるが，それはリハビリテーションによる改善が文書で証明される場合に限られる。改善が停滞し，慢性の状態であると判断されると，リハビリテーションやホームケアは自費で支払わなければならない。世界大恐慌，第二次世界大戦，そして厳しい倹約を強いられた他の歴史的な出来事を経験してきた人にとって，1時間以内の訪問看護に約100ドルを支払うことなど，選択の対象になるはずもない。労働者階級の多くの高齢者は，自費で支払うより，ケアを受けないですませる。

　州によっては，包括的な高齢者ケアプログラム（PACE：Program of All Inclusive Care for the Elderly）が，在宅での生活を願う人を積極的に支援している（Health Care Financing Administration, 2000）。

現在のところ，カリフォルニア，コロラド，メリーランド，マサチューセッツ，ミシガン，ニューヨーク，オハイオ，オレゴン，サウスカロライナ，テネシー，テキサス，ワシントン，およびウィスコンシンの13州が登録されている。機関の資金に対するコストベネフィット（費用便益）からこのプログラムを評価すると，より広い規模で利用することができるであろう。しかしながら，さしずめ，プログラムの範囲は限定されている。

　高齢者やクロニックイルネスを持つ人々が，社会保障制度によるケアの受給資格を確認することは重要である。これらの制度は，高齢者に快適さと安全を提供するために策定されている。1つの見解は，社会には困っている人（特に高齢者）を扶養する義務があり，それはその人がこれまで労働とサービスを提供してきたからであるというものである（Tobin & Salisbury, 1999）。またもう1つの見解は，社会にはクロニックイルネスを持つ虚弱な高齢者にケアを提供する義務があり，それはその人がこれまで仕事を果たしてきたからだけでなく，人間としての生活の尊厳のためであるというものである。哲学的な原点は，制度の策定と継続のみならず，現行プログラムの基準の設定にも重要な役割を果たす。

【人員配置】

　メディケアとメディケイドから資金援助を受ける保健医療施設は，州あるいは認定機関によって認定されている。各機関は，人員配置の要件を満たさなくてはならない。人員配置における主な課題は，職員の訓練と対クライエント職員比率である。

　職員の訓練に関する基準はほとんどが最低限を示したものである。例えば，アシスティッド・リビングセンターに勤務する薬物療法助手は，利用者の薬物療法が極めて複雑であるにもかかわらず，6週間の訓練課程の受講が要件となっているにすぎない。薬物療法の適切な管理のためには，薬の薬理作用，副作用，および合併症などについて，より多くの時間を職員の教育に費やす必要がある。アシスティッド・リビングセンターは，登録看護師1名の勤務が要件となっているが，同じ看護師が同系列の複数のセンターのコンサルタントとして働いていることがある。そのため，薬物療法助手の事実上の「監督」者は，月曜日から金曜日の日中に勤務している准看護師であることがある。

　アシスティッド・リビングセンターの管理者の認定条件は極めてわずかであり，継続教育として年に1度，2週間程度の州のセミナーになるべく参加することなどにとどまっている。このような施設に勤務する職員の大部分は最低限の訓練しか受けておらず，クライエントの安全が当然懸念される。

　在宅ケアを提供する職員の確保もまた深刻な課題である。ホームヘルスエイドについての要件は州によって異なるが，訓練期間が8～12週以上のものはない。訓練後は，ほとんど指導を受けることなく単独で仕事をすることが多い。

　ナーシングホームの人員配置は，継続的な課題である。看護職員配置とナーシングホームにおけるケアの質との間には，明らかな相関があるとされている（Kanda & Mezey, 1991）。看護師の配置の減少が問題となっているにもかかわらず，償還と包括払いがこれまでに削減されたことがあり，その結果，入所施設での看護師の増員は不可能になっている（Kanda & Mezey, 1991）。

　ナーシングホームには対クライエント職員比率に最低限の基準があり，営利目的の機関ではなかなかそれを超えることができない。この比率は，定例的なケアにはかろうじて適合するが，入所者が病気になって更なる看護ケアが必要な場合には，その状況を管理するには十分ではない（Kayser-Jones, 1999）。複数の入所者が突発的な呼吸器感染症を発症すれば，職員の能力はすぐに限界に達し，入所者の安全は危うくなるであろう。

【施設の基準】

　政府からの資金援助を受けている入所型施設や地域密着型長期ケア施設は，連邦政府と州によって統制されている。外部資金援助を受ける長期ケアの機関や施設は，特定の基準に適合し，定期的な審査を受ける必要がある（Harrington et al., 2000）。

　要件は頻繁に改正されるので，長期ケア施設の看護部長は，州と政府の新要件を把握し，それを実施することに責任を負う。在宅ケア機関による訪問は，保険あるいはメディケアによる償還が可能な回数と様式が定められている。訪問の理由，およびどのような目標が達成されたかに関する根拠が不明確な場合は，支払い者はそれらのサービスへの請求を

表 23-1　ナーシング・ホームの質の指標

領域	質の指標	入所者の危険度
事故	骨折の発現率	
	転倒の発生率	
行動/感情パターン	他者に影響を及ぼす行動上の症状の有症率	危険性が高い
	うつ症状の有症率	危険性が低い
	抗うつ薬治療をしないうつ症状の有症率	
臨床管理	9種類またはそれ以上の薬物の使用	
認知パターン	認知障害の発現率	
排泄/失禁	尿・便失禁の所見率	危険性が高い
	排泄計画のない尿・便失禁の所見率（時々または頻回）	危険性が低い
	留置カテーテルの使用率	
	宿便の所見率	
感染コントロール	尿路感染症の有症率	
栄養/摂取	体重減少の所見率	
	経管栄養の実施率	
	脱水症の有症率	
身体機能	寝たきりの発現率	
	基本的日常生活動作の減退あるいは遅延の発現率	
	関節可動域低下の発現率	
向精神薬の使用	精神病あるいは関連した症状がない状態での向精神薬の使用率	危険性が高い
	抗不安薬/睡眠薬の使用率	危険性が低い
	週に2回以上の睡眠薬の使用率	
生活の質	日々の身体拘束の存在	
	活動の減少や停止の存在	
皮膚のケア	1〜4度の褥瘡の所見率	危険性が高い
		危険性が低い

出典：Nursing Home Quality Indicators Development Group, Center for Health Systems Research and Analysis（1999）より。

機関に戻すことができる。そうなると機関の財政に破滅的な影響がもたらされる。

ナーシングホームは，認可を得るために最初の審査を受け，その後少なくとも15か月おきに再審査を受ける（Health Care Financing Administration, 2001 a）。州の審査者は，いくつかの観点からナーシングホームでのケアのプロセスとアウトカムの両方を評価する（表23-1）。もし，不十分な点があれば，追跡審査が行われる。認可を受ける機関は，職員が教育上の要件を満たしていること，入所者に適切なケアを提供していること，および記録が適切であることを実証しなければならない。基準では，細かいところは調べられるが，全体の問題が無視されることがある。必要条件は，機関のタイプによって異なり，非常に複雑である。

それぞれの基準は，1人のクライエントに看護が提供される時間，看護アセスメント，ケア計画，事故，褥瘡の数，身体抑制の使用，栄養，および家事提供サービスなどについてのものである。それに加えて，それぞれの施設は，整容，適切な衣服，食の自立の促進，私的空間と私的持ち物の保持，および相互の尊重によって，入所者の尊厳を保ちながらケアを提供しなければならない。

もし，定められた規定や検査のプロセスが無視されると，長期ケアの入所者が苦しむことになる。明らかなシステムの機能不全の例が2000年のオクラホマ州で起こった。州の健康局の汚職のせいで，ナーシングホームの状態が危険なレベルになるまで

放置され，入所者を危険にさらすことになったのである（Killackey, 2000, 2001；Associated Press, 2001）。このような施設に勤務する専門看護師は，入所者の擁護者として行動し，最低基準を確実にクリアできるようにすることが必要である。

長期ケアにおける倫理的課題

長期ケアにおける課題には，倫理的問題に関わる部分がある。それは，長期ケアシステムの職員に与えられた職業上の自立の高さと，多くのクライエントの脆弱性が原因で，意思決定に問題が生じることがあるからである。クロニックイルネスを持つ人や脆弱な高齢者に対応するに際しては，保健医療における倫理について十分に理解しておく必要がある。意思決定における原則には，自律，無害，善行，および正義が含まれる（Beauchamp & Childress, 1994）（第17章「クロニックイルネスにおける倫理的課題」参照）。この原則が看護師-患者関係で実行されると，長期ケア入所者の生活の質（QOL）に明らかな違いがもたらされる。

【クライエントの自律と依存】

長期ケアにおいて決定的に重要な原則の1つは，自律である。自律は，誤用されたり，無視されることがある（Kane et al., 1990）。感覚遮断，不動，脆弱，および認知障害があると，個人は自律を徐々に失う可能性がある（Mezey, Mitty & Ramsey, 1997）。介護者は，何の疑問も持つことなく，クライエントの意思決定を引き受け始める。クライエントは，介護者との相互作用の結果としてセルフケア不足が進行する方向へと向かう。このような自律の喪失と能力障害の助長は，長期ケアのクライエントにとって大きな問題である。能力障害の助長（excess disability）とは，クライエントが能力的にできるにもかかわらず，介護者に依存することをいう（Dawson, Wells & Kline, 1993）。抑うつ，学習された無力感，ローカスオブコントロールの知覚，および病者役割は，能力障害の助長に一役買っている（Salisbury, 1999）。能力障害の助長の例としては，ナーシングホームの入所者に提供される着衣介助がある。介護者は，入所者が自分のペースで行動できるように援助するのではなく，時間を節約するために着衣介助を行う（Beck et al., 1997）。このような介護が行われると，入所者は，必要のない，望ましくない依存に向かうことになる。

【養護的ケアと人生の価値を高めること】

基本的倫理原則を適用しようとすると，クロニックイルネスを持つ人に最小限の身体的ケアを提供することが望ましいか，養護的な身体的ケアを超えてもっと包括的なケアを提供することが望ましいかという論題が生じる。これは入所型長期ケアにおいて，特に興味深い論題である。メディケアやメディケイドに関する規定や資金，および人員配置は，結果として知らぬ間に養護的ケアを目指す要因になっている。

入所者の身体的側面は重要であるが，それらが唯一の焦点となるべきではない。クロニックイルネスを持つ高齢者には，精神的健康の必要性もまた考慮されるべきである。これらのニーズに十分な配慮がなされないと，クライエントは退屈や不安，抑うつに苦しむことになる。米国では，高齢男性の自殺率が最も高い（Shalala, 2000）。専門家への適切な紹介は，情動面の症状に気づく看護師の責任である。抑うつの兆候には，緊張感，空虚感，罪悪感，疲れ，落ち着きのなさ，過敏，愛されていないなどがあり，また生きる価値が見出せないと感じることが挙げられる。精神的健康に関連する身体症状には，食事量が通常より多いあるいは少ない，睡眠障害，頭痛，腹痛，慢性的な痛みの増大などがある（Varcarolis, 1998）。もし，このような症状が長期ケアのクライエントにみられるなら，支援サービスを利用することができる。

【人生の終焉における意思決定】

クロニックイルネスを持つ多くの人々にとって，人生の終焉における意思決定は複雑である。人生が終わろうとしているかもしれない虚弱な人が急性の危機に直面している時，本人と家族，および介護者は，治療するか否か，どの程度まで治療するかの決定に直面させられる。すべての人に当てはまるような意思決定アルゴリズムなどはない。そのため，個々の状況を考慮しなければならない。ターミナルあるいはそれに近い状況にある人の感染症の治療などに関する意思決定は，その人に関わるすべての人で

なされなければならない。宗教的，社会的，文化的価値観は極めて重要であり，保健医療チームのすべてのメンバーによる配慮がなされなければならない。アドバンスダイレクティブ（事前意思表明）への署名は，人生の終焉における意思決定に関して個人の希望を伝えるものである。とはいえ，アドバンスダイレクティブの発効には多くの複合的な要因が影響するであろう。

【高齢者虐待とネグレクト】

米国での高齢者虐待は，年間75万～120万件であると推定されている（Fulmer, 1999）。主な虐待には3つのタイプがあり，身体的虐待，ネグレクト，および搾取である。クロニックイルネスを持つ個人は，たとえ認知能力に不足がなかったとしても，不当な対応を受けた時に，人間関係の喪失や加害者による報復行為を恐れて，事実を明らかにするのを躊躇することがある。もし，その個人が虐待に関する事実を表現する能力がない場合は，法廷で明らかにされる証拠により確認されることになるだろう。

身体的虐待（*physical abuse*）は，個人への暴行そのものであり，多様な治癒段階にある原因不明の打撲や骨折，切傷，熱傷の存在が証拠となる（Fulmer, 1999）。このような被害者は，危機に瀕しており，即刻の擁護を必要とする。

ネグレクト（*neglect*）は，食物，水分，医療的ケアなどの基本的に必要なものが適切に供給されないことと定義される。ネグレクトは，劣悪な衛生状態，栄養失調や脱水，褥瘡，危険な状態下への放置，または必要な医療を受けないままでの放置などで証明される。ネグレクトは，意図的に行われることがあると共に，年老いた配偶者や家族にとって，家庭内での世話が負担となることによって生じることもある。

搾取（*exploitation*）は，高齢者虐待の3つ目のタイプであるが，高齢者の資産を本人への通知や本人の同意なしに流用することと定義される。高齢者搾取の兆候としては，財産の消失，あるいは許可や同意なしで私物を「継承」することなどがある（Fulmer, 1999）。

長期ケアへの適応

地域に住む高齢者が長期ケアに適応するためには，機関や施設の期待を知ることと，それらの期待に応じる準備をしておくことが必要となる。もし，食事宅配サービスの配達が，月曜日から金曜日までの11時半から12時の間に戸口で対応する人を必要とするなら，個人はそうする準備をしなければならない。さもなければ，サービスを受けそこねることになる。もし，外出できない状態であるという要件が在宅サービスにあるなら，クライエントは水曜日の午後にトランプをしたり，日曜日に教会に行ったりすることを習慣にはできない。

退職した人々が，アシスティッド・リビング施設に入所することを自分で決定することがある。このような環境の快適さは，その後健康状態が悪化して集中的な看護ケアが必要になった時に他の施設に移動しなければならないと認めることを難しくする。個々人はアシスティッド・リビングセンターから熟練看護施設への移動を可能な限り延期しようとする。このような延期は，ケアが適切に行われないため，合併症の発症を促すことになる。

ナーシングホームに入所することは，誰にとっても嘆かわしく感じられる。ナーシングホームへの移動は，健康や自律の喪失，あるいは経済力や生産性および自主独立の喪失といった現実を象徴するものであるかもしれない（Gさんの事例を参照）。このような施設への適応は，複雑な感情を呼び起こすだろう。見知らぬ人々に取り囲まれる施設に入るストレスはやっかいなものである。加えて，自分が生涯そのようにしてきた日課ではなく，他人が決定した日課に適応しなければならない。ナーシングホームでは，食事や入浴のスケジュールが固定しているところがほとんどである。望ましいとはいえないが，ナーシングホームの職員の仕事量を考慮して，入所者はしばしば期待を変化させなくてはならないのである。

事例　Gさん

　Gさんは高齢で，19年前に夫と死別し，その後1人暮らしである。多くの友人と活動的な生活を送っていたが，この5年間で，栄養失調による貧血が進行した。その他にも尿失禁，変形性関節症（股関節と膝関節），視力障害，および中等度の難聴といった慢性の状態がみられた。自宅で暮らしていた昨年，これらの症状のために安全に運転することができなくなった。そのため，食料品は1週間に1度だけ歩いて店に行き，買い物袋を持って帰った。このような制約によって，栄養失調が進行することになった。

　1年半前頃から息切れ，倦怠感，体重減少がみられるようになった。近隣の高齢者に助けられて診療所を受診したところ，診察した医師によって栄養失調と診断された。90日間の家事サービスを受ける資格を得て，食料品などの買い物と栄養価の高い食事を準備する援助を受けたところ，体調が回復した。90日間の終わりの頃に，尿路感染症と診断され，2～3週間の服薬指導と服薬管理のための在宅ケアの更新を受け，家事サービスがさらに6週間続けられた。この家事サービスが終わる頃には健康状態は著しく改善していた。しかし彼女はもう食料品の買い物ができない状態だった。彼女は，不十分な栄養摂取のためもあって衰え始め，低血糖にも似た状態となり，転倒して股関節を骨折した。股関節の手術とリハビリテーションのために長期ケア施設への入所が必要となった。Gさんは，ナーシングホームへの適応困難を示し，そのため抗うつ薬治療が開始され，それは彼女の情緒に変化をもたらした。彼女の友人たちは，自分たち自身が高齢で運転ができないという理由だけでなく，「Gさんが，Gさんでないみたい」という理由で訪問を躊躇した。友人からの社会的孤立に伴って，Gさんは健忘とぼんやりした状態が増す兆候を示し始めた。また，家庭医の通り一遍の検査によって，老年性認知症の診断が加えられた。医師はこの診断がナーシングホームの償還率に有効であろうという間違った前提を持っていたのである。Gさんは，職員との会話に加わることがほとんどなくなり，他の入所者との関わりも意図的に避けるようになった。

　彼女が生活しているナーシングホーム棟に，老年専門看護師（GCNS：gerontological clinical nurse specialist）がコンサルトのために招かれた。この老年専門看護師は，Gさんについて徹底的なアセスメントをしたのみならず，彼女に話しかけ，行動を観察することに時間を費やした。老年専門看護師の観察と収集した情報は，Gさんの短期記憶障害と感情の平板化は，過剰な薬物投与と抑うつとが組み合わさったものであるとの確信を導いた。薬物療法が調整され，専門のカウンセラーとの週2回の面接が開始された。Gさんの状態は改善し，記憶障害はそれほど顕著ではなくなった。彼女は，ナーシングホームで新しい友人を作り始め，新しい環境での社会化と活動を通じて彼女の生活の質は著しく改善した。6か月後には，もはやカウンセリングを必要とせず，彼女のナーシングホームへの適応は完了した。

インタベンション

実践のための理論枠組み

　長期ケア施設に勤務する看護師が，クライエントとの相互作用の中で理論を活用する機会は無限である。看護師は，生理学の理論，薬理学の理論，そしてコミュニケーション，ケアリング，死別，倫理，文化を超えた看護に関する理論を活用する。長期ケア施設で，看護ケアを計画し実施するために理論的枠組みを用いることは，「いつもそうしているから」ということで物事を行うのを避ける助けとなる。理論的枠組みを用いる主な目的は，実践を導くことであり，それは，クライエントに最適な看護ケアを選択する方向性を与える。長期ケアに適切なさまざまな枠組みがある。一例を挙げれば，「認知症を病む人のニーズに基づく行動モデル（Needs-Driven Dementia-Compromised Behavior Model）」がある。これは，ケア提供者が認知症のクライエントとどのように関わればよいかを理解するのを助ける（Algase et al., 1996)。このモデルでは，認知症のクライエントの問題的な行動はニーズから生まれるものであり，それがわかれば介護者はそのニーズに取り組むことができ，危機を避けることができると述べている。このような枠組みは，臨床で長期ケアのクライエントと関わる時に遭遇する問題を解決する上で，ケア提供者を支援するものである(Jenkins & Price, 1990)。

長期ケア施設への入所およびアセスメント

　地域密着型の長期ケアサービスを利用することは，リハビリテーションやその他のケアや介護を必要としている高齢者にとっては，自然で必要な移行のように思える。しかし，人によっては，サービスを利用することで，著しい感情的混乱が引き起こされることもある。虚弱な高齢者が地域で生活することができなくなると，本人と家族は，必要なサービスが提供される施設に移行する必要があると思うかもしれない。アシスティッド・リビングセンターの費用を支払う余裕のある人にとっては，この選択が情動的な外傷となる心配はおそらくないであろう。食事の準備，洗濯，掃除，あるいは薬物療法の管理など，自分でできないことのサービスを受けながら，個々人はかなりの自律を保持していると感じる。

　ナーシングホームに入所する決定は，通常，クライエントと家族による十分な検討の後に行われる。その過程にクライエントが可能な限り十分に参加できれば，移行はより円滑に行われるであろう。クライエントに十分な情報が提供された上で，施設が選択され，移行が計画されるべきである。私物を保有することは，高齢者に新しい施設でのよりよい存在感をもたらす。移行の予想，移行の理由，そして意思決定の過程に高齢のクライエントが参加する程度や度合は，すべてアウトカムに影響を及ぼす(Rosswurm, 1983)。

　クライエントが長期ケア施設に入所した時，ケア提供者はクライエントの状態と入所の理由に関して一連の記録を作成する。クライエントについての的確なアセスメントは，長期ケアシステムでのクライエントの体験を左右する重要な始まりである。このようなアセスメントは，入所型ナーシングホームで障害の助長を引き起こすことなく，健康を高めるために重要である(Dawson, Wells & Kline, 1993)。入所時のプロセスは，記録を完成させることに限定されるのではなく，個人に合わせたケアを提供するためにクライエントを把握することも含んでいるということが肝要である。

　入所時に看護師が収集する情報は，適切なケア活動を計画するための基本である。長期ケアにおけるクライエントの身体的，機能的，心理的，社会的状況に関する入所時アセスメントを行うのに有効な手段はいくつかある(Sehy & Williams, 1999)。

　1987年のナーシングホーム規制法(Nursing Home Reform Legislation)に基づいて，ナーシングホーム用の入所者アセスメントとケアスクリーニングのためのミニマムデータセット(MDS：Minimum Data Set)が開発された。これは，個々のクライエントについての広範囲なデータを提供すると共に，ナーシングホームの入所者に関する全国規模のデータベースの確立を可能にするものである。MDSによって得られる情報は，入所時とその後の定期的な入所者の機能的，医療的，認識的，情動的状態に関するものである(Sehy & Williams, 1999)。このような情報は，入所者の改善や衰弱を長期に渡って追跡するのにも有効である。初期あるいはその後の経過におけるアセスメントでは，アセスメントプロトコルがクライエントの生活における脆弱な側面を明らかにする。それに基づいて特別のケア計画や介入が考えられたり，また，入所者の記録において進歩や問題について報告がなされる。得られた情報の信頼性は，管理者がクライエントについて持っている知識によって異なる。そのほかにも，より具体的あるいは多次元の情報を得ることのできるアセスメントツールがある。例えば，Katz日常生活動作指標(Katz Index of Activities of Daily Living)(Katz et al., 1970)，米国高齢者資源とサービス(Older American Resources and Services；OARS)(Duke University, 1978)，Beck抑うつ評価尺度(Beck Depression Rating Scale)(Beck et al., 1979)，関節炎の影響測定尺度(Arthritis Impact Measurement Scale；AIMS)(Meenan, 1985)などである。ほかにも利用可能な専門的評価ツールがあるが，それらについてはこの章では取り扱わない。

自律

　長期ケアにおいて，クライエントに対応する保健医療職者には，クライエントの自律の保護と保持に対して特別の責任がある(American Nurses Association, 1989；Mysak, 1997)。自律の概念は，自治の考えに根ざしている。クライエントとしての権利，自律，および個人としての権利に関しては，さまざまな議論がある。自律の概念を十分に理解するには，介護に関して意思決定をする時に，介護者はクライエントの視点で自律について考える必要がある。

　ケアの連続体に沿って長期ケアを提供する時，看護師にはクライエントの自律を保持する役割がある。同時に，クライエントは危害から保護されなければならない。これらの課題の均衡を保つことは常に容易なわけではないが，重要なことは，例えば日常の衛生管理に介助が必要であるなど身体的な自律性を一部失っているからといって，ケア提供者は，その人が自律を諦めてしまったと決して考えてはならないということである。自律の促進は，個人ができるだけ多くの決定をする機会を持つことによって達成される。健康あるいは保健医療に関連する決定においては，説明を受けた上での決定(informed decision)ができるように，看護師はクライエントに適切な情報を提供しなければならない。当然ながら，意思決定能力に問題がある時は，指定された家族や法的後見人が通知を受け，そして決定することが認められなければならない。

　長期に渡る病気や脆弱の中で個人の意思決定能力が変化するということの理解は重要である(Mezey, Mitty & Ramsey, 1997)。能力に問題がある時の意思決定のために，権限の順序を法律で明示している州もある。例えば，認知症を伴うクライエントを対象とした研究を進めるにあたっては，クライエントの代理人は，クライエントが研究に参加することについて説明を受けて書面による同意をしなければならないが，入所者にもまた，研究への参加について情報が提供されその同意が得られなければならない。個人の自律度が低下した時，看護師は危害と搾取から個人を守るために思慮深く行動する必要がある。

　法的に自律を失った人(禁治産の宣告を受けている)でも，何らかの意思決定を続けることは可能である。例えば，認知症の進行した人が，ホールを歩くことについての決定をする時などである。クライエントの安全とその他の人の安全といった，ほかの守るべき原則が考慮されている限り，このような自律性に基づいた意思決定は適切であるといえる。看護師は自律に関する個人の能力を確認し，その能力を可能な限り保持できるよう援助する責任がある(Mezey, Mitty & Ramsey, 1997；Roberto et al., 1997)。時には，クライエントの選択を受け入れるために，看護師は最良と考えられる処置について妥協しなければならないことがある。例えば，より頻回な入浴の代わりに，クライエントが1週間に2回の入浴を希望する場合などである。このような時は，良好な皮膚の状態を保ち，かつクライエントの自律を尊重して，看護師は頻回な部分浴あるいはローション塗布などに変更する必要がある。

　クライエントができることを自分でするように働きかけることが，認知障害のある人のためのケアを改善する1つの方法である(Dawson, Wells & Kline, 1993)。この方法では，日常生活活動の遂行能力に疾患がどのように影響しているかに焦点をあてる。このような看護ケアの目的は，クライエントの残存能力を見出し，その能力を高めることにある。このアプローチによって考慮されている人間の行動領域は，セルフケア，社会的相互作用，そして解釈能力である。このアプローチは，クライエントの障害の助長を防止することを特に狙いとしている。セルフケアの領域において，クライエントが目的を達成するのに困難を抱いている場合に，クライエントの能力を高める上で介護者を支援できるいくつかの看護介入が確認されており，それらには，合図，タッチ，直接的身体援助，言語促進が含まれる(Dawson, Wells & Kline, 1993)。認知症を伴うクライエントは，日常生活活動スキルの多くを失うが，音楽活動やゲーム遊びのようなスキルや楽しみを保持している可能性はある。看護師は，クライエントが表現する機会を提供し，その能力を可能な限り保持できるように援助するべきである(Beatty, 1999；Greiner et al., 1997)。

　家庭や入所施設における虐待は，クライエントの自律に対する大きな脅威である。ケアを提供してい

る看護師が虐待の兆候と症状を見つけたなら，法的にはその観察内容を成人保護サービス（もしくは，州で指定されている公的機関）に報告する義務がある（Fulmer, 1999）。家庭においては，在宅ケア看護師が虐待を発見する立場および，更なる虐待を予防するための擁護的役割を果たす立場にある。看護師は，適切な介入がなされるようにさまざまな機関と協働する。高齢者への虐待はしばしば巧妙に行われるため，適切な介入がなされるまで，看護師は粘り強く兆候を報告しなければならない。地域に住むクライエントへの虐待やネグレクトが深刻な場合は，介護施設への移行が必要である。

アドボカシイ：オンブズマンの役割

長期ケアのオンブズマンは，長期ケアにおけるすべてのクライエントの保護を託された擁護者である。このような擁護者はあらゆるクライエントにとって大切であるが，入所施設においては特に重要である。長期ケアのオンブズマンは，州や地方保健局あるいは州全体の高齢者サービスの賛助のもとで，州の長期ケアサービス機関に雇用されている。オンブズマンの目的は報告された苦情を調査することにある。オンブズマンの管理者に報告をするボランティアが，実際の調査の多くを行っている。苦情は，長期ケアの入所者，家族，あるいは介護者から寄せられる。調査結果はクライエントと家族に報告されなければならず，重要な役割として，オンブズマンは入所者と長期ケア施設の間に公正な解決をもたらす責任がある。オンブズマンの役割は倫理的原則に基づき，弱い立場のクライエントに代わって実行される。

適応

ナーシングホームへの入所は，最も衝撃的な人生の転機の1つであるかもしれない。看護師は，クライエントができるだけ円滑に施設に適応できるように援助する必要がある。クライエントは長期ケア施設の入所時と移行期に，心理的かつ感情的困難を体験することがあるため，担当看護師によるサポートが必要である。入所したばかりのクライエントは，適切な時間を過ごすことに加えて，治療的コミュニケーション技法が用いられることで，不安とストレスが軽減される。必要であれば，看護師は入所者が精神保健サービスを受けられるように紹介するべきである。これらのサービスは概して，高齢者のために十分に活用されていない。

人間の行動で最も永続的な側面の1つは，社会化を求めることである。ナーシングホームへの移動にあたって，入所者には社会化と友人を選ぶ機会が必要である。小さな地域社会では，入所者は入所前から互いに知っていることがよくあるが，これは利点の1つである。しかし多くの環境では，入所者は新しく友人を作る必要がある。看護師は，入所者を紹介し，グループ活動への参加を促して援助することにより社会化の機会を提供する。このような社会化の過程は，入所施設での適応に大きな影響を与えるであろう。

看護ケア

入所型長期ケア施設において提供される主要なサービスは看護ケアである。長期ケアの連続体に沿って進むと，看護ケアの必要性が一層高まる。米国のナーシングホーム入所者の最も一般的な状態とその比率を図23-2に示す。クロニックイルネスを持つ個人の生活の質には多くの課題が影響を及ぼしている。そしてこれらの課題は，通常の日常的ケアを提供している時にも，決して無視されることがあってはならない。看護師は，クライエントとの個人的な接触を見失うことなく，個人的で思いやりのある繊細な関わりを提供する必要がある。

【基本的日常生活動作】

生活の質（QOL）からもあるいはマズローのニーズ階層からも，日常生活の課題は，生理的ニーズを満たすことから始まる。適切な飲食物の摂取は，クロニックイルネスを持つ個人が生存し続けるために必須である。この見解は単純に思えるかもしれないが，適切な栄養は長期ケアの連続体における重要課題である。地域では，食事宅配サービスや家事代行サービスが適切な栄養を提供する。地域においてもナーシングホームにおいても，食物があるというだけでは，個人が適切に摂取していることを保証するものではないことを認識していなくてはならない。

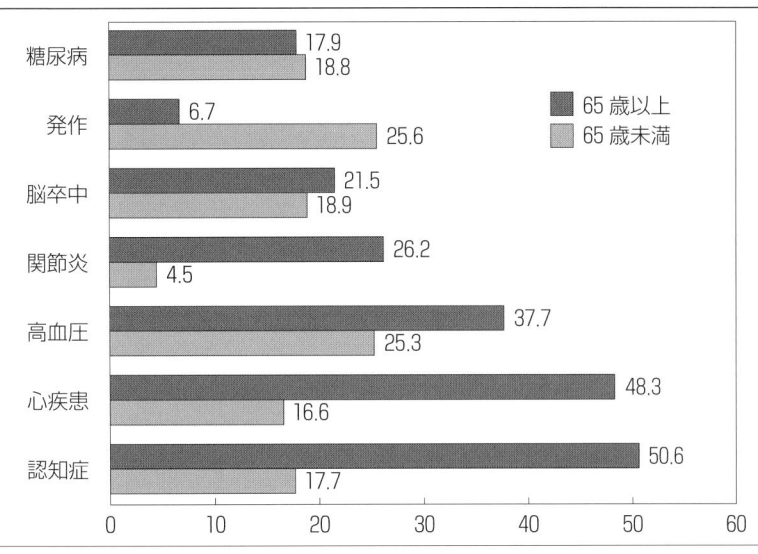

図 23-2　ナーシングホームの 65 歳未満と 65 歳以上の入所者に高い頻度で生じる健康状態の割合：米国，1996 年 1 月

健康状態	65 歳以上	65 歳未満
糖尿病	17.9	18.8
発作	6.7	25.6
脳卒中	21.5	18.9
関節炎	26.2	4.5
高血圧	37.7	25.3
心疾患	48.3	16.6
認知症	50.6	17.7

注記：65 歳未満のナーシングホーム入所者に高い頻度で生じるのは，発作，高血圧，脳卒中，糖尿病，および認知症である。65 歳以上の入所者に高い頻度で生じるのは，認知症，心疾患，高血圧，関節炎，および脳卒中である。

出典：Center for Cost and Financing Studies, Agency for Health Care Policy and Research: Medical Expenditure Panel Survey Nursing Home Component, 1996

クライエントの歯の異常，嚥下障害，消化器障害（裂孔ヘルニアや胃逆流など），そして消化管の運動障害など摂食行動に影響を与える問題が的確に評価されるべきである。

入所施設においては，飲み物や食べ物がクライエントの部屋にあっても手が届かないのであれば，法的には問題がないとしても，クライエントにとっては適切ではない。さらに，クライエントが飲むには容器が大きすぎたり，重すぎたりすることもある。

【痛みの管理】

痛みの管理に関わる科学は，過去 20 年間に著しく進歩した（Celia, 2000）。長期ケアの看護師にとって，的確に痛みをアセスメントし，それに対して適切に対処することは重要である（Davis, 1997）。特に重要なのは，関節炎，骨粗鬆症，または神経痛に伴う痛みに苦しむクライエントをアセスメントすることである。適切な痛みの管理に関しては極めて多くの情報があるので，痛みを持つクライエントに対応している看護師はそうした文献を調べるべきである。長期ケア施設における痛みの管理では，フォローアップが重要である。痛みの軽減はそれぞれの原因によって異なり，以前に効果があった方法でも効果がないこともある。慢性の痛みがクライエントの機能する能力に影響を及ぼしている時は，通常の規則的な薬物投与によってそれを管理することができる。通常の鎮痛薬の使用では痛みを抑えることができない場合や断続的な痛みがある場合は，「必要時」処方薬を用いる。慢性の痛みに苦しむ高齢者にとって，薬物耐性は問題となるが，アディクションは一般的に問題としては考えられない（第 4 章「慢性の痛み」参照）。

痛みを言葉で表現できない場合は，他の方法で痛みの存在に気づく必要がある。痛みの兆候には，顔の表情（顔をしかめる），体位，身体を丸くしたり，こわばらせる，そして痛い部位をさするなどがある。痛みに対する代替方法も検討する必要がある。マッサージ，温罨法，冷罨法，膝や背中の固定などが役立つ。痛みは，長期ケアでのクライエントの生活の質に大きな影響を与えることがある。今日においては治療方法と薬理学の進歩によって，ほとんどの痛みは効果的に管理することが可能である。

【疾患予防とヘルスプロモーション】

ほとんどの健康予防対策には，メディケアによる資金援助がなされていない。しかしながら現在のメ

ディケア政策は，将来的に予防対策の優先順位を高くすることを示している。長期ケアの連続体に沿って提供される重要な健康予防対策の1つは，クライエントにインフルエンザと肺炎のワクチンを供給することである。予防接種プログラムは入所施設に不可欠である。入所施設では，インフルエンザなどの感染症が急速に広まるため，虚弱な高齢者が死に至る深刻な原因となる。このような感染症は一度に大勢の入所者に影響を与えるため，多くの急病人に対処するという厳しい負担が職員にかかる。このような状況ではクライエントを急性期ケア施設へ移すことが必要となることがあり，そうすることは，病気発生時においてすべてのクライエントが適切な看護ケアを受けるために必要である。

予防的なスクリーニングは，通常は入所施設では行われず，その上償還もされない。このような状況に関する議論の一部は，スクリーニング結果の実際的な適用に重点をおいている。複数の病気を持つ高齢者や認知症の虚弱な高齢者にとって，がんの治療を受けるという決定が妥当な選択でないことがある。クロニックイルネスを持つ人は，手術による侵襲に耐えることができないとか，回復に必要な体力がないとか，あるいは腎臓や肝臓の機能が化学療法に十分に耐えられる状態ではないなどにより，緩和ケアが適切だと決定されることがある。急性の危機や慢性の健康問題に対応するために，どのようなアドバンスダイレクティブ(事前意思表明)が長期ケア施設で役に立つかについて知ることが重要である。

【認知障害】

長期ケアにおける個人は，さまざまな病理学的プロセスから認知障害になることがある。閉鎖性頭部外傷，感染症などによる中枢神経系障害，脳卒中，またアルツハイマー型認知症を持つ個人は，長期ケアを必要とする。寿命が延びるに従い，認知機能の変化を持つ人の数が増加している。認知障害のある個人と関わる時に最も考慮すべきことは，認知障害がせん妄によるものか，あるいは認知症によるものかを判断することである。状態を的確に評価することによって，不要な死を防ぐことができる。せん妄は急性の状態であり，脳機能に変化をもたらす1つまたはそれ以上の条件によって引き起こされる。主要な症状は，意識障害や認知障害であり，潜在的状況には発熱，感染，アレルギー反応，栄養失調，ビタミン欠乏，薬物毒性(処方薬または市販薬)，薬物の相互作用，栄養補助食品毒性，高・低血糖，および低酸素が，単一あるいは複合的に関与している。これらの潜在的状況は生命を脅かす可能性があり，是正されなければならない。そうでなければ，偶発的な事故により死に至るであろう。長期ケア施設でケアを提供している看護師は，クライエントがせん妄で苦しんでいると判断するならば，適切な緊急的ケアを提供する急性期ケア施設への移送を手配する必要がある。

加齢に伴い生理学的変化が生じるので，虚弱な高齢者のせん妄の兆候は不顕性の症状から危機的状態へと，数日間かけて徐々に悪化する。洞察力のするどい看護師は，症状が微妙であっても，せん妄を見極めるために的確な観察をするであろう。認知の変動を伴うクライエントの集団では，多くの入所施設がそうであるように，せん妄の発見はさらに難しくなる。

認知症(*dementia*)はせん妄と異なり，慢性の状態で，病理学的過程が基礎にあり，進行性で不可逆的である。65歳以上の5％，および80歳以上の20％の人に認知症が生じると推定されている(Raskind & Bower, 1996)。ナーシングホームで暮らしている人では，その40～80％に認知障害があると推定されている(Raskind & Bower, 1996)。

認知症は複数の認知障害の進行として定義づけられる。それには，記憶障害とその他の障害が含まれ，失語(会話できないこと)，失行(なじみの物の使用や，目的のある動作の遂行能力の喪失で，感覚能力の喪失によるのではないもの)，そして失認(なじみのある顔や声の認識など感覚入力の意味を判断する能力の喪失)が含まれる(American Psychiatric Association, 1994；Abrams, Beers & Berkow, 1995)。一次性認知障害は治癒することがなく，疾患の進行に作用する薬物に多大な投資がなされているが，ほとんど成功には至っていない。

認知症のケアは，その70％が家庭で家族介護者によってなされていると推定されている。地域での長期ケアにおける看護師の役割は，問題を抱えている家族介護者をサポートすることである。具体的には，問題を解決したり，レスパイトケアや成人デイケア，アルツハイマー病協会の地方支部などの社会

資源を提供することである。愛する家族が認知症になって，そのことが介護をしている配偶者の健康状態に悪い影響を与えている場合に，そこで行われる意思決定に看護師は重要な役割を果たすだろう（Kelley, Pringle-Specht & Maas, 2000）。家庭での介護負担が過剰になると，認知症を持つ個人の施設入所を決定することも必要となる。

慢性の認知的変化を伴う個人の評価は，最初に注意深く行う必要がある。そうすれば，その後の変化がわかり，適切なケアが提供される（Teresi & Evans, 1997）。長期ケア施設に勤務する多くの看護師は認知的変化を直感的にとらえることに頼っているが，これは多くの客観的指標を用いることによって一層的確なものとなる。これらの方法には，Mini Mental Status Exam（MMSE）（Folstein, Folstein & McHugh, 1975），認知症評価尺度（Alexopoulos & Mattis, 1991），ブレスト認知症尺度（Blessed, Tomlinson & Roth, 1968），および認知アセスメント（Matteson, Linton & Barnes, 1996；Barnes, 2000）などがある。

認知症に取り組む看護は，一般に認知，機能，行動の3つの領域の症状の1つまたはそれ以上に注目する。認知症を持つすべてのクライエントには機能的な困難が生じる。しかし，行動上の問題が生じるのは一部である。永続的な認知障害を持つ個人に対応するのは忍耐と理解が必要である。重要なことは，介護者がクライエントの視点を見失わないことであり，さらに重要なことは，クライエントの「現実認識」の正否を問題にするのではなく，クライエントの個性を尊重することである。クライエントは，人形を抱くなどの行動で安らぎを感じることがある。このような行動は，事実に基づくものではないが，他者，特に子どもの世話をするという人間に共通する心の現実に基づいている。H氏の事例は，この原則を示すものであるが，応用例はクライエントの数と同じようにさまざまである。

長期ケア施設における活動の指導者には，入所者に活動を提供する責任があり，その活動には認知障害を持つ人のための活動も含まれる。看護師は活動の指導者と協働することで，クライエントのニーズを満たし，認知症の人に適切で楽しい活動を見出す必要がある。

ナーシングホームやアシスティッド・リビングセンターの約10％には，認知症を持つクライエントのための特別棟がある（Rhoades & Krauss, 1999）。このような環境では，クライエントは安全に徘徊することができる。理想は，職員が認知症を持つクライエントのケアについて具体的なトレーニングを受けていることである。特別棟は通常，照明や色彩，騒音，集会場，そして部屋の設備が配慮されてい

事例　H氏

H氏は，アルツハイマー専門ケア棟に入所している78歳の男性である。彼はホールを歩き回ってほとんどの時間を過ごすが，その姿は彼を見る人に奇妙に映るものであった。彼は，まず右足を前にしてゆっくりと歩き，腰をかがめて床をじっと見つめる。そして足を踏み出すつど，片手を伸ばし親指と人差し指で何かを丸めるようなしぐさをする。次に彼は，左足を前に出し，前方の床の上で滑らせる。

この病棟で雇用されたばかりの新人のJ看護助手は，これまで認知症のクライエントの世話をしたことがなかった。H氏の行動は新人のJ看護助手にとって目ざわりなものだったので彼女は「H氏に人・場所・時間を正しく判断させ」，ホールを歩き回るのをやめさせ，集団活動に参加させようと努力した。それに対するH氏の最初の反応は，彼女を避けることであった。彼女が一層しつこくなるにつれて，H氏は危機的状況に近づいた。

そんなある日，准看護師がJ看護助手とH氏の相互作用に気づいた。そして彼女は，H氏が野菜栽培業者として40年以上働いてきた人であること，彼の行動はおそらく畑で種をまいているときの行為の名残りであることを看護助手に説明した。H氏は行動を変えさせられることを望んでいないばかりか，変える必要がないのである。彼が満足している限り，その動作を続けられるようにしておくこと，そして，H氏にとっての現実が正当なものとして認められるようにすることが，最も望ましいのである。看護助手は，H氏との体験を通して現実認識というものと，認識をそれとして承認することの相違について学んだのである。

る。このような配慮は，入所者によりよい環境を提供するためのものである。これらの配慮の一部は科学的根拠に基づくものであるが，多くは試行錯誤の途中である。

【危険性の軽減と安全性】

長期ケアにおける看護師の重要な機能の1つは，危険性を軽減し，クライエントの安全を確保することである。地域における家庭アセスメントには，危険要因を見つけ改善するために，環境を徹底的に調査することが含まれる。明らかな危険要因としては，小さな敷物，通路を横切って張られた電気コード，古くなったり壊れたりしている階段，シャワー室のゆるんだタイルなどがある。

入所施設においてもクライエントの安全を確保するために，看護師は同様の責任を担う。安全に関わる重要課題の1つは抑制である。抑制は本来，クライエントの傷害を予防するために考えられ，動きを制限することで安全を確保するために適用された。しかしながら，研究によって，抑制は逆に傷害を起こす可能性があることが示されている（Lekan-Rutledge, 1997）。現在，抑制は医師の指示がないと行うことができず，流れは抑制のない環境に向かっている。

【緩和ケア】

個々のクライエントの人生において，ケアの焦点がもはや治療や保護とは考えられなくなる時がある。緩和ケアは，終末期のクライエントのための1つの治療形態であるだけでなく，クライエントを考える哲学的アプローチでもある。クロニックイルネスが手に負えないものになると，クライエントの利益のためにクライエントに心地よいケアを提供することを意図した緩和ケアが必要になる。人生の終焉にふさわしいケアは，痛みの緩和，快適さ，そしてクライエントと家族のための情動面でのサポートとスピリチュアルなサポートである（Tarzian, 2000）。ホスピスサービスは，緩和ケアの1つのタイプである。ホスピスサービスに対するメディケア償還の一般的な要件は，個人の余命が6か月もしくはそれ以下ということである。病気の終末期の決断は困難であり，がんでないクライエントの場合は特にそうである。快適なケアを増やし管理するために，ナーシングホームにホスピスケアを導入することは可能である。緩和ケアでは，生理学的ニーズの充足と痛みの緩和のために積極的な対応がとられる。この種の看護ケアではクライエントが全人的視点でとらえられ，クライエントの個性が最も考慮される。クライエントと家族は，不治の病気の体験について悲嘆カウンセリングを受けることができる。

死は人生において自然なことであり，看護師はクライエントが安らかに死を迎え，また遺族を支えることができるよう準備しておかなければならない（DeSpelder & Strickland, 1996）。いったんホスピスサービスが在宅高齢者のために導入されると，償還政策では，その他の長期ケアサービスが許可されない場合がある。

緩和ケアに対する関心が高まり，情報も増えつつあるので，今後10年間で緩和ケアおよび終末期ケアの知識が増加し，治療方法が進歩することが期待される。

長期ケアに関する研究

クロニックイルネスを持つ人のためのケアリングの科学は，急速に変化している。看護研究者の中にはクロニックイルネスに関する研究やナーシングホームの経験に関する課題に焦点をあてている者もいる。クライエントの複雑な問題が適切に取り扱われるために，長期ケア施設の研究は不可欠である（Baldwin & Nail, 2000）。研究は多くの場合，問題の臨床的観察や，解決を必要とする繰り返し発生する出来事の臨床的観察から始まる。臨床における看護師は，問題を明らかにし，解決方法を計画するための好機をないがしろにするべきではない。研究の初心者は，発想を研究課題に発展させるために経験を積んだ研究者と組むことがある。南部看護研究協会，中西部看護研究協会などの地域研究機関，およびシグマ・シータ・タウがこれらの研究の援助をしている。

アウトカム

長期ケアにおけるクライエントに望まれるアウト

カムは，クライエントが多面的であると同様に多面的である。単純な医療モデルは，複雑な慢性的病状を持つ個人にとって，望ましいアウトカムを十分に説明することはまずない（Mold, 1995）。病気がない状態を基盤として生活の質を考えても十分ではなく，クライエントのウェルビーイング全体を考えなくてはならない。アウトカムは，長期ケアの連続体に沿って変化するだろう。地域に住むクライエントにとって，全体としてのアウトカムは，可能な限り自分の家で生活することである。このアウトカムを支援する働きかけとして，薬物療法の管理，安全の確保，あるいは褥瘡ケアについてクライエントに教育することが挙げられる。入院後に地域に住むクライエントにとっては，リハビリテーションが望ましいアウトカムをもたらすだろう。

長期ケア施設の入所者ではアウトカムが異なり，うっ血性心不全のような病状悪化の減少が挙げられるかもしれない。リハビリテーションを受けているクライエントでは，再び自立して生活することがアウトカムとなるだろう。他のアウトカムとしては，クロニックイルネスによる制限の中で，最大限に能力を機能させることがあるだろう。痛みの緩和あるいは嘔気の軽減が，緩和ケアを受けている個人にとっての適切なアウトカムであるかもしれない。最良の生活の質で毎日を送ることが，長期ケアのほとんどのクライエントにとって望ましいアウトカムである。

課題

1. 長期ケアの広義の定義は何か？
2. 今日の長期ケア連続体でクライエントと介護者が共に直面している主要な問題は何か？
3. 長期ケアの受療者のために適切なケア計画を組み立てる時の，自律に関する倫理的原則を論ぜよ。
4. 自律についての検討は，クライエントが在宅か入所施設かによって変化するか？
5. メディケアとメディケイドの受療者に入所型ケアを提供する時に，ナーシングホームの管理者はどのような制約に直面するか？
6. 長期ケアのシステムへのアクセスを，個人に促進させる要因は何か？
7. 高齢者虐待の3つのタイプはどのようなものか？ そして，個人が犠牲者であることを示すものとして，介護者が気づく兆候は何か？

第24章

リハビリテーション

Robin E. Remsburg ■ Barbara Carson
訳：奥宮曉子

イントロダクション

リハビリテーション(rehabilitation)は，外傷や疾患の結果，機能の喪失（身体的・精神的・社会的・職業的）を伴うような障害を経験した個人を支援するために企画されたサービスやプログラムに関するものである。リハビリテーションはまた，急性の病気や慢性疾患からの回復を促進するケアの哲学的アプローチをも指している。

リハビリテーションの主要な目標は，プログラムないしサービスの観点あるいは，哲学的な観点から，クライエントが最高レベルの自立を達成できるようにすることである。リハビリテーションは，ほとんどの急性の病気の発症と多くのクロニックイルネスの経過を通して行われるケアの全体計画の一部とみなされるべきである。

最適機能は，極めて個性的なものである。それゆえ，リハビリテーション過程は個人の価値観と目標を明確にすることから始まる。個人の強み（本人に何ができるか）が査定され，その力を前提とした上で介入が開始され，機能の最高段階に到達するように援助が行われる。ある人には，これは以前の職場に戻って病気になる前と同じ仕事を行うことかもしれない。別の人にとっては，最も高いレベルの自立とは介助なしで食事をすることや，「息で（sip and puff）操作する」車いすを使うことや，援助を受けながらも家で生活できることかもしれない。各々のリハビリテーションのクライエントにとって，特定の目標は異なるだろう。しかし，すべての人の共通目標は，クライエントが自身で選択した環境で，可能な限り自立していられることである。

リハビリテーション過程の第1のアウトカムは，再社会化である。再社会化(resocialization)とは個人がある状態や状況によって今までの役割が変化した後で，社会に復帰するプロセスのことである。リハビリテーションを実施するにあたって，再社会化は継続的な目標である。リハビリテーションの専門家は身体障害者やクロニックイルネスを持つ人たち，およびその家族と共に，社会に復帰できるように努力する。この社会復帰とは，身体的・社会的・情動的・職業的なものであるかもしれない。しかし，繰り返すようだが，再社会化のプロセスは個人の生活のあらゆる局面に関わるものである。

リハビリテーションの目標は，元の機能や能力を回復するために意図されたさまざまな介入，代替技術，援助の道具あるいは適応を助ける器具，機能しない身体部位の代わりとなったり，支えたりする補助具や矯正器具，環境の改善といったことを通じて達成される。以下に例を挙げる。

■ 変形性関節症で人工膝関節置換術を受けた人は，漸増抵抗負荷運動や，冷罨法，Cox-Ⅱ阻害薬の

ような非ステロイド性の抗炎症薬を用いた痛みの管理などの処置を受けることで，関節機能の大部分を回復し，以前のレベルの機能にまで戻る場合がある。
- 膝下を切断した2型糖尿病の成人は，補装具や松葉杖，車いすを使用することで以前の活動の多くを取り戻すことがある。
- 右脳血管障害の高齢者は更衣・入浴・歩行の仕方を新たに学ぶだろうし，補助器具，ボタン締め具，食器用安全装置，車いすといった補助具を使うようになるであろう。また，例えば浴室の手すり，高い位置の便座，車いすのスロープといったように環境を変更する。これらはすべて日常生活活動を自立して行えるようにするためである。

リハビリテーションは個人の生活のあらゆる局面を含む包括的な過程なので，ケアに関する学際的なチームという概念が不可欠である。1つの学問分野だけではクライエントのリハビリテーションに必要な専門知識のすべてを提供することはできない。専門家の学際的なチームが共働して，ケア計画の開発やその評価を継続的に行うことが，成功には不可欠である。リハビリテーション過程にクライエントと家族が参加することは，リハビリテーションの成功に極めて重要である。つまり，クライエントと家族がチームのミーティングに参加し，目標設定に関わり，ケアへの積極的な参加者になることが望まれる。

リハビリテーションサービスの恩恵を受ける慢性状態は多い。その一部を示せば，多発性硬化症（MS）やパーキンソン病，がん，心疾患や肺疾患，関節リウマチや変形性関節症，脊髄あるいは外傷性脳損傷を含む外傷性傷害，熱傷，脳血管発作，椎間板・関節置換術・骨折のような整形外科領域が含まれている。これらの状態は多くの点で相違があるが，機能に影響したり，障害の原因となったり，自立を妨げる可能性についてはよく似ている。

定義

【リハビリテーション】

クロニックイルネスと関係づけて用いる前にあらかじめ定義づけが必要なリハビリテーション特有の用語は多い。リハビリテーションは多くの著者によって定義され（表24-1），それぞれの定義はかなり重なり合う部分がある。ほとんどの定義で，個人とその人の性格，疾患と健康状態，環境，結果として起こった障害などの間にみられる活発な相互作用が強調されている。

【職業リハビリテーション】

リハビリテーションと職業リハビリテーション（vocational rehabilitation）という用語にはしばしば混乱が生じている。職業リハビリテーションは障害を持つ個人が有給の仕事に戻ったり，金銭上の自立を目指すことを支援するように作られた特別なプログラムを指している。職業再訓練や職業紹介は，一部のクライエントにとってはリハビリテーションの全過程のうちの重要な部分になるが，それが適さないクライエントもいる。

【リハビリテーション看護】

米国リハビリテーション看護師協会（Association of Rehabilitation Nurses，2000）は，リハビリテーション看護（rehabilitation nursing）を，リハビリテーションを必要とするクライエントに提供するケアを査定・計画し，その計画を実行した上で評価する専門的な技術と知識を必要とする専門的な実践と定義している。リハビリテーション看護師は，ケア提供者，教師，ケースマネジャー，カウンセラー，代弁者の役割を担う。

リハビリテーション看護師および上級リハビリテーション看護師の活動範囲と実践基準は，*Standards and Scope of Rehabilitation Nursing Practice*（2000）と *Scope and Standards of Advanced Clinical Practice in Rehabilitation Nursing*（1997）に記されている。

【回復期ケア】

回復期ケアの目的は，長期ケアの場でその人にとって最高の機能が維持できるよう積極的に手助けすることであり，また入所者（入院患者）に対し通常の治療を通して得られたものを維持できるように支援することである。回復期ケアは資格を持った療法士の指示に基づいて行われる処置や技術は含まないが，長期ケアの過程で入所者ができるだけ自立し安

表24-1 リハビリテーションの定義

出典	定義
Rusk(1965)	障害を持つ人が身体，感情，職業において持てる限りの能力を最大限に回復すること
Krussen, Kottke & Ellwood(1971)	障害者が，個人個人の状況に応じて十分に機能するために必要な能力をできるだけ改善することによって，依存を軽減させるプロセス
Dittmar(1989)	1人ひとりが健康な状態に向かうことを促進するプロセス
Hickey(1992)	人が身体的・感情的・精神的・社会的・職業的な能力を最大限に実現し，可能な限り自立的かつ自己達成的な人生にあって尊厳と自尊心を保つことを可能にする力動的なプロセス
国立リハビリテーション協会(1994)	障害者を，最大限に身体的・精神的・社会的・職業的・経済的に有用である状態にまで回復させること
米国医学研究所，Brandt & Pope(1997)	身体的・感覚的・精神的能力が回復され改善されるようにするプロセス。これは傷害された四肢を強化するような個人の機能的変化を通してだけでなく，車いすを使用しやすくなるような建物の改造といった物理的かつ社会的な変化を通じてもなされる。リハビリテーションはいわゆる能力障害のプロセスを逆転させるよう努力するものであり，それゆえ機能付与のプロセスと呼ぶこともできる。
リハビリ医療施設認可審査会(CARF)(2000)	障害のある人々の健康改善，福祉，および有益かつ生産的な活動に向けて最大限の身体的・社会的・精神的・職業的能力を実現することを目的とし，その目的を達成するために作られたプログラムやサービスにふさわしいと考えられる，障害者のニーズに合った包括的なサービスを提供するプロセス

全に生活に順応し適応するよう促す看護介入が含まれる(HCFA, 1995)。回復期ケアは個人の能力を最大に発揮させ，その人ができることを重視し，「自立を促し，自己像を改善し，自信を持たせ，必要なケアのレベルを引き下げ，長期ケアにみられる自尊心を傷つけるような事柄(抑制，失禁，栄養管理)をなくしたり最小限にすることを目指す」(Atchinson, 1992, p.9)。

回復期ケアは以下の活動を含む。歩行や移動動作，更衣，身づくろい，食事，嚥下，移乗，義肢や人工装具に関するケア，意思伝達技術，および糖尿病管理，人工肛門・人工膀胱に関するケア，薬剤の自己管理などのセルフケア技術を指導し実践すること。回復期ケア(restorative care)の定義はリハビリテーションの定義とかなりの部分で重なり合うが，回復期ケアでは，通常のリハビリテーション治療の対象者や，本質的な改善が見込まれない人，機能がすでに最適な段階に到達している人は対象とならない。

機能付与・能力障害のプロセス

機能付与・能力障害のプロセス(enabling-disabling process)は専門的リハビリテーションの実践における1つの枠組みであり，リハビリテーションのクライエントの個性や存在の独自性を対象とするものである。この枠組みは1997年の米国医学研究所(Institute of Medicine；IOM)の画期的な功績から発展してきた。「機能付与のアメリカ」により，できなくなったことをできるようにするプロセスに対応する新しい概念枠組の導入が促された(Brandt & Pope, 1997)。IOMはリハビリテーションを次のように定義している。

……身体的・感覚的・精神的能力を回復させ改善させるプロセス。これは傷害された四肢を強化するような個人の機能的変化を通してだけでなく，車いすを使用しやすくなるような建物の改造といった物理的かつ社会的な変化を通じてもなされる。リハビリテーションはいわゆる能力低下のプロセスを逆転させるよう努力するものであり，それゆえ機能付与のプロセスと呼ぶこともできる。

(Brandt & Pope, 1997, pp.12〜13)

機能障害を個人的な欠陥であると述べている他のモデルと異なり，この機能付与・能力障害モデルは，能力障害の背景にある側面を認め，個人とその人を取り巻く環境の間に活発な相互作用のあることを認識している。機能付与・能力障害のプロセスにある5つの基本概念は，病理，機能障害，機能的制約，能力低下，社会的制約である(Pope & Tarlov, 1991；Brant & Pope, 1997)。これらの概念についての説明は表24-2に示した。

機能付与・能力障害のプロセスは，必ずしもすべての病状が障害につながるわけではなく，同じ機能障害を持つ人が2人いてもそれぞれ能力低下の度合いは異なると考えるリハビリテーションのモデルである。例えば，あるクライエントは深刻な能力低下を起こすが，別のクライエントには全くそんなことがないということがある。環境との相互作用に果たす生まれながらの個人の特性は，疾病や心的外傷，先天的な事情による障害の程度とあわせ，同じ診断がなされたクライエントでもかなり違った結果をもたらすことがある。効果的なリハビリテーションの方略の開発には，機能障害の背景的な側面を理解することも含まれる。

<u>機能障害の背景的な側面</u>とは，能力低下プロセスのそれぞれの段階に影響を及ぼす生理的な要因や環境要因，生活様式・行動要因のことである。生理的な要因には，クライエントが抱える他の疾患，身体状態，遺伝的特徴が含まれる。環境要因には，社会的偏見，サービスの入手可能性，医療費償還方法が

表24-2　機能付与・能力障害のプロセスの概念

病態生理	機能障害	機能的制約	能力低下（障害）	社会的制約
通常の生理的・発達的過程や構造に対する中断や妨害	認識力や感情的・心理的・解剖学的な構造ないし機能の喪失および異常をいい，これは初期の病態生理に起因するものだけでなく，あらゆる喪失や異常を含む	器官や器官系の働きに一致した方法やその範囲内で，何か行動する際に制約や能力の低下が起こること	身体的・社会的背景のもとで望まれるレベルの仕事・活動・役割の遂行が不可能であるか制限されること	役割達成を制限したり，社会への十分な参加に関連する機会やサービスへのアクセスを拒否する社会政策や障壁(構造的あるいは態度による)に起因する制約

影響の程度

細胞と組織	器官と器官系	器官と器官系の機能	個人	社会
構造的・機能的 例： 慢性高血圧症に伴う微小血管系の変性に関係する脳のラクナ梗塞(右半球)	構造的・機能的 脳の神経支配機能	行為・活動機能・器官・器官系 左側不全麻痺・完全麻痺・空間失認・失行・記憶障害	身体的・社会的文脈での課題達成 歩行・セルフケア・買い物・仕事での障害	障害者に関する社会的な属性 人の雇用を継続できるようにする労働環境に対する適応不足

出典：NCMRR (1993)；Whyte, J. (1998)：機能付与のアメリカ；リハビリテーション工科学医学研究所の報告. *Archives of Physical Medicine and Rehabilitation, 79*, 1477-1480

含まれる。生活様式と行動要因には喫煙とアルコールの摂取，食事，運動が含まれる。

機能付与・能力障害のプロセスモデルにより，リハビリテーションの専門家は「能力低下の状態がどのようにして生まれ，進行し，転換されるか。また生物学的・行動的環境要因がこういった移り変わりにどのような影響を与えるか」ということを理解しやすくなる(Brandt & Pope, 1997, p. 14)。標準的な用語とこのモデルの中で概略された一般的な定義を用いることで，リハビリテーションの専門家たちの間の意思の疎通が促され，理論に基礎をおく研究が進み，効果的な治療と予防の方略を改良したり応用することが促進される(Brandt & Pope, 1997)。

その他の分類システム

1980年に，世界保健機関(WHO)はある分類方式を開発したが，それは能力障害のプロセスを表すのに広く使われ，今日でも多くのリハビリテーション専門家たちに用いられている。WHO国際障害分類(International Classification of Impairments, Disabilities, and Handicaps：ICIDH)には，機能障害，能力低下，社会的不利といった概念が含まれている。

心理的，身体的，解剖学的な構造あるいは機能におけるいかなる喪失や異常も機能障害(*impairment*)として定義された(WHO, 1980)。機能障害は臓器レベルの変化も表す。機能障害がひどくて生活機能に変化をもたらすほどになれば，それは能力障害(*disability*)という言葉で表され，個人的なレベルで影響を及ぼす。能力障害は人間にとって通常とみなされる方法や範囲内での活動を行う能力が(機能障害によって)制約を受けたり欠如した状態を表す(WHO, 1980)。リハビリテーション技術は人が能力障害に対処し，能力障害を補うのを支援するために創られた。社会的不利(*handicap*)とは，その人にとって通常である役割を果たすことが制限されたり妨げられたりするような機能障害や能力低下によってこうむる不利益を表す(WHO, 1980)。

Nagiが開発した機能的制約システム(Functional Limitations System：FLS)(Pope & Tarlov, 1991)は，病理，機能障害，機能的制約，および能力低下の概念を含む。病理とは，疾患，外傷，感染，先天性異常によってもたらされる組織や細胞の変性と定義される。機能障害は身体的，精神的，生理学的な機能の変化と定義される。機能的制約(*functional limitation*)は個人の動作における現在あるいは今後生じ得る不利と定義される。能力障害は個人に期待される社会的・文化的役割を行うのを妨げるような状態を表す。

IOMは診断，ケア，治療に関するコミュニケーションを促進するために，機能付与・能力障害のプロセスモデル(これはWHOのICIDH分類方式とFLSの両方を融合したものである)を用いることを提唱しているが，別のモデルを用いるリハビリテーションの専門家もいる。それゆえに，リハビリテーション専門家は自分たちがどの分類方式を実際に用いているのかを確認し，そのことをはっきり表明することが重要である。

能力障害の助長

能力障害の助長(*excess disability*)は，機能障害による能力障害の程度を越えて，さらに活動力が低下することをいう。公的なケア提供者も非公式なケア提供者も，ふとしたことで能力障害の助長の一因となることがある。援助のしすぎや，不適切なかたちの援助といったケアの形態が，クライエントの依存心を助長することがある。能力障害の助長は長期のケア過程において大きな問題となる(Blair, 1995; Osborn & Marshall, 1993; Rogers et al., 1999; Tappen, 1994)。能力障害の助長に関係する因子としては，ケア提供者が役に立ちたいと願う気持ちや，ケア提供者の知識と技術の欠如，時間と人員の不足などがあり，こういったことが機能障害のあるクライエントの依存心を増大させることになる(例えば，クライエントが時間をかけて自力で何かをするよりも，スタッフが代わりにやるほうが時間を短縮できるような場合)。時間の経過と共に，機能を用いないことで一層機能障害や能力障害がひどくなり，ケア提供者に対する要求を増やす結果にもなり得る。それゆえに，機能障害のある人たちが，最大限の機能レベルに到達しそれを維持するのを助けるには，援助の適切な方法と量を明確にすることが極めて重要である。

歴史的観点

リハビリテーションの歴史は，一般的な集団に比べると不利な立場にある若者・高齢者・貧困者・知的障害者・身体障害者に対して社会がいかに無関心であり思いやりがないかを反映している。太古の人々は，健康な人だけが生き残るべきであるという考えから，障害のある人たちや高齢者を遺棄した。こういった慣習を止めた後ですら，不利な立場にある人々が施し以上の物を授かるようになるまでには何世紀もかかった。恵まれない人々に対する現在の標準的なケアにもまだ，こういった人々に対する無関心や思いやりのなさの片鱗がある(Stryker, 1977)。

19世紀になって，リハビリテーションへの関心が芽生えた。身体機能の回復が障害のある子どもたちの訓練とケアに用いられ，作業療法という訓練法が生まれた。最初の医療ソーシャルサービス部門は，ニューヨーク市のBellevue病院に設立されLillian Waldは初の訪問看護サービスを開始した(Dittmar, 1989)。

戦争は，リハビリテーションの発展に影響を与え続けた。傷痍軍人の帰還によってはずみがつき，1918年には第一次世界大戦の復員軍人のための全米リハビリテーションプログラムが作られた。しかし，この最初のプログラムでは身体的側面の機能障害にのみ焦点がおかれていた。第二次世界大戦で障害を負った復員軍人は，身体的なリハビリテーションと心理的なリハビリテーションの両方を含む，より包括的なプログラムにひそかに関与していた。この期間中，Dr. Howard Ruskは陸軍に対して，機能回復にとっては回復の期間というよりリハビリテーションが重要であることを示した(Kottke & Lehmann, 1990)。

Ruskの先駆的な功績によって，1938年の全米物理療法およびリハビリテーション学会の設立が促され，発展にはずみがつき，1947年にはリハビリテーション医学が正式に専門分野として認められた(DeLisa, Currie & Martin, 1998)。1974年には，全米リハビリテーション看護師協会が作られ，その後まもなく全米看護師協会によって，看護の専門職としてのリハビリテーションが確立された(Edwards, 2000)。

社会情勢も，リハビリテーションの実践を広めるための追い風になっていた。労働災害や自動車事故，余暇やスポーツの活動による外傷で，障害のあるクライエントの数が増加した。さらに，医学と科学の進歩は外傷や慢性疾患を持つ人々の寿命を延ばし，リハビリテーションが必要な人々を増やした。表24-3は20世紀にリハビリテーションやクライエントが受けるケアに影響を与えてきた歴史的な出来事と立法を記録している。

社会政策とリハビリテーション

クロニックイルネスを持つクライエントに提供されるリハビリテーションサービスの費用の支払いは，メディケアやメディケイドあるいは民間の保険のもとでかなり多様化している。保健医療職者にとって，リハビリテーションについての財政上の制約についてよく理解しておくことが重要である。

【メディケア】

メディケアは65歳以上の人や障害のある人に医療を提供する連邦健康保険プログラムである。メディケアは2つの主要な部分から成り立っている。病院保険(Part A)と追加補償医療保険(Part B)である。1997年の財政均衡法によって，メディケア・プラス・チョイス・プログラムとして知られている3つ目の部分が作られた。メディケアのパートAは入院患者が受けるケアや熟練看護施設におけるケア，在宅ケア機関，およびホスピスケアの費用を対象とする。メディケアのパートAは，熟練看護施設での最初の20日間(3日～30日以内の入院の範囲に限る)を対象とし，その後も一部患者の自己負担はあるが，さらに80日間分を対象とする。追加補償健康保険であるメディケアのパートBは，任意であり毎月保険料を支払う必要がある。パートBは年間の控除額が必要であるが，医療行為に対する費用と，理学療法・作業療法，恒久的な医療機器，人工装具・矯正器具を含む医師以外の者による多様なサービス費用の80％をカバーする。メディケア・プラス・チョイスと呼ばれるメディケアのパートCでは，メディケアのパートAとパートBの受給者双方が，健康維持機構と特約医療機構のいずれかから保健医療サービスを選べる。

表 24-3　リハビリテーションに影響を与えた歴史的な出来事と法制定

年	出来事／法律制定	目的
1910	「肢体不自由者の作業研究」	看護師 Susan Tracy によって出版。作業療法の始まり
1917	米国赤十字の肢体不自由者および障害者のための施設	傷痍軍人の職業訓練のために設立
1918	Smith-Sears 法（PL65-178）	第一次世界大戦で障害を負った兵士への全国的な職業リハビリテーションを管理する職業教育のための公認連邦委員会
1920	Smith-Fess 法（PL66-236）	労災などにより障害を負った人々に対して職業リハビリテーションを提供
1930	復員軍人局（VA）	大統領令 5398 により，兵役によって障害を負った人々の世話をするため設立された。Herbert Hoover 大統領が署名し承認。当時，54 の病院があり，470 万人の復員軍人がいた
1935	社会保障法（PL74-271）	一般市民へ職業リハビリテーションの恒久的な権利を与える
1938	全米物理療法学会	この年設立。物理療法とリハビリテーションが専門分野として確立
1941	物理療法とリハビリテーションに関する初の包括的な書籍出版	Frank Krusen 博士著
1942	Sister Kenny 研究所	研究所および Sister Kenny の調査研究は物理療法の専門性を発展させ，理学療法を専門分野として確立するのに役立った
1943	Welsh-Clark 法	第二次世界大戦で障害を負った復員軍人に職業リハビリテーションを提供
1943	国際連合リハビリテーション機関	44 か国の代表からなり，第二次世界大戦で障害を負った復員軍人のケアを計画するために設立された機関
1946	医療看護局（部門・課）	復員軍人に医療を提供するために，復員軍人省内に設立された部門。1989 年には，復員軍人医療サービスおよび研究機関に引継がれ，1991 年には復員軍人保健局に名前が変わった
1947	Bellevue 医学・リハビリテーション・サービス	Howard Rusk 博士によって設立された米国初のリハビリテーション・プログラム
1947	全米物理療法・リハビリテーション委員会	委員会が設立され，リハビリテーションは委員会が認定し，より専門化した
1954	Hill-Burton 法（PL83-565）	より幅広い財政支援，研究と実践の助成，州機関の拡大，リハビリテーション施設拡大の助成が提供された
1958	『リハビリテーション医学』	Rusk 博士とそのグループがリハビリテーションの教科書を発行
1965	職業リハビリテーション法（PL 89-333）	拡大，改良された職業リハビリテーション・サービス
1973	リハビリテーション法（PL 93-112）	さらに重度の障害者を優先することでサービスを拡大。雇用における差別撤廃措置・施設における非差別
1974	リハビリテーション看護師協会	この年設立。リハビリテーション看護が専門分野として確立
1975	全障害者教育法（PL94-142）	できるだけ制限の少ない環境ですべての障害児に無償かつ適切な教育を提供
1975	国家住宅法改正（94-173）	連邦政府が支援する住宅での障壁を除去。住宅都市開発省に障害者の自立生活課が設立される
1975	「リハビリテーション看護」	第 1 号発行
1981	『リハビリテーション看護：概念と実践-コアカリキュラム』	リハビリテーション看護の最初のコアカリキュラム発行
1982	税均衡財政責任法（TEFRA）	従来の FFS（出来高払い）システムから DRG（診断群分類）システ

年	法律・制度	内容
		ムへの移行措置として作られた。正当な費用に基づいて独立したリハビリテーション病院に費用が支払われる
1984	診断群分類(DRGs)	急性期のケアの包括払い(PPS)の開始によってメディケアの支払いを削減するために設立
1989	包括予算調整法(OBRA)	老人ホームの改革を含んだ法案。看護助手の教育と資格の基準を求めた。標準化されたアセスメント方法を開発し、FFSからPPSへと移行するように、連邦医療財政局に求めた
1989	復員軍人省(VA)	VAが大統領府の14番目の省となる
1990	米国障害者法(ADA)	米国障害者法(PL101-336)。障害に基づく差別を明らかにする
1997	財政均衡法(BBA)	メディケア・パートAの償還方法を再構築するための立法。リハビリテーション病院や施設に包括払い償還方式を義務化
1999	財政均衡法改正	熟練看護施設へのPPSの適用を認める
2001	入院リハビリテーション施設のためのPPS	1997年のBBAにより義務化されたPPSの段階的導入を開始

出典：以下の出典から改変：Larsen, P. (1998). Rehabilitation. In I. Lubkin & P. Larsen (eds.), *Chronic illness: Impact and interventions* (4th ed.), p.534; Easton, K. (1999). *Gerontological rehabilitation nursing*, pp.32, 41. Philadelphia: WB Saunders; Kelly, P. (1999). Reimbursement mechanisms. In A.S. Luggen, & S. Meiner (eds.), *NGNA core curriculum for gerontological nursing*, pp.185-186. St. Louis: Mosby; Blake, D., & Scott, D. (1996). Employment of persons with disabilities. *Physical Medicine and Rehabilitation*, p.182. Philadelphia: WB Saunders; Department of Veterans Affairs. (2000). Facts about the Department of Veterans Affairs. Available on-line at http://www.va.gov/pressrel/FSVA2000.htm.

これまで、リハビリテーション施設は1982年の税均衡財政責任法(TEFRA: Tax Equity and Fiscal Responsibility Act)に基づいて払い戻しを受けていた(Ross, 1992)。そもそも、TEFRAは連邦政府によって、医療費の削減の任を負うべく委託されたプログラムである診断群分類(DRGs)の採用に至るまでのつなぎの役割をするはずだった。TEFRAの規定の段階的な廃止は2001年に始まった。TEFRAの代わりに、入院リハビリテーション施設に対する包括払い方式(PPS: Prospective Payment System)が保健医療財政管理局(HCFA: Health Care Financing Administration)によって採用されている。PPSの基本となるのは入所者のアセスメントツールである亜急性期用のミニマムデータセット《施設ケアアセスメントマニュアル》(MDS-PAC: Minimum Data Set-Post Acute Care)である。MDS-PACからの情報は、PPSに基づく支払いをするためにメディケアのクライエントを症例群(CMGs: case-mix groups)に適切に分類したり、メディケアによる払い戻しを受ける施設の提供するケアの質をモニターするためのシステムを導入するのに用いられるだろう(Department of Health and Human Services, 2000)。CMGsは「クライエントの障害・年齢・合併症・機能の程度に基づいた機能的関連群によってクライエントの支払いを分類する」ためにつくられている(Department of Health and Human Services, 2000, p.66312)。PPSによってどれくらい支払われるかは、CMGsによってさまざまに異なる必要な資源を確定することで決められた。PPSによる償還を決めるためにMDS-PACを導入することと、リハビリテーションの場にPPSが現れる時期とは一致するだろう。

【メディケイド】

メディケイドは連邦政府と州政府によって運用されるエンタイトルメント・プログラム(法的資格を認められたプログラム)であり、低所得の、虚弱で困窮した人々やその家族の医療援助に対し支払いを行う。幅広い全国的な指針が、連邦法・条例・政策によって定められている。各州は

1. 州毎の有資格基準を設けている
2. サービスの方式・総額・期間・範囲を決定する
3. サービスに対する支払いの割合を設定する
4. 各州はそれぞれのプログラムを運営する
   (HCFA, 1998)

メディケイドを受ける資格、サービス、支払いは

複雑で州によって異なっている。メディケアの場合と同様に，サービスを行うリハビリテーション施設に対する支払いは一般的にケアにかかった経費よりもかなり少ない(Ross, 1992)。

【労働災害補償】

米国における労働災害補償は，1914年の連邦雇用者労働災害補償法によって開始された。1949年までに，労働災害補償は全50州に適用された(Rondinelli, 1996)。労働災害補償は連邦政府によって定められ，州政府が運営する健康と障害の保険プログラムが，職務遂行中に受けた傷害や疾病によって障害を負った労働者に給付金を支給するために開発された。雇用者が受けることのできる給付金のタイプには3種類あり，①死亡の場合には従業員の配偶者に支給される遺族給付金，②入院，医療，リハビリテーションの費用，③賃金の損失に対する補償である(Rondinelli, 1996)。

【民間保険】

民間の保険会社は費用を抑えるために，保健医療の施設に対して一層圧力をかけるようになっている。その結果，会社は厳しい医療適正審査や災害時のケースマネジメントプログラムを実行している。ケースマネジャーには，クライアントに対するサービスが正しいと判断できたり，サービスをしないと決断できる看護師がなることが多い。ケースマネジャーは，クライアントのニーズ，クライアントの経過，予想される入院期間等について定期的に連絡する必要がある。リハビリテーション施設に対する補償金の支払い方法は保険会社によって異なる。保険会社は大抵，1日当たり一定の料金を施設に償還している。

【社会保障障害保険給付】

社会保障障害保険給付(SSDI：Social Security Disability Income)は，1956年に1954年の社会保障障害者法のもとで設立された。これは障害のために働くことができない個人に対する障害保険プログラムであり，連邦政府によって管理されている(Rondinelli, 1996)。過去10年の間に，5年以上元気に働いた人，過去6か月間失業していた人，および月収が300ドル以下の人，以上に該当し障害を負った人は補足収入を受けることができる。このプログラムは老齢・遺族・障害保険(OASDI：Old Age, Survivors, and Disability Insurance)への個人の分担金や経済的必要性を基盤にしている。受給者は毎月の給付金，メディケア補足保険，職業リハビリテーションの適用を受けることができる。

補足的所得保障制度(SSI：Supplemental Security Income)は職歴基準に満たない個人に対して，障害者給付金を提供する。このプログラムは経済的必要性に基づいており，給付には月払いの給付金，メディケイド補足保険，職業リハビリテーションへの適用が含まれる(Rondinelli, 1996)。

復員軍人省(VA：Veterans Affairs)は，兵役中に障害を負った復員軍人や，兵役期間中ではないにせよ障害を負い永続的な就労不能状態(60%以上)にある復員軍人を対象にした，連邦政府が後援する障害者プログラムを管理している。このプログラムの給付は，月払いの給付金，復員軍人省の施設での医療，人工装具・矯正器具，恒久的な医療器具，必要な場合には住居や自動車の改修を含む(Rondinelli, 1996)。

【職業リハビリテーション】

職業リハビリテーションはリハビリテーションの過程における構成要素の1つである。職業リハビリテーションに関係のある法律制定は，1918年に議会が制定したSmith-Sears法に始まった。これは第一次世界大戦時に障害を負った復員軍人に対して全米の職業リハビリテーションサービスを公認するものであった。1920年のSmith-Fess法は，戦争に関係なくても障害のあるすべての人に対しての職業リハビリテーションと職業訓練を義務付けた(Buchanan, 1996)。この法律はリハビリテーションを「障害を持った者が報酬のある仕事に就けるようにすること」と定義した(Athelstan, 1982, p.163)。多くの人にとって仕事は自己同一性の主要な部分であり，就労することによって，社会貢献の感覚や個人的な達成感を得ることができる。しかしながら，現在増加しているクロニックイルネスを持つ高齢者にとっては，職業リハビリテーションは妥当ではないかもしれない。こういった人々はリハビリテーションの対象にはなっても，雇用が目標ではない。

州の職業リハビリテーション部局は，慢性疾患や

障害を抱えた人への職業的なサービスの供給源である。この部局は主に連邦リハビリテーション事業庁から資金提供を受けているが，各州からも額はそれより少ないが提供を受けている。

【米国障害者法】

1990年に制定された米国障害者法（ADA：Americans with Disabilities Act）は，障害者にビジネス・産業・教育といった民間セクターへのアクセスや就職の機会を与えた。これに先立って1973年に制定されたリハビリテーション法とその改正は，連邦政府から資金援助を受けている事業・組織・施設へのアクセスに関して定めていたにすぎず，民間セクターは障害者がアクセスしやすいようにする必要はなかった。ADAによって，民間セクターも健常者と同等のアクセスのしやすさを提供する義務を遵守しなくてはならなくなった（Taguiam-Hites, 1995）。

さらに，ADAは，これまで厄介だった能力障害（disability）の定義の変更を余儀なくした。公共政策における過去の定義は，疾患に焦点をあてたものであったのに対し，ADAは保障の対象となる障害を3つに分けて定義している。

1. 個人の主な生活活動の1つかそれ以上に制限を与えるような，身体的あるいは精神的な機能障害
2. そのような機能障害の経歴
3. そのような機能障害を持っているとみなされること（PL 101-336）

ADAは，雇用，公共サービス，民間団体によって提供される公共性のある施設やサービス，通信サービスといった4つの主要項目から成り立っている（表24-4）。また，ADAは民間セクターへのアクセスを法律によって保証することによって，障害者の市民権を保護している。

リハビリテーションの問題と課題

クライエントにリハビリテーションを提供するに際して，色々な問題点や取り組みの必要な課題がある。主なものとしては，高くなるケア費用，ケア提供者の負担，障害のある人々の中での不公平，障害のもたらすイメージ，障害者人口構成の変化，倫理的問題，リハビリテーションのアウトカムについての不十分な記録作成がある。これらの問題について絶えず取り組んでいくことが大切である。

表24-4 米国障害者法

項目1：雇用	雇用主は働く資格のある障害者の求職や従業員に対して，雇用および手当てに関していかなる差別も行ってはならない。雇用主は，既存の施設を障害を持つ従業員が利用しやすいようにしなければならない。仕事の達成と業績に関してあらゆる点で便宜を提供し，障害のない人と同等の基準レベルを保証する必要がある。
項目2：公共サービス	働く資格のある障害者は，州や地方自治体の提供するあらゆるサービスとプログラムにアクセスできなければならない。公共の鉄道機関は，障害者にも利用でき，補助交通機関によって補われなければならない。
項目3：民間団体によって運営される公共性のある施設およびサービス	実質的に，公に開かれたあらゆる事業体は，ただちに障害者にとって利用できるものでなくてはならない。長距離の交通機関の利便性に関して調査を行う必要がある。
項目4：通信手段	電話会社は通信装置を，聴覚や発話に障害のある人が電話や無線を使って意思伝達できるように改良する必要がある。

出典：Watson, P.（1990）. The Americans with Disabilities Act: More rights for people with disabilities. *Rehabilitation Nursing, 15*(6), 326. Published by the Association of Rehabilitation Nurses, 4700 W. Lake Avenue, Glenview IL 60025-1485. Copyright © 1990 by the Association of Rehabilitation Nurses. より許諾を得て掲載．

高くなるケア費用

　保健医療の費用が高くなるに伴い，米国では保健医療の費用を抑えることが主要な社会的・政治的問題になってきている。医療保険の費用だけでも急上昇しており，その結果，米国の人口の17%，すなわち4,480万人が健康保険に加入しておらず，さらに数百万人以上の人が適切な制度の適用を受けていない(Vistnes & Monheit, 1997)。

　クロニックイルネスや障害を持った人々にケアを提供することは社会的問題となってきている。保険に加入しているクロニックイルネスの人は，保健医療費の増大に伴って多くのサービスに対する資金供給が減っていることに気づいている。保険に加入していない人の場合はどうにもならない苦境に陥っている。米国の保健医療システムは，何十年もクロニックイルネスを抱えなければならないような人に，どのようにして継続的にコスト重視のサービスを提供するのだろうか。

　「依存に伴う経済的コストとは何だろうか」というのが基本的な疑問である。米国では3,500万人から4,900万人が能力障害を持っていると推計されている。また，これらの障害に関連する費用は，それに要する医療費や就労時間の減少による損失を含め約1,700億ドルに及ぶと見積もられている(CDC, 1994)。社会が，クロニックイルネスを持つ人々に対して何も講ずることなく，他に依存するに任せたらどうなるだろうか。クロニックイルネスを持っている人への緊急支援にかかる費用を計上するのはたやすい。しかし，これらの人々が長年にわたり健康な生活を送れるようにするための維持費は大きな問題となる。これらの人々が依存状態のままであるとすれば，個人，家族，医療システムや社会はどのくらいの費用を負担しなければならないだろうか。

　活動制限は，それに伴う依存・維持・生産性の喪失などの高い経済費用をもたらすことから，社会に対し大きな影響力を持っている。しかしながら，これまでの保健医療は病気の病理と治療に注目し，障害による依存状態には関心を払ってこなかった。保健医療の暗黙のモットーは，「治癒こそが成功である。ケアをしたり，機能を回復させたり維持させるのは，失敗である」であった。

ケア提供者の負担

　慢性疾患による活動制限を持つ高齢者をケアする人々(有給・無給をあわせて)のうち，72%はその家族である(Shirey & Summer, 2000)。成人に達した子どもたちがケア提供の責任を引き受けている場合が最も多く(42%)，次が配偶者である(25%)。クロニックイルネスに伴う障害がその人と家族に及ぼす影響を評価するのは難しい。病気によって異なる欠損が現れ，患者や家族もそれぞれ特有の社会システムに従っているために，影響がどのような結果をもたらすかは予測し難い(Power, 1989)。しかし，研究の結果，慢性の障害をもたらす病気や状態を有する人に対してケア提供を続けることは，それだけでケア提供者の健康を害する危険をはらんでいることがわかっている。ケア提供者のこうむる負担，すなわち身体的，精神的に病んだ人を世話する家族がストレスによって受ける悪影響は，情緒面での苦痛・抑うつ・QOLの低下・免疫力の低下・および死亡のリスクの増加に関係すると考えられている(Anderson, Linto & Stewart-Wynne, 1995; Canam & Acorn, 1999; das Chagas Medeiros, Ferraz & Quaresma, 2000; Hughes et al., 1999; Lieberman & Fisher, 1995; Mills et al., 1999; Schulz & Beach, 1999; Shaw et al., 1999; Weitzenkamp et al., 1997; Wu et al., 1999)。

　ケア提供者の健康とウェルビーイングを維持することは，リハビリテーションを受けるクライエントの健康とウェルビーイングを維持するのと同様に重要である。リハビリテーションの専門家はクライエントのための計画の中に，ケア提供者の負担についてのアセスメントを含める必要がある。ケア提供者のストレスを早期に確認し対処することによって，ケア提供に伴ういくつかの健康問題の発生を予防でき，家族の自立を維持することができるであろう(第9章「家族介護者」参照)。

障害を持つ人々の間の不公平

　全米障害者機構(NOD: National Organization on Disability)の最近の調査によると，米国においては障害のある人とそうではない人との間で，雇用・収

> **事例　G夫人——高齢と能力障害への家族の対応**
>
> G夫人は，退職者居住地域で暮らす健康で元気な自立した女性であった。数年前に夫と死別したことは，彼女にとって予期しなかったことであり辛い事実であったが，それ以来，友人や家族とともに毎日を過ごし，退職者居住地域が主催するたくさんの活動に参加していた。ところが，階段から転げ落ちた時に，脊髄のL4とL5を激しく損傷し，対麻痺となってしまった．下肢の制御ができなくなり，膀胱・腸の機能が完全に失われた。
>
> G夫人は，医療リハビリテーションの施設に移され，すぐれた医療とリハビリテーションを受けた。家族は彼女のあらゆる身体的ニーズに対応し，リハビリテーションプログラムが終了した後は，長女が彼女と共に暮らす計画を立てていた。しかしながらG夫人は，この経過を通してひどく抑うつ的になった。自分はすべてを失ったと思い込んでいるのである。彼女の人生についてのすべてを家族・友人・医療チームが決定してきたからであった。

入・教育・社会化・宗教および政治への関与・保健医療や交通機関へのアクセスなどへの関与の度合いに大きな違いがあることが明らかになっている（National Organization on Disability, 2000）。この調査によると，常勤あるいは非常勤で働いているのは，障害のない人では81%であるのに比べて，障害のある人ではたった32%であること，また障害のある人の56%は障害にかかわりなく十分に働くことができることが報告されている。障害のある米国人の3倍もの人数の人々が，総収入15,000ドル未満の世帯で暮らしている。リハビリテーションの専門家はこういった格差に取り組むため，政策の開発，実行を地域・州・国レベルで積極的に行う必要があるだろう。

クロニックイルネスを持つ米国人の中のある民族集団は，さらに大きな不利益や障害を受けている。第3回全米栄養・健康調査（NHANES Ⅲ）によると，非ヒスパニック系黒人やメキシコ系米国人の男女を含む少数民族は，一般に少数民族ではない集団に比べてかなり多くの障害があり，障害の大きさは少数民族間で比べると男性よりも女性のほうが顕著であると示唆している（Ostchega et al., 2000）。KingstonとSmith（1997）によると，貧困女性の43%が基本的日常生活動作（ADLs）の困難を訴えており，これに対して中・高収入層の女性では28%であることがわかった。Ostchegaら（2000）は，この格差のいくつかの理由を示している。第1に，女性は男性よりも平均余命が長いので生活機能制限をもたらす多くの，あるいは異なった種類の慢性疾患にかかりやすいこと。第2に，男性と女性とで慢性疾患の罹患率に違いはなくても，女性は男性よりも長く生きるので障害を抱える割合が高いこと。第3に，社会経済的地位は保健医療を受けることに歯止めをかけるものであることが知られており，多くの不適切な保健医療行動と関連している。したがって，社会経済的地位の低い少数民族には障害の発生頻度が高くなると考えられること。以上の研究は，全住民の特定の一部，特に非ヒスパニック系黒人とメキシコ系米国人が，障害をもたらすクロニックイルネスにかかる可能性が大きいことを示している。

能力障害のイメージ

能力障害に関する神話やそれが否定的な意味を暗示するようなことはかなり払拭されてきた。現在普及しているリハビリテーションのパラダイムでは，ハンディキャップという否定的な考えを排除し，「能力障害を引き起こす状態がない」という概念を取り入れている（Brandt & Pope, 1997）。先に述べたように，能力障害は個人に固有のものというよりも個人と環境の相互作用から生じる結果であるため，これはリハビリテーションのモデルから除外された。リハビリテーションのパラダイムは，重度の機能障害を有する人でも実際には能力障害をほとんど持たない場合があるという考えを推し進めている。新しいパラダイムは，機能障害を持つ人について新しく肯定的なイメージを持つように努めている。機能障害のある人でも，充実し生産的で満足のいく生活を送ることができる。能力障害は，生活環境内で利用できる手段がその人のニーズに合うよう

に提供されていない場合に生じる。保健医療職者，科学者，リハビリテーション専門家や地域のリーダーはこういった肯定的イメージを推進していく必要があり，障害を持つ個人のニーズに見合うように生活環境や地域で利用できる資源を改善していく必要がある。

　機能障害のある人が芸術・メディア・スポーツ・政治の第一線の活動に参加するようになるにつれて，障害と障害者についての否定的イメージはなくなってきている。オリンピック走者マーラ・ランヤン，俳優で監督のクリストファー・リーブ，ジャーナリストのチャールズ・クラウサマー，上院議員のマックス・クリランドは，障害者のすぐれた手本のほんの一例である。ランヤンはオーストラリアで行われた2000年のシドニーオリンピックに参加したオリンピック走者であり，視覚障害者である。映画スーパーマンでスターになった俳優のクリストファー・リーブは，人工呼吸器をつけ四肢麻痺があるが，俳優と演出家の仕事の予定はいつもいっぱいであった。片足切断しているクリランドはアメリカ合衆国の上院議員であり，復員軍人省の前長官である。こういった人たちは，教師・医師・会計士・職人・オペレーター・母親・父親といった他の多くの人々と共に，働く場の多様性が広範囲に渡っていることを示している。彼らは自立しており，毎日働き，社会に対して重要な貢献をしている。

　目に見えない障害(非可視性障害)，すなわち身体的な変化が外からはわからない状態は，多くのクロニックイルネスに関わる問題である。一般に，クロニックイルネスや外傷は目に見える障害(可視性障害)をもたらすものと考えられている。顕著な息切れのため携帯用酸素吸入器を携行している肺気腫のクライエントや，神経筋疾患のために車椅子や歩行器を使用している人が目に見える障害者といえるだろう。しかしながら，目に見えない障害を持っていることが，本人や家族に及ぼす影響力も同様に甚大である。一見して気づきにくい障害には，いくつか例を挙げるだけでも，心臓病，糖尿病，良性型の多発性硬化症がある。障害が一見してわかるよりはよいように思われるが，目に見えない障害は個人・家族・社会にクライエントに対する過剰な期待を抱かせることがある。こうしたことは，最終的には個人のクロニックイルネスへの心理社会的適応に影響す

ることがある。さらに，自分の将来の健康がどうなるかわからないという不安が新たな負担として加わってくる。

　保健医療は常に急性期のケア，目覚しい治療，技術，若い人へのケアなどを中心に発展してきた。残念ながらリハビリテーションの分野は一般にこういった基準の要請に応えられない。クロニックイルネスを持つ人が増加することによって，クロニックイルネスとリハビリテーションに精通した医師の需要が増している。しかしながら，認定を受けた物理療法医(physiatrists：リハビリテーションの訓練をつんだ医師)が全国で不足している(DeLisa, Currie & Martin, 1998)。長期のリハビリテーションのクライエントを相手にして働くことに関心のある医師・看護師・療法士を見つけることは難しくなっている。公認の医学校で学内に物療医学とリハビリテーションの学科があるのは半数に満たない(DeLisa, Currie & Martin, 1998)。またそういった学科でもリハビリテーションの概念について教える時間はほんのわずかしか認められていない。医学校のカリキュラムの中でリハビリテーションについてほとんど触れられていないので，医師がリハビリテーションに興味を持つようになる機会はさらに少なくなる。

　看護学校でも同様に，専門職としては急性期ケアへの取り組み方にばかり重点が置かれている。技術があまりにも急速に変化するので，学校の主たる目標はできるだけたくさんの急性期ケアに関する知識を教えることになっている。そのクライエントが急性の健康問題で急性期ケアの施設に入所することでもない限り，クロニックイルネスやリハビリテーションのクライエントに対するケアはあまり重要視されない。

　さらに，保健医療職者はしばしば高齢のクライエントは今後リハビリテーションを受けてもよくなる可能性はあまりないと考えている。クロニックイルネスを持つ高齢者の数は増えるのであるから，こうした偏見は排除されなくてはならない。リハビリテーションの効果は年齢には関係がない(Williams, 1984)。高齢のクライエントにおいては「小さな進歩」が大きな違いを生むことになり，そうした高齢者は長期療養のケア施設ではなく自宅での生活を送ることができる。

　クロニックイルネスを持つクライエントにとって

事例　D氏——社会的制約

中脳蓋に見つかった良性神経節細胞腫の手術を受けた時，D氏は21歳だった。最初のうちは人工呼吸器が必要で，胃瘻から栄養を摂取し，グラスゴー・コーマ・スコアは10であった。2年間にわたる理学療法・作業療法・言語療法の結果，D氏は顕著な改善を見せ電動車いすで自由に移動できるようになった。彼は，目下入院中の長期療養施設内を車いすで移動し，他の入院患者や看護師のもとを訪れることを楽しんでいる。

D氏は基本的日常生活動作の大半を介護職員に援助してもらっているが，ギプスと手関節固定手術によって，食事は自分でできるようになった。新しい外科技術と科学技術の進歩によって，D氏の生活機能能力のさらなる改善に希望の灯がともっている。残念ながら，こういったタイプの障害を持つ若い人たちへの，地域資源は限られており，この明るく元気な若者も長期療養施設で生活することを余儀なくされている。

重要なのはリハビリテーションのサービスが受けられることであると固く信じ，また一般大衆の障害に対するイメージを改良しようと努める専門家の働きに，すべてのクライエントのリハビリテーションの成否がかかっている。

障害のある人たちの構成の変化

障害のある人たちの構成は，3つの明らかな点で変化している。それは，慢性疾患を持つ高齢者（Gregg et al., 2000; SoRelle, 1999; Waidmann & Liu, 2000），障害を持つ子どもたち（Hogan, McLellan & Bauman, 2000; Wood et al., 2000），および精神面の状態が低下している人（Druss et al., 2000）の数の増加である。

米国においては平均寿命が延び，クロニックイルネスを持って生きることのできる時間が拡大している。2050年までには85歳以上の高齢者が人口の20％近くになると予測されている（U.S. Department of Commerce, Economics, and Statistics Administration, Bureau of the Census & U.S. Department of Health and Human Services, 1992）。所得およびプログラム参加調査（SIPP: Survey of Income and Program Participation）の1994年のデータでは，6歳から14歳までの子ども3,500万人のうちの約12.7％は何らかの障害を持ち，1.9％は重度の障害を持つことがわかった（McNeil, 1997）。連邦政府の障害者プログラムに参加している子どもの数は1990年から1995年の間に着実に増えてきている。関心の対象となる分野には，特別な学習障害，発声・言語障害，精神遅滞，重度の情緒障害，肢体不自由の子どもたちが含まれる。

全米うつ病・躁うつ病協会（National Depressive and Manic-Depression Association, 1998）の報告によると，約1,740万人の成人が毎年情緒障害もしくは気分障害を経験しており，国立精神保健研究所（National Institute of Mental Health, 1998）は180万人が統合失調症を経験し，ほかにも人口の6.3％にあたる1,160万人が気分障害を経験していると概算している。精神障害のある45歳以下の人たちの就業率は，それ以外の障害を持つ同年代の人たちに比べるとはるかに低い（Trupin et al., 1997）。しばしば，精神疾患は社会から好ましくない偏見を持たれているために，精神障害を有する多くの人々は治療に対して二の足を踏むようになり，精神疾患による能力低下を一層悪化させるという結果となっている。

このように増大する障害を持った集団の効果的な管理には，新しい介入と治療を開発し試みるようなリハビリテーションの専門家が必要となる。高齢者が障害を抱えて生活する年数（障害適応年数）を減らすためには一次および二次的予防方略を講じる必要がある。子どもたちが障害を負うことを予防し，子どもたちの学習障害，発声・言語障害，精神遅滞，重度の情緒障害，肢体不自由といった障害を最小限にするためには新しい方略が必要である。精神疾患のある人の障害を予防したり少なくするには，この人たちに関する噂や好ましくない偏見を排除するよう一般の教育を進めることが求められ，早期の診断と治療が必要である。健康に関するアウトカムを向上させ，高齢者や児童の障害を減少させることは，リハビリテーション専門家の主要な取り組み対象として今後も続くであろう。

倫理的課題

リハビリテーションのクライエントにケアを行う際に，看護師はしばしば倫理的なジレンマに直面する。こういったジレンマは，難しい選択をしなければならなかったり，価値観と信念の間に葛藤が生じる際に起こる。リハビリテーション看護師協会は，リハビリテーション看護に関する倫理的問題を明らかにした声明を発表した(ARN, 1995)。

- 患者の権利：青年期の男女の権利を含む
- 抑制の適用
- 蘇生処置をしないという指示(DNR)
- 事前意思表明
- 自己破壊的行為や自殺企図のクライエント
- 保健医療の実施方法に関する改良や変化
- 守秘義務
- 薬物乱用
- 虐待を受けたクライエント
- 看護師-患者関係の親密性

リハビリテーションのアウトカムについての不十分な記録

医学的リハビリテーションの評価を行う際に最もよい基準となるのは，クライエントのアウトカムである(Kottke, Stillwell & Lehmann, 1982)。クライエントの生活機能は改善されたか。QOLは向上したか。クライエントの自立は促されたか。基本的日常生活動作は向上したか。こういったことは，基本的，かつ答えることのできる質問であろう。しかし，リハビリテーションの効果については，不十分な記録しかない。

リハビリテーション専門家の間では，リハビリテーションによって変化がもたらされ，クライエントの生活機能，自立，QOLが向上するということは常識である。しかし，リハビリテーションの効果やクライエントにみられる確実なアウトカムに関する科学的なデータは不足している(DeLisa, Currie & Martin, 1998)。費用を抑えたい保健医療産業において，リハビリテーションが重視されるためには，リハビリテーションの主張の正しさを実証するために，より厳密な記録作成がなされなければならない。研究には多くの無作為のサンプルと，信頼性と妥当性のあるアウトカム測定ツールが必要である。リハビリテーションにはこれらを揃えた研究の例がほとんどない(Haughey, 1989)。

リハビリテーションサービスへの償還がFFS(出来高払い)からPPS(包括払い)に移行すると，アウトカムの記録が重要になる。そうなると，リハビリテーションの提供者は，自分たちのサービスの効果だけでなく，ケアの質の証拠となるものも提供することが必要になる(Johnston, Maney & Wilkerson, 1998)。さらに，リハビリテーション専門家は，ケアの質を維持しアウトカムをよりすぐれたものにしながらもケアの費用を少なくする方法を模索する必要がある。自分たちのサービスの効果を示すことのできないプログラムは生き残ることができないだろう。

インタベンション

リハビリテーションプロセス

リハビリテーションは，技術を組み合わせたものであると同時に1つの哲学でもある(Williams, 1984)。この哲学の原理となっているのは，個人(障害があってもなくても)の尊厳と真価という考えである。人はそれぞれ価値ある存在であり，それぞれ異なった才能を発揮している。リハビリテーション哲学のもう1つの考え方は，クライエントの自立の向上に伴いQOLも高まるということである。すなわち，セルフケアはどの人にとっても不可欠な要素であり，セルフケアと自立を向上させることで，QOLもまた高まるのである。

社会復帰できるようにするためのケアは，その人がリハビリテーション部に来る以前から始められるべきである。急性期のケア施設に入ってすぐに，リハビリテーション実施計画を開始すべきである。クライエントの病状が許せばできるだけ早く，療法を開始しなければならない。

【チームアプローチ】

クライエントの身体的・社会的・精神的・経済的・職業的ニーズを満たそうとする時に，1つか2つの学問分野で必要な課題をすべて達成できると考えるのは間違いである。クロニックイルネスを持つクライエントへの包括的なリハビリテーションは，多くの学問分野の専門知識を頼りとしている。チームアプローチは，学問分野の専門性を生かすことと包括的なケアのアプローチの必要性との間の妥協と考えられている（Rothberg, 1981）。クライエントのケアにチームアプローチを用いることは，リハビリテーションの実践法として定着している。

リハビリテーションチームは多専門職種間協働（*multidisciplinary*）か，専門職種内協働（*interdisciplinary*）である。多専門職種間協働チームは，異なった学問分野の個人からなり，クライエントのケアに対応する上で，各人がそれぞれの活動を統合的に行う場合もあるが，そうでない場合もある（Dittmar, 1989）。こうした性質のチームというものは，それぞれの学問分野の合算にすぎず，チームの個々のメンバーの長所を十分活用しているとはいえない。

好ましいリハビリテーションのアプローチは，専門職種内協働チームである（表24-5）。専門職種内協働チームは，それぞれの学問分野を基礎とし，定期的に連絡し合い，クライエントについて共通のゴールを設定する。専門職種内協働チームには相乗作用があり，個々の分野が単独で達成できる以上のものも作り出していく（DeLisa, Currie & Martin, 1998）。こういったチームに共通することは，知識の統合と確認，クライエント・家族・ヘルスケア提供者とのコミュニケーション，そしてケアでの協働である。

専門職種内協働チームの構成は，いくつかの要因によって影響を受ける。その要因には，サービスを受けるクライエントに固有のニーズ，その施設のリハビリテーション哲学，財源，人材の入手可能性，州や連邦政府が策定した政策や資格要件がある（Dittmar, 1989）。クライエントと家族も同様に，リハビリテーションチームの欠くことのできないメンバーである。家族は，ケアの計画を立てる際にも関わるべきであり，チームの積極的な参加者になることが望まれる。表24-5では，クライエントと家族

表24-5　リハビリテーションチームのメンバー

- 物理療法医
- 公認登録リハビリテーション看護師（CRRN）
- 公認看護助手
- 理学療法士
- 理学療法助手
- 作業療法士
- 公認作業療法助手
- 言語聴覚士/音声言語病理学者
- 聴覚士
- 食事療法士/栄養士
- ソーシャルワーカー
- 心理学者
- 治療的レクリエーション専門士
- 牧会カウンセラー
- 義肢装具士
- ケースマネジャー

のほかに，チームのメンバーになり得る人々を挙げた。

【クライエントの評価】

クライエントの選択肢としてリハビリテーションを考える際に最も大切なのは，そのクライエントのリハビリテーション効果の可能性について決定することである。これは，若いクライエントでも高齢のクライエントでも同様である。身体を動かすのに部分介助でできる可能性はあるか。援助があれば家で生活できる可能性はあるか。クライエントが家で生活するためにはその地域でどのような支援が必要でありまた利用できるか。

リハビリテーションの可能性を決定する鍵は，クライエントの自立への熱意である。クライエントの心の中にある熱意が，プログラムを完遂し目的を達成するのに重要である。まわりからの動機づけは，はじめのうちは十分であるように見えても，クライエントにプログラムを成し遂げさせることにはならないだろう。リハビリテーションのクライエントの誰にとっても，熱意は大切な要因である（Kemp, 1986）。

リハビリテーションの可能性　医療費を支払う側は，リハビリテーションの可能性が最も高いクライ

エントのために支払うことを望んでいる。残念ながら、それがどのような人かをはっきりと見極めることはできない。ある人をリハビリテーションプログラムに受け入れる際の標準的な質問は、「このクライエントは、毎日、すべてのリハビリテーションプログラムに、身体的にも心理的にも参加することができるだろうか」である。多くの施設では、リハビリテーションプログラムとして、1日3時間の療法を用意している。

それぞれに固有の疾患や健康状態を抱えていても、他の人々に比べて「より高い」可能性を持つクライエントがいる。例えば、脳卒中リハビリテーションのクライエントは、以前に発作を起こしたことがあったり、高齢であったり、腸や膀胱に機能不全があったり、視覚・空間認知障害がある場合には、あまり成果もあがらず予後もよくない(Brandstater, 1998)。また、脳卒中のクライエントに対応する場合に必ず確認しなくてはならないのは、言葉や身振りによる指導についていくことができるかどうかや、記憶障害がどの程度であるかである。こういった基準をもとに、チームはクライエントのリハビリテーションの可能性について決定していく。

多発性硬化症のクライエントには別の基準が用いられる。SliwaとCohen(1998)は、重度の振戦・協調運動障害・認知障害のある多発性硬化症のクライエントではよいアウトカムが得られないと指摘している。こういったクライエントはリハビリテーションのプログラムの対象とはならないだろうと考えられる。しかしながら、重度の振戦・協調運動障害・認知障害などを抱えるクライエントでもプログラムに参加することにより、あまり介護を必要としないところまで生活機能が改善されるケースもある。

リハビリテーションの可能性の決定が完全であり得ないのは、唯一無二の人間を相手にしているからである。可能性が低いと考えられる場合でも進歩がみられ、遂に可能性が高いと考えられた場合でも進歩がなかなかみられないことがある。

クライエント・家族・環境の力　評価過程の初期の重要な段階は、クライエントと家族の力を明確にすることである。クライエントは自分自身のために何ができるだろうか。家族はあらかじめどんな資源を持っているか。クライエントの個人的な目標や価値観はどのようなものか。クライエントと家族のリハビリテーションの目標は、極めて個別的なものであり、クライエントと家族にとって大切な活動と機能的な能力がその基礎となっている。

機能アセスメント　クライエントの評価は、リハビリテーションのプロセスの継続的な構成要素である。リハビリテーションの目標は機能上の能力を高め、クライエントが最適な段階に達するように援助することであるから、クライエントの機能上のアウトカムを測ることは重要である。リハビリテーションでは、こういったクライエントの評価を記述するのに機能的アセスメント(*functional assessment*)という言葉を用いる。Granger(1998)は、機能的アセスメントを、「必要な活動ができているかを測定するために、個人の能力や制約を記述する方法」(p.ix)と定義している。この定義をはじめとして、包括的な機能的アセスメントは、関係する複数の変化要素を測定する多くの異なったツールからなっている。そこに今後起こりそうな問題の根もあるが、今のところ、すべてを含むような機能的アセスメントツールは存在しない。

機能的アセスメントツールはさまざまな目的を持ち、①クライエントの問題リストの作成、②確認されたクライエントの長所と短所に基づく目標設定、③クライエントの進歩とアウトカムの評価、④治療介入の測定、⑤ケアのコストベネフィット(費用便益)、⑥リハビリテーションプログラムの評価と監査への支援、⑦研究などが含まれる。

一般に、機能的アセスメントツールは査定する機能の領域や機能の複雑性によって、分類される(Ferrucci et al., 1995)。複雑機能(*complex functional*)測定法は、多元的であり、握力のような基本的な生理学上の能力と電話をダイヤルするような複雑な作業を評価する。領域限定(*domain-specific*)測定法は、上肢機能、精神状態、可動状態といった単一の領域に限定される。機能を査定する方法には、従来からある自己報告(セルフレポート)、アンケート方式や実践測定法があり、これらを用いることで機能を実際に観察することができる。自己報告では、自分の機能的能力とその障害について個人がどのように考えているかが明らかになる。実践測定法では、標準的なやり方で個人がどの程度作業を

表 24-6　バーセル指数（Barthel Index）

	自立	部分介助	全介助
セルフケア得点			
1. コップから飲む	4	0	0
2. 食事	6	0	0
3. 上半身の衣類を身につける	5	3	0
4. 下半身の衣類を身につける	7	4	0
5. 装具や義肢を装着する	0	−2	0（無回答）
6. 整容	5	0	0
7. 清潔（手洗いや入浴）	6	0	0
8. 排尿コントロール	10	5（時に失禁）	0（失禁）
9. 排便コントロール	10	5（時に失禁）	0（失禁）
移動に関する得点			
10. 椅子から立ち上がる	15	7	0
11. 便座に腰掛け，立ち上がる	6	3	0
12. 浴槽への出入りとシャワーを使う	1	0	0
13. 平面を 50 ヤード（約 46 m）歩く	15	10	0
14. 階段の一段の昇降をする	10	5	0
15. （歩行不能の場合）車いすを駆動あるいは押す	5	0	0（無回答）

バーセル総得点：最高点は 100 点；最低点は 0 点

注記：課題 1〜9 のセルフケア得点（排尿と排便管理を含む）は最高点で 53 点になる。課題 10〜15 の移動得点は最高点で 47 点になる。課題の 2 つのグループの組み合わせでバーセル指数となり最高点で 100 点になる。
出典：Granger, C. & Gresham, G.（1984）．*Functional assessment in rehabilitation medicine*, p.74. Baltimore：Williams & Wilkins. より許諾を得て掲載。

行えるかを示し，また作業を達成するまでの時間や達成可能な仕事の反復回数が示される。作業が達成されたか（すなわち実践）は，あらかじめ設定された客観的な基準に基づいて判断される。

リハビリテーションでの機能評価は，食事・入浴・歩行・更衣などの基本的日常生活動作（ADL）を遂行するクライエントの能力に焦点をあてることが多い。バーセル指数（*Barthel index*）は，自己報告法の一例である。回答者はコップから飲み物が飲めるか，上半身の衣服着脱ができるかといったさまざまな ADL を行う能力を，「自分 1 人でできる・誰かに助けてもらうとできる・全くできない」というように評価することを求められる。この方法は，臨床医に対して特定の ADL の作業がどのようにして個人によって行われるか〔例えば，「自分 1 人で」（自立）「助けてもらって」（部分介助）「全くできない」（全介助）（表 24-6）〕についての情報を提供する。しかし，バーセル指数では，作業を行う困難さやそれに要する時間，作業を完全に終えるのに用いた援助手段や方法は明らかにならない。

対照的に，機能的自立度評価法（*Functional Independence Measure; FIM*）は広く認められ用いられている ADL の実践に関する測定法である（図 24-1）。この FIM はセルフケア・排泄コントロール・移乗・移動・コミュニケーション・社会的認知を査定するのに用いられる 18 の動作項目を 7 段階で測定する尺度である（Uniform Data System for Medical Rehabilitation, 1997）。FIM は，クライエントが基本的な ADL や手段的日常生活動作（IADL）を行うのに援助を必要とするか（例えば，完全に自立・部分

レベル		7 完全自立（時間，安全性含めて） 6 制限つき自立（補助具使用）	介助者なし
	部分介助	5 監視（患者自身で 100%） 4 最小介助（患者自身で 75% 以上） 3 中等度介助（患者自身で 50% 以上）	介助者あり
	完全介助	2 最大介助（患者自身で 25% 以上） 1 全介助（患者自身で 25% 未満）	

	入院時	退院時	フォローアップ時
セルフケア			
A. 食事			
B. 整容			
C. 清拭			
D. 更衣（上半身）			
E. 更衣（下半身）			
F. トイレ動作			
排泄コントロール			
G. 排尿コントロール			
H. 排便コントロール			
移乗			
I. ベッド，椅子，車いす			
J. トイレ			
K. 浴槽，シャワー			
移動			
L. 歩行，車いす	□ W 歩行 / C 車いす / B 両方	□ W 歩行 / C 車いす / B 両方	□ W 歩行 / C 車いす / B 両方
M. 階段			
身体機能小計			
コミュニケーション			
N. 理解	□ A 聴覚 / V 視覚 / B 両方	□ A 聴覚 / V 視覚 / B 両方	□ A 聴覚 / V 視覚 / B 両方
O. 表出	□ V 音声 / N 非音声 / B 両方	□ V 音声 / N 非音声 / B 両方	□ V 音声 / N 非音声 / B 両方
社会的認知			
P. 社会的交流			
Q. 問題解決			
R. 記憶			
認知機能小計			
合計			

注意：空欄は残さないこと．リスクのために検査不能の場合はレベル 1 とする．

図 24-1 機能的自立度評価法（FIM™）

出典：© 1997. Uniform Data System for Medical Rehabilitation, a division of U B Foundation Activities, Inc. UDS$_{MR}$, University at Buffalo, 232 Parker Hall, 3435 Main Street, Buffalo, NY 14214 より許諾を得て掲載。

的に自立・部分的に依存・完全に依存），また援助が必要な場合には必要な援助の程度（例えば，監督・適度の援助・最大限の援助・完全な援助）についての情報を提供する。FIM に評価を記入するリハビリテーション専門家は，クライエントが実際どのようにしてさまざまな ADL や IADL の作業を遂行するかを観察する。

しかしながら高齢者の生活機能を査定する際には，慎重を要する。前述のツールは他の多くの機能的アセスメントツールと同様に，一般の集団や傷害後のリハビリテーションを受ける集団では標準になっているが，クロニックイルネスを持つ人に対しては正確さを欠く場合がある。これは，75歳以上のクライエントや施設に収容されたクライエントでは特にそうである。

リハビリテーション看護

リハビリテーションの分野が拡大するにつれて，リハビリテーション看護の専門知識と専門化も進んでいる。過去数年に渡って，多くのリハビリテーション施設とリハビリテーション部門で，看護師の担うべきさまざまな新しいリハビリテーションの専門的役割が開発されてきた。こういった役割のいくつかは，医療費の維持・削減のために民間および公共の両方の支払い制度から課された外的圧力に対処するために，始められたものである。1984 年に，リハビリテーション看護師協会（ARN：Association of Rehabilitation Nurses）は，リハビリテーションを実施中のクライエントを対象に働く登録看護師の資格を創設した。これが認定登録リハビリテーション看護師（CRRN：certified rehabilitation registered nurse）である。また，1997 年には上級実践を行うリハビリテーション看護師の資格を創設し，これが認定登録上級リハビリテーション看護師（CRRN-A：certified rehabilitation registered nurses-advanced）である。こういった特殊な役割に加えて，ARN はさまざまに専門化されたリハビリテーション看護師の実践的役割を支援している。これには，在宅リハビリテーション看護師，疼痛管理リハビリテーション看護師，小児リハビリテーション看護師，リハビリテーション看護マネジャー，リハビリテーションリエゾン看護師，リハビリテーションケースマネジャー，リハビリテーション看護教育者が含まれる。

リハビリテーションの場

リハビリテーションサービスは，独立したリハビリテーション施設，急性期ケア病院にある専門部門，長期ケア施設，または在宅で提供される。どのような種類の施設でも，サービスは，入院であれ外来であれすべてチームアプローチを通じて提供される。どのような施設でも，一般にリハビリテーションサービスは，多様な診断を下されたクライエントグループへのリハビリテーションケアを提供するように作られた支援モデルの範囲内で行われる（Babicki & Miller-McIntyre, 1992）。たいていの施設では，単一の診断を受けた人たちには特別な方法が提供されるのとは対照的に，多様な診断を受けた人たちへは一般的なリハビリテーションの方法がとられている。しかし，最近では，外傷性脳損傷・脳性麻痺・脳卒中後遺症・脊髄損傷・がん・熱傷・HIV といった特定の診断がついた人たちへのリハビリテーションサービスを重点的に行うのがより一般的になりつつある。

【病院と独立施設】

主として脊髄損傷や外傷性脳損傷など，1 つか 2 つの障害のみを対象としている独立したリハビリテーション施設がある。それ以外の施設では，あらゆるタイプのクライエントにケアを提供している。病院内のリハビリテーション部門は，一般にはさまざまな診断を受けたクライエントを多数抱えている。こういった施設は，包括的なリハビリテーションサービスを提供し，それにはクライエントが障害を負う以前の状態に復帰できるように，あるいはできるだけ早くクライエントが機能制限に適応できるようにすることを目的とした集中的な療法が含まれる。一般に，こういった施設や部門に入院を許可されたクライエントは，1 日に少なくとも 3 時間の治療に耐え，適切な家族や社会の支援があり，退院し家に戻るという目標を持ち，民間の保険やメディケアでの補償を受けられるということが必要条件である（Easton, 1999）。

【亜急性のケア部門】

リハビリテーションのサービスはしばしば亜急性期のケア部門でも提供される。こういった部門は，従来の急性期部門より低レベルのケアを提供し，長期ケア看護施設より高レベルのケアを提供する。これらの部門は急性期の環境からリハビリテーション施設・自宅・長期的ケアへの移行もしくは橋渡しのケア部門と考えられている。入院期間は2，3日から数週間にまで及ぶ。医学的に複雑で3時間の療法には耐えられないようなリハビリテーション・ニーズを持つクライエントは，しばしば亜急性期の部門に入院する。Ⅲ度もしくはⅣ度の褥瘡，長期の人工呼吸器使用，持続点滴治療，などに該当するクライエントは，概して亜急性の設備や慢性疾患治療病院に入院する。

【長期ケア施設】

長期ケア施設もまたリハビリテーションを行う場合がある。長期ケア施設への入所は，アウトカムがよくないとみなされることが多いが，実際にはリハビリテーションでよくなる可能性のある高齢のクライエントにとっては，非常に適切な選択肢の1つであり得る。しかしながら，必ずしもすべての長期ケア施設が同じレベルのリハビリテーションサービスを提供できるわけではない。長期ケア施設の中には，CARFが認定したリハビリテーションプログラムを提供する施設があり，また別の施設では回復期ケア(*restorative care*)を提供している(Remsburg et al., 1999)。こういったケアを受ける人たちは，提供されるサービスがどの程度のものかを知る必要がある。高齢のクライエントにとっては，長期ケア施設のほうが急性ケア施設よりもよい場合がある。それは，大体においてペースがゆっくりしており，回復の早さをあまり問題にすることなく，数日や数週間ではなく数か月かけて進められたり，個人に焦点がおかれているからである(Osterweil, 1990)。

【在宅リハビリテーション】

比較的新しい取り組み方としては，クライエントが自宅でリハビリテーションの提供を受けるというのがある。通常，費用は入院サービスよりもかなり安い。専門家がクライエントの家に行くかたちをとる在宅リハビリテーションの理論的基礎は，クライエントの介護依存を低く保つこと，あるいは少なくとも現状を維持することである(Keenan, 1990)。在宅ケアリハビリテーションサービスを受けるクライエントと受けないクライエントのアウトカムを比較する最近の研究では，前者のほうがよりよいアウトカムを示している(Robinson, 2000)。

在宅ケアリハビリテーションサービスは，外来でのサービスを補足するのに使われることがある。メディケアと民間保険からの圧力によって，クライエントが身体的にも精神的にも入院リハビリテーションプログラムに参加できる準備が十分整う前に，急性期のケア施設から出なければならないということが起こる傾向にあり，そのためにプログラムを変更せざるを得なくなってきている。残念ながら，1990年代の在宅ケアサービスの著しい増加によって，連邦政府による調査が大々的に行われ，連邦議会の法律制定により在宅ケアに対する包括払いが創設されるに至った。1990年には，各家庭への在宅ケアの平均的な訪問回数は全国的に36回であったものが，1997年には73回に増加した(Nusbaum, 2000)。

リハビリテーションの特別領域

リハビリテーションの専門家は多くの異なる慢性疾患を扱うが，こういった疾患が引き起こす障害が非常に似ているということがよくある。例えば，リハビリテーションサービスは多くの可動障害のある人々に対して提供されるが，そういった人々の能力低下が全く異なった障害から起こっている場合もある。先に述べたように，サービスを1つかそれ以上の似たような症状に限って実施するリハビリテーション施設もいくつかある。最後に，リハビリテーションプログラムの中には特定の年齢層(例えば，子どもや高齢者)に焦点をしぼっているものもある。

【高齢者リハビリテーション】

75歳を超える人口は，社会で最も著しく増加する層であり(Easton, 1999)，この層の最も顕著な医療問題は慢性疾患であることは特に驚くべきことではない。高齢者の80%以上が，少なくとも1つは慢性的な健康問題を抱えていると述べている(Easton, 1999)。加齢に関係した慢性の状態として最も一般的なものは，関節炎・高血圧・聴覚障害・視覚

障害・心臓病である。慢性疾患を抱えた高齢のクライエントも，高齢者リハビリテーションプログラムに参加する機会があれば，生産的かつ自立的な生活をすることができる。

　高齢者リハビリテーションは，障害を予防し，生活機能を回復し，「通常の病理的老化による避けられない影響に適応すること」を容易にするために考えられた医療的ケアとリハビリテーション方略を含んでいる（Felsenthal & Stein, 1996, p.1238）。Eastonによれば，老年リハビリテーション看護ケアでは，回復よりもむしろ適応が重視されている。おそらく，クライエントの能力について，より大きな関心を抱き，よい面を強調し全人的な治療に焦点があてられているのだろう。クライエントの障害は家族全体に影響するものであり，したがって看護ケアには家族の援助を目指した介入もまた，含まれるべきである。

　外部から何らかの援助を得ることで自立度が少しでも増せば，高齢者たちは，長期ケア施設での生活ではなく，家で生活することが可能になるかもしれない。クライエントを援助する在宅支援看護助手がいさえすれば，クライエントは自宅での生活が可能になるかもしれない。生活機能能力とセルフケア能力を高めることに加えて，高齢者リハビリテーションは物事に対処する能力を高めることができる（Easton, 1999）。最後に，高齢者リハビリテーションはQOL（生活の質）を高めることを重視する。高齢のクライエントが自力で移動できるようにするトランスファーボード（移動板）の使用法を教えることで，結果的に自信と自尊心を高めることができる。

【心臓リハビリテーション】

　合衆国の死因1位の心臓病についていえば，将来この病気によってリハビリテーションを必要とする人は多くなるであろう。心臓リハビリテーションプログラムは，長期的なものであり，本来は予防的で，クライエントがしっかりと協力することが必要である。心臓リハビリテーションの最終目標は，クライエントの機能的能力を高め，その後の病的状態や死亡を少なくさせることである。こういった目標は，危険因子を減らしたり（喫煙の中止など），生活様式を変えたり（減量や低脂肪の食事など），運動による訓練を行うことなどの包括的なプログラムによって達成される。心筋梗塞後の心臓リハビリテーションには4つの段階がある。急性期（入院中），回復期（退院直後），訓練期（運動訓練），維持期（訓練後）である（Moldover & Bartels, 1996）。

【呼吸リハビリテーション】

　呼吸リハビリテーションの主な目標は，クライエントとその家族が慢性的な肺疾患に適応するのを援助することである。このリハビリテーションの方法には，医学的管理，コーピングスキル訓練，体力回復訓練が含まれる（Alba, 1996）。これらのクライエントにとっては呼吸困難を管理することが大きな課題である。肺機能障害は長く続きしかも進行するので，現実的な目標がクライエントにとっても家族にとっても，また専門職種内協働チームにとっても非常に重要である。

【がんリハビリテーション】

　5年生存のがん患者は400万人を超えたと推定されている（Garden & Gillis, 1999）。がんの早期発見と治療の進歩によって，がん生存者の数も増え続け，がんリハビリテーションの必要性も増大している。がん患者はさまざまな機能上の欠陥を持つことがあるが，それにはリハビリテーションが効果的である。がんリハビリテーションの目標には，可動性とADLの自立を最大限に引き出し，QOLを促進し，尊厳を維持することが含まれる（Garden & Gillis, 1999）。がんリハビリテーション療法は疾患の段階によって，予防的・支援的・緩和的に分けられる。予防療法は最大限の機能を達成することを重視し，支援療法はがんの進行に伴う衰弱を埋め合わせるような適応的方略を提供することを重視し，緩和療法はがんの終末期の安楽と機能を改善し維持することを重視する（Garden & Gillis, 1999）。

【HIVのリハビリテーション】

　米国内のヒト免疫不全ウイルス（HIV）の患者の数は50万人から90万人と推定されている（O'Dell & Dillon, 1999）。最新の治療法によってHIVクライエントの平均寿命が劇的に延びている一方，HIVの感染による後天性免疫不全症候群（AIDS）や関連する多くの神経・肺・心臓・リウマチ疾患の発症が増加している。こうした健康状態に関連する障害を

予防し管理するために特別に作られたリハビリテーションプログラムが，今まで以上に普及しつつある。リハビリテーション療法は特定の兆候に基づき，早期の認知能力低下に対する忘備録や言語による指導といった補正的な方略から，脊髄障害のあるクライエントのADLにおける自立を促進する援助器具や方略の適用にまで及ぶ。

【痛みの管理】

　保健医療職者は，適切な痛みの管理が回復と生活機能にもたらす影響について認識をますます深めるようになっている。急性期・慢性期両方の痛みはいかなる環境においても，リハビリテーションの目標達成を阻むことがある。それゆえに，痛みのアセスメントと管理は多くのリハビリテーションプログラムの一部になっている。さらに，腰痛や頭痛のような慢性疼痛症候群の管理に特に取り組むプログラムが多くなってきている。慢性の痛みによって，生活機能が低下し，抑うつ，機能障害，欠勤を引き起こすことがある(Grabois et al., 1996；Lipton et al., 2000)。慢性の痛みは医学的・心理社会的要因からなる複雑な問題であるために，包括的な取り組みを行い，専門職種内協働チームによってさまざまな薬理学的介入や非薬理学的介入を用いて管理することが必要である(第4章「慢性の痛み」参照)。

リハビリテーション施設の質の保証

　独立あるいは病院付属のリハビリテーション施設は，2つの組織から認可を得ることができる。医療施設評価合同委員会(JCAHO：Joint Commission on the Accreditation of Hospital Organizations)とリハビリテーション認可委員会(CARF)がその組織である。

【医療施設評価合同委員会(JCAHO)】

　医療施設評価合同委員会は，最も古い認可団体であり，独立した非営利組織である。JCAHOの最初の目的は病院内のリハビリテーションプログラムの質を査定することであったが，その使命は独立したリハビリテーション施設にも同様に認可を与えることにまで拡大している。JCAHOの使命は「保健医療業務に対する認可と保健医療機関の業務内容の改良を促す関連サービスを通じて，国民に提供されるケアの安全性と質を継続的に改善すること」である(JCAHO, 2000)。JCAHOは，最新かつ専門的な基準を開発し，調査過程を通して，保健医療の機関がこの基準に従っているかを評価する。最近，認可手続きに付け加えられたのは，ORYXの提唱であり，これはケアの過程と実際のアウトカムに基づき，施設の業績の基準化を考慮に入れた核心的な業績測定法を開発したものである。

【リハビリテーション認可委員会】

　リハビリテーション認可委員会(CARF：Commission of Accreditation of Rehabilitation Facilities)の前身はリハビリテーション施設認可委員会として知られているが，CARFは医療的・社会的・職業的性質を持つ入院と外来の両方のリハビリテーション施設を認可する民間の非営利組織である。CARFの使命は，「サービスの対象となる人々の生活を高めることに中心をおいた諮問的認可の過程を通じて，サービスの質・価値・最適なアウトカムを促進すること」である(CARF, 2000)。

アウトカム

　どのようなリハビリテーションプログラムでもその本質的な構成要素は，アウトカムの査定である。Granger(1998)は，アウトカムを「リハビリテーションプログラムの効果によって現れた変化と成果」であると述べ(p.ix)，人間の経験には4つの領域があり，リハビリテーション過程のアウトカムを判断するために，その4つの領域を査定しなければならないとした(2000)。4つの領域とは，身体的機能，認知的機能，痛みの経験，そして安寧(ウェルビーイング)を感じられることである。

　身体的機能の分野におけるいくつかの重要なアウトカムには，ADLにおける自立性を高め，家族や地域の役割責任の全体的あるいは部分的な回復をはかり，以前の職業/仕事の責任の一部または全部を再び引き受ける，あるいは新しい職業/仕事の責任をうまく引き受けるなどがある。リハビリテーション過程は主に，機能状態を高め，ADLにおけるよ

り拡大した自立を可能にし，個人に可能な範囲で人生の目標を最大限に達成させることを重視する。この分野に関連した他のアウトカムには，クロニックイルネスを持つ人へ長期ケアを提供することによってケア提供者にかかる負担・ストレス・病気を減少させ，また恒久的かつ進行性の機能障害に関連する地域的・社会的負担を軽減することも含まれる。認知領域におけるアウトカムには，個人が自分のニーズを理解し意思伝達できるようになるような認知状態の変化，および抑うつ感とうつ病の症状を予防し効果的に管理することが含まれる。患者が自らの痛みの管理に満足するということが，疼痛分野の主要なアウトカムである。痛みの減少や除去は，特に痛みが機能状態の目標を妨げるような場合には，リハビリテーションの重要なアウトカムとなる。

QOLは非常に主観的で個人的な概念ではあるが，個人のQOL(幸福感・自尊心・尊厳・人生の目的と意味)を維持したり高めたりすることはリハビリテーションの主要な目標であり，安寧を感じるという領域での主要なアウトカムである。

最後に，リハビリテーションのその他のアウトカムには，障害(褥瘡・感染・転倒・骨折)に関係する合併症を減らすことと，リハビリテーションケアの費用を減少させることが含まれる。将来のリハビリテーションの主要な目標は，先に述べたアウトカムを達成しながらも，費用対効果のよいケア(例えば，費用抑制や費用削減)を提供できるような方略になるだろう。

課題

1. 病態生理，機能障害，機能的制約，能力障害，社会的制約について述べよ。また，これらの用語とクロニックイルネスとの関わりについて説明せよ。
2. リハビリテーションは一連の技術であると同時に，哲学(学問・科学)でもある。この哲学(学問・科学)の5つの異なる構成要素を挙げ，それぞれについて説明せよ。
3. クロニックイルネスのリハビリテーションサービスを実施する際の3つの問題点を明らかにせよ。
4. リハビリテーションサービスが提供されるさまざまな環境を述べよ。
5. HIVリハビリテーションは，特有の問題点を抱える比較的新しい概念である。この概念にみられる利点と問題点とは何か。
6. 研究をすることを難しくしているリハビリテーションの問題とは何か。
7. 異なるタイプの機能アセスメントツールについて，その有利な点と不利な点を論ぜよ。

文献

第Ⅰ部　クロニックイルネスの衝撃

第1章　慢性性とは

参照文献

Abram, H. (1972). The psychology of chronic illness, Editorial. *Journal of Chronic Diseases, 25,* 659–664.

Bachrach, L. (1992). "The chronic patient": In search of a title. *Hospital and Community Psychiatry, 43,* 867–868.

Barry, P. (2001). Cost, politics cloud drug benefit. *AARP Bulletin, 42* (5), 4–6.

Benjamin, A., & Newcomer, R. (1997). Community level indicators of chronic health conditions. In R. Newcomer & A. Benjamin (eds.), *Indicators of chronic health conditions,* pp. 1–14. Baltimore: Johns Hopkins University Press.

Binstock, R., & Post, S. (eds.). (1991). *Too old for health care: Controversies in medicine, law, economics and ethics.* Baltimore: Johns Hopkins University Press.

Bortz, W. (1988). Geriatrics: Through the looking glass [Commentary]. *Medical Times, 117,* 85–92.

Brown, M. (2000). Stroke management: Beginnings. *Outcomes Management for Nursing Practice, 4* (1), 34–38.

Buergin, P. (1979). Chapter 29 in W. Phipps, B. Long, & N. Woods, *Medical-surgical nursing.* St. Louis: Mosby.

Burton, C. (2000). Re-thinking stroke rehabilitation: The Corbin and Strauss chronic illness trajectory framework. *Journal of Advanced Nursing, 32* (3), 595–602.

Campinha-Bacote, J. (1999). A model and instrument for addressing cultural competence in health care. *Journal of Nursing Education, 38* (5), 203–207.

Centers for Disease Control (2001a). The global HIV and AIDS epidemic, 2001. *MMWR, 50* (21), 434–439.

Centers for Disease Control (2001b). HIV and AIDS—United States, 1981–2000. *MMWR, 50* (21), 430–434.

Chin, J. (2000). Culturally competent health care. *Public Health Reports, 115,* 25–33.

Cipolla, C. (1992). *Miasmas and disease: Public health and the environment in the pre-industrial age.* New Haven, CT: Yale University Press.

Cluff, L. (1981). Chronic disease, function and the quality of care, Editorial. *Journal of Chronic Diseases, 34,* 299–304.

Commission on Chronic Illness. (1957) *Chronic illness in the United States, prevention of chronic illness.* Cambridge, MA: Harvard University Press.

Corbin, J. (2001). Introduction and overview: Chronic illness and nursing. In R. Hyman & J. Corbin (eds.), *Chronic illness: Research and theory for nursing practice,* pp. 1–15. New York: Springer.

Corbin, J., & Strauss, A. (1988). *Unending work and care: Managing chronic illness at home.* San Francisco: Jossey-Bass.

Corbin, J., & Strauss, A. (1992). A nursing model for chronic illness management based upon the trajectory framework. In P. Woog (ed.), *The chronic illness trajectory framework: The Corbin and Strauss nursing model,* pp. 9–28. New York: Springer.

Curtin, M., & Lubkin, I. (1995). What is chronicity? In I. Lubkin (ed.), *Chronic illness: Impact and interventions* (3rd ed.), pp. 3–25. Sudbury, MA: Jones and Bartlett.

Department of Health and Human Services. (2000). *Healthy People 2010. A systematic approach to health improvement.* Available on-line at http://www.health.gov/healthypeople/Document/html/uih/uih_2.htm. Retrieved 6/4/01.

Department of Health and Human Services. (1999). *Office of Minority Health and Resources for Cross Cultural Health Care.* Available on-line at http://www.omhrc.gov/clas/index.htm.

Dowling, C., & Hollister, A. (June 1993). The rebirth of an artist. *Life,* pp. 77–80.

Emanuel, E. (1982). We are all chronic patients. *Journal of Chronic Diseases, 35,* 501–502.

Federal Interagency Forum on Aging-Related Statistics. (2000). *Older Americans 2000: Key indicators of well being.* Washington, DC: US Government Printing Office.

Feldman, D. (1974). Chronic disabling illness: A holistic view. *Journal of Chronic Diseases, 27,* 287–291.

Glaser, B., & Strauss, A. (1968). *Time for dying.* Chicago: Aldine.

Hamera, E., & Shontz, F. (1978). Perceived positive and negative effects of life-threatening illness. *Journal of Psychosomatic Research, 22,* 419–424.

Hamerman, D. (1997). *Osteoarthritis: Public health implications for an aging population.* Baltimore: Johns Hopkins University Press.

Hart, J., Thomas, C., Gibbon, B., et al. (1991). Twenty-five years of case finding and audit in a socially deprived community. *British Medical Journal, 302,* 1509–1513.

Institute of Health and Aging. (1996). *Chronic care in America: A 21st century challenge.* Princeton, NJ: The Robert Wood Johnson Foundation.

Jackson, P. (1996). The primary care provider and children with chronic conditions. In P. Jackson & J. Vessey (eds.), *Primary care of the child with a chronic condition* (2nd ed.), pp. 3–15. St. Louis: Mosby.

Knafl, K., & Deatrick J. (1986). How families manage chronic conditions: An analysis of the concept of normalization. *Research in Nursing and Health, 9,* 215–222.

Kuh, D., Power, C., Blane, D., & Bartley, M. (1997). Social pathways between childhood and adult health. In D. Kuh & Y. Ben-Shlomo (eds.), *Introduction: A life course approach to the aetiology of adult chronic disease.* New York: Oxford University Press.

Lubkin, I. (ed.). (1995).*Chronic illness: Impact and interventions* (3d ed.). Boston: Jones and Bartlett.

Majno, G. (1975). *The healing hand.* Cambridge, MA: Harvard University Press.

Mayo, L. (ed.). (1956). *Guides to action on chronic illness.* Commission on Chronic Illness. New York: National Health Council.

Mazzuca, S. (1982). Does patient education in chronic disease have therapeutic value? *Journal of Chronic Diseases, 35,* 521–529.

Mitchell, P., Crittenden, R., Howard, E., Lawson, B., Root, R., & Schaad, D. (2000). Interdisciplinary clinical education: Evaluating outcomes of an evolving model. *Outcomes Management for Nursing Practice, 4* (1), 3–6.

National Health Interview Survey. (1997). ChildStats.gov, America's Children 2000. Available on-line at http://childstats.gov/ac2000/hlthtxt.asp. Retrieved 6/4/01.

Norbeck, J. (1995). Who is the consumer? Shaping nursing programs to meet emerging needs. *Journal of Professional Nursing, 11* (6), 325–331.

North American Nursing Diagnosis Association. (2001). *Nursing diagnoses: Definitions and classification 2001–2001.* Philadelphia: NANDA.

Partnership for Solutions. (2001). Available on-line at http://www.partnershipforsolutions.org/statistics/prevalence.htm. Retrieved 5/31/01. A Partnership of Johns Hopkins University and the Robert Wood Johnson Foundation.

Pew Health Professions Commission. (1998). Twenty-one competencies for the 21st century. Available on-line at http://www.futurehealth.ucsf.edu/pewcomm/competen.html.

Powell, S. (2000). *Advanced case management: Outcomes and beyond.* Philadelphia: Lippincott.

Roberts, D. (1954). The overall picture of long-term illness. Address given at a conference on problems of aging, School of Public Health, Harvard University, June 1954. Subsequently published in *Journal of Chronic Diseases,* February 1955, 149–159.

Rolland, J. (1987). Family illness and the life cycle: A conceptual framework. *Family Process, 26,* 203–221.

Sandy, L., & Gibson, R. (1996). *Managed care and chronic care: Challenges and opportunities.* Gaithersburg, MD: Aspen.

Schroeder, C., Trehearne, B., & Ward, D. (2000). Expanded role of nursing in ambulatory managed care. Part I: Literature, role development and justification. *Nursing Economics, 18* (1), 14–19.

Shepard, M., & Mahon, M. (1996). Chronic conditions and the family. In P. Jackson & M. Vessey (eds.), *Primary care of the child with a chronic condition* (2nd ed.), pp. 41–57. St. Louis: Mosby.

Strumpf, N. (2000). Improving care for the frail elderly: The challenge for nursing. *Journal of Gerontological Nursing, 26* (7), 36–44.

Verbrugge, L. (1982). Sex differentials in health. *Public Health Reports, 97,* 417–437.

Wagner, E., Davis, C., Schaefer, J., Von Korff, M., & Austin, B. (2001). A survey of leading chronic disease management programs. In S. Funk, et al. (eds.), *Key aspects of preventing and managing chronic illness,* pp. 289–303. New York: Springer.

第2章 病者役割

参照文献

Alonzo, A. A. (1980). Acute illness behavior: A conceptual exploration and specification. *Social Science and Medicine, 14A,* 515–526.

Andrews, H. A. (1991). Overview of the role function mode. In C. A. Roy & H. A. Andrews, *The Roy Adaptation Model: The definitive statement,* pp. 347–361. Norwalk, CT: Appleton & Lange.

Appels, A., Jenkins, C. D., & Rosenmann, R. H. (1982). Coronary-prone behavior in the Netherlands: A cross-cultural validation study. *Journal of Behavioral Medicine, 5* (1), 83–88.

Artinian, B. M. (1983). Role identities of the dialysis patient. *Nephrology Nurse, 5* (30), 10–14.

Benner, P., & Wrubel, J. (1989). *The primacy of caring: Stress and coping in health and illness.* Menlo Park, CA: Addison-Wesley.

Berger, P. L. (1963). *Invitation to sociology: A humanist perspective.* Garden City, NY: Anchor Books.

Blackwell, B. (1963). The literature of delay in seeking medical care for chronic illness. *Health Education Monographs, 16,* 3–31.

Boekaerts, M., & Roder, I. (1999). Stress, coping, and adjustment in children with a chronic disease: A review of the literature. *Disability and Rehabilitation, 21* (7), 311–337.

Boice, M. (1998). Chronic illness in adolescence. *Adolescence, 33* (132), 927–939.

Breslau, N. (1982). Psychiatric disorder in children with physical disabilities. *Journal of the American Academy of Child Psychiatry, 24,* 87–94.

Breslau, N., & Marshall, I. A. (1985). Psychological disturbance in children with physical disabilities: Continuity and change in a 5-year follow-up. *Journal of Abnormal Child Psychology, 13,* 199–216.

Buchwald, D., Caralis, P. V., Gany, F., Hardt, E. J., Johnson, T. M., Muecke, M. A., & Putsch, R. W. (1994). Caring for patients in a multicultural society. *Patient Care, 26* (11), 105–120.

Byrne, D. G. (1982). Illness behavior and psychosocial outcomes after a heart attack. *British Journal of Clinical Psychology, 21,* 145–146.

Byrne, D. G., & Whyte, H. M. (1978). Dimensions of illness behavior in survivors of myocardial infarction. *Journal of Psychosomatic Research, 22,* 485–491.

Byrne, D. G., Whyte, H. M. & Butler, K. L. (1981). Illness behavior and outcome following survived M.I.: A prospective study. *Journal of Psychosomatic Research, 25* (2), 97–107.

Cahill, J. (1996). Patient participation: A concept analysis. *Journal of Advanced Nursing, 24,* 561–571.

Christian, B. J. (1989). *Family adaption to chronic illness: Family coping style, family relationships, and family coping status—implications for nursing.* Unpublished doctoral dissertation, University of Texas, Austin.

Clark, M., & Anderson, B. G. (1967). *Culture and aging.* Springfield, IL: Charles C. Thomas.

Cockerham, W. C. (1989). The sick role. In *Medical sociology* (4th ed.). Englewood Cliffs, NJ: Prentice-Hall.

Crossley, M. (1998). "Sick role" or "empowerment"? The ambiguities of life with an HIV positive diagnosis. *Sociology of Health and Illness, 20* (4), 507–531.

Davidhizar, R. (1994). The pursuit of illness for secondary gain. *Health Care Supervisor, 13* (3), 49–58.

Facione, N. C. (1993). The Triandis model for the study of health and illness behavior: A social behavior theory with sensitivity to diversity. *Advances in Nursing Science, 15* (3), 49–58.

Feldman D. J. (1974). Chronic disabling illness: A holistic view. *Journal of Chronic Diseases, 27,* 287–291.

Finerman, R., & Bennett, L. A. (1994). Guilt, blame and shame: Responsibility in health and sickness. *Social Science and Medicine, 40* (1), 1–3.

Germain, C. P. (1992). Cultural care: A bridge between sickness, illness, and disease. *Holistic Nursing Practice, 6* (3), 109.

Gilles, L. (1972). *Human behavior in illness.* London: Faber & Faber.

Glaser, B., & Strauss, A. L. (1968). *Time for dying.* Chicago: Aldine.

Gonzalez-Swafford, M. J. (1983). Ethno-medical beliefs and practices of Mexican-Americans. *Nurse Practitioner, 8* (10), 29–30, 32, 34.

Gordon, G. (1966). *Role theory and illness: A sociological perspective.* New Haven, CT: College and University Press.

Grey, M., Camerson, M. E., & Thurber, F. W. (1991). Coping and adaption in children with diabetes. *Nursing Research, 40* (3), 144–149.

Hackett, T. P. (1982). Sociocultural influences, the response to illness [Editorial comments]. *Cardiology, 69,* 301–302.

Hardy, M. E., & Hardy, W. L. (1988). Role stress and role strain. In M. E. Hardy & M. E. Conway (eds.), *Role theory: Perspectives for health professionals* (2nd ed.). Norwalk, CT: Appleton & Lange.

Harris, J. A., Newcomb, A. F., & Gewanter, H. L. (1991). Psychosocial effects of juvenile rheumatic disease: The family and peer systems as a context for coping. *Arthritis Care and Research, 4* (3), 123–130.

Heller, A., Rafman, S., Zvagulis, I., & Pless, I. B. (1985). Birth defects and psychosocial adjustment. *American Journal of Diseases of Children, 139,* 257–263.

Heller, R. F. (1979). Type A behavior and coronary heart disease. *British Medical Journal, 280,* 365.

Helman, C. G. (1990). *Culture, health and illness: An introduction for health professionals* (2nd ed.). London: Wright.

Honig-Parnass, T. (1981). Lay concepts of the sick role: An examination of the professional bias in Parsons' model. *Social Science and Medicine, 15A,* 615–623.

Hover, J., & Juelsgaard, N. (1978). The sick role reconceptualized. *Nursing Forum, XVII* (4), 406–415.

Hurley-Wilson B. A. (1988). Socialization for roles. In M. E. Hardy & M. E. Conway (eds.), *Role theory: Perspectives for health professionals* (2nd ed.). Norwalk, CT: Appleton & Lange.

Hyman, M. D. (1971). Disability and patient's perceptions of preferential treatment: Some preliminary findings. *Journal of Chronic Diseases, 24,* 329–342.

Institute of Medicine. (1991). *Disability in America: Toward a national agenda for prevention,* Washington, DC: National Academy Press.

Janz, N. K., & Becker, M. H. (1984). The health belief model: A decade later. *Health Education Quarterly, 11* (1), 1–47.

Kasl, S. V., & Cobb, S. (1966). Health behavior, illness behavior, and sick role behavior. I. Health and illness behavior. *Archives of Environmental Health, 12,* 246–266.

Kassenbaum, G. G., & Baumann, B. O. (1965). Dimensions of the sick role in chronic illness. *Journal of Health and Human Behavior, 6* (1), 16–27.

Kiesel, M. Sr., & Beninger, C. (1979). An application of psycho-social role theory to the aging. *Nursing Forum, XVIII* (1), 80–91.

Kubisch, S. M., & Wichowski, H. C. (1992). Identification and validation of a new nursing diagnosis: Sick role conflict. *Nursing Diagnosis, 3* (4), 141–147.

Lorber, J. (1981). Good patients and problem patients: Conformity and deviance in a general hospital. In P. Conrad & R. Kern (eds.), *The sociology of health and illness: Critical perspectives.* New York: St. Martin's.

Loveys, B. (1990). Transitions in chronic illness: The at-risk role. *Holistic Nursing Practice, 4* (3), 56–64.

Lubkin, I. (ed.). (1995). *Chronic illness: Impact and interventions* (3d ed.). Boston: Jones and Bartlett.

McCarthy, S. M., & Gallo, A. M. (1992). A case illustration of family management style. *Journal of Pediatric Nursing: Nursing Care of Children and Families, 7* (6), 395–402.

Mead, G. H. (1934). *Mind, self & society.* Chicago: University Press.

Mechanic, D. (1961). The concept of illness behavior. *Journal of Chronic Diseases, 15,* 189–194.

———.(1972). *Public expectations and health care.* New York: John Wiley and Sons.

———.(1978). *Medical sociology* (2nd ed.). New York: Free Press.

———.(1992). Health and illness behavior and patient-practitioner relationships. *Social Science and Medicine, 34* (12), 1345–1350.

———.(1995). Sociological dimensions of illness behavior. *Social Science and Medicine, 41* (9), 1207–1216.

Meleis, A. I. (1975). Role insufficiency and role supplementation: A conceptual framework. *Nursing Research, 24* (4), 264–271.

———.(1988). The sick role. In M. E. Hardy & M. E. Conway (eds.), *Role theory: Perspectives for health professionals* (2nd ed.). Norwalk, CT: Appleton & Lange.

Miller, J. F. (2000). *Coping with chronic illness: Overcoming powerlessness* (3rd ed.). Philadelphia: F. A. Davis.

Monohan, R. S. (1982, May). The "at-risk" role. *Nurse Practitioner,* 42–44, 52.

Nuwayhid, K. A. (1991). Role transition, distance and conflict. In C. A. Roy & H. A. Andrews, *The Roy Adaption Model: The definitive statement,* pp. 363–376. Norwalk, CT: Appleton & Lange.

Parsons, T. (1951). *The social system.* New York: The Free Press.

Parsons, T., & Fox, R. (1952). Illness, therapy and the modern urban American family. *Journal of Social Issues, VIII,* 31–44.

Pilowsky, I., & Spence, N. D. (1975). Patterns of illness behavior in patients with intractable pain. *Journal of Psychosomatic Research, 19,* 279–287.

Place, B. E. (1993). Understanding the meaning of chronic illness: A prerequisite for caring. In D. A. Gaut (ed.), *A global agenda for caring,* 281–291. New York: National League for Nursing Press.

Pless, B., & Nolan, T. (1991). Revision, replication, and neglect—Research on maladjustment in chronic illness. *Journal of Child Psychology and Psychiatry, 32* (2), 347–365.

Pollack, S. E. (1989). The hardiness characteristic: A motivating factor in adaption. *Advances in Nursing Science, 11* (2), 53–62.

Pollack, S. E., Christian, B. J., & Sands, D. (1990). Responses to chronic illness: Analysis of psychological and physiological adaption. *Nursing Research, 39* (5), 300–304.

Rankin, S. J., & Duffy, K. L. (1983). A model for patient decision making and mutual goal setting. In *Patient education: Issues, principles, and guidelines.* New York: Lippincott.

Redman, B. K. (1993). *The process of patient education.* St. Louis: Mosby.

Reigel, B. (1989). Social support and psychological adjustment to chronic coronary heart disease: Operationalization of Johnson's behavioral system model. *Advances in Nursing Science, 11* (2), 74–84.

Robinson, D. (1971). *The process of becoming ill.* London: Routledge and Kegan Paul.

Schwartz, S. S., Gramling, S. E., & Mancini, T. (1994). *Journal of Behavior Therapy and Experimental Psychiatry, 25* (2), 135–142.

Segall, A. (1976). The sick role concept: Understanding illness behavior. *Journal of Health and Social Behavior, 17,* 163–170.

Sobel, D. S. (1995). Rethinking medicine: Improving health outcomes with cost-effective psychosocial interventions. *Psychosomatic Medicine, 57,* 234–244.

Steward, D. C., & Sullivan, T. J. (1982). Illness behavior and the sick role in chronic disease: The case of multiple sclerosis. *Social Science and Medicine, 16,* 1397–1404.

Stoeckle, J. D., Zola, I. K., & Davidson, G. E. (1963). On going to see the doctor, the contributions of the patient to the decision to seek medical aid: A selective review. *Journal of Chronic Diseases, 16,* 975–989.

Strauss, A. L. (1981). Chronic illness. In P. Conrad & R. Kern (eds.), *The sociology of health and illness: Critical perspectives.* New York: St. Martin's.

Strauss, A. L., Corbin, J., Fagerhaugh, S., Glaser, B., Maines, D., Suczek, B., & Wiener, C. (1984). *Chronic illness and the quality of Life.* St. Louis: Mosby.

Stiggelbout, A. M., & Kiebert, G. M. (1997). A role for the sick role: Patient preferences regarding information and participation in clinical decision-making. *Canadian Medical Association Journal, 157* (4), 383–389.

Thorne, S. E. (1990). Constructive noncompliance in chronic illness. *Holistic Nursing Practice, 5* (1), 62–69.

———.(1993). Negotiating health care: *The social context of chronic illness.* Newbury Park, CA: Sage.

Thorne, S., & Paterson, B. (1998). Shifting images of chronic illness. *Image, 30* (2), 173–178.

Thorne, S. E., & Robinson, C. A. (1988). Reciprocal trust in health care relationships. *Journal of Advanced Nursing, 13,* 782–789.

Verbrugge, L. M. & Jette, A. M. (1994). The disablement process. *Social Science and Medicine, 38* (1), 1–14.

Viney, L. L., & Westbrook, M. T. (1982). Psychological reactions to the onset of chronic illness. *Social Science and Medicine, 16,* 899–905.

Watt, S. (2000). Clinical decision-making in the context of chronic illness. *Health Expectations, 3,* 6–16.

Weaver, S. K. & Wilson, J. F. (1994). Moving toward patient empowerment. *Nursing and Health Care, 15* (9), 380–483.

Wesson, A. F. (1965). Long-term care: The forces that have shaped it and the evidence for needed change. In *Meeting the social needs of long-term patients.* Chicago: American Hospital Association.

Whitehead, W. E., Winget, C., Federactivius, A. S., Wooley, S., & Blackwell, B. (1982). Learned illness behavior in patients with irritable bowel syndrome and peptic ulcer. *Digestive Diseases and Sciences, 27* (3), 202–208.

Whitehead, W. E., Crowell, M. D., Heller, B. R., Robinson, J. C., Schuster, M. M., & Horn, S. (1994). Modeling and reinforcement of the sick role during childhood predicts adult illness behavior. *Psychosomatic Medicine, 56,* 541–550.

Wu, R. (1973). *Behavior and illness.* Englewood Cliffs, NJ: Prentice-Hall.

その他の文献

Blackwell, B. (1967). Upper middle class adult expectations about entering the sick role for physical and psychiatric dysfunctions. *Journal of Health and Social Behavior, 8,* 83–95.

Carasso, R., Yehuda, S., & Ben-uriah, Y. (1981). Personality type, life events, and sudden CVA. *International Journal of Neuroscience, 14,* 223–225.

Erikson, K. T. (1957). Patient role and social uncertainty: A dilemma of the mentally ill. *Psychiatry, 20,* 262–272.

Fross, K. H., Dirks, J., Kinsman, R. A., & Jones, N. F. (1980). Functionally determined invalidism in chronic asthma. *Journal of Chronic Diseases, 33,* 485–490.

Jelnick, L. J. (Jan./Feb. 1977). The special needs of the adolescent with chronic illness. *Maternal Child Nursing,* 57–61.

Johnson, D. (April 1967). Powerlessness: A significant determinant in patient behavior? *Journal of Nursing Education,* 39–44.

Johnson, M., Maas, M., & Moorehead, S. (2000). *Nursing outcomes classification (NOC).* St. Louis: Mosby.

Jourard, S. (1968). *The transparent self* (2nd ed.), pp. 3–18. New York: Van Nostrand.

Kawash, G., Woolcott, D. M., & Sabry, J. H. (1980). Personality correlates of selected elements of the Health Belief Model. *Journal of Social Psychology, 112,* 219–227.

Lawson, B. A. (Jan./Feb. 1977). Chronic illness in the school-aged child: Effects on the total family. *Maternal Child Nursing,* 49–56.

Lewis, B. L., & Khaw, K.-T. (1982). Family functioning as a mediating variable affecting psychosocial adjustment of children with cystic fibrosis. *The Journal of Pediatrics, 101* (4), 636–639.

Neff, E. J. A., & Dale, J. C. (1990). Assessment of quality of life in school-aged children: A method—phase I. *Maternal Child Nursing Journal, 19* (4), 313–320.

Papper, S. (1970). The undesirable patient. *Journal of Chronic Diseases, 22,* 777–779.

Petroni, F. A. (1971). Preferred right to the sick role and illness behavior. *Social Science and Medicine, 5,* 645–653.

Pritchard, M. (1977). Further studies of illness behaviour in long term haemodialysis. *Journal of Psychosomatic Research, 21,* 41–48.

Shaw, C. (1999). A framework for the study of coping, illness behavior and outcomes. *Journal of Advanced Nursing, 29* (5), 1246–1255.

Sidell, N. (1997). Adult adjustment to chronic illness: A review of the literature. *Health and Social Work, 22* (1), 5–11.

Thorne, S. E. (1999). The science of meaning in chronic illness. *International Journal of Nursing Studies, 36,* 397–404.

Thorne, S. E., Kerstin, T. N. & Paterson, B. L. (2000). Attitudes toward patient expertise in chronic illness. *International Journal of Nursing Studies, 37,* 303–311.

第3章 スティグマ

参照文献

Alaszewski, A., & Manthorpe, J. (1995). Goffman, the individual, institutions, and stigmatization. *Nursing Times, 91* (37), 38–39.

Allen, M., & Birse, E. (1991). Stigma and blindness. *Journal of Ophthalmic Nursing and Technology, 10* (4), 147–152.

Allport, G. (1954). *The nature of prejudice.* Reading, MA: Addison-Wesley.

Alonzo, A. A., & Reynolds, N. R. (1995). Stigma HIV and AIDS: An exploration and elaboration of a stigma trajectory. *Social Science and Medicine 41* (3), 303–315.

Baker, G. A., Brooks, J., Buck, D., & Jacoby, A. (2000). The stigma of epilepsy: A European perspective. *Epilepsia, 41* (1), 98–104.

Bartels, L., & Crowder, C. (1999). Fatal friendship. *Denver Rocky Mountain News.* Available on-line at: www.rockymountainnews.com.

Bauer, H., Rodriguez, M., Quiroga, S., & Flores-Ortiz, Y. (2000). Barriers to health care for abused Latina and Asian immigrant women. *Journal of Health Care for the Poor and Underserved, 11* (1), 33–44.

Becker, G. (1981). Coping with stigma: Lifelong adaptation of deaf people. *Social Science and Medicine, 15B* (1), 21–24.

Bennett, T. (1997). Women's health in maternal and child health: Time for a new tradition? *Maternal and Child Health Journal, 1* (3), 253–265.

Brandon, D., Khoo, R., Maglajlie, R., & Abuel-Ealeh, M. (2000). European snapshot homeless survey: Result of questions asked of passers-by in 11 European cities. *International Journal of Nursing Practice, 6* (1), 39–45.

Brink, P. (1989). The fattening room among the Annang of Nigeria. In J. M. Morse (ed.), *Cross-cultural nursing: Anthropological approaches to nursing research.* Philadelphia: Gordon and Breach Science Publishers.

Burns, D. (1980). *Feeling good: The new mood therapy.* New York: William Morrow.

Cinnirella, M., & Loewenthal, K. M. (1999). Religion and ethnic group influences on beliefs about mental illness: a qualitative interview study. *British Journal of Medical Psychology, 72* (4), 505–524.

Cohen, R., Ruckdeschel, J., Blanchard, C., Rohrbaugh, M., & Horton, J. (1982). Attitudes toward cancer. *Cancer, 50,* 1218–1223.

Corrigan, P., & Penn, D. (1999). Lessons from social psychology on discrediting psychiatric stigma. *American Psychology, 54* (9), 765–776.

Crisp, A., Gelder, M., Rix, S., Meltzer, H., & Rowlands, O. (2000). Stigmatization of people with mental illness. *British Journal of Psychiatry, 177,* 4–7.

Davies, M. R. (2000). The stigma of anxiety disorders. *International Journal of Clinical Practice, 54* (1), 44–47.

Distabile, P., Dubler, N., Solomon, L., & Klein, R. (1999). Self-reported legal needs of women with or at risk for HIV infection. The HER Study Group. *Journal of Urban Health, 76* (4), 435–447.

Domenici, P. (1993). Mental health care policy in the 1990s: Discrimination in health care coverage of the seriously mentally ill. *Journal of Clinical Psychiatry, 54,* 5–6.

Dudley, J. (1983). *Living with stigma: The plight of the people who we label mentally retarded.* Springfield, IL: Charles C. Thomas.

English, R. W. (1977). Correlates of stigma toward physically disabled persons. In R. Marinelli & A. Dell Orto (eds.), *The psychological and social impact of physical disability.* New York: Springer.

Erikson, E. (1968). *Identity: Youth in crisis.* New York: W. W. Norton.

Fabrega, H. (1991). The culture and history of psychiatric stigma in early modern and modern Western societies: A review of recent literature. *Comprehensive Psychiatry, 32* (2), 97–119.

Fife, B., & Wright, E. (2000). The dimensionality of stigma: A comparison of its impact on the self of persons with HIV/AIDS and cancer. *Journal of Health and Social Behavior, 41* (1), 50–67.

Gallo, A., Breitmayer, B., Knafl, K., & Zoeller, L. (1991). Stigma in childhood chronic illness: A well sibling perspective. *Pediatric Nursing, 17* (1), 21–25.

Garfinkel, P. E., & Dorian, B. J. (2000). Psychiatry in the new millennium. *Canadian Journal of Psychiatry, 45* (1), 40–47.

Gewirtz, A., & Gossart-Walker, S. (2000). Home-based treatment for children and families affected by HIV and AIDS. Dealing with stigma, secrecy, disclosure, and loss. *Child and Adolescent Psychiatry Clinics of North America, 9* (2), 313–330.

Goffman, E. (1963). *Stigma: Notes on management of spoiled identity.* Englewood Cliffs, NJ: Prentice-Hall.

Hainsworth, M., Burke, M., Lindgren, C., & Eakes, G. (1993). Chronic sorrow in multiple sclerosis: A case study. *Home Healthcare Nurse, 11* (2), 9–13.

Halevy, A. (2000). AIDS, surgery, and the Americans With Disabilities Act. *Archives of Surgery, 135* (1), 51–54.

Herek, G., & Capitanio, J. (1993). Public reactions to AIDS in the United States: A second decade of stigma. *American Journal of Public Health, 83* (4), 574–577.

Hooper, S. (1981). Diabetes as a stigmatized condition: The case of low income clinic patient in the United States. *Social Science and Medicine, 15B* (1) 11–19.

Hynd, H. M. (1958). *On shame and the search for identity* (3rd ed.). New York: Harcourt Brace Jovanovich.

Jolley, D. J., & Benbow, S. M. (2000). Stigma and Alzheimer's disease: Causes, consequences, and a constructive approach. *International Journal of Clinical Practice, 54* (2), 117–119.

Katz, I. (1981). *Stigma: A social psychological analysis.* Hillsdale, NJ: Lawrence Erlbaum Associates.

Kelly, P. (1999). Isolation and stigma: The experience of patients with active tuberculosis. *Journal of Community Health Nursing, 16* (4), 233–241.

Kübler-Ross, E. (1969). *On death and dying.* New York: Macmillan.

Ladieu-Leviton, G., Adler, D., & Dembo, T. (1977). Studies in adjustment to visible injuries: Social acceptance of the injured. In R. Marinelli & A. Dell Orto (eds.), *The psychological and social impact of the physical disability.* New York: Springer.

Lemert, E. (1972). *Human deviance, social problems, and social control* (2nd ed.). Englewood Cliffs, NJ: Prentice-Hall.

Link, B., Mirotznik, J., & Cullen, F. (1991). The effectiveness of stigma coping orientations: Can negative consequences of mental illness labeling be avoided? *Journal of Health and Social Behavior, 32* (3), 302–320.

Luken, P. (1987). Social identity in later life: A situational approach to understanding old age stigma. *International Journal of Aging and Human Development, 25* (3), 177–193.

Lyons, M., & Ziviani, H. (1995). Stereotypes, stigma, and mental illness: Learning from fieldwork experiences. *American Journal of Occupational Therapy, 49* (10), 1002–1008.

Mechanic, D. (1991). Changing perspectives in the study of the social role of medicine. *Milbank Quarterly, 69* (2), 215–232.

Merriam Webster Dictionary and Thesaurus (2000). Available on-line at www.m-w.com.

Moore, J. (1992). Conceptions of alcoholism. *International Journal of the Addictions, 27* (8), 935–945.

Mosier, L. (1994). The stigmatized patient with AIDS in the intensive care unit: The role of the advanced practice nurse. *AACN Clinical Issues in Critical Care Nursing, 5* (4), 495–500.

Muyinda, H., Seeley, J., Pickering, H., & Barton, T. (1997). Social aspects of AIDS-related stigma in rural Uganda. *Health Place, 3* (3), 143–147.

Piner, K., & Kahle, L. (1984). Adapting to the stigmatizing label of mental illness: Foregone but not forgotten. *Journal of Personality and Social Psychology, 47* (4), 805–811.

Powell-Cope, G., & Brown, M. (1992). Going public as an AIDS family caregiver. *Social Sciences in Medicine, 34* (5), 571–580.

Rehm, R. S., & Franck, L. S. (2000). Long-term goals and normalization strategies of children and families affected by HIV/AIDS. *Advances in Nursing Science, 23* (1), 69–82.

Ritson, E. B. (1999). Alcohol, drugs, and stigma. *International Journal of Clinical Practice, 53* (7), 549–551.

Roberts, L. W., Warner, T. D., & Trumpower, D. (2000). Medical students' evolving perspectives on their personal health care: Clinical and educational implications of a longitudinal study. *Comprehensive Psychiatry, 41* (4), 303–314.

Roskes, E., Feldman, R., Arrington, S., & Leisher, M. (1999). A model program for the treatment of mentally ill offenders in the community. *Community Mental Health Journal, 35* (5), 461–472.

Salisbury, K. M. (2000). National and state policies influencing the care of children affected by AIDS. *Child and Adolescent Psychiatry Clinics of North America, 9* (2), 425–449.

Schreiber, R., Stern, P. N., & Wilson, C. (2000). Being strong: How black West-Indian Canadian women manage depression and its stigma. *Journal of Nursing Scholarship, 32* (1), 39–45.

Searle, G. F. (1999). Stigma and depression: A double whammy. *International Journal of Clinical Practice, 53* (6), 473–475.

Shontz, E. (1977). Physical disability and personality: Theory and recent research. In R. Marinelli & A.

Dell Orto (eds.), *The psychological and social impact of physical disability.* New York: Springer.
Siminoff, L., Erien, J., & Lidz, C. (1991). Stigma, AIDS and quality of nursing care: State of the science. *Journal of Advanced Nursing, 16* (3), 262–269.
Simpson, G., Mohr, R., & Redman, A. (2000). Cultural variations in the understanding of traumatic brain injury and brain injury rehabilitation. *Brain Injury, 14* (2), 125–140.
Sims, A. (1993). The scar that is more than skin deep: The stigma of depression. *British Journal of General Practice, 43* (366), 30–31.
Susman, J. (1994). Disability, stigma, and deviance. *Social Science and Medicine, 38* (1), 15–22.
Szasz, T., & Hollander, M. (1956). A contribution to the philosophy of medicine. *American Medical Association Archives of Internal Medicine, 97,* 585–592.
Vail, R., Mahon-Salazar, C., Morrison, A., & Kalet, A. (1996). Patients as teachers: An integrated approach to teaching medical students about the ambulatory care of HIV infected patients. *Patient Education and Counseling, 27* (1), 95–101.
Volinn, I. (1983). Health professionals as stigmatizers and destigmatizers of diseases: Alcoholism and leprosy as examples. *Social Science and Medicine, 17* (7), 385–393.
Wahl, O. F. (1999). Mental health consumers' experience of stigma. *Schizophrenia Bulletins, 25* (3), 467–478.
Waldman, H. B., Swerdloff, M., & Perlman, S. P. (1999). Children with mental retardation: Stigma and stereotype images are hard to change. *ASDC Journal of Dentistry for Children, 66* (5), 343–347.
Wang, C. (1998). Portraying stigmatized conditions: Disabling images in public health. *Journal of Health Communication, 3* (2), 149–159.
Westbrook, M., Legge, V., & Pennay, M. (1993). Attitudes toward disabilities in a multicultural society. *Social Sciences in Medicine, 36* (5), 615–623.
Williams, D. R. (1999). Race, socioeconomic status, and health. The added effects of racism and discrimination. *Annals of the New York Academy of Science, 896,* 173–188.

第 4 章　慢性の痛み

参照文献

Ahern, K. D., Adamms, A. E., & Follick, M. J. (1985). Emotional and marital disturbance in spouses of chronic low back pain patients. *Clinical Journal of Pain, 1,* 69–74.
Aldrich, S., Eccleston, C., & Crombez, G. (2000). Worrying about chronic pain: Vigilance to threat and misdirected problem-solving. *Behavior Research and Therapy, 38,* 457–470.
American Geriatrics Society. (1998a). AGS practice guidelines: The management of chronic pain in older persons. *Geriatrics, 53 (Suppl 3),* S6–S7.
―――. (1998b). The management of chronic pain in older persons. AGS Panel on Chronic Pain in Older Persons. *Geriatrics, 53 (Suppl 3),* S8–S24.
American Pain Society. (1987). *Principles of analgesic use in the treatment of acute pain and chronic cancer pain: A concise guide to medical practice.* Washington DC: Author.
Anderson, S., & Leikersfeldt, G. (1996). Management of chronic non-malignant pain. *British Journal of Clinical Practice, 50,* 327–342.
Anderson, T. P., Cole, T. M., Gullickson, G., Hudgens, A., & Roberts, A. H. (1977). Behavior modification of chronic pain: A treatment program by a multidisciplinary team. *Clinical Orthopedics, 129,* 96–100.
Ansari, A. (2000). The efficacy of newer antidepressants in the treatment of chronic pain: A review of current literature. *Harvard Review of Psychiatry, 7,* 257–277.
Aronson, M. D. (1997). Nonsteroidal anti-inflammatory drugs, traditional opioids, and tramadol: Contrasting therapies for the treatment of chronic pain. *Clinical Therapeutics, 19,* 420–432.
Ashburn, M. A., & Staats, P. S. (1999). Management of chronic pain. *Lancet, 353,* 1865–1869.
Austin, M., Lawton, D., & Hirst, M. (1996). The prevalence of pain in the disabled population adults. *Social Science & Medicine, 42,* 1457–1464.
Badley, E. M., Rasooly, I., & Webster, G. (1994). Relative importance of musculoskeletal disorders as a cause of chronic health problems, disability, and health care utilization: Finding from the 1990 Ontario Health Survey. *Journal of Rheumatology, 21,* 505–514.
Barkin, R. L., Lubenow, T. R., Bruehl, S., Husfeldt, B., Ivankovich, O., & Barkin, S. J. (1996). Management of chronic pain. Part II. *Disease Monographs, 42,* 457–507.
Bates, M. S., Edwards, W. T., & Anderson, K. O. (1993). Ethnocultural influences on variations in chronic pain perception. *Pain, 52,* 101–112.
Bates, M. S., Rankin-Hill, L., & Sanchez-Ayendez, M. (1997). The effects of the cultural context of health care on treatment and response to chronic pain and

illness. *Social Science and Medicine, 45,* 1433–1447.

Beaver, W. T. (1980). Management of cancer pain with parenteral medication. *Journal of the American Medical Association, 244,* 2653–2657.

———. (1981). Aspirin and acetaminophen as constituents of analgesic combinations. *Archives of Internal Medicine, 141,* 239–300.

———. (1984). Combination analgesics. *American Journal of Medicine, 77* (3A), 38–53.

———. (1988). Impact of non-narcotic oral analgesics on pain management. *American Journal of Medicine, 84* (5A), 3–5.

Beck, S. L. (2000). An ethnographic study of factors influencing cancer pain management in South Africa. *Cancer Nursing, 23,* 91–100.

Belza, B. L., Henke, C. J., Yelin, E. H., Epstein, W. V., & Gilliss, C. L. (1993). Correlates of fatigue in older adults with rheumatoid arthritis. *Nursing Research, 42,* 93–99.

Berman, B. M., & Swyers, J. P. (1999). Complementary medicine treatments for fibromyalgia syndrome. *Baillieres Best Practice Research in Clinical Rheumatology, 3,* 487–492.

Bernstein J. (1982, March). Anti-inflammatories for migraine. *Aches and Pains, 3,* 32–37.

Billmire, D. A., Neale, H. W., & Gregory, R. O. (1985). Use of IV fentanyl in the outpatient treatment of pediatric facial trauma. *Journal of Trauma, 25,* 1079–1080.

Bone, R. C. (1996). Management of chronic pain. *Disease-a-Month, 42,* 460–507.

Bonica, J. J. (1985). Biology, pathology and treatment of acute pain. In S. Lipton & J. Miles (eds.), *Persistent pain.* London: Harcourt Brace Jovanovich.

Bowman, J. M. (1991). The meaning of chronic low back pain. *AAOHN Journal, 39,* 381–384.

———. (1994). Experiencing the chronic pain phenomenon: A study. *Rehabilitation Nursing, 19* (2), 91–95.

Brena, S. F. (1983). Drugs and pain: The use and misuse. In S. F. Brena & S. L. Chapman (eds.), *Management of patient with chronic pain.* New York: Raven Press.

Breitbart, W., Rosenfeld, B. D., Passik, S. D., McDonald, M. V., Thaler, H., & Portenoy, R. K. (1996). The undertreatment of pain in ambulatory AIDS patient. *Pain, 65,* 234–249.

Brooks, P. (1998). Use and benefits of nonsteroidal anti-inflammatory drugs. *American Journal of Medicine, 104* (3A), 9S–13S.

Brown, G. K., Nicassio, P. M., & Wallston, K. A. (1989). Pain coping strategies and depression in rheumatoid arthritis. *Journal of Consulting and Clinical Psychology, 57,* 652–657.

Brunier, G., Harrison, D. E., & Carson, M. G. (1995). What do nurses know and believe about patients with pain, *Journal of Pain and Symptom Management, 10,* 436–445.

Burckhardt, C. S. (1990). Chronic pain. *Nursing Clinics of North America, 25,* 863–870.

Butler, R. N., & Gastel, B. (1980). Care of the aged: Perspectives on pain and discomfort. In L. K. Ng & J. Bonica (eds.), *Pain, discomfort and humanitarian care.* New York: Elsevier.

Carroll, D., & Seers, K. (1998). Relaxation for the relief of chronic pain: A systematic review. *Journal of Advanced Nursing, 27,* 476–487.

Cassidy, R. C., & Walco, G. A. (1996). Pediatric pain—ethical issues and ethical management. *Children's Health Care, 25,* 253–264.

Celia, G. (1997). A study of professional nurses' pain management practices with ethnic minority patients. Doctoral Dissertation (EdD), Rutgers, The State University of New Jersey—New Brunswick.

Chaves, J. F. (1994). Recent advances in the application of hypnosis to pain management. *American Journal of Clinical Hypnosis, 37,* 117–129.

Chevlen, E. (2000). Morphine with dextromethorphan: Conversion from other opioids analgesics. *Journal of Pain Symptom Management, 19* (Suppl), S42–S49.

Chinyanga, H. M., & Kalangu, K. K. (1999). Pain: Friend or foe. *Central African Journal of Medicine, 45* (4), 106–107.

Clarke, E. F., French, B., Bilodeau, M. L., Capasso, V. C., Edwards, A., & Empoliti, J. (1996). Pain management knowledge, attitudes and clinical practice: The impact of nurses' characteristics and education. *Journal of Pain and Symptom Management, 11,* 18–31.

Clarkin, J. F., Allen, F. J., & Moodie, J. L. (1979). Selection criteria for family therapy. *Family Practice, 18* (4), 391–403.

Cleeland, C. S. (1987, April). Barriers to the management of cancer pain. *Oncology* (Suppl) 1, 19–26.

Clinch, D., Banerjee, A. K., & Ostick, G. (1984). Absence of abdominal pain in elderly patients with peptic ulcer disease. *Age and Ageing, 133,* 120–123.

Cope, D. (2000). From research to clinical practice: Cultural and educational issues in pain management . . . Minority cancer patients and their provider: Pain management attitudes and practice. *Clinical Journal of Oncology Nursing, 4,* 237–238.

Coughlin, A. B., Bandura, A. S., Fleischer, T. D., & Guck, T. P. (2000). Multidisciplinary treatment of chronic pain patients: Its efficacy and patient locus of control. *Archives of Physical Medicine and Rehabilitation, 81,* 739–740.

Cousins, N. (1981). *Anatomy of an illness as perceived by the patient.* New York: Bantam.

Crofti, P., Rigby, A. S., Boswer, R., Schollum, J., & Silman, A. (1993). The prevalence of chronic widespread pain in the general public. *Journal of Rheumatology, 20,* 710–713.

Crombez, G., Eccleston, C., Baeyens, F., van Houdenhove, B., & van den Broeck, A. (1999). Attention to chronic pain is dependent upon pain-related fear. *Journal of Psychosomatic Research, 47,* 403–410.

Cunningham, L. S., & Kelsey, J. L. (1984). Epidemiology of musculoskeletal impairments and associated disability. *American Journal of Public Health, 74,* 574–579.

Cutler, R. B., Fishbain, D. A., Rosomoff, R. S., & Rosomoff, H. L. (1994a). Outcomes in treatment of pain in geriatric and younger age groups. *Archives of Physical Medicine and Rehabilitation, 75,* 457–464.

Cutler, R. B., Fishbain, D. A., Yu, Y., Rosomoff, R. S., & Rosomoff, H. L. (1994b). Prediction of pain center treatment outcome for geriatric chronic pain patients. *Clinical Journal of Pain, 10,* 10–17.

Davis, A. E. (1996). Primary care management of chronic musculoskeletal pain. *Nurse Practitioner, 21* (8), 72, 75, 79–82.

Davis, G. C. (1989). Measurement of the chronic pain experience: Development of an instrument. *Research in Nursing & Health, 12,* 221–227.

DePalma, M. T., & Weisse, C. S. (1997). Psychological influences on pain perception and non-pharmacologic approaches to the treatment of pain. *Journal of Hand Therapy, 10,* 183–191.

Deyo, R. A. (1996). Drug therapy for back pain—Which drugs help which patients. *Spine, 21,* 2840–2849.

Diamond, A. W., & Coniam, S. W. (1991). *The management of chronic pain,* Oxford: Oxford University Press.

Douglas, M. (1999). Pain as the fifth vital sign: Will cultural variations be considered? *Journal of Transcultural Nursing, 10,* 285.

Eccleston, C., & Crombez, G. (1999). Pain demands attention: A cognitive-affective model of the interruptive function of pain. *Psychological Bulletin, 125,* 356–366.

Egan, K. J., & Kanton, W. J. (1987). Responses to illness and health in chronic pain patients and healthy adults. *Psychosomatic Medicine, 49,* 470–481.

Elliott, B. B., Johnson, K. M., Elliott, T. E., & Day, J. J. (1999). Enhancing cancer pain control among American Indians (ECPCAI): A study of the Ojibwe of Minnesota. *Journal of Cancer Education, 14,* 28–33.

Emmelkamp, P. M. G., & van Oppen, R. (1993). Cognitive interventions in behavioral medicine. *Psychotherapy and Psychosomatics, 59,* 116–130.

Ernst, E., & Fialka, V. (1994). Ice freezed pain? A review of the clinical effectiveness of analgesia cold therapy. *Journal of Pain and Symptom Management, 9,* 56–59.

Essoka, C. G. (2000). Pain as a mutual experience for patients, nurses and families: A perspective from Lilongwe, Malawi. *Journal of Cultural Diversity, 7* (1),17–19, 29–30.

Ezzo, J., Berman, B., Hadhazy, V. A., Jadad, A. R., Lao, L., & Singh, B. B. (2000). Is acupuncture effective for the treatment of chronic pain? A systematic review. *Pain, 86,* 217–225.

Fagerhaugh, S. Y., & Strauss, A. L. (1977). *Politics of pain management: Staff-patient interaction.* Menlo Park, CA: Addison-Wesley.

Felts, W., & Yelin, E. (1989). The economic impact of the rheumatic diseases in the United States. *Journal of Rheumatology, 16,* 867–884.

Fernandez, E., & Turk, D. C. (1995). The scope and significance of anger in the experience of chronic pain. *Pain, 61,* 165–175.

Ferrell, B. R., & Griffith. H. (1994). Cost issues related to pain management: Report from the cancer pain panel of the agency for health care policy and research. *Journal of Pain and Symptom Management, 9,* 221–234.

Finer, B., & Melander, B. (1985). Living with chronic pain. In S. Lipton & J. Miles (eds.), *Persistent pain.* London: Harcourt Brace Jovanovich.

Fishbain, D. A., Cutler, R. B., Rosomoff, H., Khalil, T., Abelmoty, E., Sady, S., Zaki, A., Satlzman, A., Jarrett, J., Martinez, G., & Steele-Rosomoff, R. (1996). Movement in work status after pain facility treatment. *Spine, 21,* 2662–2669.

Fishman, S. M., Bandman, T. B., Edwards, A., & Borsook, D. (1999). The opioid contract in the management of chronic pain. *Journal of Pain and Symptom Management, 8,* 27–37.

Flor, H., & Birbaumer, M. (1993). Comparison of the efficacy of electromyographic biofeedback, cognitive–behavioral therapy, and conservative medical interventions in the treatment of chronic musculoskeletal pain. *Journal of Consulting and Clinical Psychology, 61,* 653–658.

Flor, H., & Turk, D. C. (1984). Etiological theories and treatment for chronic back pain. 1. Somatic models and interventions. *Pain, 19,* 105–121.

Flor, H., Turk, D. C., & Rudy, E. T. (1987). Pain and families. II. Assessment and treatment. *Pain, 30,* 29–45.

Flor, H., Turk, D. C., & Scholtz, O. B. (1987). The impact of chronic pain on the spouse: Marital, emotional, and physical consequences. *Journal of Psychosomatic Medicine, 31,* 63–71.

Foley, K. M. (1985). The treatment of cancer pain. *New England Journal of Medicine, 313,* 84–95.

Foley, K. M., & Inturrisi, C. E. (1987). Analgesic drug therapy in cancer pain: Principles and practice. *Medical Clinics of North America, 71*, 207–232.

Fordyce, W. E. (1976). *Behavioral methods for chronic pain and illness*. St. Louis: Mosby.

Fowler-Kerry, S., & Lander, J. R. (1987). Management of injection pain in children. *Pain, 30*, 169–175.

Gadsby, J. G., & Flowerdew, M. W. (2001). Transcutaneous electrical nerve stimulation and acupuncture-like transcutaneous electrical nerve stimulation for chronic low back pain. Oxford: *The Cochrane Library, 2*.

Gagliese, L., & Melzack, R. (1997). Chronic pain in the elderly. *Pain, 70*, 3–14.

Gaston-Johansson, F., Gustafsson, M., Felidin, R., & Sanne, H. (1990). A comparative study of feelings, attitudes and behaviors of patients with fibromyalgia and rheumatoid arthritis. *Social Science and Medicine, 31*, 941–947.

Gibson, S. J., Katz, B., Corran, T. M., Farrell, M. J., & Helme, R. D. (1994). Pain in older persons. *Disability and Rehabilitation, 16*, 127–139.

Gourlay, G. K. (1998). Sustained relief of chronic pain. Pharmacokinetics of sustained release morphine. *Clinical Pharmacokinetics, 35* (3), 173–190.

Grant, L. D., & Haverkamp, B. E. (1995). A cognitive–behavioral approach to chronic pain management. *Journal of Counseling and Development, 74*, 25–32.

Greenwald, B. D., Narcessian, E. J., & Pomeranz, B. A. (1999). Assessment of psychiatrists' knowledge and perspectives on the use of opioids: Review of basic concepts for managing chronic pain. *American Journal of Physical Medicine and Rehabilitation, 78*, 408–415.

Greevert, P., Albert, L. H., & Goldstein, A. (1983). Partial antagonism of placebo analgesia by naloxone. *Pain, 16*, 129–143.

Grond, S., Lukas, L., & Lehmann, K. A. (2000). Clinical pharmacokinetics of transdermal opioids: Focus on transdermal fentanyl. *Clinical Pharmacokinetics, 38*, 59–89.

Grossman, S. A., & Sheidler, V. R. (1985). Skills of medical students and house officers in prescribing narcotic medication. *Journal of Medical Education, 60*, 552–557.

Hansen, H. C. (1999). Treatment of chronic pain with antiepileptic drugs: A new era. *Southern Medical Journal, 92*, 642–649.

Hardy, J. D., Wolff, H. G., & Goodell, H. (1943). Pain threshold in man. *Proceedings, Association for Research in Nervous and Mental Disease, 23*, 1.

Harkapaa, K. (1992). Psychological factors as predictors for early retirement in patients with chronic low pack pain. *Journal of Psychosomatic Research, 36*, 553–559.

Harkins, S. W., & Chapman, C. R. (1976). Detection and decision factors in pain perception in young and elderly men. *Pain, 2*, 253–264.

Harkins, S. W., Price, D. D., & Martelli, M. (1986). Effect of age on pain perception thermonociception. *Journal of Gerontology, 41*, 58–63.

Harris, N. L. (1999). Chronic pain and depression. *Australian Family Physician, 28* (1), 36–39.

Hart, B. G. (1997). Chronic pain management in the workplace. *AAOHN Journal, 45*, 451–458.

Haslam, D. R. (1969). Age and the perception of pain. *Psychological Science, 15*, 86–87.

Hastings, C., Joyce, K., Yaarboro, C. L., Berkebile, C., & Yokum, D. (1995). Factors affecting fatigue in systemic lupus erythematosus. *Arthritis and Rheumatism, 29* (4) (Suppl), S176.

Haythornthwaite, J., Menefee, L., Heinberg, L. & Clark, M. (1988). Pain coping strategies predict perceived control over pain. *Pain, 77*, 33–39.

Herr, K. A., & Mobily, P. R. (1992). Geriatric mental health: Chronic pain and depression. *Journal of Psychosocial Nursing, 30* (9), 7–12.

Herr, K. A., Mobily, P. R., & Smith, C. (1993). Depression and the experience of chronic back pain: A study of related variables and age differences. *Clinical Journal of Pain, 9*, 104–114.

Hiscock, M., & Kadawatage, G. (1999). Comparative study of the attributes of nurses and patients from two different cultures towards pain. *Journal of Orthopaedic Nursing, 3*, 146–151.

Hitchcock, L. S., Ferrell, B. R., & McCaffery, M. (1994). The experience of chronic nonmalignant pain. *Journal of Pain and Symptom Management, 9*, 312–318.

Hodding, G. D., Jann, M., & Ackerman, I. P. (1980). Drug withdrawal syndromes: A literature review. *Western Journal of Medicine, 133* (11), 383–391.

Holroyd, J. (1996). Hypnosis treatment of clinical pain: Understanding why hypnosis is useful. *The International Journal of Clinical and Experimental Hypnosis, 44* (1), 33–51.

Holzberg, A. D., Robinson, M. E., & Geisser, M. E., (1993). The relationship of cognitive distortion to depression in chronic pain: The role of ambiguity and desirability in self-rating. *Clinical Journal of Pain, 9*, 202–206.

Hubbard, J. E., Tracy, J., Morgan, S. F., & McKinney, R. E. (1996). Outcome measures of a chronic pain program: A prospective statistical study. *Clinical Journal of Pain, 12*, 330–337.

Jaffe, J. H., & Martin, W. R. (1985). Opioid analgesics and antagonists. In A. G. Gillman, L. S. Goodman,

T. W. Rall, & F. Murad (eds.), *The pharmacological basis of therapeutics*. New York: Macmillan.

Jamison, R. N., Kauffman, J., & Katz, N. P. (2000). Characteristics of methadone maintenance patients with chronic pain. *Journal of Pain and Symptom Management, 19,* 53–62.

Jeal, W., & Benfield, P. (1997). Transdermal fentanyl: A review of pharmacologic properties and therapeutic efficacy in pain control. *Drugs, 53,* 109–138.

Jeans, M. E., & Johnston, C. C. (1985). Pain in children: Assessment and management. In S. Lipton & J. Miles (eds.), *Persistent pain*. London: Harcourt Brace Jovanovich.

Jeffrey, J. (1996). Role of nursing in the management of soft tissue rheumatic disease. In R. P. Sheon, R. W. Moskowitz, V. W. Goldberg. (eds). *Soft tissue rheumatic pain: Recognition, management, prevention* (3rd ed). Baltimore: Jones and Bartlett.

Jeffrey, J. E., Nielson, W., & McCain, G. A. (1993). Cognitive factors as mediators between disease activity and adjustment to rheumatic disease: Comparison of rheumatoid arthritis and fibromyalgia. Unpublished research report.

Jensen, M. P., Romano, J. M., Turner, J. A., Good, A. B., & Wald, L. H. (1999). Patient beliefs predict patient functioning: Further support for a cognitive-behavioral model of chronic pain. *Pain, 81,* 95–104.

Jensen, M. R., Turner, J. A., Romano, J. M., & Lawler, B. K. (1994). Relationship of pain-specific beliefs to chronic pain adjustment. *Pain, 57,* 301–309.

Jick, H. (1974). Smoking and clinical drug effects. *Medical Clinics of North America, 71,* 207–232.

Johnson-Umezulike, J. M. (1999). A comparison of pain perception of elderly African Americans and Caucasians. *Nursing Connections, 12* (2), 5–12.

Joint Commission on Accreditation of Healthcare Organizations Pain Standards for 2001. (2001). Http://www.jcaho.org/standards_frm.html.

Jones, G. E., & Johnson, H. J. (1980). Heart rate and somatic concomitant of mental imagery. *Psychophysiology, 17,* 185–191.

Jorgensen, P. (2000). Concepts of body and health in physiotherapy: The meaning of the social/cultural aspects of life. *Physiotherapy Theory and Practice, 16,* 105–115.

Juarez, G., Ferrell, B., & Borneman, T. (1999). Cultural considerations in education for cancer pain management. *Journal of Cancer Education, 14,* 168–173.

Kaasa, S., Loge, J. H., Knobel, H., Jordhoy, M. S., & Brenne, E. (1999). Fatigue. Measures and relation to pain. *Acta Anesthesiologica Scandinavica, 43,* 939–947.

Kaiko, R. F. (1980). Age and morphine analgesia in cancer patients with post-operative pain. *Clinical Pharmacological Therapy, 28,* 283–826.

Kaiko, R. F., Foley, K. M., Grakinski, P. Y., Heidrich, G., Rogers, A. G., Inturrisi, C. E., & Reidenberg, M. M. (1983). Central nervous system excitatory effect of meperidine in cancer patients. *Annals of Neurology, 13,* 180–185.

Kantor, T. G. (1982). Anti-inflammatory drug therapy for low back pain. In M. Stanton-Hicks & R. Ross (eds.), *Chronic low back pain*. New York: Raven Press.

Katz, E. R., Sharp, B., Kellerman, J., Marston, A. R., Hersham, J. M. M., & Siegel, S. E. (1982). Beta-endorphin immunoreactivity and acute behavioral distress in children with leukemia. *Journal of Nervous Mental Disease, 170,* 2077.

Katz, N. P. (2000). MorphiDex (MS:DM) double-blind, multiple-dose studies in chronic pain patients. *Journal of Pain and Symptom Management, 19* (Suppl), S37–S41.

Katz, W. A. (1998). The needs of a patient in pain. *American Journal of Medicine, 105* (1B), 2S–7S.

Keefe, F. J., Kashikar-Zuck, S., Opitech, J., Hage, E., Dalrymple, L., & Blumenthal, J. A. (1996). Pain in arthritis and musculoskeletal disorders: The role of coping skills training and exercise interventions. *Journal of Orthopaedic and Sports Physical Therapy, 24,* 279–290.

Keefe, F. J., & Van Horn, Y. (1993). Cognitive-behavioral treatment of rheumatoid arthritis pain. *Arthritis Care and Research, 6,* 213–222.

Kelley, P., & Clifford, P. (1997). Coping with chronic pain: Assessing narrative approaches. *Social Work, 42,* 266–277.

Kemper, K. J., LicAc, R. S., Silver-Highfield, E., Xiarhos, E., Barnes, L., & Berde, C. (2000). On pins and needles? Pediatric pain patients' experience with acupuncture. *Pediatrics, 105* (Suppl), 941–947.

Klinger, L., & Spaulding, S. J. (1998). Chronic pain in the elderly: Is silence really golden? *Physical and Occupational Therapy in Geriatrics, 15* (3), 1–17.

Kopp, M., Richter, R., Rainer, R., Kopp-wilfling, P., Rumpold, G., & Walter, M. H. (1995). Differences in family functioning between patients with chronic headaches and patients with low back pain, *Pain, 63,* 219–224.

Korzinski, M. (1997). Mind and body: The treatment of the sequelae of torture using a combined somatic and psychological approach. Doctoral dissertation (PhD), The Union Institute.

Koster, T. R., & Kleber, H. D. (1987). Pain in children: Assessment and management. In S. Lipton & J. Miles (eds.), *Persistent pain*. London: Harcourt Brace Jovanovich.

Krozek, C., & Scoggins, A. (2001a). *Patient rights . . .*

amended to comply with 2000 JCAHO standards. Glendale, CA: CINAHL Information Systems.

———. (2001b). *Patient and family education . . . amended to comply with 2000 JCAHO standards.* Glendale, CA: CINAHL Information Systems.

Kubsch, S. M., Neveau, T., & Vandertie, K. (2000). Effect of cutaneous stimulation on pain reduction in emergency department patients. *Complementary Therapies in Nursing and Midwifery, 6* (1), 25–32.

Landel, J. L., & Yount, S. E. (1996). Cognitive–behavioral therapy—Applications and advances in behavioral medicine. *Current Opinion in Psychiatry, 9,* 439–444.

Lane, P. (2000). Adults with chronic low back pain felt frustrated, unsupported, and powerless with healthcare, social, and legal systems. *Evidence Based Nursing, 3* (1), 29.

Lansbury, G. (2000). Chronic pain management: A qualitative study of elderly people's preferred coping strategies and barriers to management. *Disability and Rehabilitation, 22,* 2–14.

LaPlante, M. P. (1988). *Data on disability from the National Health Interview 1983–1985. An inhouse report.* Washington, DC: US National Institute on Disability and Rehabilitation Research.

Larue, F., Fontaine, A., & Golleau, S. M. (1997). Underestimation and undertreatment of pain in HIV disease—Multicenter study. *British Medical Journal, 314,* 23–28.

Latham, J., & Davis, B. D. (1994). The socioeconomic impact of chronic pain. *Disability and Rehabilitation, 16,* 38–44.

Lee, T. L. (2000). Acupuncture and chronic pain management. *Annals of Academic Medicine of Singapore, 29* (1), 17–21.

Lehmann, L. J. (1998). Chronic pain in the geriatric patient: The latest treatment options. *Clinical Geriatrics, 6* (7), 54–60.

Leibing, E., Pfingsten, M., Bartmann, U., Reuger, U., & Schuessler, G. (1999). Cognitive–behavioral treatment in unselected rheumatoid arthritis patients. *The Clinical Journal of Pain, 15,* 58–66.

Lewin, D. S., & Dahl, R. E. (1999). Importance of sleep in the management of pediatric pain. *Journal of Developmental Behavior in Pediatrics, 20,* 244–252.

Liang, M. H., Rogers, M., Larson, M., Eaton, H. M., Murawski, B. J., Taylor, J. E., Swafford, J., & Schur, P. H. (1984). The psychosocial impact of systemic lupus erythematosus and rheumatoid arthritis. *Arthritis and Rheumatism, 27* (1), 13–19.

Lin, Y., & Taylor, A. G. (1998). Effects of therapeutic touch in reducing pain and anxiety in an elderly population. *Integrative Medicine, 1* (4), 155–162.

Linton, S. J. (1986). Behavioral remediation of chronic pain: A status report. *Pain, 24,* 125–141.

Ljungkvist, I. (2000). Short- and long-term effects of a 12-week intensive functional restoration programme in individuals work-disabled by chronic spinal pain. *Scandinavian Journal of Rehabilitation Medicine, 40* (Suppl), 1–14.

Loeser, J. D. (2000). Pain and suffering. *The Clinical Journal of Pain, 16* (Suppl), S2–S6.

Lofland, K. R., Burnes, J. W., Tsoutsouris, J., Laird, M. M., Blonsky, E. R., & Hejna, W. F. (1997). Predictors of outcomes following multidisciplinary treatment of chronic pain: Effects of changes in perceived disability and depression. *International Journal of Rehabilitation and Health, 3,* 221–232.

Long, D. M. (1998). The current status of electrical stimulation of the nervous system for the relief of chronic pain. *Surgical Neurology, 49* (2), 142–144.

Marcus, D. A. (2000). Treatment of nonmalignant chronic pain. *American Family Physician, 61,* 1331–1338.

Marks, R. M., & Sacher, E. L. (1973). Undertreatment of medical patients with narcotic analgesics. *Annals of Internal Medicine, 78,* 173–181.

Martin, J., Meltzer, J., & Elliot, D. (1988). *The prevalence of disability among adults; OPCS survey of disability in Great Britain Report 1.* London: OPCS Social Survey Division, Her Majesty's Stationary Office.

Mast, D. E. (1986). Effects of imagery. *Image: The Journal of Nursing Scholarship, 18,* 118–120.

Maunuksela, E. L., Rajantie, J., & Siimes, M. A. (1986). Flunitrazepam- fentanyl-induced sedation and analgesia in bone marrow aspiration and needle biopsy in children. *Acta Anaesthesiologica Scandinavica, 30,* 409–411.

McCaffery, M. (1979). *Nursing management of the patient with pain.* Philadelphia: Lippincott.

———. (December 1981). Large doses are safer than you think. *Nursing Life, 1,* 41–42.

———. (1988). *Pain management in clinical practice* (syllabus used in her workshop). M. McCaffery, 1458 Berkeley St., Apt. 1, Santa Monica, CA 90404.

———. (1998). How to make the most out of nonopioid analgesics. *Nursing 1998, 28* (8), 54–55.

———. (2000). Controlling pain. Helping patients stick to an analgesic regimen. *Nursing 2000, 30* (4), 22.

McCaffery, M., & Beebe, A. (1989). *Pain: Clinical manual for nursing practice.* St. Louis: Mosby.

McCaffery, M., & Ferrell, B. R. (1999). Opioids and pain management: What do nurses know? *Nursing 1999, 29* (3), 48–52.

McCaffery, M., & Gever, M. P. (2000). Controlling the pain. Heading off adverse reactions from NSAIDS . . . nonsteroidal anti-inflammatory drugs. *Nursing*

2000, 30 (4), 14.
McCaffery, M., & Pasero C. (1999). *Pain: Clinical manual for nursing practice* (2nd ed). St. Louis: Mosby.
———. (2000). Pain control. The merits of methadone. *American Journal of Nursing, 2000* (7), 22–23.
McDermott, M. A. (2000). Pain as a mutual experience for patients, nurses and families: A perspective from the Peoples' Republic of China, The United States, Malawi and Spain. *Journal of Cultural Diversity, 7* (1), 3–10.
McDermott, M. A., Natapoff, J. N., Essoka, C. G., & Rendon, D. (2000). Pain as a mutual experience for patients, nurses and families: International and theoretical perspectives from the four countries. *Journal of Cultural Diversity, 7* (1), 23–31.
McGuire, D. B. (1992). Comprehensive and multidimensional assessment and measurement of pain. *Journal of Pain and Symptom Management, 7,* 312–219.
McKay, M., Davis, M., & Fanning, P. (1981). *Thoughts and feelings.* Richmond, CA: New Harbinger.
McKinley P. S., Ouellette, S. C., & Winkel, G. H. (1995). The contributions of disease activity, sleep patterns, and depression to fatigue in systemic lupus erythematosus. *Arthritis and Rheumatism, 38,* 826–834.
Mehta, M. (1986). Current views on non-invasive methods in pain relief. In M. Swerdlow (ed.), *The therapy of pain.* Lancaster, England: MTP Press Limited.
Melzack, R. (1973). *The puzzle of pain.* New York: Basic Books.
———. (1999). Pain—An overview. *Acta Anaesthesiologica Scandinavica, 43,* 880–884.
Melzack, R., & Wall, P. D. (1965). Pain mechanisms: A new theory. *Science, 150,* 971–979.
Merskey, J. (ed.). (1996). International Association for the Study of Pain, Classification of chronic pain: Descriptions of chronic pain syndromes and definitions of pain terms. *Pain, 3,* (Suppl), S1–225.
Miller, R. R., & Jick, H. (1978). Clinical effects of meperidine in hospitalized medical patients. *Journal of Clinical Pharmacology, 18,* 180–189.
Minor, M. A., & Sanford, M. K. (1993). Physical interventions in the management of pain in arthritis. *Arthritis Care and Research, 6,* 197–206.
Mobily, P. R., Herr, K. A., & Kelley, L. S. (1993). Cognitive–behavioral techniques to reduce pain: A validation study. *International Journal of Nursing Studies, 30,* 537–548.
Monti, D. A., & Kunkel, E. J. (1998). Management of chronic pain among elderly patients. *Psychiatric Services, 49,* 1537–1539.
Morley, S., Eccleston, C., & Williams, A. (1999). Systematic review and meta-analysis of randomised trials of cognitive behavior therapy and behavior therapy for chronic pain in adults, excluding headache. *Pain, 80,* 1–13.
Natapoff, J. N (2000a). Pain as a mutual experience for patients, nurses and families: A perspective from Shanghai, China. *Journal of Cultural Diversity, 7* (1), 11–13, 29–30.
———. (2000b). Pain as a mutual experience for patients, nurses and families: A perspective from New York. *Journal of Cultural Diversity, 7* (1), 14–16, 29–30.
National Institutes of Health. (1982). *Chronic pain: Hope through research*, Publication no. 82–2406. Bethesda, MD: Author.
———. (1995). *Integration of behavioral and relaxation approaches into the treatment of chronic pain and insomnia.* Technology Assessment conference Statement. Bethesda, MD: Author.
———. (November 3–5, 1997). *Acupuncture. NIH consensus statement: Volume 15 (5).* Rockville, MD: US Department of HHS PUBL Public Health Services.
Nelson, E., Kirk, J., McHugo, G., Douglas, R., Ohler, J., Watson, J., & Zubkoff, M. (1987). Chief complaint fatigue: A longitudinal study from the patient's perspective. *Family Practice Research Journal, 6,* 175–188.
Nielson, W. R., Walker, C., & McCain, G. A. (1992). Cognitive behavioral treatment of fibromyalgia syndrome: Preliminary findings. *Journal of Rheumatology, 19,* 98–103.
Osterweis, M. (1987). Illness behavior and experience of chronic pain. In M. Osterweis, A. Kleinman, & D. Mechanic (eds.), *Pain and disability: Clinical behavior and public policy perspectives.* Washington, DC: National Academy Press.
Owens, J. E., Taylor, A. G., & DeGood, D. (1999). Complementary and alternative medicine and psychologic factors: Toward an individual differences model of complementary and alternative medicine use and outcomes. *Journal of Alternativeand Complementary Medicine, 5,* 529–541.
Owens, M. D., & Ehrenreich, D. (1991). Literature review on nonpharmacologic methods of the treatment of chronic pain. *Holistic Nursing Practice, 6* (1), 24–31.
Pace, V. (1995). Use of nonsteroidal anti-inflammatory drugs in cancer. *Palliative Medicine, 9,* 273–286.
Palermo, T. M. (2000). Impact of recurrent and chronic pain on child and family daily functioning: A critical review of the literature. *Developmental and Behavioral Pediatrics, 21,* 58–69.
Parker J. C., Iverson, G. L., Smarr, K. L., & Studky-Ropp, R. C. (1993). Cognitive–behavioral approaches to pain management in rheumatoid arthritis. *Arthritis Care and Research, 6,* 207–212.

Peck, S. D. E. (1997). The effectiveness of therapeutic touch for decreasing pain in elders with degenerative arthritis. *Journal of Holistic Nursing, 15,* 176–198.

Pellegrini, J. D., Paice, J., & Faut-Callahan, M. (1999). Meperidine utilization and compliance with Agency for Health Care Policy and Research guidelines in a tertiary care hospital. *CRNA, 10* (4), 174–180.

Peloso, P. M., Bellamy,, N., Bensen, W., Thomson, G. T. D., Harsanyi, Z., Babul, N., & Darke, A. C. (2000). Double blind randomized placebo control trial of controlled release codeine in the treatment of osteoarthritis of the hip of knee. *The Journal of Rheumatology, 27,* 764–771.

Pilowsky, I. (1999). Psychiatric approaches to non-cancer pain. *Acta Anaesthesiologica Scandinavica, 43,* 889–892.

Pilowsky, I., Crettenden, I., & Townley, M. (1985). Sleep disturbance in pain clinic patients. *Pain, 23,* 27–33.

Pincus, T., Callahan, L. F., & Burkhauser, R. V. (1987). Most chronic diseases are reported more frequently by individuals with fewer than 12 years of formal education in the age 18–64 United States population. *Journal of Epidemiology and Community Health, 41,* 161–165.

Pincus, T., & Williams, A. (1999). Models and measurements of depression in chronic pain. *Journal of Psychosomatic Research, 47,* 211–219.

Portenoy, R. K. (2000). Current pharmacotherapy of chronic pain. *Journal of Pain and Symptom Management, 10* (Suppl), S16–S20.

Portenoy, R. K., & Kanner, R. M. (1996). *Pain management: Theory and practice.* Philadelphia: F. A. Davis.

Porter, J., & Jick, M. (1980). Addiction rare in patients treated with narcotics. *New England Journal of Medicine, 302,* 123.

Rabben, T., Skjelbred, P., & Oye, I. (1999). Prolonged analgesic effect of ketamine, an N-methyl-D-aspartate receptor inhibitor, in patients with chronic pain. *Journal of Pharmacological Experimental Therapy, 289,* 1060–1066.

Rapoff, M. A., & Lindsley, C. B. (2000). The pain puzzle: A visual and Conceptual methaphor for understanding and treating pain in pediatric rheumatic disease. *Journal of Rheumatology, 27* (Suppl 58), 29–33.

Reasbeck, P. G., Rice, M. L., & Reasbeck, J. D. (1982). Double-blind controlled trial of indomethacin as an adjunct to narcotic analgesia after major abdominal surgery. *Lancet, 2,* 115–118.

Rendon, D., & Pique, J. (2000). Pain as a mutual experience for patients, nurses and families: A perspectives from Valencia, Spain. *Journal of Cultural Diversity, 7* (1), 20–22, 29–30.

Richardson, I. H., Berman, B. M., Doherty, J. P., Goldstein, L. B., Kaplan, G., Keil, J. E., Drippner, S., Lyne, S., Mosteller, F., O'Connor, B. B., Rudy, E. B., Schatzbery, A. F., Friedman, F., Altman, F., Benson, H., Eliott, J. M., Ferguson, J. H., Gracely, R., Greene, A., Haddox, J. D., Hall, W. H., Hauri, P. J., Helzner, E. C., Kaufmann, P. G., & Kiley, J. P. (1996). Integration of behavioral and relaxation approaches into the treatment of chronic pain and insomnia. *Journal of the American Medical Association, 276,* 313–318.

Richardson, I. H., Richardson, P. H., Williams, A. C. C., Featherstone, J., & Harding, B. T. (1994). The effects of a cognitive-behavioural pain management programme on the quality of work and employment status of severely impaired chronic pain patients. *Disability and Rehabilitation, 16,* 26–34.

Richeimer, S. H., Bajwa, Z. H., Karhamann, S. S., Ransil, B. J., & Warfield, C. A. (1997). Utilization patterns of tricyclic antidepressants in a multidisciplinary pain clinic: A survey. *Clinical Journal of Pain, 13,* 324–329.

Rigge, M. (April, 1990). Pain (publication on research on prevalence of pain in Britain). *Which Way to Health,* 25–26.

Rowe, J. W., & Bresdine, R. W. (eds.). (1982). *Health and disease in old age.* Boston: Little, Brown.

Roy, R. (ed.). (1995). *Chronic pain in old age: An integrated biopsychosocial perspective,.* Toronto: University of Toronto Press.

Ruoff, G. (1998). Management of pain in patients with multiple health problems: A guide for the practicing physician. *American Journal of Medicine, 105 (1B),* 53S-60S.

Ruoff, G. E. (1996). Depression in the patient with chronic pain. *Journal of Family Practice, 43* (Suppl 6), S25–S33.

Russo, C. M., & Brose, W. G. (1998). Chronic pain. *Annual Review of Medicine, 49,* 123–133.

Rutledge, D. N., & Donaldson, N. E. (1998a). Pain assessment and documentation. Part I. Overview and application in adults. *Online Journal of Clinical Innovation* at http://www.cinahl.com. Glendale, CA: CINAHL Information Systems.

―――. (1998b). Pain assessment and documentation. Part II. Special populations of adults. *Online Journal of Clinical Innovation* at http://www.cinahl.com. Glendale, CA: CINAHL Information Systems.

Sang, C. N. (2000). NMDA-receptor antagonists in neuropathic pain: Experimental methods to clinical trials. *Journal of Pain Symptom Management, 19* (Suppl), S21–S25.

Savage, S. R. (1999). Opioid therapy of chronic pain: Assessment of consequences. *Acta Anaesthesiologica Scandinavica, 43,* 909–917.

Scharff, L., & Turk. D. C. (1998). Chronic pain and depression in the elderly. *Clinical Geriatrics, 6* (9), 30–36.

Scheer, S. J., Watanabe, T. K., & Randack, K. L. (1997). Randomized controlled trials in industrial low back pain: Subacute/chronic pain interventions. *Archives of Physical Medicine and Rehabilitation, 78,* 414–432.

Schofferman, J. (1993). Long-term use of opioid analgesics for the treatment of chronic pain of nonmalignant origin. *Journal of Pain and Symptom Management, 8,* 279–288.

Schofield, P. A., Davis, B. D., & Hutchinson, R. (1998). Snoezelen and chronic pain: Developing a study to evaluate its use (part 1). *Complementary Therapeutics Nurse Midwifery, 4* (3), 66–72.

Schwartz, L., & Slater, M. A. (1991). The impact of chronic pain on the spouse: Research and clinical implications. *Holistic Nursing Practice, 6,* 1–16.

Schwartz, L., Slater, M. A., Birchler, G. R., & Atkinson, J. H. (1991). Depression in spouses of chronic pain patients: The role of patient pain and anger, and marital satisfaction. *Pain, 44,* 61–67.

Seers, K., & Friedli, K. (1996). The patients' experiences of their chronic non-malignant pain. *Journal of Advanced Nursing, 24,* 1160–1168.

Sees, K. L., & Clark, H. W. (1993). Opioid use in the treatment of chronic pain: Assessment of addiction. *Journal of Pain and Symptom Management, 8,* 257–264.

Shimp, L. A. (1998). Safety issues in the pharmacologic management of chronic pain in the elderly. *Pharmacotherapy, 18,* 1313–1322.

Sieppert, J. D. (1996). Attitudes toward and knowledge of chronic pain. *Health and Social Work, 21,* 122–130.

Simon, L. S. (2000). Are the biologic and clinical effects of the COX-2-specific inhibitors more advanced compared with the effects of traditional NSAIDs? *Current Opinions in Rheumatology, 12* (3), 163–170.

Sist, T. C., Florio, G. A., Miner, J. F., Lema, M. J., & Zevon, M. A. (1998). The relationship between depression and pain language in cancer and chronic non-cancer pain patients. *Journal of Pain and Symptom Management, 15,* 350–358.

Slater, M. A., & Good, A. B. (1991). Behavioral management of chronic pain. *Holistic Nursing Practice, 6,* 66–75.

Slavic-Svircev, V., Kaiko, G., Heinrich, R. F., & Rusy, B. F. (July 13, 1984). Ibuprofen in the treatment of postoperative pain. *American Journal of Medicine, 88* 84–86.

Sloan, P. A., Donnelly, M. B., Schwartz, R. W., & Sloan, D. A. (1996). Cancer pain assessment and management by house staff. *Pain 67,* 475–481.

Smith, A. & Friedemann, M. (1999). Perceived family dynamics of persons with chronic pain. *Journal of Advanced Nursing, 30,* 543–551.

Smith, M., Perlis, M., Smith, M., Giles, D., & Carmody, T. (2000). Sleep quality and presleep arousal in chronic pain. *Journal of Behavioral Medicine, 23,* 1–13.

Snelling, J. (1990). The role of the family in relation to chronic pain: Review of the literature. *Journal of Advanced Nursing, 15,* 771–776.

——. (1994). The effect of chronic pain on the family unit. *Journal of Advanced Nursing, 19,* 543–551.

Snyder, M. (1985). *Independent nursing interventions.* New York: John Wiley & Sons.

Soars, J., & Grossi, G. (1999). Psychosocial factors, pain parameters, mental health and coping among Turkish and Swedish patients with musculoskeletal pain. *Scandinavian Journal of Occupational Therapy, 6,* 174–183.

Sorkin, B. A., Rudy, T. E., Hanlon, R., Turk, D. C., & Steig. R. L. (1990). Chronic pain in old and young patients: Differenced appear less important than similarities. *Journal of Consulting and Clinical Psychology, 45,* 64–68.

Sriwatanakul, K., Weis, O. F., Alloza, J. L., Kilver, W., Weintraub, M., & Lasagna, L. (1983). Analysis of narcotic analgesia usage in the treatment of postoperative pain. *Journal of the American Medical Association, 250,* 926–929.

Statistics Canada. (1986). *Report of the Canadian Health and Disability Survey, 1983–1984.* Catalogue 82–555E. Ottawa: Statistics Canada.

Stein, D., & Floman, Y. (1990). Psychologic approaches to the management and treatment of chronic low back pain. In J. N. Weinstein & S. W. Wiesel (eds.), *The lumbar spine,* pp. 811–827. Philadelphia: WB Saunders.

Stein, D., Peri, T., Edelstein, E., El zur, A., & Floman, Y. (1996). The efficacy of amitriptyline and acetaminophen in the menofout of acute low back pain. *Psychosomaties, 37* (1), 63–70.

Strahl, D., Kleinknecht, R. A., & Dinnel, D. L. (2000). The role of pain, anxiety, coping, and pain self-efficacy in rheumatoid arthritis patient functioning. *Behaviour Research and Therapy, 38,* 863–873.

Strauss, A. L., Corbin, J., Fagerhaugh, S., Glaser, B. G. Maines, D., Suczek, B., & Wiener, C. (1984). *Chronic illness and the quality of life.* St. Louis: Mosby.

Subramanian, D. (1991). The multidimensional impact of chronic pain on the spouse: A pilot Study. *Social Work in Health Care, 15* (3), 47–52.

Sullivan, M. D., Turner, J. A., & Romano, J. (1991). Chronic pain in primary care: Identification and management of psychosocial factors. *Journal of Family Practice, 32,* 193–198.

Tack, B. B. (1990). Self-reported fatigue in rheumatoid arthritis: A pilot study. *Arthritis Care and Research, 3,* 154–157.

Taylor, A. G., Skelton, J. A., & Butcher, J. (1984). Duration of pain condition and physical pathology as determinants of nurses' assessment of patients in pain. *Nursing Research, 33,* 334–338.

Thomsen, A. B., Becker, N., & Eriksen, J. (1999). Opioid rotation in chronic non-malignant pain patients. *Acta Anaesthesiologica Scandinavica, 43,* 918–923.

Tornkvist, L., Gardulf, A., & Strender, L. E. (1998). The opinions of district nurses regarding the knowledge, management and documentation of patients with chronic pain. *Scandinavian Journal of Caring Science, 12,* 146–153.

Tota-Faucett, M. E., Gil, K. M., Williams, D. A., Keefe, F. J., & Goli, V. (1993). Predictors of response to pain management treatment: The role of family environment and changes in cognitive processes. *Clinical Journal of Pain, 9,* 115–123.

Turk, D. C. (1999). The role of psychological factors in chronic pain. *Acta Anaesthesiologica Scandinavica, 43,* 885–888.

Turk, D. C., & Okifuji, A. (1998). Treatment of chronic pain patients: Clinical outcomes, cost-effectiveness, and cost-benefits of multidisciplinary pain centers. *Critical Reviews in Physical and Rehabilitation Medicine, 10,* 101–208.

Twycross, R. G. (1985). Terminal cancer care. In S. Lipton & Miles J. (eds.), *Persistent pain.* London: Harcourt Brace Jovanovich.

Ventafridda, V., Fochi, C., DeConno, D., & Sganzerla, E. (1980). Use of nonsteroidal anti-inflammatory drugs in the treatment of pain in cancer. *British Journal of Clinical Pharmacology, 10,* 3435–3465.

Vessey, J. A., & Carlson, K. L. (1996). Nonpharmacological interventions to use with children in pain. *Issues in Comprehensive Pediatric Nursing, 19* (3), 169–182.

Wallace, K. G., Pasero, C., Reed, B. A., & Olsson, G. L. (1995). Staff nurses' perception of barriers to effective pain management. *Journal of Pain and Symptom Management, 10,* 204–213.

Watson, C. P. N. (1994). Antidepressant drugs as adjuvant analgesics. *Journal of Pain and Symptom Management, 9,* 392–405.

Weinbroum, A. A., Rudick, V., Paret, G., Ben-Abraham, R. (2000). The role of dextromethorphan in pain control. *Canadian Journal of Anesthesia, 47,* 585–596.

Weinstein, S. M., Laux, L. F., Thornby, J. I., Lorimor, R. J., Hill, C. S., Thorpe, D. M., & Merrill, J. M. (2000a). Physicians' attitudes toward pain and the use of opioid analgesics: Results from a survey from the Texas Cancer Pain Initiative. *Southern Medical Journal, 93,* 479–487.

Weitz, S. E., Witt, P. H., & Greenfield, D. P. (2000). Treatment of chronic pain syndrome. *NJ Medicine, 97* (3), 63–67.

Wells-Federman, C. L. (1999a). Care of the patient with chronic pain: Part I. *Clinical Excellence for Nurse Practitioners, 3,* 192–204.

―――. (1999b). Care of the patient with chronic pain: Part II. *Clinical Excellence for Nurse Practitioners, 4,* 4–12.

Whitfield, M. F., & Grunau, R. E. (2000). Behavior, pain perception, and the Extremely low-birth weight subjects. *Clinical Perinatology, 2,* 363–379.

Wigle, D. T., Mao, Y., Wong, T., & Lane, R. (1991). Economic burden of illness in Canada, 1989. *Chronic Disease Canada, 12* (3), 1–37.

Williams, N. E. (1986). Current views on pharmacological management of pain. In: M. Swerdlow (ed.), *The therapy of pain.* Lancaster, England: MTP Press Limited.

Williams, A. C. D. E., Nicholas, M. K., Richardson, P. H., Pither, C. E., Justing, D. M., Chamberlain, J. H., Harding, V. R., Ralphs, J. A., Jones, S. C., Dieudonne, I., Fetherstone, J. D., Hodgson, D. R., Ridout, K. L., & Shannon, E. M. (1993). Evaluation of a cognitive behavioural programme for rehabilitating patients with chronic pain. *British Journal of General Practice, 43,* 513–518.

Winzeler, S., & Rosenstein, B. D. (1998). Non-steroidal anti-inflammatory drugs: A review. *AAOHN Journal, 46,* 253–259.

Wiskin, L. F. (1998). Cognitive–behavioral therapy: A psychoeducational treatment approach for the American worker with rheumatoid arthritis. *Journal of Prevention Assessment and Rehabilitation, 10* (1), 41–48.

Woollam, C. H., & Jackson, A. O. (1998). Acupuncture in the management of chronic pain. *Anaesthesia, 53,* 593–595.

Wright, A. (1981). From IV to PO: Titrating your patient's pain medication. *Nursing 1981, 11* (7), 39–43.

Zagari, M., Mazonson, P., & Longton, W. (1996). Pharmacoeconomics of chronic nonmalignant pain. *Pharmacoeconomics, 10,* 356–377.

その他の文献

Barkin, R. L. Lubenow, T., Bruehl, S., Husfeldt, B., Ivankovich, O., & Barkin, S. L. (1996). Management of chronic pain. *Disease-a-Month, 42,* 389–454.

Basler, H. D. (1993). Group treatment for pain and discomfort. *Patient Education & Counseling, 20,* 167–175.

Clark, M. R. (2000). Pharmacological treatments for chronic non-malignant pain. *International Review of Psychiatry, 12,* 148–156.

Cutler, R. B., Fishbain, D. A., Rosomoff, H. L., Abdel-Moty, E., Khalil, T. M., & Rosomoff, R. S. (1994). Does nonsurgical pain center treatment of chronic pain return patients to work? *Spine, 19,* 643–652.

Dellasega, D., & Keiser, C. L. (1997). Pharamacologic approaches to chronic pain in the older adult. *Nurse Practitioner: American Journal of Primary Care, 22* (5), 20, 22–24, 26.

Gehring, M., & Watson, R. (1999a). Chronic pain in older people: *Elder Care, 11* (7), 16–20.

―――. (1999b). Chronic pain in older people: Nursing aspects. *Elder Care, 11* (8), 12–14.

Gifford, L. (1998). Pain, the tissues and the nervous system: A conceptual model. *Physiotherapy, 84* (1), 27–36.

Hendriksson, C. M. (1995). Living with continuous muscular pain—Patient perspectives: Part 1: Encounters and consequences. *Scandinavian Journal of Caring Sciences, 9* (2), 67–76.

Hendrikkson, C. M. (1995). Living with continuous muscular pain—Patient perspectives: Part II: Strategies for daily life. *Scandinavian Journal of Caring Sciences, 9* (2), 77–86.

Jensen, M. R., Turner, J. A., & Romano, J. M. (1994). Correlates of improvement in multidisciplinary treatment of chronic pain. *Journal of Consulting and Clinical Psychology, 62,* 172–179.

Kain, Z. N., & Rimar, S. (1995). Management of chronic pain in children. *Pediatrics in Review, 16,* 218–222.

Lipton, S., & Miles, J. (eds.). (1985). *Persistent pain.* London: Harcourt Brace Jovanovich.

―――. (1998b). Analgesics in the management of chronic pain. Part two: Step 1 analgesic drug therapy. *Intensive and Critical Care Nursing, 14,* 213–214.

―――. (1998c). Analgesics in the management of chronic pain. Part three: Step 2 analgesic drug therapy. *Intensive and Critical Care Nursing, 14,* 258–259.

―――. (1998d). Analgesics in the management of chronic pain. Part four: Step 3 oral analgesic drug therapy. *Intensive and Critical Care Nursing, 14,* 318–319.

MacConnachie, A. M. (1998a). Analgesics in the management of chronic pain. Part one: General principles. *Intensive and Critical Care Nursing, 14,* 513–514.

Magill-Levreault, L. (1993). Music therapy in pain and symptom management. *Journal of Palliative Care, 9* (4), 42–48.

Pasero, C., Gordon, D. B., & McCaffery, M. (1999). Pain control. JCAHO on assessing and managing pain. *American Journal of Nursing, 99* (7), 22.

Pasero, C. L., Reed, B., & McCaffery, M. (1998). Pain control: How aging affects pain management. *American Journal of Nursing, 98* (6), 12–13.

Peters, R. M. (1999). The effectiveness of therapeutic touch: A meta-analysis review. *Nursing Science Quarterly, 12,* 52–61.

Rowbotham, M. C. (1995). Chronic pain: From theory to practical management. *Neurology, 44* (Suppl 9), S5–S10.

Turk, D. C., & Rudy, T. E. (1988). A cognitive–behavioral perspective on chronic pain: Beyond the scalpel and syringe. In C. D. Tollison (ed.), *Handbook of chronic pain management* pp. 222–236. Baltimore: Williams & Wilkins.

Weinstein, S. M., Laux, L. F., Thornby, J. I., Lorimor, R. J., Hill, C. S., Thorpe, D. M., & Merrill, J. M. (2000b). Medical students' attitudes toward pain and the use of opioid analgesics: Implications for changing medical school curriculum. *Southern Medical Journal, 93,* 472–478.

Wells, N. (1994). Perceived control over pain: Relation to distress and disability. *Research in Nursing and Health, 17,* 295–302.

第5章　社会的孤立

参照文献

Antonucci, T. (1985). Social support. Theoretical advances, recent findings and pressing issues. In I. G. Sarason & B. R. Sarason (eds.), *Social support: Theory, research and application.* Boston: Martinus Nyhoff.

Austin, D. (1989). Becoming immune to loneliness: Helping the elderly fill a void. *Journal of Gerontological Nursing, 15* (9), 25–28.

Barker, J. C. (1994). Recognizing cultural differences: Health care providers and elderly patients. *Gerontology & Geriatric Education,* 15 (1), 9–21.

Bendor, S. (1990). Anxiety and isolation in siblings of pediatric cancer patients: The need for prevention. *Social Work in Health Care, 14* (3), 17–35.

Bennet, R. (1980). *Aging, isolation, and resocialization* (chapters 1 and 2). New York: Van Nostrand Reinhold.

Berkman, L. (1983). The assessment of social networks and social support in the elderly. *American Geriatric Society Journal, 31* (12), 743–749.

Biordi, D. (2000). Research agenda: Emerging issues in the management of health and illness. *Seminars for Nurse Managers, 8,* 205–211.

Biordi, D. (primary investigator). (1993). In-home care and respite care as self-care (Grant # NRO20210183). Washington, DC: National Institute of Nursing Research.

Borman, J., & Biordi, D. (1992). Female nurse executives: Finally, at an advantage. *Journal of Nursing Administration, 22* (9), 37–41.

Browne, A. J. (1997). The concept analysis of respect applying the hybrid model in cross-cultural settings. *Western Journal of Nursing Research, 19* (6), 762–780.

Burnley, I. H. (1992). Mortality from selected cancers in NSW and Sydney, Australia. *Social Science and Medicine, 35* (2), 195–208.

Cadman, D., Rosenbaum, P., Boyle, M., & Offord, D. (1991). Children with chronic illness: Family and parent demographic characteristics and psychosocial adjustment. *Pediatrics, 87* (6), 884–889.

Carpenito, L. J. (1995). *Nursing diagnosis: Application to clinical practice* (6th ed.). Philadelphia: Lippincott.

Catalan, J. (1998). Mental health problems in older adults with HIV referred to a psychological medicine unit. *AIDS Care: Psychological and Socio-medical Aspects of AIDS/HIV, 10* (2), 105–112.

Catlin, A. J. (1998). Editors choice. When cultures clash; comments on a brilliant new book . . . *The Spirit Catches You and You Fall Down.* New York: Farrar, Straus and Giroux.

Charmaz, K. (1987). Struggling for a self: Identity levels of the chronically ill. In J. Roth & P. Conrad (eds.), *Research in the sociology of health care.* Greenwich, CT: JAI Press.

Cheng, B. K. (1997). Cultural clash between providers of majority culture and patients of Chinese culture. *Journal of Long Term Home Health Care, 16* (2), 39–43.

Christ, G. (1987). Social consequences of the cancer experience. *The American Journal of Pediatric Hematology/Oncology, 9* (1), 84–88.

Cobb, S. (1979). Social support and health through the life course. In M. W. Riley (ed.), *Aging from birth to death.* Boulder, CO: Westview Press.

Cohen, M. (1993). The unknown and the unknowable—Managing sustained uncertainty. *Western Journal of Nursing Research, 15* (1), 77–96.

Corbin, J., & Strauss, A. (1987). Accompaniments of chronic illness: Changes in body, self, biography and biographical time. In J. Roth & P. Conrad (eds.), *Research in the sociology of health care.* Greenwich, CT: JAI Press.

Cox, C., Spiro, M., & Sullivan, J. (1988). Social risk factors: Impact on elders' perceived health status. *Journal of Community Health Nursing, 5* (1), 59–73.

Creecy, R., Berg, W., & Wright, L. Jr. (1985). Loneliness among the elderly: A causal approach. *Journal of Gerontology, 40* (4), 487–493.

Creed, F. (1990). Psychological disorders in rheumatoid arthritis: A growing consensus? *Annual Rheumatic Disorders, 49,* 808–812.

Davidhizar, R., Bechtel, GL, & Giger, J. N. (1998). Model helps CMs deliver multicultural care: Addressing cultural issues boosts compliance. *Case Management Advisor, 9* (6), 97–100.

Dela Cruz, L. (1986). On loneliness and the elderly. *Journal of Gerontological Nursing, 12* (11), 22–27.

DesRosier, M., Catanzaro, M., & Piller, J. (1992). Living with chronic illness: Social support and the well spouse perspective. *Rehabilitation Nursing, 17* (2), 87–91.

DiMatteo, M. R., & Hays, R. (1981). Social support and serious illness. In B. H. Gottlieb (ed.), *Social networks and social support.* Beverly Hills, CA: Sage.

Dorfman, L., Homes, C., & Berlin, K. (1996). Wife caregivers of frail elderly veterans: Correlates of caregiver satisfaction and caregiver strain. *Family Relations, 45,* 46–55.

Dropkin, M. (1989). Coping with disfigurement and dysfunction. *Seminars in Oncology Nursing, 5* (3), 213–219.

Fiscella, K., Franks, M., Gold, M., & Clancy, D. (2000). Social support, disability, and depression: A longitudinal study of rheumatoid arthritis. *Journal of the American Medical Association, 283,* 2579–2584.

Fitzpatrick, R., Newman, R., Archer, R., & Shipley, M. (1991). Social support, disability, and depression: A longitudinal study of rheumatoid arthritis. *Social Science and Medicine, 33* (5), 605–611.

Foxall, M., Barron, C., Dollen, K., Shull, K., & Jones, P. (1994). Low vision elders: Living arrangements, loneliness, and social support. *Journal of Gerontological Nursing, 20,* 6–14.

Foxall, M., Eckberg, J., & Griffith, N. (1986). Spousal adjustment to chronic illness. *Rehabilitation Nurs-*

ing, 11, 13–16.

Frierson, R. L. (1991). Suicide attempts by the old and the very old. *Archives of Internal Medicine, 151* (1), 141–144.

Gallo, A. M., Breitmayer, B. J., Knafl, K. A., & Zoeller, L. H. (1991). Stigma in childhood chronic illness: A well sibling perspective. *Pediatric Nursing, 17* (1), 21–25.

Gamba, A., Romano, M., Grosso, I., Tamburini, M., Cantu, G., Molinari, R., & Ventafridda, V. (1992). Psychosocial adjustment of patients surgically treated for head and neck cancer. *Head and Neck, 14* (3), 218–223.

Glassman-Feibusch, B. (1981). The socially isolated elderly. *Geriatric Nursing, 2* (1), 28–31.

Goodman, C. (1984). Natural helping among older adults. *Gerontologist, 24* (2), 138–143.

Gordon, M. (1982). *Nursing diagnosis: Process and application.* New York: McGraw-Hill.

——— (1989). Social isolation. *Manual of nursing diagnosis.* St. Louis: Mosby.

Groce, N. E., & Zola, I. (1993). Multiculturalism, chronic illness, and disability. *Pediatrics, 91* (5), 32–39.

Habayeb, G. L. (1995). Cultural diversity: A nursing concept not yet reliably defined. *Nursing Outlook, 43* (5), 224–227.

Heiney, S., Goon-Johnson, K., Ettinger, R., & Ettinger, S. (1990). The effects of group therapy on siblings of pediatric oncology patients. *Journal of Pediatric Oncology Nursing, 7* (3), 95–100.

Helton, L. R. (1995). Intervention with Appalachians: Strategies for a culturally specific practice. *Journal of Cultural Diversity, 2* (1), 20–26.

Heumann, L. (1988). Assisting the frail elderly living in subsidized housing for the independent elderly: A profile of the management and its support priorities. *Gerontologist, 28*, 625–631.

Hildebrandt, E. (1997). Have I angered my ancestors? Influences of culture of health care with elderly black South Africans as an example. *Journal of Multicultural Nursing and Health, 3* (1), 40–49.

Hoeffer, B. (1987). A causal model of loneliness among older single women. *Archives of Psychiatric Nursing, 1* (5), 366–373.

Hopper, S. (1981). Diabetes as a stigmatized condition: The case of low income clinic patients in the United States. *Social Science and Medicine, 15B*, 11–19.

House, J., Landis, K., & Umberson, D. (1988). Social relationships and health. *Science, 241*, 540–544.

Imel, S. (1998). *Seniors in cyberspace. Trends and issues alerts.* Washington, DC: Office of Educational Research and Improvement (ED). EDD00036.

Jessop, D., & Stein, R. (1985). Uncertainty and its relation to the psychological and social correlates of chronic illness in children. *Social Science and Medicine, 20* (10), 993–999.

Jones, M. D., Bond, M. L, & Cason, C. L. (1998). Where does culture fit in outcomes management? *Journal of Nursing Care Quality, 13* (1), 41–51.

Kaplan, G., Salonen, J., Cohen, R., Brand, R., Syme, S., & Puska, P. (1988). Social connections and mortality from all causes and from cardiovascular disease: Prospective evidence from Eastern Finland. *American Journal of Epidemiology, 128* (2), 370–380.

Keller, C. S., & Stevens, K. R. (1997). Cultural considerations in promoting wellness. *Journal of Cardiovascular Nursing, 11* (3), 15–25.

Kim, L. S. (1998). Long term care for the Korean American elderly: An exploration for a better way of services. *Journal of Long Term Home Health Care, 16* (2), 35–38.

Kinsella, G., Ford, B., & Moran, C. (1989). Survival of social relationships following head injury. *International Disability Studies, 11* (1), 9–14.

Kivett, V. (1979). Discriminators of loneliness among the rural elderly: Implications for interventions. *Gerontologist, 19* (1), 108–115.

Krause, N. (1993). Neighborhood deterioration and social isolation in later life. *International Journal of Aging and Human Development, 36*, 9–28.

Kreps, G., & Kreps, M. (1997). Amishing "medical care." *Journal of Multicultural Nursing & Health, 3* (2), 44–47.

Krouse, J., Krouse, H., & Fabian, R. (1989). Adaptation to surgery for head and neck cancer. *Laryngoscope, 99*, 789–794.

Lawton, M., Greenbaum, M., & Liebowitz, B. (1980). The lifespan of housing environments for the aging. *Gerontologist, 20*, 56–64.

Lawton, M., Kleban, M., & Carlson, D. (Winter 1973). The inner-city resident: To move or not to move. *Gerontologist*, 443–448.

Lawton, M., Moss, M., & Grimes, M. (1985). The changing service need of older tenants in planned housing. *Gerontologist, 25*, 258–264.

Lee, G. R., & Ellithorpe, E. (1982). Intergenerational exchange and subjective well-being among the elderly. *Journal of Marriage and the Family, 44*, 217–224.

Lien-Gieschen, T. (1993). Validation of social isolation related to maturational age: Elderly. *Nursing Diagnosis, 4* (1), 37–43.

Lin, N. (1986). Conceptualizing social support. In N. Lin, A. Dean, & W. Ensel (eds.), *Social support, life events, and depression.* New York: Academic Press.

Lyons, M. J. (1982). Psychological concomitants of the environment influencing suicidal behavior in middle and later life. *Dissertation Abstracts International, 43*, 1620B.

Maddox, G. L. (1985). Intervention strategies to enhance well-being in later life: The status and prospect of guided change. *Health Services Research, 19*,

1007–1032.
Mallinson, R. K., (1999). The lived experiences of AIDS-related multiple losses by HIV-negative gay men. *Journal of the Association of Nurses in AIDS Care, 10* (5), 22–31.
Matteson, M. A., & McConnell, E. S. (1988). *Gerontological nursing: Concepts and practice.* Philadelphia: W.B. Saunders.
Matteson, M. A., McConnell, E. S., & Linton, A. (1997). *Gerontological nursing: Concepts and practice* (2nd ed). Philadelphia: WB Saunders.
McNamara, B., Martin, K., Waddel, C., & Yuen, K. (1997). Palliative care in a multicultural society: Perceptions of health care professionals. *Palliative Medicine, 11* (5), 359–367.
Miller, B. (1990). Gender differences in spouse caregiver strain: Socialization and role explanations. *Journal of Marriage and the Family, 52,* 311–322.
Mullins, L., & Dugan, E. (1990). The influence of depression, and family and friendship relations, on residents' loneliness in congregate housing. *Gerontologist, 30* (3), 377–384.
NANDA. (2001). *Nursing diagnoses: Definitions and classification.* 2001–2002. Philadelphia: NANDA.
Newman, S. P., Fitzpatrick, R., Lamb, R., & Shipley, M. (1989). The origins of depressed mood in rheumatoid arthritis. *The Journal of Rheumatology, 16* (6), 740–744.
Noll, R., Ris, M. D., Davies, W. H., Burkowski, W., & Koontz, K. (1992). Social interactions between children with cancer or sickle cell disease and their peers: Teacher ratings. *Developmental and Behavioral Pediatrics, 13* (3), 187–193.
Norbeck, J., DeJoseph, J., & Smith, R. (1996). A randomized trial of an empirically derived social support intervention to prevent low birthweight among African-American women. *Social Science and Medicine, 43,* 947–954.
Noyes, R., Kathol, R., Debelius-Enemark, P., Williams, J., Mutgi, A., Suelzer, M., & Clamon, G. (1990). Distress associated with cancer as measured by the illness distress scale. *Psychosomatics, 31* (3), 321–330.
Orth-Gomer, K., Unden, A., & Edwards, M. (1988). Social isolation and mortality in ischemic heart disease: A 10-year follow-up study of 150 middle aged men. *Acta Med Scan, 224* (3), 205–215.
Peplau, L. A., & Perlman, D. (eds.). (1986). *Loneliness: A sourcebook of current theory, research, and therapy.* New York: John Wiley & Sons.
Poulin, J. (1984). Age segregation and the interpersonal involvement and morale of the aged. *Gerontologist, 24* (3), 266–269.
Praderas, K., & MacDonald, M. (1986). Telephone conversational skills training with socially isolated, impaired nursing home residents. *Journal of Applied Behavior Analysis, 19* (4), 337–348.
Ravish, T. (1985). Prevent isolation before it starts. *Journal of Gerontological Nursing, 11* (10), 10–13.
Reif, L. (1973). Managing a life with chronic disease. *American Journal of Nursing, 73* (2), 261–264.
Reynolds, P., & Kaplan, G. (1990). Social connections and risk for cancer: Prospective evidence from the Alameda County study. *Behavioral Medicine, 16* (3), 101–110.
Ryan, M., & Patterson, J. (1987). Loneliness in the elderly. *Journal of Gerontological Nursing, 13* (5), 6–12.
Salem, P. (1998). Paradoxical impacts of electronic communication technologies. Paper presented at the International Communication Association/National Communication Association Conference, Rome, Italy, July 15–17, 1998.
Seeman, M. (1959). On the meaning of alienation. *American Sociological Review, 24,* 783–791.
Smith, J. W. (1996). Cultural and spiritual issues in palliative care. *Journal of Cancer Care, 5* (4), 173–178.
Spiegel, D. (1990). Facilitating emotional coping during treatment. *Cancer, 66,* 1422–1426.
Spitz, G., & Miner, S. (1992). Gender differences in adult child contact among black elderly parents. *Gerontologist, 43,* 213–218.
Stephens, M., & Bernstein, M. (1984). Social support and well-being among residents of planned housing. *Gerontologist, 24,* 144–148.
Stewart, N. (1986). Perceptual and behavioral effects of immobility and social isolation in hospitalized orthopedic patients. *Nursing Papers/Perspectives in Nursing, 18* (3), 59–74.
Strauss, A., Corbin, J., Fagerhaugh, S., Glaser, B., Maines, D., Suzek, B., & Wiener, C. (1984). *Chronic illness and the quality of life* (2nd ed.). St. Louis: Mosby.
Subcommittee on Human Services of the Select Committee on Aging: U.S. House of Representatives (1987). *Exploding the myths: Caregiving in America* (Committee Print # 99–611). Washington, DC: US Government Printing Office.
Tamlyn, D., & Arklie, M. (1986). A theoretical framework for standard care plans: A nursing approach for working with chronically ill children and their families. *Issues in Comprehensive Pediatric Nursing, 9,* 39–45.
Tilden, V., & Weinert, C. (1987). Social support and the chronically ill individual. *Nursing Clinics of North America, 22* (3), 613–620.
Treolar, L. L. (1999). People with disabilities—the same, but different: Implications for health care practice. *Journal of Transcultural Nursing, 10* (4), 358–364.
Trout, D. (1980). The role of social isolation in suicide. *Suicide and Life Threatening Behavior, 10,* 10–22.
Watson, E. (1988). Dead to the world. *Nursing Times, 84* (21), 52–54.
Weeks, J. R., & Cuellar, J. P. (1981). The role of family members in the helping networks of older people.

Gerontologist, 21, 388–394.
Weisman, A. D., & Worden, J. W. (1976–1977). The existential plight in cancer: Significance of the first 100 days. *International Journal of Psychiatry in Medicine, 7,* 1–15.
Weiss, R. S. (1973). *Loneliness: The experience of emotional and social isolation.* Cambridge, MA: Massachusetts Institute of Technology Press.
Welch, C. M. (1998). The adult health and development program: Bridging the racial gap. *International Electronic Journal of Health Education, 1* (3), 178–181.
Williams, S., & Bury, M. (1989). Impairment, disability, and handicap in chronic respiratory illness. *Social Science and Medicine, 29* (5), 609–616.
Wright, L. (1995). Human development in the context of aging and chronic illness: The role of attachment in Alzheimer's disease and stroke. *International Journal of Aging and Human Development, 44,* 133–150.
Woods, N., Haberman, M., & Packard, N. (1993). Demands of illness and individual, dyadic, and family adaption in chronic illness. *Western Journal of Nursing Research, 15* (1), 10–30.
Zimmer, M. (1995). Activity participation and well being among older people with arthritis. *Gerontologist, 351,* 463–471.

(その他の文献)

Bell, D. (1959). The rediscovery of alienation: Some notes along the quest for the historical Marx. *Journal of Philosophy, 56,* 933–952.
Fuller, J. (1997). Multicultural health care: Reconciling universalism and particularism. *Nursing Inquiry, 4* (3), 153–159.
Holmen, K., Ericsson, K., Anderson, L., & Winblad, B. (1992). Loneliness among elderly people living in Stockholm: A population study. *Journal of Advanced Nursing, 17,* 43–51.
Hufford, D. J. (1995). Whose culture, whose body, whose healing? *Alternative Therapies in Health and Medicine, 1* (5), 94–95.
Krause, N. (1993). Neighborhood deterioration and social isolation in later life. *International Journal of Aging and Human Development, 36,* 9–28.
Kornhauser, W. (1959). *The politics of mass society.* New York: Free Press.
Orleans, M., & Laney, M. (1997). Early adolescent social networks and computer use. In *Proceedings of the Families, Technology, and Education conference,* (Chicago, October 30–November 1, 1997). See PS 027 175.
Shanas, E. (1968). *Old people in three societies.* New York: Atherton Press.
Shils, E. (1963). The theory of mass society. In P. Olson (ed.), *America as a mass society.* New York: Free Press.

第6章 身体可動性の変化と消耗性疲労

(参照文献)

Aaronson, L. C., Teel, C. S., Cassmeyer, V., Neuberger, G. B., Pallikkathayil, L., Pierce, J., Press, A. N., Williams, P. D., & Wingate, A. (1999). Defining and measuring fatigue. *Image, 31* (1), 45–50.
Alexander, N. B., Koester, D. J., & Grunawalt, J. A. (1996). Chair design affects how older adults rise from a chair. *Journal of the American Geriatric Society, 44,* 356–362.
Barroso J. (2001). "Just worn out": A qualitative study of HIV related-fatigue. In S. G. Funk, E. M. Tournquist, J. Leeman, M. S. Miles, & J. S. Harrell (eds.), *Key aspects of preventing and managing clinic illness,* pp. 183–186. New York: Springer.
Beere, P. A., Russel, S. D., Morey, M. C., Kitzman, D. W., & Higginbotham, M. B. (1999). Aerobic exercise training can reverse age-related peripheral circulatory changes in healthy older men. *Circulation, 100,* 1085–1094.
Belza, B. L., Henke, C. J., Yelin, E. H., Epstein, W. V., & Gilliss, C. L. (1993). Correlates of fatigue in older adults with rheumatoid arthritis. *Nursing Research, 42* (2), 93–99.
Berde, C. B. (September/October, 1997). Peridatric pain update: Presentations at the fourth international symposium on pediatric pain in Helsinki. *IASP Newsletter.* Available on-line at http://www.halcyon.com.
Berg, H. E., Dudley, G. A., Haggmark, T., Ohlsen, H., & Tesch, P. A. (1991). Effects of lower limb unloading on skeletal muscle mass and function in human. *Journal of Applied Physiology, 99,* 137–143.
Blake, D., Maisiak, R., Alarcon, G., Holley, H., & Brown, S. (1987). Sexual quality of life of patients with arthritis compared to arthritis free controls. *Journal of Rheumatology, 14,* 570–576.
Blaney, B. (2000). Home, barrier-free home. *Arthritis*

Today, 14 (6), 68–72.
Bloomfield, S. A. (1997). Changes in musculoskeletal structure and function with prolonged bed rest. *Medicine and Science in Sports and Exercise, 29,* 197–206.
Bradley, L. A. (1989). Psychosocial factors and disease outcomes in rheumatoid arthritis: Old problems, new solutions, and a future agenda. *Arthritis and Rheumatism, 32,* 1611–1614.
Brangman, S. A. (1997). Minorities. In R. J. Ham & P. D. Sloane (eds.) *Primary care geriatrics: A care bared approach,* pp. 82–93. St. Louis: Mosby.
Brummel-Smith, K. (1996). Rehabilitation. In R. J. Ham & P. D. Sloane (eds.), *Primary care geriatrics: A case-based approach* (3rd ed.), pp. 139–152. St. Louis: Mosby.
Buckwalter, J. A., & DiNubile, N. A. (1997). Decreased mobility in the elderly. *The Physician and Sports Medicine, 25* (9), 127–133.
Burton, R. R. (1980). Human responses to repeated high G simulated aerial combat maneuvers. *Aviation, Space & Environmental Medicine, 51,* 1185–1192.
Carlson, J. E., Ostir, G. V., Black, S. A., Markides, K. S., Rudkin, L., & Goodwin, J. S. (1999). Disability in older adults 2: Physical activity as prevention. *Behavioral Medicine, 24,* 157–168.
Carpenito, L. J. (2000). *Nursing diagnosis: Application to clinical practice* (8th ed.), p. 581. Philadelphia: Lippincott.
Cavalieri, F., Salaffi, F., & Ferraccioli, G. F. (1991). Relationship between physical impairment, psychological variables, and pain in rheumatoid disability: An analysis of their relative impact. *Clinical and Experimental Rheumatology, 9,* 47–50.
Chen, M. K. (1986). The epidemiology of self-perceived fatigue among adults. *Preventive Medicine, 15,* 74–81.
Cohen, S., & Wills, T. A. (1985). Stress, social support, and the buffering hypothesis. *Psychological Bulletin, 98,* 310–357.
Convertino, V. A. (1997). Cardiovascular consequences of bed rest: Effect on maximal oxygen uptake. *Medicine and Science in Sports and Exercise, 29* (2), 191–196.
Corcoran, P. J. (1991). Use it or lose it—The hazards of bed rest and inactivity. *Western Journal of Medicine, 154,* 536–538.
Crosby, L. A. (1991). Factors which contribute to fatigue associated with rheumatoid arthritis. *Journal of Advanced Nursing, 16,* 974–981.
Dalton, C. (1995). Complementary therapies in arthritis treatment. *Advances for Nurse Practitioners, 3* (11), 33.
del Puente, A., Pappone, N., Mandes, M. G., Manova, D., Scarpa, R., & Oriente, P. (1996). Determinants of bone mineral density in immobilizations: A study on hemiplegic patients. *Osteoporosis International, 6,* 50–54.
Desai, M. M., Zhang, P., & Hennessy, C. H. (1999). Surveillance for morbidity and mortality among older adults—United States, 1995–1996. *Morbidity and Mortality Weekly Report, 48* (SS8), 7–26.
Dieppe, P., & Tobias, J. (1998). Bone and joint aging. In R. Talles, H. Fillet, & J. C. Brocklehurst (eds.), *Geriatric medicine and gerontology,* pp. 1131–1136. Edinburgh, England: Churchill Livingstone.
Ducharme, J. (2000). Acute pain and pain control: State of the art. *Annals of Emergency Medicine, 35,* 592–603.
Dworkin, S. F., Von Korff, M. R., & LeResche, L. (1992). Epidemiologic studies of chronic pain: A dynamic-ecologic perspective. *Internal Medicine, 14* (1), 3–11.
Dzurec, L. C. (2000). Fatigue and relatedness experience of inordinately tired women. *Image, 32,* 339–345.
Eliopoulos, C. (1997). *Gerontological nursing* (4th ed.), pp. 160–175. Philadelphia: Lippincott.
Evans, W. J. (1995). Exercise, nutrition and aging. *Clinics in Geriatric Medicine, 11,* 725–734.
Ferrando, A. A., Lane, H. W., Stuart, C. A., Davis-Street, J., & Wolfe, R. R. (1996). Prolonged bedrest decreased skeletal muscle and whole body protein synthesis. *The American Journal of Physiology, 270,* E627–633.
Fiatarone, M. A., Marks, E. C., Ryan, N. D., Meredith, C. N., Lipsitz, L. A., & Evans, W. J. (1990). High-intensity training in nonagenarians: Effects on skeletal muscle. *Journal of the American Medical Association, 263,* 3029–3034.
Fiatarone, M. A., O'Neil, E. F., Ryan, N. D., Clements, K. M., Solares, G. R., Nelson, M. E., Roberts, S. B., Kehayias, J. J., Lipsitz, L. A., & Evans, W. J. (1994). Exercise training and nutritional supplementation for physical frailty in very elderly people. *New England Journal of Medicine, 330,* 1769–1775.
Freel, M. I., & Hart, L. K. (1977). Study of fatigue phenomena of multiple sclerosis patients. (Grant No. 5R02-NU-00524-2), Division of Nursing, USDHEW.
Grandjean, E. P. (1968). Fatigue: Its physiological and psychological significance. *Ergonomics, 11,* 427–436.
———. (1969). *Fitting the task to the man—An Ergonomic Approach.* London: Taylor & Francis.
———. (1970). Fatigue: Yant memorial lecture. *American Industrial Hygiene Association Journal, 31,* 401–411.
Gress, T. (1997). Does your patient need deep venous thrombosis prophylaxis? *Osler Medical Journal.* Available on-line at http://omj.med.jhu.edu.
Guerrero, J. L., Thurman, D. J., & Sniezek, J. E. (2000). Emergency department visits associated with traumatic brain injury: United States, 1995–1996. *Brain Injury, 14* (2), 181–186.
Hack, M., & Fanaroff, A. A. (1999). Outcomes of children of extremely low birthweight and gestational age

in the 1990's. *Early Human Development, 53* (3), 193–218.

Hart, L. K. (1978). Fatigue in the patient with multiple sclerosis. *Research in Nursing and Health, 1,* 147–157.

Haylock, P. J., & Hart, L. K. (1979). Fatigue in patients receiving localized radiation. *Cancer Nursing, 2,* 461–467.

Holm, K., & Hedricks, C. (1989). Immobility and bone loss in the aging adult. *Critical Care Quarterly, 12* (1), 46–51.

Hubbard, P., Muhlenkamp, A. F., & Brown, N. (1984). The relationship between social support and self-care practices. *Nursing Research, 33,* 266–270.

Husain, T. (1953). An experimental study of some pressure effects on tissues with reference to the bedsore problem. *Journal of Pathology and Bacteriology, 66* (2), 347–358.

Huyser, B. A., Parker, J. C., Thoreson, R., Smarr, K. L., Johnson, J. C., & Hoffman, R. (1998). Predictors of subjective fatigue among individuals with rheumatoid arthritis. *Arthritis & Rheumatism, 41,* 2230–2237.

Irvine, D. M., Vincent, L., Bubela, N., Thomson, L., & Graydon, J. (1991). A critical appraisal of the research literature investigating fatigue in the individual with cancer. *Cancer Nursing, 14* (4), 188–199.

Irvine, D., Vincent., L., Grydon, J. E., Bubela, N., & Thompson, L. (1994). The prevalence and correlates of fatigue in patients receiving treatment with chemotherapy and radiotherapy. *Cancer Nursing, 17* (5), 367–378.

Ishizaki, Y., Fukuoka, H., Katsura, T., Katsura, T., Nishimura, Y., Kiriyama, M., Higuraski, M., Suzuki, Y., Kawakubo, K., & Gunji, A. (1994). Psychological effects of bed rest in young healthy subjects. *Acta Physiologica Scandinavia, 150* (Suppl 616), 83–87.

Jones, J. L., & Sanford, J. A. (1996). People with mobility impairments in the United States today and in 2010. *Assistive Technology, 8* (1), 43–53.

Jorgensen, L., Jacobsen, B. K., Wilsgaard, T., & Magnus, J. H. (2000). Walking after stroke: Does it matter? Changes in bone mineral density within the first 12 months after stroke. A longitudinal study. *Osteoporosis International, 11* (5), 381–387.

Kane, R. L., Ouslander, J. G., & Abrass, I. B. (1999). *Essentials of clinical geriatrics* (4th ed.), pp. 256–291. New York: McGraw-Hill.

Kashiwagi, S. (1971). Psychological ratings of human fatigue. *Ergonomics, 14,* 17–21.

Kelly, G. (1998). Aerobic exercise and lumbar spine bone mineral density in postmenopausal women: A meta-analysis. *Journal of the American Geriatric Society, 46,* 143–152.

Kessler, R. C., & McLeod, J. D. (1984). Sex differences in vulnerability to undersireable life events. *American Sociological Review, 49,* 620–631.

Kisner, C., & Colby, L. A. (1996). *Therapeutic exercise: Foundations and techniques* (3rd ed.), pp. 1–142. Philadelphia: F. A. Davis Company.

Klemm, P., Hurst, M., Dearholt, S. L., & Trone, S. R. (1999). Cyber solace: Gender differences on Internet cancer support groups. *Computers in Nursing, 17* (2), 65–72.

Kosiak, M. (1961). Etiology of decubitus ulcer. *Archives of Physical Medicine and Rehabilitation, 42* (1), 19–29.

Langlie, J. K. (1977). Social networks, health beliefs and preventive health behavior. *Journal of Health and Social Behavior, 18,* 244–260.

LeBlanc, A., Schneider, V., Spector, E., Evans, H., Rowe, R., Lane, H., Demers, L., & Lipton, A. (1995). *Bone, 16,* 301S–304S.

Lee, K. A., Hicks, G., & Nino-Murcia, G. (1991). Validity and reliability of a scale to assess fatigue. *Psychiatry Research, 36,* 291–298.

Levine, B. D., Zuckerman, J. H., & Pawelczyk, J. A. (1997). Cardiac atrophy after bed-rest deconditioning: A nonneural mechanism for orthostatic intolerance. *Circulation, 96,* 517–525.

Liao, Y., McGee, D. L., Cao, G., & Cooper, R. S. (2000). Quality of the last year of life of older adults: 1986 vs. 1993. *Journal of the American Medical Association, 283* (4), 512–518.

Loeb, M., McGeer, A., McArthur, M., Walter, S., & Simor, A. E. (1999). Risk factors for pneumonia and other lower respiratory tract infections in elderly residents of long-term care facilities. *Archives of Internal Medicine, 159,* 2058–2064.

MacLaren, D. P. M., Gibson, H., Parry-Billings, M., & Edwards, R. H. T. (1989). A review of metabolic and physiological factors in fatigue. *Exercise and Sport Science Review, 17,* 29–66.

Mahoney, J. E. (1998). Immobility and falls. *Clinics in Geriatric Medicine, 14* (4), 699–726.

Mahowald, M. D., & Dykstra, D. (1997). Rehabilitation of patients with rheumatic diseases. In J. H. Klippel, C. M. Weyland, & R. L. Wortmann (eds.), *Primer on the rheumatic diseases,* pp. 407–412. Atlanta: Arthritis Foundation.

McCaffery, M., & Pasero, C. (1999). *Pain: Clinical manual* (2nd ed.). St. Louis: Mosby.

McCorkle, R., & Young, K. (1978). Development of a symptom distress scale. *Cancer Nursing, October,* 373–378.

McPhee, S. J., & Schroeder, S. A. (1999). General approach to the patient: Health maintainence and disease prevention and common symptoms. In L. M. Tierney, S. J. McPhee, & M. A. Papadakis (eds.), *Current medical diagnosis and treatment,* pp. 1–32. Stanford, CT: Appleton and Lange.

Meredith, C. N., Frontera, W. R., & Evans, W. J. (1992). Body composition in elderly men: Effect of dietary modification during strength training. *Journal of the American Geriatric Society, 40,* 155–162.

Mobily, P. R., & Kelley, L. S. (1991). Iatrogenesis in the elderly. *Journal of Gerontological Nursing, 17* (9), 5–10.

Monk, T. H., Buysse, D. J., Billy, B. D., Kennedy, K. S., & Kupfer, D. J. (1997). The effects on human sleep and circadian rhythms of 17 days of continuous bedrest in the absence of daylight. *Sleep, 20* (10), 858–864.

Murphy, S. L. (2000). Deaths: Final data for 1998. *National Vital Statistics Report, 48* (11), 1–104.

(NCIPC) National Center for Injury Prevention and Control. (2000). *Fact Book for the year 2000: Falls among older adults.* Center for Disease Control. Health and Human Services. Available on-line at http://www.cdc.gov/ncipc/pub-res/FactBook.

Neuberger, G. B., Press, A. N., Lindsley, H. B., Hinton, R., Cagle, P. E., Carlson, K., Scott, S., Dahl, J., & Kramer, B. (1997). Effects of exercise on fatigue, aerobic fitness, and disease activity measures in persons with rheumatoid arthritis. *Research in Nursing and Health, 20,* 195–204.

NIH Consensus Panel. (December 18–20, 1995). Physical activity and cardiovascular health. *NIH Consensus Statement, 13* (3), 1–33.

(NSA) National Stroke Association. (2000). Stroke mortality. Available on-line at http://www.stroke.org.

Olson, E. V., Johnson, B. J., Thompson, L. F., McCarthy, J. A., Edmonds, R. E., Schroeder, L. M., & Wade, M. (1967). The hazards of immobility. *American Journal of Nursing, 67* (4), 779–797.

Pavy-Le Traon, A., Sigaudo, D., Vasseur, P., Fortrat, J. O., Guell, A., Hughson, R. L., & Gharib, C. (1997). Orthostatic tests after a 4-day confinement or simulated weightlessness. *Clinical Physiology, 17,* 41–55.

Pinhas-Hamiel, O., Dolan, L. M., Daniels, S. R., Standifore, D., Khoury, P. R., & Zeitler, P. (1996). Increased incidence of non-insulin-dependent diabetes mellitus among adolescents. *Journal of Pediatrics, 128,* 608–615.

Piper, B. F. (1989). Fatigue: Current basis for practice. In S. Funk, E. Tornquist, M. Champagne, L. Copp, & R. Wiese (eds.), *Key aspects of comfort,* pp. 187–198. New York: Springer.

———. (1997). Measuring fatigue. In M. Frank-Stromberg & S. J. Olsen (eds.), *Instruments for clinical health-care research,* pp. 482–496. Sudbury, MA: Jones and Bartlett.

Piper, B. F., Lindsey, A. M., Dodd, M. J., Ferketich, S., Paul, S. M., & Weller, S. (1989). The development of an instrument to measure the subjective dimension of fatigue. In S. G. Funk, E. M. Tornquist, M. T. Champagne, L. A. Copp, & R. Wiese (eds.), *Key aspects of comfort,* pp. 199–208. New York: Springer.

Pluijm, S., Graafmans, W., Bouter, L., & Lips, P. (1999). Ultrasound measurements for the prediction of osteoporotic fractures in elderly people. *Osteoporosis International, 9,* 550–556.

Province, M. A., Hadley, E. C., Hornbrook, M. C., Lipsitz, L. A., Miller, J. P., Mulrow, C. D., Ory, M. G., Satten, R. W., Tinetti, M. E., & Wolf, S. L. (1995). The effects of exercise on falls in elderly patients. A preplanned meta-analysis of the FICSIT trials. *Journal of the American Medical Association, 273,* 1341–1347.

Pyka, G., Lindenberger, E., Charette, S., & Marcus, R. (1994). Muscle strength and fiber adaptations to a year-long resistance training program in elderly men and women. *Journal of Gerontology, 49,* 937–946.

Rhoten, D. (1982). Fatigue and the postsurgical patient. In C. M. Norris (ed.), *Concept clarification in nursing,* pp. 277–300. Rockville, MD: Aspen.

Ruml, L. A., Dubois, S. K., Roberts, M. L., & Pak, C. Y. (1995). Prevention of hypercalciuria and stone-forming propensity during prolonged bedrest by alendronate. *Journal of Bone and Mineral Research, 10* (4), 655–662.

Russell, J. N., Hendershot, G. E., LeClere, F., & Howie, L. (1997). Trends and differential use of assistive technology devices: United States, 1994. *Advance data from vital and health statistics;* no. 292. Hyattsville, MD: National Center for Health Statistics.

Ryback, R. S., Trimble, R. W., Lewis, O. F., & Jennings, C. L. (1971). Psychobiological effects of prolonged weight-lessness (bed rest) in young health volunteers. *Aerospace Medicine, 42,* 408–415.

Schreuder, O. P. (1966). Medical aspects of aircraft pilot fatigues with special reference to the commercial jet pilot. *Aerospace Medicine, 37,* 1–44.

Sigaudo, D., Fortrate, J. O., Maillet, A., Allevard, A. M., Pavy-Le Traon, A., Hughson, R. L., Guell, A., Gharib, C., & Gauquelin, G. (1996). Comparison of a 4-day confinement and head-down tilt on endocrine response and cardiovascular variability in humans. *European Journal of Applied Physiology, 73,* 28–37.

Sinacore, D. R. (1998). Acute charcot arthropathy in patients with diabetes. *Journal of Diabetes and Its Complications, 12,* 287–293.

Sosin, D. M., Sniezek, J. E., & Thurman, D. J. (1996). Icidence of mild and moderate brain injury in the United States, 1991. *Brain Injury, 10,* 47–54.

Stevens, J. A., Hasbrouck, L. M., Durant, T. M., Dellinger, A. N., Batabyal, P. K., Crosby, A. E., Valluru, B. R., Kresnow, M., & Guerrero, J. L. (1999). Surveillance for injuries and violence among older adults. *Morbidity and Mortality Weekly Report, 48* (SS8), 27–50.

Stewart, N. (1986). Perceptual and behavioural effects

of immobility and social isolation in hospitalized orthopedic patients. *Nursing Papers, 18* (3), 59–74.

Stuifbergen, A. K., Seraphine, A., & Roberts, G. (2001). Maximizing health for those with multiple sclerosis. In S. G. Funk, E. M. Tournquist, J. L. Leeman, M. S. Miles, & J. S. Harrell (eds.), *Key aspects of preventing and managing chronic illness,* pp. 195–206. New York: Springer.

Surgeon General. (1996). *Surgeon General's report on physical activity and health.* (S/N 017-023-00196-5). U. S. Department of Health and Human Services, Centers for Disease Control and Prevention, National Center for Chronic Disease Prevention and Health Promotion, The President's Council on Physical Fitness and Sports; Washington, DC: Government Printing Office.

Tack, B. (1990). Self-reported fatigue in rheumatoid arthritis: A pilot study. *Arthritis Care and Research, 3* (3), 154–157.

———. (1991). Dimensions and correlates of fatigue in older adults with rheumatoid arthritis. Unpublished doctoral dissertation. University of California, San Francisco.

Thurman, D., & Guerrero, J. (1999). Trends in hospitalization associated with traumatic brain injury. *Journal of the American Medical Association, 282,* 954–957.

Trappe, S., Williamson, D., Godard, M., Porter, D., Rowden, G., & Costill, D. (2000). Effect of resistance training on single muscle fiber contractile function in older men. *Journal of Applied Physiology, 89* (1), 143–152.

Trudel, G., Uhthoff, H. K., & Brown, M. (1999). Extent and direction of joint motion limitation after prolonged immobility: An experimental study in the rat. *Archives of Physical Medicine and Rehabilitation, 80,* 1542–1547.

U.S. Department of Agriculture. (1995). Food guide pyramid. *Nutrition and your health: Dietary guidelines for Americans.* Washington, DC: Department of Health and Human Services.

Welsh, L., & Rutherford, O. M. (1996). Effects of isometric strength training on quadriceps muscle properties in over 55 year olds. *European Journal of Applied Physiology and Occupational Physiology, 72,* 219–223.

Wethington, E., & Kessler, R. C. (1986). Perceived support, received support, and adjustment to stressful life events. *Journal of Health and Social Behavior, 27,* 78–89.

Wolf, S. L., Barnhart, H. X., Kutner, G. G., McNeely, E., Coogler, C., & Xu, T. (1996). Reducing frailty and falls in older persons: An investigation of *Tai Chi* and computerized balance training. *Journal of the American Geriatric Society, 44,* 489–497.

Yanagibori, R., Suzuki, Y., Kawakubo, K., Makita, Y., & Gunji, A. (1994). Carbohydrate and lipid metabolism after 20 days of bed rest. *Acta Physiologica Scandinavica, 150* (Suppl 616), 51–57.

Yen, P. (1995). Maximizing calcium intake. *Geriatric Nursing, 16* (2), 92.

Zola, I. K. (1993). Disability statistics: What we count and what it tells us. *Journal of Disability Policy Studies, 4* (2), 9–39.

第Ⅱ部　クライエントと家族にとってのクロニックイルネス

第7章　クオリティ・オブ・ライフ（QOL）

参照文献

Abeles, R. P., Gift, H. C., & Ory, M. G. (eds.). (1994). *Aging and quality of life.* New York: Springer.

Administration on Aging, U.S. Department of Health and Human Services. (2001, February 9). *Profile of older Americans: 2000.* Retrieved February 26, 2001, from the World Wide Web: http://www.aoa.dhhs.gov/aoa/stats/profile/.

Albert, S. M. (1997). Assessing health-related quality of life in chronic care populations. *Journal of Mental Health and Aging, 3* (1), 101–118.

Arruda, E. N., Larson, P. J., & Meleis, A. I. (1992). Comfort: Immigrant Hispanic cancer clients' views. *Cancer Nursing, 15* (6), 387–394.

Artinian, N. T., & Hayes, M. G. (1992). Factors related to spouses' quality of life 1 year after coronary artery bypass graft surgery. *Cardiovascular Nursing, 28* (5), 33–38.

Arzouman, J. M. R., Dudas, S., Ferrens, C. E., & Holm, K. (1991). Quality of life of clients with sarcoma postchemotherapy. *Oncology Nursing Forum, 18* (5), 889–894.

Baptiste, S. (1988). Muriel Driver Memorial Lecture:

Chronic pain, activity and culture. *Canadian Journal of Occupational Therapy, 55* (4), 179–184.

Baxter, J., Shetterly, S. M., Eby, C., Mason, L., Cortese, C. F., & Hamman, R. F. (1998). Social network factors associated with perceived quality of life: The San Luis Valley health and aging study. *Journal of Aging and Health, 10* (3), 287–310.

Benner, P., & Wrubel, J. (1989). *The primacy of caring.* Menlo Park, CA: Addison-Wesley.

Berggren-Thomas, P., & Griggs, M. J. (1995). Spirituality in aging: Spiritual need or spiritual journey? *Journal of Gerontological Nursing, 21* (3), 5–10.

Bertero, C., Eriksson, B., & Ek, A. (1997). A substantive theory of quality of life of adults with chronic leukaemia. *International Journal of Nursing Studies, 34* (1), 9–16.

Bullinger, M. (1997). The challenge of cross-cultural quality of life assessment. *Psychology and Health, 12,* 815–825.

Burckhardt, C. S., Woods, S. L., Schultz, A. A., & Ziebarth, D. M. (1989). Quality of life of adults with chronic illness: A psychometric study. *Research in Nursing & Health, 12,* 347–354.

Carroll, D. L., Hamilton, G. A., & McGovern, B. A. (1999). Changes in health status and quality of life and the impact of uncertainty in clients who survive life-threatening arrhythmias. *Heart & Lung, 28* (4), 251–260.

Cassileth, B. R., Lusk, E. J., Guerry, D., Blake, A. D., Walsh, W. P., Kascius, L., & Schultz, D. J. (1991). Survival and quality of life among clients receiving unproven as compared with conventional cancer therapy. *The New England Journal of Medicine, 324,* 1180–1185.

Cella, D. (1991). Functional status and quality of life: Current views on measurement and intervention. In *Functional status and quality of life in persons with cancer,* pp. 1–12. Atlanta: American Cancer Society.

Cheater, F. (1998). Quality of life measures for the healthcare environment. *Nurse Researcher, 5* (3), 17–30.

Chronic conditions: A challenge for the 21st century. (1999, November, Number 1). Washington, DC: National Academy on an Aging Society.

Collins, E. G., White-Williams, C., & Jalowiec, A. (2000). Spouse quality of life before and 1 year after heart transplantation. *Critical Care Nursing Clinics of North America, 12* (1), 103–110.

Corless, I. B., Nicholas, P. K., & Nokes, K. M. (2001). Issues in cross-cultural quality-of-life research. *Journal of Nursing Scholarship, 33* (1), 15–20.

Dean, H. E. (1990). Political and ethical implications of using quality of life as an outcome measure. *Seminars in Oncology Nursing, 6* (4), 303–308.

Doherty, W. J., & Campbell, T. L. (1988). *Families and health.* Newbury Park, CA: Sage.

Donely, R. (1991). Spiritual dimensions of health care: Nursing's mission. *Nursing and Health Care, 12* (4), 178–183.

Dubos, R. (1959). *Mirage of health: Utopias, progress, and biological change.* Garden City, NY: Doubleday.

Engebretson, T. O., Clark, M. M., Niaura, R. S., Phillips, T., Albrecht, A., & Tilkemeier, P. (1999). Quality of life and anxiety in a phase II cardiac rehabilitation program. *Medicine and Science in Sports and Exercise, 31* (2), 216–223.

Faden, R., & German, P. S. (1994). Quality of life: Considerations in geriatrics. *Clinics in Geriatric Medicine, 10* (3), 541–551.

Ferrans, C. E. (1990). Development of a quality of life index for clients with cancer. *Oncology Nursing Forum, 17* (3) (Suppl), 15–19.

———. (1996). Development of a conceptual model of quality of life. *Scholarly Inquiry for Nursing Practice, 10* (3), 293–304.

Ferrell, B., Grant, M., Padilla, G., Vemuri, S., & Rhiner, M. (1991). The experience of pain and perceptions of quality of life: Validation of a conceptual model. *The Hospice Journal, 7* (3), 9–24.

Fisher, M., & Mitchell, G. (1998). Patients' view of quality of life: Transforming the knowledge base of nursing. *Clinical Nurse Specialist, 12* (3), 98.

Forbes, D. (2001). Enhancing mastery and sense of coherence: Important determinants of health in older adults. *Geriatric Nursing, 22* (1), 29–32.

Foreman, M., & Kleinpell, R. (1990). Assessing the quality of life of elderly persons. *Seminars in Oncology Nursing, 6* (4), 292–297.

Grassi, L., Indelli, M., Maltoni, M., Falcini, F., Fabbri, L., & Indelli, R. (1996). Quality of life of homebound clients with advanced cancer: Assessments by clients, family members, and oncologists. *Journal of Psychosocial Oncology, 14* (3), 31–45.

Guse, L. W., & Masesar, M. A. (1999). Quality of life and successful aging in long-term care: Perceptions of residents. *Issues in Mental Health Nursing, 20,* 527–539.

Haas, B. K. (1999). Clarification and integration of similar quality of life concepts. *Image: Journal of Nursing Scholarship, 31* (3), 215–220.

Haberman, M. R., & Bush, N. (1998). Quality of life: Methodological and measurement issues. In C. R. King, & P. S. Hinds (eds.), *Quality of life: From nursing and client perspectives,* pp. 117–139. Sudbury, MA: Jones and Bartlett.

Heriot, C. S. (1992). Spirituality and aging. *Holistic Nurse Practice, 7* (1), 22–31.

Hicks, T. J. Jr. (1999). Spirituality and the elderly: Nursing implications with nursing home residents. *Geriatric Nursing, 20* (3), 144–146.

Hollenberg, N. K., Williams, G. H., & Anderson, R.

(2000). Medical therapy, symptoms, and the distress they cause. *Archives of Internal Medicine, 160*, 1477–1483.

Isaia, D., Parker, V., & Murrow, E. (1999). Spiritual well-being among older adults. *Journal of Gerontological Nursing, 25* (8), 15–21.

Jassak, P. F., & Knafl, K. A. (1990). Quality of family life: Exploration of a concept. *Seminars in Oncology Nursing, 6*, 298–302.

Kahn, S. B., Houts, P. S., & Harding, S. P. (1992). Quality of life and clients with cancer: A comparative study of client versus physician perceptions and its implications for cancer education. *Journal of Cancer Education, 7* (3), 241–249.

Kliempt, P., Ruta, D., & McMurdo, M. (2000). Measuring the outcomes of care in older people: A non-critical review of client based measures. I. General health status and quality of life instruments. *Reviews in Clinical Gerontology, 10*, 33–42.

Kressin, N. R., Spiro, A., & Skinner, K. M. (2000). Negative affectivity and health-related quality of life. *Medical Care, 38* (8), 858–867.

Kosinski, M., Zhao, S. Z., Dedhiya, S., Osterhaus, J. T., & Ware, J. E. Jr. (2000). Determining minimally important changes in geriatric and disease-specific health-related quality of life questionnaires in clinical trials of rheumatoid arthritis. *Arthritis and Rheumatism, 43* (7), 1478–1487.

Landis, B. J. (1996). Uncertainty, spiritual well-being, and psychosocial adjustment to chronic illness. *Issues in Mental Health Nursing, 17* (3), 217–231.

Larson, D. B., & Koenig, H. G. (2000). Is God good for your health? The role of spirituality in medical care. *Cleveland Clinic Journal of Medicine, 67* (2), 80–84.

Larson, P. J., Viele, C. S., Coleman, S., Dibble, S. L., & Cebulski, C. (1993). Comparison of perceived symptoms of clients undergoing bone marrow transplant and the nurses caring for them. *Oncology Nursing Forum, 20* (1), 81–88.

Lawton, M. P. (1997). Measures of quality of life and subjective well-being. *Generations, 21* (1), 45–47.

Lawton, M. P., Moss, M., Hoffman, C., Grant, R., Ten Have, T., & Kleban, M. H. (1999). Health, valuation of life, and the wish to live. *The Gerontologist, 39* (4), 406–416.

Lee, O. J., & Pilkington, F. B. (1999). Practice with persons living their dying: A human becoming perspective. *Nursing Science Quarterly, 12* (4), 324–328.

Leininger, M. (1994). Quality of life from a transcultural nursing perspective. *Nursing Science Quarterly, 7* (1), 22–28.

Liao, Y., McGee, D. L., Coa, G., & Cooper, R. S. (2000). Quality of the last year of life of older adults: 1986 vs 1993. *Journal of the American Medical Association, 283* (4), 512–518.

Lisse, J., Espinoza, L., Zhao, S. Z., Dedhiya, S. D., & Osterhaus, J. T. (2001). Functional status and health-related quality of life of elderly osteoarthritic clients treated with celecoxib. *Journal of Gerontology: Medical Sciences, 56A* (3), M167–M175.

Lukkarinen, H., & Hentinen, M. (1998). Assessment of quality of life with the Nottingham Health Profile among women with coronary artery disease. *Heart and Lung, 27* (3), 189–199.

McMillan, S. C., & Mahon, M. (1994). The impact of hospice services on the quality of life of primary caregivers. *Oncology Nursing Forum, 21* (7), 1189–1195.

Millison, M., & Dudley, J. R. (1992). Providing spiritual support: A job for all hospice professionals. *The Hospice Journal, 8* (4), 49–66.

Muldoon, M. H., & King, N. (1991). A spirituality for the long haul: Response to chronic illness. *Journal of Religion and Health, 30* (2), 99–108.

Murdaugh, C. (1998). Health-related quality of life in HIV disease: Achieving a balance. *Journal of the Association of Nurses in AIDS Care, 9* (6), 59–71.

Nagai-Jacobson, M. G., & Burkhardt, M. A. (1989). Spirituality: Cornerstone of holistic nursing practice. *Holistic Nursing Practice, 3* (3), 18–26.

Nesbitt, B. J., & Heidrich, S. M. (2000). Sense of coherence and illness appraisal in older women's quality of life. *Research in Nursing and Health, 23*, 25–34.

Northouse, L. L., Caffey, M., Deichelbohrer, L., Schmidt, L., Guziatek-Trojniak, L., West, S., Kershaw, T., & Mood, D. (1999). The quality of life of African American women with breast cancer. *Research in Nursing and Health, 22*, 449–460.

Nuamah, I. F., Cooley, M. E., Fawcett, J., & McCorkle, R. (1999). Testing a theory for health-related quality of life in cancer clients: A structural equation approach. *Research in Nursing and Health, 22*, 231–242.

O'Brien, M. E. (1999). *Spirituality in nursing: Standing on holy ground.* Boston: Jones and Bartlett.

Oleson, M. (1990). Subjectively perceived quality of life. *Image: Journal of Nursing Scholarship, 22* (3), 187–190.

O'Neill, D. P., & Kenny, E. K. (1998). Spirituality and chronic illness. *Image: Journal of Nursing Scholarship, 30* (3), 275–280.

Orem, D. (1990). *Nursing: Concepts of practice.* St. Louis: Mosby.

Padilla, G. V., Ferrell, B., Grant, M. M., & Rhiner, M. (1990). Defining the content domain of quality of life for cancer clients with pain. *Cancer Nursing, 13* (2), 108–115.

Padilla, G. V., & Kagawa-Singer, M. (1998). Quality of life and culture. In C. R. King & P. S. Hinds (eds.), *Quality of life: From nursing and client perspectives,* pp. 74–92. Sudbury, MA: Jones and Bartlett.

Parse, R. R. (1994). Quality of life: Sciencing and living

the art of human becoming. *Nursing Science Quarterly, 7* (1), 16–21.

———. (1996). Quality of life for persons living with Alzheimer's disease: The human becoming perspective. *Nursing Science Quarterly, 9* (3), 126–133.

Paterson, B. L. (2001). The shifting perspectives model of chronic illness. *Journal of Nursing Scholarship, 33* (1), 21–26.

Patrick, D. L., & Erickson, P. (1993). *Health status and health policy: Quality of life in health care evaluation and resource allocation.* New York: Oxford University Press.

Peplau, H. E. (1994). Quality of life: An interpersonal perspective. *Nursing Science Quarterly, 7* (1), 10–15.

Plank, D. M. P. (1994). Framing treatment options: A method to enhance informed consent. *Clinical Nurse Specialist, 8* (4), 174–178.

Rieker, P. P., Clark, E. J., & Fogelberg, P. R. (1992). Perceptions of quality of life and quality of care for clients with cancer receiving biological therapy. *Oncology Nursing Forum, 19* (3), 433–440.

Ryan, P. Y. (1992). Perceptions of the most helpful nursing behaviors in a home-care hospice setting: Caregivers and nurses. *American Journal of Hospice and Palliative Care, 9* (5), 22–31.

Snoek, F. J. (2000). Quality of life: A closer look at measuring clients' well-being. *Diabetes Spectrum, 13* (1), 24–28.

Stuifbergen, A. K., Seraphine, A., & Roberts, G. (2000). An explanatory model of health promotion and quality of life in chronic disabling conditions. *Nursing Research, 49* (3), 122–129.

Van Dongen, C. J. (1996). Quality of life and self-esteem in working and nonworking persons with mental illness. *Community Mental Health Journal, 32* (6), 535–548.

Waldron, D., O'Boyle, C. A., Kearney, M., Moriarty, M., & Carney, D. (1999). Quality-of-life measurement in advanced cancer: Assessing the individual. *Journal of Clinical Oncology, 17* (11), 3603–3611.

Watson, J. (1985). *Nursing: Human science and human care. A theory of nursing.* Norwalk, CT: Appleton-Century-Crofts.

Welk, T. A., & Smith, W. B. (1999). Family surveys: Measuring more than just satisfaction. *American Journal of Hospice and Palliative Care, 16* (3), 533–540.

Wicks, M. N., Milstead, E. J., Hathaway, D. K., & Cetingok, M. (1998). Family caregivers' burden, quality of life, and health following clients' renal transplantation. *Journal of Transplant Coordination, 8* (3), 170–176.

Wilson, H. S., Hutchinson, S. A., & Holzemer, W. L. (1997). Salvaging quality of life in ethnically diverse clients with advanced HIV/AIDS. *Qualitative Health Research, 7* (1), 75–97.

Wilson, S. A., & Daley, B. J. (1999). Family perspectives on dying in long-term care settings. *Journal of Gerontological Nursing, 25* (11), 19–25.

Workers and chronic conditions: Opportunities to improve productivity. (2000, August, Number 10). Washington, DC: National Academy on an Aging Society.

Wortman, C. B. (1984). Social support and the cancer client: Conceptual and methodological issues. *Cancer* (Suppl), *53,* 2339–2362.

Wyatt, G., Kurtz, M. E., & Liken, M. (1993). Breast cancer survivors: An exploration of quality of life issues. *Cancer Nursing, 16* (6), 440–448.

第8章 コンプライアンス

参照文献

Ajzen, L. (1985). From intention to action: A theory of planned behavior. In J. Kuhl & J. Beckman (eds.), *Action control: From cognition to behavior.* Heidelberg: Springer.

Anderson, J. M., Blue, C., & Lau, A. (1993). Women's perspectives on chronic illness: Ethnicity, ideology and restructuring of life. *Diabetes Spectrum, 6* (2), 102–115.

Anderson, R. M. (1985). Is the problem of noncompliance all in our head? *Diabetes Educator, 11,* 31–34.

Bailey, W. C., Richards, J. M., Manzella, B. A., Windsor, R. A., Brooks, C. M., & Soong, S. (1987). Promoting self-management in adults with asthma: An overview of the UAB program. *Health Education Quarterly, 14* (3), 345–355.

Barofsky, I. (1978). Compliance, adherence, and the therapeutic alliance: Steps in the development of self-care. *Social Science and Medicine, 12,* 369–376.

Barry, V. (1982). *Moral aspects of health care.* Belmont, CA: Wadsworth.

Baumann, L. J., Cameron, L. D., Zimmerman, R. S., & Leventhal, H. (1989). Illness representations and matching labels with symptoms. *Health Psychology, 8* (4), 449–469.

Becker, M. H. (1976). Socio-behavioral determinants of compliance. In D. L. Sackett & R. Haynes (eds.), *Compliance with therapeutic regimens.* Baltimore:

Johns Hopkins University Press.

Becker, M. H. (1974a). A new approach to explaining sick-role behavior in low-income populations. *American Journal of Public Health, 64,* 205–216.

Becker, M. H. (1974b). The health belief model and sick-role behavior. *Health Education Monograph, 2,* 409–419.

———. (1978). Models of health-related behavior. In D. Mechanic (ed.), *Medical sociology* (2nd ed.), pp. 539–566. New York: Free Press.

———. (1988). Health Belief Model intervention to increase compliance with emergency department patients. *Medical Care, 26* (12), 1172–1183.

Becker, M. H., & Maiman, L. A. (1975). Sociobehavioral determinants of compliance with health and medical care recommendations. *Medical Care, 13,* 10–24.

Bender, B., & Milgrom, H. (1996). Compliance with asthma therapy: A case for shared responsibility. *Journal of Asthma, 33,* 199–202.

Bender, B., Milgrom, H., Rand, C., & Ackerson, L. (1998). Psychological factors associated with medication nonadherence in asthmatic children. *Journal of Asthma, 35,* 347–353.

Berg, J. (1995). *An evaluation of a self-management program for adults with asthma*. Unpublished doctoral dissertation, University of Pittsburgh.

Berg, J., & Berg, B. L. (1990). Compliance, diet and cultural factors among Black Americans with end-stage renal disease. *Journal of National Black Nurses Association,* Sept/Oct, 16–28.

Berg, J., Dunbar-Jacob, J., & Sereika, S. (1997). An evaluation of a self-management program for adults with asthma. *Clinical Nursing Research, 6,* 225–238.

Besch, L. (1995). Compliance in clinical trials. *AIDS, 9,* 1–10.

Blumenthal, J. A., Williams, R. S., Wallace, A. G., Williams, R. B., & Needles, T. L. (1982). Physiological and psychological variables predict compliance to prescribed exercise therapy in patients recovering from myocardial infarction. *Psychosomatic Medicine, 44* (6), 519–527.

Brown, M. A., Inouye, J., Powell-Cope, G. M., Holzemer, W. L., Nokes, K. M., Corless, I. B., & Turner, J. G. (1998). Social support and adherence in HIV + persons. *International Conference on AIDS, 12,* 590.

Burke, L. E., & Dunbar-Jacob, J. (1995). Adherence to medication, diet and activity recommendations: From assessment to maintenance. *Journal of Cardiovascular Nursing, 9* (2), 62–79.

Cargill, J. M. (1992). Medication compliance in elderly people: Influencing variables and interventions. *Journal of Advanced Nursing, 17* (4), 422–426.

Carney, R., Freedland, K., Eisen, S., Rich, M., & Jaffe, A. (1995). Major depression and medication adherence in elderly patients with coronary artery disease. *Health Psychology, 14,* 88–90.

Carney, R., Freedland, K., Eisen, S., Rich, M., Sakala, J., & Jaffe, A. (1998). Adherence to a prophylactic medication regimen in patients with symptomatic versus asymptomatic ischemic heart disease. *Behavioral Medicine, 24,* 35–39.

Chan, D., & Fishbein, M. (1993). Determinants of college women's intention to tell their partners to use condoms. *Journal of Applied Social Psychology, 23,* 1455–1470.

Chesney, M. A., Ickovics, J. R., Chambers, D. B., Gifford, A. L., Neidig, J., Zwickl, B., & Wu, A. W. (2000). Self-reported adherence to antiretroviral medications among participants in clinical trials: The AACTG Adherence Instruments. *AIDS Care, 12,* 255–266.

Christensen, A. J., Wiebe, J. S., Edwards, D. L., Michels, J. D., & Lawton, W. J. (1996). Body consciousness, illness-related impairment and patient adherence in hemodialysis. *Journal of Consulting and Clinical Psychology, 64,* 147–152.

Clark, N. M., & Starr, N. S. (1994). Management of asthma by patients and families. *American Journal of Respiratory and Critical Care Medicine, 149,* S54–66.

Conn, V., Taylor, S. G., & Stineman, A. (1992). Medication management by recently hospitalized older adults. *Journal of Community Health Nursing, 9* (1), 1–11.

Connelly, C. E. (1984). Economic and ethical issues in patient compliance. *Nursing Economics, 2,* 342–347.

Conrad, P. (1985). The meaning of medications: Another look at compliance. *Social Science and Medicine, 20,* 29–37.

Corbin, J. M., & Strauss, A. L. (1984). Collaboration: Couples working to manage chronic illness. *Image: The Journal of Nursing Scholarship, 16* (4), 109–115.,

Cramer, J., Scheyer, R., Prevey, M., & Mattson, R. (1989). How often is medication taken as prescribed: A novel assessment technique. *JAMA, 261,* 3273–3277.

Cramer, J., Vachon, L., Desforges, C., & Sussman, N. (1995). Dose frequency and dose interval compliance with multiple antiepileptic medication during a controlled clinical trial. *Epilepsia, 36,* 1111–1117.

Creer, T. L. (1993). Medication compliance and childhood asthma. In N. A. Krasneger, L. Epstein, S. B. Johnson, & S. J. Yaffe (eds.), *Developmental aspects of health compliance behavior,* pp. 303–333. Hillsdale, NJ: Erlbaum Associates.

Creer, T. L., & Levstek, D. (1996). Medication compliance and asthma: Overlooking the trees because of the forest. *Journal of Asthma, 33,* 203–211.

Crespo-Fierro, M. (1997). Compliance/adherence and care management in HIV disease. *Journal of the Association of Nurses in AIDS Care, 8,* 43–54.

De Geest, S., Abraham, I., & Dunbar-Jacob, J. (1996). Measuring transplant patients' compliance with immunosuppressive therapy. *Western Journal of Nursing Research, 18,* 595–605.

deKlerk, E., & van der Linden, S. (1996). Compliance monitoring of NSAID drug therapy in ankylosing spondylitis, experiences with an electronic monitoring device. *British Journal of Rheumatology, 35,* 60–65.

Demyttenaere, K., Van Ganse, E., Gregoire, J., Gaens, E., & Mesters, P. (1998). Compliance with depressed patients treated with fluoxetine or amitriptyline. *International Clinical Psychopharmacology, 13,* 11–17.

DiMatteo, M. R., Lepper, H. S., & Croghan, T. W. (2000). Depression is a risk factor for noncompliance with medical treatment. *Archives of Internal Medicine, 160,* 2101–2107.

DiMatteo, M. R., Sherbourne, C. D., Hays, R. D., Ordway, L., Kravitz, R. L., McGlynn, E. A., Kaplan, S., & Rogers, W. H. (1993). Physician's characteristics influence adherence to medical treatment. *Health Psychology, 12,* 93–102.

Dimond, M., & Jones, S. L. (1983). *Chronic illness across the life span.* Norwalk, CT: Appleton-Century-Crofts.

Dracup, K. A., & Meleis, A. I. (1982). Compliance: An interactionist approach. *Nursing Research, 31,* 32–35.

Dunbar, J. (1980). Adhering to medical advice: A review. *International Journal of Mental Health, 9* (1–2), 70–78.

———. (1990). Predictors of patient adherence: Patient predictors. In A. Shumaker, E. Schron, & J. Ockene (eds.), *The handbook of health behavior change.* New York: Springer.

Dunbar-Jacob, J. (1993). Contributions to patient adherence: Is it time to share the blame? *Health Psychology, 12,* 91.

Dunbar-Jacob, J., Burke, L. E., & Puczynski, S. (1995). Clinical assessment and management of adherence to medical regimens. In P. M. Nicassio & T. W. Smith (eds.), *Managing chronic illness: A biopsychosocial perspective.* Washington, DC: APA.

Dunbar-Jacob, J., Erlen, J., Schlenk, E., Ryan, C., Sereika, S., & Doswell, W. (2000). Adherence in chronic disease. In *Annual Review of Nursing Research,* pp. 48–90. New York: Springer.

Dunbar-Jacob, J., Schenk, E. A., Burke, L. E., & Mathews, J. (1997). Predictors of patient adherence: Patient characteristics. In S. A. Schumaker, E. B. Schron, J. K. Ockens (eds.), *The handbook of health behavior change* (2nd ed.). New York: Springer.

Duncan, J., & Rogers, R. (1998). Medication compliance in patients with chronic schizophrenia: Implications for the community management of mentally disordered offenders. *Journal of Forensic Sciences, 43,* 1133–1137.

Eiser, C., Hill, J. J., & Blacklay, A. (2000). Surviving cancer: What does it mean for you? An evaluation of a clinic based intervention for survivors of childhood cancer. *Psycho-Oncology, 9,* 214–220.

Fishbein, M., & Ajzen, I. (1975). *Belief, attitude and intention: An introduction to theory and research.* Reading, MA: Addison-Wesley.

Flaskerud, J. (1995). Culture and ethnicity. In J. Flaskerud & P. J. Ungvarski (eds.), *HIV/AIDS: A guide to nursing care* (3rd ed.), pp. 405–432. Philadelphia: WB Saunders.

Fleury, J. (1992). The application of motivational theory to cardiovascular risk reduction. *Image: The Journal of Nursing Scholarship, 24* (3), 229–239.

Ford, F., Hunter, M., Hensley, M., Gillieo, A., Carney, S., Smith, A., Bamford, J., Lenzer, M., Lister, G., Ravazdy, S., & Steyn, M. (1989). Hypertension and asthma: Psychological aspects. *Social Science Medicine, 29* (1), 79–84.

Friedman, M. (1990). Transcultural family nursing: Application to Latino and Black families. *Journal of Pediatric Nursing, 5* (3), 214–221.

Friedman, R., Kazis, L., Jette, A., Smith, M., Stollerman, J., Torgerson, J., & Carey, K. (1996). A telecommunciation system for monitoring and counseling patients with hypertension: Impact on medication adherence and blood pressure. *American Journal of Hypertension, 9,* 285–292.

Garrity, T., & Lawson, E. (1989). Patient-physician communication as a determinant of medication misuse in older, minority women. *The Journal of Drug Issues, 19* (2), 245–259.

Glazer, H., Kirk, L., & Bosler, F. (1996). Patient education pamphlets about prevention, detection, and treatment of breast cancer in low literacy women. *Patient Education and Counseling, 27,* 185–189.

Goldstein, M. G., DePue, J., Kazura, A., & Niaura, R. (1998). Models for provider-patient interaction: Applications to health behavior change. In S. Shumaker & E. Schron (eds.), *The handbook of health behavior change* (2nd ed.), pp. 85–113. New York: Springer.

Gonzalez, J. (1990). Factors relating to frequency among low-income Mexican American women: Implications for nursing practice. *Cancer Nursing, 13,* 134–142.

Grady, K. E. (1988). Older women and the practice of self-breast exam. *Psychology of Women Quarterly, 12,* 473–487.

Grady, K. E., Lemkau, J. P., McVay, J. M., Carlson, S., Lee, N., Minchella, M., & Caddell, C. (1996). Clinical decision-making and mammography referral. *Preventive Medicine, 25* (3), 327–338.

Greenstein, S., & Siegal, B. (1998). Compliance and noncompliance in patients with a functioning renal transplant: A multicenter study. *Transplantation, 66* (12), 1718–1726.

Harrington, R., Kerfoot, M., Dyer, E., Mcniven, F., Gill, J., Harrington, V., & Woodham, A. (2000). Deliberate self-poisoning in adolescence: Why does a brief family intervention work in some cases and not others? *Journal of Adolescence*, 23, 13–20.

Haynes, R. B., McKibbon, K. A., & Kanani, R. (1996). Systematic review of randomized trials of inteventions to assist patients to follow prescriptions for medications. *The Lancet*, 348, 383–386.

Hellenbrandt, D. (1983). An analysis of compliance behavior: A response to powerlessness. In J. F. Miller (ed.), *Coping with chronic illness*, pp. 215–243. Philadelphia: FA Davis.

Hilbrands, L., Hoitsma, A., & Koene, R. (1995). Medication compliance after renal transplantation. *Transplantation*, 60, 914–920.

Hingson, R., Scotch, N., Sorenson, J., & Swazey, J., (1981). *In sickness and in health*. St. Louis: Mosby.

Holroyd, K. A., & Creer, T. L. (1986). *Self-management of chronic disease*. New York: Academic Press.

Horne, R. (1998). Adherence to medication: A review of existing research. In: L. Myers & K. Midence (eds.), *Adherence to treatment in medical conditions*. Amsterdam: Harwood.

Horne, R., & Weinman, J. (1998). Predicting treatment adherence: An overview of theoretical models. In L. Myers & K. Midence (eds.), *Adherence to treatment in medical conditions*. Amsterdam: Harwood.

Im, E., & Meleis, A. (1999). A situation-specific theory of Korean immigrant women's menopausal transition. *Journal of Nursing Scholarship*, 31, 333–338.

Ingle, K. L. (1993). Surgeon General broadcasts diabetes message to Hispanics. *Diabetes Forecast*, 15 (8), 44–46.

Iyriboz, Y., Powers, S., Morrow, J., Ayers, D., & Landry, G. (1991). Accuracy of the pulse oximeters in estimating heart rate at rest and during exercise. *British Journal of Sports Medicine*, 25, 162–164.

Jaynes, R., & Rankin, S. (2001). Application of Leventhal's self-regulation model to Chinese immigrants with type 2 diabetes. *Journal of Nursing Scholarship*, 31, 333–338.

Jenkins L. S., & Gortner, S. R. (1998). Correlates of self-efficacy expectation and prediction of walking behavior in cardiac surgery elders. *Annals of Behavioral Medicine*, 20, 99–103.

Jensen, M., Nielson, W., Roman, J., Hill, M., & Turner, J. (2000). Further evaluation of the pain stages of change questionnaire: Is the transtheoretical model of change useful for patients with chronic pain? *Pain*, 86, 255–264.

Jones, P. K., Jones, S. L., & Katz, J. (1987, September). Improving follow-up among hypertensive patients using a health belief model intervention. *Archives of Internal Medicine*, 147, 1557–1560.

Jonsen, A. R. (1979). Ethical issues in compliance. In R. B. Haynes, D. W. Taylor, & D. L. Sackett (eds.), *Compliance in health care*, pp. 113–120. Baltimore: Johns Hopkins University Press.

Joshi, M. S. (1998). Adherence in ethnic minorities: The case of South Asians in Britain. In L. Myers & K. Midence (eds.), *Adherence to treatment in medical conditions*. Amsterdam: Harwood.

Kleinman, A., Eisenberg, L., & Good, B. (1988). Culture, illness, and care. *Annals of Internal Medicine*, 88 (2), 251–258.

Komoroski, E., Graham, C., & Kirby, R. (1996). A comparison of interventions to improve clinic follow-up compliance after a pediatric emergency department visit. *Pediatric Emergency Care*, 12, 87–90.

Kribbs, N., Pack, A., Kline, L., Smith, P., Schwartz, A., Schubert, N., Redline, S., Henry, J., Getsy, J., & Dinges, D. (1993). Objective measurement of patterns of nasal CPAP use by patients with obstructive sleep apnea. *American Review of Respiratory Disease*, 147, 887–895.

Lee, J. Y., Kusek, J., Greene, P., Bernhard, S., Norris, K., Smith, D., Wilkening, B., & Wright, J. (1996). Assessing medication adherence by pill count and electronic monitor in the African American Study of Kidney Disease and Hypertension. *American Journal of Hypertension*, 9, 719–725.

Lemanek, K. (1990). Adherence issues in the medical management of asthma. *Journal of Pediatric Psychology*, 15 (4), 437–458.

Levanthal, H., Glynn, K., & Fleming, R. (1987). Is the smoking decision an 'informed choice'? Effect of smoking risk factors on smoking beliefs. *JAMA*, 257, 3373–3377.

Levanthal, H., Meyer, D., & Nerenz, D. (1980). The common sense representations of illness danger. In S. Rachman (ed.), *Contributions to medical psychology*, pp. 27–30. Oxford: Pergamon Press.

Ley, P. (1988). *Communicating with patients*. London: Crown Helm.

Lorig, K., Sobel, D., Stewart, A., Brown, B., Bandura, A., Ritter, P., Gonzalez, V., Laurent, D., & Holman, R. (1999). Evidence suggesting that a chronic disease self-management program can improve health status while reducing hospitalization: A randomized trial. *Medical Care*, 37 (1), 5–14.

MacLachlan, M., & Carr, S. (1994). Managing the AIDS crisis in Africa: In support of pluralism. *Journal of Management in Medicine*, 8, 45–53.

Mansour, M. E., Lanphear, B. P., & DeWitt, T. G. (2000). Barriers to asthma care in urban children: Parent perspectives. *Pediatrics*, 106, 512–519.

Marston, M. (1970). Compliance with medical regimens: A review of the literature. *Nursing Research*, 19, 312–323.

Mason, B., Matsayuma, J., & Jue, S. (1995). Assessment of sulfonylurea adherence and metabolic control. *Diabetes Educator, 21,* 52–57.

Meyer, D., Leventhal, H., & Gutman, M. (1985). Common-sense models of illness: The example of hypertension. *Health Psychology, 4,* 115–135.

Miller, N. H., Hill, M., Kottke, T., & Okene, I. (1997). The multilevel compliance challenge: Recommendations for a call to action. A statement for healthcare professionals. *Circulation, 95,* 1085–1090.

Misselbrook, D. (1998). Managing the change from compliance to concordance. *Prescriber, 19,* 23–33.

Morisky, D. E., & Cabrera, D. M. (1997). Compliance with antituberculosis regimens and the role of behavioral interventions. In D. Gochman (ed.), *Handbook of health behavior research II: Provider determinants.* New York: Plenum.

Mounier-Vehier, C.. Bernaud, C., Carre, A., Lequeyche, B., Hotton, J., & Charpentier, J. (1998). Compliance and antihypertensive efficacy of amlodipine compared with nifedipine slow-release. *American Journal of Hypertension, 11,* 478–486.

Munet-Villaro, F., & Vessey, J. A. (1990). Children's explanation of leukemia. *Journal of Pediatric Nursing, 5* (4), 274–282.

Murphy, K. G., Anderson, R. M., & Lyns, A. E. (1993). Diabetes educators as cultural translators. *The Diabetes Educator, 19* (2), 113–118.

Nelson, E. C., Stason, W. B., Neutra, R. R., Solomon, H. S., & McArdle, R. J. (1978). Impact of patient compliance with treatment of hypertension. *Medical Care, 16,* 893–906.

Norman, P., & Smith, L. (1995). The theory of planned behaviour and exercise: An investigation into the role of prior behaviour, behavioural intentions and attitude variability. *European Journal of Social Psychology, 12,* 403–415.

Norman, P., Conner, M., & Bell, R. (1999). The theory of planned behavior and smoking cessation. *Health Psychology, 18,* 89–94.

O'Leary, M. R., Rohsenow, D. J., & Chaney, E. F. (1979). The use of multivariate personality strategies in predicting attrition from alcoholism treatment. *Journal of Clinical Psychiatry, 40,* 190–193.

Oberle, K. (1991). A decade of research in locus of control: What have we learned? *Journal of Advanced Nursing, 16* (7), 800–806.

Ott, J., Greening, L., Palardy, N., Holderby, A., & DeBell, W. (2000). Self efficacy as a mediator variable for adolescents' adherence to treatment for insulin dependent diabetes mellitus. *Children's Health Care, 29,* 47–63.

Pablos-Mendez, A., Knirsch, C., Barr, R., Lerner, B., & Frieden, T. (1997). Nonadherence in tuberculosis treatment: Predictors and consequences in New York City. *American Journal of Medicine, 102,* 164–170.

Parsons, T. (1951). *The social system.* New York: Free Press.

Pender, N. J. (1996). *Health promotion in nursing practice* (2nd ed.). Norwalk, CT: Appleton-Century-Crofts.

Pender, N. J. (1987). *Health promotion in nursing practice* (2nd ed.), p. 58. Norwalk, CT: Appleton-Century-Crofts.

Perry, C. L., Baranowski, T., & Parcel, G. S. (1990). How individuals, environments, and health behavior interact: Social learning theory. In K. Glanz, F. Lewis, & B. Rimer (eds.), *Health behavior and health education theory, research and practice.* San Francisco: Jossey-Bass.

Prochaska, J., & DiClemente, C. (1983). Stages and processes of self-change of smoking: Toward an integrative model of change. *Journal of Consulting & Clinical Psychology, 51,* 390–395.

Prochaska, J. O., & DiClemente, C. C. (1996). Strong and weak principles for progressing from precontemplation to action on the basis of twelve problem behaviors. *Health Psychology, 13* (1), 47–51.

Rand, C. S., & Wise, R. A. (1994). Measuring adherence to asthma medication regimens. *American Review of Respiratory and Critical Care Medicine, 149,* 289–290.

Rapley, P. (1997). Self-care: Re-thinking the role of compliance. *Australian Journal of Advanced Nursing, 15,* 20–25.

Rosenstock, I. M. (1974). Historical origins of the health belief model. *Health Education Monographs, 2,* 354–386.

———. (1988). Enhancing patient compliance with health recommendations. *Journal of Pediatric Health Care, 2,* 67–72.

Roter, D. L., Hall, J. A., Merisca, R., Nordstrom, B., Cretin, D., & Svarstad, B. (1998). Effectiveness of interventions to improve patient compliance: A meta-analysis. *Medical Care, 36,* 1138–1161.

Rotter, J. B. (1966). Generalized expectancies for internal versus external control of reinforcement. *Psychological Monographs, 80,* 1–28.

Rudd, P., Ahmed, S., Zachary, V., Barton, C., & Bonduelle, D. (1990). Improved compliance measures: Applications in an ambulatory hypertensive drug trial. *Clinical Pharmacology and Therapeutics, 48,* 676–685.

Sackett, D. L. (1976). Introduction. In D. L. Sackett & R. B. Haynes (eds.), *Compliance with therapeutic regimens,* pp. 1–6. Baltimore: Johns Hopkins University Press.

Sackett, D. L., & Snow, J. C. (1979). The magnitude of compliance and noncompliance. In R. B. Haynes, D. W. Taylor, & D. L. Sackett (eds.), *Compliance in health care,* pp. 11–22. Baltimore: Johns Hopkins

University Press.

Schlenk E., & Dunbar-Jacob, J. (1996). Ethnic variations in adherence: A review. Unpublished manuscript.

Schmaling, K. B., Afari, A., & Blume, A. W. (2000). Assessment of psychological factors associated with adherence of medication regimens among adult patients with asthma. *Journal of Asthma, 37,* 335–343.

Schwarzer, R. (1992). Self-efficacy in the adoption and maintenance of health behaviors: Theoretical approaches and a new model. In R. Schwarzer (ed.), *Self-efficacy: Thought control of action,* pp. 217–243. Washington, DC: Hemisphere.

Schweizer, R., Rovelli, M., Palmeri, D., Vossler, E., Hull, D., & Bartus, S. (1990). Noncompliance in organ transplant recipients. *Transplantation, 49,* 374–377.

Simmons, M. S., Nides, M. A., Rand, C. S., Wise, R. A., & Tashkin, D. P. (2000). Unpredictability of deception in compliance with physician-prescribed bronchodilator inhaler use in a clinical trial. *Chest, 118,* 290–295.

Spector, S. L. (1985). Is your asthmatic patient really complying? *Annals of Allergy, 55,* 552–556.

Steele, D. J., Jackson, T. C., & Gutmann, M. C. (1990). Have you been taking your pills? *The Journal of Family Practice, 30* (3), 294–299.

Straka, R., Fish, J., Benson, S., & Suh, J. (1997). Patient self-reporting of compliance does not correspond with electronic monitoring: An evaluation using isosorbide dinitrate as a model drug. *Pharmacotherapy, 17,* 126–132.

Strauss, A. L., Corbin, J., Fagerhaugh, S., Glaser, B., Maines, D., Suczek, B., & Wiener, C. (1984). *Chronic illness and the quality of life* (2nd ed.). St. Louis: Mosby.

Talamantes, M., Lawler, W., & Espino, D. (1995). Hispanic American elders: Caregiving norms surrounding dying and the use of hospice services. *The Hospice Journal, 19,* 35–49.

Tashkin, D. P. (1995). Multiple dose regimens: Impact on compliance. *Chest, 107,* 176s–182s.

Thorne, S. E. (1990, October). Constructive noncompliance in chronic illness. *Holistic Nursing Practice, 5* (1), 62–69.

Thorne, S. E., Nyhlin, K. T., & Paterson, B. L. (2000). Attitudes toward patient expertise in chronic illness. *International Journal of Nursing Studies, 37,* 303–311.

Trostle, J. A. (1997). The history and meaning of patient compliance as an ideology. In David S. Gochman et al. (eds.), *Handbook of health behavior research II: Provider determinants.* New York: Plenum Press.

Turner, J., Wright, E., Mendella, L., Anthonisen, N., & the IPPB Study Group. (1995). Predictors of patient adherence to long term home nebulizer therapy for COPD. *Chest, 108,* 394–400.

Ungvarski, S., & Schmidt, J. (1995). Nursing management of the adult. In J. Flaskerud & P. J. Ungvarski (eds.), *HIV/AIDS: A guide to nursing care* (3rd ed.), pp. 143–184. Philadelphia: WB Saunders.

Wade, S. L., Islam, S., Holden, G., Kruszon-Moran, D., & Mitchell, H. (1999). Division of responsibility for asthma management tasks between caregivers and children in the inner city. *Journal of Developmental and Behavioral Pediatrics, 20,* 93–98.

Wallston, B., Wallston, K., Kaplan, G., & Maides, S. (1976). Development and validation of the health care locus of control scale. *Journal of Consulting and Clinical Psychology, 44,* 580–585.

Wallston, K., Wallston, B., & DeVellis, R. (1978). Development of the multidimensional health locus of control (MHLC) scales. *Health Education Monograph, 6,* 160–170.

Weinstein, A. G., & Clesky, W. (1985). Theophylline compliance in asthmatic children. *Annals of Allergy, 54,* 19–24.

Williams, M. V., Parker, R. M., Baker, D. W., Parikh, N. S., Pitkin, L., Coates, W. C., & Nurss, J. R. (1995a). Inadequate functional health literacy among patients at two public hospitals. *JAMA, 274,* 1677–1682.

Williams, S., Weinman, J., Dale, J., & Newman, S. (1995b). Patient expectations: What do primary care patients want from the GP and how far does meeting expectations affect patient satisfaction. *Family Practice, 12,* 193–201.

Wing, R., Epstein, L., Nowal, M., & Lamparski, D. (1986). Behavioral self-regulation in the treatment of patients with diabetes mellitus. *Psychological Bulletin, 99,* 78–89.

Zahr, L. K., Yazigi, A., & Armenian, H. (1989). The effect of education and written material on compliance of pediatric clients. *International Journal of Nursing Studies, 26* (3), 213–220.

Zuckerman, M., Gerra, L., Dorssman, D., Foland, J., & Gregory, G. (1996). Health-care-seeking behaviors related to bowel complaints: Hispanics versus non-Hispanic whites. *Digestive Diseases and Sciences, 41,* 77–82.

第9章　家族介護者

参照文献

Albert, S. M. (1992). Psychometric investigation of a belief system: Caregiving to the chronically ill parent. *Social Science Medicine, 35,* 699–709.

Albert, S. M., & Brody, E. M. (1996). When elder care is viewed as child care. *American Journal of Geriatric Psychiatry, 4,* 121–130.

Allen, S. M., Goldscheider, F., & Ciambrone, D. (1999). Gender roles, marital intimacy, and nomination of spouses as primary caregivers. *The Gerontologist, 39,* 150–158.

Alspaugh, M. E. L., Stephens, M. A. P., Townsend, A. L., Zarit, S. H., & Greene, R. (1999). Longitudinal patterns of risk for depression in dementia caregivers: Objective and subjective primary stress as predictors. *Psychology and Aging, 14,* 34–43.

Aneshensel, C. S., Pearlin, L. I., Mullan, J. T., Zarit, S. H., & Whitlach, C. J. (1995). *Profiles in caregiving: The unexpected career.* San Diego: Academic Press.

Applewhite, S. R., & Daley, J. M. (1988). Cross-cultural understanding of social work practice with the Hispanic elderly. In S. Applewhite (ed.), *Hispanic elderly in transition,* pp. 3–16. New York: Greenwood Press.

Barrett, A. E., & Lynch, S. M. (1999). Caregiving networks of elderly persons: Variation by marital status. *The Gerontologist, 39,* 695–704.

Bass, D. M., Noelker, L. S., & Rechlin, L. R. (1996). The moderating influence of service use on negative caregiving consequences. *Journal of Gerontology, Social Sciences, 51B,* S121–S131.

Beach, D. L. (1997). Family caregiving: The *positive* impact on adolescent relationships. *The Gerontologist, 37,* 233–238.

Biegel, D. E., Sales, E., & Schulz, R. (1991). *Family caregiving in chronic illness.* Newbury Park, CA: Sage.

Binstock, R. H. (1999). Public policies and minority elders. In M. L. Wykle & A. B. Ford (eds.), *Serving minority elders in the 21st century,* pp. 5–24. New York: Springer.

Boaz, R. F., Hu, J., & Ye, Y. (1999). The transfer of resources from middle-aged children to functionally limited elderly parents: Providing time, giving money, sharing space. *The Gerontologist, 39,* 648–657.

Bowman, K. F., Mukherjee, S., & Fortinsky, R. H. (1998). Exploring strain in community and nursing home family caregivers. *Journal of Applied Gerontology, 17,* 371–392.

Bowman, K. F., Rose, J. H., & Kresevic, D. (1998). Family caregiving of hospitalized patients: Caregiver and nurse perceptions at admission and discharge. *Journal of Gerontological Nursing, 24,* 8–16.

Brody, E. (1985). Parent care as normative family stress. *The Gerontologist, 25* (1), 19–29.

Brody, E. M. (1990). Role reversal: An inaccurate and destructive concept. *Journal of Gerontological Social Work, 15,* 15–22.

Brody, E. M., & Schoonover, C. B. (1986). Patterns of parent-care when adult daughters work and when they do not. *The Gerontologist, 26,* 372–381.

Buckwalter, K. C., Gerdner, L., Kohout, F., Hall, G. R., Kelly, A., Richards, B., & Sime, M. (1999). A nursing intervention to decrease depression in family caregivers of persons with dementia. *Archives of Psychiatric Nursing, 13,* 80–88.

Burton, L. C., Newsom, J. T., Schulz, R., Hirsch, C. H., & German, P. S. (1997). Preventative health behaviors among spousal caregivers [Lead article]. *Preventative Medicine, 26,* 162–169.

Campbell, D. D., & Travis, S. S. (1999). Spousal caregiving when the adult day services center is closed. *Journal of Psychosocial Nursing, 37,* 20–25.

Caserta, M. S., Lund, D. A., Wright, S. D., & Redburn, D. E. (1987). Caregivers to dementia patients: The utilization of community services. *The Gerontologist, 27,* 209–214.

Chang, B., Noonan, A. E., & Tennstedt, S. L. (1998). The role of religion/spirituality in coping with caregiving for disabled elders. *The Gerontologist, 38,* 463–470.

Clark, P. G. (1993). Public policy in the United States and Canada: Individualism, familial obligation and collective responsibility in the care of the elderly. In J. Hendricks & C. Rosenthal (eds.), *The remainder of their days: Domestic policy and older families in the United States and Canada,* pp. 13–48. New York: Garland.

Clyburn, L. D., Stones, M. J., Hadjistavropoulos, T., & Tuokko, H. (2000). Predicting caregiver burden and depression in Alzheimer's disease. *Journal of Gerontology, Social Sciences, 55B,* S2–S13.

Cox, C. (1999). Race and caregiving: Patterns of service use by African American and white caregivers of persons with Alzheimer's disease. *Journal of Gerontological Social Work, 32,* 5–19.

Dautzenberg, M. G. H. (2000). The competing demands of paid work and parent care. *Research on Aging, 22,* 165–188.

Dilworth-Anderson, P., Williams, S. W., & Cooper, T. (1999). Family caregiving to elderly African Americans: Caregivers types and structures. *Journal of Ger-

ontology, Social Sciences, 54B, S237–S241.
DuPont, P. (1999). The short term problem facing long-term care. *National Center for Policy Analysis*. Available on-line at http://www.ncpa.org/oped/dupont/dup010699.html.
Dwyer, J. (1995). The effects of illness. In R. Blieszner & V. Bedford (eds.), *Handbook of aging and the family*, pp. 401–421. Westport, CT: Greenwood Press.
Edmonds, M. M. (1999). Serving minority elders: Preventing chronic illness and disability in the African American elderly. In M. L. Wykle & A. B. Ford (eds.), *Serving minority elders in the 21st century*, pp. 25–36. New York: Springer.
Ettner, S. L. (1995). The impact of parent care on female labor supply decisions. *Demography, 32*, 63–80.
Evans, L. K., Forciea, M. A., Yurkow, J., & Sochalski, J. (1999). The geriatric day hospital. In P. R. Katz, R. L. Kane, & M. D. Mezey (eds.), *Emerging systems in long-term care*, pp. 67–87. New York: Springer.
Farran, C. J. (1997). Theoretical perspectives concerning positive aspects of caring for elderly persons with dementia: Stress/adaptation and existentialism. *The Gerontologist, 37*, 250–256.
Farran, C. J., Keane-Hagerty, E., Salloway, L., Kupferer, S., & Wilken, C. S. (1991). Finding meaning: An alternative paradigm for Alzheimer's disease family caregivers. *The Gerontologist, 31*, 483–489.
Farran, C. J., Miller, B. H., & Kaufman, J. E. (1999). Finding meaning through caregiving: Development of an instrument for family caregivers of persons with Alzheimer's disease. *Journal of Clinical Psychology, 55* (9), 1107–1125.
Fast, J. E., Williamson, D. L., & Keating, N. C. (1999). The hidden costs of informal elder care. *Journal of Family and Economic Issues, 20*, 301–326.
Figley, C. R. (1998). Burnout as systemic traumatic stress: A model for helping traumatized family members. In C. R. Figley (ed.), *Burnout in families: The systemic costs of caring*, pp. 15–28. Boca Raton, FL: CRC Press.
Fisher, L., & Lieberman, M. A. (1994). Alzheimer's disease: The impact of the family on spouses, offspring and in-laws. *Family Process, 33*, 305–325.
Florio, E. R., & Raschko, R. (1998). The gatekeeper model: Implications for social policy. *Journal of Aging and Social Policy, 10*, 37–56.
Freudenheim, E. (1996). *Chronic care in America: A 21st century challenge*. Princeton, NJ: The Robert Wood Johnson Foundation.
George, L. K., & Gwyther, L. P. (1986). Caregiver well-being: A multidimensional examination of family caregivers of demented adults. *The Gerontologist, 26* (3), 253–259.
Given, B., Strommel, M., Collins, C., King, S., & Given, C. W. (1990). Responses of elderly spouse caregivers. *Research in Nursing and Health, 13*, 77–85.
Greenberg, J. S., Seltzer, M. M., Orsmond, G. I., & Krauss, M. W. (1999). Siblings of adults with mental illness or mental retardation: Current involvement and expectation for future caregiving. *Psychiatric Services, 50* (9), 1214–1219.
Guberman, N., Maheu, P., & Maille, C. (1992). Women as family caregivers: Why do they care? *The Gerontologist, 32*, 607–617.
Gwyther, L. (1988). *Barriers to the appropriate use of community based services by persons with Alzheimer's disease*. Contract report prepared by the Office of Technology Assessment. U.S. Congress. Washington, DC: US Government Printing Office.
Harel, Z., & Noelker, L. S. (1995). Severe vulnerability and long-term care. In Z. Harel & R. E. Dunkle (eds.), *Matching people with services in long term care*, pp. 5–24. New York: Springer.
Harris, P. B. (1998). Listening to caregiving sons: Misunderstood realities. *The Gerontologist, 38*, 342–352.
Hinrichsen, G. A., Hernandez, N. A., & Pollock, S. (1992). Difficulties and rewards in family care of the depressed older adult. *The Gerontologist, 32*, 486–492.
Horowitz, A. (1985). Sons and daughters as caregivers to older parents: Differences in role performance and consequences. *The Gerontologist, 25*, 612–617.
Jones, S. (1999). Bridging the gap: Community solutions for black-elderly health care in the 21st century. In M. L. Wykle & A. B. Ford (eds.), *Serving minority elders in the 21st century*, pp. 223–234. New York: Springer.
Kahana, E., Kahana, B., Johnson, J. R., Hammond, R. J., & Kercher, K. (1994). Developmental challenges and family caregiving. In E. Kahana, D. E. Biegel, & M. L. Wykle (eds.), *Family caregiving across the lifespan*, pp. 3–41. Thousand Oaks, CA: Sage.
Kane, R. A., Reinardy, J., & Penrod, J. D. (1999). After the hospitalization is over: A different perspective on family care of older people. *Journal of Gerontological Social Work, 31*, 119–141.
Karp, D. A., & Tanarugsachock, V. (2000). Mental illness, caregiving, and emotion management. *Qualitative Health Research, 10*, 6–25.
Kaye, J., & Robinson, K. M. (1994). Spirituality among caregivers. *Image, 26*, 218–221.
Keith, C. (1995). Family caregiving systems: Models, resources, and values. *Journal of Marriage and the Family, 57*, 179–190.
Kerley, L. J., & Turnbull, J. M. (1998). Stress in caregivers. In R. C. Hamdy, J. M. Turnbull, J. Edwards, & M. M. Lancaster (eds.), *Alzheimer's disease: A handbook for caregivers*, pp. 316–327. St. Louis: Mosby.
Keysor, J. J., Desai, T., & Mutran, E. J. (1999). Elders' preferences for care setting in short- and long-term disability scenarios. *The Gerontologist, 39*, 334–344.
Kramer, B. J. (1993a). Marital history and the prior relationship as predictors of positive and negative outcomes among wife caregivers. *Family Relations, 42*,

367–375.

———. (1993b). Expanding the conceptualization of caregiver coping: The importance of relationship-focused coping strategies. *Family Relations, 42,* 383–391.

———. (1997). Gain in the caregiving experience: Where are we? What next? *The Gerontologist, 37,* 218–232.

Kramer, B. J., & Lambert, J. D. (1999). Caregiving as a life course transition among older husbands: A prospective study. *The Gerontologist, 39,* 658–667.

Lachs, M. S., Williams, C., O'Brien, S., Hurst, L., & Horwitz, R. (1997). Risk factors for reported elder abuse and neglect: A nine-year observational cohort study. *The Gerontologist, 37,* 469–474.

Lattanzi-Licht, M., Mahoney, J. J., & Miller, G. W. (1998). *The hospice choice: In pursuit of a peaceful death.* New York: Simon & Schuster.

Lawton, M. P., Rajagopal, D., Brody, E., & Kleban, M. (1992). The dynamics of caregiving for a demented elder among black and white families. *Journal of Gerontology: Social Sciences, 47,* S156–S164.

Lee, G. R., Dwyer, J. W., & Coward, R. T. (1993). Gender differences in parent care: Demographic factors and the same-gender preferences. *Journals of Gerontology, Social Sciences, 48* (1), S9–S16.

Leavitt, M., Martinson, I. M., Liu, C. Y., Armstrong, V., Hornberger, L., Zhang, J. Q., & Han, X. P. (1999). Common themes and ethnic differences in family caregiving the first year after diagnosis of childhood cancer: Part II. *Journal of Pediatric Nursing, 14,* 110–122.

Litwak, E. (1985). *Helping the elderly: The complementary roles of informal networks and formal systems.* New York: Guilford Press.

McAuley, W. J., Travis, S. S., & Safewright, M. P. (1997). Personal accounts of the nursing home search and selection process. *Qualitative Health Research, 7,* 236–254.

McGarry, K., & Schoeni, R. F. (1995). Transfer behavior in the Health and Retirement Study: Measurement and redistribution of resources within the family. *The Journal of Human Resources, Supplement, 30* S184–S226.

McGoldrick, M., & Giordano, J. (1996). Overview: Ethnicity and family therapy. In M. McGoldrick, J. Giordano, & J. K. Pearce (eds.), *Ethnicity and family therapy* (2nd ed.), pp. 1–30. New York: Guilford Press.

McGrew, K. B. (1998). Daughters' caregiving decisions: From an impulse to a balancing point of care. *Journal of Women and Aging, 10,* 49–65.

Medalie, J. H. (1994). The caregiver as the hidden patient. In E. Kahana, D. E. Biegel, & M. L. Wykle (eds.), *Family caregiving across the lifespan,* pp. 312–330. Thousand Oaks, CA: Sage.

Meshefedjian, G., McCusker, J., Bellavance, F., & Baumgarten, M. (1998). Factors associated with symptoms of depression among informal caregivers of demented elders in the community. *The Gerontologist, 38,* 247–253.

Montcalm, D. M. (1995). Caregivers: Resources and services. In Z. Harel & R. E. Dunkle (eds.), *Matching people with services in long term care,* pp. 159–179. New York: Springer.

Montgomery, R. J. V. (1989). Investigating caregiver burden. In K. S. Markides & C. L. Cooper (eds.), *Aging, stress and health,* pp. 201–218. New York: John Wiley & Sons.

———. (1999). The family role in the context of long-term care. *Journal of Aging and Health, 11,* 383–416.

Montgomery, R. J. V., & Borgatta, E. F. (1989). The effects of alternative support strategies on family caregiving. *The Gerontologist, 29,* 457–464.

Moore, M. W. (1996). Assessing community resources in long-term care. In J. C. Romeis, R. M. Coe, & J. E. Morley (eds.), *Applying health services research to long-term care,* pp. 198–207. New York: Springer.

Motenko, A. K. (1989). The frustrations, gratifications and well-being of dementia caregivers. *The Gerontologist, 29,* 166–172.

National Alliance for Caregiving and the American Association of Retired Persons. (1997). *Family caregiving in the U.S.: Findings from a national survey. Final Report.* Bethesda, MD: National Alliance for Caregiving.

National Center on Elder Abuse (1998a). The National Elder Abuse Incidence Study. Available on-line at http://www.aoa.gov/abuse/report.

———. (1998b). The basics: What is elder abuse? Available on-line at http://www.gwjapan.com/NCEA/basic/index.html.

Neufeld, A., & Harrison, M. J. (1998). Men as caregivers: Reciprocal relationships or obligation? *Journal of Advanced Nursing, 28,* 959–968.

Opinion Research Corporation. (1988). A national survey of caregivers. Final report submitted to the American Association of Retired Persons. Washington, DC: American Association of Retired Persons.

Ory, M. G., Hoffman, R. R. III, Yee, J. L., Tennstedt, S., & Schulz, R. (1999). Prevalence and impact of caregiving: A detailed comparison between dementia and nondementia caregivers. *The Gerontologist, 39,* 177–185.

Pearlin, L. I. (1992). The careers of caregivers. *The Gerontologist, 32,* 647.

Peters-Davis, N. D., Moss, M. S., & Pruchno, R. A. (1999). Children-in-law in caregiving families. *The Gerontologist, 39,* 66–75.

Piercy, K. W. (1998). Theorizing about family caregiving: The role of responsibility. *Journal of Marriage and the Family, 60,* 109–118.

Pines, A. M., & Aronson, E. (1988). *Career burnout:*

Causes and cures. New York: The Free Press.
Pruchno, R. A., Burant, C. J., & Peters, N. D. (1997). Understanding the well-being of care receivers. *The Gerontologist, 37,* 102–109.
Pyke, K. (1999). The micropolitics of care in relationships between aging parents and adult children: Individualism, collectivism, and power. *The Journal of Marriage and the Family, 61,* 661–673.
Rabins, P. V., Fitting, M. D., Eastharn, J., & Fetting, J. (1990). Emotional adaptation over time in caregivers of chronically ill elderly people. *Age and Aging, 19,* 185–190.
Respite Report. (1993, Spring). Day centers can take advantage of long-term care insurance. *Respite Report,* pp. 6, 9.
Rittman, M., Kuzmeskus, L. B., & Flum, M. A. (1998). A synthesis of current knowledge on minority elder abuse. In T. Tatara (ed.), *Understanding elder abuse in minority populations,* pp. 221–238. Philadelphia: Brunner/Mazel.
Roberts, S. (1995). *Who we are: A portrait of America based on the latest U.S. Census.* New York: Haworth Press.
Scharlach, A. E., & Grosswald, B. (1997). The family and medical leave act of 1993. *Social Service Review, 71,* 335–360.
Schulz, R., & Beach, S. R. (1999). Caregiving as a risk factor for mortality: The caregiver health effects study. *Journal of the American Medical Association, 282,* 2215–2219.
Schulz, R., O'Brien, A. T., Bookwala, J., & Fleissner, K. (1995). Psychiatric and physical morbidity effects of dementia caregiving: Prevalence, correlates, and causes. *The Gerontologist, 35,* 771–791.
Seltzer, M. M. (1990). Role reversal: You don't go home again. *Journal of Gerontological Social Work, 15,* 5–14.
Seltzer, M. M., & Wailing, L. (2000). The dynamics of caregiving: Transitions during a three-year prospective study. *The Gerontologist, 40,* 165–178.
Sheehan, N. W., & Donorfio, L. M. (1999). Efforts to create meaning in the relationship between aging mothers and their caregiving daughters: A qualitative study of caregiving. *Journal of Aging Studies, 13,* 161–176.
Shirey, L., & Summer, L. (2000). *Caregiving: Helping the elderly with activity limitations.* Washington, DC: National Academy on an Aging Society.
Skaff, M. M., Pearlin, L. I., & Mullan, J. T. (1996). Transitions in the caregiving career: Effects on sense of mastery. *Psychology and Aging, 11,* 247–257.
Soldo, B. J., & Hill, M. S. (1993). Intergenerational transfers: Economic, demographic, and social perspectives. *Annual Review of Gerontology and Geriatrics, 13,* 187–216.
Spector, R. E. (2000). *Cultural diversity in health and illness* (5th ed.). Upper Saddle River, NJ: Prentice Hall Health.
Stein, C. H., Wemmerus, V. A., & Ward, M. (1998). Because they're my parents: An intergenerational study of felt obligation and parental caregiving. *Journal of Marriage and the Family, 60,* 611–622.
Stoller, E. P., & Cutler, S. J. (1993). Predictors of use of paid help among older people living in the community. *The Gerontologist, 33* (1), 31–40.
Stone, R., Cafferata, G. L., & Sangl, J. (1987). Caregivers of the frail elderly: A national profile. *The Gerontologist, 27,* 616–626.
Stone, R. I., & Short, P. F. (1990). The competing demands of employment and informal caregiving to disabled elders. *Medical Care, 28,* 513–526.
Stuckey, J. C. (1998). The church's response to Alzheimer's disease. *The Journal of Applied Gerontology, 17,* 23–37.
Suitor, J. J., & Pillemer, K. (1990). Transition to the status of family caregiver: A new framework for studying social support and well-being. In S. M. Stahl (ed.), *The legacy of longevity.* Newbury Park, CA: Sage.
Tatara, T., & Kuzmeskus, L. (1997). Summaries of statistical data on elder abuse in domestic settings: An exploratory study of staff statistics for FY95 and 96. Washington, DC: NCEU.
Tennstedt, S. L., Crawford, S., & McKinlay, J. B. (1993). Determining the pattern of community care: Is coresidence more important than caregiver relationship? *Journals of Gerontology, Social Sciences, 48* (2), S74–S83.
Thompson, B., Tudiver, F., & Manson, J. (2000). Sons as sole caregivers for their elderly parents. How do they cope? *Canadian Family Physician, 46,* 360–365.
Travis, S. S. (1995). Families and formal networks. In R. Blieszner & V. Bedford (eds.), *Handbook of aging and the family,* pp. 459–473. Westport, CT: Greenwood Press.
———. (1997). Adult day services: An emerging nursing subspecialty in community-based care. *Journal of Nursing Science, 2,* 48–56.
Travis, S. S., & Bethea, L. S. (in press). Medication administration by family members of elders in shared care arrangements. *Journal of Clinical Geropsychology.*
Travis, S. S., Bethea, L. S., & Winn, P. (2000). Medication administration hassles reported by family caregivers of dependent elders. *Journal of Gerontology, Medical Sciences, 55A,* M412–M417.
Travis, S. S., & Duer, B. (2000). Interdisciplinary management of the older adult with cancer. In A. S. Luggen & S. E. Meiner (eds.), *Handbook for the care of the older adult with cancer,* pp. 25–34. Pittsburgh, Oncology Nursing Press.
Travis, S. S., & McAuley, W. J. (1998). Searches for a nursing home: Personal and situational factors.

Journal of Applied Gerontology, 17, 352–370.
Travis, S. S., Stremmel, A. J., & Duprey, P. A. (1993). Child and adult day care professions converging in the 1990s?: Implications for training and research. *Educational Gerontology, 19,* 285–295.
Tripp-Reimer, T. (1999). Culturally competent care. In M. L. Wykle & A. B. Ford (eds.), *Serving minority elders in the 21st century,* pp. 235–247. New York: Springer.
Tuchman, L. I. (1996). The team and models of teaming. In P. Rosin, A. Whitehead, L. I. Tuchman, G. S. Jesien, A. L. Begun, & I. Irwin (eds.), *Partnerships in family centered care,* pp. 119–143. Baltimore: Paul Brookes.
U.S. Department of Labor. (1993). *The family and medical leave act of 1993.* Washington, DC: U.S. Department of Labor, Wage and Hour Division.
U.S. General Accounting Office. (1995). *Long-term care: Current issues and future directions.* Washington, DC: US Government Printing Office.
Wagner, E. H. (1999). Care of older people with chronic illness. In E. Calkins, C. Boult, E. H. Wagner, & J. T. Pacala (eds.), *New ways to care for older people,* 39–64. New York: Springer.
Walker, A. J., & Pratt, C. C. (1995). Informal caregiving to aging family members: A critical review. *Family Relations, 44,* 402–411.
Weissert, W. G., & Hedrick, S. C. (1994). Lessons learned from research on effects of community-based long-term care. *Journal of the American Geriatrics Society, 42,* 348–353.
———. (1999). Outcomes and costs of home and community-based long-term care: Implications for research-based practice. In E. Calkins, C. Boult, E. H. Wagner, & J. T. Pacala (eds.), *New ways to care for older people,* pp. 143–157. New York: Springer.
Weitzner, M. A., Haley, W. E., & Chen, H. (2000). The family caregiver of the older cancer patient. *Hematology and Oncology Clinics of North America, 14,* 269–281.
White-Means, S. L. (1997). The demands of persons with disabilities for home health care and the economic consequences for informal caregivers. *Social Science Quarterly, 78,* 955–972.
Wilson, H. S. (1989). Family caregiving for a relative with Alzheimer's dementia: Coping with negative choices. *Nursing Research, 38,* 94–98.
Yee, J. L., & Schulz, R. (2000). Gender differences in psychiatric morbidity among family caregivers: A review and analysis. *The Gerontologist, 40,* 147–164.

その他の文献

Ballard, E. L. (1999). Social work perspectives: Issues in caregiver research: The family. *Alzheimer's Disease and Associated Disorders, 13,* S88–S92.
Berg-Weger, M., & Tebb, S. S. (1998). Caregiver well-being: A strengths-based case management approach. *Journal of Case Management, 7,* 67–73.
Brock, A. M. (1998). Elder caregivers: Their challenges, trials, and triumphs. *Nursingconnections, 11,* 18–23.
Calkins, E., Wagner, E. H., & Pacala, J. T. (eds.). (1999). *New ways to care for older people.* New York: Springer.
Canam, C., & Acorn, S. (1999). Quality of life for family caregivers of people with chronic health problems. *Rehabilitation Nursing, 24,* 192–196.
Clyburn, L. D., Stones, M. J., Hadjistavropoulos, T., & Tuokko, H. (2000). Predicting caregiver burden and depression in Alzheimer's disease. *Journal of Gerontology, Social Sciences, 55,* S2–S13.
Comijs, H. C., Penninx, B. W. J. H., Knipscheer, K. P. M., & van Tilburg, W. (1999). Psychological distress in victims of elder mistreatment: The effects of social support and coping. *Journal of Gerontology, 54B,* P240–245.
Eaves, Y. D. (1999). Family recruitment issues and strategies: Caregiving in rural African Americans. *Nursing Research, 48,* 183–187.
Faison, K. J., Faria, S. H., & Frank, D. (1999). Caregivers of chronically ill elderly: Perceived burden. *Journal of Community Health Nursing, 16,* 243–253.
Fredriksen, K. I. (1999). Family caregiving responsibilities among lesbians and gay men. *Social Work, 44,* 142–155.
Freedman, R. I., Griffiths, D., Krauss, M. W., & Seltzer, M. M. (1999). Patterns of respite use by aging mothers of adults with mental retardation. *Mental Retardation, 37,* 93–103.
Galluzzi, K. E. (1999). Caring for the caregivers. *Journal of the American Osteopathic Association, 99,* S17–S20.
Gates, M. F., & Lackey, N. R. (1998). Youngsters caring for adults with cancer. *Image: Journal of Nursing, 30,* 11–15.
Grant, J. S. (1999). Social problem-solving partnerships with family caregivers. *Rehabilitation Nursing, 24,* 254–260.
Han, B., & Haley, W. E. (1999). Family caregiving for patients with stroke: Review and analysis. *Stroke, 30* (7), 1478–1485.
Katz, P. R., Kane, R. L., & Mezey, M. D. (eds.). (1999). *Emerging systems in long-term care.* New York: Springer.
Kelley, L. S., Swanson, E., Maas, M. L., & Tripp-Reimer, T. (1999). Family visitation on special care units. *Journal of Gerontological Nursing, 25,* 14–21.
Lancaster, M. M. (1998). Caregiver education and sup-

port. In R. C. Hamdy, J. M. Turnbull, J. Edwards, & M. M. Lancaster (eds.), *Alzheimer's disease: A handbook for caregivers* (3rd ed.), pp. 341–353. St. Louis: Mosby.

Livingston, I. L. (1994). *Handbook of Black American health*. Westport, CT: Greenwood Press.

Markides, K. S., & Wallace, S. P. (1996). Health and long-term care needs of ethnic minority elders. In J. C. Romeis, R. M. Coe, & J. E. Morley (eds.), *Applying health services research to long-term care*, pp. 23–42. New York: Springer.

Nelms, T. P. (2000). The practices of mothering in caregiving an adult son with AIDS. *Advances in Nursing Science, 22*, 46–57.

Nieboer, A. P., Schulz, R., Matthews, K. A., Scheier, M. F., Ormel, J., & Lindenberg, S. M. (1998). Spousal caregivers' activity restriction and depression: A model for changes over time. *Social Science Medicine, 47*, 1361–1371.

Nijboer, C., Triemstra, M., Tempelaar, R., Sanderman, R., van den Bos, G. A. (1999). Measuring both negative and positive reactions to giving care to cancer patients: Psychometric qualities of the Caregiver Reaction Assessment (CRA). *Social Science Medicine, 48* (9), 1259–1269.

Pruchno, R. A., & Patrick, J. H. (1999). Effects of formal and familial residential plans for adults with mental retardation on their aging mothers. *American Journal of Mental Retardation, 104*, 38–52.

Roberts, S. (1995). *Who we are: A portrait of America based on the latest U.S. Census*. New York: Times Books.

Schwartz, K. A., & Roberts, B. L. (2000). Social support and strain of family caregivers of older adults. *Holistic Nursing Practice, 14*, 77–90.

Shyu, Y. (2000). Patterns of caregiving when family caregivers face competing needs. *Journal of Advanced Nursing, 31*, 35–43.

Siegel, J. (1996). *Aging into the 21st century*. Washington, DC: National Aging Information Center/U.S. Administration on Aging.

Silverstein, M., & Waite, L. J. (1993). Are Blacks more likely than Whites to receive and provide social support in middle and old age? Yes, no, and maybe so. *Journals of Gerontology, Social Sciences, 48* (4), S212–S222.

Smith, C. E. (1999). Caregiving effectiveness in families managing complex technology at home: Replication of a model. *Nursing Research, 48*, 120–128.

Smyer, T., & Chang, B. L. (1999). A typology of consumers of institutional respite care. *Clinical Nursing Research, 8*, 26–50.

Stewart, M. J., Doble, S., Hart, G., Langille, L., & MacPherson, K. (1998). Peer visitor support for family caregivers of seniors with stroke. *Canadian Journal of Nursing Research, 30*, 87–117.

Stone, J. T., Wyman, J. F., & Salisbury, S. A. (eds.). (1999). *Clinical gerontological nursing* (2nd ed.). Philadelphia: WB Saunders.

Toombs, S. K., Barnard, D., & Carson, R. A. (eds.). (1995). *Chronic illness from experience to policy*. Bloomington: Indiana University Press.

Vernooij-Dassen, M. J., Felling, A. J., Brummelkamp, E., Dauzenberg, M. G., van den Bos, G. A., & Grol, R. (1999). Assessment of caregiver's competence in dealing with the burden of caregiving for a dementia patient: A Short Sense of Competence Questionnaire (SSCQ) suitable for clinical practice. *Journal of the American Geriatric Society, 47*, 256–257.

Wolf, R. S., & Li, D. (1999). Factors affecting the rate of elder abuse reporting to a state protective services program. *The Gerontologist, 39*, 222–228.

Wyatt, G. K., Friedman, L., Given, C. W., & Given, B. A. (1999). A profile of bereaved caregivers following provision of terminal care. *Journal of Palliative Care, 15*, 13–25.

第10章　ボディイメージ

参照文献

Altabe, M. (1998). Ethnicity and body image: Quantitative and qualitative analysis. *International Journal of Eating Disorders, 23*, 153–159.

Bello, L., & McIntire, S. (1995). Body image disturbance in young adults with cancer. *Cancer Nursing, 18* (2), 138–143.

Brown, M. S. (1977). The nursing process and distortions or changes in body image. In F. L. Bower (ed.), *Distortions in body image in illness and disability*, pp. 1–19. New York: Wiley.

Byely, L., Archibald, A., Graber, J., & Brooks-Gunn, J. (1999). A prospective study of familial and social influences on girls' body image and dieting. *International Journal of Eating Disorders, 28*, 155–164.

Carpenito, L. (2000). *Nursing diagnosis: Application to clinical practice* (8th ed.). Philadelphia: Lippincott.

Cash, T. F., & Pruzinsky, T. (1990). *Body images: Development, deviance, and change*. New York: Guilford Press.

Cohen, M. Z., Kahn, D. L., & Steeves, R. H. (1998). Beyond body image: The experience of breast cancer. *Oncology Nursing Forum, 25* (5), 835–841.

Corey, M., & Corey, G. (1997). *Groups: Process and practice* (5th ed.). Boston: Brooks/Cole.
Corwyn, R. F. (2000). The factor structure of global self-esteem among adolescents and adults. *Journal of Research and Personality, 34,* 357–379.
Craig, M. M., & Edwards, J. E. (1983). Adaptation in chronic illness: An eclectic model for nurses. *Journal of Advanced Nursing, 8* (5), 397–404.
Cusack, L. (2000). Perceptions of body image: Implications for the workplace. *Employee Assistance Quarterly, 15* (3), 23–39.
Dropkin, M. J. (1989). Coping with disfigurement and dysfunction after head and neck cancer surgery: A conceptual framework. *Seminars in Oncology Nursing, 5* (3), 213–219.
Erikson, E. (1963). *Childhood and society* (2nd ed.). New York: Norton.
Fallon, A. (1990). Culture in the mirror: Sociocultural determinants of body image. In T. F. Cash & T. Pruzinsky (eds.), *Body images: Development, deviance, and change,* pp. 80–109. New York: Guilford Press.
Fisher, K., & Hanspal, R. (1998). Body image and patients with amputations: Does the prosthesis maintain the balance? *International Journal of Rehabilitation Research, 21* (4), 355–363.
Fisher, S. (1986). *Development and structure of the body image* (vol. 2). Hillsdale, NJ: Lawrence Erlbaum Associates.
Gallagher, S. (1995). In Bermudez, J. L., Marcel, A., & Eilan, N. (eds.), *The body and the self,* pp. 225–244. Cambridge: MIT Press.
Golden, J. S., & Golden, M. (1986). Cancer and sex. In J. M. Vaeth (ed.), *Body image, self-esteem, and sexuality in cancer patients* (2nd ed.), pp. 68–76. Basil: Karger.
Hayslip, B., Cooper, C. C., Dougherty, L. M., & Cook, D. D. (1997). Body image in adulthood: A projective approach. *Journal of Personality Assessment, 68* (3), 628–649.
Helman, C. G. (1995). The body image in health and disease: Exploring patients' maps of body and self. *Patient Education and Counseling, 26,* 169–175.
Johnson, M., & Maas, M. (eds.). (1997). *Nursing outcomes classification (NOC).* St. Louis: Mosby.
Kirkpatrick, J. R. (1986). The stoma patient and his return to society. In J. M. Vaeth (ed.), *Body image, self-esteem, and sexuality in cancer patients* (2nd ed.), pp. 24–27. Basil: Karger.
Kleeman, K. (1977). Distortions in body image in adulthood. In F. L. Bower (ed.), *Distortions in body image in illness and disability,* pp. 73–96. New York: Wiley.
Leonard, B. (1972). Body image changes in chronic illness. *Nursing Clinics of North America, 7,* 687–695.
Lerner, R. M., & Jovanovic, J. (1990). The role of body image in psychosocial development across the life span: A developmental contextual perspective. In T. F. Cash. & T. Pruzinsky (eds.), *Body images: Development, deviance, and change,* pp. 110–127. New York: Guilford Press.
Markus, H., & Wurf, E. (1987). The dynamic self-concept: A social psychological perspective. *Annual Review of Psychology, 38,* 299–337.
McCloskey, J. C. (1976). How to make the most of body image theory in nursing practice. *Nursing, 76* (6), 68–72.
Mock, V. (1993). Body image in women treated for breast cancer. *Nursing Research, 42* (3), 153–157.
Moore, G. M., Franzcp, N., Hennessey, P., Kunz, N. M., Ferrando, S. J., & Rabkin, J. G. (2000). Kaposi's sarcoma: The scarlet letter of AIDS. The psychological effects of a skin disease. *Psychosomatics, 41* (4), 360–363.
Nezlek, J. B. (1999). Body image and day-to-day social interaction. *Journal of Personality, 67* (5), 793–817.
Norris, J., Connell, M. K., & Spelic, S. S. (1998). A grounded theory of reimaging. *Advances in Nursing Science, 20* (3), 1–12.
Olivardia, R., Pope, H. J., & Hudson, J. I. (2000). Muscle dysmorphia in male weightlifters: A case control study. *American Journal of Psychiatry, 157,* 1291–1296.
Orr, D. A., Reznikoff, M., & Smith, G. M. (1989). Body image, self-esteem, and depression in burn-injured adolescents and young adults. *Journal of Burn Care and Rehabilitation, 10* (5), 454–461.
Otto, S. E. (1991). *Oncology nursing.* St. Louis: Mosby.
Price, B. (1990). A model for body image care. *Journal of Advanced Nursing, 15* (5), 585–593.
Rhode Island Department of Health Office of Minority Health. (1998). *Minority health fact sheets.* Available on-line at http://www.health.state.ri.us/omh/mhfs.htm.
Schilder, P. (1950). *The image and appearance of the human body.* New York: International Universities Press.
Slade, P. D. (1994). What is body image? *Behaviour Research and Therapy, 32* (5), 497–502.
Stormer, S. M., & Thompson, J. K. (1996). Explanation of body image disturbance: A test of maturational status, negative verbal commentary, social comparison, and sociocultural hypotheses. *Journal of Eating Disorders, 19* (2), 193–202.
Thomas, V. G. (1998). Body-image satisfaction among black women. *Journal of Social Psychology, 129* (1), 107–112.
Thompson, J. (1990). *Body image disturbances.* New York: Pergamon Press.
Van Deusen, J. (1993). *Body image and perceptual dysfunction in adults.* Philadelphia: WB Saunders.
White, C. A. (2000). Body image dimensions and cancer: A heuristic cognitive behavioural model. *Psych-*

Oncology, 9, 183–192.

第11章 セクシュアリティ

参照文献

American Nurses Association (1998). *Standards of clinical nursing practice* (2nd ed.). Washington, DC: Author.

American Nurses Association and Oncology Nursing Society. (1966). *Statement on the scope and standards of oncology nursing practice.* Washington, DC: Author.

American Psychiatric Association. (1994). *Diagnostic and statistical manual of mental disorders* (4th ed.). Washington, DC: Author

Andrews, M., Goldberg, K., & Kaplan, H. (eds.). (1996). *Nurse's legal handbook* (3rd ed.). Springhouse, PA: Springhouse Corporation.

Annon, J. S. (1976). *The behavioral treatment of sexual problems: Volume I: Brief therapy.* New York: Harper & Row.

Auchincloss, S. S. (1990). Sexual dysfunction in cancer patients: Issues in evaluation and treatment. In J. C. Holland & J. H. Rowland (eds.), *Handbook of psychooncology,* pp. 383–413. New York: Oxford University Press.

Baggs, J. G., & Karch, A. M. (1987). Sexual counseling of women with coronary heart disease. *Heart and Lung, 16* (2), 154–159.

Darling, C. A., Davidson, J. K., & Conway-Welch, C. (1990). Female ejaculation: Perceived origins, the Grafenberg spot/area, and sexual responsiveness. *Archives of Sexual Behavior, 19,* 29–47.

DeBusk, R. (2000). Evaluating the cardiovascular tolerance for sex. *The American Journal of Cardiology, 86* (2A), 51F–56F.

DeBusk, R., Drory, Y., Goldstein, I., Jackson, G., Kaul, S., & Kimmel, S. E. (2000). Management of sexual dysfunction in patients with cardiovascular disease: Recommendations of the Princeton consensus panel. *The American Journal of Cardiology, 86* (2), 175–181.

DiSaia, P. J., & Creasman, W. T. (1997). *Clinical gynecologic oncology* (5th ed.), pp. 1–50. St. Louis: Mosby.

Enzlin, P., Mathieu, C., Vanderschueren, D., & Demyttenaere, K. (1998). Diabetes mellitus and female sexuality: A review of 25 years' research. *Diabetic Medicine, 15,* 809–815.

Frasure-Smith, N., Lesperance, F., & Talajic, M. (1993). Depression following myocardial infarction: Impact on 6-month survival. *Journal of the American Medical Association, 270,* 1819–1825.

Friday, N. (1973). *My secret garden: Women's sexual fantasies.* New York: Pocket Books.

Gitlin, M. J. (1995). Effects of depression and antidepressants on sexual functioning. *Bulletin of the Menninger Clinic, 59* (2), 232–248.

Guyton, A. C. (1992). *Basic neuroscience: Anatomy and physiology* (2nd ed.). Philadelphia: WB Saunders.

Hilderley, L. J. (2000). Principles of radiotherapy. In C. H. Yarbro, M. H., Frogge, M. Goodman, & S. L. Groenwald (eds.), *Cancer nursing: Principles and practice* (5th ed.), pp. 286–299. Sudbury MA: Jones and Bartlett.

Jensen, S. B. (1981). Diabetic sexual dysfunction: A comparative study of 160 insulin-treated diabetic men and women and an age-matched control group. *Archives of Sexual Behavior, 10,* 493–504.

Kader, H. A., & Rostom, A. Y. (1991). Follicle-stimulating hormone levels as a predictor of recovery of spermatogenesis following cancer therapy. *Clinical Oncology, 3,* 37–40.

Kalb, R. C., & LaRocca, N. G. (1997). Sexuality and family planning. In J. Halper & N. J. Holland (eds.), *Comprehensive nursing care in multiple sclerosis,* pp. 109–125. New York: Demos Vermande.

Kaplan, H. S. (1979). *Disorders of sexual desire and other new concepts and techniques in sex therapy.* New York: Simon & Schuster.

Kolodny, R. C. (1971). Sexual dysfunction in diabetic females. *Diabetes, 20,* 557–559.

Kolodny, R., Masters, W., Johnson, V., & Biggs, M. (1979). *The textbook for human sexuality for nurses.* Boston: Little, Brown.

Koukouras, D., Spiliotis, J., Scopa, C. D., Dragotis, K., Kalfarentzos, F., Tzoracoleftherakis, E., & Androulakis, J. (1991). Radical consequence in the sexuality of male patients operated for colorectal carcinoma. *European Journal of Surgical Oncology, 17,* 285–288.

Krebs, L. U. (2000). Sexual and reproductive dysfunction. In C. H. Yarbro, M. H. Frogge, M. Goodman, & S. L. Groenwald (eds.), *Cancer nursing: Principles and practice* (5th ed.), pp. 831–854. Sudbury, MA: Jones and Bartlett.

Ladas, A. K., Whipple, B., and Perry, J. D. (1982). *The G-spot.* New York: Dell.

Lefebvre, K. A. (1997). Performing a sexual evaluation on the person with disability or illness. In M. L. Sipski & C. J. Alexander (eds.), *Sexual Function in People with Disability and Chronic Illness: A Health Professional's Guide* (pp. 19–46). Rockville: Aspen Publishers, Inc.

Lehne, R. A. (1998). *Pharmacology for nursing care* (3rd ed.). Philadelphia: WB Saunders.

Leiblum, S. R., & Segraves, R. T. (1989). Sex therapy with aging adults. In S. R. Leiblum & R. C. Rosen (eds.), *Principles and practice of sex therapy: Update for the 1990s* (2nd ed.), pp. 352–381. New York: Guilford Press.

LeMone, P. (1996). The physical effects of diabetes on sexuality in women. *The Diabetes Educator, 22* (4), 361–366.

Masters, W. H., & Johnson, V. E. (1966). *Human sexual response*. Philadelphia: Lippincott-Raven.

Masters, W. H., & Johnson, V. E. (1981). Sex and the aging process. *Journal of the American Geriatrics Society, 24* (9), 385–390.

McInnes, S., & Schilsky, R. L. (1996). Infertility following cancer chemotherapy. In B. A. Chabner & D. L. Longo (eds.), *Cancer chemotherapy and biotherapy* (2nd ed.), pp. 31–44. Philadelphia: Lippincott-Raven.

Mims, F., & Swenson, M. (1978). A model to promote sexual health care. *Nursing Outlook, 26* (2), 121–125.

National Institutes of Health (NIH). (1992). Impotence. *NIH Consensus Statement, 10* (4), 1–31.

O'Farrell, P., Murray, J., & Hotz, S. B. (2000). Psychologic distress among spouses of patients undergoing cardiac rehabilitation. *Heart and Lung, 29* (2), 97–104.

Rivas, D. A., & Chancellor, M. B. (1997). Management of erectile dysfunction. In M. L. Sipski & C. J. Alexander (eds.), *Sexual function in people with disability and chronic illness: A health professional's guide*, pp. 429–466. Rockville, MD: Aspen Publishers.

Robert Wood Johnson Foundation. (1996). *Chronic care in America: A 21st century challenge*. Princeton, NJ: Author.

Roose, S. P., & Seidman, S. N. (2000). Sexual activity and cardiac risk: Is depression a contributing factor? *The American Journal of Cardiology, 86* (2A), 38F–40F.

Sands, J. K. (1995). Human sexuality. In W. J. Phipps, V. L. Cassmeyer, J. K. Sands, and M. K. Lehmen (eds.). *Medical surgical nursing: Concepts & clinical practice* (5th ed.), pp. 262–284. St. Louis: Mosby.

Schliefer, S. J., Macari-Hinson, M. M., Coyle, D.A., Slater, W. R., Kahn, M., Gorlin, R., & Zucker, H. H. (1989). The nature and course of depression following myocardial infarction. *Archives of Internal Medicine, 149*, 1785–1789.

Steinke, E. E. (2000). Sexual counseling after myocardial infarction. *American Journal of Nursing, 100* (12), 38–44.

Tilton, M. C. (1997). Diabetes and amputation. In M. L. Sipski & C. J. Alexander (eds.), *Sexual function in people with disability and chronic illness: A health professional's guide*, pp. 279–302. Rockville, MD: Aspen Publishers.

U.S. Department of Health and Human Services, Centers for Disease Control and Prevention. (1999). *Chronic diseases and their risk factors: The nation's leading causes of death*. Atlanta: Author.

Viviani, S., Ragni, G., Santoro, A., Perotti, L., Caccamo, E., Negretti, E., Valagussa, P., & Bonadonna, G. (1991). Testicular dysfunction in Hodgkin's disease before and after treatment. *European Journal of Cancer, 27*, 1389–1392.

Waterhouse, J., & Metcalfe, M. C. (1991). Attitudes toward nurses discussing sexual concerns with patients. *Journal of Advanced Nursing, 16*, 1048–1054.

Weiner, D. N., & Rosen, R. C. (1997). Medications and their impact. In M. L. Sipski & C. J. Alexander (eds.), *Sexual function in people with disability and chronic illness: A health professional's guide*, pp. 85–114. Rockville, MD: Aspen Publishers.

Wilson, M. E., & Williams, H. A. (1988). Oncology nurses' attitudes and behaviors related to sexuality to patients with cancer. *Oncology Nursing Forum, 15*, 49–52.

Wilmoth, M. C. (1994a). Strategies for becoming comfortable with sexual assessment. *Oncology Nursing News* (Spring), 6–7.

———. (1994b). Nurses' and patients' perspectives on sexuality: Bridging the gap. *Innovations in Oncology Nursing, 10* (2), 34–36.

———. (1996). The middle years: Women, sexuality and the self. *Journal of Obstetric, Gynecologic, and Neonatal Nursing, 25*, 615–621.

———. (1998). Sexuality. In C. Burke (ed.), *Psychosocial dimensions of oncology nursing care*, pp. 102–127. Pittsburgh: Oncology Nursing Press.

———. (2000). Sexuality patterns, altered. In L. J. Carpenito (ed.), *Nursing diagnosis: Application to clinical practice* (8th ed.), pp. 837–857. Philadelphia: Lippincott.

Wilmoth, M. C., & Spinelli, A. (2000). Sexual implications of gynecologic cancer treatments. *Journal of Obstetrics, Gynecologic and Neonatal Nursing, 29*, 413–421.

Woods, N. F. (1984). *Human sexuality in health and illness* (3rd ed.). St. Louis: Mosby.

Zrustova, M., Rostlapid, J., & Kabshelova, A. (1978). Sexual disorders in diabetic women. *Ceska Gynekologie, 43*, 277.

Zaviacic, M., & Whipple, B. (1993). Update on the female prostate and the phenomena of female ejaculation. *The Journal of Sex Research, 30*, 48–151.

第12章　無力感

参照文献

Antonovsky, A. (1985). *Health, stress, and coping*. San Francisco: Jossey-Bass.

Bright, R. (1996). *Grief and powerlessness: Helping people regain control of their lives*. Bristol, PA: Jessica Kingsley Publishers.

Clarke, H. F., & Mass, H. (1998). Comox valley nursing centre: From collaboration to empowerment. *Public Health Nursing, 15* (3), 216–224.

Davidhizar, R. (1994). Powerlessness of caregivers in home care. *Journal of Clinical Nursing, 3*, 155–158.

Dunn, J. D. (1998). Powerlessness regarding health-service barriers: Construction of an instrument. *Nursing Diagnosis: The Journal of Nursing Language and Classification, 9* (4), 136–143.

Gibson, J., & Kenrick, M. (1998). Pain and powerlessness: The experience of living with peripheral vascular disease. *Journal of Advanced Nursing, 27*, 737–745.

Hildebrandt, E. (1999). Focus groups and vulnerable populations: Insight into client strengths and needs in complex community health care environments. *Nursing and Health Care Perspectives, 20* (5), 256–259.

Hildingh, C., Fridlund, B., & Segesten, K. (1995). Social support in self-help groups, as experienced by persons having coronary heart disease and their next of kin. *International Journal of Nursing Studies, 32* (3), 224–232.

Israel, B. A., Checkoway, B., Schulz, A., & Zimmerman, M. (1994). Health education and community empowerment: Conceptualizing and measuring perceptions of individual, organizational, and community control. *Health Education Quarterly, 21* (2), 149–170.

Johnson, D. (1967). Powerlessness: A significant determinant in patient behavior? *Journal of Nursing Education, 6* (2), 39–44.

Landau, J. (1997). Whispers of illness: Secrecy versus trust. In H. McDaniel, J. Hepworth, & W. J. Doherty (eds.), *The shared experience of illness: stories of patients, families, and their therapists*. New York: Basic Books.

Lewis, R. (1982). Experienced personal control and quality of life in late-stage cancer patients. *Nursing Research, 31*, 113–119.

Lunney, A. T. (1997). Case study: Response to a diagnosis of chronic illness when confounded by other life events. *Nursing Diagnosis, 8* (2), 48, 79.

McDaniel, S. H., Hepworth, J., & Doherty, W. J. (1997). The shared emotional themes of illness. In S. H. McDaniel, J. Hepworth, & W. J. Doherty (eds.), *The shared experience of illness: stories of patients, families, and their therapists*. New York: Basic Books.

Miller, J. F. (ed.). (2000). *Coping with chronic illness: Overcoming powerlessness* (3rd ed.). Philadelphia: FA Davis.

———. (1992). *Coping with chronic illness: Overcoming powerlessness* (2nd ed.). Philadelphia: FA Davis.

———. (1983). *Coping with chronic illness: Overcoming powerlessness*. Philadelphia: FA Davis.

Mishel, M. H. (1999). Uncertainty in illness. *Annual Review of Nursing Research, 19*, 269–294.

Nyamathi, A., Flaskerud, J., Leake, B., & Chen, S. (1996). Impoverished women at risk for AIDS: Social support variables. *Journal of Psychosocial Nursing and Mental Health Services, 34* (11), 31–39.

Nyström, A. E., & Segesten, K. M. (1994). On sources of powerlessness in nursing home life. *Journal of Advanced Nursing, 19*, 124–133.

Richmond, T., Metcalf, J., Daly, M., & Kish, J. (1992). Powerlessness in acute spinal cord injury patients: A descriptive study. *Journal of Neuroscience Nursing, 24* (3), 146–152.

Roberts, S. J., & Krouse, H. J. (1990). Negotiation as a strategy to empower self-care. *Holistic Nursing Practice, 4* (2), 30–36.

Roberts, S. L., & White, B. S. (1990). Powerlessness and personal control model applied to the myocardial infarction patient. *Progress in Cardiovascular Nursing, 5* (3), 84–94.

Rodin, J., & Langer, E. (1977). Long-term effects of a control-relevant intervention with the institutionalized aged. *Journal of Personality and Social Psychology, 35* (12), 897–902.

Roth, D. L. (1987). *Effects of nursing intervention on perceived powerlessness in hospitalized chronically ill patients*. Unpublished master's thesis, University of Wisconsin, Eau Claire.

Rotter, J. B. (1966). Generalized expectancies for internal vs. external control of reinforcement. *Psychology Monographs, 80* (1), 1–28.

Ruhl, K. B. (1999). Rehabilitation considerations for the client with chronic, nonmalignant pain. *Nursing Case Management, 4* (2), 90–101.

Secrest, J. A., & Thomas, S. P. (1999). Continuity and discontinuity: The quality of life following a stroke. *Rehabilitation Nursing, 24* (6), 240–246, 270.

Seeman, M. (1959). The meaning of alienation. *American Sociological Review, 24* (6), 783–791.

Seeman, M., & Evans, J. (1962). Alienation and learning in a hospital setting. *American Sociological Review, 27*, 772–783.

Seeman, M., & Lewis, S. (1995). Powerlessness, health and mortality: A longitudinal study of older men and mature women. *Social Science in Medicine, 41* (4), 517–525.

Seeman, M., & Seeman, T. (1983). Health behavior and personal autonomy: A longitudinal study of the sense of control in illness. *Journal of Health and Social Behavior, 24* (2), 144–160.

Seligman, M. (1975). *Helplessness: On depression, development and death.* San Francisco: Freeman.

Stapleton, S. R. (1978). *Powerlessness in individuals with chronic renal failure.* Unpublished master's thesis. Milwaukee, WI: Marquette University.

Strauss, A., Corbin, J., Fagerhaugh, S., Glaser, B., Maines, D., Suczek, B., & Wiener, C. (1984). *Chronic illness and the quality of life* (2nd ed.). St. Louis: Mosby.

Strehlow, A. J., & Amos-Jones, T. (1999). The homeless as a vulnerable population. *Nursing Clinics of North America, 34* (2), 261–274.

Swayze, S. (1991). Helping them cope: Developing self-help groups for clients with chronic illness. *Journal of Psychosocial Nursing, 29* (5), 35–37.

Vander Henst, J. A. (1997). Client empowerment: A nursing challenge. *Clinical Nurse Specialist, 11* (3), 96–99.

Walker, J., Holloway, I., & Sofaer, B. (1999). In the system: The lived experience of chronic back pain from the perspectives of those seeking help from pain clinics. *Pain, 80,* 621–628.

Wetherbee, L. L. (1995). Powerlessness and the hospice client. *Home Healthcare Nurse, 13* (5), 37–41.

White, B. S., & Roberts, S. L. (1993). Powerlessness and the pulmonary alveolar edema patient. *Dimensions of Critical Care Nursing, 12* (3), 127–137.

Worthman, C., & Brehm, J. (1975). Responses to uncontrollable outcomes: An integration of reactance theory and the learned helpless model. In L. Berkowitz (ed.), *Advances in Experimental Social Psychology* (vol. 8), pp. 278–336. New York: Academic Press.

Younger, J. B. (1991). A theory of mastery. *Advances in Nursing Science, 14* (1), 76–89.

その他の文献

Burckhardt, C. S. (1987). Coping strategies of the chronically ill. *Nursing Clinics of North America, 22* (3), 543–549.

Chandler, G. E. (1992). The source and process of empowerment. *Nursing Administration Quarterly, 16* (3), 65–71.

deSchepper, A. M., Francke, A. L., & Abu-Saad, H. H. (1997). Feelings of powerlessness in relation to pain: Ascribed causes and reported strategies. *Cancer Nursing, 20* (6), 422–429.

Flaskerud, J. H., & Winslow, B. J. (1998). Conceptualizing vulnerable populations: Health-related research. *Nursing Research, 47* (2), 69–78.

Gilbert, P. (1992). *Depression: The evolution of powerlessness.* New York: Guilford Press.

Goldman, J. A., & Harlow, L. L. (1993). Self-perception variables that mediate AIDS-preventive behavior in college students. *Health Psychology, 12* (6), 489–498.

Hennessy-Harstad, E. B. (1999). Empowering adolescents with asthma to take control through adaptation. *Journal of Pediatric Health Care, 13* (6 part 1), 273–277.

Ingram, R. E., Miranda, J., & Segal, Z. V. (1998). *Cognitive vulnerability to depression.* New York: Guilford Press.

Johnson, D. R. (1997). An existential model of group therapy for chronic conditions. *International Journal of Group Psychotherapy, 47* (2), 227–250.

Kobasa, S. C., Maddi, S. R., & Kahn, S. (1982). Hardiness and health: A prospective study. *Journal of Personality and Social Psychology, 42* (1), 168–177.

Maddi, S. R., Kobasa, S. C., & Hoover, M. (1979). An alienation test. *Journal of Humanistic Psychology, 19* (4), 73–76.

Neufeld, K. R., Degner, L. F., & Dick, J. A. (1993). A nursing intervention strategy to foster patient involvement in treatment decisions. *Oncology Nursing Forum, 20* (4), 631–635.

Pieranunzi, V. R. (1997). The lived experience of power and powerlessness in psychiatric nursing: A Heideggerian hermeneutical analysis. *Archives of Psychiatric Nursing, 11* (3), 155–162.

Radley, A. (1994). *Making sense of illness: The social psychology of health and disease.* Thousand Oaks, CA: Sage.

Schmied, L. A., & Lawlor, K. A. (1986). Hardiness, type A behavior, and the stress-illness relation in working women. *Journal of Personality and Social Psychology, 51* (6), 1218–1223.

Schorr, J. A., Farnham, R. C., & Ervin, S. M. (1991). Health patterns in aging women as expanding consciousness. *Advances in Nursing Science, 13* (4), 52–63.

Todd, E. S., & Higgins, S. (1998). Powerlessness in professional and parent partnerships. *British Journal of Sociology of Education, 19* (2), 227–236.

Tolley, M. (1997). Power to the patient. *Journal of Gerontological Nursing, 23* (10), 7–12.

White, K. R. (1995). The transition from victim to victor: Application of the theory of mastery. *Journal of Psychosocial Nursing, 33* (8), 41–44.

第Ⅲ部　保健医療職者にとってのクロニックイルネス

第13章　チェンジエージェント（変化を促す人）

参照文献

Bailey, B. (1990). Change agent. In I. Lubkin (ed.), *Chronic illness: Impact and interventions* (2nd ed.), pp. 262–278. Boston: Jones and Bartlett.

Bandura, A. (1986). *Social foundations of thought and action: A social cognitive theory.* Englewood Cliffs, NJ: Prentice-Hall.

Bushnell, M. (1979). Institution in transition. *Perspectives of Psychiatric Care,* 12 (6), 260–265.

Caplan, G. (1964). *Principles of preventive psychiatry.* New York: Basic Books.

Chin, P., Finocchiaro, D., & Rosebrough, A. (1998). *Rehabilitation nursing practice.* New York: McGraw-Hill.

Deci, E., & Ryan, R. (1985). *Intrinsic motivation and the nursing process.* New York: Plenum Press.

Dixon, E. (1998). Change agent. In I. Lubkin & P. Larsen (eds.), *Chronic illness: Impact and interventions* (4th ed.), pp. 327–342. Boston: Jones and Bartlett.

Durrant, M., & Kowalski, K. M. (1993). Enhancing views of competence. In S. Friedman (ed.), *The new language of change constructive collaboration in psychotherapy,* pp. 107–137. New York: Guilford Press.

Ellis, A., & Grieger, R. (1977). *Handbook of rational-emotive therapy.* New York: Springer.

Erikson, E. H. (1963). *Childhood and society.* New York: WW Norton.

Fanger, M. T. (1993). After the shift: Time-effective treatment in the possibility frame. In S. Freidman (ed.), *The new language of change,* pp. 85–106. New York: Guilford Press.

Farley, A. M. (1992). *Nursing and the disabled across the life span.* Boston: Jones and Bartlett.

Fordyce, B. R. (1977). *Behavioral modification and the nursing process.* St. Louis: Mosby.

Friedman, S., & Fanger, M. T. (1991). *Expanding therapeutic possibilities: Getting results in brief psychotherapy.* New York: Lexington Books.

Gingerich, W., & de Shazer, S. (1991). The BRIEFER project: Using expert systems as theory construction tools. *Family Process,* 30, 241–249.

Gordon, D., & Meyers-Anderson, M. (1981). *Phoenix: Therapeutic patterns of Milton H. Erikson.* Cupertino, CA: Meta.

Greenstone, J. L., & Levitson, S. C. (1993). *Elements of crisis intervention; crises and how to respond to them.* Pacific Grove, CA: Brooks/Cole.

Hoff, L. A. (1978). *People in crisis: Understanding and helping.* Menlo Park, CA: Addison-Wesley.

Janis, I., & Mann, L. (1977). *Decision-making: A psychological analysis of conflict, choice, and commitment.* London: Cassell and Collier Macmillan.

Laughlin, J. A. (1989). Rehabilitation: Unlocking the gates to change. In S. Dittmar (ed.), *Rehabilitation nursing: Process and application,* pp. 528–535. St. Louis: Mosby.

Lewin, K. (1947). Frontiers in group dynamics: Concept, methods, and reality in social science. *Human Relations,* 5 (1), 5–42.

Lewin, K. (1951). *Field theory in social science.* New York: Harper & Brothers.

Lippitt, G. L. (1973). *Visualizing change: Model building and the change process.* La Jolla, CA: University Associates.

Lippitt, G. L., & Lippitt, R. (1978). *The counseling process in action.* San Diego, CA: University Press.

Mauksch, I. G., & Miller, M. H. (1981). *Implementing change in nursing.* St. Louis: Mosby.

Mitchell, S. (1988). *The Tao Te Ching: A new English version.* New York: Harper-Collins.

New, J. R., & Couillard, N. A. (1981). Guidelines for introducing change. *The Journal of Nursing Administration,* March (8), 7–21.

O'Connell, D. (1997). Behavior change. In M. D. Feldman & J. F. Christensen (eds.), *Behavioral medicine in primary care a practical guide,* pp. 125–135. Stamford, CT: Appleton & Lange.

O'Connel, J. K., & Price, J. H. (1984). Ethical theories for promoting health through behavior change. *Journal of School Health,* 53, 476–479.

Pender, N. (1987). *Health promotion in nursing practice* (2nd ed.). Norwalk, CT: Appleton-Century-Crofts.

Pender, N. (1996). *Health promotion in nursing practice.* (3rd ed.) Stamford, CT: Appleton & Lange.

Prochaska, J. O., Norcross, J. C., & DiClemente, C. C. (1994). *Changing for good: A revolutionary six-stage program for overcoming bad habits and moving your life positively forward.* New York: Guilford Press.

Reinkemeyer, A. (1970). Nursing's need: Commitment to an ideology of change. *Nursing Forum,* 9 (4), 340–350.

Roberts, A. R., & Burgess, A. (1997). Crisis intervention. In A. Burgess (ed.), *Psychiatric nursing promoting mental health,* pp. 703–713. Stamford, CT: Appleton & Lange.

Rogers, C. R. (1972). Change agents, clients, and change.

In G. Zultman, P. Kotlteer, & I. Kaufman (eds.), *Creating social change*, pp. 194–213. New York: Rinehart and Winston.

Rokeach, M. (1973). *The nature of human values*. New York: Free Press.

Selekman, M. D. (1993). *Pathways to change: Brief therapy solutions with difficult adolescents*. New York: Guilford Press.

Seligman, M. (1991). *Learned optimism*. New York: Alfred A. Knopf.

Shumaker, S. A., Schron, E. B., & Ockene, E. B. (eds.). (1990). *The handbook of health behavior change*. New York: Springer.

Spector, R. S. (2000). *Cultural diversity in health and illness*. Norwalk, CT: Appleton & Lange.

Sue, D. W. (1981). *Counseling the culturally different: Theory and practice*. New York: John Wiley & Sons.

第14章　クライエントと家族の健康教育

参照文献

Antonovsky, A. (1979). *Health, stress, and coping*. San Francisco: Jossey-Bass.

American Association of Colleges of Nursing. (1998). *Essentials of baccalaurate education for professional nursing practice*. Washington, DC: AACN.

Babcock, D. E., & Miller, M. A. (1994). *Client education: Theory and practice*. St. Louis: C. V. Mosby.

Bastable, S. B. (1997). *Nurse as educator: principles of teaching and learning*. Sudbury, MA: Jones and Bartlett.

Bopp, A., & Lubkin, I. (1998). Teaching. In I. Lubkin & P. Larsen (eds.), *Chronic illness: Impact and interventions* (4th ed.), pp. 343–362. Sudbury, MA: Jones and Bartlett.

Braden, C. J. (1993). Promoting a learned self help response to chronic illness. In S. Funk, E. Tornquist, M. Champagne, & R. Wiese (eds.), *Key aspects of care for the chronically ill: Hospital and home*, pp. 158–169. New York: Springer.

———. (1990a). Learned self help response to chronic illness experience: A test of three alternative learning theories. *Scholarly Inquiry of Nursing Practice, 4*, 23–41.

———. (1990b). A test of the self help model: Learned response to chronic illness experience: Self help model. *Nursing Research, 39*, 42–47.

Brookfield, S. D. (1990). *Understanding and facilitating adult education*. San Francisco: Jossey-Bass.

Carpenito, L. J. (2000). *Nursing diagnosis: Application to clinical practice* (8th ed.). Philadelphia: Lippincott.

Collins, C. (2000). *International Journal of Childbirth Education, 15* (1), 11–13.

Covey, S. (1990). *The seven habits of highly effective people*. New York: Simon & Schuster.

Dunbar, C. N. (1998). Developing a teaching plan. *American Journal of Nursing, 98* (8), 16B–16D.

Easton, K., Zemen, D., & Kwiatkowski, S. (1994). Developing and implementing a stroke education series for patients and families. *Rehabilitation Nursing, 19* (6), 348–350.

Elfrink, V., Davis, L. S., Fitzwater, E., Castleman, J., Burley, J., Gorney-Moreno, M. J., Sullivan, J., Nicholls, B., Hall, S., Queen, K., Johnson, S., & Martin, A. (2000). A comparison of teaching strategies for information technology into clinical nursing education. *Nurse Educator, 25*, (3), 136–144.

Falvo, D. (1994). *Effective patient education: A guide to increased compliance*. Gaithersburg, MD: Aspen.

Falvo, D. R. (1999). *Medical and psychosocial aspects of chronic illness and disability*. Gaithersburg, MD: Aspen.

Fuszard, B. (1995). *Innovative teaching strategies in nursing*. Gaithersburg, MD: Aspen.

Haggard, A. (1989). *Handbook of patient education*. Rockville, MD: Aspen.

Hogstel, M. O. (2001). *Gerontology: Nursing care of the older adult*. Albany, NY: Delmar.

Honan, S., Krsnak, G., Petersen, D., & Torkelson, R. (1998). The nurse as patient educator: Perceived responsibilities and factors enhancing role development. *Journal of Continuing Education in Nursing, 19* (1), 33–37.

Ignatavicius, D. D., Workman, M. L., & Mishler, M.A. (1999). *Medical-surgical nursing across the health care continuum*. Philadelphia: WB Saunders.

Joint Commission on the Accreditation of Healthcare Organizations. (1995). *Comprehensive accreditation manual for hospitals*. Chicago: Author.

Knowles, M. (1990). *The adult learner: A neglected species*. Houston: Gulf Publishing.

LeFort, S. M. (2000). A test of Braden's self-help model in adults with chronic pain. *Journal of Nursing Scholarship, 32* (2), 153–160.

Lewis, D., & Pesut, D. (2001). Emergence of consumer health informatics. *Nursing Outlook, 49*, 7.

Lynn, J. (2000). Learning to care for people with chronic illness facing the end of life. *JAMA, 284* (19), 2508–2510.

Miller, B., & Capps, E. (1997). Meeting JCAHO patient-education standards. *Nursing Management, 28* (5),

55–58.

Miller, J. F. (2000). *Coping with chronic disease: Overcoming powerlessness* (2nd ed.). Philadelphia: Davis.

Mirka, T. (1994). Meeting the learning needs of post-myocardial infarction patient. *Nurse Education Today, 14* (6), 448–456.

Murray, R. B., & Zentner, J. P. (1993). *Nursing assessment and health promotion: strategies through the life span.* Norwalk, CT: Appleton & Lange.

Musinski, B. (1999). The educator as facilitator: A new kind of leadership. *Nursing Forum, 34* (1), 23–29.

National Advisory Council on Nurse Education and Practice. (December, 1997). *A national informatics agenda for nursing education and practice,* pp. 1–32. Report to the Secretary of the Department of Health and Human Services, Health Resources and Services Administration. Washington, DC: Government Printing Office.

Niles, S., Alemagno, S., & Stricklin, M. L. (1997). Healthy talk: A telecommunications model for health promotion. *Caring, 16* (7), 46–50.

Norton, B. (1998). From teaching to learning. In D. Billings & J. Halstead (eds.), *Teaching in nursing: A guide for faculty.* Philadelphia: WB Saunders.

O'Conner, B., & Johanson, J. (2000). Use of the web for medical information by a gastroenterology clinic population. *JAMA, 284* (15), 1962–1964.

Pohl, M. L. (1981). *The teaching function of the nursing practitioner* (4th ed.). Dubuque, IA: Brown.

Rankin, S. H., & Stallings, K. D. (1996). *Patient education: Issues, principles and practices.* Philadelphia: Lippincott.

Redman, B. K. (1999). *Women's health needs in patient education.* New York: Springer.

Rifas, E., Morris, R., & Grady, R. (1994). Innovative approach to patient teaching. *Nursing Outlook, 42,* 214–216.

Saarmann, L., Daugherty, J., & Reigel, B. (2000). Patient teaching to promote behavioral change. *Nursing Outlook, 48,* 281–287.

Smeltzer, S., & Bare, B. (2000). *Textbook of medical-surgical nursing.* Philadelphia: Lippincott.

Smith, B., Appleton, S., Adams, S., Southcott, A., & Ruffin, R. (2000). *Home care outreach nursing for COPD.* Oxford: The Cochrane Library.

Stanley, M., & Beare, P. (1995). *Gerontological nursing.* Philadelphia: FA Davis.

Swanson, E., & Tripp-Reimer, T. (1997*). Chronic illness and the older adult.* New York: Springer.

Trocino, L., Byers, J., & Gallagher, A. (1997). Nurses' attitude toward patient and family education: Implications for clinical nurse specialists. *Clinical Nurse Specialist, 11* (2), 77–84.

Wilkinson, J. M. (2000). *Nursing diagnosis handbook.* Upper Saddle River, NJ: Prentice Hall Health.

Wilson, S. R. (1997). Individual versus group education: Is one better? *Patient Education and Counseling, 32* (1) (Suppl), S67–75.

Wlodkowski, R. J. (1985). *Enhancing adult motivation to learn.* San Francisco: Jossey-Bass.

その他の文献

Ahmann, E. (2000). Family matters. Supporting families' savvy use of the internet for health research. *Pediatric Nursing, 26* (4), 419–423.

Amos, E., & White, M. I. (1998). Teaching tools: Problem based learning. *Nurse Educator, 23* (2), 11–14.

Barr, R., & Tagg, J. (1995). From teaching to learning: A new paradigm for undergraduate education. *Change, Nov-Dec,* 13–23.

Billings, D. M., & Halstead, J. A. (1998). *Teaching in nursing: A guide for faculty.* Philadelphia: WB Saunders.

Bonheur, B. B. (1995). Measuring satisfaction with patient education: A hospital-wide program evaluation. *Journal of Nursing Staff Development, 11* (1), 35–40.

Elders, B. (1993). Innovations in patient centered education. In M. Geerts, S. Edgman-Levitan, J. Daley, & T. L. Delbanco (eds.), *Through the patient's eyes: Understanding and promoting patient centered care,* pp. 96–118. San Francisco: Jossey-Bass.

Engelke, Z. K., & Trimborn, S. J. (1999). Meeting the JCAHO standards for patient and family education. *Orthopaedic Nursing, 18* (1), 58–64.

Freemantle, N., Harvey, E. L., Wolf, F., Grimshaw, J. M., Grilli, R., & Bero, L. (2000). Printed educational materials: *Effects on professional practice and health care outcomes.* Oxford: The Cochrane Library.

Hansen, M., & Fisher, J. C. (1998). Patient teaching. Patient-centered teaching from theory to practice. *American Journal of Nursing, 98* (1), 56, 58, 60.

Kantz, B., Wandel, J., Fladger, A., Folcarelli, P., Burger, S., & Clifford, J. C. (1998). Developing patient and family education services: Innovations for the changing health care environment. *Journal of Nursing Administration, 28* (2), 11–18.

Kaplan, S., Greenfield, S., & Ware, J. (1989). Assessing the effectiveness of patient-centered interactions on the outcome of chronic diseases. *Medical Care, 27,* 110–127.

Kassel, D. G., & Lookinland, S. (1997). Patient/family education program: Making the project management process operational. *Journal of Nursing Staff Development, 13* (6), 303–308.

Lorig, K. (1996). *Patient education: A practical approach*

(2nd ed.). Thousand Oaks, CA: Sage.
Theis, S., & Johnson, J. (1995). Strategies for teaching patients: A meta-analysis. *Clinical Nurse Specialist, 9* (2), 105.

第15章　アドボカシイ

参照文献

Abrams, N. (1990). A contrary view of the nurse as patient advocate. In R. Pence & J. Cantrall (eds.), *Ethics in nursing: An anthology*. New York: National League for Nursing.

American Nurses' Association (1985). *Code for nurses with interpretive statements*. Kansas City: American Nurses' Association.

Andersen, S. L. (1990). Patient advocacy and whistleblowing in nursing: Help for the helpers. *Nursing Forum, 25* (3), 5–13.

Andrews, M. M., & Boyle, J. S. (1999). *Transcultural concepts in nursing care* (3rd ed.). Philadelphia: Lippincott.

Annas, G. J., & Healey, J. (1990). The patient rights advocate. In R. Pence & J. Cantrall (eds.), *Ethics in nursing: An anthology*. New York: National League for Nursing.

Banja, J. (1999). Patient advocacy at risk: ethical, legal and political dimensions of adverse reimbursement practices in brain injury rehabilitation in the US. *Brain Injury, 13* (10), 745–58.

Bernal, E. W. (1992). The nurse as patient advocate. *Hastings Center Report, 22* (4), 18–23.

Bird, A. W. (1994). Enhancing patient well-being: Advocacy or negotiation? *Journal of Medical Ethics, 20,* 152–156.

Bramlett, M. H., Gueldner, S. H., & Sowell, R. L. (1990). Consumer-centric advocacy: Its connection to nursing frameworks. *Nursing Science Quarterly, 3* (4), 156–161.

Brashers, D. E., Haas, S. M., & Heidig, J. L. (1999). The patient self-advocacy scale: Measuring patient involvement in health care decision-making interactions. *Health Communication, 11* (2), 97.

Brashers, D. E., Haas, S. M., Klingle, R. S., & Neidig, J. L. (2000). Collective AIDS activism and individuals' perceived self-advocacy in physician-patient communication. *Human Communication Research, 26* (3), 372–402.

Brower, H. T. (1982). Advocacy: What it is? *Journal of Gerontological Nursing, 8* (3), 141–143.

Canam, C. (1993). Common adaptive tasks facing parents of children with chronic conditions. *Journal of Advanced Nursing, 18,* 46–53.

Carnerie, F. (1989). Patient advocacy. *The Canadian Nurse, 85* (11), 20.

Cary, A. H. (1996). Case management. In M. Stanhope & J. Lancaster (eds.), *Community health nursing* (4th ed.). St. Louis: Mosby.

Chafey, K., Rhea, M., Shannon, A. M., & Spencer, S. (1998). Characterizations of advocacy by practicing nurses. *Journal of Professional Nursing, 14* (1), 43–52.

Clark, E. G. (1997). Substituted judgment: Medical and financial decisions by guardians. *Estate Planning, 24* (2), 66–73.

Cooper, M. C. (1990). Chronic illness and nursing's ethical challenge. *Holistic Nursing Practice, 5* (1), 10–16.

Copp, L. A. (1986). The nurse as advocate for vulnerable persons. *Journal of Advanced Nursing, 11,* 255–263.

———. (1993). Response to "patient advocacy—An important part of the daily work of the expert nurse." *Scholarly Inquiry for Nursing Practice: An International Journal, 7* (2), 137–140.

Corbin, J., & Strauss, A. (1988). *Unending work and care: Managing chronic illness at home*. San Francisco: Jossey-Bass.

Corcoran, S. (1988). Toward operationalizing an advocacy role. *Journal of Professional Nursing, 4* (4), 242–248.

Curtin, L. (1988). Ethics in nursing practice. *Nursing Management, 19* (5), 7–9.

Curtin, L. L. (1979). The nurse as advocate: A philosophical foundation for nursing. *Advances in Nursing Science, 1,* 1–10.

Freund, P. E. S., & McGuire, M. B. (1991). *Health, illness, and the social body*. Englewood Cliffs, NJ: Prentice-Hall.

Gadow, S. (1980). A model for ethical decision making. *Oncology Nursing Forum, 7* (4), 44–47.

———. (1990). Existential advocacy: Philosophical foundations of nursing. In R. Pence & J. Cantrall (eds.), *Ethics in nursing: An anthology*. New York: National League for Nursing.

Glaser, B. G., & Strauss, A. L. (1968). *Time for dying*. Chicago: Adline.

Goffman, E. (1963). *Notes on management of spoiled identity*. Englewood Cliffs, NJ: Prentice-Hall.

Haggerty, M. C. (1985). Ethics: Nurse patron or nurse advocate. *Nursing Management, 16* (5), 340-347.

Hamric, A. B. (2000). What is happening to advocacy? *Nursing Outlook, 48* (3), 103–104.

Jackson E., & Lubkin I. (1990). Advocacy. In I. Lubkin (ed.). *Chronic illness. Impact and Intervention* (2nd ed.). Boston: Jones & Bartlett, 300–316.

Jary, D., & Jary, J. (1991). *Sociology*. New York: Harper Perennial.

Jezewski, M. A. (1993). Culture brokering as a model for advocacy. *Nursing and Health Care, 14* (2), 78–85.

Kavanaugh, K. H. (1993). Facing the challenges of advocacy and diversity/universality. *Journal of Transcultural Nursing, 5* (1), 4–13.

Kirk, K. (1992). Confidence as a factor in chronic illness care. *Journal of Advanced Nursing, 17* (10), 1238–1242.

Kohnke, M. F. (1980). The nurse as advocate. *American Journal of Nursing, 80*, 2038–2040.

Kosik, S. H. (1972). Patient advocacy or fighting the system. *American Journal of Nursing, 72*, 694–696.

Lamb, H. R., & Weinberger, L. E. (1993). Therapeutic use of conservatorship in the treatment of gravely disabled psychiatric patients. *Hospital and Community Psychiatry, 44* (2), 147–150.

Leininger, M. (1990). The significance of cultural concepts in nursing. *Journal of Transcultural Nursing, 2* (1), 52–59.

———. (1995). *Transcultural nursing: Concepts, theories, research and practices* (2nd ed.). New York: McGraw-Hill.

———. (ed.). (1991). *Cultural care diversity and universality: A theory of nursing*. New York: National League for Nursing Press.

Lewis, M., Hepburn, K., Corcoran-Perry, S., Narayan, S., & Lally, R. M. (1999). Options, outcomes, values, likelihoods decision-making guide for patients and their families. *Journal of Gerontological Nursing, 25* (12), 19–25.

Love, M. B. (1995). Patient advocacy at the end of life. *Nursing Ethics, 2* (1), 3–9.

Martin, G. W. (1998). Communication breakdown or ideal speech situation: The problem of nurse advocacy. *Nursing Ethics, 5* (2), 147–157.

Mallik, M. (1997). Advocacy in nursing—A review of the literature. *Journal of Advanced Nursing, 25* (1), 130–138.

McGrath, A., & Walker, A. (1999). Nurses' perception and experience of advocacy. *Contemporary Nurse, 8* (3), 72–78.

Miller, B. K., Mansen, T. J., & Lee, H. (1990). Patient advocacy: Do nurses have the power and authority to act as patient advocate? In R. Pence & J. Cantrall (eds.), *Ethics in nursing: An anthology*. New York: National League for Nursing.

Miller, S. H., Cohen, M. Z., & Kagan, S. H. (2000). The measure of advocacy. *American Journal of Nursing, 100* (1), 61–64.

Mitty, E. L. (1991). The nurse as advocate. Issues in LTC. *Nursing and Health Care, 12* (10), 520–523.

Mitchell, G. J., & Bournes, D. A. (2000). Nurse as patient advocate? In search of straight thinking. *Nursing Science Quarterly, 13* (3), 204–209.

Mort, L. (1996). Critical of care. *Nursing Times, 92* (19), 40–41.

Nelson, M. L. (1988). Advocacy in nursing. *Nursing Outlook, 36* (3), 136–141.

Nolan, M., Keady, J., & Grant, G. (1995). Developing a typology of family care: Implications for nurses and other service providers. *Journal of Advanced Nursing, 21* (2), 256–265.

Orem, D. E. (1995). *Nursing concepts of practice* (5th ed.). St. Louis: Mosby.

Pagana, K. D. (1987). Let's stop calling ourselves "patient advocates." *Nursing 87, 17* (2), 51.

Peace, G. (1996). Living under the shadow of illness. *Nursing Times, 92* (28), 46–48.

Prins, M. M. (1992). Patient advocacy: The role of nursing leadership. *Nursing Management, 23* (7), 78–80.

Reynolds, S. L. (1997). Protected or neglected: An examination of negative versus compassionate ageism in public conservatorship. *Research on Aging, 19* (1), 3–25.

Salladay, S. A., & McDonnell, M. M. (1989). Spiritual care, ethical choices, and patient advocacy. *Nursing Clinics of North America, 24* (2), 543–549.

Segesten, K. (1993). Patient advocacy—An important part of the daily work of the expert nurse. *Scholarly Inquiry for Nursing Practice: An International Journal, 7* (2), 129–135.

Segesten, K., & Fagring, A. (1996). Patient advocacy—An essential part of quality nursing care. *International Nursing Review, 43* (5), 142–144.

Sellin, S. C. (1995). Out on a limb: A qualitative study of patient advocacy in institutional nursing. *Nursing Ethics, 2* (1), 19–29.

Sheridan-Gonzalez, J. (2000). It's not my patient. *American Journal of Nursing, 100* (1), 13.

Spellbring, A. M. (1991). Nursing's role in health promotion. *Nursing Clinics of North America, 26* (4), 805–814.

Spradley, B. W., & Allender, J. A. (1996). *Community health nursing concepts and practice*. Philadelphia: Lippincott.

Starr, P. (1982). *The social transformation of American medicine*. New York: Basic Books.

Stewart-Amidei, C. (1989). Patient advocacy: A simple nursing action? *Journal of Neuroscience Nursing, 21* (5), 271–272.

Stodart, K. (1992). Advocacy in action. *The New Zealand Nursing Journal, 85* (10), 22–24.

Thomas, V., Richardson, A., & Saleem, T. (2000). The efficacy of bilingual health advocacy in ethnic minority patients with cancer. *Nursing Standard, 14* (26), 32–33.

Thorne, S. E., Nyhlin, K. T., & Paterson, B. L. (2000). Attitudes toward patient expertise in chronic illness. *International Journal of Nursing Studies, 37* (4),

303–311.

Trandel-Korenchuk, D., & Trandel-Korenchuk, K. (1990). Nursing advocacy of patients' rights: Myth or reality? In R. Pence & J. Cantrall (eds.), *Ethics in nursing: An anthology.* New York: National League for Nursing.

Winslow, G. R. (1984). From loyalty to advocacy: A new metaphor for nursing. *The Hastings Center Report, 14,* 32–40.

Zerwekh, J. V. (2000). Caring on the ragged edge: Nursing persons who are disenfranchised. *Advances in Nursing Science, 22* (4), 47–61.

その他の文献

Ambler, N., Rumsey, N., Harcourt, D., Khan, F., Cawthorn, S., & Barker, J. (1999). Specialist nurse counsellor interventions at the time of diagnosis of breast cancer: Comparing 'advocacy' with a conventional approach. *Journal of Advanced Nursing, 29* (2), 445–453.

Angst, D. B., & Deatrick, J. A. (1996). Involvement in health care decisions: Parents and children with chronic illness. *Journal of Family Nursing, 2* (2), 174–194.

Annas, G. J. (1990). The patient rights advocate: Can nurses effectively fill the role? In R. Pence & J. Cantrall (eds.), *Ethics in nursing: An anthology.* New York: National League for Nursing.

Badovinac, K. (1997). Policy advocacy for public health practitioners: Workshops on policy change. *Public Health Nursing, 14* (5), 280.

Baker, C., & Stern, P. N. (1993). Finding meaning in chronic illness as the key to self-care. *The Canadian Journal of Nursing Research, 25* (2), 23–36.

Bandman, E. L., & Bandman, B. (1990). *Nursing ethics through the life span* (2nd ed.). Norwalk, CT: Appleton & Lange.

Baribeault, J. J. (1996). Clinical advocacy for persons with epilepsy and mental retardation living in community-based programs. *Journal of Neuroscience Nursing, 28* (6), 359–60, 366–72.

Beckel, J. (1995). Resolving ethical problems in long-term care. *Journal of Gerontological Nursing, 22* (1), 20–26.

Carnerie, F. (1989). Patient advocacy. *The Canadian Nurse, 85* (11), 20.

Carpenito, L. J. (1995). *Nursing diagnosis. Application to clinical practice* (6th ed.). Philadelphia: J. B. Lippincott Company.

Carter, M. (1999). Betrayal of trust . . . when nurses forget their advocacy role, results can be disastrous. *Nursing Times, 95* (32), 34–35.

Chinn, P. L. (1986). *Ethical issues in nursing.* Rockville, MD: Aspen.

Christofffel, K. K. (2000). Public health advocacy: Process and product. *American Journal of Public Health, 90* (5), 722–726.

Clark, L. (1990). The many faces of advocacy: A sense of foreboding. *American Journal of Nursing, 90,* 81–82.

Corbin, J. M., & Strauss, A. (1991). A nursing model for chronic illness management based upon the trajectory framework. *Scholarly Inquiry for Nursing Practice: An International Journal, 5* (3), 155–174.

Curtin, L. (1990). The nurse as advocate: A cantankerous critique. In R. Pence & J. Cantrall (eds.), *Ethics in nursing: An anthology.* New York: National League for Nursing.

Curtin, L., & Flaherty, M. J. (1982). Nursing ethics. Theories and pragmatics. Bowie, MD: Prentice-Hall.

Davis, A. J., & Aroskar, M. A. (1991). *Ethical dilemmas and nursing practice* (3rd ed.). Norwalk, CT: Appleton & Lange.

DeCoste, B. (1990). The many faces of advocacy: Victory and peace. *American Journal of Nursing, 90,* 80–81.

Fox, R. C. (1994). The medicalization and demedicalization of American society. In P. Conrad & R. Kern (eds.), *The sociology of health and illness* (4th ed.). New York: St. Martin's Press.

Freeman, I. C. (1995). A contemporary advocacy agenda for nursing home consumers. *Generations, 19* (4), 52–55.

Gadow, S. (1989). Clinical subjectivity. Advocacy with silent patients. *Nursing Clinics of North America, 24* (2), 535–541.

Gaylord, N., & Grace, P. (1995). Nursing advocacy: An ethic of practice. *Nursing Ethics, 2* (1), 11–18.

Haggerty, L. A., & Hawkins, J. (2000). Informed consent and the limits of confidentiality. *Western Journal of Nursing Research, 22* (4), 508–514.

Huard, D., & Fahy, K. (1999). Moral distress, advocacy and burnout: Theorising the relationships. *International Journal of Nursing Practice, 5* (1), 8.

Kuokkanen, L., & Leino-Kilpi, H. (2000). Power and empowerment in nursing: Three theoretical approaches. *Journal of Advanced Nursing, 31* (1), 235–241.

Lythcott, G. (1985). Health advocacy among minority groups. In J. H. Marks (ed.), *Advocacy in health care.* Clifton, NJ: Humana Press.

Mallik, M. (1998). Advocacy in nursing: Perceptions and attitudes of the nursing elite in the United Kingdom. *Journal of Advanced Nursing, 28* (5), 1001–1011.

Millette, B. E. (1993). Client advocacy and the moral orientation of nurses. *Western Journal of Nursing Research, 15* (5), 607–618.

Mora, M. E. (2000). New opportunities for nurses as

patient advocates. *Seminars on Oncology Nursing, 16* (1), 57–64.

Murphy, C. P. (1990). The changing role of nurses in making ethical decisions. In R. Pence & J. Cantrall (eds.), *Ethics in nursing: An anthology*. New York: National League for Nursing.

O'Connell, B. (2000). Research shows erosion to advocacy role. *Reflections on Nursing Leadership,* Second Quarter, *26* (2), 26–28.

Pagana, K. D. (1990). Let's stop calling ourselves "patient advocates." In R. Pence & J. Cantrall (eds.), *Ethics in nursing: An anthology*. New York: National League for Nursing.

Rafael, A. R. F. (1995). Advocacy and empowerment: Dichotomous or synchronous concepts? *Advances in Nursing Science, 18* (2), 25–32.

Reynolds, W. J., & Scott, B. (2000). Do nurses and other professional helpers normally display much empathy? *Journal of Advanced Nursing, 31* (1), 226–234.

Rhem, R. S. (2000). Parental encouragement, protection, and advocacy for Mexican-American children with chronic conditions. *Journal of Pediatric Nursing, 15* (2), 89.

Sayer, J. (1988). Patient advocacy. On behalf of the patient. *Nursing Times, 84* (41), 27–29.

Schroeter, K. (2000). Advocacy in perioperative nursing practice. *AORN Journal, 71* (6), 1207–1231.

Shaw, M. C., & Halliday, P. H. (1992). The family, crisis and chronic illness: An evolutionary model. *Journal of Advanced Nursing, 17* (5), 537–543.

Smith, J. P. (1998). Rights and welfare of incapable adults: Advocacy, ethics and the law. *Journal of Advanced Nursing, 27* (3), 445.

Spicker, S. F., & Gadow, S. (1980). *Nursing: Images and ideals*. New York: Springer.

Stein, P. S. (1997). Clinical exemplar demonstrates patient advocacy role of perioperative nurses employed in industry. *AORN Journal, 65* (1), 120.

Stein, R. E. K. (1998). Building a better system of care for children. *Nursing Outlook, 46* (2), 60–61.

Wheeler, P. (2000). Is advocacy at the heart of professional practice? *Nursing Standard, 14* (36), 39–41.

Woodside, M. R., & Legg, B. H. (1990). Patient advocacy: A mental health perspective. *Journal of Mental Health Counseling, 12* (1), 38–50.

Yarling, R. R., & McElmurry, B. J. (1986). The moral foundation of nursing. *Advances in Nursing Science, 8* (2), 63–73.

Young, S. W., Hayes, E., & Morin, K. (1995). Developing workplace advocacy behaviors. *Journal of Nursing Staff Development, 11* (5), 265.

第16章 クロニックイルネスに関する研究

参照文献

Ajzen, I. (1985). From intentions to actions: A theory of planned behavior. In J. Kuhl & J. Beckman (eds.), *Action control: From cognition to behavior*, pp. 11–39. New York: Springer.

Ajzen, I., & Fishbein, M. (1980). *Understanding attitudes and predicting social behavior*. Englewood Cliffs, NJ: Prentice-Hall.

Ajzen, I., & Timko, C. (1983). Attitudes, perceived control and the prediction of health behavior. Unpublished manuscript. University of Massachusetts, Amherst.

Allen, J. K. (1996). Coronary risk factor modification in women after coronary artery bypass surgery. *Nursing Research, 45* (5), 260–265.

Anderson, B. L. (1992). Psychological interventions for cancer patients to enhance quality of life. *Journal of Consulting and Clinical Psychology, 60,* 552–568.

Arbeit, M. L., Johnson, C. C., Mott, D. S., Harsha, D. W., Nicklas, T. A., Webber, L. S., & Berenson, G. S. (1992). The Heart Smart cardiovascular school health promotion: Behavior correlates of risk factor change. *Preventive Medicine, 21,* 18–32.

Austin, J. & Sims, S. (1998). Integrative view of assessment models for examining children's and families' responses to chronic illness. In M. Broome, K. Knafl, K. Pridham, and S. Feetham (eds.), *Children and families in health and illness*, pp. 196–220. Thousand Oaks: Sage.

Bailey, J. M., & Nielsen, B. I. (1993). Uncertainty and appraisal of uncertainty in women with rheumatoid arthritis. *Orthopaedic Nursing, 12* (2), 63–67.

Bandura, A. (1986). *Social foundations of thought and action: A social cognitive theory*. Englewood Cliffs, NJ: Prentice-Hall.

Barer, B. M., & Johnson, C. L. (1990). A critique of the caregiving literature. *The Gerontologist, 30* (1), 26–29.

Barg, F. K., Pasacreta, J. V., Nuamah, I. F., Robinson, K. D., Angeletti, K., Yasko, J. M., & McCorkle R. (1998). A description of a psychoeducational intervention for family caregivers of cancer patients. *Journal of Family Nursing, 4,* 394–413.

Barnard, K., & Neal, M. V. (1977). Maternal-child nursing research: Review of the past and strategies for the future. *Nursing Research, 26,* 193–200.

Barnard, K. E. (1972). The effect of stimulation on the

duration and amount of sleep and wakefulness in the premature infant (doctoral dissertation, University of Washington, 1968). *Dissertation Abstracts International, 33,* 2167b.

———. (1978). *Nursing child assessment training project learning resource manual.* Seattle: University of Washington School of Nursing.

Barnard, K. E., & Bee, H. L. (1983). The impact of temporally patterned stimulation on the development of preterm infants. *Child Development, 54,* 1156–1167.

Barnard, K. E., Snyder, C., & Spietz, A. (1991). Supportive measures for high-risk infants and families. In A. L. Whall & J. Fawcett (eds.), *Family theory development in nursing: State of the science and the art.* Philadelphia: FA Davis.

Barnason, S., Zimmerman, L., & Nieveen J. (1995). The effects of music interventions on anxiety in the patient after coronary artery bypass grafting. *Heart and Lung, 24,* 124–132.

Becker, M. J. (ed.). (1974). *The health belief model and personal health behavior.* Thorofare, NJ: Charles B. Slack.

Black, M., Nair, P., Knight, C., Awachtel, R., Roby, P., & Schuler, M. (1994). Parenting and early development among children of drug-using women: Effects of home intervention. *Pediatrics, 94,* 440–448.

Blanchard, C. G., Toseland, R. W., & McCallion P. (1997). The effects of a problem solving intervention with spouses of cancer patients. *Journal of Psychosocial Oncology, 14,* 1–21.

Blumenthal, J., Jiang, W., Babyak, M., Krantz, D., Frid, D., Coleman, R., Waugh, R., Hanson, M., Appelbaum, M., O'Connor, C., & Morris, J. (1997). Stress management and exercise training in cardiac patients with myocardial ischemia. *Archives of Internal Medicine, 157,* 2213–2223.

Bourassa M. (1997). Randomized trial of home-based psychosocial nursing intervention for patients recovering from myocardial infarction. *Lancet, 350,* 473–479.

Braden, C. J. (1990). A test of the self-help model: Learned response to chronic illness experience. *Nursing Research, 39,* 42–47.

———. (1993). Promoting a learned self-help response to chronic illness. In S. G. Funk, E. M. Tornquist, M. T. Champagne, & R. A. Wiese (eds.), *Key aspects of caring for the chronically ill: Hospital and home,* pp. 158–169. New York: Springer.

Brandt, P. A., & Magyary, D. L. (1993). The impact of a diabetes education program on children and mothers. *Journal of Pediatric Nursing, 8,* 31–40.

Breitmayer, B. J., Gallo, A. M., Knafl, K. A., & Zoeller, L. H. (1992). Social competence of school-age children with chronic illnesses. *Journal of Pediatric Nursing, 7,* 181–188.

Brooten, D., Kumar, S., Brown, L., Butts, P., Finkler, S., Bakewell-Sachs, S., Gibbons, A., & Delivoria-Papadopoulos, M. (1986). A randomized clinical trial of early hospital discharge and home follow-up of very low birthweight infants. *New England Journal of Medicine, 315,* 934–939.

Brown, M. A., & Powell-Cope, G. M. (1991). AIDS family caregiving: Transitions through uncertainty. *Nursing Research, 40,* 338–345.

Burckhardt, C. S., Woods, S. L., Schultz, A. A., & Ziebarth, D. M. (1989). Quality of life of adults with chronic illness: A psychometric study. *Research in Nursing and Health, 12,* 347–354.

Buselli, E., & Stuart, E. (1999). Influence of psychosocial factors and biopsychosocial interventions on outcomes after myocardial infarction. *Journal of Cardiovascular Nursing, 13* (3), 60–72.

Carmody, S., Hickey, P., & Bookbinder, M. (1991). Preoperative needs of families. *American Operating Room Nurses Journal, 54,* 561–567.

Cartwright, J. C., Archbold, P. G., Stewart, B. J., & Limandri, B. (1994). Enrichment processes in family caregiving to frail elders. *Advances in Nursing Science, 17* (1), 31–43.

Charmaz, K. (1990). Discovering chronic illness: Using grounded theory. *Social Science and Medicine, 30* (11), 1161–1172.

———. (1994). Identity dilemmas of chronically ill men. *The Sociological Quarterly, 35* (2), 269–288.

Cline, C. M. J., Israelsson, B. Y. A., Willenheimer, R. B., Broms, K., & Erhardt, L. R. (1998). Cost effective management program for heart failure reduces rehospitalization. *Heart, 80,* 442–446.

Columbo, M., Zanetta, G., Scalambrino, S., & Milani, R. (1995). Oxybutynin and bladder training in the management of female urinary urge incontinence: A randomized study. *International Urogynecology Journal, 6,* 63–67.

Conrad, P. (1990). Qualitative research on chronic illness: A commentary on method and conceptual development. *Social Science and Medicine, 30,* 1257–1263.

Corbin, J., & Strauss, A. (1991). A nursing model for chronic illness management based upon the trajectory framework. *Scholarly Inquiry for Nursing Practice, 5* (3), 155–174.

Cronenwett, L. (1990). Improving practice through research utilization. In S. Funk, E. Tornquist, M. Champagne, L. Copp, & R. Wiese (eds.), *Key aspects of recovery: Improving nutrition, rest and mobility,* pp. 7–22. New York: Springer.

CURN Project (Horsley, J. A., Crane, J., Crabtree, M. K. & Wood, D. J.) (1983). *Using research to improve nursing practice: A guide.* New York: Grune and Stratton.

Deatrick, J. A. (1998). Integrative review of intervention research with children who have chronic conditions and their families. In M. E. Broome, K. Knafl, K. Pridham, & S. Feetham (eds.), *Children and families in health and illness*, pp. 221–235. Thousand Oaks, CA: Sage.

Devine E. C., & Westlake, S. K. (1995). The effects of psychoeducational care provided to adults with cancer: Meta-analysis of 116 studies. *Oncology Nursing Forum, 22* (9), 1369–1381.

Dodd, M. J., Dibble, S. L., & Thomas, M. L. (1993). Predictors of concerns and coping strategies of cancer chemotherapy outpatients. *Applied Nursing Research, 6* (1), 2–7.

Fagerhaugh, S., Strauss, A., Suczek, B., & Wiener, C. (1987). *Hazards in hospital care.* San Francisco: Jossey-Bass.

Fakhoury, W. K. H., McCarthy, M., & Addington-Hall, J. (1997). Carers' health status: Is it associated with their evaluation of the quality of palliative care? *Scandinavian University Press, 25*, 297–301.

Fantl, J. A., Wyman, J. F., McClish D. K., Harkins, S. W., Elswick, R. K., Taylor, J. R., & Hadley, E. C. (1991). Efficacy of bladder training in older women with urinary incontinence. *Journal of the American Medical Association, 265*, 609–613.

Fawzy, F. I., Fawzy, N. W., Arndt, L. A., & Pasnau, R. O. (1995). Critical review of psychosocial interventions in cancer care. *Archives of General Psychiatry, 52*, 100–113.

Ferrell, B. R., Grant, M., Chan, J., Ahn, C., & Ferrell, B. A. (1995). The impact of cancer pain education on family caregivers of elderly patients. *Oncology Nursing Forum, 22*, 1211–1218.

Ferrell, B. R., Grant M., Schmidt, G. M., Rhiner, M., Whitehead, C., Fonbuena, P., & Forman, S. J. (1992). The meaning of quality of life for bone marrow transplant survivors. Part 1: The impact of bone marrow transplant on quality of life. *Cancer Nursing, 15* (3), 153–160.

Fishel, A. (1999). Psychosocial and behavioral health care. In C. Shea, L. Pelletier, E. Poster, G. Stuart, & M. Verhey (eds.), *Advanced practice nursing in psychiatric and mental health care*, pp. 190–202. St. Louis: Mosby.

Fletcher, B. J., & Vassallo, L. M. (1993). Exercise testing and training in physically disabled subjects with coronary artery disease. In S. G. Funk, E. M. Tornquist, M. T. Champagne, & R. A. Wiese (eds.), *Key aspects of caring for the chronically ill: Hospital and home*, pp. 189–201. New York: Springer.

Fleury, J. (1996). Wellness motivation theory: An exploration of theoretical relevance. *Nursing Research, 45* (5), 277–283.

Fleury, J., Kimbrell, C., & Kruszewski, M. A. (1995). Life after a cardiac event: Women's experience in healing. *Heart and Lung, 24*, 474–482.

Forester, B., Kornfeld, D. S., Fleiss, J. L., & Thompson, S. (1993). Group psychotherapy during radiotherapy: Effects on emotional and physical distress. *American Journal of Psychiatry, 150*, 1700–1706.

Frasure-Smith, N., Lesperance, F., Prince, R., Verrier, P., Garber, R., Junmeau, M., Wolfson, C., & Gelder, M. (1997). The scientific foundations of cognitive behaviour therapy. In D. Clark & C. Fairburn (eds.), *Science and practice of cognitive behaviour therapy*, pp. 27–46. Oxford: Oxford University Press.

Funk, S. G., Tornquist, E. M., & Champagne, M. T. (1995). Barriers and facilitators of research utilization. *Nursing Clinics of North America, 30* (3), 395–407.

Gelder, M. (1997). The future at behavior therapy. *Journal of Psychotherapy Practice and Research, 6* (4), 285–293.

Gennaro, S., Brooten, D., Klein, A., Stringer, M., York, R., & Brown, L. (1993). Cost burden of low birthweight. In S. G. Funk, E. M. Tornquist, M. T. Champagne, & R. A. Wiese (eds.), *Key aspects of caring for the chronically ill: Hospital and home*, pp. 271–280. New York: Springer.

Gerhardt, U. (1990). Qualitative research on chronic illness; the issue and the story. *Social Science and Medicine, 30*, 1149–1159.

Germino, B. B., Mishel, M. H., Belyea, M., Harris, L., Ware, A., & Mohler, J. (1998). Uncertainty in prostate cancer: Ethnic and family patterns. *Cancer Practice, 6* (2), 107–113.

Gilliss, C., Gortner, S., Hauck, W., Shinn, J., Sparacino, P., & Tompkins, C. (1993). A randomized clinical trial of nursing care for recovery from cardiac surgery. *Heart and Lung, 22*, 125–133.

Gittelsohn, J., Evans, M., Helitzer, D., Anlikeer, J., Story, M., Metcalfe, L., Davis, S., & Cloud, P. I. (1998). Formative research in as school-based obesity prevention program for Native American school children (Pathways). *Health Education Research, 13* (2), 251–265.

Given, B. A., Given, C. W., Helms, E., Stommel, M., & De Voss, D. N. (1997). Determinants of family caregiver reaction: New and recurrent cancer. *Cancer Practice, 5* (1), 17–24.

Glenister, A. M., Castiglia, P., Kanski, G., & Haughey, B. (1990). AIDS knowledge and attitudes of primary grade teachers and student. *Journal of Pediatric Health Care, 4*, 77–85.

Gortmaker, S. L., Peterson, K., Wiecha, J., Sobol, A. M., Dixit, S., Fox, M. K., & Laird, V. (1999). Reducing obesity via a school-based interdisciplinary intervention among youth. *Archives of Pediatric and Adolescent Medicine, 153*, 409–418.

Haggerty, R. J. (1984). The changing role of the pediatrician in child health care. *American Journal of Diseases of Children, 127*, 545–549.

Harrell, J. S., McMurray, R. G., Bangdiwala, S. J., Frauman,

A. C., Ganslky, S. A., & Bradley C. D. B. (1996). The effects of a school-based intervention to reduce cardiovascular disease risk factors in elementary school children: The Cardiovascular Health in Children (CHIC) study. *Journal of Pediatrics, 128,* 797–805.

Harrell, J. S., McMurray R. G., Gansky, S. A., Bangdiwala, S. I., & Bradley, C. (1999). A public health vs. a risk-base intervention to improve cardiovascular health in elementary school children: The Cardiovascular Health in Children Study. *American Journal of Public Health, 89* (10), 1529–1535.

Hayman, L. L., Meininger, J. C., Coates, P. M., & Gallagher, P. R. (1995). Nongenetic influences of obesity on risk factors for cardiovascular disease during two phases of development. *Nursing Research, 44,* 277–283.

Healthy People 2000: National health promotion and disease prevention objectives. (1991). Washington, DC: Public Health Service, U.S. Department of Health and Human Services.

Heiney, S., Goon-Johnson, K., Ettinger, R. S., & Ettinger, S. (1990). The effects of group therapy on siblings of pediatric oncology patients. *Journal of Pediatric Oncology Nursing, 7* (3), 95–100.

Hill, D., Kelleher, K., & Shumaker, S. (1992). Psychosocial interventions in adult patients with coronary heart disease and cancer. *General Hospital Psychiatry, 14S,* 28S–42S.

Hills, R. G., & Lutkenhoff, M. L. (1993). Social skills group for physically challenged school age children. *Pediatric Nursing, 19,* 573–577.

Hilton, B. A. (1988). The phenomenon of uncertainty in women with breast cancer. *Issues in Mental Health Nursing, 9,* 217–238.

Hogue, C., & Cullinan, S. M. (1993). Exercise training for frail rural elderly: A pilot study. In S. G. Funk, E. M. Tornquist, M. T. Champagne, & R. A. Wiese (eds.), *Key aspects of caring for the chronically ill: Hospital and home,* pp. 202–211. New York: Springer.

Holditch-Davis, D., Edwards, L. J., & Wigger, M. C. (1994). Pathologic apnea and brief respiratory pauses in preterm infants: A pilot study. *Pediatrics, 56,* 361–367.

Holditch-Davis, D. H., & Thoman, E. B. (1987). Behavioral states of premature infants: Implications for neural and behavioral development. *Developmental Psychobiology, 20,* 25–38.

Houts, P. S., Nezu, A. M., Nezu, C. M., & Bucher, J. A. (1996). The prepared family caregiver: A problem-solving approach to family caregiver education. *Patient Education and Counseling, 27* (1), 63–73.

Hupcey, J. (1998). Clarifying the social support theory-research linkage. *Journal of Advanced Nursing, 24,* 1231–1241.

Hutchinson, C., & Bahr, R. (1991). Types and meanings of caring behaviors among elderly nursing home residents. *Image, 23* (2), 85–88.

Janson-Bjerklie, S., Ferketich, S., & Benner, P. (1993). Predicting the outcomes of living with asthma. *Research in Nursing and Health, 16,* 241–250.

Jemmott, L. S., & Jemmott, J. B. III. (1992). Increasing condom-use intentions among sexually active Black adolescent women. *Nursing Research, 41,* 273–279.

Jepson, C., McCorkle, R., Adler, D., Nuamah, I. O., & Lusk, E. (1999). Effects of home care on caregivers' psychosocial status. *Image: Journal of Nursing Scholarship, 31,* 115–120.

Jopling, R. J. (1992). Physical fitness in children. In S. B. Friedman, R. A. Hoekelman, N. M. Nelson, & H. M. Seidel (eds.), *Primary pediatric care* (2nd ed.). pp. 246–256. St. Louis: Mosby.

Koniak-Griffin, D., & Brecht, M. (1995). Linkages between sexual risk taking, substance use and AIDS knowledge among pregnant adolescents and young mothers. *Nursing Research, 44,* 334–346.

Kuhlman, G. J., Wilson, H. S., Hutchinson, S. A., & Wallhagen, M. (1991). Alzheimer's disease and family caregiving: Critical synthesis of the literature and research agenda. *Nursing Research, 40* (6), 331–337.

Lewis, C. E., & Lewis, M. A. (1989). Educational outcomes and illness behaviors of participants in a child-initiated care system: A 12-year follow-up study. *Pediatrics, 84,* 845–850.

———. (1990). Consequences of empowering children to care for themselves. *Pediatrician, 17,* 63–67.

Lorenz, F. O., & Melby, J. N. (1994). Analyzing family stress and adaptation: Methods of study. In R. D. Conger & G. H. Elder (eds.), *Families in troubled times: Adapting to change in rural America,* pp. 21–54. New York: Aldine de Gruyter.

Loveland-Cherry, C. J. (2000). Family interventions to prevent substance abuse: Children and adolescents. *Annual Review of Nursing Research, 18,* 195–218.

Luepker, R. V., Perry, C. L., McKinlay, S. M., Nader, P. R., Parcel, G. S., Stone, E. J., Webber, L. S., Elder, J. P., Feldman, H. A., Johnson, C. C., Kelder, S. H., & Wu, M. (1996). Outcomes of a field trial to improve children's dietary patterns and physical activity: The child and adolescent trial for cardiovascular health (CATCH). *JAMA, 275,* 768–776.

Lunsford, V., & Fleury, J. (2000). Interventions to promote psychosocial recovery in women with coronary heart disease: An integrated literature review, (unpublished).

Martens, K. H., & Mellor, S. D. (1997). A study of the relationship between home care services and hospital readmission of patients with congestive heart failure. *Home Healthcare Nurse, 15,* 123–129.

Martinson, I., Armstrong G. D., Geis, D., Anglim, M. A., Gronseth, E., MacInnis, H., Kersey, J., & Nesbit, M. E. (1978). Home care for children dying of cancer. *Pediatrics, 62,* 106–113.

Mast, M. E. (1995). Adult uncertainty in illness: A critical review of research. *Scholarly Inquiry for Nursing Practice: An International Journal, 9,* 3–24.

May, C., Doyle, H., & Chew-Graham, C. (1998). Medical knowledge and the intractable patient: The case of chronic low back pain. *Social Science and Medicine, 48,* 523–534.

McMillan, S. C. (1996). Quality of life of primary caregivers of hospice patients with cancer. *Cancer Practice, 4,* 191–198.

McMillan, S. C., & Mahon, J. (1994). The impact of hospice services on the quality of life of primary caregivers. *Oncology Nursing Forum, 21,* 1189–1195.

McSweeney, A. J., & Labuhn, K. T. (1990). Chronic obstructive pulmonary disease. In B. Spilker (ed.), *Quality of life assessments in clinical trials,* pp. 391–418. New York: Raven Press.

Meininger, J. C. (2000). School-based interventions for primary prevention of cardiovascular disease: Evidence of effects for minority populations. *Annual Review of Nursing Research, 18,* 219–246.

Mishel, M. (1999). Uncertainty in chronic illness. *Annual Review of Nursing Research, 17,* 269–294.

Mishel, M. H. (1990). Reconceptualization of the Uncertainty in Illness Theory. *Image: Journal of Nursing Scholarship, 22,* 256–262.

Mishel, M. H., & Murdaugh, C. L. (1987). Family adjustment to heart transplantation: Redesigning the dream. *Nursing Research, 36* (6), 332–338.

Mishel, M. H., Belyea, M., Germino, B., Stewart, J., & Bailey, D. (Under review, 2001). Managing uncertainty in localized prostate cancer.

Moore, S. (1997). Effects of interventions to promote recovery in coronary artery bypass surgical patients. *Journal of Cardiovascular Nursing, 12* (1), 59–70.

Morse, J. R., & Fife, B. (1998). Coping with a partner's cancer: Adjustment at four stages of the illness trajectory. *Oncology Nursing Forum, 25* (4), 751–760.

Moser, D. K., Clements, P. J., Brecht, M. L., & Weiner, S. R. (1993). Predictors of psychosocial adjustment in systemic sclerosis: The influence of formal education level, functional ability hardiness, uncertainty and social support. *Arthritis and Rheumatism, 36,* 1398–1405.

Nader, P. R., Stone, E. J., Lytle, L. A., Perry, C. L., Osganian, S. K., Kelder, S., Webber, L. S., Elder, J. P., Montgomery, D., Feldman, H. A., Wu, M., Johnson, C., Parcel, G. S., & Luepker, R. V. (1999). Three-year maintenance of improved diet and physical activity: The CATCH cohort. *Archives of Pediatric and Adolescent Medicine, 153,* 695–704.

National Institutes of Health Consensus Conference. (1985). Lowering blood cholesterol to prevent heart disease. *Journal of the American Medical Association, 253,* 2080–2086.

Nelson, J. P. (1996). Struggling to gain meaning: Living with the uncertainty of breast cancer. *Advances in Nursing Science, 18* (3), 59–76.

Nelson, M. A. (1994). Economic impoverishment as a health risk: Methodologic and conceptual issues. *Advances in Nursing Science, 16,* 1–12.

Nuamah, I. F., Cooley, M. E., Fawcett, J., & McCorkle, R. (1999). Testing a theory for health-related quality of life in cancer patients: A structural equation approach. *Research in Nursing and Health, 22* (3), 231–242.

Nyhlin, K. T. (1990). Diagetic patients facing long-term complications: Coping with uncertainty. *Journal of Advanced Nursing, 15,* 1021–1029.

Olds, D. L., Henderson, C., Tatelbaum, R., & Chamberlin, R. (1986). Improving the delivery of prenatal care and outcomes of pregnancy: A randomized trial of nurse home visitation. *Pediatrics, 77,* 16–28.

Padilla, G. V. (1993). State of the art in quality of life research. *Communicating Nursing Research, 26* (1), 71–80.

Pasacreta, J. V., & McCorkle, R. (2000). Cancer care: Impact of interventions on caregiver outcomes. *Annual Review of Nursing Research, 18,* 127–148.

Pelusi, J. (1997). The lived experience of surviving breast cancer. *Oncology Nursing Forum, 24,* 1343–1353.

Pender, N. J. (1987). *Health promotion in nursing practice* (2nd ed.). Norwalk, CT: Appleton-Century-Crofts.

Pless, I. B., Feeley, N., Gottlieb, L., Rowat, K., Dougherty, G., & Willard, B. (1994). A randomized trial of a nursing intervention to promote the adjustment of children with chronic physical disorders. *Pediatrics, 94,* 70–75.

Primomo, J., Yeates, B., & Woods, M. F. (1990). Social support for women during chronic illness: The relationship among sources and types to adjustment. *Research in Nursing and Health, 13,* 153–161.

Rachman, S. (1997). The evolution of cognitive behaviour therapy. In D. Clark & C. Fairburn (eds.), *Science and practice of cognitive behaviour therapy,* pp. 3–26. Oxford: Oxford University Press.

Raleigh E. D. (1992). Sources of hope in chronic illness. *Oncology Nursing Forum, 19* (3), 443–448.

Reinhard, S. C., & Horwitz, A. V. (1995). Caregiver burden: Differentiating the content and consequences of family caregiving. *Journal of Marriage and the Family, 57,* 741–750.

Roberson M. H. (1992). The meaning of compliance: Patient perspectives. *Qualitative Health Research, 2,* 7–26.

Robinson, L. A., Bevil, C., Arcangelo, V., Reifsnyder, J., Rothman, N., & Smeltzer, S. (1993). Operationalizing the Corbin & Strauss Trajectory Model for elderly clients with chronic illness. *Scholarly Inquiry for Nursing Practice, 7* (4), 253–268.

Roe, B. (2000). Effective and ineffective management of

incontinence: Issues around illness trajectory and health care. *Qualitative Health Research, 10* (5), 677–690.

Rose, G. (1980). Relative merits of intervening on whole populations versus high-risk individuals only. In R. M. Llauer & R. B. Shekelle (eds.), *Childhood prevention of atherosclerosis and hypertension,* pp. 351–566. New York: Raven Press.

Rutledge, D. N., & Donaldson, N. E. (1995). Building organizational capacity to engage in research utilization. *Journal of Nursing Administration, 25* (10), 12–16.

Simeonsson, N. W., & Gray, J. N. (1994). Healthy children: Primary prevention of disease. In R. J. Simeonsson (ed.), *Risk, resilience and prevention: Promoting the well-being of all children,* pp. 77–102. Baltimore: Paul H. Brookes.

Small, S. P., & Graydon, J. E. (1992). Perceived uncertainty, physical symptoms and negative mood in hospitalized patients with chronic obstructive pulmonary disease. *Heart and Lung, 21,* 568–574.

Smeltzer, S. C. (1991). Use of the trajectory model of nursing in multiple sclerosis. *Scholarly Inquiry for Nursing Practice, 5* (3), 219–234.

―――. (1994). The concerns of pregnant women with multiple sclerosis. *Qualitative Health Research, 4,* 497–501.

Smith, K., Schreiner, B. J., Brouhard, B., & Travis, L. (1991). Impact of a camp experience on choice of coping strategies by adolescents with insulin-dependent diabetes mellitus. *Diabetes Educator, 17,* 49–53.

Stone, E. J., McGraw, S. A., Osganian, S. K., & Elder, J. P. (1994). Process evaluation in the Multicenter Child and Adolescent Trial for Cardiovascular Health (CATCH). *Health Education Quarterly, 16,* 155–168.

Strand, V. R., & Haughey, M. (1998). Factors influencing the caregiver's ability to experience respite. *Journal of Family Nursing, 4* (3), 231–254.

Strauss, A. L., Corbin, J., Fagerhaugh, S., Glaser, B., Maines, D., Suczek, B., & Wiener, C. L. (1984). *Chronic illness and the quality of life.* St. Louis: Mosby.

Tennen, H., Affleck, G., Sarmeli, S., & Carney, M. A. (2000). A daily process approach to coping: Linking theory, research and practice. *American Psychologist, 55* (6), 626–636.

Thorne, S., & Paterson, B. (1998). Shifting images of chronic illness. *Image: Journal for Nursing Scholarship, 30,* 173–178.

Thorne, S., & Paterson, B. L. (2000). Two decades of insider research: What we know and don't know about chronic illness experience. *Annual Review of Nursing Research, 18,* 3–25.

Trijsburg, R. W., Van Knippenberg, F. G., & Rijpma, S. E. (1992). Effects of psychosocial treatment on cancer patients: A critical review. *Psychosomatic Medicine, 54,* 489–517.

Underwood, S. (1995). Enhancing the delivery of cancer care to the disadvantaged. *Cancer Practice, 3* (1), 31–36.

―――. (1999). Breast cancer screening among African American women: Addressing the needs of African American women with known and no known risk factors. *Journal of the National Black Nurses Association, 10* (1), 46–55.

U.S. Department of Health and Human Services. (January 2000). *Healthy People 2010* (Conference edition, in two volumes). Washington, DC: Government Printing Office.

U.S. General Accounting Office. (1990). *Home visiting: A promising early intervention strategy for at-risk families.* Gaithersburg, MD.

Venner, G. H., & Seelbinder, J. S. (1996). Team management of congestive heart failure across the continuum. *Journal of Cardiovascular Nursing, 10,* 71–84.

Walker, L. O. (1992). *Parent–infant nursing science: Paradigms, phenomena, methods.* Philadelphia: FA Davis.

Weinrich, S. P., Atwood, J., Cobb, M. D., Ellison, G., Deets, J. K., & Weinrich, M. C. (1998a). Cost for prostate cancer educational programs in work and church sites. *American Journal of Health Behavior, 22* (6), 421–433.

Weinrich S. P., Boyd, M. D., Weinrich, M., Green, F., Reynolds, W. A. Jr., & Metlin, C. (1998b). Increasing prostate cancer screening in African American men with peer-educator and client-navigator interventions. *Journal of Cancer Education, 13* (4), 213–219.

Weinrich, S. P., Weinrich, M. C., Boyd, M. D., & Atkinson, C. (1998). The impact of prostate cancer knowledge on cancer screening. *Oncology Nursing Forum, 25* (3), 527–534.

Wiener, C. L., & Dodd, M. J. (1993). Coping amid uncertainty: An illness trajectory perspective. *Scholarly Inquiry for Nursing Practice: An International Journal, 7,* 17–31.

Wellard, S. (1998). Constructions of chronic illness. *International Journal of Nursing Studies, 35,* 49–55.

Williams, C., & Wynder, E. (1993). A child health report card 1992. *Preventive Medicine, 22* (4), 604–628.

Wineman, N. M., Schwetz, K. M., Goodkin, D. E., & Rudick, R. A. (1996). Relationships among illness uncertainty, stress, coping and emotional well-being at entry into a clinical drug trial. *Applied Nursing Research, 9,* 53–60.

Winslow, B. W. (1997). Effects of formal supports on stress outcomes in family caregivers of Alzheimer's patients. *Research in Nursing and Health, 20* (1), 27–37.

Wiseman, P. A., Malone-Lee, J., & Rai, G. S. (1991). Terodiline with bladder retraining for detrusor instability in elderly people. *British Medical Journal,*

302, 994–996.
Wyman, J. (2000). Management of urinary incontinence in adult ambulatory care populations. *Annual Review of Nursing Research, 18*, 171–194.
Wyman, J. F., Fantl, J. A., McClish, D. K., Bump, R. C., & the Continence Program for Women Research Group. (1998). Comparative efficacy of behavioral interventions in the management of female urinary incontinence. *American Journal of Obstetrics and Gynecology, 179*, 999–1007.
Wyman, J. F., Fantl, J. A., McClish, D. K, Harkins, S. W., Taylor, J. R., & Ory, M. C. (1997). Effect of bladder training on quality of life of older women with urinary incontinence. *International Urogynecology Journal and Pelvic Floor Dysfunction, 8*, 223–229.
Yang, C. T., & Kirschling, J. M. (1992). Exploration of factors related to direct care and outcomes of caregiving: Caregiving of terminally ill older persons. *Cancer Nursing, 15*, 173–181.

第17章　クロニックイルネスにおける倫理的課題

参照文献

Agich, G. J. (1995). Chronic illness and freedom. In S. K. Toombs, D. Barnard, R. A. Carson (eds.), *Chronic illness: From experience to policy*, pp. 129–153. Bloomington: Indiana University Press.

Ahronheim, J. C., Moreno, J. D., & Zuckerman, C. (2000). *Ethics in clinical practice* (2nd ed.). Gaithersburg, MD: Aspen Publishers.

Bandman, E. L., & Bandman, B. (1995). *Nursing ethics through the life span* (3rd ed.). Stamford, CT: Appleton & Lange.

Beauchamp, T. L., & Childress, J. F. (1994). *Principles of biomedical ethics* (4th ed.). New York: Oxford University Press.

Beauchamp, T. L., & McCullough, L. B. (1984). *Medical ethics: The moral responsibilities of physicians*. Englewood Cliffs, NJ: Prentice-Hall.

Benjamin, M., & Curtis, J. (1992). *Ethics in nursing* (3rd ed.). New York: Oxford University Press.

Benner, P., & Wrubel, J. (1989). *The primacy of caring: Stress and coping in health and illness*. Menlo Park, CA: Addison-Wesley.

Callahan, D. (1990). *What kind of life? The limits of medical progress*. New York: Simon & Schuster.

Carper, B. A. (1979). The ethics of caring. *Advances in Nursing Science, 1* (3), 11–19.

Cassell, E. J. (1991). *The nature of suffering*. New York: Oxford University Press.

Cella, D. F. (1992). Quality of life: The concept. *Journal of Palliative Care, 8* (3), 8–13.

Council on Ethical and Judicial Affairs, American Medical Association (1992). Decisions near the end of life. *Journal of the American Medical Association, 267* (16), 2229–2233.

Curtin, L. L. (1979). The nurse as advocate: A philosophical foundation for nursing. *Advances in Nursing Science, 1* (3), 1–10.

Davis, A. J., Aroskar, M. A., Liaschenko, J., & Drought, T. S. (1997). *Ethical dilemmas and nursing practice* (4th ed.). Stamford, CT: Appleton & Lange.

DeWolf, M. S. (1989). Ethical decision making. *Seminars in Oncology Nursing, 5* (2), 77–81.

Doswell, W. M., & Erlen, J. A. (1998). Multicultural issues and ethical concerns in the delivery of nursing care interventions. *Nursing Clinics of North America, 30* (2), 353–361.

Emanuel, E. J. (2000). Justice and managed care: Four principles for the just allocation of health care resources. *Hastings Center Report, 30* (3), 8–16.

Erlen, J. A. (1993). The Code for Nurses: Guidelines for ethical practice. *Orthopedic Nursing, 12* (6), 31–33, 46.

―――. (1994). Ethical dilemmas in the high-risk nursery: Wilderness experiences. *Journal of Pediatric Nursing, 9* (1), 21–26.

―――. (1996). Quality of life, ethical decisions, and the patient's story. *Orthopedic Nursing, 15* (6), 78–81.

―――. (1997). Everyday ethics. *Orthopedic Nursing, 16* (4), 60–63.

―――. (1998). Treatment decision making: Who should decide? *Orthopedic Nursing, 17* (4), 60–64.

Erlen, J. A., & Frost, B. (1991). Nurses' perceptions of powerlessness in influencing ethical decisions. *Western Journal of Nursing Research, 13* (3), 397–407.

Erlen, J. A., & Mellors, M. P. (1999). Adherence to combination therapy in persons living with HIV: Balancing the hardships and the blessings. *Journal of the Association of Nurses in AIDS Care, 10* (4), 75–84.

Ferrans, C. E. (1990). Quality of life: Conceptual issues. *Seminars in Oncology Nursing, 6*, 248–254.

Fjelland, R., & Gjengedal, E. (1994). A theoretical foundation for nursing as a science. In P. Benner (ed.), *Interpretive phenomenology: Embodiment, caring, and ethics in health and illness*, pp. 85–98. Thousand Oaks, CA: Sage.

Frankena, W. K. (1973). *Ethics* (2nd ed.). Englewood Cliffs, NJ: Prentice-Hall.

Fried, C. (1976). Equality and rights in medical care.

Hastings Center Report, 6, 29–34.
Gillick, M. R. (1995). The role of the rules: The impact of the bureaucratization of long term care. In S. K. Toombs, D. Barnard, & R. A. Carson (eds.), *Chronic illness: From experience to policy*, pp. 189–211. Bloomington: Indiana University Press.
Goffman, E. (1963). *Stigma: Notes on the management of a spoiled identity*. Englewood Cliffs, NJ: Prentice-Hall.
Gorovitz, S. (1991). *Drawing the line: Life, death, and ethical choices in an American hospital*. New York: Oxford University Press.
Holland, S. (1999). Teaching nursing ethics by cases: A personal perspective. *Nursing Ethics, 6* (5), 434–436.
Husted, G. L., & Husted, J. H. (1991). *Ethical decision making in nursing*. St. Louis: Mosby.
Ingelfinger, F. J. (1972). Informed (but uneducated) consent. *New England Journal of Medicine, 287,* 465–466.
Jecker, N. S., Caresse, J. A., & Pearlman, R. A. (1995). Caring for patients in cross-cultural settings. *Hastings Center Report, 25* (1), 6–14.
Jonsen, A. R., Siegler, M., & Winslade, W. (1998). *Clinical ethics: A practical guide to ethical decisions in clinical medicine* (4th ed.). New York: McGraw-Hill.
Jonsen, A. R., & Toulmin, S. (1989). *The abuse of casuistry: A history of moral reasoning*. Berkeley: University of California Press.
Kupperschmidt, B. (2000). The invitational conference: A strategy for exploring ethical issues. *Nursing Forum, 35* (2), 25–31.
Lebacqz, K. (1986). Imperiled in the wilderness. *Second Opinion, 2,* 26–31.
Lucke, K. T. (1998). Ethical implications of caring in rehabilitation. *Nursing Clinics of North America, 33* (2), 253–264.
Maier-Lorentz, M. M. (2000). Invest in yourself: Creating your own ethical environment. *Nursing Forum, 35* (3), 25–28.
Mappes, T. A., & Zembaty, J. S. (1986). *Biomedical ethics* (2nd ed.). New York: McGraw-Hill.
McDaniel, C., & Erlen, J. A. (1996). Ethics and mental health service delivery under managed care. *Issues in Mental Health Nursing, 17,* 11–20.
Mezey, M. D., Leitman, R., Mitty, E. L., Bottrell, M. M., & Ramsey, G. C. (2000). Why hospital patients do and do not execute advance directives. *Nursing Outlook, 48,* 165–171.
O'Keefe, M. E. (2001). *Nursing practice and the law: Avoiding malpractice and other legal risks*. Philadelphia: FA Davis.
Omnibus Reconciliation Act of 1990, Section 4206: Medicare provider agreements assuring the implementation of a patient's right to participate in and direct health care decisions affecting the patient and Section 4751: Requirements for advance directives under state plans for medical assistance. *Statutes at Large,* November 5, 1990.
Ott, B. B. (1995). The Human Genome Project: An overview of ethical issues and public policy concerns. *Nursing Outlook, 43,* 228–231.
Park, D. C., Eaton, T. A., Larson, E. J., & Palmer, H. T. (1994). Implementation and impact of the Patient Self-Determination Act. *Southern Medical Journal, 87* (10), 971–977.
Pinch, W. J. E. (2000). Confidentiality: Concept analysis and clinical application. *Nursing Forum, 35* (2), 5–16.
President's Commission for the Study of Ethical Problems in Medicine and Biomedical and Behavioral Research. (1983). *Deciding to forego life-sustaining treatment: Ethical, medical, and legal issues in treatment decisions*. Washington, DC: U.S. Government Printing Office.
Rawls, J. (1971). *A theory of justice*. Cambridge, MA: Harvard University Press.
Riley, J. M., & Fry, S. T. (2000). Troubled advocacy: Nurses report widespread ethical conflicts. *Reflections on Nursing Leadership, 26* (2), 35–36.
Robb, I. H. (1900). *Nursing ethics: For hospital and private use*. Cleveland, OH: C. Koeckert Publishers.
Roth, L. H., Meisel, A., & Lidz, C. W. (1977). Tests of competency to consent to treatment. *American Journal of Psychiatry, 134,* 279–284.
Sanders, D., & Dukeminier, J. Jr. (1968). Medical advance and legal lag: Hemodialysis and kidney transplantation. *UCLA Law Review, 15,* 366–380.
Scanlon, C. (2000). A professional code of ethics provides guidance for genetic nursing practice. *Nursing Ethics, 7* (3), 262–268.
Seeman, M. (1959). On the meaning of alienation. *American Sociological Review, 24,* 783–791.
Sieger, C. (Winter, 1997). Pain management: The role of the law. *Choices: The Newsletter of Choice in Dying, 6* (4), 1, 4–5.
Smith, K. V. (1996). Ethical decision-making by staff nurses. *Nursing Ethics, 3* (1), 17–25.
State Initiatives in End-of-Life Care. (April, 1999). Pain undertreatment: A strikingly large problem. *4,* 2–8.
Tate, B. L. (1977). *The nurse's dilemma: Ethical considerations in nursing practice*. Geneva, Switzerland: International Council of Nurses.
Thomasma, D. C. (1994). Toward a new medical ethics: Implications for ethics in nursing. In P. Benner (ed.), *Interpretive phenomenology: Embodiment, caring, and ethics in health and illness,* pp. 85–98. Thousand Oaks, CA: Sage.
Toombs, S. K. (1995). Sufficient unto the day: A life with multiple sclerosis. In S. K. Toombs, D. Barnard, & R. A. Carson (eds.), *Chronic illness: From experience to policy,* pp. 3–23. Bloomington: Indiana University Press.
Turner, D. C. (1996). The role of culture in chronic illness. *American Behavioral Scientist, 39* (6),

717–728.
Viens, D. C. (1989). A history of nursing's code of ethics. *Nursing Outlook, 37* (1), 45–49.
Watson, J. (1988). *Nursing: Human science and human care: A theory of nursing.* New York: National League for Nursing.
Woods, M. (1999). A nursing ethic: The moral voice of experienced nurses. *Nursing Ethics, 6* (5), 423–433.
Wright, R. A. (1987). *Human values in health care: The practice of ethics.* New York: McGraw-Hill.
Wros, P. L. (1994). The ethical context of nursing care of dying patients in critical acre. In P. Benner (ed.), *Interpretive phenomenology: Embodiment, caring, and ethics in health and illness,* pp. 255–277. Thousand Oaks, CA: Sage.
Yeo, M., & Ford, A. (1991). Integrity. In M. Yeo (chief author), *Concepts and cases in nursing ethics,* pp. 184–216. Lewiston, NY: Broadview Press.
Zhan, L. (1992). Quality of life: Conceptual and measurement issues. *Journal of Advanced Nursing, 17,* 795–800.

第18章　看護師によるケースマネジメント

参照文献

Abrahams, R. (1990). The Social HMO: Case management in an integrated acute and long-term care system. *Caring, 9* (8), 30–39.
American Nurses' Association (1995). *Nursing: A social policy statement.* Washington, DC: American Nurses' Publishing.
―――. (1988). *Nursing case management,* Publication No. NS-32. Kansas City, MO: American Nurses' Association.
Applebaum, R. A., & Wilson, N. L. (1988). Training needs for providing case management for the long-term care client: Lessons from the national channeling demonstration. *The Gerontologist, 28* (2), 172–176.
Blake, K. (1991). Rehabilitation nursing program management. *Nursing Management, 22* (1), 42–44.
Bond, G. R., Witheridge, T. F., Waser, D., McRae, S. A., Mayes, J., & Ward, R. S. (1989). A comparison of two crisis housing alternatives to psychiatric hospitalization. *Hospital and Community Psychiatry, 40* (2), 177–183.
Bower, K., & Falk, C. (1996). Case management as a response to quality, cost and access imperatives. In E. Cohen (ed.). *Nurse case management in the 21st century,* pp. 161–167. St. Louis: Mosby.
Bower, K. A. (1988). Managed care: Controlling costs, guaranteeing outcomes. *Definition, 3* (3), 1–3.
―――. (1992). *Case management by nurses.* Kansas City, MO: American Nurses' Publishing.
Brooten, D., Brown, L., Munro, B., York, R., Cohen, S., Roncoli, M., & Hollingsworth, A. (1988). Early discharge and specialist transitional care. *Image: The Journal of Nursing Scholarship, 20* (2), 64–68.
Burgess, C. (1999). Managed care: The driving force for case management. In E. L. Cohen & V. DeBeack (eds.), *The outcomes mandate: Case management in health care today,* pp. 12–19. St. Louis: Mosby.
Capitman, J. A., Haskins, B., & Bernstein, J. (1986). Case management approaches in coordinated community-oriented long-term care demonstrations. *The Gerontologist, 26* (4), 398–404.
Carcagano, G. J., & Kemper, P. (1988). An overview of the channeling demonstration and its evaluation. *Health Services Research, 23* (1), 1–22.
Chang, C. F., Price, S. A., & Pfoutz, S. K. (2001). *Economics and Nursing,* Philadelphia: FA Davis.
Christianson, J., Dowd, B., Dralewski, J., Hayes, S., & Wisner, C. (Summer, 1995). Managed care in the Twin Cities: What can we learn? *Health Affairs, 14* (2), 114–130.
Cline, B. G. (1990). Case management: Organizational models and administrative methods. *Caring, 9* (7), 14–18.
Cluff, L. (1981). Chronic disease, function and the quality of care. *Journal of Chronic Disease, 34,* 299–304.
Cohen, E. L., & Cesta, T. G. (1993). *Nursing case management: From concept to evaluation.* St. Louis: Mosby.
Combs, J. A., & Rusch, S. C. (1990). Creating a healing environment. *Health Progress, 71* (4), 38–41.
Cronin, C., & Maklebust, J. (1989). Case-managed care: Capitalizing on the CNS. *Nursing Management, 20* (3), 38–47.
Curtin, M., & Lubkin, I. (1998). What is chronicity? In I. Lubkin & P. Larsen (eds.), *Chronic illness: Impact and Interventions* (4th ed.), pp. 3–25. Sudbury, MA: Jones and Bartlett.
DeBack, V., & Cohen, E. (1996). The new practice environment. In E. L. Cohen (ed.), *Nursing case management in the 21st century,* pp. 3–9. St. Louis: Mosby.
Del Bueno, D. J., & Leblanc, D. (1989). Nurse managed care: One approach. *Journal of Nursing Administration, 19* (11), 24–25.
Desimone, B. (1988). The case for case management. *Continuing Care, 3* (7), 22–23.
Dolson, R., & Richards, L. (1990). Area agencies on aging:

The community care connection. *Caring, 9* (8), 18–23.
DuBois, M. M. (1990). Community-based homecare programs are not for everyone—yet. *Caring, 9* (7), 24–27.
Eggert, G. M., Zimmer, J. G., Hall, W. J., & Friedman, B. (1991). Case management: A randomized controlled study comparing a neighborhood team and a centralized individual model. *Health Services Research, 26* (4), 471–507.
Ellis, J. R., & Hartley, C. L. (1988). *Nursing in today's world, challenges, issues and trends* (3rd ed.). Philadelphia: Lippincott.
Etheredge, M. L. (1989). *Collaborative care: Nursing case management.* Chicago: American Hospital Publishing.
Ethridge, P. (1991). A nursing HMO: Carondelet St. Mary's experience. *Nursing Management, 22* (7), 22–27.
Ethridge, P., & Lamb, G. (1989). Professional nursing case management improves quality, access and costs. *Nursing Management, 20* (3), 30–35.
Faherty, B. (1990). Case management, the latest buzzword: What it is, and what it isn't. *Caring, 9* (7), 20–22.
Fondiller, S. H. (1991). How case management is changing the picture. *American Journal of Nursing, 91* (1), 64–80.
Gibson, S. J. (1996). Differentiated practice within and beyond the hospital walls. In E. L. Cohen (ed.), *Nursing case management in the 21st century,* pp. 222–244. St. Louis: Mosby.
Giuliano, K. K., & Poirier, C. E. (1991). Nursing case management: Critical pathways to desirable outcomes. *Nursing Management, 22* (3), 52–55.
Graham, B. (1989). Preparing case managers. *Caring, 7* (2), 22–23.
Grau, L. (1984). Case management and the nurse. *Geriatric Nursing, 5* (6), 372–375.
Grinnell, S. K. (1989). Post conference reflections: Autonomy and independence for health professionals? *Journal of Allied Health, 18* (1), 115–121.
Halamandaris, V. J. (1990). The paradox of case management. *Caring, 9* (8), 4–7.
Harris, M., & Bergman, H. (1988). Capitation financing for the chronic mentally ill: A case management approach. *Hospital and Community Psychiatry, 39* (1), 68–72.
Health Care Financing Administration. (1999). *The 1998 Medicare chart book.* Baltimore, MD: Author.
Henderson, M. G., Souder, B. A., & Bergman, A. (1987). Measuring the efficiencies of managed care. *Business and Health, 4* (12), 43–46.
Henderson, M. G., & Wallack, S. S. (1987). Evaluating case management for catastrophic illness. *Business and Health, 4* (3), 7–11.

Hereford, R. W. (1990). Private-pay case management: Let the seller beware. *Caring, 9* (8), 8–12.
Igou, J. F., Hawkins, J. W., Johnson, E. E., & Utley, Q. E. (1989). Nurse-managed approach to care. *Geriatric Nursing, 10* (1), 32–34.
Jones, K., Kopjo, R., Goodneer-Laff, L., & Weber, C. (1990). Gaining control in a changing environment. *Caring, 9* (7), 38–42.
Kane, R. (1988). The noblest experiment of them all: Learning from the National Channeling Evaluation. *Health Services Research, 23* (1), 189–198.
Kane, R. A., & Kane, R. L. (1987). *Long-term care: Principles, programs and policies.* New York: Springer.
Kemper, P. (1988). Overview of findings. *Health Services Research, 23* (1), 161–174.
Knollmueller, R. (1989). Case management: What's in a name? *Nursing Management, 20* (10), 38–42.
Korenbrot, C. C., Showstack, J., Loomis, A., & Brindis, C. (1989). Birth weight outcomes in a teenage pregnancy case management project. *Journal of Adolescent Health Care, 10* (2), 97–104.
Lamb, G. S. (1995). Early lessons form a capitated community-based nursing model. *Nursing Administration Quarterly, 19* (3), 18–25.
Lamb, G. S., & Stempel, J. E. (1994). Nursing case management from the client's view: growing as insider-expert. *Nursing Outlook, 42* (1), 7–13.
Leclair, C. L. (1991). Introducing and accounting for RN case management. *Nursing Management, 22* (3), 44–49.
Leyman, K. (1997). The effect of nurse case management on health care utilization and cost. Unpublished thesis, University of Arizona, Tucson.
Littman, E., & Siemsen, J. (1989). AIDS case management: A model for smaller communities. *Caring, 7* (11), 26–31.
Loveridge, C. E., Cummings, S. H., & O'Malley, J. (1988). Developing case management in a primary nursing system. *Journal of Nursing Administration, 18* (10), 36–39.
Mazoway, J. M. (1987). Early intervention in high cost care. *Business and Health, 4* (3), 12–16.
Mazzuca, S. (1982). Does patient education in chronic disease have a therapeutic value? *Journal of Chronic Disease, 35* (9), 521–529.
McKenzie, C. B., Torkelson, N. G., & Holt, M. A. (1989). Care and cost: Nursing case management improves both. *Nursing Management, 20* (10), 30–34.
Michaels, C. (1992). Carondelet St. Mary's experience. *Nursing Clinics of North America, 27* (1), 77–85.
Miller, K. (1990). Fee-for-service case management. *Caring, 9* (8), 46–49.
Mundinger, M. O. (1984). Community based care: Who will be the case managers. *Nursing Outlook, 32* (6), 294–295.
National Center for Health Statistics. (1999). *Employer-*

sponsored health insurance. Hyattsville, MD: Author.

Olivas, G. S., Del Togno-Armanasco, V., Erickson, J. R., & Harter, S. (1989a). Case management: A bottom-line care delivery model. Part I: The concept. *Journal of Nursing Administration, 19* (11), 16–20.

———. (1989b). Case management: A bottom-line care delivery model. Part II: Adaptation of the model. *Journal of Nursing Administration, 19* (12), 2–17.

Papenhausen, J. (1995). The effects of nursing case management intervention on perceived severity of illness, enabling skill, self-help, and life quality in chronically ill older adults. Unpublished dissertation, University of Texas at Austin.

———. (1996). *Discovering and achieving client outcomes.* In E. L. Cohen (ed.), *Nursing case management in the 21st century*, pp. 257–268. St. Louis: Mosby.

Parker, M., & Secord, L. J. (1988). Private geriatric case management: Current trends and future directions. In K. Fisher & E. Wiseman (eds.), *Case management: Guiding patients through the health care maze*, pp. 27–32. Chicago: Joint Commission on Accreditation of Healthcare Organizations.

Pegels, C. C. (1988). *Health care and the older citizen: Economic, demographic and financial aspects.* Rockville, MD: Aspen.

Putney, K. A., Hauner, J., Hall, T., & Kobb, R. (1990). Case management in long-term care: New directions for professional nursing. *Journal of Gerontological Nursing, 16* (12), 30–33.

Riggs, J. E. (September 1996). Managed care and economic dynamics. *Archives of Neurology, 53* (9), 856–858.

Robinson, J. C. (1996). Decline in hospital utilization and cost inflation under managed care in California. *Journal of the American Medical Association, 276* (13), 1060–1064.

Rogers, M., Riordan, J., & Swindle, D. (1991). Community-based nursing case management pays off. *Nursing Management, 22* (3), 30–34.

Shipp, M. K., & Jay, T. M. (1988). Case management and long term care. *Caring, 7* (3), 42–44.

Showstack, J., Lurie, N., Leatherman, S., Fisher, E., & Inui, T. (1996). Health of the public: The private-sector challenge. *Journal of the American Medical Association, 276* (13), 1971–1974.

Simpson, D. F. (1982). *Case management in long-term programs.* Washington, DC: The Center for the Study of Social Policy.

Sinnenn, M. T., & Schifalacqua, M. M. (1991). Coordinated care in a community hospitai. *Nursing Management, 22* (3), 38–42.

Smith, M. L. (1990). Blue Cross Blue Shield: Individual case management: A win-win proposition. *Caring, 9* (8), 26–28.

Stillwaggon, C. A. (1989). The impact of nurse managed care on the cost of nurse practice and nurse satisfaction. *Journal of Nursing Administration, 19* (11), 21–27.

Strumpf, N. E., & Knibbe, K. K. (1990). Long-term care, fulfilling promises to the elderly. In J. C. McCloskey & H. K. Grace (eds.), *Current issues in nursing*, pp. 215–225. St. Louis: Mosby.

Walstedt, P., & Blaser, W. (1986). Nurse case management for the frail elderly: A curriculum to prepare nurses for that role. *Home Healthcare Nurse, 4* (2), 30–35.

Ware, J. E., Bayliss, M. S., Roger, W. H., Kosinsik, M., & Taylov, A. (1996). Differences in 4-year health outcomes for elderly and poor, chronically ill patients treated in HMO and fee-for-service systems: Results from the medical outcomes study. *Journal of the American Medical Association, 276* (13), 1039–1047.

Weil, M. (1985). Professional and educational issues in case management practice. In M. Weil & J. Karl (eds.), *Case management in human service practice*, pp. 357–390. San Francisco: Jossey-Bass.

Weyant, J. (February 1991). *St. Joseph Medical Center in Wichita, Community-based nurse case management department report.* Paper presented at a meeting of nurse case managers, Tucson, AZ.

Weydt, A. (1997). Unpublished interview/survey. Emmanuel-St Joseph's, Mankato, MN.

World Health Organization. (1980). International classification of impairments, disabilities, and handicaps: A manual of classifications relating to the consequences of disease. Geneva, Switzerland: WHO Publications.

———. (1999). International classification of functioning and disability (ICODH-2): Beta-2 draft, short version. Geneva, Switzerland: WHO Publications.

Zander, K. (1988a). Nursing case management: Strategic management of cost and quality outcomes. *Journal of Nursing Administration, 18* (5), 23–29.

———. (1988b). Nursing case management: Resolving the DRG paradox. *Nursing Clinics of North America, 23* (3), 503–520.

———. (1990a). Case management a golden opportunity for whom? In J. C. McCloskey & H. K. Grace (eds.), *Current issues in nursing* (3rd ed.), pp. 199–204. St. Louis: Mosby.

———. (1990b). Differentiating managed care and case management. *Definition, 5* (2), 1–2.

Zerull, L. (1997). Unpublished interview/survey. Winchester Medical, Winchester, Virginia.

その他の文献

Bachrach, L. L. (1989). Case management: Toward a shared definition. *Hospital and Community Psychiatry, 40* (9), 883–884.

Cowley, G., & Turque, B. (1999). Critical condition. *Newsweek, CXXXIV* (19), 58–61.

Deitchman, W. S. (1980). How many case managers does it take to screw in a light bulb? *Hospital and Community Psychiatry, 31* (11), 788–789.

Fariello, D., & Scheidt, S. (1989). Clinical case management of the dually diagnosed patient. *Hospital and Community Psychiatry, 40* (10), 1065–1067.

Gibson, S. J., Martin, S. M., Johnson, M. B., Blue, R., & Miller, D. S. (1994). CNS-directed case management: Cost and quality in harmony. *Journal of Nursing Administration, 24* (6), 45–51.

Koerner, J., & Burgess, C. S. (1997). Nursing's role and function in a seamless continuum of care. In S. Morehead & D. G. Huber (eds.), *Nursing roles: Evolving or recycled?*, pp. 1–14. Thousand Oaks, CA: Sage.

Lajeunesse, D. A. (1990). Case management: A primary nursing approach. *Caring, 9* (8), 13–16.

Lamb, H. R. (1980). Therapist-case managers: More than brokers of services. *Hospital and Community Psychiatry, 31* (11), 762–764.

Lubkin, I. (ed.). (1998). *Chronic illness: Impact and interventions* (4th ed.). Boston: Jones and Bartlett.

Reisch, S. (1986). Continuity of care: From hospital unit into home. *Nursing Management, 17* (12), 38–41.

Rogers, M. (1997). Unpublished interview/survey. Via Christi Regional Medical Center, Wichita, Kansas.

Rusch, S. (1986). Continuity of care: From hospital unit into home. *Nursing Management, 17* (12), 38–41.

Schwartz, S. R., Goldman, H. H., & Churgin, S. (1982). Case management for the chronic mentally ill: Models and dimensions. *Hospital and Community Psychiatry, 33* (12), 1006–1009.

Watson, R. (1999). HMOs go under the knife. *Newsweek, CXXXIV* (19), 62–68.

第19章　クロニックイルネスと上級看護師

参照文献

American Association of Colleges of Nursing. (1994). Annual report: Unifying the curricula for advanced practice. Washington, DC: Author.

American Nurses Association. (1996). *Scope and standards of advanced practice registered nursing*. Washington, DC: Author.

Archibald, P., & Bainbridge, D. (1994). Capacity and competence: Nurse credentialing and privileging. *Nursing Management, 25* (4), 49–56.

Carson, W. (1993). *Prescriptive authority information packet*. Washington, DC: American Nurses Association, Nurse Practice Council.

Craven, R. F. (1998). Core curriculum for NP/CNS education. In A. Luggen, S. Travis, & S. Meiner (eds.), NGNA core curriculum for gerontological advanced practice nurses. Thousand Oaks, CA: Sage.

Douglass, L. M. (1996). *The effective nurse: Leader and manager* (5th ed.). St. Louis: Mosby.

Gray, W., & Anderson, T. (1991). *Mentoring style for college students*. Vancouver, BC: International Center for Mentoring.

Green, A. H., & Conway, C. (1995). Negotiating capitated rates for nurse managed clinics. *Nursing Economics, 13* (2), 104–106.

Hilgart, C. M., & Karl, M. H. (1995). Developing clinical protocols and guidelines for APN practice. In M. Snyder & M. Mirr (eds.), *Advanced practice nursing: A guide to professional development*, pp. 93–101. New York: Springer.

Kenney, J. W. (1999). *Philosophical and theoretical perspectives for advanced nursing practice* (2nd ed.). Sudbury, MA: Jones and Bartlett.

Kyle, M. (1995). Collaboration. In M. Snyder & M. Mirr (eds.), *Advanced practice nursing: A guide to professional development*. New York: Springer.

Lambert, V. A., & Lambert, C. E. (1996). Advanced practice nurses: Starting an independent practice. *Nursing Forum, 31* (1), 11–21.

Luggen, A. S., Travis, S. S., & Meiner, S. (1998). *NGNA core curriculum for gerontological advanced practice nurses*. Thousand Oaks, CA: Sage.

Marquis, B. L., & Huston, C. J. (1996). *Leadership roles and management functions in nursing: Theory and application* (2nd ed.). Philadelphia: Lippincott.

McKenna, H. (1997). *Nursing theories and models*. New York: Rutledge.

Meiner, S. (1998). Clinical privileges. In A. Luggen, S. Travis, & S. Meiner (eds.), *NGNA core curriculum for gerontological advanced practice nurses*. Thousand Oaks, CA: Sage.

Mittlestadt, P. C. (1993). Federal reimbursement of advanced practice nurses' services empowers the pro-

fession. *Nurse Practitioner, 18* (1), 43, 47–49.
Orsund-Gassiot, C., & Lindsey, S. (1991). *Handbook of medical staff management.* Gaithersburg, MD: Aspen.
Pearson, L. J. (1997). Annual update of how each state stands on legislative issues affecting advanced nursing practice. *Nurse Practitioner, 22* (1), 18–86.
Safriet, B. J. (1992). Health care dollars and regulatory sense: The role of advanced practice nursing. *Yale Journal on Regulation, 9,* 417–487.
Sheets, V. R. (1993). Second licensure? ANA and NCSBN debate the issue. *The American Nurse, 25,* 8–9.
Snyder, M., Mirr, M., Lindeke, L., Fagerlund, K., Avery, M., & Tseng, Y. (1999). Advanced practice nursing: An overview. In M. Snyder & M. Mirr (eds.), *Advanced practice nursing: A guide to professional development* (2nd ed.), pp. 1–24. New York: Springer.
Spector, R. E. (1996). *Cultural diversity in health and illness* (4th ed.). Stamford, CT: Appleton & Lange.
Taylor, R. S., & Schub, C. (1996). Medicare risk plans: The health plan's view. In P. R. Kongstvedt (ed.), *The managed health care handbook* (3rd ed.), pp. 715–740. Gaithersburg, MD: Aspen.

第Ⅳ部　クロニックイルネスと社会システム

第20章　財政的インパクト

参照文献

Alzheimer's Association. (2001). Available on-line at http://www.alz.org.
American Heart Association. (2000). Economic cost of cardiovascular disease. Available on-line at http://www.americanheart.org/statistics/.
Asthma and Allergy Foundation. (2000). Facts and statistics. Available on-line at http://www.aafa.org.
Barefield, E. (1996). Osteoporosis-related hip fractures cost $13 billion to $18 billion yearly. *Food Review, 1,* 31–36.
Bellandi, D. (1999). A year of more and less: Number of hospital deals drops, but more facilities change hands. *Modern Healthcare, 11,* 48.
Bringewatt, R. J. (1998). Healthcare's next big hurdle. *Healthcare Forum Journal, 41* (5), 14–17.
Casey, M. (1998). Hospital mergers: Where have they gone? *Medical Industry Today.* Available on-line at www.medicaldata.com/MIT.
Centers for Disease Control. (2000). Statistics: Diabetes surveillance, 1999. Available on-line at http://www.cdc.gov/diabetes/statistics/.
Christopher Reeve Paralysis Foundation (2000). The facts about spinal cord injury and CNS disorders. Available on-line at http://paralysis.apacure.org.
Cleverly, W. O. (1999). The health care industry: In evolution or revolution? *Journal of Health Care Finance, 25* (4), 2–14.
Congressional Budget Office. (2000a). *The Budget and economic outlook: Fiscal years 2001–2010.* (January) Washington, DC: Government Printing Office.
———. (2000b). *Options to expand federal health, retirement and education activities.* (June). Washington, DC: Government Printing Office.
Crippen, D. L. (2000). Preparing for an aging population. Congressional Budget Office. Available on-line at http://www.cbo.gov.
Drass, J., Kell, S., Osborn, M., Bausell, B., Corcoran, J., Moskowitz, A., & Fleming, B. (1998). Diabetes care for Medicare beneficiaries: Attitudes and behaviors of primary care physicians. *Diabetes Care, 21,* (8), 1282–1287.
Enda, J. (2000). Health care is in fashion this year. *Charlotte Observer,* Friday October 20, section 6A.
Frankenfield, D. L., Marciniak, T. A., Drass, J. A., & Jencks, S. (1997). Quality improvement activity directed at the national level: Examples from the Health Care Financing Administration. *Quality Management in Health Care, 5* (4), 12–18.
Government Accounting Office. (1999). *Medicare managed care plans: many factors contribute to recent withdrawals; plan interest continues.* Washington, DC: Government Accounting Office.
Getzen, T. E. (2000). Forecasting health expenditure: Short, medium, and long (long) term. *Journal of Health Care Finance, 26* (3), 56–72.
Groessl, E. J., & Cronan, T. A. (2000). A cost analysis of self-management programs for people with chronic illness. *American Journal of Community Psychology, 28* (4), 455–480.
Health Care Financing Administration. (2000). Highlights—National health care expenditures, 1998. Available on-line at http://www.hcfa.gov/stats/.

Laffie, L. S. (2000). Easing the chronically ill's tax burden. *Journal of Accountancy, 190* (2), 89–90.

Levit, K., Cowan, C., Lazenby, H., Sensenig, A., McDonnell, P., Stiller, J., Martin, A., & the Health Accounts Team. (1998). National health expenditures in 1997: More slow growth. *Health Affairs, 17* (6), 99–110.

———. (1999). *Employer health benefits, 1999 annual survey.* Menlo Park, CA: Henry J. Kaiser Family Foundation.

———. (2000). Health spending in 1998: Signals of change. *Health Affairs, 19* (1), 124–132.

National Osteoporosis Foundation. (2000). Statistics. Available on-line at http://www.nof.org.

National Rural Health Association. (2000). Access to health care for the uninsured in rural and frontier America. Available on-line at http://www.nrharural.org.

Nauert, R. C. (2000). The new millennium: Health care evolution in the 21st century. *Journal of Health Care Finance, 26* (3), 1–14.

Newacheck, P., & Hughes, D. (1994). Children with chronic illness and Medicaid managed care. *Pediatrics, 93* (3), 497–451.

Savord, G. (1998). Analysis of PPS hospital case-mix change between 1997 and 1998. Memorandum, Office of the Actuary, Health Care Financing Administration. Washington, DC: Government Printing Office.

U. S. Department of Health and Human Services. (2000). *Healthy People 2010.* (Conference edition, in two volumes). Washington, DC: Government Printing Office.

第21章 政治と政策

参照文献

AAHSA—American Association of Homes and Services for the Aging. (2000, June 13). *Medicare.* Available on-line at www.aahsa.org/public/medicbkgd.htm.

AAPD—American Association of People with Disabilities. (2000). *AAPD.* Available on-line at http://www.aapd.com/.

Abood, S., & Mittelstadt, P. (1998). Legislative and regulatory processes. In D. J. Mason & J. K. Leavitt (eds.), *Policy and politics in nursing and health care,* pp. 384–396. Philadelphia: WB Saunders.

ANA–American Nurses Association. (1999, October 1). Written testimony of the American Nurses Association before the U.S. House of Representatives Committee on Ways and Means, Subcommittee on Health on Medicare Balanced Budget Act Revisions. Available on-line at www.nursingworld.org/gova/federal/legis/testimon/1999/medbn101.htm.

AOA—Administration on Aging. (1998). *Administration on Aging: The administration on aging and the Older Americans Act.* Available on-line at www.aoa.gov/may97/aoa-oaa.html.

Bellah, R. N., Madsen, R., Sullivan, W. M., Swidler, A., & Tipton, S. M. (1985). *Habits of the heart: Individualism and commitment in American life.* New York: Harper & Row.

Benner, P., & Wrubel, J. (1989). *The primacy of caring.* Menlo Park, CA: Addison-Wesley.

Betts, V. T. (2000). In the health policy spotlight: An interview with Virginia Trotter Betts. *Policy, Politics, and Nursing Practice, 1* (2), 124–127.

Bierman, A. S., & Clancy, C. M. (2000). Making capitated Medicare work for women: Policy and research challenges. *Women's Health Issues, 10,* 59–68.

Chopoorian, T. J. (1986). Reconceptualizing the environment. In P. Moccia (ed.), *New approaches to theory development,* pp. 39–54. New York: National League of Nursing.

Cohen, S. S., Leavitt, J. K., Leonhardt, M. A., & Mason, D. J. (1998). Political analysis and strategy. In D. J. Mason & J. K. Leavitt (eds.), *Policy and politics in nursing and health care,* pp. 139–159. Philadelphia: WB Saunders.

Cohen, S. S., Mason, D. J., Kovner, C. H., Leavitt, J. K., Pulcini, J., & Sochalski, J. (1996). Stages of nursing's political development: Where we've been and where we ought to go. *Nursing Outlook, 44,* 259–266.

DHHS—Department of Health and Human Services. (2000, September 9). *Medicare home health & key provisions of the 1997 Balanced Budget Act.* Available on-line at www.dhhs.state.nc.us/aging/ltmed.htm.

Dodd, C. J. (1997). Can meaningful health policy be developed in a political system? In C. Harrington & C. L. Estes (eds.), *Health policy and nursing,* pp. 416–428. Boston: Jones and Bartlett.

DOL—Department of Labor. (2000). Employment standards administration wage and hour division. Available on-line at www.dol/gov/dol/esa/public/regs/compliance/whd/whdfs28.htm.

Epstein, A. (1998). Performance reports on quality—Prototypes, problems and prospects. In C. Harrington & C. L. Estes (eds.), *Health policy and nursing,* pp. 243–252. Boston: Jones and Bartlett.

Families USA. (2000, May). Access denied: Families denied access to Medicaid, food stamps, CHIP, and child care. Available on-line at www.familiesusa.org/newunin.htm.

Fox, P. D., Etheredge, L., & Jones, S. B. (1998). Addressing the needs of chronically ill persons under Medicare. *Health Affairs, 17,* 144–151.

Furlong, E. A. (1999). Agenda setting. In J. A. Milstead (ed.), *Health policy and politics: A nurses' guide,* pp. 43–75. Gaithersburg, MD: Aspen.

GAO—Government Accounting Office. (1998). *Employer-based managed care plans: ERISA's effect on remedies for benefit denials and medical malpractice.* (GAO/HEHS-98-154). Washington, DC: Author. Available on-line at: www.hhs.gov.

Goldfield, N. (1998). Can patients with chronic illness have trust in managed care organizations? Yes, if the rules change. *Journal of Ambulatory Care Management, 21* (2), 56–57.

Hagdrup, N. A., Simoes, E. J., & Brownson, R. C. (1997). Health care coverage: Traditional and preventive measures and associations with chronic disease risk factors. *Journal of Community Health, 22,* 387–399.

Harrington, C. (1997). The nursing home industry: Public policy in the 1990s. In C. Harrington & C. L. Estes (eds.), *Health policy and nursing,* pp. 99–109. Boston: Jones and Bartlett.

Harrington C., & Estes C. L. (1997). *Health policy and nursing* (2nd ed.). Boston: Jones and Bartlett.

Harrington, C., Cassel, C., Estes, C. L., Woolhandler S., & Himmelstein, D. U. (1997). A national long-term care program for the United States: A caring vision. In C. Harrington & C. L. Estes (eds.), *Health policy and nursing,* pp. 478–491. Boston: Jones and Bartlett.

HCFA—Health Care Financing Administration. (2000a, August 3). *Medicaid.* Washington, DC: Author. Available on-line at: www.hcfa.gov/medicaid.

———. (2000b, August 3). *Medicaid: A brief summary.* Washington, DC: Author. Available on-line at: www.hcfa.gov/pubforms/actuary/ormedmed/DEFAULT4.htm.

———. (2000c). *Balanced Budget Act of 1997.* Washington, DC: Author. Available on-line at: www.hcfa.gov/init/bba/bbaintro.htm.

———. (2000d, July). *The state children's health insurance program: Preliminary highlights of implementation and expansion.* Washington, DC: Author. Available on-line at: www.hcfa.gov/init/children.htm.

Heinrich, J. (1998). Organization and delivery of health care in the United States: The health care system that isn't. In D. J. Mason & J. K. Leavitt (eds.), *Policy and politics in nursing and health care,* pp. 59–79. Philadelphia: WB Saunders.

Hoffman, A., & Schlobohm, C. (2000, May). *Uninsured in America: A chartbook.* Washington, DC: Kaiser Foundation. Available on-line at: www.kff.org.

Jones, L. (2000). Rethinking health care to handle an impending chronic care crisis. *Advances—Robert Wood Johnson Foundation Newsletter, 2,* 10,12.

Kang, J. (1998, February 26). Testimony on health care quality in Medicare before the House and Ways Subcommittee on Health. Available on-line at: www.hhs.gov.

Kohn, L. T., Corrigan, J. M., & Donaldson, M. S. (2000). *To err is human: Building a safer health system.* Washington, DC: National Academy Press.

Leavitt, J. K., & Mason, D. J. (1998). Policy and politics: A framework for action. In D. J. Mason & J. K. Leavitt (eds.), *Policy and politics in nursing and health care,* pp. 3–17. Philadelphia: WB Saunders.

Light, D. W. (1997). The practice and ethics of risk-rated health insurance. In C. Harrington & C. L. Estes (eds.), *Health policy and nursing,* pp. 342–350. Boston: Jones and Bartlett.

Lillard, L. A., Rogowski, J., & Kington, R. (1999). Insurance coverage for prescription drugs: Effects on use and expenditures in the Medicare population. *Medical Care, 37,* 926–936.

Long, M. J. (1998). *Health and healthcare in the United States.* Chicago: Health Administration Press.

Loquist, R. S. (1999). Regulation: Parallel and powerful. In J. A. Milstead (ed.), *Health policy and politics: A nurses' guide,* pp. 105–146. Gaithersburg, MD: Aspen.

Malone, B. L., & Keepnews, D. (1998). Ensuring the future of nurses in clinical practice: Issues and strategies for staff nurses and advanced practice nurses. In D. J. Mason & J. K. Leavitt (eds.), *Policy and politics in nursing and health care,* pp. 294–306. Philadelphia: WB Saunders.

Marmot, M. (1999). Introduction. In M. Marmot & R. G. Wilkinson (eds.), *Social determinants of health,* pp. 1–16. New York: Oxford University Press.

Mason, D. J., & Leavitt, J. K. (1998). *Policy and politics in nursing and health care* (3rd ed.). Philadelphia: WB Saunders.

McNeil, J. M. (1997). *Americans with disabilities: 1994–1995.* Washington, DC: U.S. Department of Commerce, Economics and Statistics Administration Bureau, Bureau of Census. (Current population reports; series P70-61). Available on-line at: www.census.gov/prod/3/97pubs/p70-61.pdf.

Meyer, J. A., & Zeller, P. J. (1999, September). *Profiles of disability: Employment and health coverage.* Washington, DC: Kaiser Foundation. Available on-line at: www.kff.org.

Milio, N. (1989). Developing nursing leadership in health policy. *Journal of Professional Nursing, 5,* 315–321.

Miller, R. H. (1998). Healthcare organizational change: Implications for access to care and its measurement. *Health Services Research, 33,* 653–680.

Mills, R. J. (2000, September). *Health insurance coverage 1999.* (P60-211). Washington, DC: U.S. Census Bureau. Available on-line at: www.census.gov.

Milstead, J. A. (1999). Advanced practice nurses and

public policy, naturally. In J. A. Milstead (ed.), *Health policy and politics: A nurses guide*, pp. 1–41. Gaithersburg, MD: Aspen.

National Partnership for Women and Families. (1998). *Guide to HIPAA.* Available on-line at: www.nationalpartnership.org/healthcare/hippaa/guide2.htm.

NCHS—National Center for Health Statistics. (1999). *Health, United States, 1999: With health and aging chartbook.* (PHS 99-1232). Hyattsville, MD: U.S. Department of Health and Human Services.

OnMoney.Com. (2000). *Health insurance.* Available on-line at: www.onmoney.com.

Rothschild, S. (2000, August 28). Loss of child health insurance funds has silver lining. *Wichita Eagle*, #9A Wichita, KS.

Rubin, A., & Rubin H. (1999, July 25). *The Administration on Aging and the Older Americans Act (1965 as amended).* Available on-line at: www.theurbins.com.

Schneider, A. (1997). *Overview of Medicaid provisions in the Balanced Budget Act of 1997. P.L. 105-33.* Washington, DC: Center on Budget and Policy Priorities. Available on-line at: www.cbpp.org/908mcaid.htm.

Shaughnessy, P. W., Schlenker, R. E., & Hittle, D. F. (1997). Home health care outcomes under capitated and fee-for-service payment. In C. Harrington & C. L. Estes (eds.), *Health policy and nursing*, pp. 110–120. Boston: Jones and Bartlett.

Smith-Campbell, B. (1999). A case study on expanding the concept of caring from individuals to communities. *Public Health Nursing, 16*, 405–411.

SSA—Social Security Administration. (1999). *SSI-Social Security supplemental income.* SSA Publication No. 05-11000. Available on-line at: www.ssa.gov.

———. (1997). *Disability benefits—Benefits for children with disabilities.* SSA Publication No. 05-10026. Available on-line at: www.ssa.gov.

———. (1996). *Social Security disability benefits.* SSA Publication No. 05-10029. Available on-line at: www.ssa.gov.

Stanhope, M. (1999). Health policy: Strategies for analysis and influence. In J. Lancaster (ed.), *Nursing issues in leading and managing change*, pp. 317–336. St. Louis: Mosby.

UCP. (2000). *UCPNet: Understanding disabilities, creating opportunities: Advocacy and public policy.* Available on-line at: www.ucp.org.

USDOJ—United States Department of Justice. (2000). *A guide to disability rights laws.* Available on-line at: www.usdoj.gov/crt/ada/adahom.htm.

Vance, C. (1985). Politics: A humanistic process. In D. J. Mason, S. W. Talbott, & J. K. Leavitt (eds.), *Policy and politics for nurses*, pp. 104–118. Philadelphia: WB Saunders.

Vladeck, B. C., & King, K. M. (1997). Medicare at 30: Preparing for the future. In C. Harrington & C. L. Estes (eds.), *Health policy and nursing*, pp. 319–326. Boston: Jones and Bartlett.

Wakefield, M. K. (1999). Government response: Legislation. In J. A. Milstead (ed.), *Health policy and politics: A nurses' guide*, pp. 77–103. Gaithersburg, MD: Aspen.

Wakefield, M., Gardner, D. B., & Guillett, S. (1998). Contemporary issues in government. In D. J. Mason & J. K. Leavitt (eds.), *Policy and politics in nursing and health care*, pp. 349–383. Philadelphia: WB Saunders.

Waid, M. O. (1998). Overview of the Medicare and Medicaid programs. *Health Care Financing Review Statistical Supplement*, 1–19.

Watson, J. (1988). *Nursing: Human science and human care a theory of nursing.* New York: National League of Nursing.

White, K. M. (2000). HEDIS 2000 update. *Policy, Politics, and Nursing Practice, 1* (2), 104–106.

Wilbur, V. (1998). The Balanced Budget Act and beyond: Congressional initiative in chronic care. *Healthcare Forum Journal, 41*, 17, 20.

第22章　在宅ケア

参照文献

Brown, N., & Neal, L. (1999). Development of a managed care team in a traditional home healthcare agency. *Journal of Nursing Administration, 27* (10), 43–48.

California Association for Health Services at Home. (2000a). DHS comes through for home health, *16* (12).

———. (2000b). Congress considers BBA relief. *16* (10), 1, 4.

Citarella, B. (2000). Preparing for PPS: Developing a comprehensive education program. *The Remington Report: Business and clinical solutions for home care and post-acute markets*, July/August, 16–18.

Department of Health and Human Services. (2001a). Administration on Aging: Older Americans Act amendments of 2000. Available on-line at: http://www.aoa.dhhs.gov.

———. (2001b). Health Care Financing Administration: Program memorandum intermediaries. *Transmittal*

A-01-21.

———. (1994). Health Care Financing Administration: Home health services under hospital insurance. *Federal Register, 59,* 65494.

Grindel-Waggoner, M. (1999). Home care: A history of caring, a future of challenges. *MedSurg Nursing, 8* (2), 118–122.

Gundersen, L. (1999). There's no place like home: The home health care alternative. *Annals of Internal Medicine, 131* (8), 639–640.

Health Care Financing Administration. (1997). Department of Health and Human Services. *Federal Register, 62* (6).

———. (1998). Department of Health and Human Services. *Federal Register, 63* (2).

———. (2000). Department of Health and Human Services. *Federal Register, 65.*

Hitchcock, J., Schubert, P., & Thomas, S. (1999). *Community health nursing: Caring in action.* Albany, NY: Delmar.

Jamieson, M. (1998). Expanding the associate degree curriculum without adding time. *Nursing and Health Care Perspectives, 19* (4), 161–163.

Kane, R., Ouslander, J., & Abrass, I. (1999). *Essentials of clinical geriatrics* (2nd ed.). New York: McGraw-Hill.

King, I. M. (1996). The theory of goal attainment in research and practice. *Nursing Science Quarterly, 9,* 61–66.

Leininger, M. M. (1996). Culture care theory, research, and practice. *Nursing Science Quarterly, 9,* 71–78.

———. (1999). Transcultural nursing: An imperative for nursing practice. *Imprint, 46* (5), 50–52, 61.

Leutz, W. (1998). Home care benefits for persons with disabilities. *American Rehabilitation, 24* (3), 6–20.

Lewis, A. (2000). Prospective pay the easy way. *The Remington Report, 8* (4), 5–7.

Majorowicz, K. (1999). Coordinating the medicare home health benefit. *CME Resource,* 17–42.

Malugani, M. (1999). No place like home: Always adaptable, home care faces the future. *Nurseweek, 12* (24), 1, 18.

Manger, D., & Fredette, S. (2000). New graduates can succeed in home care. *Journal of Nursing Scholarship, 32* (1), 6.

Marelli, T. (1998). *Handbook of home health standards and documentation guidelines for reimbursement.* St. Louis: Mosby.

Marziano, M., & Cefalu, C. (1998). Medicare-financed home health care. *American Family Physician, 58* (7), 1608.

Montauk, S. (1998). Home health care. *American Family Physician, 58* (7), 1609–1614.

Nugent, D. (1999). Providing solutions for the growing trend toward home health care. *Health Management Technology, 20* (8), 28.

Orem, D. E. (1997). Views of human beings specific to nursing. *Nursing Science Quarterly, 10,* 26–31.

Oriol, M. (1997). Specialty team development: One agency's formula. *Home Healthcare Nurse, 15* (7), 505–508.

Pierson, C., & Minarik, P. (1999). APNs in home care. *American Journal of Nursing, 99* (10), 22–23.

Randall, D. (2000). Compliance issues for home health agencies under the new medicare PPS system. *The Remington report: Business and clinical solutions for home care and post-acute markets,* November/December, 16–18.

Reichley, M. (1999). Advances in home care: Then, now and into the future. *Success in Home Care, 3* (6), 10–18.

Remington, L. (2000). PPS is making people run out of excuses for a change. *The Remington report: Business and clinical solutions for home care and post-acute markets,* July/August, 13–15.

Rice, R. (2001). *Home care nursing practice: Concepts and application.* St. Louis: Mosby.

Schim, S., Jackson, F., Seely, S., Grunow, K., & Baker, J. (2000). Knowledge and attitude of home care nurses toward hospice referral. *Journal of Nursing Administration, 30* (5), 273–277.

Schoen, M., & Koenig, R. (1997). Home health care nursing: Past and present. *Medsurg Nursing, 6* (4), 230–234.

Schroeder, B. (2000). Medicare OASIS for home health. *Nurseweek, 13* (4), 12–13.

Stafford, D., Seemons, D., & Jones, J. (1997). Case management through productivity engineering. Part 1: Development of the intensity of home care acuity scale. *Home Health Care Manager Practice, 9* (4), 1–5.

Stanhope, M., & Lancaster, J. (1998). *Community health nursing: Process and practice for promoting health.* St. Louis: Mosby.

Taylor, S. G., Compton, A., Eben, J. D., Emerson, S., Gashti, N. N., Tomey, A. M., Nation, M. J., & Nordmeyer, S. B. (1998). Dorothea E. Orem: Self-care deficit theory of nursing. In A. M. Tomey, & M. R. Alligood (eds.), *Nursing theorists and their work,* pp. 175–194. St. Louis: Mosby.

Unwin, B., & Jerant, A. (1999). The home visit. *American Family Physician, 60* (5), 1481–1490.

http://www.oig.hhs.gov/other/ort596.html

http://www.hcsa.com/restore.htm

その他の文献

Boling, P. (2000). The changing dialogue between home health agencies and physicians under PPS. *The Remington Report, 8* (4), 8–13.

Coffman, S. (1997). Home-care nurses as strangers in the family. *Western Journal of Nursing Research, 19* (1), 82–95.

Connolly, M. (1997). Reengineering a home health care agency to achieve cost effectiveness. *Home Health Care Manager Practice, 10* (1), 19–27.

Haydel, J. (1998). Help for home health strategies. *Nursing Management, 29* (12), 30–33.

Lee, T., & Mills, M. (2000). Analysis of patient profile in predicting home care resource utilization and outcomes. *Journal of Nursing Administration, 30* (2), 67–74.

Neal, L. (1999). Neal theory of home health nursing practice. *Journal of Nursing Scholarship, 31* (3), 251–253.

Riccio, P. (2000). Quality evaluation of home nursing care: Perceptions of patients, physicians and nurses. *Nursing Administration Quarterly, 24* (3), 43–51.

Sandrik, K. (1997). Home care systems: Build or buy? *Health Management Technology, 18* (13), 12–26.

Twitchell, E. (1998). What happens when a home health agency closes its doors. *Home Health Line, August,* 1–4.

第23章 長期ケア

参照文献

AARP. (2000). Long term care financing. Available online at http://www.aarp.org/caregive/2ltcf.html.

Abrams, W. B., Beers, M. H., & Berkow, R. (eds.). (1995). *The Merck manual of geriatrics* (2nd ed.). Whitehouse Station, NJ: Merck.

Alexopoulos, G. S., & Mattis, S. (1991). Diagnosing cognitive dysfunction in the elderly: Primary screening tests. *Geriatrics, 46* (12), 33–38, 43–44.

Algase, D., Beck, C., Kolanowski, A., Whall, A., Berent, S., Richards, K., & Beattie, E. (1996). Need-driven dementia-compromised behavior: An alternative view of disruptive behavior. *American Journal of Alzheimer's' Disease, 11* (6), 10–19.

American Nurse's Association. (1985). *Code of ethics.*

American Psychiatric Association (1994). *Diagnostic and statistical manual of mental disorders* (4th ed.). Washington, DC: American Psychiatric Association.

Associated Press. (2001). Deaths called preventable. *The Daily Oklahoman,* January 15, 2001.

Baldwin, K. M., & Nail, L. M. (2000). Opportunities and challenges in clinical nursing research. *Journal of Nursing Scholarship, 32* (2), 163–166.

Barnes, S. J. (2001). A cognition sensitive approach to dementia: Cognitive levels and dressing performance in persons with Alzheimer's disease and related disorders. University of Oklahoma Health Science Center: (submitted).

Beauchamp, T. L., & Childress, J. F. (1994). *Principles of biomedical ethics* (4th ed.). New York: Oxford University Press.

Beatty, W. (1999). Preserved cognitive skills in dementia: Implications for geriatric medicine. *Journal: Oklahoma State Medical Association, Reprint, 92* (1).

Beck, A. T., Rush, A. J., Shaw, B. F., & Emery, G. (1979). *Cognitive therapy of depression.* New York: Guilford.

Beck, C., Heacock, P., Mercer, S. O., Walls, R. C., Rapp, C. G., & Vogelpohl, T. S. (1997). Improving dressing behavior in cognitively impaired nursing home residents. *Nursing Research, 46* (3), 126–132.

Bierrman, A. S., Magari, E. S., Jette, A. M., Splaine, M., & Wasson, J. H. (1998). Assessing access as a first step toward improving the quality of care for very old adults. *Journal of Ambulatory Care Management, 21* (3), 17–26.

Blessed, B., Tomlinson, B., & Roth, M. (1968). The association between quantitative measures of dementia and of degenerative changes in the cerebral gray matter of elderly subjects. *British Journal of Psychiatry, 114,* 797–811.

Celia, B. (2000). Age and gender differences in pain management following coronary artery bypass surgery. *Journal of Gerontological Nursing, 26* (5), 7–13.

Davis, G. (1997). Chronic pain management of older adults in residential settings. *Journal of Gerontological Nursing, 23* (6), 16–22.

Dawson, P., Wells, D., & Kline, K. (1993). *Enhancing the abilities of persons with Alzheimer's and related dementias: A nursing perspective.* New York: Springer.

DeSpelder, L. A., & Strickland, A. L. (1999). *The last dance: Encountering death and dying.* Mountain View, CA: Mayfield.

Duke University Center for the Study of Aging and Human Development (1978). *Multidimensional functional assessment: The OARS methodology.* Durham, NC: Duke University.

Federal Interagency Forum on Aging (2000). *Older Americans 2000: Key indicators of well-being*. Federal Interagency Forum on Aging-Related Statistics. Available on-line at http://www.agingstatsgov/chartbook2000/.

Folstein, M. R., Folstein, S. E., & McHugh, P. R. (1975). Mini-mental state: A practical method for grading the cognitive state of patients for the clinician. *Journal of Psychiatric Research, 12,* 189–198.

Fulmer, T. T. (1999). Elder mistreatment. In J. T. Stone, J. F. Wyman, & S. A. Salisbury (eds.). *Clinical gerontological nursing: A guide to advanced practice* (2nd ed.), pp. 665–674. Philadelphia: WB Saunders.

Greiner, F., English, S., Dean, K., Olson, K. A., Winn, P., & Beatty, W. W. (1997). Expression of game-related and generic knowledge by dementia patients who retain skill at playing dominoes. *Neurology, 49,* 518–523.

Harrington, C., Carrillo, H., Thollaug, S. C., Summers, P. R., & Wellin, V. (2000). Nursing facilities, staffing, residents, and facility deficiencies, 1992 through 1998. U.S. Health Care Financing Administration no. 18-C-90034, and The Agency for Health Care Policy and Research, no. HS07574.

Health Care Financing Administration. (June 16, 2000). Nursing home care expenditures aggregate and per capita amounts and percent distribution by source of funds: Selected calendar years. Available on-line at http://www.hcfa.gov/stats/nhe-oact/tables/t7.htm.

———. (July, 2000b). Medicare 2000: 35 years of improving Americans' health and security/Profiles of Medicare beneficiaries. Washington, DC: U.S. Government Printing Office.

———. (December, 2000a). Medicare and Medicaid. Available on-line at http://www.hcfa.gov.

———. (February, 2001a). State operations manual. Available on-line at http://www. hcfa. gov/medicaid/nhi/somhmpg.htm.

———. (February, 2001b). Nursing home alternatives: Pace program. Available on-line at http://www.medicare.gov.

———. (2001c). *Restraint reduction newsletter*. Available on-line at http:www.hcfa.gov.

Jenkins, D., & Price, B. (1990). Dementia and personhood: A focus for care? *Journal of Advanced Nursing, 24,* 84–90.

Kalisch, P. A., & Kalisch, B. J. (1978). *The advance of American nursing*. Boston: Little, Brown.

Kanda, K., & Mezey, M. (1991). Registered nurse staffing in Pennsylvania nursing homes: Comparison before and after implementation of Medicare's prospective payment system. *The Gerontologist, 31* (3), 318–324.

Kane, R. L. (1995). Improving the quality of long-term care. *Journal of the American Medical Association, 273* (17), 1376–1380.

Kane, R., Freeman, I., Chaplan, A., Asashar, M., & Uru-Wong, E. K. (1990). Everyday autonomy in nursing homes. *Generations, 14* (Suppl), 69–71.

Kane, R. L., & Kane, R. A. (1982). *Values and long-term care*. Lexington, MA: Lexington Books.

Katz, S., Downs, T. D., Cash, H. R., & Grotz, R. C. (1970). Progress in development of the index of ADL. *Gerontologist, 10,* 20–30.

Kayser-Jones, J. (1999). Inadequate staffing at mealtime: Implications for nursing and health policy. *Journal of Gerontological Nursing, 9,* 14–21.

Kil!ackey, J. (2000). Health department reforms drive complex. *The Daily Oklahoman,* Sunday, December 24, 2000.

———. (2001). Former manager of nursing home sues for inaction. *The Daily Oklahoman,* Saturday, January 6, 2001.

Kolanowski, A. M. (1995). Disturbing behaviors in demented elders: A concept synthesis. *Archives of Psychiatric Nursing, 9,* 188–194.

Koop, C. E., & Schaeffer, F. (1976). *Whatever happened to the human race?* Old Tappan, NJ: Fleming H. Revell.

Leininger, M. (1978). *Transcultural nursing: Concepts, theories and practices*. New York: John Wiley & Sons.

Lekan-Rutledge, D. (1997). Gerontological nursing in long-term care facilities. In M. Matteson, E. McConnell, & A. Linton (eds.), *Gerontological nursing: Concepts and practice* (2nd ed.), pp. 930–960. Philadelphia: WB Saunders.

Matteson, M. A., Linton, A. D., & Barnes, S. J. (1996). The cognitive developmental approach to dementia. *Image, 28* (3), 233–240.

Meenan, R. F. (1985). New approaches to outcome assessment: The AIMS questionnaire for arthritis. *Advances in Internal Medicine, 31,* 167–185.

Mezey, M., Mitty, I., & Ramsey, G. (1997). Assessment of decision making capacity: Nursing's role. *Journal of Gerontological Nursing, 23* (3), 28–34.

Mold, J. W. (1995). An alternative conceptualization of health and health care: Its implications for geriatrics and gerontology. *Educational Gerontology, 21,* 85–101.

Mysak, S. (1997). Strategies for promoting ethical decision making. *Journal of Gerontological Nursing, 23* (1), 25–31.

Nursing Home Quality Indicators Development Group. (1999). *Facility guide for the nursing home quality indicators: National data system, September 28*. Madison: Center for Health Systems Research and Analysis, University of Wisconsin.

Raskind, M., & Bower, P. (1996). Alzheimer's disease: A diagnosis and management update. *Federal Practitioner, 7,* 24–35.

Rhoades, J. A., & Krauss, N. A. (1999). Nursing home

trends 1987 and 1996. Rockville, MD: Medical Expenditure Panel survey, Agency for Health Care Policy and Research Publication No. 99-0032.

Roberto, D. A., Wacler, R. R., Jewell, M. A., & Rickard, M. (1997). Resident rights: Knowledge of and implementation by nursing staff in long term care facilities. *Journal of Gerontological Nursing, 23* (12), 32–37.

Rosswurm, M. A. (1983). Relocation and the elderly. *Journal of Gerontological Nursing, 9,* 632–637.

Salisbury, S. A. (1999). Iatrogenesis. In W. C. Chenitz, J. Takano Stone, & S. A. Salisbury (eds.), *Clinical gerontological nursing: A guide to advanced practice* (2nd ed.), pp. 369–383. Philadelphia: WB Saunders.

Sehy, Y. B., & Williams, M. P. (1999). Functional Assessment. In W. C. Chenitz, J. Takano Smith, & S. A. Salisbury (eds.), *Clinical gerontological nursing: A guide to advanced practice* (2nd ed.), pp. 175–199. Philadelphia: WB Saunders.

Shalala, D. (2000). Message from Donna E. Shalala, Secretary of Health and Human Services. Available on-line http://www.surgeongeneral.gov/Library/MentalHealth/home.html.

Tarzian, A. J. (2000). Caring for dying patients who have air hunger. *Journal of Nursing Scholarship, 32* (2), 137–143.

Teresi, J. A., & Evans, D. A. (1997). Cognitive assessment measures for chronic care populations. In J. A. Teresi, M. P. Lawton, D. Holmes, & M. Ory (eds.), *Measurement in elderly chronic care populations,* pp. 1–23. New York: Springer.

Tobin, P., & Salisbury, S. (1999). Legal planning issues. In J. T. Stone, J. F. Wyman, & S. A. Salisbury (eds.), *Clinical gerontological nursing: A guide to advanced practice* (2nd ed.), pp. 31–44. Philadelphia: WB Saunders.

U.S. Bureau of the Census. (1997*). Aging in the United States: Past, present, and future.* Washington, DC: U.S. Department of Commerce, Economic and Statistics Administration.

Varcarolis, E. M. (1998). *Foundations of psychiatric mental health nursing.* Philadelphia: WB Saunders.

第24章　リハビリテーション

参照文献

Alba, A. (1996). Concepts in pulmonary rehabilitation. In R. Braddom (ed.), *Physical medicine and rehabilitation.* Philadelphia: WB Saunders.

Anderson, C., Linto, J., & Stewart-Wynne, E. (1995). A population-based assessment of the impact and burden of caregiving for long-term stroke survivors. *Stroke, 26,* 843–849.

Association of Rehabilitation Nurses. (1995). Ethical issues. Available on-line at http://www.rehabnurse.org/resources00/position/pethical.htm.

———. (2000). *Standards and scope of rehabilitation nursing practice.* Glenview, IL: Association of Rehabilitation Nurses.

———. (1997). *Scope and standards of advanced clinical practice in rehabilitation nursing.* Glenview, IL: Association of Rehabilitation Nurses.

Atchinson, D. (1992). Restorative nursing: A concept whose time has come. *Nursing Homes, 4* (1), 9–12.

Athelstan, G. (1982). Vocational assessment and management. In F. Kottke, G. Stillwell, & J. Lehmann (eds.), *Krusen's handbook of physical medicine and rehabilitation* (3rd ed.), pp. 163–189. Philadelphia: WB Saunders.

Babicki, C., & Miller-McIntyre, K. (1992). A rehabilitation programmatic model: The clinical nurse specialist perspective. *Rehabilitation Nursing, 17* (2), 145–153.

Blair, C. (1995). Combining behavior management and mutual goal setting to reduce physical dependency in nursing home residents. *Nursing Research, 44,* 160–165.

Blake, J., & Scott, D. (1996). Employment of persons with disabilities. In R. Braddom (ed.), *Physical medicine and rehabilitation.* Philadelphia: WB Saunders.

Brandstater, M. E. (1998). Stroke rehabilitation. In J. DeLisa & B. Gans (eds.), *Rehabilitation medicine: Principles and practice* (3rd ed.), pp. 1165–1189. Philadelphia: Lippincott-Raven.

Brandt, E., & Pope, A. (1997). *Enabling America: Assessing the role of rehabilitation science and engineering.* Committee on Assessing Rehabilitation Science and Engineering, Division of Health Policy, Institute of Medicine. Washington, DC: National Academy Press.

Buchanan, L. (1996). Community-based rehabilitation nursing. In S. Hoeman (ed.), *Rehabilitation nursing: Process and application* (2nd ed.), pp. 114–129. St. Louis: Mosby.

Canam, C., & Acorn, S. (1999). Quality of life for family caregivers of people with chronic health problems. *Rehabilitation Nursing, 24* (5), 192–196.

Centers for Disease Control (CDC). (1994). Current trends in prevalence of disabilities and associated health conditions—United States, 1991–1992. *Morbidity and Mortality Weekly Report, 43* (40), 730–

732, 737–739.
Commission on Accreditation of Rehabilitation Facilities. (1991). *Standards manual for organizations serving people with disabilities.* Tucson, AZ.
Commission on Accreditation of Rehabilitation Facilities (CARF). (2000). Mission and purposes. Available on-line at http://www.carf.org/aboutCARF/MissionPurposes.htm.
das Chagas Medeiros, M., Ferraz, M., & Quaresma, M. (2000). The effect of rheumatoid arthritis on the quality of life of primary caregivers. *Journal of Rheumatology, 27* (1), 76–83.
DeLisa, J., Currie, D., & Martin, G. (1998). Rehabilitation medicine: Past, present and future. In J. DeLisa (ed.), *Rehabilitation medicine,* pp. 3–32. Philadelphia: Lippincott.
Department of Health and Human Services. (2000). Medicare program; prospective payment system for inpatient rehabilitation facilities, proposed rule. *Federal Register, 65,* no. 214.
Department of Veterans Affairs. (2000). Facts about the Department of Veterans Affairs. Available on-line at http://www.va.gov/pressrel/FSVA2000.htm.
Dittmar, S. (ed.). (1989). *Rehabilitation nursing: Practice and application.* St. Louis: Mosby.
Druss, B., Marcus, S., Rosenheck, R., Olfson, M., Tanielian, T., & Pincus, H. (2000). Understanding disability in mental and general medical conditions. *American Journal of Psychiatry, 157* (9), 1485–1491.
Easton, K. (1999). *Gerontological rehabilitation nursing.* Philadelphia: WB Saunders.
Edwards, P. (2000). *Rehabilitation nursing: Past, present and future.* In P. Edwards (ed.), *The specialty practice of rehabilitation nursing* (4th ed.). Glenview, IL: Association of Rehabilitation Nurses.
Felsenthal, G., & Stein, B. (1996). Principles of geriatric rehabilitation. In R. Braddom (ed.), *Physical medicine and rehabilitation.* Philadelphia: WB Saunders.
Ferrucci, L., Guralnik, J., Bandeen-Roche, K., Lafferty, M., Pahor, M., & Fried, L. (1995). Adaptation to disability. In J. Guralnik et al. (eds.), *The Women's health in aging study.* Bethesda, MD: National Institutes of Health.
Fried, L., Kasper, J., Guralnik, J., & Simonsick, E. (1995). The women's health in aging study: An introduction. In J. Guralnik, L. Fried, E. Simonsick, J. Kasper, & M. Lafferty, (eds.), *The women's health in aging study: Health and social characteristics of older women with disability.* Bethesda, MD: National Institute on Aging; NIH Pub. no. 95-4009.
Garden, F., & Gillis, T. (1999). Principles of cancer rehabilitation. In R. Braddom (ed.), *Physical medicine and rehabilitation.* Philadelphia: WB Saunders.
Grabois, M., McCann, M., Schramm, D., Straja, A., & Smith, K. (1996). Chronic pain syndromes: Evaluation and management. In R. Braddom (ed.), *Physical medicine and rehabilitation.* Philadelphia: WB Saunders.
Granger, C. (1998). Forward. In S. Dittmar & G. Gresham (eds.), *Functional assessment and outcome measures for the rehabilitation health profession,* p. ix. Gaithersburg, MD: Aspen.
Gregg, E., Beckles, G., Williamson, D., Leveille, S., Langlois, J., Engelgau, M., & Narayan, K. (2000). Diabetes and physical disability among older U.S. adults. *Diabetes Care, 23* (9), 1272–1277.
Haughey, B. (1989). Research. In S. Dittmar (ed.), *Rehabilitation nursing: Practice and application,* pp. 541–567. St. Louis: Mosby.
Health Care Financing Administration (HCFA). (1995). Brief Summaries of MEDICARE & MEDICAID. Available on-line at http://www.hcfa.medicare/ormedmed.htm.
———. RAI Version 2.0 Manual.
Hickey, J. (1992). *The clinical practice of neurological and neurosurgical nursing* (3rd ed.). Philadelphia: WB Saunders.
Hogan, A., McLellan, L., & Bauman, A. (2000). Health promotion needs of young people with disabilities—A population study. *Disability Research, 22* (8), 352–357.
Hughes, S., Giobbie-Hurder, A., Weaver, F., Kubal, J., & Henderson, W. (1999). Relationship between caregiver burden and health-related quality of life. *Gerontologist, 39* (5), 534–545.
Johnston, M., Maney, M., & Wilkerson, D. (1998). Systematically assuring and improving the quality and outcomes of medical rehabilitation programs. In J. DeLisa & B. M. Gans (eds.), *Rehabilitation medicine: Principles and practice* (3rd ed.), pp. 287–320. Philadelphia: Lippincott-Raven.
Joint Commission on the Accreditation of Hospital Organizations (JCAHO). (2000). About the Joint Commission. Available on-line at http://www.jcaho.org/aboutjc/facts.htm.
Keenan, J. (1990). In-home geriatric rehabilitation. In B. Kemp, K. Brummel-Smith, & J. Ramsdell (eds.), *Geriatric rehabilitation,* pp. 357–369. Boston: Little, Brown.
Kelly, P. (1999). Reimbursement mechanisms. In A. S. Luggen and S. Meiner (eds.), *NGNA Core curriculum for gerontological nursing,* pp. 185–186.
Kemp, B. (1986). Psychosocial and mental health issues in rehabilitation of older persons. In S. Brody & G. Ruff (eds.), *Aging and rehabilitation,* pp. 122–158. New York: Springer.
Kingston, R., & Smith, J. (1997). Socioeconomic status and racial differences and ethnic differences in functional status associated with chronic disease. *American Journal of Public Health, 87,* 805–810.
Kottke, F., & Lehmann, J. (eds.). (1990). *Krusen's hand-

book of physical medicine and rehabilitation (4th ed.). Philadelphia: WB Saunders.

Kottke, F., Stillwell, G., & Lehmann, J. (eds.). (1982). *Krusen's handbook of physical medicine and rehabilitation* (3rd ed.). Philadelphia: WB Saunders.

Krusen F., Kottke, F., & Ellwood, P. (1971). *Handbook of physical medicine and rehabilitation.* Philadelphia: WB Saunders.

Larsen, P. (1998). Rehabilitation. In I. Lubkin and P. Larsen (eds.), *Chronic illness: Impact and intervention* (4th ed.) p. 534. Sudbury, MA: Jones and Bartlett.

Lieberman, M., & Fisher, L. (1995). The impact of chronic illness on the health and well-being of family members. *Gerontologist, 35* (1), 94–102.

Lipton, R., Hamelsky, S., Kolodner, K., Steiner, T., & Stewart, W. (2000). Migraine, quality of life, and depression: A population-based case-control study. *Neurology, 55* (5), 629–635.

McNeil, J. (1997). Americans with disabilities: 1994–1995. *Current Population Reports,* August, P70-61. Washington, DC: U.S. Department of Commerce, Bureau of Census.

Mills, P., Yu, H., Ziegler, M., Patterson, T., & Grant, I. (1999). Vulnerable caregivers of patients with Alzheimer's disease have a deficit in circulating CD62L-T lymphocytes. *Psychosomatic Medicine, 61* (2), 168–174.

Moldover, J., & Bartels, M. (1996). Cardiac rehabilitation. In R. Braddom (ed.), *Physical medicine and rehabilitation.* Philadelphia: WB Saunders.

National Council on Rehabilitation (1944). *Symposium on the Processes of Rehabilitation.* New York.

National Depressive and Manic-Depression Association. (1998). Overview of depressive illness and its symptoms. Available on-line at http://www.ndma.org/depover.htm.

National Institute of Mental Health. (1998). Mental illness. Available on-line at http://www.duc.auburn.edu/~mcquedr/psyinfo/ment_ill.htm.

National Organization on Disability. (2000). Executive summary of the 2000 N.O.D./Harris survey of Americans with disabilities. Available on-line at http://www.nod.org.

Nusbaum, N. (2000). Issues in home rehabilitation care. *Annals of Long-Term Care, 8* (11), 43–47.

O'Dell, M., & Dillon, M. (1999). Rehabilitation management in persons with AIDS and HIV infection. In R. Braddom (ed.), *Physical medicine and rehabilitation.* Philadelphia: WB Saunders.

Osborn, C., & Marshall, M. (1993). Self-feeding performance in nursing home residents. *Journal of Gerontological Nursing, 19,* 7–14.

Ostchega, Y., Harris, T., Hirsch, R., Parsons, V., & Kingston, R. (2000). The prevalence of functional limitations and disability in older persons in the U.S.: Data from the National Health and Nutrition Examination Survey III. *Journal of the American Geriatrics Society, 48,* 1132–1135.

Osterweil, D. (1990). Geriatric rehabilitation in the long-term care institutional setting. In B. Kemp, K. Brummel-Smith, & J. Ramsdell (eds.), *Geriatric rehabilitation,* pp. 347–456. Boston: Little, Brown.

Pope, A., & Tarlov, A. (eds.). (1991). *Disability in America: Toward a national agenda for prevention.* Washington, DC: National Academy Press.

Power, P. (1989). Working with families: An intervention model for rehabilitation nurses. *Rehabilitation Nursing, 14* (2), 73–76.

Remsburg, R., Armacost, K., Radu, C., & Bennett, R. (1999). Comparison of two models of restorative care in the nursing home. *Geriatric Nursing, 20* (6), 321–326.

Robinson, K. (2000). Efficacy of home care rehabilitation interventions. *Annals of Long-Term Care, 8* (9), 69–71.

Rogers, J., Holm, M., Burgio, L., Granieri, E., Hsu, C., Hardin, M., & McDowell, J. (1999). Improving morning care routines of nursing home residents with dementia. *Journal of the American Geriatrics Society, 47,* 1049–1057.

Rondinelli, R. (1996). Practical aspects of impairment rating and disability determination. In R. Braddom (ed.), *Physical medicine and rehabilitation.* Philadelphia: WB Saunders.

Ross, B. (1992). The impact of reimbursement issues on rehabilitation nursing practice and patient care. *Rehabilitation Nursing, 17* (5), 236–238.

Rothberg, J. (1981). The rehabilitation team: Future direction. *Archives of Physical Medicine and Rehabilitation, 62* (8), 407–410.

Rusk, H. (1965). Preventive medicine, curative medicine—The rehabilitation. *New Physician, 59* (4), 156–160.

Schulz, R., & Beach, S. (1999). Caregiving as a risk factor for mortality: The caregiver health effects study. *Journal of the American Medical Association, 282* (23), 2215–2219.

Shaw, W., Patterson, T., Ziegler, M., Dimsdale, J., Semple, S., & Grant, I. (1999). Accelerated risk of hypertensive blood pressure recordings among Alzheimer caregivers. *Journal of Psychosomatic Medicine, 43* (3), 215–227.

Shirey, L., & Summer, L. (2000). Caregiving: Helping the elderly with activity limitations. *Challenges for the 21st century: Chronic and disabling conditions.* Washington, DC: National Academy on An Aging Society.

Sliwa, J., & Cohen, B. (1998). Multiple sclerosis. In J. DeLisa & B. Gans (eds.), *Rehabilitation medicine: Principles and practice* (3rd ed.), pp. 1241–1257. Philadelphia: Lippincott-Raven.

SoRelle, R. (1999). Global epidemic of cardiovascular disease expected by the year 2050. *Circulation, 100,* e101.

Stryker, R. (1977). *Rehabilitative aspects of acute and chronic nursing care.* Philadelphia: WB Saunders.

Taguiam-Hites, S. (1995). The Americans with Disabilities Act of 1990: Implementation and education in rehabilitation nursing. *Rehabilitation Nursing, 20* (1), 42–44.

Tappen, R. (1994). The effect of skill training on functional abilities of nursing home residents with dementia. *Research in Nursing and Health, 17,* 159–165.

Trupin, L., Sebesta, S., Yelin, E., & LaPlante, M. (1997). Trends in labor force participation among persons with disabilities, 1993–1994. *Disability Statistics Report, 10,* 1–39.

Uniform Data System for Medical Rehabilitation. (1997). FIM™ instrument. University at Buffalo, Buffalo, NY 14214.

U.S. Department of Commerce, Economics, and Statistics Administration, Bureau of the Census & U.S. Department of Health and Human Services, National Institutes of Health, National Institute on Aging. (1992). *Profiles of America's elderly: Living arrangements of the elderly.* Washington, DC: U.S. Government Printing Office.

Vistnes, J., & Monheit, A. (1997). Health insurance status of the civilian noninstitutionalized population: 1996. Agency for Health Care Policy and Research, Rockville, MD. MEPS Research Findings no. 1; AHCPR Publication no. 97-0030.

Waidmann, T., & Liu, K. (2000). Disability trends among elderly persons and implications for the future. *Journal of Gerontology B Psychological Science/Social Science, 55* (5), S298–307.

Watson, P. (1990). The Americans with Disabilities Act: More rights for people with disabilities. *Rehabilitation Nursing, 15* (6), 325–328.

Weitzenkamp, D., Gerhart, K., Charlifue, S., Whiteneck, G., & Savic, G. (1997). Spouses of spinal cord injury survivors: The added impact of caregiving. *Archives of Physical Medicine and Rehabilitation, 78* (8), 822–827.

Williams, T. (ed.). (1984). *Rehabilitation in the aging.* New York: Raven Press.

Whyte, J. (1998). Enabling America: A report from the Institute of Medicine on rehabilitation science and engineering. *Archives of Physical Medicine and Rehabilitation, 79,* 1477–1480.

Wood, N., Marlow, N., Costeloe, K., Gibson, A., & Wilkinson, A. (2000). Neurologic and developmental disability after extremely preterm birth. *New England Journal of Medicine, 343* (6), 378–384.

World Health Organization (WHO). (1980). *International classification of impairments, disabilities and handicaps.* Geneva: WHO.

Wu, H., Wang, J., Cacioppo, J., Glaser, R., Kiecolt-Glaser, J., & Malarkey, W. (1999). Chronic stress associated with spousal caregiving of patients with Alzheimer's dementia is associated with downregulation of B-lymphocyte GH mRNA. *Journal of Gerontology A Biologic Science/Medical Science, 54* (4), M212–M215.

索引

【和文索引】

あ

アイデンティティ 44
　——，損なわれた 45
　——の変化 107
亜急性期用のミニマムデータセット 460
亜急性のケア部門 473
アクセスのしやすさ 403
アクセス不足 403
アシスティッド・リビングセンター 436
アップコーディング 426
アドバンスダイレクティブ 153, 331, 442
アドヒアランス 158
アドボカシ 57, 285, 338, 446
　——のニーズ 290
アドボカシ過程 300
アドボカシモデル 286
アドボカシ役割 296
アドボケイト 57, 290
アルコール依存症 26
アルツハイマー病 386
安静臥床 122
　——の影響 119
アンドラゴジー 269

い

家に閉じこめられた 420
医学的養生法 236
医学モデル 276
移行期 257
移行プログラム 429
医師 383, 421
　——のアシスタント 371
維持期 263
意思決定過程 300
意思決定コンサルタント 291
意思決定コントロール 239
意思決定能力 331, 445
依存 36, 269
　——，身体的 68
　——，中毒/常習性の 68

痛み 65, 118, 333
　——，難治性の 66
　——のアセスメントツール 76
　——の管理 75, 126, 447, 475
　——の管理プログラム 91
一部代償システム 419
逸脱 46
一般常識モデル 160
一般的QOL 142
意図 161
イメージ法 88
意欲の喪失 294
医療施設評価合同委員会 475
医療費，国民1人当たりの 378
医療保険相互運用法 403
飲酒運転に反対する母親の会 407
インポテンス 222

う

うっ血性心不全 186, 370
運動 123
　——の指示 125

え

栄養失調 443
エネルギー保存 135
エンパワメント 240
　——の定義 241

お

オーガズム 219
汚点 43
思い出すための合図 176
思いやりのストレス 188
重荷 187
オンブズマン 446

か

開業 371
介護者のストレス 187
開示 333
外出できない状態 420, 430
外傷 116
外的コントロール 234

ガイドライン 367
回復期ケア 454, 473
回復された自己 108
外部者的視点 25
外部的障壁 249
確実性 241
学習準備状態 273
学習障害 53
学習の評価 280
隠すこと 51
過剰な介護 189
過剰な関わり 297
仮想の社会的アイデンティティ 45
家族 149, 197
　——に関する研究 311
　——の参加 91
　——の役割 73
家族因子 101
家族介護者 182, 427
　——の支援 430
家族関係 111
家族ネットワーク 111
活動期 263
可能性の枠組み 254
加齢 116
がん 133, 224
感覚器障害補助技術 127
感覚障害 117
がん患者の介護者に関する介入研究 317
環境コントロール 239
環境に適した教育計画 282
看護過程 75
看護ケースマネジメント 346
　——の目標 346
看護ケースマネジメントモデル 349
看護職者のための倫理規定 323
看護成果分類 214
看護理論 363
患者が鎮痛薬をコントロールする方法 77
感情面のサポート 147
関節リウマチ 132, 134
冠動脈疾患 186, 220
管理に関する介入研究 315
管理に関する記述的研究 312
管理の研究 311
がんリハビリテーション 474

き

緩和ケア　450

記憶障害　448
危機　252
危機的状況　252
危険性の軽減　450
義肢　213
儀式　177
寄宿ケアホーム　436
軌跡　5
偽装工作　52
期待の相違　168
気づきを高める　258
機能障害　294, 457
機能性　205
機能的アセスメント　469
機能的アセスメントツール　469
機能的支援　183
機能的自立度評価法　470
機能的制約　457
機能的制約システム　457
機能付与・能力障害のプロセス　455
気晴らし法　83
規範　21, 177
気分転換　240
基本的サービス　420
基本的日常生活動作　184, 446
義務論的アプローチ　327
虐待　189
　——, 身体的な　189
逆戻り　251, 262
キャピテーション　424
求援助行動の遅れ　28
急性期ケア施設　368
急性と慢性の病気行動　34
教育学　269
教育計画の作成　278
教育計画の実践　279
教育方略　279
強化　272
教会　195
境界性　94
教授-学習プロセス　267
協働　353
協働型実践モデル　365
共同管理者　38
局面移行　5
筋萎縮性側索硬化症　204
筋力トレーニング　124

く

クオリティ・オブ・ライフ　141
苦痛　332

組み立て直し　251, 254
クライエント教育　175
クライシス　252
クリティカルシンキング　329
クリニカル/クリティカルパスウェイ
　　　　　　　　　　　　　356
クリニカルナーススペシャリスト
　　　　　　　　　　　362, 366
　——の役割　362
グループ教育　283
グループホーム　436
クロニックイルネス　4
　——を持つ子ども　389

け

ケアコーディネーション　346
ケア提供モデル　428
ケアに対する認可の拒否　426
ケアの倫理　327
ケアプロバイダー　182
ケアへのアクセス　336
ケアマネジメント　346
ケアマネジャー　182
ケアレシピエント　182
計画および準備期　263
計画的行動の理論　161
経験的介入　256
継続看護ケースマネジメントモデル
　　　　　　　　　　　　　351
継続サービス　420
契約　177
ケースマネジメント　345
ケースマネジメントモデル　347
決疑論　327
結婚式　169
ゲートコントロール説　65
研究の種類　307
研究を支える理論　308
健康維持機構　157, 344, 369, 398
健康関連 QOL　142
健康信念モデル　22, 159
健康政策　396
健康保険　392
言語聴覚士　421
顕在型　47
現実の社会的アイデンティティ　45
倦怠感　71
現任教育　60
権利/法律モデル　286
権利擁護　57, 285, 338

こ

合意　158
抗うつ薬　80

公共政策　396
高血圧　261
後見人制度　295
公衆衛生看護　416
交渉者　291
公的財源　380
公的扶助システム　190
後天性免疫不全症候群　204
行動期　261
行動修正理論　257
行動主義　267
行動的介入　256
行動変容　113
広報　38
広報活動　293
功利主義　326
合理的行為の理論　258
高齢化対策局　406
高齢期　11
高齢者　32, 98, 271
高齢者虐待　442
高齢者健康協同組合　382
高齢者リハビリテーション　473
股関節全置換術　357
呼吸リハビリテーション　474
国内総生産　378
国民1人当たりの医療費　378
個人加入保険　398
個人教育　283
個人ケアホーム　436
個人的コントロールモデル　239
個人の自立　290
個人の尊重　324
骨粗鬆症　389
孤独　95
子ども　32
　——と家族に関する介入研究　315
　——と家族に関する量的研究　313
コヒアランス　277
コーピング　177
コーピングメカニズム　209
個別性重視　355
　——の方略のカテゴリー　357
　——のモデル　355
コミュニケーション
　　　　　　　213, 273, 339, 410
コミュニケーション技術　112
コミュニティ　195
雇用　101
孤立　50, 95
　——のプロセス　97
　——の本質　94
孤立無援感　234
婚姻状態　102
コンコーダンス　158
コントロール　198

――，外的　234
コントロール感覚　234
コントロール不足　330
コンピテンス　272
コンピュータ　112
コンピュータ化　429
コンプライアンス　158, 274
コンプライアンス研究　164
コンプライアンス行動の測定　173

さ

再社会化　453
財政均衡法　379, 401, 423, 430
在宅ケア　386, 415
　――のモデル　418
在宅ケアチーム　420
在宅ケアプログラム　196
在宅ケアホーム　436
在宅リハビリテーション　473
最貧困層　402
作業療法士　421
搾取　442
サービス対価型保険　397
サービスの組織化　438
サービスへのアクセス　334
サービスポイントプラン　398
サービスマネジメント　346
差別用語　53
サポートグループ　110, 196
暫定支払いシステム　423

し

支援グループ　135
ジェンダー　102
資格認定制度　365
持久力トレーニング　125
資金調達　438
刺激　272
資源　359
資源不足　238
自己概念　203
自己監視　163
自己管理　163
自己強化　163
自己決定に基づいた意思決定過程　300
自己効力　127, 162
自己調整理論　160
自己のイメージの再形成　212
自己評価　163, 262
自己負担　382
自己離反　95
支持-教育システム　419
思春期　10, 270

事情通　56
自信の喪失　293
施設の基準　439
事前意思表明　153, 331, 442
自尊感情　203
疾患　3
疾患管理　18
疾患予防　447
失語　448
失行　448
質的研究　312
失認　448
指導-協力関係モデル　59
児童健康保険　400
自発的な生産者　250
支払い可能性　401
社会運動家　292
社会化　21, 55
社会階層　297
社会政策　396
　――における格差　438
社会的アイデンティティ　44
　――，仮想の　45
　――，現実の　45
　――のアセスメント　105
社会的孤立　93, 106
社会的制約　466
社会的不利　457
社会的役割　274
　――の喪失　98
社会認知理論　258
社会保障局　405
社会保障障害保険　405
社会保障法　434
弱者　437
重圧感　187
終結期　263
修士課程　362
集団ケアホーム　436
柔軟性のトレーニング　124
州の児童健康保険　392
自由の喪失　234
修復への願望　212
住民を対象にした研究　310
受益者改正保護法　430
熟練看護施設　415, 435, 437
手段の依存　38
手段的日常生活動作　183, 421
熟考期　251, 261, 263
出生　116
守秘義務　326
受容　241
循環器疾患　389
障害　38
障害者　406
障害者役割　24, 35, 38

上級看護師　361, 428
上級看護実践の償還　368
情動　272
情動的支援　184
小児期　10
情報技術　280
情報提供者　292
消耗性疲労　130
条例化　408
職業リハビリテーション　454, 461
職種連携チーム　192
褥瘡　294, 304
処方に関する権限　369
自立　198, 269
自律　441, 445
人員配置　439
人格アイデンティティ，不確定な　108
人工呼吸器　193
人口動態　100
人生の意味　198
心臓リハビリテーション　474
身体活動　122
身体可動性の障害　115
身体可動性の変化　121, 123
身体機能　274
身体像　201
身体的依存　68
身体的虐待　189, 442
身体的側面　357
身体的触れ合い　112
身体の外観　204
身体の変形についてのスティグマ　47
診断群分類　347, 422, 460
親密な相互作用　51
信用回復プロジェクト　423
心理的ウェルビーイング　146, 152
心理的側面　359

す

推進力　249
睡眠障害　71
救い出された自己　108
スタッフ不足　428
スティグマ　43, 97, 298, 333
　――，身体の変形についての　47
　――としての慢性疾患　48
　――の類型　47
　――への処し方　61
ステージ理論　162
ステレオタイプ　53
ストーマ　205
ストレス　252
　――，介護者の　187
　――と適応モデル　277

スピリチュアリティ 146, 194
スピリチュアルウェルビーイング 110, 147, 153
スリッピング 251

せ

性格 40
──，タイプA 40
性格上の欠点 48
生活の質 12, 141, 198, 405
正義 325
──の物質的原則 325
性機能の喪失 206
税均衡財政責任法 460
性差 183
政策 372, 396
政治課題の設定 407
誠実 325
政治の働きかけ 410
脆弱性 290
正常 46
──な人々 44
成人期 11
成人教育 269
成人教育学 269
精神障害 26, 47
成人に関する介入研究 316
成人に関する量的研究 313
成人のデイサービス 196
精神病 47
精神分析的理論 257
精神療法的アプローチ 196
成長 9, 242
性的態度の再評価 230
性に関するアセスメント 228
青年期 11, 271
性反応周期 218
性別 209, 272
生理的コントロール 239
脊髄損傷 388
セクシュアリティ 217
セラピューティックタッチ 90
セルフアドボカシイ 300
セルフエフィカシィ 127, 162
セルフケア 213
セルフケア看護理論 287
セルフケア不足理論 419
セルフネグレクト 189
セルフヘルプ 277
セルフヘルプグループ 213
セルフヘルプモデル 277
セルフマネジメント 163
セルフモニタリング 163
善行 324
潜在型 47

前熟考期 251, 263
全代償システム 419
全米看護師協会 217, 323, 364, 401
全米看護連盟 268, 363
全米質保証委員会 404
全米障害者機構 463
専門職者教育 15
専門職種内協働 468

そ

装具 213
相互依存 269
相互参加モデル 59
相互職種間ケアモデル 365
喪失 236
疎外 95, 233
損なわれたアイデンティティ 45
組織内政策 396
組織の政策 396
ソーシャルサポート 166
ソーシャルネットワーク 100
ソーシャルワーカー 421

た

退院計画 359
退屈 94
対人関係 143
代替療法 90
態度 272
タイプA性格 40
代弁者 293
代理判断 295
大量服薬 372
卓越性の倫理 327
多職種チーム 192
多専門職種間協働 468
達成感 241
タッチ 112
多発性硬化症 28, 228, 273
魂の健康 110
団結 411

ち

地域教育プログラム 62
地域ケースマネジメントモデル 349
地域密着型長期ケア 435
知恵遅れ 53
チェンジエージェント 253
チェンジトーク 253
知覚的行動制御 161
知識不足 236
チップ 397, 400
チームアプローチ 468

仲介者 291
忠誠 326
中毒/常習性の依存 68
長期ケア 433
── への適応 442
長期ケア施設 473
長期療養型医療保険 381
治療計画の単純化 176
治療継続 332

つ

罪 45

て

定額払い 345, 424
抵抗 51
抵抗資源 277
低所得層 402
敵 290
適応 446
適正な最低限 335
適切な設備 406
出来高払い 344, 349, 377, 423
テーラーメイド 176
てんかん 204
電子モニタリング 175
電話 112

と

動機づけ 169, 272
凍結期 257
等尺性運動 124
透析患者 40
等速性運動 124
等張性運動 124
疼痛管理センター 91
糖尿病 117, 173, 222, 261, 275, 387
同類 56
登録看護師 421
特異性の理論 65
ドクターホッピング 27
特別な教育プログラム 282
特約医療機構 344, 398
独立型実践モデル 365

な

ナイチンゲール誓詞 323
内部告発者 296
内部者的 25
内部者の視点 41
内部的障壁 249
ナーシングホーム 384, 403, 435, 437

ナースクリニシャン　362
ナースケースマネジャー　343
ナースプラクティショナー　361,366
難治性の痛み　66

に

二次的利益　51
二次的利得　31
ニーズ階層　36
日常生活動作　421
ニード　272
入院施設における看護ケースマネジメントモデル　350
入所型長期ケア施設　435
乳房再建術　211
人間生成理論　143
認識的信念パターン　55
認知行動療法　90
認知コントロール　239
認知主義　267
認知症　448,449
　── の人の介護　188
認知障害　448
認知的社会学習理論　162
認知の再構築　263
認定助産師　362
認定麻酔看護師　362

ね

ネグレクト　189,442
ネゴシエーター　291
年齢　116,208

の

脳血管障害　358,425
脳損傷　388
能動-受動モデル　59
能力　272
能力障害　457,464
　── の助長　441,457
ノンアドヒアランス　158
ノンコンプライアンス　158,163
　── の変数　165

は

肺気腫　388
恥　45
バーセル指数　470
パーソナルコントロール　168
パターナリスティックなアドボカシイ　287
パターナリズム　299

パターン説　65
パッシング　51
発達　9
ハーディネス特性　39
バランストレーニング　125

ひ

非悪性の慢性の痛み　66
被雇用者退職金保障法　398
非ステロイド性抗炎症薬　79
ひとりぼっち　96
批判的思考法　329
皮膚刺激　81
非麻薬性の鎮痛薬　79
病院　383
病院認定合同委員会　268
病気　3
　── の正当化　27
病気家族休暇法　187,406
病気行動　22,40
　──,急性と慢性の　34
　── の決定因子　23
病者役割　22,30
　── の特徴　24
　── への移行　30
疲労　134
貧困家族一時扶助　380

ふ

不安　295
不確定な人格アイデンティティ　108
復員軍人援護局　435
復員軍人省　461
不公平　463
不使用　117
侮辱　43
付属サービス　420
不確かさ　238
不適当な認可　426
不動化　118
不名誉　43
プライバシー　325
プリセプター　365
ブルークロス　350
ブルーシールド　350
プログラムの執行　408
プログラム評価　408
プロセスパスウェイ　356
プロトコル　356,367
プロフェッショナルナースケースマネジメントモデル　351
文化ケアの多様性と普遍性　419
文化的仲介者　293
文化的適合　252

文化に適合したケア　16
文化の通訳　177

へ

米国医学研究所　455
米国医療機能評価機構　92
米国看護大学協会　268,361
米国高齢者法　406
米国障害者法　38,62,128,405,462
ペインクリニック　91
ペーシング　135
ペダゴジー　269
ベビーブーム期　185
ヘルスプロモーション　447
ヘルスプロモーション行動　144
ヘルスプロモーションモデル　159
変化　241,247,353
　── の維持　263
　── のスパイラルモデル　258,263
　── の力の場のモデル　257
　── への抵抗　249
変化期　257
偏見　48

ほ

包括的予算調整法　368,435
包括払い　423,460
放棄　423
訪問看護モデル　416
法律　329
補完療法　90
保健医療支出　382
保健医療システム　237,298
保健医療職者委員会　15
保健医療政策　298
保健医療チーム　208
保健関連雇用者情報セット　404
保険給付金　359
保健省医療保険財政管理局　268,347,404,435
保険に基づくケースマネジメントモデル　350
保健福祉省　17
ホスピスケア　427
補足的保障所得　405
勃起機能不全　222
ボディイメージ　72,201
　── の定義　203
　── の崩壊　211
ホームヘルスエイド　422
ホームヘルスケア　415

ま

マネジドケア　335, 344, 380, 435
マネジドケア型保険　381
マネジドケア機構　398
マネジドケアプラン　379
麻薬性鎮痛薬　78
慢性疾患　3
　── , スティグマとしての　48
　──の定義　8
慢性性　5
慢性の痛み, 非悪性の　66
慢性の痛み, 良性の　66
慢性疲労性症候群　28
慢性閉塞性肺疾患　262, 388

み

ミニマムデータセット　444
ミリタリー(軍隊)モデル　286
民間健康保険　381
民間財源　381
民間保険　461

む

無意味　95
無規範　95
無作為化比較対照試験　150
無視　50
無償の介護者　181
結びつき　353
無保険の子ども　390
無力感　37, 95, 233
　──の定義　235

め

メディギャップ　368, 381
メディケア　368, 380, 398, 416, 435, 458
　──の拡大　391
　──のパートA　380, 399, 458
　──のパートB　380, 399, 458
メディケア償還　422
メディケイド　380, 399, 435, 460
メンター　338, 366
メンタリング　365

も

燃えつき　188
目的論的アプローチ　326
目標設定理論　419
モチベーション　272
問題解決型学習　337
問題のある患者　34

や

薬物耐性　68
薬物モニタリング　174
役割
　──のあいまい性　30
　──の機能不全　30
　──の推移　21
　──の反転　188
　──の変化　155
　──の補完　37
　──の明確化　37
　──のモデリング　37
　──の練習　37
　──をめぐる葛藤　296
役割葛藤　31
役割間葛藤　31, 38
役割緊張　31
役割取得　38
役割責任　26
役割内葛藤　31
役割理論　21
病みの軌跡　5

ゆ

有酸素運動トレーニング　125
優先事項の設定　135
ゆっくり学ぶ人　53

よ

溶解期　257
擁護者　57, 290
養護的ケア　441
養護ホーム　436
抑うつ　71
抑制力　249
予定在院日数　344
予防　391
　──に関する介入研究　310
　──に関する記述的研究　308

ら

ライフサイクル　31

り

リヴィングウィル　332
理学療法士　421
リスク調整　25
リスク調整役割　39
理性情動理論　258, 263
離脱症状　68
立法　16
立法化　408
リハビリテーション　453
リハビリテーション看護　454, 472
リハビリテーション認可委員会　475
リフレーミング　251, 254
リマインダー　176
理由づけのある行動の理論　161
良性の慢性の痛み　66
リラクセーション法　85
臨床上の特権　368
臨床的サービス　359
倫理　322
　──についての理解　337
倫理委員会　339
倫理的意思決定　329
倫理的実践　322
倫理的ジレンマ　329, 337

れ

レジスタンス運動　124
レスパイト　109, 128, 195
レスパイトプログラム　195
レッテル　53, 333
レディネス　273
連帯　412
連邦議会予算事務局　14, 378
連邦政府予算　391

ろ

老人ホーム　99
労働災害補償　461
ローカスオブコントロール　168, 234, 274

【欧文索引】

A

AA(Alcoholics Anonymous) 56
AACN(American Association of Colleges of Nursing) 268, 361
abandonment 423
acceptance 241
actual social identity 45
ADA(Americans with Disabilities Act) 38, 62, 129, 405, 462
addiction 68
adherence 158
ADLs 421
Administration on Aging(AOA) 406
adult education 269
advanced practice nurses(APN) 361, 428
advocacy process 300
affect 272
affective assistance 184
AIDS 204
Alcoholics Anonymous(AA) 56
alienation 95, 233
aloneness 96
ALS 204
American Association of Colleges of Nursing(AACN) 268, 361
American Nurses Association(ANA) 217, 323, 364
Americans with Disabilities Act(ADA) 38, 62, 129, 405, 462
ANA(American Nurses Association) 217, 323, 364
andragogy 269
AOA(Administration on Aging) 406
APN(advanced practice nurses) 361, 428
―― の実践基準 364
at-risk role 39
attitude 272

B

Balanced Budget Act(BBA) 379, 401, 423, 430
Barthel index 470
basic activities of daily living(basic ADLs) 184
basic ADLs(basic activities of daily living) 184
BBA(Balanced Budget Act) 379, 401, 423, 430
beneficence 324

Beneficiary Improvement and Protection Act(BIPA) 430
BIPA(Beneficiary Improvement and Protection Act) 430
blot 43
Blue Cross 350
Blue Shield 350
board and care homes 436
body image 201
bonding 353
boredom 94
burden 187
burnout 188

C

capitation 345
care coordination 346
care ethic 327
care management 346
care manager 182
care provider 182
care recipient 182
CARF(Commission of Accreditation of Rehabilitation Facilities) 475
case management 345
casuistry 328
CBO(Congressional Budget Office) 14, 378
certainty 241
certified nurse midwife(CNM) 362
certified registered nurse anesthetist(CRNA) 362
change 241, 247, 257
―― agent 253
changing 353
character blemishes 48
Children's Health Insurance Program(CHIP) 397
CHIP(Children's Health Insurance Program) 397
chronic benign pain 66
chronic disease 3
chronic illness 4
chronicity 5
Clinical/Critical Pathways 356
clinical nurse specialist(CNS) 362, 366
clinical privileges 368
closed interaction 51
CNM(certified nurse midwife) 362
CNS(clinical nurse specialist) 362, 366
co-manager 38
Code for Ethics for Nurses 323
cognitive belief patterns 55
coherence 277
collectivity 411

collegiality 412
Commission of Accreditation of Rehabilitation Facilities(CARF) 475
common sense model(CSM) 160
communication 410
compassion stress 188
competence 272
compliance 158
concordance 158
confidentiality 326
congregate care homes 436
Congressional Budget Office(CBO) 14
contingent personal identity 108
continuing services 420
COPD 388
covering 52
credentialing 365
CRNA(certified registered nurse anesthetist) 362
CSM(common sense model) 160

D

decision-making capacity 331
decision-making process 300
decision-making process based on self-determination 300
dementia 448
deontological approach 327
Department of Health and Human Services(DHHS) 17
dependence 269
dependent services 420
deviance 46
DHHS(Department of Health and Human Services) 17
disability 38, 457
disabled 406
discreditable 47
discredited 47
disease 3
―― management 18
disgrace 43
disregard 50
domiciliary care homes 436
DRGs 347, 368, 422, 460
driving forces 249
drug tolerance 68

E

ED(erectile dysfunction) 222
enabling-disabling process 455
energy conservation 135
erectile dysfunction(ED) 222
ERISA 398

excess disability 441, 457
exploitation 442

F

family 197
Family and Medical Leave Act (FMLA) 187, 406
family caregivers 182
fatigue 130
fee-for-service (FFS) 344, 349, 377, 423
FFS (fee-for-service) 344, 349, 377, 423
fidelity 326
FIM (Functional Independence Measure) 470
FLS (Functional Limitations System) 457
FMLA (Family and Medical Leave Act) 187, 406
foster homes 436
functional assessment 469
functional assistance 183
Functional Independence Measure (FIM) 470
functional limitation 457
Functional Limitations System (FLS) 457

G

G スポット 219
gain 185
gate control theory 65
GDP 378
general resistance resources (GRR) 277
growth 242
GRR (general resistance resources) 277
guilt 45

H

handicap 457
hardiness characteristic 39
HBM (health belief model) 22, 159
HCFA (Health Care Financing Administration) 268, 347, 404, 435
health belief model (HBM) 22, 159
Health Care Financing Administration (HCFA) 268, 347, 404, 435
Health Insurance Portability and Accountability Act (HIPAA) 403
Health Maintenance Organizations (HMOs) 157, 344, 369, 398
Health Plan Employer Data and Information Set (HEDIS) 404
health policy 396
health promotion model (HPM) 159
Healthy People 2000 268
Healthy People 2010 19, 268
HEDIS (Health Plan Employer Data and Information Set) 404
helplessness 234
hierarchy of needs 36
HIPAA (Health Insurance Portability and Accountability Act) 403
HIV 171
―― のリハビリテーション 474
HIV 陽性 41, 333
HMOs (Health Maintenance Organizations) 157, 344, 369, 398
home confined 420
homebound 420, 430
HPM (health promotion model) 159

I

I-E スケール 233
IADLs (instrumental activities of daily living) 183, 421
ICIDH (International Classification of Impairments, Disabilities, and Handicaps) 457
IEC (institutional ethics committee) 339
illness 3
―― behavior 22
―― trajectory 5
immobility 118
impaired physical mobility 115
impaired role 24
impairment 457
impotence 222
independence 269
individual autonomy 290
insider 25
Institute of Medicine (IOM) 455
institutional ethics committee (IEC) 339
institutional policies 396
instructional strategy 279
instrumental activities of daily living (IADLs) 183, 421
instrumental dependency 38
intention 161
interdependence 269
interdisciplinary 192, 468
Interim Payment System (IPS) 423
International Classification of Impairments, Disabilities, and Handicaps (ICIDH) 457

interrole conflict 31
intractable pain 66
intrarole conflict 31
IOM (Institute of Medicine) 455
IPS (Interim Payment System) 423
isolation 95

J

JCAHO (Joint Commission on Accreditation of Healthcare Organizations) 92, 268, 475
Joint Commission on Accreditation of Healthcare Organizations (JCAHO) 92, 268, 475
justice 325

L

length of stay (LOS) 344
locus of control 168, 234
loneliness 95
long-term care (LTC) 433
LOS (length of stay) 344
loss of freedom 234
LTC (long-term care) 433

M

MADD (Mothers Against Drunk Driving) 407
managed care 344
managed care organizations (MCOs) 398
marginality 94
material principle of justice 325
MCOs (managed care organizations) 398
MDS-PAC (Minimum Data Set-Post Acute Care) 460
MDS (Minimum Data Set) 444
meaning in life 198
meaninglessness 95
medigap 368
mental disorder 47
mental illness 47
mentally retarded 53
mentor 366
Minimum Data Set-Post Acute Care (MDS-PAC) 460
Minimum Data Set (MDS) 444
Mothers Against Drunk Driving (MADD) 407
movement 257
multidisciplinary 192, 468

N

National League for Nursing(NLN) 268, 363
National Organization on Disability(NOD) 463
NCM(nurse case manager) 343
NCQA 404
need 272
neglect 189, 442
NLN(National League for Nursing) 268, 363
NOC(Nursing Outcomes Classification) 214
NOD(National Organization on Disability) 463
nonadherence 158
noncompliance 158
normality 46
normals 44
normlessness 95
norms 21
NP(nurse practitioner) 361, 366
NSAID 79
nurse case manager(NCM) 343
nurse clinician 362
nurse practitioner(NP) 361, 366
Nursing Outcomes Classification(NOC) 214
nursing process 75

O

OAA(Older Americans Act) 406
OASIS(Outcome Assessment System and Information Set) 424
OASIS データ 425, 430
OBRA(Omnibus Budget Reconciliation Act) 368, 435
Older Americans Act(OAA) 406
Omnibus Budget Reconciliation Act(OBRA) 368, 435
Operation Restore Trust Project(ORT) 423
organizational policies 396
ORT(Operation Restore Trust Project) 423
Outcome Assessment System and Information Set(OASIS) 424
outsider view 25

P

pacing 135
pain centers 91
pain clinics 91
PA(physician assistant) 371
partly compensatory 419
passing 51
patient-controlled analgesia(PCA) 77
pattern theory 65
PBL(problem-based learning) 337
PCA(patient-controlled analgesia) 77
pedagogy 269
personal care homes 436
Pew Health Professions Commission(PHPC) 15
phasing 5
PHPC(Pew Health Professions Commission) 15
physical abuse 189, 442
physical activity 122
physical dependence 68
physician assistant(PA) 371
PLISSIT モデル 231
PNCM モデル 351
point of service(POS) 398
policy 372, 396
POS(point of service) 398
powerlessness 95, 233
PPOs(preferred provider organizations) 344, 398
PPS(Prospective Payment System) 423, 424, 460
PPS ケーススタディ 425
preferred provider organizations(PPOs) 344, 398
prejudice 48
primary services 420
priority setting 135
privacy 325
problem-based learning(PBL) 337
Process Pathway 356
Prospective Payment System(PPS) 423, 460
Protocols 356
public policy 396
public relation 38

Q

QOL(quality of life) 12, 141, 151, 334, 405
——, 一般的 142
——, 健康関連 142
QOL 測定法 142
quality of life(QOL) 12, 141, 151, 334, 405

R

rational-emotive theory 258
reasonable accommodations 406
reasoned action theory 258
refreezing 257
rehabilitation 453
rehabilitation nursing 454
reinforcement 272
relapsing 251
resistance 51
resocialization 453
respect for persons 324
restorative care 455, 473
restored self 108
restraining forces 249
role reversal 188
role taking 38
role theory 21
role transitions 21

S

Salient Factors 355
salient factors model 355
salvaged self 108
SAR(sexual attitude reassessment) 230
SCHIP(State Children's Health Insurance Program) 392
secondary benefits 51
self-advocacy 300
self-concept 203
self-esteem 203
self-estrangement 95
self-evaluation 163
self-management 163
self-regulation theory 160
self-reinforcement 163
service management 346
sexual attitude reassessment(SAR) 230
sexuality 217
shame 45
sick role 22
skilled nursing facilities(SNFs) 415, 435
slipping 251
slow learner 53
slur 43
SNFs(skilled nursing facilities) 415, 435
social isolation 93
social policy 396
Social Security Act 434
Social Security Administration(SSA) 405

Social Security Disability Insurance (SSDI) 405
socialization 21, 55
specificity theory 65
spirituality 146
SSA (Social Security Administration) 405
SSDI (Social Security Disability Insurance) 405
SSI (Supplemental Security Income) 405
State Children's Health Insurance Program (SCHIP) 392
stigma 43
── of phyisical deformity 47
stimulation 272
strain 187
suffering 332
Supplemental Security Income (SSI) 405

supportive-educative 419

T

TANF (Temporary Assistance for Needy Families) 380
Tax Equity and Fiscal Responsibility Act (TEFRA) 460
TEFRA (Tax Equity and Fiscal Responsibility Act) 460
teleogical approach 326
Temporary Assistance for Needy Families (TANF) 380
the own 56
the wise 56
trajectory 5

U

unfreezing 257

unpaid caregiver 181

V

VA (Veterans Affairs) 461
veracity 325
Veterans Affairs Administration 435
Veterans Affairs (VA) 461
virtual social identity 45
virtue ethics 327
vocational rehabilitation 454
vulnerability 290
vulnerable individual 437

W

WHO 国際障害分類 457
wholly compensatory 419
working together 353